Diagnostic Pathology
Transplant Pathology

移植诊断病理学

·原书第 2 版·

原著 [美] Anthony Chang　　[美] Robert B. Colvin

Abraham | Ahn | Alpert | Ananthanarayanan | Bracamonte
Cendales | Cornell | Farris | Gandhi | Gordon | Hart | Husain
Kambham | Langman | Masia | Meehan | Pai | Pogoriler
Ranganathan | Rosales | Seshan | Sharma | Wang
Westerhoff | Yeh | Yerian

主译　沈中阳　郑　虹　　副主译　王政禄

中国科学技术出版社
·北 京·

图书在版编目（CIP）数据

移植诊断病理学：原书第 2 版 /（美）安东尼·张（Anthony Chang），（美）罗伯特·B. 科尔文（Robert B. Colvin）原著；沈中阳，郑虹主译 . — 北京：中国科学技术出版社，2022.1

书名原文：Diagnostic Pathology: Transplant Pathology, 2E

ISBN 978-7-5046-9055-5

Ⅰ . ①移… Ⅱ . ①安… ②罗… ③沈… ④郑… Ⅲ . ①移植术（医学）—病理学—诊断学—图谱 Ⅳ . ① R615-64

中国版本图书馆 CIP 数据核字（2021）第 087920 号

著作权合同登记号：01-2021-3088

策划编辑　焦健姿　黄维佳
责任编辑　焦健姿
文字编辑　史慧勤
装帧设计　佳木水轩
责任印制　李晓霖

出　　版　中国科学技术出版社
发　　行　中国科学技术出版社有限公司发行部
地　　址　北京市海淀区中关村南大街 16 号
邮　　编　100081
发行电话　010-62173865
传　　真　010-62179148
网　　址　http://www.cspbooks.com.cn

开　　本　889mm×1194mm　1/16
字　　数　1214 千字
印　　张　34.5
版　　次　2022 年 1 月第 1 版
印　　次　2022 年 1 月第 1 次印刷
印　　刷　天津翔远印刷有限公司
书　　号　ISBN 978-7-5046-9055-5 / R·2705
定　　价　398.00 元

ELSEVIER

Elsevier (Singapore) Pte Ltd.

3 Killiney Road, #08–01 Winsland House I, Singapore 239519

Tel: (65) 6349–0200; Fax: (65) 6733–1817

注　意

本译本由中国科学技术出版社完成。相关从业及研究人员必须凭借其自身经验和知识对文中描述的信息数据、方法策略、搭配组合、实验操作进行评估和使用。由于医学科学发展迅速，临床诊断和给药剂量尤其需要经过独立验证。在法律允许的最大范围内，爱思唯尔、译文的原文作者、原文编辑及原文内容提供者均不对译文或因产品责任、疏忽或其他操作造成的人身及（或）财产伤害及（或）损失承担责任，亦不对由于使用文中提到的方法、产品、说明或思想而导致的人身及（或）财产伤害及（或）损失承担责任。

译者名单

主　译　沈中阳　郑　虹

副主译　王政禄

译校者　（以姓氏笔画为序）

王旭晖　王政禄　王静文　孔祥荣　付迎欣　印志琪

刘　伟　刘　蕾　刘懿禾　闫　骏　闫美玲　许　洋

孙　超　孙　燕　杜　青　李　艳　李代红　李珊霓

杨　涛　沈中阳　宋文利　宋红丽　张　弋　张　迪

张卫东　张玮晔　陆剑锋　陈洪磊　郑　虹　郑飞波

胡占东　高慧儿　郭丽平　涂金鹏　曹　磊　曹凯悦

康中玉　章明放　粘烨琦　蒋文涛　程　宇　谢　炎

窦古枫　蔡文娟　翟丽丽　熊旨雷　潘建勇　魏江浩

内容提要

　　本书引进自世界知名的 Elsevier 出版集团，是一部新颖、实用、全面的移植病理诊断教科书，由芝加哥大学医学实验室 Anthony Chang 教授和哈佛大学医学院 Robert B. Colvin 教授联合众多病理学专家共同打造。本书为全新第 2 版，著者以免疫学开篇，详细阐述了器官移植免疫应答、调节性免疫细胞与移植免疫耐受、NK 细胞、补体及器官移植中的免疫实验室监测等内容，然后就器官移植方面的人类白细胞免疫抗原、免疫抑制剂进行了系统介绍，并且对肾脏移植、肝脏移植、心脏移植、肺移植、肠移植、胰腺移植和血管化复合物移植的基础理论、移植后的并发症、排斥反应、移植后发生的功能障碍及感染问题进行了全面细致的阐述，详细展示了移植前、移植中和移植后可能遇到的各种问题。全书包含 400 余幅精美高清图片，图文并茂地展示了组织器官病变的病理学特征。本书既可作为移植病理诊断的实用工具书，亦可供病理科冰冻制片技师及相关技术人员等阅读参考。

原书著者

Roshini Sarah Abraham, PhD, D(ABMLI)
Professor of Laboratory Medicine &
Pathology and Medicine
Consultant and Director
Cellular and Molecular Immunology Laboratory
Department of Laboratory Medicine and Pathology
Mayo Clinic
Rochester, Minnesota

Lindsay Alpert, MD
Assistant Professor of Pathology
The University of Chicago Medical Center
Chicago, Illinois

Erika R. Bracamonte, MD
Associate Professor of Pathology
Department of Pathology
The University of Arizona College of Medicine
Banner University Medical Center
Tucson, Arizona

Linda Cendales, MD
Associate Professor of Surgery
Duke Health Scholar
Director, Vascularized Composite
Allotransplantation Program
Department of Surgery
Duke University
Durham, North Carolina

Lynn D. Cornell, MD
Consultant, Division of Anatomic Pathology
Associate Professor of Laboratory Medicine
and Pathology
Mayo Clinic College of Medicine and Science
Rochester, Minnesota

A. Brad Farris, III, MD
Director, Laboratory of Nephropathology
and Electron Microscopy
Associate Professor of Pathology
Department of Pathology
Emory University School of Medicine

Atlanta, Georgia

Manish J. Gandhi, MD
Associate Professor of Laboratory Medicine
and Pathology
Director, Tissue Typing Laboratory
Associate Director, Blood Component Laboratory
Consultant, Division of Transfusion Medicine
Mayo Clinic
Rochester, Minnesota

John Hart, MD
Professor of Pathology
Sections of Surgical Pathology & Hepatology
University of Chicago Medical Center
Chicago, Illinois

Aliya N. Husain, MD
Professor of Pathology
The University of Chicago
Chicago, Illinois

Neeraja Kambham, MD
Professor of Pathology
Co-Director, Renal Pathology & EM Laboratory
Department of Pathology
Stanford University
Stanford, California

Loralie Langman, PhD
Department of Laboratory Medicine and Pathology
Professor of Laboratory Medicine and Pathology
Mayo Clinic College of Medicine
Rochester, Minnesota

Shane M. Meehan, MBBCh
Renal Pathology Service
Sharp Memorial Hospital
San Diego, California

Jennifer Pogoriler, MD, PhD
Assistant Professor of Pathology
and Laboratory Medicine

Pathology and Laboratory Medicine
Children's Hospital of Philadelphia
Philadelphia, Pennsylvania

Sarangarajan Ranganathan, MD
Professor of Pathology
Medical Director, Anatomic Pathology
Children's Hospital of Pittsburgh of UPMC
Pittsburgh, Pennsylvania

Surya V. Seshan, MD
Professor of Clinical Pathology
Weill Cornell Medical College
Cornell University
New York, New York

Aarti Sharma, MD
Resident, Department of Pathology
The University of Chicago
Chicago, Illinois

Hanlin L. Wang, MD, PhD
Professor
Director of Gastrointestinal Pathology

Department of Pathology and Laboratory Medicine
David Geffen School of Medicine
University of California at Los Angeles
Los Angeles, California

Maria Westerhoff, MD
Associate Professor
Department of Pathology
University of Michigan
Ann Arbor, Michigan

Matthew M. Yeh, MD, PhD
Professor of Pathology
Adjunct Professor of Medicine
Director, Gastrointestinal and Hepatic
Pathology Program
University of Washington School of Medicine
Seattle, Washington

Lisa Yerian, MD
Medical Director, Continuous Improvement
Assistant Professor of Pathology
Cleveland Clinic
Cleveland, Ohio

其他参编者

Joseph Ahn, MD, MS, FACG
Vijayalakshmi Ananthanarayanan, MD
Ilyssa O. Gordon, MD, PhD
Richard Masia, MD, PhD
Rish K. Pai, MD, PhD
Ivy A. Rosales, MD

　　器官移植学是以器官为主题、以外科为先导、以免疫学为基础、以现代科技为依托、以挽救人体器官功能为使命的综合医学。器官移植实践派生出缺血再灌注损伤、移植排斥反应、移植感染性疾病等特色事件与临床问题，而这些同属炎症病理学的事件与问题，又常以混杂或交替的方式呈现于个性化器官移植受者中，移植团队常面临诊断判别方面的挑战与治疗决策方面的冲突。移植病理学在承接挑战与指导决策中不断进步与成熟，已成为移植医学的重要分支学科。

　　近年，移植病理学已赢得国内移植界的普遍重视，但在规范化、标准化、专科化建设方面尚需系统性持续改进。为促进我国移植病理的快速和健康发展，2015 年，我们曾组织翻译了 Phillip Ruiz 博士编撰的 *Transplantation Pathology*（《移植病理学》），向我国器官移植界推介了移植病理学的重要参考蓝本。2019 年，Elsevier 出版集团出版发行了 *Diagnostic Pathology: Transplantation Pathology, 2E*［《移植诊断病理学（第 2 版）》］，传播了移植病理学的基础知识与前沿进展，其中的新思维、新观点、新标准更是值得领悟与借鉴，为此，我们承蒙中国科学技术出版社鼎立支持，再度领衔组织对应领域的业内专家热忱推介该部权威著作。

　　Diagnostic Pathology: Transplantation Pathology, 2E 由 Anthony Chang 教授与 Robert B. Colvin 教授共同编撰，是一部临床与病理相承相济的移植病理学巨著。书中所述以移植简史为背景，重点描述了肾脏、肝脏、心脏、肺脏、肠、胰腺等实体器官移植的病理学要点与特征，同时增加了血管化复合材料移植的病理学论述，还阐述了免疫学、HLA 检测、免疫抑制药物及移植后肿瘤性疾病等移植病理学关联知识。本书以逻辑纲要式叙述风格和典型、丰富、清晰的病理图片，呈现与传递了移植病理学的最新成果，堪为器官移植学经典教材。

　　由于本书内容涉猎广泛，我们组织天津市第一中心医院病理科、器官移植中心和药学部等 40 余位长期从事器官移植专业岗位的资深医师共同翻译，以"信、达、雅、练"为科技翻译准则，在译者、审校者及主译反复审慎校对，但鉴于专业知识水平与语言风格素养等原因，不免难以尽善初愿、尽达原意，恳请指正，以利修正。

天津市第一中心医院

原书前言

实体器官移植映现了现代医学的巨大成就，并延长了无数患者的生命。过往的艰巨挑战，而今化作了极具成效的常规医疗；但没有外科技术与免疫抑制剂的重大进展，以及移植免疫学与病理学的深入理解，这将绝非可能。

Diagnostic Pathology: Transplantation Pathology, 2E 呈现了各器官移植领域（肾脏、肝脏、心脏、肺脏、胰腺、肠和同种异体血管化复合移植物）20 余位专家的集体智慧。移植病理学向执业病理专家提出了终极诊断性挑战，因为许多损伤（包括供体疾病、手术并发症、移植排斥反应、药物毒性、机会性感染，以及复发性或新发疾病等）可同时或异时发生。

本书所蕴含的内容有益于指导读者穿越这一复杂的学术疆域，而大量的图像及要点标注版式旨在帮助读者破解在当前乃至将来的日常实践中发生于显微镜下的困惑。接下来的篇章将上演迷人的移植病理学世界。

Anthony Chang, MD

Professor of Pathology
Director, UChicago MedLabs
Director, Renal Pathology and Renal Pathology Fellowship
Associate Director, Pathology Residency Program
The University of Chicago
Chicago, Illinois

Robert B. Colvin, MD

Benjamin Castleman Distinguished Professor of Pathology
Department of Pathology
Harvard Medical School
Massachusetts General Hospital
Boston, Massachusetts

致　谢

主创编辑

Matt W. Hoecherl, BS

内容编辑

Arthur G. Gelsinger, MA

Rebecca L. Bluth, BA

Nina I. Bennett, BA

Terry W. Ferrell, MS

Megg Morin, BA

图片编辑

Jeffrey J. Marmorstone, BS

Lisa A. M. Steadman, BS

插图绘制

Richard Coombs, MS

Lane R. Bennion, MS

Laura C. Wissler, MA

美术指导与设计

Tom M. Olson, BA

Laura C. Wissler, MA

流程协调

Emily C. Fassett, BA

Angela M. G. Terry, BA

感谢我们的老师、学生和家人给予的指导、灵感和关爱，感激你们所做的每一件事情。

感谢众多研究者、病理学家和临床医生，他们的探索与发现让我们有机会可以了解事情全貌，还要感谢那些提供活检样本的患者，帮助我们揭示更多真知灼见。

Bob & Tony

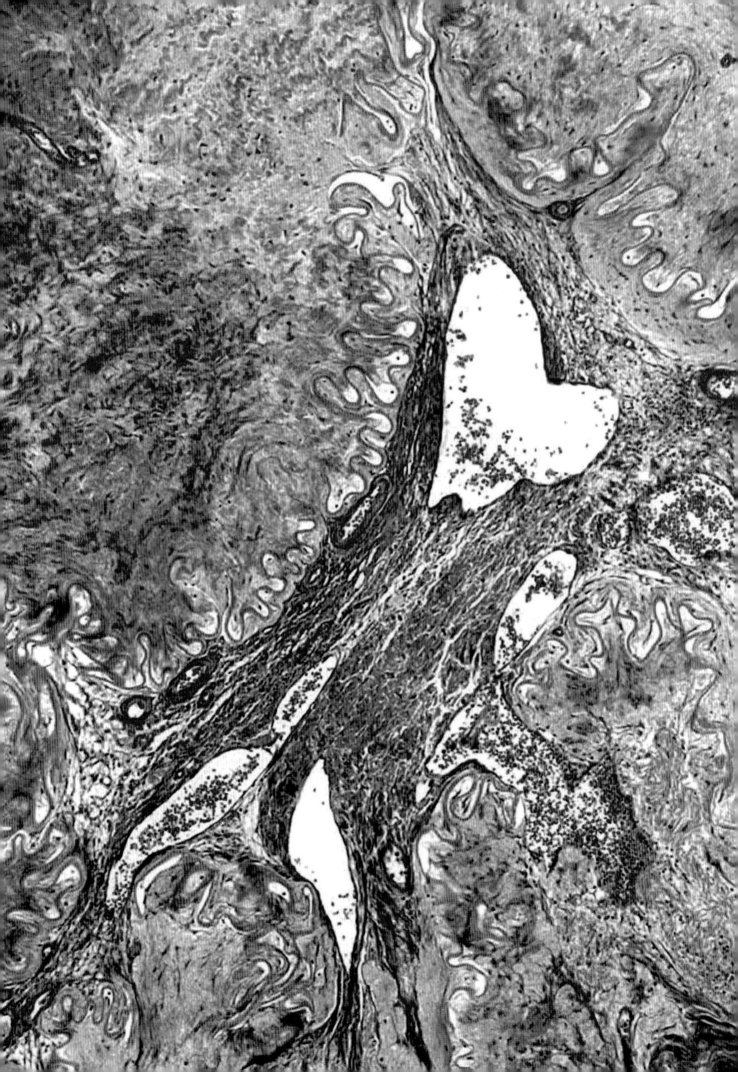

1 2 3 4 5 6 7 8 9 10

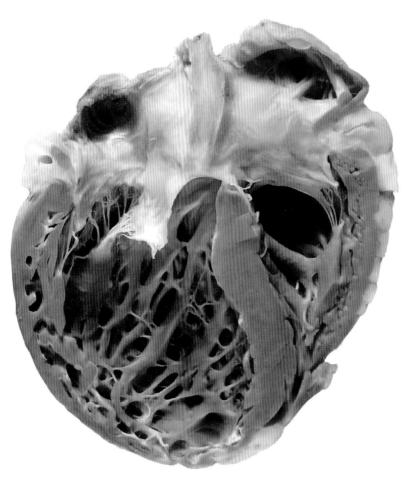

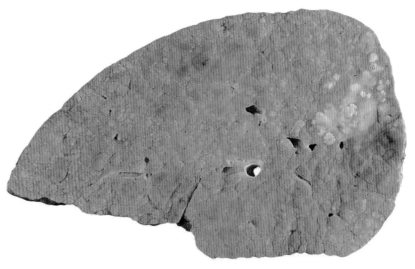

1 2 3 4 5 6 7 8

目　录

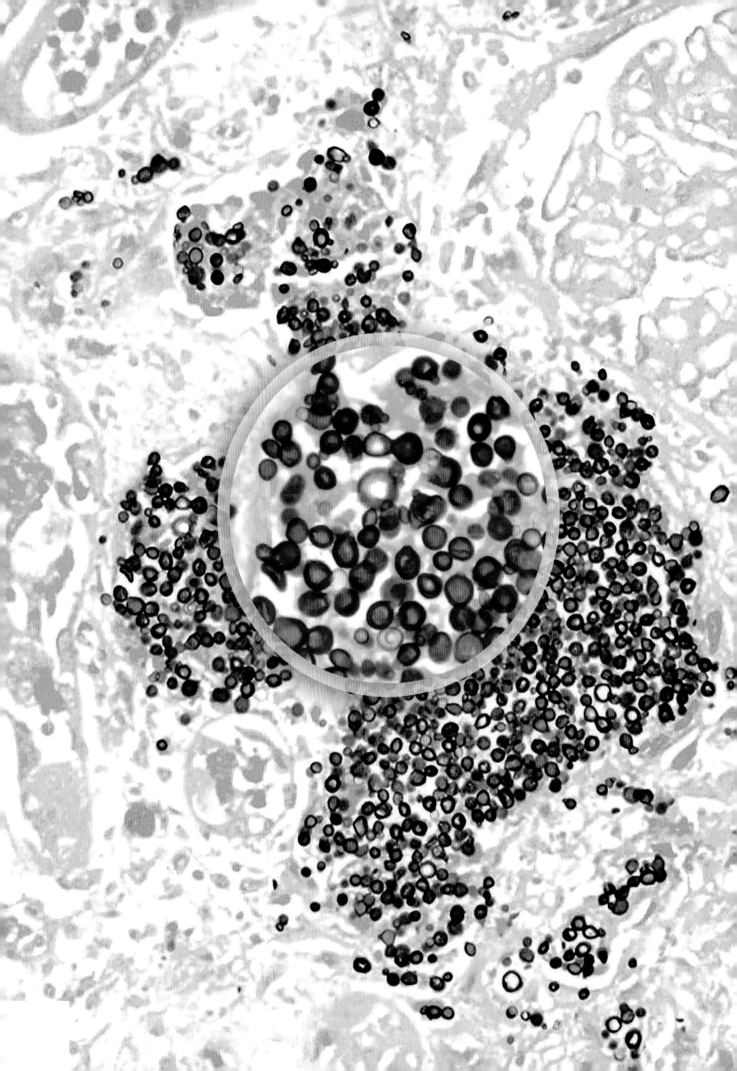

第一篇
免 疫 学
Immunology

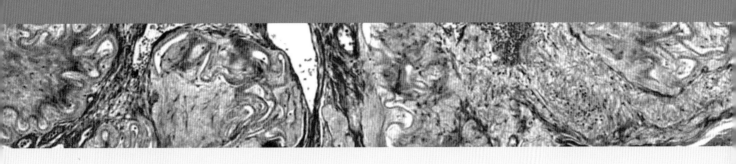

◀◆ 器官移植的免疫应答 ◆▶

一、概述

实体器官移植中免疫应答的定义

- 实体器官移植（solid organ transplantation，SOT）中移植物与宿主相互作用引发的同种异体免疫应答
- 相互作用的 3 个关键阶段
  - 诱导：抗原识别
  - 效应：直接损伤同种异体移植物
  - 解决：降低对异体移植物的免疫应答
- T 细胞在实体器官移植中发挥重要作用
  - 大部分免疫抑制治疗可以靶向调控 T 细胞免疫反应
- 移植免疫学的进展表明 B 细胞、NK 细胞和补体在维持同种异体排斥反应起重要作用
  - 补体在同种异体移植反应和启动同种异体 T 细胞反应性中也发挥作用
  - NK 细胞具有双重作用
    - 产生炎症介质
    - 调节免疫反应
  - B 细胞在急性和慢性抗体介导的排斥反应中起作用
- 非免疫性组织损伤（即缺血再灌注损伤）和感染
  - 增强同种异体反应性，促进排斥反应
  - 由损伤相关分子模式（damage-associated molecular patterns，DAMPs）和病原体相关分子模式（pathogen associated molecular patterns，PAMPs）介导
  - 通过改变同种异体反应性 T 细胞进行调控
- 组织损伤的早期炎症反应依赖于适应性免疫

二、实体器官移植中的先天免疫应答

先天免疫与补体在同种异体排斥反应和耐受中的作用

- 实体器官移植术后早期先天性、抗原非依赖性促炎事件
  - 可能受移植物特异性适应性免疫应答调节和增强
- 先天免疫应答主要通过 PAMPs 或病原体识别受体（PRRs）调控
  - PAMPs 或 PRRs 识别病原体及来自宿主受损 / 应激组织的分子
  - 缺血和手术创伤可以激活具有 PRRs 功能的内源性分子释放
  - Toll 样受体（TLRs）是一种重要的、可以激活先天免疫和引起获得性免疫应答的 PRRs
    - TLR 在以下细胞中表达
      - 树突状细胞（DCs）
      - B 细胞
      - 肥大细胞
      - T 细胞
      - 内皮细胞
      - 器官实质细胞
    - TLR 的表达受炎症介质和其他局部或全身激活信号调控
    - 刺激 TLR 会引起关键转录因子（如 NF-κB）的活化
    - 引起大量介质产生和效应增强
      - 促炎细胞因子
      - 趋化因子
      - 抗菌肽
      - 黏附分子
      - 增强抗原呈递

（左图）伴随缺血再灌注损伤或死亡，损伤相关分子模式（DAMPs）在供体器官内累积。DAMPs 通过 Toll 样受体（TLRs）或特异受体激活先天免疫。（右图）TLRs 识别 DAMPs，而补体受体识别补体效应分子。应激诱导信号通过模式识别受体（PRR）调节组织损伤

危险相关分子信号

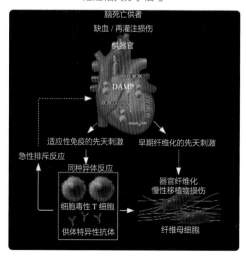

先天免疫应答和损伤机制

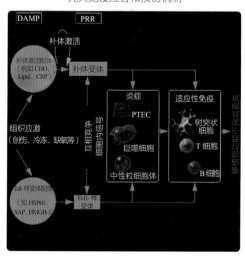

- □ 上调抗原提呈细胞（APCs）上的共刺激分子
- ○ 其他 PRR 包括
  - 核苷酸结合寡聚结构域（NOD）样受体（NLRs）
    - □ 作为细胞应激的胞内直接感受器
    - □ 作为炎症小体的组成部分调控促炎因子、IL-1β 和 IL-18 的激活
  - RIG 样解旋酶（RLHs）
  - 晚期糖基化终产物受体（RAGE）
  - 清道夫受体
  - 补体受体
  - 甘露糖结合凝集素
- ○ 先天免疫细胞是同种异体抗原呈递的关键
  - 成熟、活化的 DC 执行许多功能
    - □ 分泌促炎细胞因子
    - □ 上调细胞中 MHC Ⅱ类分子表达
    - □ 增加 T 细胞共刺激分子表达
    - □ 在没有"危险"信号的情况下，树突细胞维持非成熟状态，并通过与抗原特异性 T 细胞的同源相互作用诱导无能或细胞凋亡介导免疫耐受
  - 巨噬细胞不能有效启动幼稚 T 细胞应答，但在移植后即刻发挥关键效应
    - □ 供体和受体来源巨噬细胞在同种异体移植物中浸润并增殖
    - □ 在无排斥反应时巨噬细胞绝对数量减少
  - 在急性排斥反应中，巨噬细胞浸润占浸润细胞的 40%~60%，并发挥以下作用
    - □ 促炎细胞因子的产生
    - □ 吞噬坏死细胞碎片
    - □ 产生活性氧（ROS）
    - □ 向效应 T 细胞呈递抗原
  - 中性粒细胞通过细胞毒和促炎机制介导组织损伤
  - NK 细胞是重要的先天性淋巴细胞，不能单独介导同种异体排斥反应，而是通过增加早期移植物炎症反应和支持 T 细胞反应性来起到诱导促进作用
- ○ 不可控的补体激活会引起移植物组织损伤
  - 通过促进同种异体抗原特异性 B 细胞成熟和降低抗原刺激 B 细胞的阈值在抗体介导的排斥反应中起关键作用
- ○ 移植器官的外周合成补体特征
  - 确定同种异体移植物对手术和其他应激的反应
  - 有助于 T 细胞启动和移植排斥相关的适应性免疫应答的形成
- ○ 补体的作用
  - 同种抗体与供体器官内皮细胞结合触发补体
  - 内皮细胞对病原抗体和补体反应具显著变异性
  - 三种可能的后果
    - □ 急性血栓形成与同种异体移植物梗死
    - □ 补体沉积导致损伤伴随同种异体移植物功能逐

- 渐下降
- □ 无损伤
- 所有这些现象都可能导致同种异体物损伤和排斥反应

三、实体器官移植中的感染、组织损伤和免疫反应

（一）感染和同种异体反应

- ● 移植前感染（病毒性）可通过直接异基因识别诱导记忆 T 细胞与同种 MHC 发生交叉反应（异源免疫）
  - ○ 反应性记忆 T 细胞在同种异体移植排斥反应中更加重要，因为
    - 快速扩增倾向
    - 炎症和细胞毒性效应物介质的产生
  - ○ 肾移植患者移植前供者特异性记忆性 T 细胞（产生 IFN-γ）的出现频率与移植后急性排斥反应发生的风险相关
- ● 移植后细菌、真菌和病毒感染也与急性或慢性排斥反应的发生有关，这种排斥反应取决于 SOT 和感染的类型
- ● 感染激活 PRR 引起最终 T 细胞活化与分化，伴随其他可能参与排斥反应的下游造血细胞的活化
- ● 不同病原体引起不同级别的免疫应答
- ● 病毒和细胞内细菌感染期间产生 I 型 IFN 并刺激免疫应答
  - ○ IFN-α 治疗复发性丙型肝炎病毒感染有助于病毒清除，但会增加移植排斥反应的风险
- ● 感染（通过细胞因子）除了产生 T 细胞活化的辅助效应外，还直接影响同种抗原的摄取和表达
- ● 某些感染（如 CMV）可能具有全身免疫抑制作用，容易发生二重机会性感染
- ● 新型治疗方法集中在阻断可以激发同种异体反应性的先天免疫应答而不是对感染的保护性免疫力
  - ○ 例如，雷帕霉素（西罗莫司）增加了效应和记忆性 CD8 T 细胞针对感染的免疫应答数量和质量，但抑制同种异体反应性 CD8 T 细胞免疫应答

（二）实体器官移植中的危险信号和影响

- ● PAMPs 允许先天免疫系统识别入侵的病原体
- ● DAMP 激活先天免疫
  - ○ 通过识别内源性细胞应激"危险"信号
- ● DAMPs 可以根据生理学表现和特性进行分类
  - ○ 细胞内分子，包括核酸和热休克蛋白（HSPs）
    - 通常无法进入免疫系统
    - 释放到细胞外环境或细胞损伤后在细胞表面表达
  - ○ 细胞外分子，包括细胞外基质成分，因细胞应激或损伤而改变
- ● 器官获取和移植过程本身可以产生 DAMPs 并激活先天免疫
  - ○ 大多数 DAMPs 信号通过 TLRs，引发 NF-κB 和炎

症反应基因的激活、炎性细胞因子的产生、中性粒细胞的聚集、APC 的活化和共刺激分子与 MHC 的上调

- 除了 TLRs，DAMPs 还通过非 PRRs 发出信号，例如 RAGE 的连接，它可以与 TLR 激活共同作用来调节炎症反应

● DAMPs 可以促进同种异体移植物中纤维组织重建
○ 产生不同于 PAMPs 的下游信号
● DAMPs 对排斥发生率和移植功能障碍的影响为治疗干预提供了途径
○ 通过降低 DAMPs 表达来增强清除或阻止信号
● 在 SOT 中重要的 DAMPs，取决于移植器官：HMGB1、ATP、HSP、核酸、肝素硫酸盐、透明质酸、纤连蛋白、触珠蛋白

四、SOT 中的 NK 细胞和免疫应答

NK 细胞介导的排斥反应和耐受

● 活化的 NK 细胞产生 IFN-γ 在早期增强适应性免疫反应
○ NK 细胞产生 IFN-γ 为识别抗原的 T 细胞提供共刺激
- NK 细胞在排斥反应中起着天然免疫和适应性免疫之间的桥梁作用
● NKG2D 等 NK 细胞激活受体通过识别同种异体移植物上的活化配体促进排斥反应
● 成熟树突状细胞通过上调 I 类 MHC 来抵抗 NK 细胞毒性
○ 成熟树突状细胞可增强 Th1 特异性异基因反应
● NK 细胞杀灭未成熟树突状细胞
● 与 NK 细胞在排斥反应中的作用相对应的是它们在诱导免疫耐受中的作用
○ 介导耐受需要激活和抑制 NK 细胞受体
○ IL-10 在感染反应中的分泌是 NK 细胞调控全身炎症的例证
● NK 细胞对免疫应答的调节依赖细胞毒性效应和细胞因子的产生
● NK 细胞免疫应答受调节性 T 细胞反向调节
○ 调节性 T 细胞产生的 TGF-β 抑制 NK 细胞的细胞毒性，抑制颗粒酶 A 和 B 以及 CD16 的表达，并下调激活受体 NKG2D
- 去除调节性 T 细胞可以增强 NK 细胞的增殖和细胞毒效应
● NK 细胞的效应功能和独特作用决定了下游 T 细胞反应是否倾向于耐受或排斥

五、SOT 中 B 细胞免疫应答

急性和慢性抗体介导的排斥反应和免疫抑制

● 在同种异体移植排斥中供体特异性抗体（DSA）的作用

○ 非供体特异性 HLA 抗体的报道早于 DSA
● 在免疫细胞耗竭后，停用免疫抑制剂或稳态重建可降低 B 细胞活化的阈值
○ 可能促进 DSA 生成，C4d（＋）损伤和慢性排斥反应
● 几种常用的移植免疫抑制剂对 B 细胞活化和 DSA 生成均有不同程度的影响
○ 阿仑单抗，单克隆人 CD52 抗体用作诱导剂，尤其在没有 CNI 类免疫抑制剂的情况下
- 引起 B 细胞抑制 3～12 个月
- 与存在 DSA 患者发生抗体介导的排斥反应发生率增加有关
○ 贝拉西普，CTLA4 融合蛋白
- 结合 CD80/CD86
- 阻断与 CD28 的相互作用（抑制细胞共刺激）
- 降低新发同种异体抗体的产生
○ 硼替佐米，蛋白酶抑制剂
- 早期研究表明，其可以逆转抗体介导的排斥反应，降低血浆置换后的 DSA 水平
● 需要进行更多的研究来实现 DSA 的彻底消除和持久的同种异体移植物维持
○ 尤其是移植前 DSA 水平较高或对治疗无反应或短暂反应的患者

六、SOT 中的 NF-κB 和 T 细胞

NF-κB 和 T 细胞在移植免疫应答中的作用

● NF-κB，普遍表达的多效转录因子
○ 移植后因缺血再灌注损伤（IRI）引起移植肾实质细胞 NF-κB 激活
- 在急性同种异体排斥反应中也表达于移植物内浸润细胞（活化的同种异体细胞）
- 产生炎性细胞因子
○ NF-κB 活化不是单一事件而是重复发生的周期性行为
- IRI 产生的内源性 DAMPs（细胞内蛋白、DNA、RNA 和核苷酸使非感染性炎症反应永久存在）
  □ 引起 TLR-2/TLR-4 依赖性 NF-κB 激活
  □ 根据免疫反应的性质，诱导骨髓细胞和其他细胞表达促炎细胞因子，如 IL-1 和 TNF
  □ 细胞因子的下游信号传导
  □ NF-κB 活化（第 2 阶段）
- NF-κB 上调效应分子（IL-8，MCP-1）
  □ 募集白细胞向炎症部分迁徙
  □ 促进组织损伤（释放 ROS）
● 通过 T 细胞受体信号激活 NF-κB 和 IL-2 基因转录，进而 T 细胞活化并增殖
● 同种异体抗原识别和移植排斥反应中的 T 细胞活化包括
○ 直接途径（完整的供体 HLA 向受体 T 细胞呈递"正常"抗原）
○ 间接途径（通过受体树突状细胞进行同种异体抗原

- NF-κB 通过典型途径的激活对来源胸腺的天然调节性 T 细胞生成至关重要，而天然调节性 T 细胞可以抑制同种异体移植免疫应答和延长移植物存活
  - NF-κB 激活的典型途径包括生理性 NF-κB 刺激诱导，其中以通过 TNFR1 信号结合 TRADD，招募 FADD 和 TRAF2 为代表
    - IκBα 以 IKKβ 和 NEMO 依赖的方式磷酸化，导致 p65 含异二聚体的核易位
  - 动物模型数据提示 NF-κB 可能对调节性 T 细胞发育很重要，但对调节性 T 细胞功能有抑制作用
  - 抑制 NF-κB 通路上游分子可以增强调节性 T 细胞抑制功能
    - 强调了该分子在提高移植物存活率的潜在作用
- NF-κB 在同种异体移植中起关键作用
  - 调节 IRI 的有害影响
  - 促进活化 T 细胞存活
  - 促进 Th1、Th2 和 Th17 效应细胞的分化
  - 促进记忆 T 细胞生成
  - 参与 DC 成熟，并可能下调调节性 T 细胞的外周发育
- NF-κB 在同种免疫中的作用提示 T 细胞 NF-κB 的特异性阻断，可预防移植排斥反应
  - NF-κB 在移植中是潜在可行的治疗靶点
    - 风险：必须评估收益率和降低此类疗法的毒性
    - 对于免疫原性更强的移植器官，由于同种移植排斥反应可能发生在 NF-κB 受损 T 细胞背景下，可能需要额外或替代治疗

七、SOT 中的免疫抑制治疗

免疫应答的调节

- 目前免疫抑制主要是以抗体为基础（使用了 CNI 和 mTOR 抑制剂）
  - 单克隆抗体和多克隆抗体用于预防和治疗同种异体排斥反应
  - 减少急性排斥反应的发生率
  - 提高移植物的短期和长期存活率，但增加移植后的机会性感染和发生恶性肿瘤的风险
- 免疫抑制剂靶向控制 3 个免疫应答阶段中的 1 个或多个（信号 1～3）
- 诱导免疫抑制基于器官移植的类型
  - 除肝移植外，70%～80% 的 SOT 采用诱导
  - 仅 20% 的肝移植采用诱导
- SOT 的免疫应答可归纳为 3 个信号模型
  - 信号 1：通过 APC MHC Ⅱ类分子呈递异体抗原启动 T 细胞活化
  - 信号 2：通过共刺激信号扩展 T 细胞活化（CD80/CD86 与 CD28 相互作用）
  - 信号 3：刺激钙 – 钙调神经磷酸酶途径使 T 细胞活

动达到峰值
  - 通过活化的 T 细胞产生 IL-2
  - 在活化的 T 细胞上 IL-2 与 IL-2R 结合并触发 mTOR
  - 诱导 T 细胞增殖并进一步产生细胞因子
- 免疫抑制方案通常包括三种药物维持疗法，作用于不同类型的免疫应答
  - 诱导剂通过清除淋巴细胞作用于信号 1（如 ATG、阿仑单抗）
  - 钙调神经磷酸酶抑制剂（CNI）和 IL-2R 拮抗剂作用于信号 1 和 3（如环孢素、他克莫司）
    - 抑制细胞因子生成和白细胞介素 2 介导的 mTOR 激活
  - 抗增殖剂［如霉酚酸酯（MMF）、硫唑嘌呤］作用于信号 3 下游
    - 抑制嘌呤合成并与 mTOR 抑制剂（如西罗莫司）协同作用
    - 抑制 T 细胞增殖
  - 共刺激抑制剂（如 belatacept）作用于信号 2
    - 阻断 CD80 和 CD86 与 CD28 受体的结合

八、总结

SOT 中免疫应答的调控

- 同种异体移植的成功取决于优化免疫抑制，以抑制同种异体移植免疫应答损伤，同时保持对病原体的有效免疫
- 对移植器官的免疫应答源自几种遗传问题
  - 血型抗原
  - HLA
  - 次要组织相容性抗原
  - 可以调节感染或排斥风险的免疫反应基因多态性
- SOT 中免疫应答的调控需要多种路径
  - 最小化免疫抑制（个性化策略）
  - 确定诱导耐受的方案
  - 保持对病原体的免疫力
  - 所有这些方面都需要药物干预和过继免疫治疗相结合，其中包括过继体外扩增的调节性 T 细胞、抗病毒细胞毒性 T 细胞和其他类型的调节性免疫细胞

（李珊霓 译 刘 蕾 王政禄 校）

参考文献

[1] Todd JL et al: Danger signals in regulating the immune response to solid organ transplantation. J Clin Invest. 127(7):2464-2472, 2017
[2] Farrar CA et al: The innate immune system and transplantation. Cold Spring Harb Perspect Med. 3(10):a015479, 2013
[3] Chong AS et al: The impact of infection and tissue damage in solid-organ transplantation. Nat Rev Immunol. 12(6):459-71, 2012
[4] LaRosa DF et al: The innate immune system in allograft rejection and tolerance. J Immunol. 178(12):7503-9, 2007
[5] Villard J: Immunity after organ transplantation. Swiss Med Wkly. 136(5-6):71-7, 2006

◀▪· 调节性免疫细胞与移植免疫耐受 ·▪▶

一、术语

（一）同义词

- 同种异体移植免疫耐受

（二）定义

- 正常宿主免疫应答下，不需要持续性免疫抑制移植物功能良好地存活

二、概述

（一）适应性免疫成分

- T 细胞
- B 细胞
- NK 细胞
- 调节性 T 细胞（Treg）
  - 又名抑制细胞，占 CD4 T 细胞的 10%～15%
  - 高度异质和可塑的细胞亚群
  - CD4（+）T 细胞表达 CD25（IL–2Rα）和转录因子 FOXP3
  - 抗原特异性及持续的抗原暴露才能保持活性
  - 对 TCR 介导的活化无作用
    - 但抑制其他 T 细胞的激活
  - 由胸腺前体产生的胸腺源性（天然）Treg
  - 通过共刺激阻断在外周产生诱导型调节性 T 细胞
    - 分泌 TGF–β 的 Th3 细胞或分泌 IL–10 的 Th1 细胞
  - 主要组织相容性复合体（MHC）– 限制性自体抗原呈递细胞对供体抗原肽的呈递诱导抗原特异性 Treg，可直接或间接抑制其他同种异体反应性 T 细胞
  - CD8（+）Treg 也参与表达
    - 含有低水平的 FOXP3，占胸腺细胞 < 1%
    - 抗原特异性识别对 CD8（+）Treg 功能至关重要

（二）先天免疫成分

- 树突状细胞（DCs）
- 单核细胞
- 内皮细胞
- 补体

三、免疫耐受

（一）免疫耐受的机制

- 中枢耐受（胸腺依赖性）
  - 胸腺自身反应性 T 细胞清除（阴性选择）
    - 当 T 细胞以或高或低亲和力识别与 MHC 分子结合的内源肽
  - 胸腺中的阳性选择只允许拥有中等亲和力识别肽和自身 MHC TCR 的 T 细胞输出和存活
- 外周耐受（非胸腺依赖性）
  - 外周耐受的可能机制包括
    - 免疫忽视（抗原隔离）
    - 持续激活 T 细胞凋亡
    - 克隆无能：是由于缺乏"第二"信号（共刺激）的结果，这是除了同源（肽 +MHC）信号外 T 细胞活化所必需的

（二）器官移植与免疫

- 同种异体单器官或复合组织移植到合适的受体中，并维持正常功能
  - 然而，除极少数情况外，终生免疫抑制是维持同种异体移植物功能的必要条件

四、移植免疫耐受

（一）可操作性耐受

- 无外源性免疫抑制的供者同种异体移植物的无免疫反

（左图）同种异体移植肾活检中可见结节状炎性细胞聚集━➡️。（右图）FOXP3（蓝色核染色）和 CD4 双重染色显示一些 CD4（+）T 细胞中也表达 FOXP3 ➡️

淋巴细胞聚集

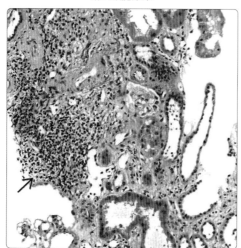

FOXP3/CD4 免疫组化染色

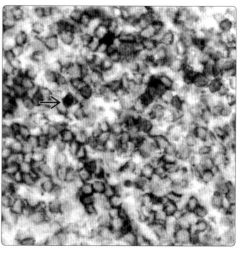

应性
- 免疫耐受可以是完全性或部分性
  - 完全耐受是在没有任何形式的外源性免疫抑制情况下，供者同种异体移植物的无限期存活且存在正常的免疫功能，包括病原体反应和免疫监视
    - 通过清髓或非清髓造血细胞移植（HCT）联合器官移植诱导供体嵌合体形成
    - 完全耐受的注意事项
      - HCT 相关并发症
      - 供者器官的可用性与 HCT 的预处理方案相关
      - 造血细胞和实体器官必须来自同一供体（仅限于活体供体）器官
  - 部分耐受需要通过最小限度地使用免疫抑制维持同种异体移植物功能
    - 显著降低免疫抑制相关发病率（感染、恶性肿瘤和其他不良反应）
    - 部分耐受通常涉及用生物制剂，如阿仑单抗，然后减少钙调神经磷酸酶抑制剂（CNI）单药或类固醇或雷帕霉素（mTOR）抑制剂（西罗莫司）治疗剂量清除淋巴细胞

（二）调节性免疫细胞

- 对维持可操作性耐受至关重要
  - Treg：通过抑制同种异体反应细胞在诱导耐受中起关键作用
    - 通过 IL-10、TGF-β 等细胞因子调节外周免疫耐受
  - 抑制 Treg 的其他机制包括
    - DC 成熟度和功能衰减
    - 直接杀伤效应 T 细胞
    - 抗炎细胞因子的产生
- 调节性 B 细胞
- 过渡性 B 细胞
- 耐受性树突状细胞
- 耐受性巨噬细胞
- 浆细胞样树突状细胞（pDCs）
- 骨髓源性抑制细胞（MDSCs）的所有亚群
- 间充质干细胞

（三）排斥与移植物接纳／耐受

- 免疫细胞决定同种异体移植结局取决于
  - 免疫细胞起源与活化状态
  - 移植前的器官状况（组织损伤和缺血再灌注损伤）
  - 受体状况（宏观和微观环境）
- 调节性免疫细胞相互作用诱导免疫耐受
- 使用外源性免疫抑制可导致体内平衡的改变（继发于白细胞去除），并有利于调节免疫细胞的优先重组
- IL-10 是几种调节性白细胞共同的关键细胞因子，促进了免疫调节的微环境，包括移植后调节细胞的生成和增强

（四）移植耐受性评估

- 少数研究表明，可操作性耐受的机制与主动诱导免疫

耐受有关，而非免疫无能
- 移植耐受的生物标志物
  - 无论完全还是部分性免疫耐受，都需要可靠的生物标志物或检测来确定
  - 侵入性活检不适合常规（每天／每周）监测移植物状态
  - 非侵入或微创方法（血液或尿液）检测生物标志物是理想的方法
  - 肝移植和肾移植可操作性耐受的生物标志物；两个器官之间的差异很大
    - 确定肝脏移植（LT）的耐受诱导，NK 细胞比例和基因转录因子以及 γδT 细胞水平和转录因子被认为是肝脏移植免疫耐受的血液中生物标志物
    - LT 中的其他生物标志物包括
      - 调节性 T 细胞数量［FOXP3(+)］或仅 CD4(+)25(+)（高）
      - 浆／髓样树突状细胞比例（pDC：mDC）
      - mDC 的 HLA-G 基因表达
      - 可溶性 HLA-G
      - 外周血 B 细胞比例
    - CD8(+) Treg 增加显示与减少免疫抑制剂量，减少急性和慢性肝移植排斥反应有关
    - 在肾移植中，生物标志物包括
      - 外周血 NK 细胞和 T 细胞数
      - 同种异体反应性 T 细胞
      - FOXP3：α-1、α-2 甘露糖苷酶比率
      - 抗供体 HLA 抗体缺失的程度
    - B 细胞在维持肾移植耐受中起重要作用
    - B 细胞生物标志物包括外周 B 细胞数量以及它们的表型、B 细胞因子（TGF-β 和 IL-10）的表达、血液中 B 细胞特异性基因的表达、尿中 CD20 转录本
    - CD8 T 细胞可能与可操作性耐受有关，中枢记忆性 CD8 T 细胞的增加和 TCR-Vβ 使用不当导致的效应细胞减少
  - 移植患者临床应用生物标志物的注意事项
    - 在肝、肾移植可操作性耐受评估中广泛使用生物标志物需要额外的佐证
    - 签定可操作性耐受标志物也需要早期识别移植物排斥反应的标志物
    - 需要生物标志物识别可最小化或撤消免疫抑制治疗的可操作耐受性患者
    - 从临床角度来看，在没有现有免疫耐受性进行可靠评估的情况下，不应采用减药或停药策略

（五）临床实践中移植耐受的诱导

- 在临床实践中，停止免疫抑制或主动诱导耐受方案并不常见
  - 然而，采用细胞疗法和药物疗法来实现移植耐受性正在进行临床试验
- 肾移植中"耐受诱导"过继免疫治疗（Treg 亚群耐受

性巨噬细胞和耐受性受体衍生树突状细胞）安全性评价（Ⅰ/Ⅱ期）的多中心临床试验（The ONE Study）已启动

（六）调节性细胞疗法在临床实践中的应用

- 细胞治疗方案不常用于治疗排斥反应或移植物抗宿主病（GVHD）；然而，有几种方案正在进行评估
  - 用于治疗的潜在的调节细胞包括 Treg、调节性巨噬细胞、耐受性 DCs、MDSCs 和间充质干细胞
  - 增强 Treg 功能的非细胞方法，使用药物或免疫调节疗法，包括
    - 延迟使用 CNIs
    - 或者，其他避免使用 CNIs 的免疫抑制方案
    - 免疫调节药的使用，本质上主要在于清除如阿仑单抗（抗 CD52 单克隆抗体）或多克隆抗胸腺细胞球蛋白
    - 其他生物制剂，如 mTOR 抑制剂（雷帕霉素、依维莫司）或 T 细胞共刺激/激活阻断剂(贝拉西普、阿巴西普)
  - 从供者同种异体移植物中分离的调节性巨噬细胞给 2 例活体供肾移植受者，对移植肾功能无不良影响
    - CNIs 治疗在移植后 6 个月内减量
  - 对少数肾移植患者（包括接受死亡供体器官的患者）进行的其他调节性巨噬细胞治疗研究
  - 间充质干细胞（MSCs），通常来源于脂肪组织或不太常见的骨髓或脐带，肾移植术后早期取得了不错的效果
    - 包括降低急性排斥反应的发生率，减少机会性感染，并在移植后 1 年保持同种异体移植物功能
    - 在不同的生理环境下有不同的反应，例如：
      - 在非炎症环境中，MSCs 促进组织生长再生和修复，不会加剧免疫原性
      - 在存在炎性细胞因子的情况下，MSCs 具有高度的免疫抑制和 MHC 的表达，允许有效的同种异体移植耐受
    - 骨髓间充质干细胞在实体器官中的几种临床试验
      - 大多数在肾脏，但也有在肺、肝和胰岛细胞的单一试验
      - 初步结果令人鼓舞，但需要更多的研究，以确保最佳结果，同时最大限度地提高患者的安全性
    - 骨髓间充质干细胞，顾名思义，是一种黏附细胞，表达 CD105、CD73、CD90
      - 缺乏表达 CD45、CD34、CD14、CD11b、CD79-α、MHC Ⅱ类分子

- 应具有多能性，并在适当条件下向不同细胞分化特性
- 因为骨髓间充质干细胞优先位于血管损伤或炎症部位，可减轻缺血再灌注损伤的不良反应，激发先天性和适应性免疫反应
  - HCT 在活体肾移植患者中成功获得免疫耐受
    - 稳定的完全或混合嵌合体可使同种异体移植长期维持（3 个月至＞10 年），而无须外源性免疫抑制
      - 然而，混合嵌合体比完全嵌合体更有利于降低 GVHD
      - 嵌合体似乎是诱导而不是维持耐受的关键
      - 慢性排斥反应可出现短暂的混合嵌合现象，表明如果没有稳定的嵌合，随着时间的推移，免疫耐受性将会丧失

（七）结论

- 免疫反应和免疫调节是一个复杂的过程，涉及许多不同的细胞亚群和机制
- 随着时间的推移，仔细监测移植患者可能有助于确定使用细胞疗法的类型和干预的最佳时间

（李珊霓 译 刘 蕾 王政禄 校）

参考文献

[1] Wortel CM et al: Regulatory B cells: phenotype, function and role in transplantation. Transpl Immunol. 41:1-9, 2017

[2] Scalea JR et al: Transplantation tolerance induction: cell therapies and their mechanisms. Front Immunol. 7:87, 2016

[3] Strober S: Use of hematopoietic cell transplants to achieve tolerance in patients with solid organ transplants. Blood. 127(12):1539-43, 2016

[4] Pileggi A et al: Mesenchymal stromal (stem) cells to improve solid organ transplant outcome: lessons from the initial clinical trials. Curr Opin Organ Transplant. 18(6):672-81, 2013

[5] Scandling JD et al: Tolerance and withdrawal of immunosuppressive drugs in patients given kidney and hematopoietic cell transplants. Am J Transplant. 12(5):1133-45, 2012

[6] Schliesser U et al: Tregs: application for solid-organ transplantation. Curr Opin Organ Transplant. 17(1):34-41, 2012

[7] Wood KJ et al: Regulatory immune cells in transplantation. Nat Rev Immunol. 12(6):417-30, 2012

[8] Newell KA et al: Regulatory cells and cell signatures in clinical transplantation tolerance. Curr Opin Immunol. 23(5):655-9, 2011

[9] Li XC et al: An update on regulatory T cells in transplant tolerance and rejection. Nat Rev Nephrol. 6(10):577-83, 2010

[10] Donckier V et al: Induction of tolerance in solid organ transplantation: the rationale to develop clinical protocols in liver transplantation. Transplant Proc. 41(2):603-6, 2009

[11] Seyfert-Margolis V et al: Marking a path to transplant tolerance. J Clin Invest. 2008 Aug;118(8):2684-6. Erratum in: J Clin Invest. 118(9):3240, 2008

[12] Matthews JB et al: Clinical trials of transplant tolerance: slow but steady progress. Am J Transplant. 3(7):794-803, 2003

无排斥反应

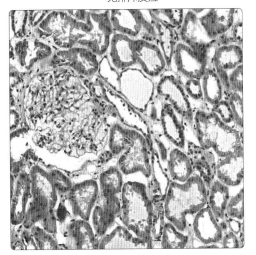

调节免疫细胞类型

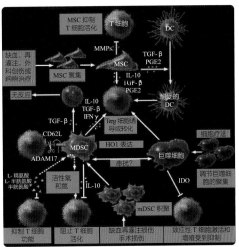

（左图）移植后1年的移植肾活检显示完全没有炎症。（右图）调节性天然免疫细胞包括髓源性抑制细胞（MDSCs）、间充质干细胞（MSCs）和调节性巨噬细胞。骨髓间充质干细胞和间充质干细胞在同种异体移植物中因组织损伤引起的炎症积聚。它们提供细胞抑制或产生促进调节性T细胞（Tregs）和1型调节性T细胞（Tr1）的细胞因子和生长因子

调节性T细胞的外周诱导

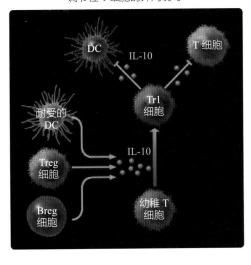

CD8（+）调节性T细胞

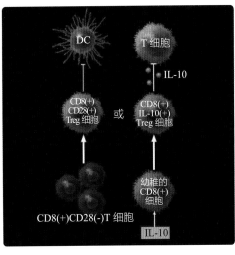

（左图）诱导的Tr1细胞不表达FOXP3蛋白，由来自Tregs的IL10、耐受性树突状细胞（DCs）和引流淋巴组织或同种异体移植物中的调节性B细胞（Bregs）诱导。Tr1细胞抑制抗原呈递细胞（APCs）和效应T细胞的促炎反应。（右图）在IL-10存在下，原始CD8 T细胞可以变成CD8（+）Treg细胞，其功能与Tr1细胞相似。CD8（+）、CD28（-）T细胞具有免疫调节功能和抑制APC功能

双阴性调节性T细胞

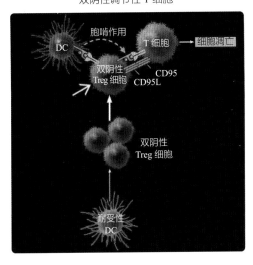

Treg在器官移植中的作用

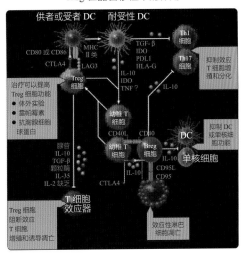

（左图）CD4（-），CD8（-）Treg细胞➡下调树突状细胞共刺激分子的表达，阻断促炎免疫反应，诱导树突状细胞凋亡。（右图）胸腺Treg细胞抑制缺血再灌注损伤，抑制T细胞增殖。Treg细胞通过产生IL-10、TGF-β、抑制APC功能、调节能量代谢和氨基酸利用率来促进耐受

Immunology

（左图）如图所示，Treg 细胞通过众多机制抑制免疫反应。（右图）B 细胞在骨髓中发育，然后在次级淋巴器官中完成分化过程。B 细胞有不同的发育阶段，并最终分化为产生抗体的浆细胞。浆细胞寿命很长，返回骨髓，并产生特异性抗体。B 调节细胞产生 IL-10

调节性 T 细胞的作用

B 细胞发育

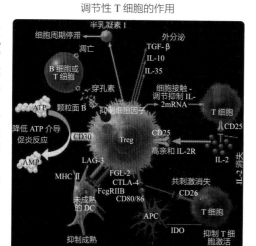

（左图）移植排斥反应中的免疫激活。B 细胞作为 APC、T 细胞共刺激因子和细胞因子的产生者和细胞毒性/炎性 T 细胞的激活剂，在同种异体移植排斥反应中发挥着关键多能作用。（右图）B 细胞耗竭疗法可以限制 B 细胞在同种免疫中的有害作用，包括抗原呈递给 T 细胞、细胞因子的产生和抗体的产生。B 调节细胞可能通过多种机制促进同种异体移植耐受

移植排斥反应中的免疫反应

B 细胞耗竭疗法

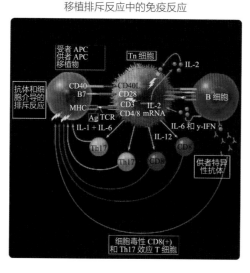

（左图）B 细胞耗竭的潜在不良后果包括 B 调节细胞的耗竭。移植后 B 细胞耗竭的时间对 B 细胞耗竭是否促进或减少同种免疫反应至关重要。（右图）抗胸腺细胞球蛋白是一种用于诱导和治疗同种异体排斥反应的多克隆抗体，它不仅是一种 T 细胞耗竭剂，根据剂量的不同，它可以耗尽其他淋巴细胞并调节免疫反应，如图所示

B 细胞耗竭的负面影响

抗胸腺细胞球蛋白的功能

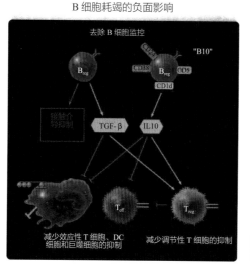

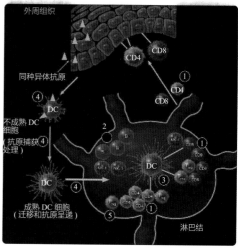

调节细胞的治疗用途

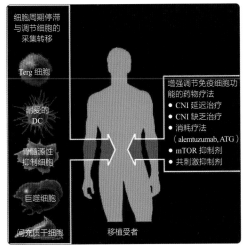

急性排斥反应

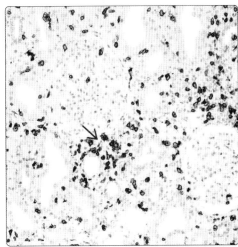

（**左图**）调节性免疫细胞疗法在器官移植的临床应用中有很大潜力。这些方法包括使用药物制剂在体内扩增调节细胞或过继转移体外扩增的细胞亚群。（**右图**）移植肾活检中 CD8 免疫组织化学染色显示急性 T 细胞介导的排斥反应。间质➡可见大量 CD8（＋）T 细胞浸润，也存在 CD4（＋）T 细胞浸润

T 细胞介导的排斥反应

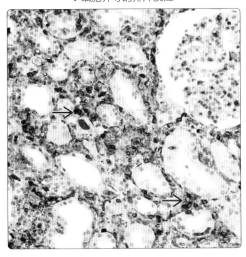

CD68 免疫组织化学染色

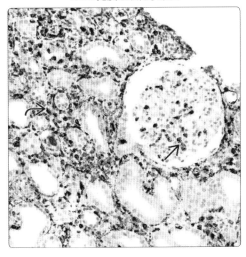

（**左图**）免疫组织化学染色显示急性 T 细胞介导的排斥反应。几个间质浸润的 CD4（＋）T 细胞➡。存在少量 CD8（＋）T 细胞浸润。（**右图**）一例急性细胞性排斥反应伴肾小球炎的病例中，CD68 的免疫组织化学染色显示间质内有大量 CD68（＋）单核细胞 / 巨噬细胞，在肾小球毛细血管中有大量 CD68（＋）单核细胞 / 巨噬细胞➡，并在肾小球毛细血管中分布➡

急性 T 细胞介导的排斥反应

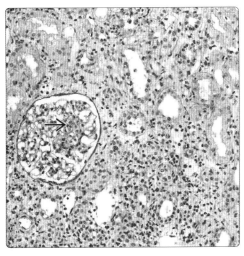

CD4/FOXP3 免疫组化染色

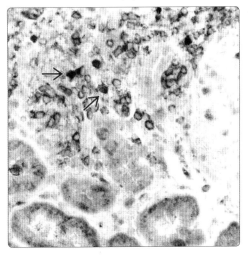

（**左图**）活检显示 T 细胞介导的急性排斥反应，间质性炎症、小管炎和肾小球炎➡。FOXP3（＋）细胞出现在 T 细胞介导的急性排斥反应中，在稳定的移植物常规活检中也可见到 FOXP3（＋）细胞。（**右图**）FOXP3（蓝色核染色）和 CD4 双重染色显示 CD4（＋）T 细胞，其中一些也表达 FOXP3➡

◀▮ NK 细胞 ▮▶

一、NK 细胞生物学

（一）概述

- 人类自然杀伤细胞（NK）约占循环淋巴细胞的 15%
  - 血液中的半衰期为 7～10 天
- NK 细胞主要在骨髓（BM）和次级淋巴组织中发育
  - 分 5～7 个阶段发生
  - IL-15 是 NK 细胞发育最关键的细胞因子
    - 其他细胞因子，如 IL-2，在 NK 细胞成熟过程中起作用
- NK 细胞既参与先天免疫应答，也参与适应性免疫应答
  - 早期产生细胞因子 / 趋化因子，并能在没有致敏的情况下"杀死"（细胞溶解）靶细胞（先天功能）
  - 包括激活和抑制受体的复杂功能
  - 经过"许可"获得功能
  - 开发"记忆"（自适应成分）
- 两个主要成熟 NK 细胞群
  - 细胞毒性 NK 细胞［CD16（+）］CD56（低表达）约占循环 NK 细胞的 90%
    - 95% 的 CD56（低表达）NK 细胞高水平表达 CD16（FcγR Ⅲ）
      - 有助于功能相关性
  - 产生细胞因子的 CD56（+++）/CD16（低表达）或 CD56（+++）/CD16（-）NK 细胞占血液中 NK 细胞的约 10%
    - 大多数（50%～70%）CD56（+++）NK 细胞缺乏 CD16 表达
    - 较小比例的 NK 细胞低表达 FcγR Ⅲ（CD16）
  - 表达 CD56（神经细胞黏附分子）的 NK 细胞作用尚不清楚
    - 其他表面标记赋予 CD56（+++）或 CD16（低表达）NK 细胞独特的表型和功能特性
- 静止状态的 CD56（低表达）/CD16（+）NK 细胞的细胞毒效应比 CD56（+++）NK 细胞强
  - 在 IL-2 或 IL-12 刺激后，CD56（+++）NK 细胞也具有同样的细胞毒效应
  - CD56（低表达）/CD16（+）NK 细胞通常比 CD56（+++）NK 细胞有更多胞内粒溶酶
  - 当 CD16 被具有抗体的靶细胞激活时，NK 细胞也介导抗体依赖的细胞毒效应（ADCC）
  - CD56（低表达）NK 细胞比 CD56（+++）NK 细胞更容易分化
    - CD56（低表达）/CD16（+++）NK 细胞的精确发育过程还不确切
  - FcγR Ⅲ（CD16）是血液中 NK 细胞分化晚期行为
    - 表面 CD16 表达与 NK 细胞成熟相关
  - CD56（低表达）NK 细胞可能来源于 CD56（+++）NK 细胞，后者在造血移植后和细胞因子诱导的 NK 细胞分化中最先出现
  - CD56（低表达）NK 细胞的分化可能是渐进的，最终衍生出 CD94（低表达）、CD62L（-）、CD56（低表达）表型
  - CD57 在 CD56（低表达）NK 细胞上的表达与功能差异相关
  - 与 CD57（-）/CD56（低表达）NK 细胞相比，CD57（+）、CD56（低表达）NK 细胞分化程度更高，细胞因子诱导的增殖能力更低
  - CD57（+）CD16（+）和 CD56（低表达）NK 细胞是重要的效应细胞：结合活化受体后，靶细胞溶解及细胞因子 / 趋化因子快速释放
  - CD56（+++）NK 细胞产生免疫调节细胞因子，包括
    - IFN-γ
    - TNF-β
    - IL-10

免疫反应的两个分支

NK 细胞的发育

（左图）解释了免疫反应：先天性免疫和适应性免疫。NK 细胞是体内免疫功能的关键淋巴细胞，也是先天免疫和适应性免疫之间的纽带。
（右图）NK 细胞由骨髓中的造血前体细胞发育而来。然而，NK 前体细胞也存在于其他组织中，并分化为未成熟和成熟的 NK 细胞，这些细胞可能再循环

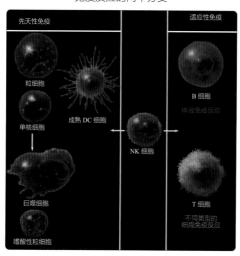

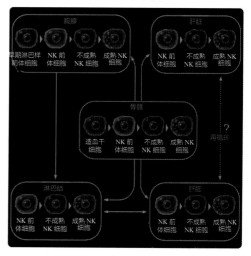

- IL-13
- GM-CSF
- CD56（低表达）/CD16（+）NK 细胞，在体外刺激后产生少量的细胞因子
- 正常比例的 NK 细胞亚群随着年龄的增长而改变
  - 正常比例的 NK 细胞亚群随着 CD56（低表达）的老化而改变，CD16（+）NK 细胞在老年人中增多
  - CD56（+++）NK 细胞水平保持不变
  - 老年人的 NK 细胞对 IL-2 诱导的增殖反应较弱，可能与 CD56（低表达）/CD16（+）NK 细胞的增多有关
- 根据细胞因子谱，NK 细胞亚分类为 NK1 或 NK2细胞
  - NK1 细胞主要产生 IFN-γ，TNF-β
  - NK2 细胞产生 IL-15 和 IL-13
  - 在体外，与 CD56（低表达）NK 细胞相比，CD56（+++）NK 细胞产生更多的 1 型和 2 型细胞因子
- 具有激活和抑制形式的 3 个 NK 细胞受体超家族
  - 杀伤性免疫球蛋白样受体（KIRs）主要识别 HLA-A、HLA-B 和 HLA-C
  - C 型凝集素超家族（CD94 和 NKG2）识别 HLA-E
  - 具有未知配体的天然细胞毒性受体和其他种类的 NK 受体，包括免疫球蛋白样转录物（ILTs）
  - CD56（+++）NK 细胞 KIR 和 ILT-2 表达低至缺失，CD94/NKG2A 抑制受体水平高
    - CD56（低表达）NK 细胞则相反
  - CD56（+++）和 CD56（低表达）NK 细胞均表达激活受体，NKG2D，可以识别 MHC Ⅰ 类相关分子，MICA 和 MICB
  - NK 细胞亚群差异表达其他细胞表面受体，具有已知或未知的生物学意义

（二）NK 细胞记忆

- 最近在人类 NK 细胞中观察到的记忆样特性
  - 细胞因子预激活的"记忆"NK 反应导致 IFN-γ 的产生增加
  - 在一项研究中，"记忆"NK 反应（增强 IFN-γ）的细胞表型包括 CD94（+）、NKG2A（+）、NKG2C（+）、CD69（+）、CD57（-）、KIR（-）
    - 另一项造血移植后巨细胞病毒活化的研究显示急性感染导致 NKG2C（+）NK 细胞产生 IFN-γ
  - NKG2C（+）NK 细胞持续存在（移植后 1 年以上）
    - 缺少 NKG2A，表达 CD158b（+），获得 CD57，以及产生 IFN-γ
    - 不同研究之间 NK 细胞记忆标志物的差异可能与 NK 细胞记忆分化分析时间相关
  - CD57（+）/NKG2C（+）NK 细胞在 CMV 活动性感染的实体器官移植（SOT）受者中增多
  - 记忆样 NK 细胞出现抗原特异性反应
    - 人类记忆性 NK 细胞在移植后可以持续存在
    - CD57 可能是 NK 细胞对感染的"记忆"表型标

志物，并有助于控制感染或肿瘤形成

（三）NK 细胞耐受与调控

- NK 细胞对靶细胞的快速反应无须事先"暴露"调节机制来防止无节制的组织损伤
- 与 B 细胞和 T 细胞一样，NK 细胞经历自我耐受过程，但使用非重排受体
  - NK 细胞经历的宿主依赖 MHC Ⅰ 类分子功能成熟过程称为"许可"
  - NK 细胞获得"许可"涉及抑制受体，识别靶细胞上的 MHC Ⅰ 类，并阻止 NK 细胞的激活
    - 成熟可产生 2 种"耐受性"NK 细胞：获得许可的 NK 细胞和未获得许可的 NK 细胞
    - 获得许可的 NK 细胞将抑制性受体与同源的自身 MHC Ⅰ 类配体配对以促进功能发育，并提供对自身抗原的耐受性
    - 每个 NK 细胞都可能被单独许可
      □ 具有杂合 MHC 等位基因的宿主会有单个的 NK 细胞，这些 NK 细胞被不同的 MHC 分子许可和抑制
  - 正常表达 MHC 分子靶细胞对 NK 细胞杀伤的抵抗力强于 MHC Ⅰ 类细胞（"自我缺失"假说）
  - 表达 MHCⅠ类分子细胞的保护是由于 MHC Ⅰ 类特异性抑制受体作用于单个 NK 细胞（KIR 和 CD94/NKG2 受体）
    - KIRs 具有高度多态性，包括多个编码不同数量受体的单倍型，每个受体有不同的数目
  - 如果产生促炎细胞因子并激活未经授权的 NK 细胞
    - 则有可能破坏 NK 细胞的耐受性
    - 大多数 NK 细胞在感染期间被促炎性细胞因子激活
- NK 细胞调节免疫系统的其他组成部分，如树突状细胞（DCs）、B 和 T 细胞、内皮细胞
  - NK 细胞通过杀死未成熟 DC 细胞来调节体内平衡
  - 未成熟 DCs 可被 NKp30 受体依赖机制杀伤
    - 导致抗原特异性免疫功能减弱，因为未成熟 DC 细胞缺乏协同刺激 T 细胞和分泌细胞因子的能力
  - NK 细胞杀伤靶细胞导致 DC 亚群对凋亡 NK 细胞靶细胞的抗原提呈或刺激抗原特异性适应性免疫应答
  - NK 细胞通过 IFN-γ 和 TNF 促进 DC 成熟
    - DC 产生 IL-12 可相互激活 NK 细胞
  - NK 细胞通过作用于 T 细胞和 B 细胞而影响适应性免疫应答
    - NK 细胞可以通过产生 IFN-γ 来激活 CD4（+）细胞
    - NK 细胞溶解可杀死 MHC Ⅰ 类分子表达不足的活化 T 细胞
    - 体外 NK 细胞可抑制自身反应性 B 细胞
  - 对内皮细胞的免疫激活可导致血管病变和器官功能障碍，包括同种异体排斥反应
    - NK 细胞可通过 ≥ 3 个受体结合内皮细胞
      □ $\alpha_4\beta_1$ 整合素（VLA4）结合 VCAM-1

‒ □ CD62L 结合地址素
‒ □ CX3CR1 结合 CX3CL1（趋化因子）
‒ CX3CL1 激活 NK 细胞杀伤内皮细胞
‒ NK 细胞可在多种病理条件下介导血管损伤，包括巨细胞病毒感染引起的炎症反应

二、NK 细胞在实体器官移植

概述

- NK 细胞在 SOT 中起促炎和调节作用
  ○ 同种异体移植物的存活需要上述功能的平衡
- NK 细胞与同种异体排斥反应
  ○ 活化的 NK 细胞产生 IFN-γ 可增强所有活跃的 T 细胞反应并抑制 Treg 功能（基于小鼠模型）
  ○ 同种异体 NK 细胞浸润通常发生在 T 细胞浸润之前
    ‒ 与早期固有效应细胞对炎症刺激反应的作用一致
  ○ 如果共刺激信号被阻断，NK 细胞在介导移植排斥反应中起重要作用
  ○ NKG2D（NK 激活受体）配体的识别
  ○ MICA 和 MICB 在肾脏和胰腺同种异体移植中表达，可导致 NK 细胞激活并与排斥反应相关
  ○ 去除 NKG2D 配体，如可溶性 MICA，可防止 NK 细胞因受体内化和降解而活化
    ‒ NKG2D 在活化的 T 细胞和巨噬细胞上表达，可能通过 NKG2D 配体引起同种异体移植物识别并引起排斥反应
      □ 提示 NKG2D 配体诱导与同种异体移植相关
  ○ 抗原呈递细胞（APCs）和 T 细胞可能是 NK 细胞调控的潜在靶点
  ○ NK 细胞调节宿主树突状细胞免疫原性有助于同种异体移植物特异性免疫应答
    ‒ 树突状细胞成熟过程中 MHC Ⅰ 类分子上调可使树突状细胞对 NK 细胞介导的细胞溶解产生抵抗
    ‒ 成熟的树突状细胞可以通过增加 HLA-E 的细胞表面表达来逃避 NK 细胞介导的细胞毒性，HLA-E 结合 NKG2A/CD94（抑制受体）
    ‒ 成熟的树突状细胞能促进同种异体的特异性反应
  ○ NK 细胞浸润肾移植物后表达细胞溶解性蛋白质，颗粒酶 A 和 B
    ‒ 细胞毒性 NK 细胞如何调节或介导同种异体移植排斥反应，NK 细胞是否主导促炎或调节作用尚不清楚
  ○ KIR 受体与相应的 HLA-C 配体在 NK 细胞上的相互作用可能影响 NK 细胞的活化，这与同种异体移植的结果相对应
  ○ 激活 *KIR* 基因型有助于控制肾移植中的病毒感染（如 CMV）
- NK 细胞与同种异体移植耐受
  ○ 在某些胰岛或肾移植小鼠模型中，NK 细胞是诱导移植免疫耐受的关键
  ○ 肝移植患者外周血细胞转录组分析，可操作性耐受与 NK 和 γδT 细胞基因转录水平增加有关

○ NK 细胞诱导耐受可能与清除同种异体树突状细胞有关
○ 小鼠胰岛移植模型显示穿孔素的表达对 NK 细胞在移植耐受中的作用至关重要
  ‒ 提示 NK 细胞毒性在介导移植免疫耐受诱导中可能起重要作用
○ NK 细胞介导的杀伤供体源性 APC，在移植物免疫耐受诱导中可能发挥重要作用
- NK 细胞与免疫抑制
  ○ 类固醇和钙调神经磷酸酶抑制剂下调 IL-2 激活的 NK 细胞的功能
    ‒ 环孢素对 IL-2 和 IL-15 介导的 CD56（低表达）NK 细胞增殖具有选择性抑制作用
    ‒ 下调激活受体的表达和功能并影响颗粒酶胞吐作用来抑制 NK 细胞的细胞毒效应
  ○ 同种异体移植受者接受西罗莫司（mTOR 抑制剂）治疗后，NK 细胞减少
  ○ 达利珠单抗、抗 IL-2Rα 单克隆抗体（mAb），在某些 SOT 方案中用于免疫抑制或诱导
    ‒ 与 CD56（+++）NK 细胞的扩增和活化 T 细胞的存活有关
  ○ 兔抗胸腺细胞球蛋白（rATG）的诱导作用可在移植后的第 1 天到第 11 天，SOT 受者降低了循环 CD56（+）NK 细胞
    ‒ rATG 和阿仑仑单抗（抗 CD52 单克隆抗体）在体外诱导促炎细胞因子可促进 NK 细胞凋亡
  ○ 在同种异体移植中，NK 细胞在先天免疫应答和潜在的适应性免疫应答中发挥着关键作用，因此，应进行免疫抑制治疗对 NK 细胞影响的监测

三、实体器官移植中的 NKT 细胞

概述

- 自然杀伤性 T 细胞（NKT 细胞）是 CD1d 限制性糖脂抗原反应性免疫调节性 T 细胞，也表达某些 NK 细胞标志物
  ○ 促进对肿瘤和病原体的免疫应答
  ○ 抑制自身免疫和同种异体排斥反应中的细胞免疫
- NKT 细胞不同于传统 T 细胞，其 T 细胞受体（TCR）的表达可识别非多态性 CD1D 分子相关的糖脂
  ○ 两种 NKT 细胞
    ‒ Ⅰ 型表达单一 TCRα 链
    ‒ Ⅱ 型表达多种 TCRα 链
- NK T 细胞具有促进移植耐受的调节功能
  ○ 可与调节性 T 细胞（Treg）相互作用并调节调节性 T 细胞功能（例如，通过 IL-10）
  ○ 在最近的模型中，Treg 细胞和 NKT 细胞相互作用提高骨髓移植和器官移植的耐受性
    ‒ 部分通过宿主 NKT 细胞产生 IL-4 介导，调节宿主 Treg 细胞、CD4（+）和 CD8（+）T 细胞 PD-1 的表达

成熟 NK 细胞群的表达谱

抗原表达	CD56 高表达	CD56 低表达
CD56	（++）	（+）
CD16	（-/+）	（++）
NK 细胞受体		
人杀伤细胞免疫球蛋白样受体（KIR）	（-/+）	（+）
CD94	（++）	（-/+）
NKG2A	（+）	（-/+）
ILT-2	（-）	（+）
细胞因子和趋化因子受体		
IL-2Rαβγ	（+）	（-）
IL-2Rβγ	（+）	（+）
C-Kit	（+）	（-）
IL-1RAcP	（+）	（+）
IL-1RI	（+）	（-/+）
IL-18R	（+）	（-/+）
CCR7	（++）	（-）
CXCR3	（+）	（-/+）
CXCR1	（-）	（++）
CX3CR1	（-）	（++）
黏附分子		
CD2	（++）	（+）
L-selection（CD62L）	（++）	（-/+）
PENS-PSGL-1	（-）	（+）
LFA-1	（+）	（++）
CD44	（++）	（+）
CD49e	（++）	（+）

来源于 Cooper MA et al:The Biology of Human Natural Killer-Cell Subsets. Trends in Immunol. 22:633-40,2001.

四、总结

NK 细胞在实体器官移植中的作用

● 长期以来普遍认为 T 细胞和 B 细胞是维持同种异体移植的关键因素，但 NK 细胞的重要作用正在逐渐显现

● NK 细胞在 SOT 后的感染控制、移植物存活和免疫抑制对免疫反应调节中发挥作用

（李珊霓 译 刘 蕾 王政禄 校）

参考文献

[1] Chu X et al: Islet allograft tolerance in the absence of invariant natural killer T cells. Clin Immunol. 141(3):268-72, 2011

[2] Paust S et al: Natural killer cell memory. Nat Immunol. 12(6):500-8, 2011

[3] Godfrey DI et al: Raising the NKT cell family. Nat Immunol. 11(3):197-206, 2010

[4] Morteau O et al: Renal transplant immunosuppression impairs natural killer cell function in vitro and in vivo. PLoS One. 5(10):e13294, 2010

[5] van der Touw W et al: Natural killer cells and the immune response in solid organ transplantation. Am J Transplant. 10(6):1354-8, 2010

[6] Pratschke J et al: Role of NK and NKT cells in solid organ transplantation. Transpl Int. 22(9):859-68, 2009

[7] Vivier E et al: Functions of natural killer cells. Nat Immunol. 9(5):503-10, 2008

[8] Freud AG et al: Human natural killer cell development. Immunol Rev. 214:56-72, 2006

（左图）采用6色流式细胞术定量T、B和NK淋巴细胞亚群。CD45（+）淋巴细胞显示在一个"门"（定义的群体为红色），通过侧面散射（测量细胞颗粒度）和CD45表达强度的组合来识别。（右图）用流式细胞术分离CD3（+）和CD3（-）淋巴细胞可获得额外的细胞亚群标识，CD3（+）T细胞显示在右侧，CD3（-）B和NK细胞显示在左侧

血液中淋巴细胞的鉴定

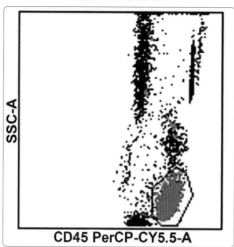

CD3（+）和CD3（-）淋巴细胞的鉴定

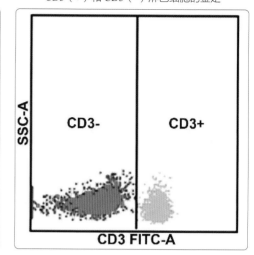

（左图）流式细胞术进一步将CD3（+）T细胞分化为CD8（+）T细胞（右下象限）和CD4（+）T细胞（左上象限）。（右图）CD3（-）淋巴细胞进一步分为总NK细胞，CD16（+）、CD56（+）（右下象限）和CD19（+）（左上象限）B细胞

CD4（+）和CD8（+）T细胞的鉴定

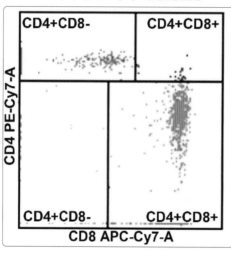

流动法鉴定B细胞和NK细胞

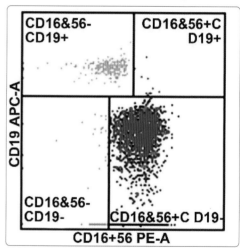

（左图）定量NK细胞亚群免疫表型CD56和CD16可识别2个主要NK细胞亚群：CD56（低表达）/CD16（+）（右中），CD56（高表达）/CD16（+/-）（左中和上象限）。（右图）用CD56和CD16进行定量NK细胞亚型鉴定NK淋巴细胞增多症患者的两个主要NK细胞亚群：CD56（低表达）/CD16（+）（右中），以及CD56（高表达）/CD16（+/-）（左中和上象限）

健康对照组NK细胞亚群

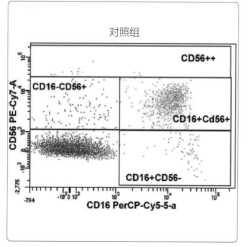

患者NK细胞亚群的鉴定

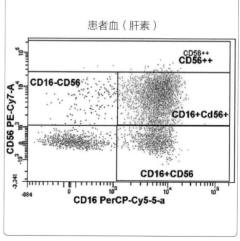

NK 细胞对免疫反应的调节

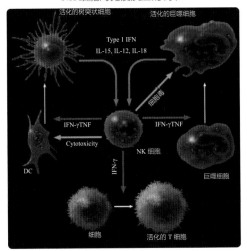

血液中 NK 细胞亚群

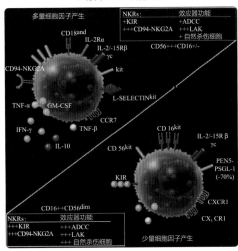

（左图）NK 细胞通过表面受体和细胞因子的结合促进 ➡️ 树突状细胞、T 细胞和巨噬细胞的成熟/激活，或杀伤 ➡️ 未成熟的树突状细胞、活化的 CD4T 细胞和过度活跃的巨噬细胞，从而调节免疫反应。（右图）CD56（+++）、CD16（+/-）（左上）和 CD16（+++）、CD56（+）（右下）NK 细胞亚群分别是产生细胞因子和细胞毒性的 NK 细胞

NK 细胞的"许可"

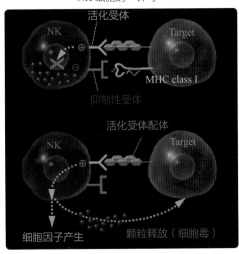

NK 细胞功能与 NK 细胞记忆

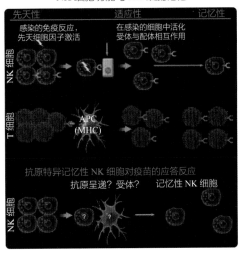

（左图）NK 细胞经历的 MHC I 类依赖的功能成熟过程称为"许可"。许可效应导致 NK 细胞反应激活，导致两种类型的耐受 NK 细胞：功能正常（获得许可；上层）和功能不全（未获得许可；底层）NK 细胞。（右图）显示了自然杀伤细胞的先天性（顶部）和适应性（底部）。后者与抗原特异性 T 细胞之间存在平行关系（中）

细胞脱颗粒

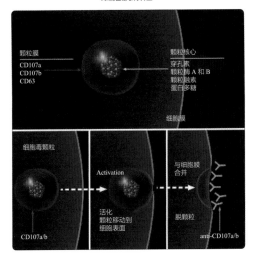

抗体介导的细胞毒性排斥反应

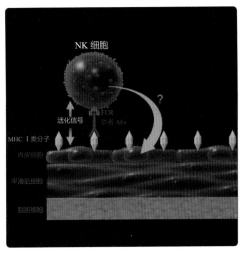

（左图）NK 细胞含有介导 NK 细胞效应功能的细胞毒性颗粒。细胞毒性颗粒含有细胞毒性蛋白，如穿孔素、颗粒酶 A 和 B。细胞毒性颗粒的表达 CD107a/b。在脱颗粒过程中，颗粒膜与细胞膜合并，在颗粒释放前暴露 CD107a/b，可通过流式细胞术检测。（右图）NK 细胞通过 Fc 受体参与供体特异性抗体诱导的慢性排斥反应

◀·· 补　体 ··▶

一、补体在非典型溶血性尿毒症和血栓性微血管病中的作用

（一）概述

- 补体系统组成
  - 液相蛋白
  - 膜结合蛋白
- 循环补体蛋白在肝脏中合成
  - 通常处于失活状态（酶原）
- 细胞结合蛋白为补体途径的受体和调节因子
- 补体级联反应可由三种不同机制激活
  - 经典途径
  - 替代途径

- 甘露聚糖结合凝集素途径
- 所有补体激活途径都存在 C3 和 C5 转化酶的产生
- C5b 靶向沉积导致膜攻击复合物（MAC）的形成和靶裂解
  - C5 裂解为 C5a 和 C5b
- 本章重点讨论补体替代通路缺陷在非典型溶血性尿毒症（aHUS）和血栓性微血管病（TMA）进展中的作用

（二）非典型溶血性尿毒症

- 溶血性尿毒症，表现为溶血性贫血、血小板减少和肾功能障碍三联征
  - 非典型溶血性尿毒症定义为由补体替代途径缺陷引起的非志贺毒素溶血性尿毒症
    - 60%～70% 的 aHUS 病例与致病性基因变异、补

补体替代途径缺陷和移植

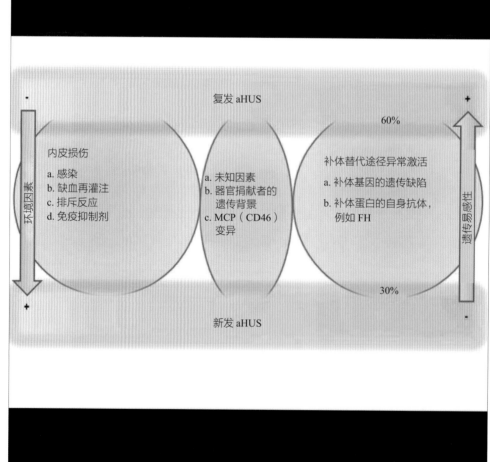

非典型溶血性尿毒症（aHUS）的病因多样，其与补体替代途径的遗传缺陷有关。移植后复发的风险很高，取决于潜在的遗传缺陷。移植后小部分患者中可能会出现新发 aHUS。除了遗传易感性，其他因素也会对 aHUS 发生和复发风险起到调控作用。

体基因中单核苷酸多态性（SNP）或抗 H 因子自身抗体有关
- 补体调控蛋白的致病性基因变异导致功能缺失（LOF）
- 补体活化蛋白致病性基因变异导致功能获得（GOF）
  ○ 此外，在与 aHUS 表型相关凝血途径中，其他蛋白的致病性基因变异，如
    - 血栓调节蛋白（THBD）
    - 纤溶酶原（PLG）
    - 二酰甘油激酶 ε（DGKE）

（三）补体替代途径的调控与失调
- 替代途径激活过程中发生以下事件
  ○ 补体因子 H（FH）与补体因子 B（FB）竞争结合 C3b
    - 导致 C3 转化酶的生成抑制
  ○ FH 结合内皮表面的糖胺聚糖
  ○ 膜辅因子蛋白（MCP 或 CD46）作为补体因子 I（FI）介导 C3b 分裂产生 iC3b 的辅因子
  ○ 血栓调节蛋白与 C3b 和 FH 结合，加速 FI 介导的 C3 失活
- 替代途径失控期间
  ○ 由于以下任意组合，替代途径不受控制的激活导致产生膜攻击复合物（MAC，C5b–C9）
    - 补体调控基因中 LOF 或 GOF 的基因突变
    - 抗 FH 自身抗体
  ○ 由补体因子 B、补体因子 D 以及 C3 和 C5 转化酶的激活介导
  ○ 引发损伤及内皮细胞活化启动血栓性微血管病变进程

（四）非典型溶血性尿毒症 / 血栓性微血管病的遗传缺陷
- 与 HUS 相关的 CFH、CFHR1、CFHR3、CFHR5、CFI、CFB、CFD、MCP（CD46）、C3、THBD、PLG、DGKE 的致病性变异
- CFH、CFI、MCP、C3、CFB 和 THBD 外显率约为 50%
- 约 10%aHUS 患者存在两种致病性变异组合（二基因型）
  ○ 表明疾病可能是由多个遗传因素引起
- 此外，SNP 在其他补体基因，如 C4bp（C4 结合蛋白）、CFHR1、MCP 和 CFH 在 aHUS 患者中报道的频率高于健康对照组
  ○ 这些 SNPs 可能构成对 aHUS 的轻微易感性
    - 会影响疾病的发展和严重程度
- 存在 aHUS 遗传变异患病家庭成员尚有其他遗传易感因素
  ○ 然而具有相同变异的健康携带者则没有额外的易感因素
- 评估每个 SNPs 和基因 – 基因相互作用对特定患者的影响具有挑战
  ○ 因为外显率和 aHUS 的表达受到表观遗传和环境因素的影响

- 几个补体调节基因的检测因基因间广泛序列同源性而复杂化，如 CFH 和 CFHR 基因
  ○ CFH 基因变异常见于 aHUS
  ○ CFH 编码 FH 蛋白
    - 存在 20 个球状结构域，称为短同源重复序列
  ○ 通过选择性剪切，CFH 可编码更小的蛋白质，被称为 FH-like1（FHL-1）
  ○ CFH 基因位点附近存在 5 个基因可编码结构上与 CFH 相关的蛋白质，称为 CFH 相关蛋白质（CFHR1-5）
  ○ CFHR1-5 区域包含多个基因组重复
    - 使这个区域易发生基因组重排，如基因转换或非同源重组
  ○ 一些与 aHUS 相关的基因重组，如 CFH-CFHR1 杂合基因
  ○ CFHR1-CFHR3 纯合缺失与 FH 自身抗体的存在相关
    - 然而杂合性缺失常被观测到
  ○ 基因重排无法由标准下一代测序技术鉴定，需要其他分析方法评估缺失 / 重复和拷贝数量的变化
- 多中心队列评估 795 例 aHUS 患者 CFH、CFI、MCP、CFB 和 C3 基因变异
  ○ 3.4% 患者存在致病性变异组合 > 1 基因（二基因或三基因）
  ○ 40.6% 患者存在单基因缺陷（单基因）
  ○ MCP 和 CFI 变异经常只出现在其他基因变异的背景中
    - 可能表明个体的低致病性
  ○ 与 MCP 或 CFI 变异相比，CFH、C3 或 CFB 单基因缺陷易导致 aHUS 发病
  ○ 伴随 1、2 或 3 个基因变异，外显率显著增加
  ○ 疾病风险相关单倍型在 CFH（c.1-332C > T，c.2808G > T）和 MCPggaac（c.897T > C）
    - 当出现至少一个拷贝时，在二基因患者中，外显率风险显著增加，尽管外显率仍不完整
- 在 20% 的家系中观察到家族性 aHUS 发生
  ○ 遗传可以是常染色体显性或常染色体隐性遗传
- 无视基因缺陷，成年人发病年龄相似，而儿童的发病年龄取决于补体异常，CFH、CFI 和 DGKE 变异通常在年幼的婴儿身上观察到

（五）非典型溶血性尿毒症与移植
- 30% 的移植后新发溶血性尿毒综合征患者发现了 CFH、CFI 和 MCP 的变异
  ○ 可能表示未诊断的 aHUS 为终末期肾病（ESRD）的原始病因或促进因素
- MCP 基因变异时（约 15%），肾移植后 aHUS 复发风险较低，而循环补体因子基因变异时的复发风险较高（约 80%）
  ○ MCP 存在于同种异体移植物中，可补充其缺乏
  ○ 大多数循环补体调节因子由肝脏合成

- 成功报道肝肾联合移植
- 其他促进或调节因素，包括
  - 移植术后免疫抑制剂应用，尤其是钙调神经磷酸酶抑制剂（CNI）
  - 感染
  - 缺血再灌注损伤
  - 同种异体移植排斥
- 移植术后 aHUS 复发的病因差异与潜在遗传缺陷关系尚不清楚
- 同种异体肾移植后 aHUS 复发的其他相关危险因素包括
  - 移植或肾衰竭之前的疾病持续时间
  - 亲属活体肾移植
  - 应用 CNI（尤其是环孢素）
- 新发 aHUS 可影响 3%～14% 肾移植受者
  - 受免疫抑制、感染和抗体介导性排斥调控
  - 可能代表受者以前未诊断的 aHUS
  - 不能排除同种异体移植物中的 MCP 突变
- 以下措施可减少移植器官中 aHUS 的复发
  - 筛选补体调控基因中的基因缺陷
  - 挑选合适的捐献者（避免活体捐献）
  - 预防性治疗
- 大部分补体调控蛋白由肝脏产生
  - 纠正终末期肾病的单独肾移植不能避免复发
  - 肝移植是潜在纠正补体基因失常和预防疾病复发的方式
    - 建议在 *CFH* 或 *CFI* 基因变异患者，应考虑联合肝肾（如果并发 ESRD）或肝移植（如果肾功能正常或已经恢复）
- 对于是否肝肾联合移植还是单独肝移植尚无明确指南，应考虑患者其他补体调节基因的变异
- 肝移植或肝肾联合移植并不是长期纠正和管理 aHUS 的普遍术式

（六）伊库丽单抗和非典型溶血性尿毒症

- 伊库丽单抗（Soliris，Alexion）是靶向终末补体途径的人源化单克隆抗体
  - 高亲和力结合补体蛋白 C5，防止过敏毒素、C5a 和 MAC（C5b–C9）的产生
- 几项研究已经证明了其控制 aHUS 患者移植前后补体激活的有效性
- 在 CFH 或 CFI 变异的 aHUS 患者中，伊库丽单抗用于移植前和移植后
  - 移植后的给药时间未知
- 伊库丽单抗价格昂贵
  - 尽管替代的停药方案已有研究，但仍缺乏长期大规模的队列数据支持
- 在 ESRD 患者中采用肝肾联合移植是另一种治疗策略，但风险巨大
  - 在术前和术后经常需要加强血浆置换确保围术期最佳补体水平
- 伊库丽单抗治疗复发性 aHUS 的标准剂量为 900mg，静脉注射，每周 1 次，连续 4 周后每两周应用 1200mg
- 伊库丽单抗持续治疗并非最佳治疗方式
  - 许多中心无限持续使用，但其停用应因人而异
- 伊库丽单抗应用后症状持续的患者也可使用血浆置换或血浆输注治疗
- 伊库丽单抗治疗，由于阻断补体激活通路，存在发生脑膜炎球菌感染威胁生命的风险
  - 考虑接受伊库丽单抗治疗的患者应该至少在开始治疗前 2 周接种脑膜炎球菌疫苗。此外，可以考虑使用抗生素预防
  - 如果需要紧急伊库丽单抗治疗，抗菌药物可同时使用

（七）诊断非典型溶血性尿毒症和伊库丽单抗监测的实验室检测

- 对于有溶血性尿毒症特征的患者，应评估消除志贺毒素相关溶血性尿毒症的可能性
- 应该测量 ADAMTS13 水平和活性，以评估血栓性血小板减少性紫癜（TTP）
- 如果 ADAMTS13 结果大于 5%～10%，检查 aHUS 应包括
  - 血清学（血清或血浆）测定 AH50（补体替代途径的功能评估）
  - C3 和 C4 水平
  - 检测 FH、FI 和 FB 水平，抗 H 因子自身抗体和 sMAC 水平
    - 提供终端补体激活的监测
  - MCP（CD46）在白细胞的表达可以由细胞流式技术检测
  - 补体调控基因变异的基因检测
    - 应该包括删除 / 重复分析和同源区域的 Sanger 测序
  - 收集并恰当的运送血液标本，以便进一步处理和分析，对于补体血清学分析必不可少
    - 由于体外补体激活的可能性和样品处理消耗
  - 此外，裂解产物，如 C3b 和 C4d 也可以被评估为补体激活的标志物
- 血浆中 FH 的正常范围较大且受遗传和环境因素影响
  - 通过血浆检测杂合 FH 缺乏富有挑战性
- 利用 CFHSNP，Y402H（Tyr402His）在 *CFH* 和 *CFHL1* 的 SCR7 域检测 FH–Y402 和 H402 的 2 种同种异型的特异性试剂（单克隆抗体）
  - 这些单克隆抗体允许测定杂合 Y402H 个体中每一个 *CFH* 等位基因对血浆总 FH 和 FHL-1 蛋白池的贡献
  - 该方法可快速、简单地识别携带 *CFH* 无效等位基因的患者（这些患者可能被标准的 FH 血浆定量方法遗漏）
  - 可以快速评估特异性 *CFH* 变异对蛋白表达的影响

- 伊库丽单抗治疗可通过检测 C5 蛋白水平和 C5 功能进行监测
  - 此外，一种新的质谱分析方法可以量化监督伊库丽单抗结合 C5 水平和功能，可以提供剂量和潜在的给药时间的提示
  - 尽管没有直接的方法来确定，但可能间接提供长期使用后对治疗无效的个体存在抗药物抗体的信息

（八）总结

- 非典型溶血性尿毒症具有多种病因，可由感染、药物、恶性肿瘤、移植、妊娠和自身免疫性疾病等触发
  - 导致小血管内皮细胞损伤和血栓形成
  - 凝血基因的遗传变异，如 *PLG*、*ADAMTS13* 和 *DKGE* 导致了这个阶段的病理改变
  - MAC 的直接溶解和血栓形成可导致红细胞的机械损伤，补体调节基因如 *CFH*、*CFI*、*C3*、*CFB*、*MCP* 或 *FH* 的自身抗体的遗传变异会导致补体过度激活
- aHUS 可导致 ESRD，需要使用伊库丽单抗或肾移植治疗
- 除非在适当的患者和适当的条件下可以进行肝 – 肾联合或肝移植，否则对遗传性 aHUS 患者的伊库丽单抗治疗时间可以是终生的
- 肾移植前或后决定停止伊库丽单抗治疗，必须根据临床情况和遗传缺陷因人而异

- 实验室检测可以帮助诊断 aHUS，以及监测伊库丽单抗治疗效果

（李珊霓 译 刘 蕾 王政禄 校）

参考文献

[1] Coppo R et al: Liver transplantation for aHUS: still needed in the eculizumab era? Pediatr Nephrol. 31(5):759-68, 2016

[2] Go RS et al: Thrombotic microangiopathy care pathway: a consensus statement for the Mayo Clinic complement alternative pathway-thrombotic microangiopathy (CAP-TMA) disease-oriented group. Mayo Clin Proc. 91(9):1189-211, 2016

[3] Kolev M et al: Complement--tapping into new sites and effector systems. Nat Rev Immunol. 14(12):811-20, 2014

[4] Saland J: Liver-kidney transplantation to cure atypical HUS: still an option post-eculizumab? Pediatr Nephrol. 29(3):329-32, 2014

[5] Le Quintrec M et al: Complement genes strongly predict recurrence and graft outcome in adult renal transplant recipients with atypical hemolytic and uremic syndrome. Am J Transplant. 13(3):663-75, 2013

[6] Kavanagh D et al: Atypical hemolytic uremic syndrome, genetic basis, and clinical manifestations. Hematology Am Soc Hematol Educ Program. 2011:15-20, 2011

[7] Loirat C et al: Atypical hemolytic uremic syndrome. Orphanet J Rare Dis. 6:60, 2011

[8] Hakobyan S et al: Variant-specific quantification of factor H in plasma identifies null alleles associated with atypical hemolytic uremic syndrome. Kidney Int. 78(8):782-8, 2010

[9] Saland JM et al: Liver-kidney transplantation to cure atypical hemolytic uremic syndrome. J Am Soc Nephrol. 20(5):940-9, 2009

◀▌ 器官移植中的实验室免疫监测 ▐▶

一、概述

器官移植中的免疫监测

- 免疫抑制（IS）维持同种异体器官仍然是实体器官移植（SOT）的基本要素
- IS 方面的进展使 SOT 成为晚期疾病或在发病率高 / 生活质量差的情况下（如面部移植、手部移植）的可行选择
- 努力在 IS 过度和不足之间找到正确的平衡，因每一种都有其影响
  - 利用过度 IS 维持异体移植物会导致显著的感染和恶性肿瘤，并增加发病率和死亡率
  - 相反，降低 IS，缺乏主动免疫耐受，则会导致移植物排斥反应
- 个性化 IS 是移植的"金科玉律"
- SOT 的免疫抑制方案分为
  - IS 诱导方案
  - IS 维持方案
- IS 治疗的药物动力学和（或）药效学监测
  - 传统免疫监测方法被广泛接受，但不完整
- SOT 中更有效和全面达到 IS 的方法包括系统和精确地使用免疫监测
  - 免疫监测是使用免疫抑制剂（IS）后对免疫功能和表型的完整定性和定量评估
  - IS 需要实现平衡
    - 在不显著损害免疫功能的情况下长期维持同种异体移植物
    - 会导致高感染率和（或）癌变率
  - 免疫功能和免疫表型的评估涉及几项通常在高复杂性临床免疫学实验室内进行的检测
- 基于药代动力学（药物谷值）的监测不一定与免疫功能相关
  - 仍然存在感染、排斥和癌变的风险，尤其是在多器官移植受者（相同或不同器官）中
- 未来有效管理 IS 的方法替代药理学滴定的 IS 免疫化学滴定
- 多种生物标志物可用来免疫监测，这些标志物反映了 IS 启动前后移植受者的供体特异性和非供体特异性免疫激活状态
  - 生物标志物包括
    - 排斥相关生物标志物（免疫激活）
    - 耐受相关生物标志物
  - 此外，免疫相关的特异性药物靶分子（也在免疫细胞表达）可能有助于评估对特异性 IS 药物的反应

二、免疫监测的实验室方法

（一）利用流式细胞技术监测 SOT 诱导治疗的整体免疫表型分析

- 大多数诱导方法包括通过直接清除和（或）功能抑制来调控 T 细胞
  - 评估 T 细胞数来调整每个患者的诱导治疗至关重要
- 兔或马抗胸腺细胞球蛋白（ATG）
  - 多克隆抗体在诱导策略中常用于 T 细胞清除
- 淋巴细胞亚群的定量
  - T 细胞（CD3、CD4 和 CD8）、B 细胞 [CD19（+）] 和 NK 细胞 [CD16（+）、CD56（+）] 可通过多色流式细胞仪精确测量
  - 允许在使用诱导治疗后准确测量出特异性细胞亚群数量
- 全血细胞计数 / 差异性的绝对淋巴细胞计数（ALC）常用于确定移植患者的整体免疫状态
- 然而，正常的 ALC 可与淋巴细胞亚群数值显著变化共存，因为 1 个亚群子集中的淋巴细胞减少与其他相关亚群的体内平衡扩张相关
  - 仅通过流式细胞术测定淋巴细胞亚群（CD4 和 CD8 T 细胞、B 细胞和 NK 细胞），存在定量偏斜
- 利用淋巴细胞亚群分析滴定剂量可防止过度 IS 的其他后果，如 ATG 造成 B 细胞衰竭引起的低丙种球蛋白血症
  - SOT 的低丙种球蛋白血症伴随机会性感染风险增加（< 6 个月）
  - 排斥事件中 IS 的增加伴随丙种球蛋白血症
  - 通过免疫球蛋白定量（IgG、IgA 和 IgM 亚型）评估诱导后和维持期间的低丙种球蛋白血症
    - 评估使用替代免疫球蛋白疗法来治疗严重的低丙种球蛋白血症和改善预后
- 其他免疫表型分析包括调节性 T 细胞（Tregs）和 T 细胞亚群定量
  - 幼稚 vs. 记忆和活化 T 细胞预测排斥和感染风险
  - 在连续监测中，对定量分析免疫表型数据（如 Treg 或 T 细胞亚群）的解释必须考虑到由于免疫抑制治疗而引起的 T 淋巴母细胞群 [CD4（+）和（或）CD8（+）] 的变化
  - 如果在免疫监测时发生 IS 变化，那么 CD4（+）或 CD8（+）T 细胞总数的任何变化都可能影响各种 T 细胞或 Treg 亚群的相对频率（%）和绝对数量
- NK 细胞亚群的定量

（二）整体免疫功能分析

- 对于诱导 IS 的快速调整，各种淋巴细胞亚群的免疫表型和定量分析是关键，但功能分析对于免疫监测也十分重要
  - 保持淋巴细胞亚群的数值完整性（无论是通过 ALC

分析，还是流式细胞技术），这并不一定与免疫功能有关

- 正常 ALC 的 SOT 患者 T 细胞功能明显受损，而 ALC 降低的患者 T 细胞功能相对保留较多
- 整体 T 细胞功能常用检测方法
  - 淋巴细胞在丝裂原刺激下增殖的评估［典型的植物血凝素（PHA）］
    - 尽管多数实验室应用传统氚化胸苷（放射性标记物）方法，然而使用流式细胞技术进行检测更为理想
    - 检测多克隆丝裂原刺激下 T 细胞的增殖；PHA 广泛地刺激 T 细胞分裂和增殖，而不考虑 T 细胞的抗原特异性
    - 对于淋巴细胞减少症者，流式细胞技术比放射性方法具有更高的分析灵敏度
    - 细胞流式技术不受淋巴细胞稀释的限制，允许分裂细胞可视化和特异性细胞标记来识别 T 细胞
  - 通过分析细胞因子的产生来分析 T 细胞激活
    - 通常，CD4 和 CD8 T 细胞活化时，它们会以临时调控的方式产生各种细胞因子（IFN-γ、IL-2、TNF-α）（多功能 T 细胞）
  - 使用纯化 T 细胞（CD3 或 CD4 ± CD8）和细胞 DNA 合成的替代标记进行短时间 PHA 增殖测定，存在低估 T 细胞增殖反应的风险
- 功能性免疫能力有许多组成要素；没有单一的分析方法可以用于此
- 严重功能性 T 细胞受损的最强有力的标志是机会性感染的存在
- T 细胞的增殖活性也可通过其他整体刺激来评估，如通过抗 CD3 联合抗 CD28 或外源性 IL-2 进行额外的共刺激来评估
- 丝裂原刺激的增殖反应损伤，如 PHA（或抗 CD3），在诊断上敏感性较低，但对异常 T 细胞功能的检测则更具特异性
- 针对抗原特异性 T 细胞反应的评估被认为是更敏感但非特异性的 T 细胞功能受损的诊断指标
- 应用自发性 NK 细胞毒性、细胞因子刺激细胞毒性和抗体依赖性细胞毒性的方法测定 NK 细胞的功能
- 细胞脱颗粒反应是另一个用于评估 CD8（+）T 细胞和 NK 细胞功能的手段
  - 脱颗粒法采用流式细胞技术检测 CD107a/b（CD8 T 细胞和 NK 细胞内细胞毒颗粒表面表达蛋白）
- B 细胞功能通常通过免疫球蛋白亚型定量分析和评估抗体对疫苗抗原的反应来测定

（三）评估同种异体移植物状态的分子生物学方法

- 在 SOT 患者中推进个体化 IS，要求更多致力于新的分子技术，如 mRNA 和 microRNA 分析、蛋白质组学和代谢组学，用于同种异体移植物的无创分析
- 近期相关研究应用分子生物学方法（基因表达方法）来开发预测排斥反应的评分系统，但其仍然缺乏可靠

的临床数据支持
  - 在非血液的体液中单基因产物转录本（mRNA）分析，在特定的 SOT 研究方案中被报道，但尚未获得临床实践的认可
  - 在肾和心脏移植中，基于有限基因表达谱的分子评分或分型，用于预测移植物丢失或排斥被报道有效
  - 移植患者血浆中供者来源的 DNA 也被认为是监测移植物排斥反应的潜在手段，尽管像其他分子方法一样，积极的临床应用尚未出现

（四）预测移植排斥反应风险的其他免疫表型测试

- 专用试验（Pleximmune®）测量淋巴细胞共培养中受体 T 细胞对供体细胞的炎症免疫反应
  - 检测细胞毒性 T 细胞（CD8+）及记忆 T 细胞［CD8（+）］在供体细胞刺激下表达 CD40L（CD154）的频率
    - 数据以免疫反应性指数表示，基于受体 CD8（+）/CD40L（+）T 细胞与表达相同标记的参照样本（非 HLA 相关受体和供体）的比率
  - 广泛适用于多种实体器官，然而患者年龄尚未确定

三、免疫反应相关生物标志物

（一）免疫活化标志物（供者特异性和非供者特异性）

- 可溶性生物标志物
  - 抗 HLA 抗体和其他分子
  - 细胞因子
  - 趋化因子
  - 补体介质和补体激活的产物
  - 其他可溶性蛋白（如脱落的膜结合蛋白；炎症刺激蛋白）
  - 代谢指标
- 细胞生物标志物
  - 适应性和先天免疫细胞的表面分子

（二）免疫耐受的标志物

- 移植耐受的可溶性标志物

- 移植耐受的细胞标志物
  - 调节性 T 细胞的扩增（自然和诱导）
  - 调节性 B 细胞（Breg）
  - 其他产生 IL-10 的调节性细胞

（三）其他评估 SOT 免疫抑制反应的临床监测参数

- 监测具有药物特异性的生物学相关分子［钙调神经磷酸酶抑制剂（CNI）、巴利昔单抗、达利珠单抗、贝拉西普等］
- T 细胞活化产生 IL-2（CNI）
- T 细胞增殖，抗 CD3（+）、抗 CD28（+）或抗 CD3（+）IL-2（CNI）
- T 细胞 CD25 的表达（活化）（抗 -CD25Rx）
- 移植前 CD57（+），CD4（+）T 细胞的存在（贝拉西普）

四、SOT 中的感染

针对 CMV、EBV 和 BKV 的 T 细胞特异性免疫能力评估

- 巨细胞病毒
  - 巨细胞病毒和疱疹病毒是 SOT 的主要危险因素，其与显著的发病率和可预防的死亡率相关
    - 血清阳性率视人群而定，为 30%～97%，
  - 供体血清阳性［D（+）］、受体血清阴性［R（-）］组 CMV 感染风险最高
  - D（-）/R（-）组患者风险最低
  - 在 SOT 中，肺和小肠移植受者风险最高
  - 目前的实验室方法侧重于巨细胞病毒感染的诊断：包括组织病理学、病毒培养、血清学、抗原和病毒核酸定量的分子分析
  - 免疫测定包括 CMV 特异性 CD8T 细胞定量和使用流式细胞技术或细胞因子测定进行功能分析
    - 目前临床实验室可用的流式细胞术是利用被称为 MHC 四聚体的特殊试剂对抗原特异性 CD8 T 细胞进行定量分析
    - MHC 四聚体：4 个可溶的 MHC Ⅰ类分子与特定的抗原肽（如 CMV 肽）结合，并通过链霉亲和素分子与荧光团结合
    - MHC Ⅱ类分子四聚体可用于抗原特异性 CD4T 细胞的定量分析
    - 针对不同的抗原肽，可以制备不同的四聚体（MHC Ⅰ类分子）
    - 5 个不同的 Ⅰ型 MHC 四聚体可用于 CMV
    - 四聚体中使用的肽必须与特定的 MHC Ⅰ类分子具有高亲和力
    - 基于四聚体的流式细胞技术定量抗原特异性 CD8T 细胞需要先了解患者 HLA Ⅰ类等位基因的知识
    - 此外，还可以通过流式细胞技术确定抗原特异性（特异性 CMV 肽）T 细胞的功能状态
    - 包括用特异性 CMV 肽刺激外周血单核细胞（包括 T 细胞）
    - 然后测定 IFN-γ（CD8T 细胞激活标志物）和 CD107a/b（细胞脱颗粒标志物）的产生
    - 定量和功能分析对评估巨细胞病毒特异性 T 细胞免疫至关重要；抗原特异性的 T 细胞应该数量与功能并存
      □ 如果 CMV 特异性 CD8（+）T 细胞 ≥ 2 个细胞/ulCMV CD8（+）T 细胞免疫能力（CMV-TIC）评分将纳入功能成分（CD107a/b 也称为细胞脱颗粒的表达和 IFN-γ 的产生）
      □ 通过测定 PMA 和离子霉素（非特异性促有丝分裂刺激剂）后 CD8（+）T 细胞中 IFN-γ 和 CD107a/b 的产生来进行 CD8（+）T 细胞免疫能力评估

      □ 在多名 SOT 患者（130 名，其中 72 名患有活动性 CMV 感染疾病；64 名肺和心肺受者）中进行临床评分回顾（未发表的观察结果，Meesing，Abraham 和 Razonable，2018）
      □ CMV-TIC 评分和整体免疫能力评估与巨细胞病毒感染和 SOT 后疾病的临床病程有关
    - 在抗病毒免疫反应中 CD8（+）T 细胞是关键效应细胞，特别是针对巨细胞病毒
    - 细胞毒性 CD4（+）T 细胞和 NK 细胞也是抗病毒免疫反应的重要参与者
    - 依赖特定 MHC 四聚体限制了对 MHC Ⅰ类或 Ⅱ类等位基因患者的检测
    - MHC 四聚体试剂将用于测定的抗原性肽的表位特异性限制为对特定 MHC 等位基因具有高亲和力的肽
    - 更广泛的肽需要更多的四聚体组合，从而导致费用的增加
    - 仅关注 CD8 T 细胞的抗病毒作用，低估了 CD4 T 细胞和 NK 细胞针对病原体保持强烈免疫反应的作用
    - 未来的检测将集中于使用更全面的策略，非 MHC 限制，更广泛的抗原肽阵列，并评估 CD4 和 CD8 细胞毒性 T 细胞
    - 流式细胞术/四聚体分析的替代方法测定抗原特异性活化的 CD8（+）T 细胞在 CMV 肽刺激后产生的细胞因子表达
    - 细胞因子产生可通过 ELISPOT（定量产生细胞因子的 CMV 特异性 CD8 T 细胞）或使用 ELISA 技术/免疫分析直接定量分析
    - QuantiFERON-CMV 检测：商业化检测，在用特异性抗原肽全血刺激后，检测 CMV 特异性 CD8T 细胞分泌的 IFN-γ
    - QuantiFERON-CMV 检测和 ELISPOT 技术均具有与四聚体流式细胞术检测相同的局限性
    - 用于刺激的 CMV 肽库数量有限（限制了对 CMV 免疫反应宽度的评估），并且仅关注 CD8T 细胞反应（未确定 CMV 特异性 CD4 细胞毒性 T 细胞的影响）
- EBV 和移植后淋巴增生性疾病（PTLD）
  - PTLD：SOT 中 EBV 感染是最致命的并发症之一，大多数 B 细胞 PTLD 发生在移植后 1 年内
    - EBV-PTLD 的特征是移植后淋巴增生；可能有症状或没有症状
    - PTLD 发生早（移植后 < 12 个月）或晚（> 移植后 12 个月）
    - 早期 PTLD 的危险因素包括原发性 EBV 感染、器官移植类型、使用 T 细胞或淋巴细胞耗竭剂、受者年龄（尤其是年轻受者）、CMV 错配或疾病
    - 晚期 PTLD 的危险因素包括 IS 持续时间、器官移植类型，以及受者年龄较大
  - 与 CMV 类似，标准实验室检测着重于病原体而不

是宿主免疫反应
○ 诊断 EBV 感染的实验室检查包括
- 全血细胞计数与鉴别
- EBV 病毒载量（基于 PCR）
- 如果存在 EBV 感染，通过 EBV 血清学确定过去的暴露水平
- 组织病理学和影像学
○ 与 CMV 感染同样重要的宿主免疫反应评估
- EBV 特异性 MHC Ⅰ类四聚体已商业化用于研究目的，尚未在常规临床诊断中使用
- 与 CMV 一样，四聚体方法也有相同的局限性
○ 未来的临床检测方法重点在于开发非 MHC 限制的流式细胞术检测方法，以评估多种 EBV 肽刺激后 EBV 特异性 CD4（+）和 CD8（+）细胞毒性 T 细胞的功能状态
○ 与 CMV 一样，NK 细胞对于控制 EBV 感染至关重要
- 在临床实验室中开发评估抗原特异性（CMV 或 EBV）NK 细胞功能的诊断测试更具挑战性
- 在 CMV、EBV 感染或病毒血症患者中，利用免疫表型流式细胞术定量评估 NK 细胞亚群（细胞毒性 vs. 细胞因子产生）和 NK T 细胞
● BK 病毒
○ 肾移植患者多瘤病毒肾病（PVN）的主要病因较少影响其他 SOT，1%～9% 的肾移植患者因 PVN 造成同种异体移植肾丢失
○ BKV 感染的危险因素包括供者相关问题（HLA 配型错配、死亡供者器官、高 BKV 特异性抗体和女性）
- 受体相关的危险因素包括年龄较大、男性、BKV 特异性抗体滴度低或缺失
- 其他因素：使用淋巴细胞消耗剂维持 IS，较高的 IS 药物谷水平、急性排斥、抗排斥治疗、类固醇暴露、维持 IS 组合的类型，以及低甚至缺乏 BKV T 细胞反应
○ 控制 BKV 感染的主要管理策略：除使用抗病毒治疗外，还可以减少 IS 并允许 BKV 特异性细胞免疫

恢复
○ 基于尿液和血液中 BKV 核酸筛查和免疫组织病理学检查用于诊断和指导 IS 降低
○ 目前没有实验室临床诊断检验评估 BKV 特异性细胞免疫
○ 未来针对 BKV 特异性 T 细胞反应的检测需要更广泛、更全面的方法，该方法不受 MHC 限制，并且涵盖病毒主要蛋白肽

五、总结

免疫监测在 SOT 中的相关性和应用

● SOT 中免疫监测的概念已经在相关研究中获得了重要的引领，并贡献相关研究成果
○ "一刀切" 在个体化医疗的背景下并不恰当
● 研究和临床应用之间仍然存在巨大差距
● 复杂的免疫学操作（如 SOT）需要对免疫反应更透彻的了解和常规评估以改善结果
○ 不一致性仍然存在
● SOT 中免疫分析的复杂性将检验限制在能够进行细胞和分子技术的复杂且高通量分析的临床实验室
● 强大的实验室免疫监控将为个体化 IS 方案铺平道路，从而减少与 IS 相关的并发症
● 依据个体情况，改善药物谷浓度（药代动力学）与免疫功能之间的相关性
● 在临床实践中实施免疫监测、在相关检验上取得共识以及选择合适的患者仍然是主要障碍

（李珊霓 译 刘蕾 王政禄 校）

参考文献

[1] Millán O et al: Cytokine-based immune monitoring. Clin Biochem. 49(4-5): 338-46, 2016

[2] Shipkova M et al: Editorial: Immune monitoring in solid organ transplantation. Clin Biochem. 49(4-5):317-9, 2016

[3] Schröppel B et al: Gazing into a crystal ball to predict kidney transplant outcome. J Clin Invest. 120(6):1803-6, 2010

[4] Dinavahi R et al: T-cell immune monitoring in organ transplantation. Transplantation. 88(10):1157-8, 2009

（左图）使用 MHC Ⅰ 类四聚体通过流式细胞仪对抗原特异性 CD8 T 细胞定量。T 细胞功能分析可以通过测量细胞因子和脱颗粒来进行。（右图）如果血液中的 CMV CD8 T 细胞计数超过 2 个细胞 / 微升，则可以进行功能流分析

使用 MHC Ⅰ 类四聚体的 CMV 特异 T 细胞功能示意图

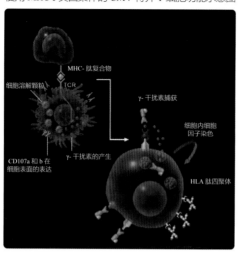

MHC Ⅰ 类四聚体用于 CMV-CD8（＋）T 细胞

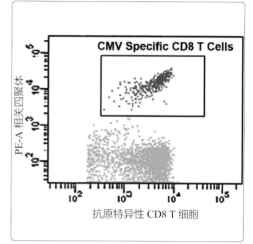

（左图）流式细胞仪显示 MHC 肽（四聚体）刺激后，CMV 特异性 CD8T 细胞 CD107a/b 表达（右上，Q2）。（右图）流式细胞仪显示 MHC 肽（四聚体）刺激后 CMV 特异性 CD8T 细胞产生细胞内 IFN-γ 表达（右上，Q2-1）

CMV 四聚体刺激的 CD8（＋）T 细胞脱颗粒（CD107a/b）

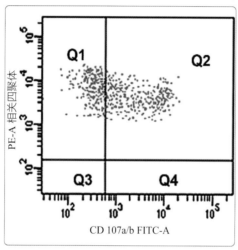

CMV- 四聚体刺激的 CD8（＋）T 细胞 IFNγ 产生

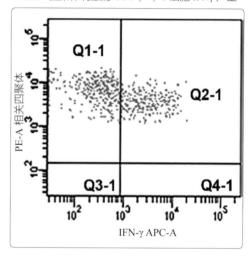

（左图）通过对 Edu（＋）细胞的直方图定量分析总［CD45（＋）］淋巴细胞。（右图）通过对 Edu（＋）细胞的直方图定量分析总［CD3（＋）］T 细胞

CD45（＋）淋巴细胞增殖直方图

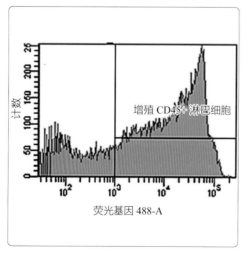

CD43（＋）T 细胞增殖直方图

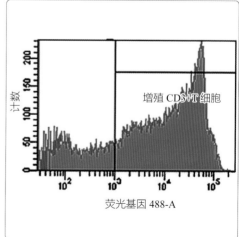

CD4（+）T 细胞分泌 TNF-α

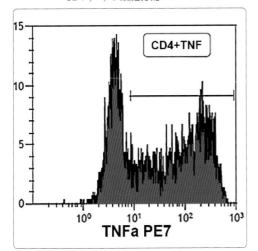

CD4（+）T 细胞分泌 IL-2

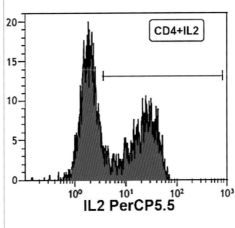

（左图）多功能 CD4 和 CD8T 细胞在活化的各个阶段产生多种细胞因子。分泌并短暂调控经典细胞因子 IFN-γ、IL-2 和 TNF-α。右峰显示有丝分裂原激活 T 细胞后 CD4T 细胞分泌 TNF-α。（右图）右峰描绘了用促分裂原激活 T 细胞后 CD4T 细胞分泌 IL-2

CD4（+）T 细胞分泌 IFN-γ

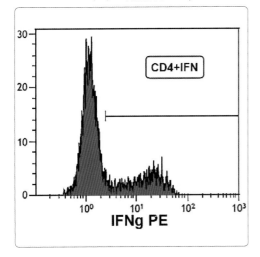

CD8（+）T 细胞分泌 TNF-α

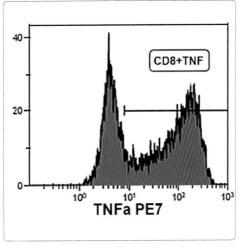

（左图）多功能 CD4 和 CD8T 细胞在 T 细胞活化各个阶段产生多种细胞因子。分泌并短暂调控的经典细胞因子 IFN-γ、IL-2 和 TNF-α。右峰显示有丝分裂原激活 T 细胞后 CD4T 细胞分泌 IFN-γ。（右图）右峰描绘了用促分裂原激活 T 细胞后 CD8 T 细胞分泌 TNF-α

CD8（+）T 细胞分泌 IL-2

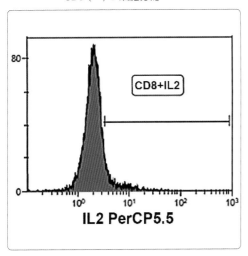

CD8（+）T 细胞分泌 IFN-γ

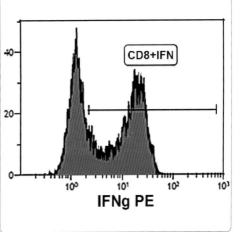

（左图）多功能 CD4 和 CD8T 细胞在 T 细胞活化的各个阶段产生多种细胞因子。分泌并短暂调控经典细胞因子 IFN-γ、IL-2 和 TNF-α。右峰显示有丝分裂原激活 T 细胞后 CD8 T 细胞分泌 IL-2。（右图）右峰描绘了用促分裂原激活 T 细胞后 CD8 T 细胞分泌 IFN-γ

第二篇
HLA 检测
HLA Testing

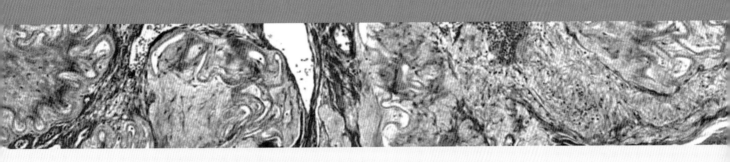

◀⊷ 人类白细胞抗原系统 ⊷▶

一、专业术语

缩略语

- 人类白细胞抗原（human leukocyte antigen，HLA）

二、概述

（一）人类白细胞抗原

- 人类主要组织相容性复合体（MHC）基因产物

（二）人类主要组织相容性复合体

- 位于第 6 号染色体短臂上
- 该区域跨度＞ 400 万个碱基对

（三）人类白细胞抗原的功能

- HLA 是免疫系统的关键组成部分
- 将肽片段递呈到细胞表面，诱导相应 T 淋巴细胞活化

三、遗传学

（一）人类主要组织相容性复合体

- 由 200 多个基因组成
  - 主要包括三种：Ⅰ、Ⅱ和Ⅲ类基因
    - Ⅰ类和Ⅱ类基因编码人类白细胞抗原
    - Ⅰ类基因编码 HLA Ⅰ类抗原的 α 链
    - Ⅱ类基因编码 HLA Ⅱ类抗原的 α 链和 β 链

（二）HLA 抗原分类

- Ⅰ类
  - HLA–A、HLA–B 和 HLA–C
- Ⅱ类
  - HLA–DR、HLA–DQ 和 HLA–DP

（三）单倍型

- 一条染色体上的所有 MHC 基因均为整体遗传
- 非相互独立遗传

四、人类白细胞抗原特性

（一）一般特征

- 高度多态性
- 共显性表达
- 细胞膜表达随某些细胞因子表达的增强而增强
- 连锁不平衡
  - 某些 HLA 基因组合出现频率更高
    - 与基因遗传原理相比

（二）人类白细胞抗原Ⅰ类分子

- 表达在大多数有核细胞的膜表面
- 为 CD8（＋）T 淋巴细胞递呈多肽

（三）人类白细胞抗原Ⅱ类分子

- 表达在抗原递呈细胞表面
  - 如 B 淋巴细胞、树突状细胞等
- 为 CD4（＋）T 淋巴细胞递呈多肽

五、结构

（一）Ⅰ类和Ⅱ类

- 由两条不同蛋白链组成的糖蛋白
- 属于具有相似三维结构的免疫球蛋白超家族

（二）Ⅰ类

- 由 1 条 α 链（重链）和 1 条 β2 微球蛋白（轻链）组成
  - α 链有 3 个不同的结构域
    - α1

（左图）显示了 HLA Ⅰ类和Ⅱ类分子结构，包括胞外区、跨膜区和胞内区三部分。（右图）显示了位于 6 号染色体短臂上的人类主要组织相容性复合体 400 多万个碱基对的基因图谱

HLA Ⅰ类和Ⅱ类分子的结构

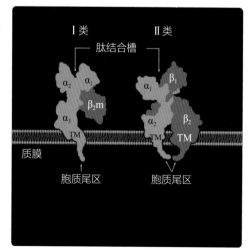

人类主要组织相容性复合体的基因图谱

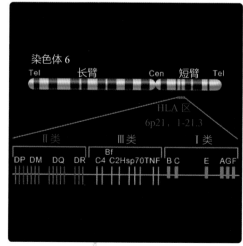

- α_2
- α_3
- α_1 和 α_2 组成肽结合槽
- HLA 分子多态性主要分布在 α_1 和 α_2 区域
- α_2 和 α_3 区域由外显子 2 和 3 编码
- β_2-微球蛋白（轻）链
  - 与 α 链非共价连接
  - 由 15 号染色体上 β_2-微球蛋白基因编码
- 向 T 细胞受体递呈多肽

（三）Ⅱ类

- 由 α 和 β 链组成
  - 每条链折叠成包含 2 个结构域的多肽
    - α 链：α_1 和 α_2
    - β 链：β_1 和 β_2
  - α_1 和 β_1 两个结构域组成肽结合槽
  - α_1 和 β_1 区域称为多肽区
  - α_1 和 β_1 结构域分别由编码 α 和 β 基因的外显子 2 编码
- 呈递外源性抗原肽
- 多态性可以由 α 链和 β 链衍生，这取决于Ⅱ类异构体
  - 对于 HLA-DQ 和 -DP，α 链和 β 链均具有多态性
  - 对于 HLA-DR，α 链具有单型性
  - 所有多态性均源自于 β 链

六、命名

人类白细胞抗原基因和等位基因序列命名系统

- 世界卫生组织命名委员会负责 HLA 系统的国际命名
  - 第一次会议于 1968 年举行
  - 每 4 年举办一次会议
- HLA 命名的两种主要形式
  - 血清学
    - 基于细胞表面表达的基因特异性产物（表位）
    - 由血清学或细胞学技术定义
    - 抗原水平分型
    - 报告为"HLA"，后跟连字符、大写字母指定抗原（如 A、B、Cw、DR、DQ、DP）和数字指定特异性（如 HLA-A2、HLA-B7）
  - 分子生物学
    - 基于识别核苷酸序列中的多态性
    - 报告为"HLA"，后跟连字符、大写字母指定位点（A、B、C、DRB1、DQB1、DQA1、DPB1、DPA1）、星号和最少 2 位数字表示等位基因组，即抗原（如 HLA-A*02）
- HLA 等位基因均有唯一编码，最多包含用冒号分隔的 4 组数字（如 HLA-A*02：01：01：01）
  - 所有等位基因都至少 4 个数字命名
  - 只有在必要时才会使用更多的数字命名
  - 第一个冒号（第 1 个字段）之前的数字对应血清学抗原（如 HLA-A*02 对应于血清学 HLA-A2）
  - 下一组数字表示亚型

- 第 2 组数字（第 2 个字段）表示具有导致蛋白质氨基酸变化的不同核苷酸的等位基因（如 HLA-A*02：01 和 HLA-A*02：05）
- 第 3 组数字（第 3 个字段，如 HLA-A*02：01：01 和 HLA-A*02：01：02）表示由于沉默或非编码序列的同义突变的差异
- 内含子和 5' 或 3' 非翻译区（UTR）替换的等位基因通过使用第 4 组数字（第 4 个字段，如 HLA-A*02：01：01：01 和 HLA-A* 02：01：01：03）区别
  - 第 1 个字段的分型称为低分辨率分型
  - 第 1 个字段以外的分型称为高分辨率分型
    - 前 2 个字段分型目前用于外周血干细胞移植供体的选择
    - 二代测序可测最多 4 个字段的高分辨率分型；其临床意义尚在探讨中

七、抗人类白细胞抗原抗体

特征

- 非自然产生
- 同种异体免疫反应产生
  - 常见原因
    - 妊娠
    - 输血
    - 移植
- 通常为 IgG 型
- 需补体结合
- 通常不产生针对自身的抗体
- 可以形成等位基因特异性抗体，如 HLA-B*44：02 个体产生对 HLA-B*44：03 的抗体
- 预存抗 HLA 抗体可导致移植物排斥反应
  - 新生的抗 HLA 抗体与排斥反应和移植物失功有关
- 血小板输注无效的主要免疫原因
- 与输血相关急性肺损伤有关

（康中玉 译 李代红 校）

参考文献

[1] Milius RP et al: Genotype list string: a grammar for describing HLA and KIR genotyping results in a text string. Tissue Antigens. 82(2):106-12, 2013

[2] Robinson J et al: The IMGT/HLA database. Nucleic Acids Res. 41(Database issue):D1222-7, 2013

[3] Tait BD: The ever-expanding list of HLA alleles: changing HLA nomenclature and its relevance to clinical transplantation. Transplant Rev (Orlando). 25(1):1-8, 2011

[4] AK Abbas et al: The major histocompatibility complex. In Cellular and Molecular Immunology. 6th ed. Philadelphia: Saunders-Elsevier. 97-1121, 2007

[5] GE Rodney et al: History and nomenclature. HLA beyond tears. In Introduction to Human Histocompatibility. 2nd ed. Durango: De Novo. 1-12, 2000

[6] GE Rodney et al: Structure and function of the HLA complex. HLA beyond tears. In Introduction to Human Histocompatibility. 2nd ed. Durango: De Novo, 2000

[7] Maenaka K et al: MHC superfamily structure and the immune system. Curr Opin Struct Biol. 9(6):745-53, 1999

[8] Natarajan K et al: MHC class I molecules, structure and function. Rev Immunogenet. 1(1):32-46, 1999

◀▮· 组织相容性检测 ·▮▶

一、概述

组织相容性实验室开展的主要检测

- 人类白细胞抗原（HLA）分型
- 抗 HLA 抗体（HLA-Ab）筛选和鉴定
- 交叉配型检测

二、HLA 分型

（一）检测 HLA Ⅰ类和Ⅱ类多态性的试验

- Ⅰ类分型
  - HLA-A、HLA-B 和 HLA-C（使用血清学或分子生物学方法）
- Ⅱ类分型
  - HLA-DR、HLA-DRw 和 HLA-DQ（使用血清学方法）
  - HLA-DRB1、HLA-DRB3/4/5、HLA-DQB1、HLA-DQA1、HLA-DPB1 和 HLA-DPA1（使用分子生物学方法）

（二）两种主要检测方法

- 血清学
  - 最早确定 HLA 多态性的方法
  - 确定细胞表面表达的抗原（蛋白质）
  - 采用补体依赖性细胞毒性（CDC）方法检测
    - 淋巴细胞和多克隆抗血清在多孔板（Terasaki 板）中孵育 30min
    - 加入兔血清（补体来源），再孵育 60min
    - 针对细胞表面抗原的抗体存在会导致补体激活和细胞死亡
    - 通过分析活细胞和死细胞的孔的反应格局确定 HLA 分型
- 分子生物学
  - 通过基因分析确定 HLA 多态性
  - 早期方法基于 Southern blot 识别限制性内切酶消化的基因组 DNA
  - 目前方法基于 PCR 产生多拷贝 HLA 基因
  - 使用从外周血细胞（通常是淋巴细胞）中提取的 DNA
  - 识别编码肽结合槽（Ⅰ类的外显子 2、3 和 4 以及Ⅱ类的外显子 2 和 3）区域及其多态性的方法
    - 序列特异性引物（SSP）法
      - 包括多重 PCR 反应
      - 引物只有在特异多态性存在时才能进行扩增
    - 序列特异性寡核苷酸（SSO）两步法
      - 第一步：基因保守区引物退火扩增 HLA 基因
      - 第二步：根据多个 DNA 探针的杂交模式对上述扩增产物进行鉴定
    - 基因测序分型（SBT）法
      - Sanger 测序：对多态性区域进行基因序列的检测

- 鉴定全基因多态性的方法
  - 包括全部或大部分外显子以及 5' 和 3' 非翻译区（UTR）
    - 一些方法还包含内含子变异
  - 普遍使用大批量并行测序（也称为二代测序）
    - 提供商品化试剂盒
    - 提供生物信息学支持和用于分析及解读测序原始数据的软件

三、抗 HLA 抗体检测

检测和（或）鉴定抗 HLA-Ab

- 两种主要方法
  - 血清学方法
  - 固相检测方法（SpA）
- 检测报告的形式
  - 非特异性
    - 报告结果为 HLA-Ab 的阳性或阴性
    - 报告也可以是群体反应抗体阳性的百分比
    - 可使用血清学和 SpA 方法检测
  - 特异性
    - 鉴定 HLA-Ab 是否阳性，确定其特异性
      - 如 HLA-Ab 阳性，专门针对 HLA-A*02 抗原，HLA-A*02
    - 通常使用 SpA 方法检测
- 血清学方法
  - 通常使用 CDC 方法，类似于抗原分型方法
  - 用于检测 HLA 抗体
  - 使用多孔板，每个孔中含有特定的淋巴细胞
  - 将患者血清加入所有孔，然后添加补体
  - 以阳性反应孔数判断结果（以 PRA 百分比表示）
    - 如果 50 个孔中有 34 个孔出现阳性反应，则报告 HLA-Ab 检测结果为 68%
- SpA 方法
  - HLA 抗原或多肽结合到固相板（酶联免疫分析）或微珠上（流式细胞仪、Luminex）
  - 患者血清中的 HLA-Ab 与附着在固相载体上的抗原结合
  - 用化学发光或荧光标记二抗检测 HLA-Ab 的存在
  - SPA 报告形式，如
    - 平均荧光强度（MFI）
    - 归一化背景比（NBG）
  - 荧光强度与 HLA-Ab 的强度和（或）亲和力相关
  - SpA 检测 HLA 抗体分为三种类型
    - 筛查
      - 将抗原固定在多孔板上
      - 鉴定相对应的多孔板上被抗原的 HLA-Ab
      - 鉴定 IgG HLA-Ab
      - 报告 HLA-Ab 阳性或阴性
      - 有可能推断 HLA-Ab 特异性

- 特异性 SpA 单抗原磁珠（SAB）试验
  - 每个固相（微珠）由单个 HLA 抗原或肽包被
  - 鉴定所有的 IgG 类 HLA-Ab
  - 报告形式：HLA-Ab 特异性（例如，抗 HLA-A2）
- SAB 试验能够对补体结合的 HLA-Ab 的特异性进行检测
  - 鉴定与补体成分 C1q 或 C3d 结合的抗体
  - 补体结合的供体特异性 HLA-Ab 与抗体介导的排斥反应和同种异体移植物失败相关
  - 特异性检测可预测移植物失功的排斥反应
  - SAB 试验可检测 HLA-Ab 强度，也可以检测总的 HLA-Ab 水平
- 计算后的 PRA（cPRA）的结果需利用 HLA-Ab 特异性检测的数据
- cPRA 是基于具有 HLA-Ab 特异性的设定人群中计算的抗原频率
  - 如在 1000 名白种人中，有 270 人（27%）存在 HLA-A2
    - 如果个体只表现出抗 HLA-A2 抗体，则 cPRA 为 27%

四、交叉配型试验

用于检测是否存在抗供体特异性抗体

- 主要包括细胞学的方法和 SpA 的方法
- 细胞学方法：受体血清与供体细胞反应以检测受体中是否存在供体特异性抗体（DSA）
  - 供体 T 淋巴细胞识别 HLA- Ⅰ类抗体；B 淋巴细胞识别 HLA- Ⅰ类和 HLA- Ⅱ类抗体
    - 两种主要方法：血清学和流式细胞仪（FXM）
    - 血清学
      - 两种主要方法：CDC 和 AHG-CDC
      - 阳性结果：在补体存在的情况下与受体血清反应时，供体细胞死亡
      - CDC 交叉配型：灵敏度较低
      - AHG-CDC 方法：AHG 用于在较低水平的 DSA 存在时增强细胞毒性；比 CDC 方法灵敏度高 10 倍以上
    - FXM
      - 使用荧光标记的二抗识别 DSA
      - 与阴性对照相比，荧光增强为阳性结果
      - FXM 比 AHG-CDC 方法灵敏度高 10 倍以上
      - 不涉及细胞毒性反应
- SpA
  - 虚拟交叉配型
    - 利用单抗原微珠法鉴定特异性 HLA-Ab 和供体 HLA 分型
    - 阳性结果：存在针对供体 HLA 的 HLA-Ab（通过供体分型的鉴定）
    - 与实际交叉配型结果呈现良好的相关性
      - 由于技术问题、非 HLA-Ab 等原因，不是 100% 相关
  - 裂解交叉配型
    - 将供体细胞裂解产物结合在微珠上
    - 微珠与受体血清混合以检测 DSA
    - 微珠可以保存更长时间
    - 由于技术问题没有被广泛使用

五、其他检测

附加检测

- 可以在某些组织相容性实验室中进行
  - 免疫功能监测
    - 评估免疫功能受损患者的整体免疫功能
    - 测定全血中的 T 细胞反应
      - 现有商品化试剂盒，可检测使用免疫抑制剂时，血液中 T 细胞的反应
  - 嵌合体检测
    - 监测异基因骨髓移植后的存活情况
    - 检测异基因骨髓移植后的疾病复发
    - 定量扩增的短串联重复序列（STR）和（或）可变数量串联重复序列（VNTR）核苷酸序列
  - 检测其他组织相容性抗原
    - MHC- Ⅰ类相关链 A（MICA）抗原
    - H-Y 抗原
    - 杀伤免疫球蛋白受体（KIR）分型
  - 同种异体移植基因表达谱分析
    - 基于对移植活检样本中的基因表达和临床表型的分析研究
      - 芯片数据为诊断排斥反应的活检评估提供了新维度
    - 基于分析外周血基因表达和急性排斥反应发生的研究
      - 血液无创基因组检测与活检排斥反应诊断高度相关

（康中玉　译　李代红　校）

参考文献

[1] Gandhi MJ et al: Targeted next-generation sequencing for human leukocyte antigen typing in a clinical laboratory: Metrics of relevance and considerations for its successful implementation. Arch Pathol Lab Med. 141(6):806-812, 2017

[2] Moreno Gonzales MA et al: Comparison between total IgG, C1q, and C3d single antigen bead assays in detecting class I complement-binding anti-HLA antibodies. Transplant Proc. 49(9):2031-2035, 2017

[3] Reeve J et al: Assessing rejection-related disease in kidney transplant biopsies based on archetypal analysis of molecular phenotypes. JCI Insight. 2(12), 2017

[4] El-Awar N et al: HLA antibody identification with single antigen beads compared to conventional methods. Hum Immunol. 66(9):989-97, 2005

[5] Cao K et al: High and intermediate resolution DNA typing systems for class I HLA-A, B, C genes by hybridization with sequence-specific oligonucleotide probes (SSOP). Rev Immunogenet. 1(2):177-208, 1999

[6] Bray RA et al: The flow cytometric crossmatch. Dual-color analysis of T cell and B cell reactivities. Transplantation. 48(5):834-40, 1989

[7] Patel R et al: Significance of the positive crossmatch test in kidney transplantation. N Engl J Med. 280(14):735-9, 1969

[8] Terasaki PI et al: Microdroplet assay of human serum cytotoxins. Nature. 204:998-1000, 1964

◀▪ HLA 与移植 ▪▶

一、概述

（一）移植

● 从某一个体上取出细胞、组织或器官（称为"移植物"）并植入另一个体的过程

（二）移植类型

● 实体器官移植
  ○ 包括
    – 肾脏
    – 肝脏
    – 胰腺
    – 心脏
    – 肺
    – 小肠
    – 复合血管移植
  ○ 通常是同种异体移植
    – 来自同种属不同基因的个体
  ○ 有时是同基因移植
    – 来自基因相似的个体，如同基因双胞胎
  ○ 器官来源
    – 肾脏
      □ 活体或死亡捐献者
    – 肝脏
      □ 通常为死亡捐献者
      □ 部分活体肝脏供体和多米诺移植术中的活体供体
    – 其他器官
      □ 死亡捐献者
    – 异种移植
      □ 动物器官
      □ 罕见的实验性尝试
● 干细胞移植
  ○ 可为同种异体移植或自体移植
  ○ 同种异体干细胞来源
    – 外周血（PB）
    – 骨髓（BM）
    – 脐带（UC）

二、同种异体移植物的免疫反应

（一）HLA 抗原

● 几乎所有有核细胞表面均有表达
● 在免疫系统自我与非自我识别中起关键作用
● 向 T 细胞递呈多肽
● HLA 递呈的非自我物质可引起免疫应答
  ○ HLA– 肽与 T 细胞受体相互作用
● 高度多态性
  ○ 由于病原体不断突变所产生的进化压力

○ 协助免疫系统处理非自身抗原
○ 也是移植的主要障碍
  – 同种异体移植物是非自身抗原
  – 导致免疫反应，引起移植物"排斥反应"

（二）排斥反应

● 受体免疫系统激活的免疫反应
  ○ 对移植物异体 HLA 差异识别的反应
● 导致细胞和体液反应
● 机制
  ○ 直接途径
    – 移植所特有的
    – 由供体来源的过客抗原提呈细胞（APC）激发，移植后持续存在
    – 受体 T 细胞识别移植物 APC 上未经处理的同种异体 MHC 分子
    – 基于 MHC– 肽复合物的交叉反应
      □ 同种异体 MHC– 肽复合物识别结构域可被受体 T 细胞识别
  ○ 间接途径
    – 由受体 APC 激活
    – 自身 MHC 分子经 T 细胞识别后激活的肽与同种异体 MHC 分子相结合
    – 类似宿主对感染的自然反应

（三）排斥反应类型

● 根据移植后的组织病理学特征或排斥反应进程时间分类
● 肾移植的排斥反应类型
  ○ 超急性
    – 补体活化和凝血级联反应
    – 移植血管血栓性闭塞
    – 宿主和移植物血管吻合后几分钟至几小时内发生
    – 由预先存在的供体特异性抗体与供体内皮细胞抗原结合介导
  ○ 急性
    – 移植物血管和实质损伤
    – 由受体 T 细胞和抗体介导
    – 通常在移植后 1 周发生
  ○ 移植物血管病变和慢性排斥反应
    – 发展缓慢的移植物动脉闭塞
    – 继发的血管内膜平滑肌细胞增殖
    – 移植物实质被纤维组织取代

（四）排斥反应的预防和治疗

● 免疫抑制
  ○ 抑制或杀伤 T 淋巴细胞的药物
    – 钙调神经磷酸酶抑制剂
      □ 环孢素
      □ FK–506
    – 抗增殖剂

- □ 硫唑嘌呤
- □ 霉酚酸酯
- mTOR 抑制剂
  - □ 西罗莫司
- 皮质类固醇
  - □ 泼尼松
  - □ 氢化可的松
- 抗体类免疫抑制剂
  - □ 抗 IL-2 受体（CD25）抗体
  - □ 抗 CD3 抗体
  - □ 抗 CD40 配体
- 降低移植物的免疫原性
- 诱导供体特异性耐受
- 治疗性血液净化
  - 治疗性血浆置换
    - 减少或消除预先存在的供体特异性抗体
    - 配合药物消除或减少产生的抗体细胞
  - 体外光泳
    - 用于治疗同种异体肺移植的慢性排斥反应
    - 有文献表明，该方法有望用于治疗同种异体心脏移植血管病变

（五）移植物抗宿主病

- 移植后供体来源的过客 APC 在宿主体内存活、增殖和循环
- 宿主不能产生针对移植物的有效免疫反应
- 过客 APC 识别非自我宿主组织并启动免疫反应
  - 移植物排斥宿主的反应
  - 可能是致命的
- 机制尚不清楚
  - HLA 不匹配与干细胞移植中移植物抗宿主病（GVHD）风险增加有关
- 最常见于干细胞移植
  - 以下情况发病率更高
    - 不相合的无关供体
    - 移植后没有用环磷酰胺的半相合血缘供体
- 在实体器官移植中，肝脏移植最为常见

（六）预防和治疗移植物抗宿主病

- GVHD 的治疗效果不佳
- 强调 GVHD 的预防，尤其是接受干细胞移植后
  - 药理学
    - 常用
      - □ 钙调神经磷酸酶抑制剂环孢素或他克莫司与甲氨蝶呤联合使用
      - □ ± 皮质类固醇
    - 替代药物
      - □ 西罗莫司
      - □ 霉酚酸酯
      - □ 抗生素
  - T 细胞清除
    - 仅适用于接受干细胞移植的患者

- 与复发率增加相关
  - □ 可能是由于移植物丢失和抗白血病的影响
- 治疗
  - 药物疗法
    - 糖皮质激素
    - 二线药物
      - □ 环孢素
      - □ 他克莫司
      - □ 抗胸腺细胞球蛋白
      - □ 霉酚酸酯
      - □ 他汀类药物
  - 体外光分离术
    - 全血分离的 T 淋巴细胞
    - 补骨脂素处理的 T 淋巴细胞
    - 紫外线照射
    - 经处理的 T 淋巴细胞再回输
    - 作用机制未知
      - □ 可能具有免疫调节作用

三、HLA 配型

（一）实体器官移植

- 取决于移植器官
- 匹配程度是指 HLA-A、HLA-B 和 HLA-DR 位点的血清学抗原特异性数量
  - 通常报告不匹配程度
    - 如完全匹配的供体报告为 0/6 不匹配
    - 完全错配的供体报告为 6/6 不匹配
- HLA 匹配的接受程度在不同的国家和医学中心有所不同
  - 应考虑的因素
    - 种族
    - 冷缺血时间
    - 地域
    - 受体和供体年龄
- 肾移植
  - 避免与提高移植存活率相关的错配
  - HLA-DR 配型影响最大，其次是 HLA-B，最后是 HLA-A
  - 在 HLA 配型的基础上分配肾脏的益处仍然存在争议
    - 当前联合免疫抑制可以将配型不佳的影响降至最低
    - 匹配的供体可能导致器官需长途运输，增加冷缺血时间
    - 对于不常见 HLA 表型（少数）的患者，等待时间可能更长
    - 过度的免疫抑制可能导致感染和癌症
  - 避免由于存在供体特异性抗体（DSA）而引起的超急性排斥反应
    - 避免将器官分配给具有 DSA 的受者
    - DSA 对应抗原为不可接受抗原
  - 全球肾脏分配政策通常受地域和患者群的影响
    - HLA 匹配的器官共享

- □ 在美国，对于高水平免疫的受体要求 0/6 错配
- □ 欧洲移植方案尽可能减少 HLA 错配
- 心肺移植
  - ○ HLA 对供体分配的影响被其他因素干扰
    - 冷缺血时间
    - ABO 匹配
    - CMV 匹配
  - ○ 如果有 2 个条件相似受体，则优先对 HLA-DR 匹配的受体进行手术

（二）干细胞移植

- 可接受的匹配程度取决于干细胞来源和移植后治疗
  - ○ UC（脐带血）与 PB（外周血）或 UC 与 BM（骨髓）
    - 2 位点错配的 UC 移植与完全匹配的 PB 或 BM 移植的效果相当
  - ○ 对于半相合的外周血或骨髓移植，移植后使用大剂量环磷酰胺（CPM）治疗，其效果与 UC 移植相似
- HLA 匹配与以下相关
  - ○ 移植失败
  - ○ 增加急性移植物抗宿主病（GVHD）风险
  - ○ 降低总存活率（OS）
    - 外周血移植每增加一个位点错配，OS 累计减少约 10%
- HLA 匹配程度
  - ○ 对于 PB 移植
    - 等位基因水平或高分辨率配型
    - 至少对 HLA-A、-B、-C 和 -DR 基因位点配型
    - 在等位基因水平上，供体基因的匹配程度达到 8/8
    - 通常不使用 < 7/8 匹配等级的供体
    - 还可考虑 HLA-DQ 和 -DP 基因位点的配型
  - ○ 对于 UC 移植
    - HLA-A、-B 和 -DR 位点配型
      - □ HLA-DR 位点的等位基因水平
      - □ HLA-A 和 -B 位点的血清学水平
    - 3 个位点完全匹配（HLA-A 和 -B 的血清学及 HLA-DR 的等位基因水平）报告为 6/6 相合
    - 通常不使用 <4/6 匹配等级的供体
    - 细胞剂量和 HLA 配型之间的相互作用
      - □ 高细胞剂量和高匹配度与良好的移植预后相关
    - HLA-C 配型的作用
      - □ 当匹配等级 > 5/6 时，HLA-C 匹配的移植效果更好
- 替代方案
  - ○ 单倍体相合移植
    - 供体与受体只有一个单倍型匹配
      - □ 也称为半相合移植
    - 可作为干细胞移植时无法找到完全匹配的供体的替代来源
    - 早期方案
      - □ 使用常规准备方案进行富含 T 细胞移植 - 包括小剂量 CPM

- □ 与严重的移植物抗宿主病和移植物排斥反应相关
  - 解决方案
    - □ 体外去除移植物中的 T 细胞并联合高级别的预防治疗方案
    - □ GVHD 的发生率减少，但同时复发风险有所增加
  - 当前主要的 3 个方案
    - □ 1. 用大剂量 CD34（+）细胞耗尽 T 细胞
    - □ 2. 刺激供体的 GCSF；移植后加强免疫抑制；抗胸腺球蛋白和 PB 加 BM 联合移植（GIAC）
    - □ 3. 富含 T 细胞的 PB 或 BM 移植与移植后应用大剂量环磷酰胺
    - □ 可接受的 GVHD 和移植排斥反应
    - □ 结果类似 UC 移植
  - 单倍体相合方案的优点
    - □ 容易获得匹配的供体（如兄弟姐妹、父母、孩子）
    - □ 迅速获得足够的干细胞剂量
    - □ 更低的成本
    - □ 更强的移植物抗白血病效应

四、抗 HLA 抗体

（一）实体器官移植

- 存在抗供体 HLA 特异性抗体（DSA）
  - ○ 预存 DSA
  - ○ 新生 DSA
- 预存 DSA 的作用
  - ○ 移植后抗体介导的排斥反应发生率增加
  - ○ 可能会导致移植物失功发生率增加
- 新 DSA 的作用
  - ○ 抗体介导的排斥反应
  - ○ 加速移植物功能障碍
    - 肺：闭塞性毛细支气管炎综合征
    - 心脏：同种异体心脏移植物血管病
    - 肾脏：移植物肾小球病变
- DSA 在肝移植中的作用尚有争议
  - ○ 有文献认为肝脏是 DSA 的保护器官
  - ○ 另有文献报道高水平 DSA 与移植物损伤相关
- 抗 HLA 抗体的检测结果与检测方法有关
- DSA 和器官分配
  - ○ 器官分配要避免 DSA 从而防止发生超急性排斥反应
  - ○ DSA 的结果与检测方法相关
    - 因中心而异
    - 因器官而异
      - □ 胰腺、肾脏移植应避免 DSA 的存在
      - □ 肝脏被认为对 DSA 损伤具有保护作用，DSA 水平较高时也可移植
  - ○ 同种免疫程度越高，器官分配优先级可能更高
  - ○ 高同种免疫受体（PRA > 99%）会导致更长的等待期
    - 替代选择
      - □ 脱敏方案：移植前降低 DSA

HLA 抗原和匹配程度对移植的影响

器 官	HLA 抗原	匹配程度
实体器官	HLA-A、-B、-DR	血清学水平
干细胞移植		
外周血干细胞	HLA-A、-B、-C 和 -DR；-DQ 和 DP 也考虑在内	等位基因水平
脐带血干细胞	HLA-A、-B 和 -DR；HLA-C 的角色演变	HLA-A 和 B 血清学水平；HLA-DR 等位基因水平

抗 HLA 抗体的检测方法

方 法	报告结果	特异性
细胞毒性	PRA（%）	否
固相		
ELISA	PRA（%）	半特异性
流式细胞技术	PRA（%）	半特异性
LSB（Luminex 筛查磁珠）	PRA（%）	半特异性
LSA（Luminex 单一抗原）	抗 HLA 抗体特异性和计算 PRA（%）	是

群体反应性抗体百分比 = PRA（%）

- □ HLA 匹配的供体

（二）骨髓移植

- DSA 的结果取决于检测方法和检测中心
  - 即使使用相同的检测方法，各个中心制定的阈值也存在较大差异
- DSA 的其他相关问题
  - 植入延迟
  - 移植失败
  - 常见问题
    - 供体不匹配
      - □ UC 移植
      - □ 不匹配的 PB 移植
      - □ 单倍体移植（半相合移植）
    - HLA-A、HLA-B、HLA-C、HLA-DRB1 和 HLA-DQB1 相合的 PB 供体
      - □ 约 80% 的无关供体在 HLA-DPB1 上不匹配
      - □ 可能产生抗 HLA-DP 的 DSA

（康中玉 译 李代红 校）

参考文献

[1] Moyer AM et al: Clinical outcomes of HLA-DPB1 mismatches in 10/10 HLAmatched unrelated donor-recipient pairs undergoing allogeneic stem cell transplant. Eur J Haematol. 99(3):275-282, 2017

[2] Kanakry CG et al: Modern approaches to HLA-haploidentical blood or marrow transplantation. Nat Rev Clin Oncol. 13(1):10-24, 2016

[3] Bentall A et al: Five-year outcomes in living donor kidney transplants with a positive crossmatch. Am J Transplant. 13(1):76-85, 2013

[4] Dong M et al: Acute pancreas allograft rejection is associated with increased risk of graft failure in pancreas transplantation. Am J Transplant. 13(4):1019-25, 2013

[5] Topilsky Y et al: Combined heart and liver transplant attenuates cardiac allograft vasculopathy compared with isolated heart transplantation. Transplantation. 95(6):859-65, 2013

[6] Topilsky Y et al: Donor-specific antibodies to class II antigens are associated with accelerated cardiac allograft vasculopathy: a three-dimensional volumetric intravascular ultrasound study. Transplantation. 95(2):389-96, 2013

[7] Montgomery RA et al: HLA incompatible renal transplantation. Curr Opin Organ Transplant. 17(4):386-92, 2012

[8] Murphey CL et al: Histocompatibility considerations for kidney paired donor exchange programs. Curr Opin Organ Transplant. 17(4):427-32, 2012

[9] Süsal C et al: Impact of HLA matching and HLA antibodies in organ transplantation: a collaborative transplant study view. Methods Mol Biol. 882:267-77, 2012

[10] Taner T et al: Prevalence, course and impact of HLA donor-specific antibodies in liver transplantation in the first year. Am J Transplant. 12(6):1504-10, 2012

[11] Ciurea SO et al: Donor-specific anti-HLA Abs and graft failure in matched unrelated donor hematopoietic stem cell transplantation. Blood. 118(22):5957-64, 2011

[12] Cutler C et al: Donor-specific anti-HLA antibodies predict outcome in double umbilical cord blood transplantation. Blood. 118(25):6691-7, 2011

[13] Eapen M et al: Effect of donor-recipient HLA matching at HLA A, B, C, and DRB1 on outcomes after umbilical-cord blood transplantation for leukaemia and myelodysplastic syndrome: a retrospective analysis. Lancet Oncol. 12(13):1214-21, 2011

[14] Delaney M et al: The role of HLA in umbilical cord blood transplantation. Best Pract Res Clin Haematol. 23(2):179-87, 2010

[15] Spellman S et al: Advances in the selection of HLA-compatible donors: refinements in HLA typing and matching over the first 20 years of the National Marrow Donor Program Registry. Biol Blood Marrow Transplant. 14(9 Suppl):37-44, 2008

[16] Hornick P: Direct and indirect allorecognition. Methods Mol Biol. 333:145-56, 2006

[17] Sheldon S et al: HLA typing and its influence on organ transplantation. Methods Mol Biol. 333:157-74, 2006

◀▪ ABO 血型抗原与移植 ▪▶

一、ABO 血型系统

（一）概述

- 1900 年，Landsteiner 发现 ABO 血型系统
  - 包括 A、B、O 血型
  - 1902 年，Landsteiner 的同事发现 AB 血型
- 随后发现了 > 35 个血型系统
- ABO 血型系统在实体器官移植中的重要性
  - ABO（H）抗原表达于包括内皮细胞在内的几乎所有细胞
  - 每个个体都有针对其缺乏的 ABO（H）抗原相应的抗体
    - 可诱导表达外源 A 和（或）B 抗原的移植物发生超急性排斥反应

（二）ABH 抗原

- 与脂质（糖脂）或蛋白质（糖蛋白）结合的不同核心糖链上的糖类表位
- *ABO* 基因与其他几个血型系统相互作用，特别是 H 基因
- H 基因
  - 现称为 *FUT1* 基因
  - 不编码 H 抗原
  - 在前体链上连接 L- 岩藻糖合成糖基转移酶表达 H 抗原
  - 人群中 99.9% 的个体具有 ≥ 1 个 H 基因（HH 或 Hh 基因型）
  - 没有 H 基因（hh 基因型）的罕见个体不表达 H 抗原
    - 表现孟买表型
- H 抗原
  - A 和 B 抗原生物合成的前体物质
  - A 和（或）B 基因编码产生的转移酶，与 H 抗原上糖基连接，形成 A 和（或）B 抗原
- *ABO* 基因
  - 不直接编码 ABO 抗原
  - 由特异性糖基转移酶与 H 抗原末端的半乳糖相结合
  - A 等位基因
  - –N– 乙酰半乳糖胺（GalNAc）与 H 抗原末端的半乳糖相结合
    - 比 B 基因需要更高浓度的转移酶
  - B 等位基因
    - D- 半乳糖（Gal）与 H 抗原末端的半乳糖相结合
  - O 等位基因
    - 无效基因
    - 无活性糖基转移酶表达
    - H 抗原不变
- A 抗原
  - N- 乙酰半乳糖胺连接到 H 抗原上
  - 2 个主要亚群：A_1 和 A_2
    - 有不同数量的 A 抗原
    - A_1 抗原
      - 每个成人红细胞上有 810 000～1 170 000 个 A_1 抗原位点
      - A_1 基因将几乎所有 H 抗原转换为 A 抗原
    - A_2 抗原
      - 每个成人红细胞仅有 240 000～290 000 个 A_2 抗原位点
      - 依然表达一部分 H 抗原
- B 抗原
  - $\alpha_{1\sim3}$ 半乳糖直接连接到 H 抗原上
  - 每个成人红细胞上的 B 抗原比 A_1 抗原位点少

（三）ABO 抗体

- 1945 年，由 Landsteiner 发现并认为是天然产生的
- 抗 A 和（或）抗 B 抗体（abs）是由自然界中普遍存在的物质刺激产生的
  - 出生时开始产生
  - 滴度通常很低，直到 3～6 个月时才可能被检出
- 血清中有针对红细胞上缺乏的抗原的抗体
  - A 型个体有抗 B 抗体
  - B 型个体有抗 A 抗体
  - O 型个体有抗 A、抗 B、抗 AB 抗体
- 通常为 IgM 类抗体，同时也有 IgG、IgA 类抗体
  - B 型个体的抗 A 抗体和 A 型个体的抗 B 抗体主要是 IgM 型抗体
  - O 型个体
    - 抗 A 和抗 B 抗体主要是 IgM 型
    - 抗 AB 抗体主要是 IgG 型或 IgG 和 IgM 型的混合型
- ABO 同种凝集素的效价差异较大
  - 如 O 型的抗 A 抗体 <B 型的抗 A 抗体 <A 型的抗 B 抗体
- ABO 血型不同的移植需要检测抗 A 和（或）抗 B 的效价

二、ABO 与移植

（一）ABH 抗原的表达

- 肾脏
  - 表达在血管内皮、远曲小管、集合管、肾小球上
  - B 型个体的 B 抗原表达弱于 A 型和 AB 型个体 A 抗原表达
  - 与 A_1 型个体相比，A_2 型个体表达 A 抗原较少
- 肝脏
  - 表达在肝动脉、门静脉、毛细血管、肝窦状细胞和胆管上皮
- 心脏
  - 表达在内皮细胞、心外膜表面的间皮细胞

（二）体液免疫反应：ABO 作为移植的屏障

- ABO 血型不合的移植可能导致超急性或急性抗体介导的排斥反应
  - 由于受体血清中的抗 A、抗 B 或抗 AB 抗体针对移植物上存在的 A 和（或）B 抗原反应
    - 导致补体和凝血级联激活
    - 导致移植物血管内血栓形成造成移植物缺血性坏死
- 可以通过去除预存抗体来避免
  - 进行脱敏治疗

ABO 血型系统

血 型	抗 原	抗 体	频 率
A	A	抗 B	40%
B	B	抗 A	10%
AB	A 和 B	无	5%
O	无（H 抗原）	抗 A、抗 B 和抗 AB	45%

○ 测定同种凝集素的效价
- 无统一方法
- 不同医疗机构之间的结果存在差异

（三）ABO 血型对移植的障碍

- ABO 不相容
  ○ 由于 O 型移植物缺乏 A 和 B 抗原，所以 O 型供体可以向所有受体提供器官
  ○ A 型和 B 型个体只能分别向 A 型和 B 型受体提供器官
- 器官短缺
- 需要移植的个体等待时间较长
  ○ 2015—2016 年美国登记为尸体供体肾脏的受体平均等待时间
    - AB 型：2 年
    - A 型：3 年
    - O 型：5 年
    - B 型：6 年
- 跨越 ABO 障碍可能会增加得到供体的机会，特别是对于 O 型和 B 型个体

（四）跨越 ABO 血型移植障碍的理论基础

- 采用更好的诱导治疗和免疫抑制剂
  ○ 诱导治疗的原则
    - 通过降低受体体内预存的抗体滴度，防止发生抗体介导的急性排斥反应
      □ 通常使用血浆置换或免疫吸附法
- 最终目标是将同种凝集素效价降低到 1∶8 及以下
    - 通过消耗 B 细胞群来减少抗体的持续产生
      □ 目前使用抗 CD20、IVIg 等
      □ 以前通过脾切除术来实现
- 移植物的接受程度和长期存活率取决于适应性和耐受性
  ○ 适应性
    - 移植物存活并发挥其功能取决于是否存在供体特异性抗体
    - 可能是由 2 型辅助性 T 细胞（Th2）含量增加介导的
    - 上调移植物中保护基因的表达
  ○ B 细胞介导的免疫耐受
    - 缺乏针对供体 A、B 抗原的抗体
    - 常见于儿童
- 急性排斥反应治疗和更好的移植预后
  ○ 免疫抑制剂的应用
    - 钙调神经磷酸酶抑制剂
    - mTOR 抑制剂
    - 单克隆抗 IL-2Rα 受体抗体
    - 多克隆抗 T 细胞抗体

○ 移植后抗 A 和抗 B 滴度的监测和血浆置换

（五）A₂/A₂B 型供体肾脏移植到 B 型受体

- 与白种人相比，B 型血型在少数族裔中更常见
  ○ B 型血型个体等待接受肾脏移植的时间最长
  ○ A₂ 型被认为是免疫原性较低的血型
    - 肾小球及近端和远端小管对 A 抗原的反应性较低
    - A 抗原在血管内皮细胞和肾皮质上的表达较低
- A₂/A₂B 型供体肾脏可以成功移植到经选择的 B 型受体
  ○ 抗 A 滴度低的 B 型受体
    - 采用不同方法检测抗体滴度
    - 不同的方法有不同的检测结果，需要定义最佳的抗体滴度
  ○ 移植前和移植后均监测抗 A 滴度
  ○ 自 2014 年 12 月起，美国 OPTN/UNOS 将 A₂/A₂B 已故供肾分配给 B 型受体

（六）现状

- ABO 血型不相容的移植最常发生在肾脏
  ○ 肾脏
    - 活体和尸体供体移植
      □ 大多数仅限于 A₂/A₂B 型尸体供体移植给 B 型受体
    - 效果与 ABO 血型相容的移植相似
  ○ 肝脏
    - 最近的研究
      □ 通过改进移植技术和方案，显示了相似的效果（来自日本）
      □ 考虑在儿童受体中开展
  ○ 心脏
    - 儿童和新生儿的手术比例增加
    - 更常见的是 A₂ 型移植给 O 型或 A₂/A₂B 型移植给 B 型
  ○ 肺脏
    - 未常规开展

（刘　伟　译　李代红　校）

参考文献

[1] Williams WW et al: First report on the OPTN national variance: allocation of A2 /A2 B deceased donor kidneys to blood group B increases minority transplantation. Am J Transplant. 15(12):3134-42, 2015

[2] Irving C et al: Pushing the boundaries: the current status of ABOincompatible cardiac transplantation. J Heart Lung Transplant. 31(8):791-6, 2012

[3] Tanabe M et al: Current progress in ABO-incompatible liver transplantation. Eur J Clin Invest. 40(10):943-9, 2010

[4] Gloor JM et al: ABO incompatible kidney transplantation. Curr Opin Nephrol Hypertens. 16(6):529-34, 2007

[5] Harmening D et al: The ABO blood group system. In Harmening D et al: Modern Blood Banking and Transfusion Practices. 5th ed. Philadelphia: F.A. Davis. 108-33, 2005

◀■▶ 血液成分单采分离技术与移植 ◀■▶

一、概述

治疗性血液成分单采分离技术

- 全血体外循环
- 全血成分（血浆、红细胞、白细胞和血小板）的分离方法
  - 离心
  - 毛细管分离器
- （技术）过程
  - 可置换的血液成分
    - 血液成分置换
      - 治疗性血浆置换（TPE）：用新鲜冰冻血浆（FFP）或白蛋白替换患者血浆
      - 治疗性红细胞置换：用正常献血者红细胞替换受损或感染的红细胞
  - 可改善的血液功能
    - 体外光分离置换疗法（ECP）
      - 血液中白膜层分离
      - 光活性化合物（如补骨脂素）体外治疗
      - 暴露在紫外线–A（UVA）光下激活光活性化合物
      - 处理过的细胞回输给患者
      - 处理过的细胞具有免疫调节作用
- 技术注意事项
  - 充足的静脉通路
    - 同时在双臂做留针
    - 单针模式使用越来越多
    - 可能需要放置中心静脉导管
  - 处理的血量
    - 每次治疗通常处理 1~1.5 倍的血量
  - 处理的频率和数量
    - 取决于程序类型和临床情况
      - ECP 方案一次连续 2 天，持续几个月
      - TPE 方案通常较短，连续或隔天执行 5~10 次
- 风险和不良反应
  - 通常是安全的
  - 常见不良反应
    - 疲劳
    - 恶心
    - 头晕
    - 寒战
    - 手指和口唇周围震颤
    - 过敏反应
    - 血压降低

二、治疗性血液分离技术在移植中的适应证

（一）脱敏：ABO 血型不相容移植

- 抗 A 和抗 B 抗体可能成为移植的障碍
  - ABH 血型抗原表达在血管内皮细胞上
  - 针对供体 ABO 抗原的抗 A 和（或）抗 B 抗体可能

导致超急性或急性排斥反应
- O 型患者等待器官的时间更长
  - 需求多于捐献
  - O 型供体可以向任何 ABO 血型受体捐赠器官
    - O 型患者只能接受 O 型供体的器官
- 降低移植前抗 A 和抗 B 抗体效价以防止超急性排斥反应的发生
  - 免疫抑制
    - 通常包括
      - 他克莫司
      - 霉酚酸酯
      - 类固醇
      - IL-2 受体拮抗剂诱导治疗
  - 清除或减少抗体产生细胞
    - B 淋巴细胞
    - 浆细胞
  - 通过 TPE 或免疫吸附减少预存抗体
    - 基于 IgG（非 IgM）ABO 抗体滴度所需的治疗方案
      - 如总 TPE=ABO 抗体滴度 +2
      - 使用 2 倍稀释液在试管中进行 IgG 抗体滴度测定：1：2、1：4、1：16 等
      - 当抗 A IgG 滴度为 1：32=5 管时，总 TPE=5+2
    - 频率：每天或隔天
    - 处理 1~1.5 倍的血量
  - 移植后 TPE 或免疫吸附
    - 通常在移植后 2 周内进行
      - 大多数急性排斥反应发生移植后 2 周内
    - 频率：每天或隔天
  - 治疗性血液分离技术（TA）可通过静脉注射免疫球蛋白进行辅助治疗
  - 适用的移植器官
    - 肾脏、肝脏、心脏

（二）脱敏：供体特异性抗 HLA 抗体

- HLA 抗体（HLA-Ab）可能会成为移植的障碍
  - HLA 抗原表达于血管内皮细胞
  - 识别外源 HLA 抗原形成的抗 HLA-Ab
  - 补体存在时，针对供体内皮 HLA 抗原的高效价 HLA-Ab 可能引起超急性排斥反应
- 体内预存高水平 HLA 抗体的患者获得供体的等待时间更长
  - 器官短缺
  - HLA 多态性
    - 很难找到 HLA（完全）相容的供体
- 降低移植前 HLA-Ab 滴度防止超急性排斥反应的方案
  - 同 ABO 脱敏方案
    - 免疫抑制
    - 步骤 1：使用药物消除（减少）产生抗体的细胞
    - 步骤 2：使用 TA 模式降低 HLA-Ab 滴度
      - 没有特异性的免疫吸附柱

- □ 只有 ABO 抗体脱敏的 TPE 方案
- – 步骤 3：移植后 TPE 预防急性排斥反应
- ○ 静脉注射免疫球蛋白
- ○ TPE 在使用依库丽单抗（抗 C5 抗体）方案中的治疗效果有限
- ○ 适用的移植器官
  - – 肾脏、心脏

（三）移植后排斥反应的治疗

- 移植后排斥反应
  - ○ 超急性
  - ○ 急性
    - – 抗体介导的排斥反应（AMR）
      - □ 主要由抗体介导
      - □ 基于预存的和新生的供体特异性抗体（DSA）
    - – 急性细胞性排斥反应（ACR）
      - □ 主要由 T 淋巴细胞介导
  - ○ 慢性
- TA 的作用
  - ○ AMR
    - – TPE 可降低 DSA 滴度
      - □ 需处理 1～1.5 倍的血量
      - □ 频率：每天或隔天
      - □ 持续时间：根据临床症状改善情况而定
    - – 与其他方式联合治疗，如消除 / 减少产生抗体细胞
    - – 适用的移植器官
      - □ 肾脏
      - □ 心脏
  - ○ ACR 和慢性排斥反应
    - – ECP
      - □ 早期研究可用于治疗难治性闭塞性毛细支气管炎综合征（BOS）或同种异体肺移植的慢性排斥反应
      - □ 目前也用于治疗 ACR 和早期 BOS
      - □ 需处理 2 倍的血量
      - □ 通常在 6 个月内进行 24 次
      - □ 用于治疗同种异体心脏移植后排斥反应的研究数据较少

（四）移植相关性血栓性微血管病变

- 罕见
- 相关
  - ○ 钙调神经磷酸酶抑制剂、mTOR 抑制剂
  - ○ AMR
  - ○ 非典型溶血性尿毒症综合征
  - ○ 传染性疾病，如 HIV、CMV、细小病毒 B19
- 治疗
  - ○ 更换免疫抑制剂或治疗原发感染
  - ○ TPE 用于治疗难治性病例
    - – 需处理 1～1.5 倍的血量
    - – 频率：每天；可逐渐减少到隔天
    - – FFP 用作替代液

（五）复发性局灶节段性肾小球硬化

- 成人和儿童均可见的肾病综合征

- ○ "影响渗透性的因素" 被认为是病因
- 肾移植后 40% 的人可复发局灶节段性肾小球硬化（FSGS）
- TPE 的作用
  - ○ 预防
    - – 降低复发率和提高移植物存活率
    - – 移植前第 5、3 和 1 天进行 TPE
  - ○ 治疗
    - – TPE 和 ACE 抑制剂可使蛋白尿症状缓解达 80%
      - □ 复发后 48h 内进行
    - – TPE 方案
      - □ 复发后每天 1 次，持续 3～7 天
      - □ 随后每周 3 次，持续 4～12 周
      - □ 可以注射抗 CD20 抗体

（六）ECP 与移植

- 可能的作用机制
  - ○ 体外处理的淋巴细胞回输至患者体内后可能会发生凋亡并调节体内免疫反应
    - – 调节辅助 T 细胞群（减少效应 T 细胞，同时增加 T 调节细胞）
    - – 增强树突状细胞分化，下调自身反应性 B 细胞
- 适应证
  - ○ 实体器官移植
    - – 肺移植
      - □ 稳定发生急性排斥反应和早期 BOS 患者的肺功能
      - □ 稳定或改善难治性 BOS（Ⅱ～Ⅲ期）移植患者的肺功能
    - – 心脏移植
      - □ 改善难治性 / 严重排斥反应的后果
  - ○ 外周血干细胞移植后移植物抗宿主病（GVHD）的治疗
    - – 抗类固醇治疗急性 GVHD（Ⅱ～Ⅳ级）
      - □ 52%～100% 有效，皮肤移植后发生的急性移植物抗宿主病有效率最高，肝脏移植后发生的急性移植物抗宿主病有效率最低
    - – 抗类固醇治疗慢性 GVHD
      - □ 临床共识实践指南将 ECP 作为治疗类固醇难治性慢性 GVHD 的二线治疗方案
      - □ 30%～65% 有改善，大部分有缓解
      - □ 治疗皮肤受累的有效率最高，其次是肝脏和口腔黏膜

（刘　伟　译　李代红　校）

参考文献

[1] Schwartz J et al: Guidelines on the Use of Therapeutic Apheresis in Clinical Practice-Evidence-Based Approach from the Writing Committee of the American Society for Apheresis: The Seventh Special Issue. J Clin Apher. 31(3):149-62, 2016

[2] Ward DM: Extracorporeal photopheresis: how, when, and why. J Clin Apher. 26(5):276-85, 2011

[3] Gloor J et al: Sensitized renal transplant recipients: current protocols and future directions. Nat Rev Nephrol. 6(5):297-306, 2010

[4] Gloor JM et al: ABO incompatible kidney transplantation. Curr Opin Nephrol Hypertens. 16(6):529-34, 2007

◀▪▪ HLA 与输血 ▪▪▶

一、概述

（一）外来（非己）抗原暴露
- 表达在移植组织或输血细胞表面的抗原
  - 由受体免疫系统识别
    - 发生体液免疫和细胞免疫

（二）人类白细胞抗原系统
- 最具免疫原性
  - 暴露于外源性人类白细胞抗原（HLA）会引起强烈的免疫反应
- 最具多态性
  - 多数由于输注 HLA 血型不相容的血液成分
  - 可导致抗 HLA 抗体（HLA-Ab）的产生
- 血液成分上的 HLA 抗原
  - HLA Ⅰ类抗原存于下列血液成分中
    - 血小板（主要是 HLA-A 和 HLA-B 抗原）
    - 白细胞
      - 通常以污染物的形式出现在细胞血液制品中
  - HLA-Ⅱ类抗原存在于抗原提呈细胞上
    - B 淋巴细胞、单核细胞等
  - 红细胞无细胞核，因此无 HLA 表达
    - 然而，Bennett-Goodspeed 抗原来源于 HLA

二、人类白细胞抗原相关的免疫性输血反应

（一）受体人类白细胞抗原相关
- 受者体内预存的 HLA-Ab
  - HLA-Ab 是由于以前接触过外源性 HLA 而产生
    - 妊娠
    - 输血
    - 移植
  - 两种主要反应
    - 非溶血性发热输血反应
    - 血小板输注无效

（二）非溶血性发热输血反应
- 最常见的输血反应
- 发生在输血时或输血后 30～60min
- 常见原因是存在针对下列抗原的抗体
  - HLA
  - 人类中性粒细胞抗原（HNA）
  - 人类血小板抗原（HPA）
- 症状
  - 发热、寒战
  - 体温升高 1～2℃
- 鉴别诊断
  - 溶血性输血反应
- 治疗
  - 对症处理
- 缓解

- 使用去除白细胞的血液成分
- 使用新鲜的血液成分

（三）血小板输注无效
- 输注血小板后 1h 或最长 24h 未能获得足够的血小板增量
  - 输血后血小板增量通常＜ 5000/μl
  - 通过血小板计数增高指数进行精确判断
    - 通过体表面积校正
- 两个主要原因
  - 非免疫性
    - 近 80% 的病例
    - 常见原因
      - 弥散性血管内凝血
      - 脓毒症
      - 脾大
      - 药物，如两性霉素 B、环丙沙星、某些化疗药物等
    - 治疗
      - 治疗潜在病因
  - 免疫学
    - 不常见
    - 通常由抗体介导
    - 常见原因
      - 最常见的是 HLA-Ⅰ类抗体
      - ABO 血型同种抗体
      - HPA 抗体
    - 诊断
      - 在 ≥ 2 次连续输注 ABO 相容性血小板 1h 后未能获得足够的血小板增量
    - 处理方法：交叉配型相合的血小板
      - 受体血清与供体血小板交叉配型
      - 体内不存在抗体的受体，输注效果更好
    - 处理方法：根据受体 HLA-Ab 情况提供 HLA 相容的血小板
      - 进行受体血清 HLA-Ab 的筛查
      - 提供缺乏受体 HLA-Ab 对应抗原的血小板
    - 处理方法：提供 HLA 与受体相匹配的 HLA 相容血小板
      - 血小板上仅表达 HLA Ⅰ类抗原
      - 供体 HLA-A 和 HLA-B 应与受体 HLA 类型相匹配
      - HLA 类型匹配可以基于交叉反应组:CREG(血清学定义的) 或 EPLETS (结构定义的)
    - 通常联合应用上述方法
    - 替代方法
      - IVIg
      - 血浆置换（很少使用且疗效有争议）
    - 如果以上方法不可用且患者正在出血
      - 提供最新鲜的 ABO 相容血小板输注

（四）供体人类白细胞抗原相关

- 由于血液成分中存在 HLA-Ab 或有活性的淋巴细胞
- 两个主要反应
  - 输血相关性急性肺损伤（TRALI）
  - 输血相关性移植物抗宿主病（TA-GVHD）

（五）输血相关性急性肺损伤

- 罕见但严重的输血并发症
- 通常是由于献血者血液中存在的抗受体 HLA 抗体
  - 少数是由受体 HLA 抗体与输注的血液成分中抗原发生反应
- 症状在输血后 6h 内出现
  - 发热、寒战
  - 低血压
  - 发绀
  - 干咳、呼吸困难，有时还会出现严重缺氧
- 临床上无法与成人呼吸窘迫综合征区分
- 胸部 X 线检查
  - 严重的双侧肺水肿或肺和肺门周围浸润（白肺）
  - 无心脏增大或血管受累
- 鉴别诊断
  - 输血相关循环超负荷
  - 过敏性输血反应
  - 细菌污染性输血反应
- 病因学
  - 双重打击学说
    - 第一次打击通常为抗体或可溶性炎症介质
      □ 最常见的是输血成分血浆中的 HLA 抗体（Ⅰ类和Ⅱ类）
      □ 同样还有抗 HNA 抗体，特别是抗 -HNA3a 抗体
      □ 无抗体时，积累在储存血液中的生物活性脂质会受到影响
    - 二次打击是患者的临床情况
      □ 最常见的是合并肺损伤
  - 以上因素多同时存在
  - 最近公布的动物模型数据
    - 受体 T 细胞调节 TRALI 的严重程度
    - 血小板与中性粒细胞之间的相互作用导致炎症的发生
  - 少量含有相关物质的血浆可引起 TRALI
  - 最常见于高血浆量的血液制品
    - 新鲜冰冻血浆（FFP）
    - 机采血小板
  - 在低血浆量的血液制品中并不少见
    - 浓缩红细胞
- 治疗
  - 加强呼吸循环支持
    - 所有情况下都要补充氧气
    - 某些情况下要机械给氧
  - 类固醇的作用不明
  - 大多数患者在 2～3 天内好转

- 预防
  - 多种策略
    - 仅使用男性献血者的新鲜冰冻血浆
    - 主要从男性献血者中采集血小板
    - 筛查献血者是否存在 HLA 抗体和（或）抗 HNA 抗体
  - 预防措施会使输血导致 TRALI 病例显著减少

（六）输血相关性移植物抗宿主病

- 少见但死亡率较高的输血反应
- 通常是免疫功能低下的患者输注含有活性淋巴细胞
  - 在一些非免疫功能低下的患者中也有报道
- 症状在输血后 8～10 天出现
- 病因学类似于异基因干细胞移植后的急性移植物抗宿主病
  - TA-GVHD 通常更严重，甚至致死
- 症状
  - 发热、腹泻、肝功能检查异常
  - 通常在手掌上出现皮疹
- 病因学
  - 输注的血液成分中存在有活性淋巴细胞
  - HLA 单倍型在受者和供者之间共享
    - 通常供者与受血者有相同的 HLA 单倍型
  - 宿主不排斥具有免疫活性的供体淋巴细胞
    - 因为具有相同的 HLA 单倍型，受体免疫系统不识别捐献者 T 淋巴细胞为外来抗原
  - 供者 T 淋巴细胞识别宿主抗原为外来抗原并引起 TA-GVHD
- 诊断
  - 检测供者 T 淋巴细胞是否存在
    - 在不同时间点测试多个样本是否存在嵌合体
- 治疗
  - 没有较好的治疗方法
  - 免疫抑制可能有效
- 预防
  - 输注 γ 射线照射的血液成分，特别是对于免疫功能低下的受者
    - 具有插入 DNA 或损伤 DNA 功能的病原体减少技术可作为 γ 射线照射的替代方法
  - 避免近亲直接捐血
    - 尤其是来自兄弟姐妹和父母的

（刘　伟　译　李代红　校）

参考文献

[1] Juskewitch JE et al: How do I … manage the platelet transfusion-refractory patient? Transfusion. 57(12):2828-2835, 2017

[2] Fast LD: Developments in the prevention of transfusion-associated graftversus-host disease. Br J Haematol. 158(5):563-8, 2012

[3] Sayah DM et al: Transfusion reactions: newer concepts on the pathophysiology, incidence, treatment, and prevention of transfusionrelated acute lung injury. Crit Care Clin. 28(3):363-72, v, 2012

[4] Perrotta PL et al: Non-infectious complications of transfusion therapy. Blood Rev. 15(2):69-83, 2001

第三篇
免疫抑制剂
Immunosuppressive Drugs

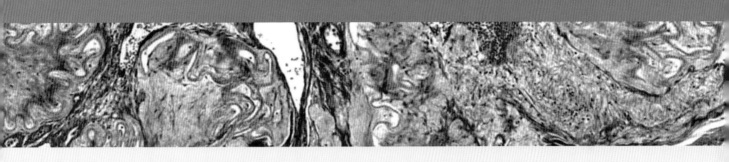

免疫抑制剂的作用机制

一、排斥反应的机制

主要因素

- T 淋巴细胞是移植排斥反应的基础
  - 抗原呈递后，T 细胞分化导致淋巴细胞因子分泌和自我增殖
  - 分泌的淋巴细胞因子可引发下列过程
    - B 细胞转化为分泌抗体的浆细胞
    - 巨噬细胞和自然杀伤细胞发挥趋化作用
    - 前细胞毒性 T 细胞（pre-CTL）转化为细胞毒性 T 细胞（CTL）
    - 所有这些过程促进靶组织的破坏
  - 为避免产生细胞介导的排斥反应，阻止 T 细胞的活化是重要的药理学靶标
- 供体特异性抗体（DSA）和补体
  - 针对供体的人类白细胞抗原（HLA）、血型抗原、内皮细胞抗原或其他具有相关补体激活作用的供体特异性抗原的同种异体抗体
    - 引起移植排斥反应［抗体介导的排斥反应（AMR）］
  - 与 T 细胞介导的排斥反应相比，对 AMR 的预防和治疗尚不完善

二、免疫抑制剂

（一）糖皮质激素

- 抗炎作用
- 对 T 细胞增殖的作用
  - 诱导 NF-κBα（IκBα）抑制因子的转录
    - 结合 NF-κB（活化 B 细胞核因子 κ 轻链增强子）
    - 阻断其转移至细胞核
  - 抑制 IL-1、IL-2、IL-6、干扰素 -γ、TNF-α 的转录

（二）钙调磷酸酶抑制剂

- 环孢素（CsA）
  - 来源于真菌（膨大弯颈霉属）的环状多肽
    - 由 11 个氨基酸组成
  - 多方面阻断 T 淋巴细胞活性
  - 与细胞内亲免蛋白亲环素（CyP）形成药理活性复合物
    - 抑制 $Ca^2(+)$ / 钙调蛋白 - 活化丝氨酸 / 苏氨酸磷酸酶钙调磷酸酶（CN）
  - CsA-CyP-CN 复合物抑制 NF-ATc 的去磷酸化过程，阻断下列基因转录的起始
    - IL-2 和其他细胞因子（IL-3、IL-4、IL-12）
    - 炎症介质（TNF-α）
    - 生长因子［粒细胞集落刺激因子（G-CSF）、巨噬细胞 / 单核细胞集落刺激因子（M-CSF）］
  - 抑制免疫活性淋巴细胞停留在细胞周期的 G_0 期或 G_1 期
- 他克莫司（FK506）
  - 从放线菌属筑波链霉菌中分离出的大环内酯类化合物
  - 作用机制与 CsA 类似
  - 与 FK506 结合蛋白 -12（FKBP12）结合形成药理活性复合物
    - 该复合物抑制 $Ca^2(+)$ / 钙调蛋白 - 活化丝氨酸 / 苏氨酸磷酸酶 CN

（三）哺乳动物雷帕霉素靶蛋白抑制剂

- 西罗莫司（雷帕霉素）
  - 吸水链霉菌中分离得到的环状大环内酯类化合物
  - 与 FKBP12 结合形成复合物
  - 西罗莫司 /FKBP12 复合物抑制关键调控激酶 mTOR 的活化
    - 降低核糖体蛋白 S6 激酶 $β_1$（S6K1）和真核延伸

（左图）环孢素（CsA）和他克莫司（FK506）作用机制，通过抑制钙调磷酸酶（CN），阻断 IL-2 以及其他细胞因子和生长因子的转录起始。（右图）西罗莫司（雷帕霉素）和依维莫司的作用机制，通过抑制哺乳动物雷帕霉素靶蛋白（mTOR）进而降低核糖体蛋白活性，从而抑制 mRNA 翻译和蛋白合成

钙调磷酸酶抑制剂的作用机制

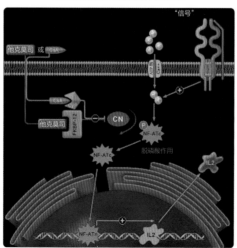

mTOR 作用机制

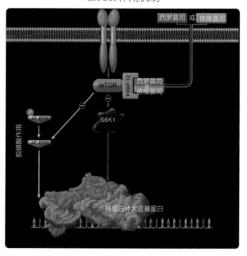

因子 4E- 结合蛋白（4EBP1）的活性，导致蛋白质合成减少

- ○ 抑制细胞因子 - 依赖性的增殖和分化，以及抗体的产生
- ○ 抑制低氧诱导因子（如 HIF-1）的表达
- ○ 降低血管内皮生长因子（VEGF）的表达
- ○ 抑制 cdk4/cyclin D 和 cdk2/cyclin E 复合物的激酶活性，这些复合物的激酶活性通常在 G_1 中期至后期达到高峰
- ○ 抑制细胞周期从 G_1 期到 S 期的转化
- ● 依维莫司
  - ○ 西罗莫司 40-O-（2- 羟乙基）衍生物
  - ○ 作用机制与西罗莫司类似
  - ○ 与 FKBP12 结合形成复合物
    - 依维莫司 /FKBP12 复合物与 mTOR 形成抑制复合物

（四）抗代谢药物

- ● 硫唑嘌呤（AZA）
  - ○ 可代谢为 6- 巯基嘌呤（6-MP）的前体药物
  - ○ 6-MP 经次黄嘌呤鸟嘌呤磷酸核糖转移酶（HGPRT）和激酶参与的多酶体系而激活
    - 形成主要代谢物 6- 硫鸟嘌呤核苷酸（6-TGN）
  - ○ 6-TGN 作为嘌呤拮抗药插入到复制中的 DNA
    - 抑制 DNA 合成
    - 抑制向 S 期转化
  - ○ 在 6-MP 分解过程中，会生成硫代肌苷酸
    - 阻止单磷酸肌苷（IMP）转化为单磷酸腺苷或单磷酸鸟苷（AMP/GMP）
- ● 吗替麦考酚酯（MMF）和麦考酚酸（MPA）
  - ○ MMF（RS-61443）是 MPA 的吗啉乙酯衍生物
  - ○ 作为前药可迅速水解为具有生物活性的 MPA
    - 可有效地、选择性地、非竞争性地和可逆地抑制肌苷单磷酸脱氢酶（IMPDH）
    - 阻断鸟嘌呤核苷酸的从头合成
    - 淋巴细胞严重依赖嘌呤的从头合成途径
      □ 对淋巴细胞的抗增殖作用比其他细胞类型更强
    - 导致细胞内 GMP 和鸟嘌呤 5′- 三磷酸（GTP）耗竭
      □ 是 DNA 合成所必需的，也是细胞生长和复制所必需的
    - 抑制向 S 期转化
    - 抑制 T 细胞和 B 细胞增殖，抑制 B 细胞产生抗体
    - 阻断在淋巴细胞和单核细胞黏附到内皮细胞过程中参与细胞间黏附的糖蛋白的糖基化
    - 可能抑制白细胞募集到炎症和移植排斥反应部位

（五）抗白介素 2 受体抗体

- ● 白介素 -2 受体 α 链（IL-2Rα）的单克隆抗体
  - ○ 两种药物制剂
    - 巴利昔单抗（嵌合抗体）
    - 达克珠单抗（人源化抗体）
- ● 阻断活化的 T 淋巴细胞上的高亲和力 IL-2R
- ● 抑制 IL-2 诱导的 IL-2R 依赖性激活通路中 Jak1、Jak3

和 STAT5A/B 组分的磷酸化

- ● 可能通过抗体依赖性细胞介导的细胞毒性引起抗体包被细胞的裂解和（或）通过 IL-2 长期耗竭引发细胞消除

（六）抗胸腺细胞免疫球蛋白

- ● 通过补体依赖性裂解或调理素作用和吞噬作用灭活和耗竭淋巴细胞

（七）T 细胞共刺激阻断剂

- ● 贝拉西普
  - ○ 由人 IgG_1 的 Fc 片段与 CTLA-4 的胞外域连接而成的融合蛋白
    - 与抗原提呈细胞上的 CD80 和 CD86 受体结合，从而阻断与 CD28 的结合
    - 通过阻断共刺激通路选择性地抑制 T 细胞活化

（八）用于移植患者的试验药物

- ● 依库丽单抗
  - ○ 人源化抗 C5 抗体
  - ○ 抑制由 DSA 诱导补体级联激活后膜攻击复合物的形成
    - 阻断 DSA 的效应
    - 不影响血清 DSA 水平
  - ○ 急性 AMR 的挽救治疗
  - ○ 预防致敏肾移植患者的 AMR
- ● 利妥昔单抗
  - ○ 人源化抗 CD20 单克隆抗体
    - CD20 在 B 细胞而非浆细胞上表达
    - 诱导凋亡并阻断 B 细胞分化为分泌 DSA 的浆细胞
    - 已存在的浆细胞不是作用靶点
- ● 静脉免疫球蛋白
  - ○ 降低血清 DSA 水平，并阻断 DSA 的效应
- ● 硼替佐米
  - ○ 26S 蛋白酶体糜蛋白酶样活性的可逆性抑制剂
    - 破坏正常稳态机制，从而导致细胞死亡
  - ○ 靶向浆细胞而降低 DSA 的产生
  - ○ 用于 AMR 的挽救治疗
- ● IgG 内肽酶
  - ○ 化脓性链球菌来源的 IgG 降解酶（IdeS）
  - ○ 将人 IgG 剪切为 F（ab′）和 Fc 片段

（闫美玲　译　张　弋　校）

参考文献

[1] Jordan SC et al: IgG Endopeptidase in highly sensitized patients undergoing transplantation. N Engl J Med. 377(5):442-453, 2017

[2] Stegall MD et al: The role of complement in antibody-mediated rejection in kidney transplantation. Nat Rev Nephrol. 8(11):670-8, 2012

[3] Snozek C et al: Therapeutic drugs and their management. In Burtis CA et al: Tietz Textbook of Clinical Chemistry and Molecular Diagnostics. 5th ed. St. Louis: Saunders.1057-1108, 2011

[4] Stegall MD et al: Terminal complement inhibition decreases antibodymediated rejection in sensitized renal transplant recipients. Am J Transplant. 11(11):2405-13, 2011

[5] Van Gelder T et al: Anti-interleukin-2 receptor antibodies in transplantation: what is the basis for choice? Drugs. 64(16):1737-41, 2004

[6] Ringe B et al. Immunosuppressive drugs. DOI: 10.1038/ npg.els.0001243. John Wiley & Sons, 2001

◀▓▶ 移植患者的治疗药物监测 ◀▓▶

一、术语

定义

- 治疗药物监测（TDM）
  - 监测药物浓度并优化给药剂量
    - 通常基于维持稳态浓度在目标范围内
  - 通过以下评估来协助患者管理
    - 排斥反应
    - 毒性
    - 剂量调整
    - 用药依从性
- 药效动力学（PD）监测
  - 通过检测靶酶的活性或细胞功能的改变以评估药物的疗效
- 药代动力学（PK）
  - 研究化学物质在体内的处置过程
    - 吸收
    - 分布
    - 代谢
    - 排泄
- 药物基因组学（PGx）
  - 研究决定药物疗效或毒性变异的遗传改变

二、临床问题

流行病学

- 目前药物治疗方案差异很大，取决于移植器官类型、移植后时间和其他临床情况
- 目标治疗范围亦依据移植器官类型、移植后时间和其他临床情况而变
  - 大多数免疫抑制剂的治疗指数较窄
    - 针对特定临床情况或患者人群经验性地建立治疗范围
    - 不一定确保每个患者都有足够的免疫抑制或避免毒性反应发生
  - 通常移植后短期治疗浓度范围维持在较高水平，在维持治疗期间治疗浓度范围维持在较低水平
  - PK 呈高变异性
    - 特别是在移植术后早期
  - 联合治疗时靶浓度范围通常更低
- TDM 不应作为调整治疗的唯一依据
  - 需要密切关注
    - 临床体征 / 症状
    - 组织活检结果
    - 其他实验室和临床参数

三、病因学 / 发病机制

分析问题

- 治疗浓度范围因分析技术而异
  - 免疫分析法
    - 在市售免疫测定试剂中检测抗体与代谢物的交叉反应性会改变治疗浓度范围
    - 应用此类分析方法的测定值往往高于色谱方法
  - 液相色谱 – 串联质谱（LC– MS/MS）
    - 由于 LC–MS / MS 具有更高的灵敏度和特异性，且无代谢物的交叉反应性，因此更加常用
  - 高效液相色谱（HPLC）
    - 由于某些药物的光谱特性差和分析时间长，通常不应用 HPLC 方法
- 谷浓度监测通常不如曲线下面积（AUC）监测有效
  - 谷浓度样本应在给药前即刻采样
  - AUC 检测的可行性较差问题阻碍了其普遍应用
- 经静脉、动脉或中央导管采集的样本应适当处理，以减少药物或抗凝剂的影响

四、药物制剂

（一）环孢素（CsA）

- 药代动力学参数
  - 吸收
    - 生物利用度：5%～60%（平均：30%）
  - 分布
    - 表观分布容积：3～5L/kg
    - 41%～58% 分布在红细胞内（浓度依赖性）
    - 全血浓度与血浆浓度比：4.5±1.5
  - 代谢
    - 经肝内细胞色素 P_{450} 3A（CYP3A4）广泛代谢
    - 鉴定出 > 25 种代谢物
    - 代谢产物的生物活性及毒性作用远低于母体化合物
    - 与经 CYP3A4 代谢的药物和（或）腺苷三磷酸结合盒转运蛋白底物之间存在相互作用
      - 如 P170 糖蛋白或多药耐药蛋白（MRP）2
  - 排泄
    - 半衰期：10～27h（平均值：19h）
    - 双相排泄，主要经胆汁排泄
- 监测
  - 样本类型：全血
  - 建议依据谷浓度水平调整给药剂量
  - 药物浓度与免疫抑制效应和毒性相关
    - 剂量与浓度之间的相关性差
  - PK 在个体间和个体内变异度大

- 通过放射免疫法（RIA）进行测定时，肾毒性与血浆谷浓度＞250ng/ml相关
  - 其他肾毒性药物（如两性霉素B）可能会增强肾毒性
- 通过RIA法进行测定时，肝毒性与血浆谷浓度＞1000ng/ml相关
- 主要不良反应
  - 肾毒性
  - 肝毒性
  - 神经毒性
  - 高血压
  - 高脂血症
  - 多毛症
  - 震颤
  - 牙龈增生

（二）他克莫司（FK506）

- 药代动力学参数
  - 吸收
    - 生物利用度：5%～65%（平均：27%）
  - 分布
    - 分布容积：5～65L/kg
    - 全血与血浆浓度比：35（12～67）
  - 代谢
    - 被CYP3A4广泛代谢
    - 据报道，31-去甲基代谢物具有他克莫司相同的活性
      - 由于浓度低，没有明显的免疫抑制作用
  - 排泄
    - 半衰期：3.5～40.5h（平均：11.3h）
    - 主要为胆汁排泄
- 监测
  - 样本类型：全血
  - 推荐根据谷浓度调整剂量
  - 药物浓度与免疫抑制效应和毒性相关
  - 高度的个体内和个体间PK变异
  - 与由CYP3A4代谢的其他药物和（或）ATP结合盒蛋白转运体的底物（如P170糖蛋白或MRP2）存在相互作用
- 主要不良反应
  - 肾毒性
  - 神经毒性
  - 高血压
  - 高脂血症
  - 高血糖

（三）西罗莫司（雷帕霉素）

- 药代动力学参数
  - 吸收

- 生物利用度：14%
- 食物减少吸收
  - 分布
    - 分布容积：（12±8）L/kg
    - 主要分布在红细胞；2%～3%在血浆
    - 全血与血浆浓度比：36±18
  - 代谢
    - 被CYP3A4广泛代谢
    - 具有药理活性的代谢物包括
      - 41-O-和7-O-去甲基化西罗莫司
      - 羟基化西罗莫司
      - 羟基化-去甲基化西罗莫司
  - 排泄
    - 半衰期：（62±16）h
    - 主要通过胆道排泄
- 监测
  - 样本类型：全血
  - 推荐根据谷浓度调整剂量
  - 与由CYP3A代谢的其他药物和（或）ATP结合盒蛋白转运体的底物存在相互作用
- 主要不良反应
  - 高脂血症
  - 骨髓抑制
  - 在体内和体外与环孢素的协同作用

（四）依维莫司

- 药代动力学参数
  - 吸收
    - 生物利用度：16%
  - 分布
    - 分布容积：107～342L
    - 全血与血浆浓度比：17～73（浓度依赖）
  - 代谢
    - 被CYP3A4广泛代谢
    - 代谢物包括
      - 羟基化-依维莫司
      - 二甲基化-依维莫司
      - 二羟基化-依维莫司
      - 开环依维莫司
    - 比依维莫司活性约低100倍
  - 排泄
    - 半衰期：18～35h
    - 98%的依维莫司在胆汁中排泄
  - 主要不良反应
    - 高脂血症
    - 血小板减少
    - 肾毒性
- 监测

- 样本类型：全血
- 推荐根据谷浓度调整剂量
- 与由 CYP3A 代谢的其他药物和（或）ATP 结合盒蛋白转运体的底物存在相互作用

（五）吗替麦考酚酯（MMF，RS-61443）

- 口服后快速吸收
- 快速且完全代谢为麦考酚酸（MPA）
  - 活性代谢物
- 药代动力学参数（基于 MPA）
  - 吸收
    - 生物利用度：94%
  - 分布
    - 分布容积：(3.6 ± 1.5) L/kg
    - 全血与血浆浓度比：0.6
    - 97% 与血浆白蛋白结合
  - 代谢
    - MPA 主要由葡萄糖醛酸转移酶代谢形成麦考酚酸葡萄糖苷酸（MPAG）
  - 无药理学活性
    - MPAG 通过肝肠循环转换为 MPA
  - 排泄
    - 半衰期：(17.9 ± 6.5) h
    - 93% 的 MPA 由尿排泄
- 监测
  - 样本类型 = 血清或血浆
  - 监测肌苷一磷酸脱氢酶（IMPDH）的催化活性用于药效分析
  - 监测游离浓度的用途不明，但对以下患者可能有效
    - 肾功能不全
    - 低白蛋白血症
    - 高胆红素血症
- 主要不良反应
  - 白细胞减少症
  - 胃肠道症状

（六）硫唑嘌呤

- 代谢为 6- 巯基嘌呤（6-MP）的前体药物
  - 6-MP 通过系列多酶反应激活形成 6- 硫代鸟嘌呤核苷酸（6-TGN）
- 药代动力学参数
  - 吸收
    - 生物利用度：88%
  - 分布
    - 分布容积：0.808L/kg
    - 蛋白结合率：30%（硫唑嘌呤和巯基嘌呤）
  - 代谢
    - 硫唑嘌呤（AZA）被谷胱甘肽 S- 转移酶快速转化为 6-MP

- 然后 6-MP 快速进入细胞，并由 3 条竞争性代谢途径代谢
- 激活
  - 通过次黄嘌呤鸟嘌呤磷酸核糖基转移酶（HGPRT）、肌苷 5′- 单磷酸脱氢酶和胍基 5′- 单磷酸合成酶的依次作用形成 6-TGN
- 失活
  - 6-MP 被黄嘌呤氧化酶（XO）氧化为非活性代谢物 6- 硫尿酸（6-TU）
  - 被硫嘌呤甲基转移酶（TPMT）代谢为 6- 甲基巯基嘌呤（6-MMP）
- XO、HGPRT 和 TPMT 的相对活性决定了活性代谢产物 6-TGN 的净浓度
  - 排泄
    - 半衰期：5h（代谢物）
- 监测
  - AZA 血药浓度对预测疗效价值很小
    - 临床疗效与 6-TGN 水平相关
  - 6-TGN 和 6-MMP 的浓度与疗效相关，可以预测毒性
  - TPMT 活性与基因多态性有关
    - TPMT 活性降低的患者可能发生骨髓毒性的风险增加
    - TPMT 活性与红细胞中 6-TGN 水平呈负相关
    - TPMT 基因型或表型（红细胞 TPMT 活性）可以帮助确定发生 AZA 毒性风险增加的患者
- 主要不良反应
  - 骨髓抑制
  - 肝毒性

（七）单克隆抗体

- 大多数抗体表现出非线性、剂量依赖的 PK
- 通常表现出的 PK/PD 特性比小分子药物典型相关的特性复杂得多
- 这些药物存在 PK 个体间差异以及产生中和效应的抗药抗体（ADA）
- 吸收
  - 肌肉或皮下给药后吸收缓慢且常为剂量依赖性
  - 生物利用度不完整
    - 由于进入系统循环前的细胞外降解和内吞作用导致生物利用度在 50%～100% 变化
- 分布
  - 分布容积通常接近总血量
    - 由于缓慢分布到周围组织并从中清除，因此无法准确估算
  - 药物分布到组织可能是通过血液 - 组织液对流和内皮细胞的内吞作用完成
- 代谢 / 排泄
  - 代谢或排泄不涉及肾脏或肝脏途径

药物谷浓度治疗范围的示例

移植类型	麦考酚酸	环孢素	他克莫司	西罗莫司	依维莫司
通用	1.0～3.5μg/ml	100～400ng/ml	5～15ng/ml	4～20ng/ml	3～8ng/ml 6～10ng/ml （单药治疗）
成人		100～200ng/ml	5～15ng/ml	10～15ng/ml	
儿童			12～20ng/ml	12～30ng/ml	
肾	1.5～3.5μg/ml	150～300ng/ml，移植后即时	8～10ng/ml，＜1个月		
心脏			9～12ng/ml		
肝		150～250ng/ml，移植后＜1年	4～12ng/ml，移植后＜60d		
		50～150ng/ml，移植后＞1年	4～10ng/ml，移植后＞60d		
肺		175～225ng/ml	10～15ng/ml		

- 通过细胞内溶酶体降解进行消除
  - 经液相或受体介导的内吞作用后剂量依赖性 PK
- 监测
  - 监测药物血清谷浓度和 ADA 可能有助于改善个体化剂量方案
    - 由于可用的检测方法有限，因此常规临床实践中很少应用
  - 抗原特异性的生物制剂具有高特异性
    - 治疗范围相对广泛
    - 血清药物浓度或 ADA 与毒性的相关性尚不明确
- 巴利昔单抗
  - 分布容积：（8.6±4.1）L
  - 半衰期：（7.2±3.2）天
  - 据报道，浓度 ≥ 0.2μg/ml 时，完全抑制外周血 T 淋巴细胞的白介素 2 受体 α 链
- 达克珠单抗
  - 分布容积：0.074L/kg
  - 半衰期：11～38 天
  - 据报道，浓度为 5～10μg/ml 时，白介素 2 受体的 Tac 亚基的结合达到饱和

（高慧儿　译　张　弋　校）

参考文献

[1] PROGRAF (tacrolimus) [package insert]. Northbrook: Astellas Pharmaceuticals, 2012

[2] AFINITOR (everolimus) [package insert]. East Hanover: Novartis Pharmaceuticals, 2011

[3] IMMURAN (azathioprine) [package insert]. San Diego: Prometheus Laboratories Inc, 2011

[4] Snozek C et al: Therapeutic drugs and their management. In Burtis CA et al: Tietz Textbook of Clinical Chemistry and Molecular Diagnostics. 5th ed. St. Louis: Saunders. 1057-1108, 2011

[5] van Rossum HH et al: Pharmacodynamic monitoring of calcineurin inhibition therapy: principles, performance, and perspectives. Ther Drug Monit. 32(1):3-10, 2010

[6] ZORTRESS oral tablets, everolimus oral tablets [package insert]. Stein, Switzerland: Novartis Pharmaceuticals, 2010

[7] CELLCEPT oral capsules, tablets, suspension, IV injection, mycophenolate mofetil oral capsules, tablets, suspension, mycophenolate mofetil HCl IV injection [package insert]. Nutley: Roche Laboratories, 2009

[8] Wallemacq P et al: Opportunities to optimize tacrolimus therapy in solid organ transplantation: report of the European consensus conference. Ther Drug Monit. 31(2):139-52, 2009

[9] Sahasranaman S et al: Clinical pharmacology and pharmacogenetics of thiopurines. Eur J Clin Pharmacol. 64(8):753-67, 2008

[10] Wang W et al: Monoclonal antibody pharmacokinetics and pharmacodynamics. Clin Pharmacol Ther. 84(5):548-58, 2008

[11] SANDIMMUNE oral soft gelatin capsules, oral solution, injection for infusion, cyclosporine oral soft gelatin capsules, oral solution, injection for infusion [package insert]. East Hanover, NJ: Novartis Pharmaceuticals, 2005

[12] SIMULECT (basiliximab) [package insert]. East Hanover, NJ: Novartis Pharmaceuticals, 2005

[13] Kirchner GI et al: Clinical pharmacokinetics of everolimus. Clin Pharmacokinet. 43(2):83-95, 2004

[14] ZENAPAX (daclizumab) [package insert]. Nutley, NJ: Hoffmann-La Roche, 2002

[15] Ringe B et al: Immunosuppressive Drugs. In: eLS. Chichester: John Wiley & Sons Ltd, 2001

[16] RAPAMUNE (sirolimus) [package insert]. Philadelphia, PA: Wyeth-Ayerst Laboratories, 1999

[17] Langman LJ et al: Pharmacodynamic assessment of mycophenolic acidinduced immunosuppression by measuring IMP dehydrogenase activity. Clin Chem. 41(2):295-9, 1995

[18] Venkataramana n R et al: Pharmacokinetics of FK 506 in transplant patients. Transplant Proc. 23(6):2736-40, 1991

◀▪ 移植免疫抑制剂的发现史 ▪▶

一、免疫抑制剂的历史概述

（一）引言

- 多年来免疫抑制剂已发生了重大变化
  - 可用于诱导治疗和维持免疫抑制的药物数量大大增加
- 免疫抑制剂的短期疗效大幅提高
  - 通过移植物1年存活率和早期急性细胞性排斥反应评估
- 重点从免疫抑制管理转移为
  - 慢性排斥反应/长期移植物存活
  - 整体免疫抑制最小化
  - 靶向移植物抗体反应的药物研究

（二）放射治疗

- 全身放疗和全淋巴系统放疗
  - 1908年
    - Benjamin等发现，兔的全身放疗损害牛血清抗体的合成
  - 1914年
    - Murphy显示，放疗减缓了对肿瘤同种异体移植物免疫的进展
  - 全淋巴系统放疗确实改善了移植结局
    - 缺点是有机会性感染的趋势和不可预知的潜在致命的结局

（三）"化学"免疫抑制剂的出现

- 1914—1916年
  - Murphy和Hekton各自记录了简单化合物、苯、甲苯的免疫抑制作用
- 1952年
  - 甲基-双-（β-氯乙基）-胺盐酸盐（氮芥子气）、糖皮质激素和脾切除术联合应用可延长杂种犬同种异体移植物的存活
- 1959年
  - Schwartz和Dameshek证明，抗白血病药物6-巯基嘌呤（6-MP）可阻止兔子对抗原刺激产生抗体

二、药物的临床应用（1962—1994年）

（一）硫唑嘌呤时代（1962—1983年）

- 糖皮质激素
  - 20世纪50年代末到60年代初：大剂量激素与放疗联合应用
    - 与显著的发病率相关
  - 目前与±硫唑嘌呤和T细胞消耗剂联合应用
- 硫唑嘌呤
  - 临床用于移植
    - 除非添加糖皮质激素，否则对人体的疗效不尽理想
  - 急性细胞性排斥反应的发生率和严重程度仍然很高（约65%）
  - 移植物1年存活率：约40%
- T细胞消耗制剂
  - 抗胸腺细胞球蛋白（Thymoglobulin）和莫罗单抗-CD3（OKT3）
    - 增加了T细胞失活的广泛程度
    - 提高了临床疗效

（二）环孢素时代（1983—1994年）

- 环孢素
  - 环状多肽
  - 拥有免疫抑制特性
  - 由真菌属Tolypocladium inflatum发酵产物中提取的化合物
  - 现有药物方案中添加环孢素能减少急性排斥反应，改善移植物存活率
    - 这个时代，治疗药物监测已成为实践标准
  - 钙调磷酸酶抑制剂
  - 仍作为他克莫司的替代选择在临床应用

三、现代（1995年至今）

（一）他克莫司

- 从放线菌属筑波链霉菌属中分离的羧基环大环内酯
  - 第一个被美国食品药品管理局（FDA）批准用于肝移植
    - 扩展用于包括肾和其他实体器官移植
- 钙调磷酸酶抑制剂

（二）西罗莫司

- 结构与他克莫司类似
- 由吸水链霉菌产生

（三）依维莫司

- 西罗莫司的结构类似物
- 还批准用于多种癌症的治疗

（四）吗替麦考酚酯和麦考酚酸

- 吗替麦考酚酯（RS-61443）
  - 麦考酚酸（MPA）的吗啉基乙酯
- 吸收后，前药快速被胞质酯酶水解成活性化合物MPA
- 最初批准用于肾移植，但现在还批准用于心脏和肝移植

四、抗体治疗

（一）批准用于移植的抗体

- 抗胸腺细胞球蛋白（胸腺球蛋白和Atgam）
  - 兔（rATG，胸腺球蛋白）或马（eATG，Atgam）多克隆抗体
  - 免疫反应抑制的机制尚不完全明确
- 莫罗单抗-CD3（Orthoclone OKT3）
  - 针对CD3的鼠单克隆抗体，导致T细胞耗竭
  - 用于免疫抑制诱导和排斥反应的治疗
    - 随排斥反应发生率下降，临床应用减少
- 达克珠单抗和巴利昔单抗
  - 抗白介素-2受体（抗CD25）抗体
  - 适用于低、中排斥反应风险的患者

免疫抑制活性药物发现的年代表

年　份	药　物
1949	氢化可的松
1959	6- 巯基嘌呤（6-MP）
1959	环磷酰胺
1961	甲氨蝶呤
1963	硫唑嘌呤（6-MP 的前药）
1975	咪唑立宾
1976	环孢素
1977	西罗莫司
1978	来氟米特
1971	莫罗单抗 -CD3
1983	抗白介素 -2 受体（抗 -CD25）
1984	胸腺球蛋白
1991	吗替麦考酚酯 / 麦考酚酸
1987	他克莫司
1992	布喹那
1997	达克珠单抗
1998	巴利昔单抗
2003	依维莫司
2011	贝拉西普

- 贝拉西普（Nulojix）
  - 选择性 T 细胞共刺激阻断剂
  - 修饰的 CTLA-4 的细胞外结构融合至 IgG_1 的 Fc 结构域的一部分

（二）批准用于其他适应证的抗体

- 阿仑单抗（抗 CD52）
  - 慢性淋巴细胞白血病
- 利妥昔单抗（抗 CD20）
  - 非霍奇金淋巴瘤
  - 类风湿关节炎（RA）
- 英夫利昔单抗［抗肿瘤坏死因子 α（TNF-α）］
  - RA
  - 中、重度克罗恩病
- 阿达木单抗（抗 TNF）
  - 中、重度 RA
  - 少年多发性 RA
  - 银屑病关节炎
  - 强直性脊柱炎
  - 中、重度克罗恩病
  - 中、重度斑块状银屑病

（高慧儿　译　张　弋　校）

参考文献

[1] Snozek C et al: Therapeutic drugs and their management. In Burtis CA et al: Tietz Textbook of Clinical Chemistry and Molecular Diagnostics. 5th ed. St Louis: WB Saunders. 1057-1108, 2011

[2] Mukherjee S et al: A comprehensive review of immunosuppression used for liver transplantation. J Transplant. 2009:701464, 2009

[3] Halloran PF: Immunosuppressive drugs for kidney transplantation. N Engl J Med. 2004 Dec 23;351(26):2715-29. Review. Erratum in: N Engl J Med. 352(10):1056, 2005

[4] Zand MS: Immunosuppression and immune monitoring after renal transplantation. Semin Dial. 18(6):511-9, 2005

[5] Ringe B et al: Immunosuppressive Drugs. In: eLS. Chichester: John Wiley & Sons Ltd, 2001

[6] Allison AC: Immunosuppressive drugs: the first 50 years and a glance forward. Immunopharmacology. 47(2-3):63-83, 2000

[7] Kahan BD: Timeline of immunosuppression. Transplant Proc. 25(4 Suppl 3):1-4, 1993

[8] Caralps A: History of immunosuppression in kidney transplantation. Transplant Proc. 20(5 Suppl 6):3-4, 1988

[9] Levin B et al: Treatment of cadaveric renal transplant recipients with total lymphoid irradiation, antithymocyte globulin, and low-dose prednisone. Lancet. 2(8468):1321-5, 1985

[10] Murphy JB: Heteroplastic tissue grafting effected through roentgen-ray lymphoid destruction. JAMA. LXII(19):1459, 1914

第四篇
肾 移 植
Kidney Transplantation

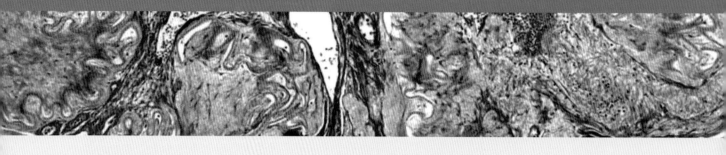

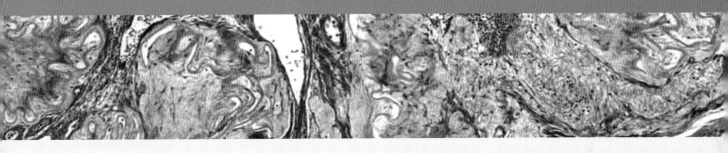

◆▪ 肾移植历史 ▪◆

一、历史与演变

（一）第 1 例人类活体肾移植

- 1954 年
  - 马萨诸塞州首府波士顿的 Peter Bent Brigham 医院
    - 移植供者和受者为同卵双胞胎兄弟，其中一人患有终末期肾病
    - 同卵双生之间移植不需要免疫抑制治疗
    - 在肾移植之前，受者接受了自体皮肤移植与异体皮肤移植，无皮肤排斥反应
    - 移植肾功能持续了 8 年，直至受体因心血管疾病去世
- 1956 年
  - 马萨诸塞州首府波士顿的 Peter Bent Brigham 医院
    - 第一例女性受者活体肾移植
      - 供体为其双胞胎姐妹
    - 移植受者活到了 54 岁
      - 为存活时间最长的肾移植受者；死因与移植无关
    - 第一个怀孕并分娩的移植受者

（二）免疫抑制治疗的进程

- 早期移植是在受者行全身辐照后进行
  - 辐照允许来自非同卵双胞胎亲属或无血缘关系供体之间进行移植
  - 部分移植物可存活多年，有些则会在术后早期失功
- 20 世纪 50 年代末到 60 年代初
  - 大剂量皮质激素，全身辐照，移植物辐照
  - 因排斥反应而导致移植物丢失很常见
- 1963 年，Murray 等
  - 应用硫唑嘌呤免疫抑制治疗可延长移植物存活时间
  - 虽然移植物存活有所改善，但 T 细胞介导的急性排斥反应（TCMR）仍然很常见
- 1963 年，Starzl 等
  - 联合应用硫唑嘌呤与泼尼松可以减少肾移植受者的排斥反应
- 20 世纪 70 年代到 80 年代中期
  - T 细胞耗竭药物用于免疫诱导治疗
  - 急性 TCMR 的预防与治疗得到改善
  - 明尼苏达州抗淋巴细胞球蛋白制剂
    - 1992 年停产
  - 抗胸腺细胞球蛋白（Thymoglobulin，Atgam）
  - OKT3
- 1979 年，Calne 等
  - 环孢素（CSA）单用于肾移植的免疫抑制治疗
- 1980 年，Starzl 等
  - CSA 与泼尼松联合应用于已故供体肾移植受者
- 20 世纪 80 年代到 90 年代中期
  - 将 CSA 作为免疫抑制维持方案，显著改善了急性排

斥反应发生率和移植物长期存活情况
- 20 世纪 90 年代中期到 21 世纪初
  - 引入口服制剂他克莫司（Prograf）与霉酚酸酯（CellCept）作为免疫抑制维持治疗的一部分
  - 静脉用非耗竭式 T 细胞抗体作为免疫诱导治疗：巴利昔单抗（Simulect），达利珠单抗（Zenapax）
    - 直接靶向活化 T 细胞表面 IL-2 受体 α 链（CD25）
- 致敏患者抗体介导排斥反应是当下免疫抑制治疗的最大障碍
  - 通过抑制补体成分 C5，预防阳性交叉配型（XM）移植早期急性抗体介导的排斥反应（AMR）
  - 对于慢性 AMR，无有效药物

（三）移植肾病理

- 1991 年
  - 有关肾移植的第一届 Banff 移植病理学会议
    - 在急性排斥反应的分类上达成一致
    - 基于多中心临床试验的分级方案
- 1997 年
  - Banff 与移植分类系统中的临床协作实验融合
  - "Banff 97" 分类：当前方案的基础
- 1999 年
  - C4d 染色在急性 AMR 诊断中的应用及与血清供者特异性抗体（DSA）的相关性（Collins 等）
- 2001 年
  - Banff 病理分类系统中加入 AMR 诊断标准（发表于 2003 年）
  - 引入慢性移植肾病条目（CAN）
- 2005 年
  - 由于缺乏特异性，删除 CAN 条目（发表于 2007 年）
  - 具体的疾病过程（如慢性 AMR 或 BK 肾病）应作为间质纤维化和肾小管萎缩（IFTA）的原因
    - 如果没有可识别的特定疾病，可使用 IFTA
- 2009 年
  - 成立工作小组，研究移植肾的其他特殊疾病过程和组织学特征
- 2013 年
  - 发现 C4d 阴性 AMR
- 2017 年
  - 炎症在 IFTA 中作为慢性 TCMR 的组成成分

二、实验室检查

（一）早期肾移植的组织分型

- 1965 年
  - 影响移植物长期预后最重要的因素是供受体之间的组织相容性程度 [人类白细胞抗原（HLA）匹配]
  - 随着 T 细胞免疫抑制剂的改进，HLA 匹配的重要性有所下降

（二）同种异体抗体的血清学研究

- 1969 年，Patel and Terasaki
  - 超急性排斥反应是由预存的抗供体抗原的抗体引起，造成移植物损伤
  - 避免有预存 DSA 的移植，可降低超急性排斥反应的风险
- 补体依赖性细胞毒性（CDC）XM 实验
  - 早期检测 DSA
  - 在补体存在的情况下，受体血清与供体淋巴细胞共培养
    - 细胞裂解提示特异性抗体活性
  - 当与供体淋巴细胞的细胞毒性实验 XM 阳性时，早期移植物丢失率极高（80%）
- 流式 XM 实验（T 细胞、B 细胞）
  - 使用受体血清培养供体淋巴细胞，暴露于荧光标记的抗人球蛋白抗体中，用流式细胞技术分析
  - 敏感性优于 CDC XM 实验
- 固相分析
  - 纯化的 HLA 抗原结合到固体表面（流珠或微滴板孔），用受体血清培养
    - 采用流式细胞仪或酶联免疫吸附试验分析
  - 敏感性优于 CDC XM 实验

三、同种异体抗体检测

临床肾移植相关

- XM 实验阳性与 ABO 血型不相容肾移植
  - 接受 ABO 血型不相容或血清 DSA 水平升高的受者可考虑移植前脱敏
    - 血浆置换，大剂量 IVIG
  - 低水平 DSA 仍然可以诱发患者发生早期急性 AMR 和（或）慢性 AMR
- 肾脏配对捐献（KPD）/捐献者配对交换
  - 将自愿捐献的活体供者与相容受者进行匹配的方法（肾脏交换）；1986 年由 F. Rapaport 第一次提出
  - 选择 XM 实验阳性或者 ABO 血型不相容的活体捐献移植受者
  - 在致敏患者中避开不可接受的抗原
  - 一些患者（广泛敏感）在 KPD 方案中找不到可接受的供体
    - 对于等待匹配供体的患者来说，XM 实验阳性移植的存活率高于维持性透析

四、其他进展

（一）同种异体移植免疫耐受

- "免疫耐受"是指在调整免疫功能背景下对功能性移植物的免疫接受
  - 主要机制
    - 克隆缺失或失能的同种异体反应性细胞
    - 调节或抑制同种异体反应性细胞
- 同种异体骨髓移植允许接受来自同一供体的实体器官移植
- 人类肾移植嵌合体协草案
  - 2006 年，HLA 完全匹配同胞供者
    - 因多发性骨髓瘤而致肾衰竭患者同时接受同种异体肾与骨髓移植
  - 2008 年，HLA 错配供受体（Kawai 等）
    - 来自同一供体的非清髓性同种异体骨髓移植与肾移植
      - 诱导混合嵌合体的形成
    - 在 5 位停止免疫抑制治疗的患者中，有 4 位患者在移植后的 2～5 年内功能维持稳定
    - 几位患者的长期随访结果显示脱离免疫抑制治疗的移植物可维持功能稳定
      - 部分患者出现 DSA、慢性排斥反应、复发性肾小球疾病

（二）异种移植

- 目前仅处于实验阶段
- 一些免疫障碍，包括 AMR
  - 使用 α_1-，3- 半乳糖转移酶基因敲除的猪作为供肾者，预防超急性排斥反应
  - CRISPR 技术将会加速基因工程的发展

（三）体外灌注

- 目前有希望在肺、心、肾和肝移植中进行临床试验
  - 修复边缘器官，延长离体时间

（魏江浩 蔡文娟 译 付迎欣 王政禄 校）

参考文献

[1] Haas M et al: The Banff 2017 Kidney Meeting report: revised diagnostic criteria for chronic active T cell-mediated rejection, antibody-mediated rejection, and prospects for integrative endpoints for next-generation clinical trials. Am J Transplant. ePub, 2017

[2] Hosgood SA et al: Successful transplantation of human kidneys deemed untransplantable but resuscitated by ex vivo normothermic machine perfusion. Am J Transplant. 16(11):3282-3285, 2016

[3] Solez K et al: The Banff classification revisited. Kidney Int. 83(2):201-6, 2013

[4] Sharif A et al: Incompatible kidney transplantation: a brief overview of the past, present and future. QJM. 105(12):1141-50, 2012

[5] Shimizu A et al: Pathologic characteristics of transplanted kidney xenografts. J Am Soc Nephrol. 23(2):225-35, 2012

[6] Kawai T et al: HLA-mismatched renal transplantation without maintenance immunosuppression. N Engl J Med. 358(4):353-61, 2008

[7] Zand MS: Immunosuppression and immune monitoring after renal transplantation. Semin Dial. 18(6):511-9, 2005

[8] Groth CG et al: Historic landmarks in clinical transplantation: conclusions from the consensus conference at the University of California, Los Angeles. World J Surg. 24(7):834-43, 2000

[9] Murray JE: The Nobel lectures in immunology. the Nobel prize for physiology or medicine, 1990. the first successful organ transplants in man. Scand J Immunol. 39(1):1-11, 1994

[10] Medawar PB: The Nobel lectures in immunology. the Nobel prize for physiology or medicine, 1960. Immunological tolerance. Scand J Immunol. 33(4):337-44, 1991

[11] Patel R et al: Significance of the positive crossmatch test in kidney transplantation. N Engl J Med. 280(14):735-9, 1969

[12] Starzl TE et al: Chronic survival after human renal homotransplantation. lymphocyte-antigen matching, pathology and influence of thymectomy. Ann Surg. 162(4):749-87, 1965

移植肾疾病的病理学分类

一、术语

（一）病因分类
- 根据发病原因广义分为同种免疫性、非同种免疫性、药源性和供肾来源性

（二）缩略语
- T 细胞介导的排斥反应（T-cell–mediated rejection，TCMR）
- 抗体介导的排斥反应（antibody–mediated rejection，AMR）
- 管周毛细血管（peritubular capillaries，PTC）
- 局灶节段性肾小球硬化（focal segmental glomerulosclerosis，FSGS）
- 膜性肾病（membranous glomerulonephritis，MGN）
- 膜增生性肾小球肾炎（membranoproliferative glomerulonephritis，MPGN）
- 肾小管萎缩与间质纤维化（interstitial fibrosis and tubular atrophy，IFTA），非特指型（not otherwise specified，NOS）
- 血栓性微血管病（thrombotic microangiopathy，TMA）
- 哺乳动物类雷帕霉素靶蛋白（mammalian target of rapamycin，mTOR）

二、定义

（一）T 细胞介导的排斥反应
- 内皮细胞和主质细胞表面表达靶抗原
- 需要辅助细胞（巨噬细胞等）参与
- T 细胞同种免疫反应主要针对供者抗原，特别是主要组织相容性复合物（MHC），在人类主要是人类白细胞共同抗原（HLA）
- 非 HLA 类抗原也可作为靶位点（如 HLA 相合同胞供体）

（二）抗体介导的排斥反应
- 细胞表达供者同种异体抗原引起的抗体介导的损伤，特别是 HLA Ⅰ类和Ⅱ类抗原
- 协同机制包括补体激活，具有 Fc 受体的巨噬细胞、NK 细胞和中性粒细胞参与

（三）HLA 分子
- 编码 MHC 抗原多态性的基因位于 6 号染色体
  - Ⅰ类分子（A、B、C）广泛表达在所有有核细胞
  - Ⅱ类分子（DR、DQ、DP）局限表达在 B 细胞、树突状细胞、内皮细胞、巨噬细胞和活化的 T 淋巴细胞
- γ 干扰素治疗后表达增强

（四）继发性组织相容性复合物
- 非主要组织相容性符合物具有多态性
- 可以启动 MHC 匹配的受体的同种免疫反应

（五）C4d
- 补体激活过程产生的 C4 片段，与邻近分子共价结合
- 抗体与内皮细胞作用的标志

（六）分层
- 基底膜多层

- 常见于 PTC

（七）移植性肾小球病
- 移植性肾小球病为移植后肾小球基底膜（GBM）双轨
- 常见原因：慢性 AMR、TMA 和 MPGN 复发

（八）移植性肾小球炎
- 肾小球毛细血管襻内可见单个核细胞或中性粒细胞
- 一些严重病例可见肾小球内皮细胞肿胀和系膜溶解

（九）毛细血管炎
- 单个核细胞或中性粒细胞在 PTC 中聚集

（十）内膜炎 / 内皮炎
- 单个核细胞在动脉内皮下浸润

（十一）肾小管炎
- 单个核细胞浸润肾小管上皮

三、分类 1：同种免疫反应

（一）T 细胞介导的排斥反应
- 急性 TCMR（急性细胞性排斥反应）
  - 肾小管 – 间质炎（Banff Ⅰ类）
  - 动脉内膜炎 / 静脉内皮炎（Banff Ⅱ类）
  - 透壁性动脉炎 / 纤维素样坏死（Banff Ⅲ类）
  - 移植性肾小球病（无 Banff 分型）
- 慢性 TCMR
  - 肾小管间质性（Banff Ⅰ类 + 纤维化 + 肾小管萎缩）
  - 移植性动脉病（Banff Ⅱ类 + 内膜纤维化 / 泡沫细胞浸润）

（二）抗体介导的排斥反应
- 超急排
  - 通常 PTC 的 C4d（+）（早期病例可能阴性）
  - 病理表现同 AHR，发生在移植后 24h
- 急性 AMR（急性体液性排斥反应）
  - 肾小管损伤（Banff Ⅰ型）
  - 中性粒细胞性毛细血管炎（Banff Ⅱ型）
  - 动脉纤维素样坏死（Banff Ⅲ型）
  - PTC C4d（+）
  - 或表现为动脉内膜炎 /TMA
- 慢性 AMR（慢性体液性排斥反应）
  - 移植性肾病和肾小球炎
  - PTC 分层和毛细血管炎
  - 移植性动脉病
  - PTC C4d 常常（+），也可（–）
- 变异型
  - 闷燃性 / 惰性（单个核细胞性毛细血管炎）
  - C4d（–）（大部分慢性 / 闷燃性）
  - C4d（+）无活动性排斥反应的证据（耐受）

四、分类 2：药物毒性和超敏反应

（一）钙调磷酸酶抑制剂毒性
- 环孢素和他克莫司

- 慢性（小动脉透明变性、纤维化、肾小管萎缩、FSGS、TMA）
- 功能性（血管痉挛）
- 急性（肾小管病、TMA）

（二）mTOR 抑制剂毒性

- 雷帕霉素（西罗莫司）和相关药物
- 急性肾小管损伤
- FSGS
- TMA

（三）抗病毒药物的肾小管毒性

- 结晶形成（膦甲酸）
- 线粒体毒性（阿德福韦，替诺福韦）

（四）药物相关间质性肾炎

- 抗生素等

五、分类 3：感染

（一）病毒感染

- 多瘤病毒
- 巨细胞病毒
- 腺病毒
- 单纯疱疹病毒

（二）细菌和真菌感染（部分列出）

- 急性肾盂肾炎
- 慢性肾盂肾炎
- 结核病
- 软斑病
- 微孢子虫病

六、分类 4：解剖并发症

（一）大血管病变

- 动脉血栓
- 静脉血栓
- 动脉夹层
- 动脉狭窄

（二）肾盂／输尿管

- 尿瘘
- 梗阻

七、分类 5：复发和新发疾病

（一）原发病复发（部分列出）

- FSGS（先天性或原发性）
- 非典型溶血尿毒综合征
- C3 肾小球肾病
- IgA 肾病
- MGN
- 糖尿病性肾病

（二）新发疾病（部分列出）

- 膜性肾病（可能为自身免疫性）
- FSGS，继发性
- 糖尿病性肾病
- 抗血管紧张素 II 1 型受体自身抗体综合征

（三）受体特异性疾病

- Alport 综合征中抗 GBM 病
- 先天性肾病综合征，芬兰型
- TBM 抗原缺失的受体中抗 TBM 肾病

（四）供体特异性新发疾病

- 塌陷型 FSGS（供体具有 APOL1 等位风险基因）

八、分类 6：供体疾病

移植中可见（部分列出）

- 急性肾小管损伤（缺血）
- 动脉硬化
- TMA
- 横纹肌溶解（创伤）
- 肾盂肾炎
- 肾小球肾炎
- 高血压／年龄造成的球性硬化
- IgA 肾病，MGN 等
- 肿瘤
- 原发肾细胞癌
- 转移性肿瘤

九、分类 7：其他疾病

（一）肿瘤（常与病毒感染相关）

- 移植后淋巴组织增殖性疾病

（二）特发性

- IFTA，非特指型

十、备注

注释

- 排斥反应有时有明确的临床症状，有时呈亚临床状态（肾功能正常）
- 活检标本常常表现为多种疾病的组合
- 了解原发病、用药方案和移植后时间对解释诊断结果是必要的

（魏江浩 蔡文娟 译 付迎欣 王政禄 校）

参考文献

[1] Becker JU et al: Banff borderline changes suspicious for acute t cellmediated rejection: where do we stand? Am J Transplant. 16(9):2654-60, 2016

[2] Haas M: The revised (2013) Banff classification for antibody-mediated rejection of renal allografts: update, difficulties, and future considerations. Am J Transplant. 16(5):1352-7, 2016

[3] Haas M et al: Banff 2013 meeting report: inclusion of C4d-negative antibodymediated rejection and antibody-associated arterial lesions. Am J Transplant. 14(2):272-83, 2014

[4] Mengel M et al: Banff 2011 Meeting report: new concepts in antibodymediated rejection. Am J Transplant. 12(3):563-70, 2012

[5] Williams WW et al: Clinical role of the renal transplant biopsy. Nat Rev Nephrol. 8(2):110-21, 2012

◀▌ 终末期肾病评估 ▐▶

一、术语

（一）同义词

- 终末期肾病（ESRD）
- 终末期肾脏病（ESKD）

（二）定义

- ESRD 定义为终末期肾衰竭
  - ≥ 3 个月
  - 肾小球滤过率（GFR）≤ 15ml/（min·1.73m²）
  - 需要肾脏替代治疗
- 相关病理包括弥漫性肾小球硬化、间质纤维化、肾小管萎缩和血管硬化 ± 囊肿形成

二、流行病学

（一）发病率

- 美国 ESRD 发病率：约 0.2%

（二）年龄范围

- 平均年龄：64.2 岁
- 可在儿童或成人中发病

（三）种族

- ESRD 累积发病风险
  - 黑人男性 7.3%；白人男性 2.5%
  - 黑人女性 7.8%；白人女性 1.5%

三、病因 / 发病机制

（一）成人中 ESRD 的病因

- 糖尿病肾病
- 高血压性肾硬化症
- 肾小球疾病

- 局灶性节段性肾小球硬化（FSGS）
- 肾小球肾炎（GN）
  - IgA 肾病
  - 膜增生性 GN
  - 新月体 GN
    - 免疫力低下引起的 [抗中性粒细胞胞质自身抗原（ANCA）相关]GN
    - 抗肾小球基底膜 GN
- 膜性肾病
- 遗传性肾脏疾病
  - 常染色体显性遗传性多囊肾病（ADPKD）
  - Alport 肾病与其他
- 肾小管间质性疾病
  - 慢性肾盂肾炎 ± 反流
  - 梗阻性肾病
  - 急性肾小管坏死 / 损伤
  - 慢性间质性肾炎
- 继发性肾小球肾炎、血管炎和血栓性微血管病变
  - 狼疮性肾炎
  - 系统性 ANCA 血管炎，包括显微镜下的多血管炎和肉芽肿合并多血管炎
  - 溶血性尿毒症综合征 / 血栓性血小板减少性紫癜
- 肿瘤
  - 轻链（骨髓瘤）管型肾病
  - 原发性肾细胞癌（RCC）或尿路上皮癌
- 其他疾病

（二）不足 18 岁人群 ESRD 的病因

- 肾小球疾病
  - GN
    - 膜增生性 GN
    - IgA 肾病

弥漫性颗粒状表面　　　　　缺血性肾小球萎缩

（左图）慢性肾小球肾炎（GN）或高血压性肾硬化导致的终末期肾脏外表面去除包膜后呈现弥漫性细颗粒外观➡。凹陷区域是由于纤维化和肾小管萎缩造成的。（右图）缺血性肾小球退行性表现为萎缩的少细胞毛细血管簇➡鲍曼囊胶原沉积，肾小囊皱缩伴缺损➡肾小囊➡起皱，有时伴有磨损

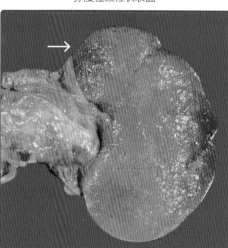
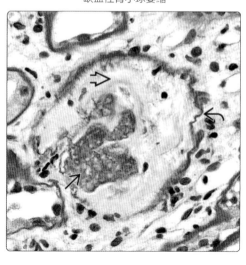

- 新月体 GN，多与 ANCA 相关
  - ○ FSGS
- 先天性和遗传性疾病
  - ○ 肾与尿路的先天性畸形
    - 肾发育不全或发育不良
    - 先天性梗阻性尿路病
  - ○ 囊性疾病
    - 染色体隐性多囊性肾病（儿童型）
    - 髓质囊性疾病
    - 肾结核病
  - ○ 其他遗传性疾病，包括足细胞病和胱氨酸病
- 肾小管间质性疾病
  - ○ 慢性肾盂肾炎 ± 反流
  - ○ 梗阻性肾病
- 继发性 GN 或血管炎
  - ○ 狼疮性肾炎
  - ○ 过敏性紫癜性 GN
  - ○ 溶血性尿毒症综合征
- 高血压性肾硬化症
- 糖尿病肾病
- 肿瘤
  - ○ 原发性肾肉瘤
  - ○ Wilms 瘤
  - ○ 其他
- 其他原因
  - ○ 镰状红细胞性肾病
  - ○ HIV 相关性肾病

（三）ESRD 发病机制

- 原发疾病会导致肾单位的进行性损害和慢性肾功能障碍
- 当 GFR 下降到正常水平 30% 及以下时，肾功能会沿着最终共同途径减低
  - ○ 不受原发疾病影响
  - ○ 肾单位功能丧失导致残余肾小球高灌注
    - 单个肾小球滤过率增加（超滤）
  - ○ 超滤加速了足细胞的衰老和丢失
    - 导致节段性肾小球硬化和蛋白尿
    - 进行性肾小球硬化、肾小管萎缩和间质纤维化
- 长期非选择性蛋白尿对肾小管有毒性作用
  - ○ 血浆蛋白损伤上皮细胞，导致局部炎症、肾小管萎缩和间质纤维化
- 高血压、超滤和蛋白尿诱导的肾小管损伤导致球旁细胞的募集
- 球旁细胞被认为可以转化为肌成纤维细胞
  - ○ 肌成纤维细胞是间质纤维化的主要胶原来源

四、肉眼特征

（一）肾脏大小

- 极小肾（＜50g）
  - ○ 先天性发育不全，肾动脉狭窄，晚期高血压性肾硬化
  - ○ 先天性发育不全肾的肾锥体极少（≤ 5）
  - ○ 肾动脉狭窄有正常数量的肾锥体
- 小肾脏（＜125g）
  - ○ 剥离肾周脂肪囊后肾表面特征可能有价值
    - 不连续和楔形的皮质凹陷
      - □ 血栓栓塞或中型动脉血管炎（如结节性多动脉炎）
    - 慢性肾盂肾炎的典型特征是两极不规则的宽凹陷
    - 脂肪囊下肾表面为弥漫性、细颗粒状
      - □ 慢性肾小球或肾小管间质疾病或高血压性肾硬化
  - ○ 典型肾动脉狭窄表现为一侧小肾
- 肾盂积水的特征是肾脏变小或变大伴有肾盂系统扩张
  - ○ 常见梗阻原因
    - 输尿管狭窄：肾盂输尿管交界处或膀胱壁内
    - 泌尿系结石
    - 前列腺肥大包括增生或癌
    - 腹膜后肿瘤或纤维化
    - 尿路上皮癌
- 肾脏肿大可伴有或不伴实质囊肿的形成
  - ○ 肾脏肿大而无囊肿提示糖尿病肾病或淀粉样变性
  - ○ 极度肿大肾脏（500～2000g）
    - 多发囊肿（0.5～3.0cm）取代实质是 ADPKD 的特征
- 肾脏肿大或缩小伴分布不规则的主要位于皮质的囊肿，多见于后天性囊性疾病

（二）肾髓质的病理特征

- 髓质乳头
  - ○ 在肾盂积水时变得不明显
  - ○ 乳头坏死表现为坏死锯齿状或钙化
    - 源于糖尿病肾病 ± 急性梗阻性肾盂肾炎
      - □ 真菌感染
      - □ 镰状红细胞性肾病
      - □ 非甾体类抗炎药
      - □ 血管炎

（三）ESRD 的继发性改变

- 获得性囊性肾病和高血压肾病等继发性改变常见于任何原因的 ESRD
  - ○ 增加 RCC 的发病率
- 草酸钙或磷酸钙盐沉积可能是 ESRD 的非特异性表现
  - ○ 排除高草酸尿症和甲状旁腺功能亢进
- 肉眼所见必须与临床病史相符

五、镜下特征

（一）一般特征

- 肾小球硬化可有肾小球病或缺血性表现
- 肾小管萎缩有 4 种主要形态类型
  - ○ 经典型：肾小管基底膜增厚，管腔皱缩

○ 甲状腺化型：微囊性改变，伴有上皮细胞扁平和管腔浓缩管型
○ 内分泌型：狭小而实性的肾小管，伴有基底膜变薄
○ 超级肾小管型：肾小管变大，其管状轮廓和上皮顶端吻部的棱角增加

（二）糖尿病肾病

● 结节性系膜硬化（Kimmelstiel-Wilson 结节）
○ PAS 或银染毛细血管基底膜增厚
● 肾小球毛细血管襻透明样变性聚集（"纤维蛋白帽"）
○ 在壁上皮细胞和肾小囊之间（"球囊"）
○ 入球和出球小动脉透明变性

（三）高血压性肾硬化症

● 动脉和小动脉硬化是相对非特异性的
○ 可为原发性或继发性
● 缺血性肾小球萎缩、间质纤维化和肾小管萎缩
○ 最突出的是外皮质
● 高肾素血症时的肾小球球旁器突出

（四）肾小球疾病

● 球性肾小球硬化
○ 终末期 FSGS：原发性或继发性
○ 终末期 GN
● 非硬化性肾小球可具有原发肾小球疾病的诊断特征
● 免疫荧光和电镜可检测到免疫复合物性肾小球肾炎
○ 对狼疮肾炎、IgA 肾病或其他类型的肾小球肾炎有益
○ 非特异性粗颗粒 IgM 和 C3 ± C1q
－ 在硬化性肾小球（所谓瘢痕型）
● 纤维性新月体伴有肾小囊粘连和破坏
○ 可能提示新月体 GN

（五）肾小管间质性疾病

● 广泛间质纤维化和肾小管萎缩
○ 肾小球相对完好
● 在梗阻性肾病中，髓质消失和实质瘢痕伴皮质变薄或萎缩
● 在慢性肾盂肾炎中，皮质肾小管甲状腺化、淋巴聚集和淋巴细胞性肾盂炎
● 在 ADPKD 内出现多发薄壁囊肿，内衬扁平或立方上皮

（六）血管性疾病

● 在血栓栓塞中，各种管径的血管都可能受到影响
○ 纤维蛋白－血小板血栓或胆固醇动脉粥样硬化栓子
● 外皮质楔形梗死
○ 肾小球萎缩硬化伴间质纤维化和肾小管消失

（七）ESKD 的继发性改变

● 高血压性血管疾病
○ 高血压致晚期肾瘢痕形成
○ 动脉和小动脉硬化可能很严重并呈进行性

○ 进行性血管狭窄会加重肾缺血
● 继发性 FSGS
○ 以肾小球增大伴肾门周围节段性硬化为特征
○ 肾小管肥大（超级肾小管）
● 钙盐沉积
○ 肾小管和间质内磷酸钙或草酸钙
● 后天性囊性肾病
○ 发生在腹膜透析或血液透析患者或慢性尿毒症的非透析患者
○ 发病率：透析 3 年小于 20%，到透析 10 年涨至 90%
○ 每个肾脏 3～5 个囊肿或替代 10% 的实质是可接受的最低标准
○ 囊肿可位于皮质、髓质，或两者兼有
－ 内衬扁平或低立方上皮
○ 上皮细胞聚集或增生，上皮细胞肥大，核异型性
－ 可能与 RCC 的发展有关
○ 间质通常有 ESKD 改变
● RCC
○ 肾细胞癌的风险随着透析时间的延长而显著增加，并持续至移植之后
○ 在终末期肾病中肾细胞癌发病率约 17%，多灶性肾细胞癌占 10%
－ 41% 透明细胞癌，嫌色细胞癌或乳突状肾癌
－ 36% 获得性囊性疾病相关 RCC
□ 腺泡或实性肾小管伴高级别核变异
□ 大量草酸钙结晶
－ 23% 为透明细胞乳头状 RCC
○ 85% CD57（+）
－ 提示来源于 Henle 环的升支细段
○ 很少出现转移（＜5%）

（魏江浩　蔡文娟　译　付迎欣　王政禄　校）

参考文献

[1] Bhatnagar R et al: Renal-cell carcinomas in end-stage kidneys: a clinicopathological study with emphasis on clear-cell papillary renal-cell carcinoma and acquired cystic kidney disease-associated carcinoma. Int J Surg Pathol. 20(1):19-28, 2012

[2] Enoki Y et al: Clinicopathological features and CD57 expression in renal cell carcinoma in acquired cystic disease of the kidneys: with special emphasis on a relation to the duration of haemodialysis, the degree of calcium oxalate deposition, histological type, and possible tumorigenesis. Histopathology. 56(3):384-94, 2010

[3] Tickoo SK et al: Spectrum of epithelial neoplasms in end-stage renal disease: an experience from 66 tumor-bearing kidneys with emphasis on histologic patterns distinct from those in sporadic adult renal neoplasia. Am J Surg Pathol. 30(2):141-53, 2006

[4] Dunnill MS et al: Acquired cystic disease of the kidneys: a hazard of longterm intermittent maintenance haemodialysis. J Clin Pathol. 30(9):868-77, 1977

[5] Schwartz MM et al: Primary renal disease in transplant recipients. Hum Pathol. 7(4):455-9, 1976

糖尿病性肾小球硬化

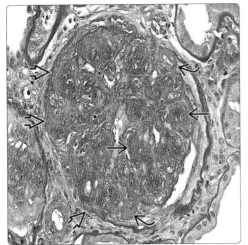

终末期膜增生性肾小球肾炎

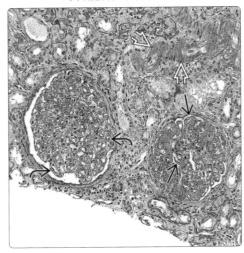

（左图）终末期糖尿病性肾小球硬化可见肾小球硬化，与肾小囊广泛粘连➡️。可见明显的 Kimmelstiel-Wilson 结节➡️和纤维蛋白帽➡️。（右图）慢性膜增生性肾小球肾炎表现为节段性硬化和部分毛细血管双轨➡️。左侧肾小球有活跃的肾小球炎，毛细血管内细胞丰富，有双轨状➡️。还可见明显的小动脉透明变性➡️

终末期新月体肾小球肾炎

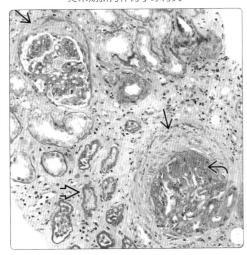

终末期肾脏疾病（ESKD）

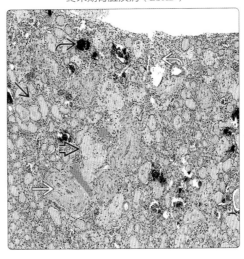

（左图）寡免疫复合物性新月体型肾小球肾炎可有纤维性新月体形成➡️和肾小囊破碎。其中 1 个肾小球广泛硬化➡️。可见典型的肾小管萎缩➡️和间质纤维化。（右图）终末期肾病（ESKD）中可见甲状腺化管型➡️伴磷酸钙和草酸盐沉积➡️、肾小球硬化➡️和严重的动脉硬化➡️，这些病变很难进一步分类

肾小管萎缩

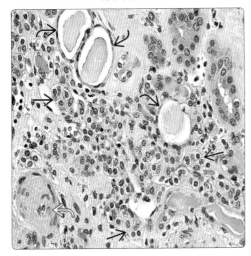

超级肾小管

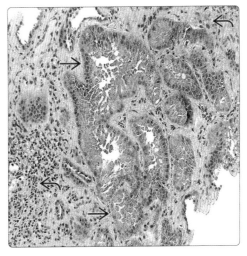

（左图）内分泌型肾小管萎缩➡️表现为小而实性肾小管，伴核不均匀圆形，基底膜变薄萎缩肾小管旁可见"甲状腺化"➡️，并有严重的小动脉硬化➡️。（右图）超级肾小管具有复杂的外形，胞质丰富，顶部呈口型➡️。这些可能是代偿性肥大和增生的特点。可见广泛间质纤维化和局灶性单个核细胞炎性浸润➡️

动脉硬化

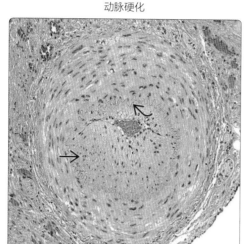

小动脉透明样变性

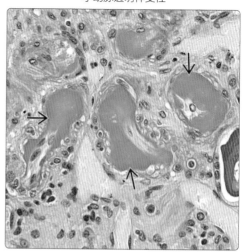

（左图）严重的动脉硬化内膜明显增厚、增生、内弹力层局部碎裂➡和内侧增厚➡为特征。（右图）本病例为ESKD，表现为严重的透明样变细动脉硬化伴有内膜透明样变和管腔阻塞➡。高血压或糖尿病可能导致上述表现

终末期肾积水

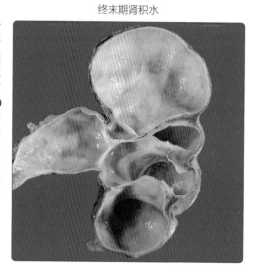

肾积水引起的肾皮质纤维化

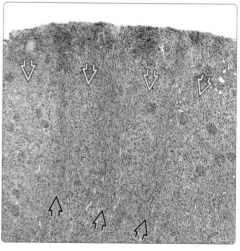

（左图）一个从44岁女性体内切除的无功能肾脏，显示输尿管下段狭窄、梗阻和明显的肾盂积水。集合系统明显扩张，实质萎缩。（右图）梗阻性肾盂积水的肾脏表现为弥漫性间质纤维化和肾小管萎缩，累及狭窄部➡和髓放线➡。致密的皮质层有单个核炎细胞浸润。肾小球一般不会受累

常染色体显性遗传性多囊肾病

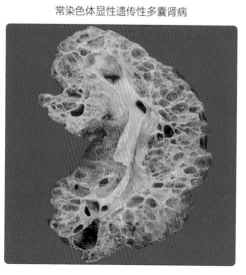

多囊肾病

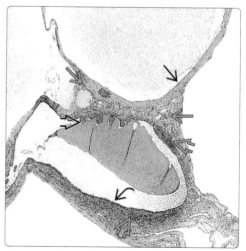

（左图）典型的常染色体显性遗传性多囊肾病表现为弥漫性增大（本例肾脏2310g），皮质和髓质完全被薄壁单房囊肿所取代。（右图）在ADPKD中，表现为特征性的薄壁囊肿，内衬扁平➡或立方上皮细胞➡。小乳头增生➡可能也很明显。肾实质➡萎缩，管样肾小球伴间质纤维化、肾小管萎缩和单个核细胞浸润➡

继发性（获得性）局灶性节段性肾小球硬化

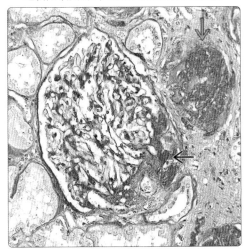

获得性囊性肾病

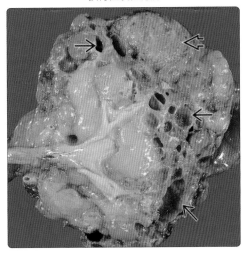

（左图）各种原发性肾脏疾病导致晚期肾单位丢失时，可有明显的继发性局灶节段性肾小球硬化。典型表现为肾小球变大，肾门周围透明样变➡。绿色箭头所示为球性硬化的肾小球➡。（右图）获得性囊性疾病肾脏切面有多个大小不一的囊腔➡，在上极有一局限性结节➡。脂肪组织突入肾窦，这在 ESKD 中多见

获得性囊性肾病

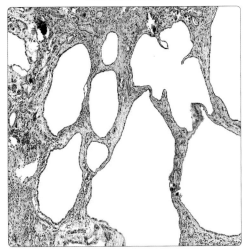

后天性髓质囊性疾病

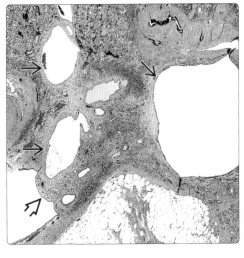

（左图）在获得性囊性肾病皮质内存在多个大小不一、形态各异的囊肿，内衬扁平上皮组织。周围组织有肾小管萎缩、间质纤维化和钙盐沉积。（右图）后天性囊性肾病的特征还包括多个大小不一、上皮扁平的髓质囊肿➡。髓质乳头可消失➡

获得性囊性疾病相关性肾细胞癌

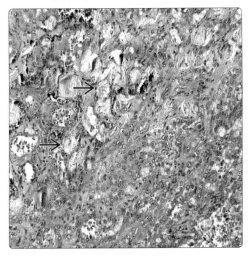

ESKD 中透明细胞乳头状肾细胞癌

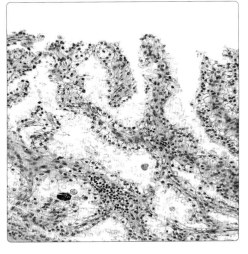

（左图）获得性囊性疾病相关性肾细胞癌是由高级别细胞核的腺泡细胞组成，肿瘤内含丰富的草酸钙结晶➡。可见明显碱性磷酸钙沉积。（右图）在 ESKD 中透明细胞乳头状肾细胞癌发病率较高。肿瘤常呈多囊性。典型的特征是呈叶状乳头衬覆具有低细胞核特征的透明细胞

◆ 移植肾评估 ◆

一、术语

（一）缩略语

- 抗体介导的排斥反应（antibody-mediated rejection，ABMR）
- T 细胞介导的排斥反应（t-cell-mediated rejection，TCMR）
- 人类白细胞抗原（human leukocyte antigen，HLA）
- 主要组织相容性复合体（major histocompatibility complex，MHC）
- 供体特异性抗体（donor-specific antibody，DSA）

（二）定义

- MHC
  - 位于 6 号染色体上的位点
    - 编码 HLA I 类和 II 类
    - 移植排斥反应的主要靶点
- 次要组织相容性抗原
  - 非 MHC 抗原
    - 多态性，可能引起排斥反应
  - 大部分结构未知
- MHC I 类分子抗原
  - 异二聚体蛋白
  - 有核细胞普遍表达
  - 由多态性 α 链和单态 β_2- 微球蛋白组成
  - 被 CD8（+）T 细胞和 NK 细胞识别
  - 由 3 个基因位点（A、B、C）编码
- MHC II 类分子抗原
  - 基本由树突状细胞、B 细胞、单个核细胞和内皮细胞表达的异二聚体蛋白
  - 由多态性 α 链和 β 链组成
  - 被 CD4（+）T 细胞识别
  - 由 3 个基因位点（DR、DP、DQ）编码
  - 因 γ- 干扰素在多种细胞类型上表达增强

二、病因/发病机制

（一）识别阶段

- 供体 MHC 抗原诱导受体 T 细胞和 B 细胞产生免疫反应
  - 由供体细胞提供抗原（直接途径）
  - 由受体树突状细胞处理和呈递抗原（间接途径）

（二）效应阶段

- 供体反应性 T 细胞浸润移植物
  - 供体细胞直接损伤（细胞毒性）
  - 间接损伤（通过分泌的细胞因子和其他介质）
  - 招募其他细胞参与
    - 巨噬细胞、粒细胞、NK 细胞
  - 靶点包括动脉和毛细血管内皮、肾小管上皮等
- 针对供体 HLA 抗原的抗体与内皮细胞结合
  - 补体结合
    - 释放趋化和血管收缩介质
    - 内皮细胞溶解和丢失
    - 激活内皮细胞
    - 预存 DSA 检测对于早期急性 ABMR 患者很重要
  - 非补体依赖机制
    - 激活内皮细胞
    - 诱导增殖
  - 通过 Fc 受体参与细胞活动
    - 单个核细胞、NK 细胞、粒细胞

（三）由多个变量决定的效应

- 细胞靶点（动脉内皮、肾小管上皮、肾小球）
- 免疫反应类型（抗体与 T 细胞）
- 免疫反应强度
- 移植物抗损伤能力
- 免疫抑制剂治疗

肾移植的疾病时间轴

急性排斥反应机制

（左图）肾移植时，主要潜在疾病的时间线从供体疾病开始，并通过排斥反应（上图）和非排斥反应（下图）进行分类（图片由 J.Chapman，MD 提供）。（右图）图示急性肾移植排斥反应的两种主要诱发机制：T 细胞介导的排斥反应和抗体介导的排斥反应（TCMR 和 ABMR）［分别是 T 细胞和抗体介导的（体液）排斥反应］。在大多数情况下，上述排斥反应相互重叠

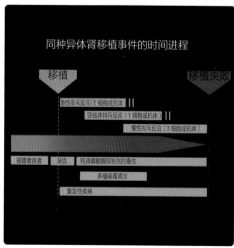

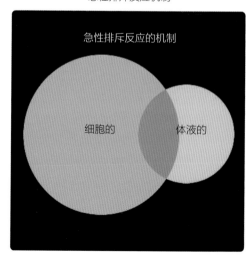

（四）结果

- 缺血
- 肾单位完整性丧失
- 促进纤维化
  - 包括"i-IFTA"：间质纤维化和肾小管萎缩区域的炎症
- 修复和恢复

三、临床问题

（一）临床危险因素

- HLA 不匹配
  - HLA 相合同胞移植物半衰期：29 年
  - HLA 半相合活体供者移植物半衰期：19 年
- 尸体与活体供肾
  - 活体非亲属供体
    - 移植物半衰期：18 年
    - 1 年移植物存活率：95%
  - 尸体供体
    - 移植物半衰期：10 年
    - 1 年移植物存活率：89%
  - 死亡供体，扩展标准的供体与标准供体
- 年长供体和年轻供体
- 预先致敬（预存 DSA）
- 移植物功能延迟恢复
- 某些受体疾病复发

（二）当前药物治疗

- 诱导
  - 抗 T 细胞抗体（抗胸腺细胞球蛋白，阿米单抗）
  - 抗 CD25 抗体（巴利昔单抗，达利珠单抗）
- 维持
  - 钙调神经磷酸酶抑制剂（环孢素、他克莫司）
  - 皮质类固醇（泼尼松）
  - 抗增殖药物（硫唑嘌呤、霉酚酸酯）
  - 备选方案
    - mTOR 抑制剂（西罗莫司、依维莫司）
    - 无类固醇疗法
    - 基于 CTLA4 Ig 的治疗（贝拉西普）
- 急性排斥反应治疗
  - 激素冲击
  - 抗 T 细胞抗体（如抗胸腺细胞球蛋白）
  - 血浆置换治疗急性 ABMR
  - 急性 ABMR 的终末补体抑制剂
  - 静脉注射免疫球蛋白（IVIg）用于治疗 ABMR

四、活检处理

（一）样品

- 16 号针比 18 号针有助于产生更好的样品
  - 47% 的 18 号针取样不充分（＜7 个肾小球和 1 个动脉），而 24% 的 16 号针取样不充分
  - 并发症发生率未增高
- 充分取样需要利用两条组织
  - 利用单条组织对急性排斥反应的敏感性约为 90%
  - 利用两条组织取样的敏感性接近 99%

（二）充分性

- 样本最少包括 7 个肾小球和 1 条动脉（Banff 分类）
- 充分的样本应包括 10 个肾小球和 2 条动脉（Banff 分类）
- 取决于待查明的疾病
  - 有些诊断可以在髓质中取样
    - C4d（+）ABMR
    - 多瘤病毒感染

（三）常规病理技术

- 光学显微镜（LM）：多切面（2～3μm）
  - HE 染色、PAS 染色、三色染色及其他染色方法
  - 免疫组化染色检测病毒，根据需要确定细胞表型
- 如果没有冷冻组织，则进行 C4d 免疫组化染色
- 如果有冷冻组织，采取免疫荧光 C4d 染色，如果怀疑有肾小球疾病，则需进行全免疫系列免疫荧光染色
- 电子显微镜检查，尤其适用于怀疑存在肾小球疾病或慢性 ABMR 时

五、活检评估

（一）仔细检查全部 4 个组成部分

- 肾小球、肾小管、间质和血管
- 因为部分病变的局限性（内皮炎），所以需要观察多个切面

（二）评估并报告病变程度

- 肾小球、动脉、穿刺组织条数
- 量化病理特征（受累百分比）
  - 皮质
    - 注意间质纤维化、炎症浸润、肾小管周毛细血管炎
  - 肾小球
    - 注意球性或节段性硬化、肾小球炎、肾小球基底膜（GBM）双轨、系膜硬化、肾小球肥大、复发性或新发性肾小球疾病的任何特征
  - 肾小管
    - 注意肾小管萎缩、肾小管炎、病毒包涵体的形成
  - 肾动脉
    - 注意内皮炎（动脉炎）、纤维素样坏死、内膜纤维化、内膜增厚中的炎症细胞
- 与既往活检进行比较（如果有的话）
  - 急性 TCMR 可能在以后的活检中持续存在，表现为 i-IFTA（慢性 TCMR）
  - 确定诱发 i-IFTA 的原因
    - 如慢性肾盂肾炎
  - 移植后早期动脉硬化可能提示为供体疾病
    - 可与零点活检结果进行比较
- 根据目前公认的标准来报告结果
  - Banff 分类广泛使用
- 需要结合临床信息来解释活检结果

六、移植活检的特殊考虑

（一）重要临床信息

- 供体来源
- 移植后时间

- 肾脏初始功能是否有良好
- 免疫抑制剂治疗
- 原发疾病
- 肾功能情况
- HLA 抗体检测（DSA）
- 有无蛋白尿

（二）可能存在多种疾病

- 排斥反应、药物毒性、病毒感染、供体疾病

（三）必须与既往活检结果进行比较

- 获得病情进展辨别
- 无既往活检的晚期样本可能无法诊断病因

七、新型检查方法

（一）分子检查

- 组织、血液和尿液中的基因表达
- 尿液、血液、组织的蛋白质组学分析
- 病理数据系统分析（"病理组学"）
- 如果在个别实验室进行验证，则可用于临床
- 适用于疑似 ABMR 时的活组织检查
  - 与单纯性 TCMR、混合型排斥反应和无 ABMR 时鉴别

（二）预期附加值

- 药物效应评估
- 活动度测量
- 组织损伤相关通路的鉴定

八、程序性活检（监测活检）

（一）定义

- 根据预定时间表进行活检
- 与移植物功能无关

（二）目的

- 用于监测移植物状态
  - 一些中心在常规护理中使用监测活检
- 常用于临床试验，以评估疗效和毒性
- 深入了解移植物病理学机制和患病率

（三）价值

- 移植物亚临床状态鉴定
  - TCMR 或 ABMR
    - 亚临床 TCMR 因治疗和致敏状态而异
      - 1~2 个月时为 1%~43%
      - 1 年时为 0%~15%
  - 多瘤病毒感染
  - 复发性或新发性疾病
  - 药物毒性
- 跟踪慢性进展性疾病的演变

九、BANFF 分类

（一）背景

- 目前基于 LM、IF 或免疫组织化学的分类，有时基于 EM
  - 由半定量评分定义的诊断方法
  - 增加其他诊断模式的机会（如基因表达）
- 每两年召开一次公开会议，根据公布的证据增加 / 更

改分类条件并达成共识
- 广泛用于药物试验
- 充分的样本应包括 10 个肾小球和 2 个动脉

（二）Banff 分类（2017 年）

- 活检正常或非特异性改变
- 抗体介导的变化
  - 超急性排斥反应
  - 活动性 AMR（诊断时需具备以下 3 个条件）
    - 急性组织损伤的组织学证据，包括以下 1 个或多个
      - 微血管炎症［g > 0 和（或）ptc > 0］
      - 内膜或者透壁性动脉炎（v > 0）
      - 急性微血栓性血管病，无其他病因存在
      - 急性肾小管损伤，无其他明显病因
    - 当前 / 近期存在抗体与血管内皮细胞相互作用的证据，包括以下至少一种
      - 管周毛细血管 C4d 呈线性沉积（冷冻切片免疫荧光染色 C4d2/C4d3 阳性，或石蜡切片免疫组化染色 C4d 阳性）
      - 中等以上微血管炎（g +ptc ≥ 2），除非有 TCMR，否则需要 g > 1；排除肾小球肾炎导致的 g
      - 活检组织中提示内皮损伤的基因转录产物本表达增加，如果证实的话
    - DSA 的血清学证据（HLA 或其他抗原）
      - C4d 染色或上述经验证的转录产物 / 分类的表达可替代 DSA
      - 仍建议进行血清 DSA 检测
  - 慢性活动性 AMR（诊断时需具备以下 3 个条件）
    - 慢性组织损伤的形态学证据（包括以下 1 个或多个）
      - 移植性肾小球病（cg > 0），无慢性血栓性微血管病
      - 排除其他原因引起的新发性动脉内膜纤维化
      - 严重管周毛细血管基底膜多层化（PTCBMML）（需要电镜诊断）：1 条皮质管周毛细血管 ≥ 7 层，另外 2 条毛细血管 ≥ 5 层
    - 通常表现为单个核类细胞性 PTC 炎（毛细血管炎）和（或）肾小球（肾小球炎）
    - 当前 / 近期抗体与血管内皮相互作用的证据，包括以下 1 个或多个
      - 管周毛细血管中 C4d 线性沉积（冰冻切片免疫荧光染色 C4d2 或 C4d3 阳性，或石蜡切片免疫组化染色 C4d 阳性）
      - 中度以上微血管炎症（g+ptc ≥ 2）；除非存在 TCMR，否则需要 g > 1
      - 活检组织中提示内皮损伤的基因转录本表达增加，如果证实的话
    - DSA 的血清学证据（HLA 或其他抗原）
  - 无排斥反应的 C4d 沉积（诊断时必须具备以下所有特征）
    - 管周毛细血管 C4d 线性沉积（冰冻切片免疫荧光染色 C4d2/C4d3 阳性，或石蜡切片免疫组化染色 C4d 阳性）
    - 不存在活动性或慢性活动性 ABMR 的形态学特征

- 无急性或慢性活动性 TCMR 或交界性改变）
- 无 ABMR 的分子证据（如果做分子监测的话）
- 可疑（交界性）急性 TCMR
  - 有灶性肾小管炎（t_1、t_2 或 t_3）伴轻微间质炎（i_0 或 i_1），或间质炎（i_2、i_3）伴轻度肾小管炎（t_1）
  - 在病理报道和发表文章中明确 i_1 作为诊断交界性排斥反应的炎症下限
  - 无内膜炎或透壁性动脉炎（Banff v_0）
- TCMR
  - 需要 $> i_1$ 且 $\geqslant t_2$ 或 $> v_0$；单纯性 TCMR 需要 C4d（－）
  - 急性活动性 TCMR
    - ⅠA：间质炎（$> 25\%$ 肾皮质区域）和灶性中度肾小管炎（存在 5～10 个单个核细胞/肾小管横截面）
    - ⅠB：间质炎（$> 25\%$ 肾皮质区域）和灶性重度肾小管炎（> 10 个单个核细胞/肾小管横截面）
    - ⅡA：轻度至中度动脉内膜炎（$< 25\%$ 管腔面积）（v_1）
    - ⅡB：重度动脉内膜炎（$> 25\%$ 管腔面积）（v_2）
    - Ⅲ：透壁性动脉炎和（或）中膜平滑肌纤维样坏死（v_3）
  - 慢性活动性 TMCR
    - 2017 年 Banff 新认定的纤维化区域间质炎性浸润（"i-IFTA"）
      - 对于所有 i-IFTA 类别，应排除 i-IFTA 的其他潜在原因
    - ⅠA 级：ti 评分为 2 或 3 分，$> 25\%$ 纤维化皮质（i-IFTA 评分 2 或 3 分），伴有中度肾小管炎（t_2），不伴有重度肾小管萎缩
    - ⅠB 级：间质炎性浸润 $> 25\%$ 总皮质（ti 评分 2 或 3），炎症在 $> 25\%$ 纤维化皮质（i-IFTA 评分 2 或 3），伴有重度肾小管炎（t_3）
    - 2 级：慢性移植性动脉血管病（动脉内膜纤维化伴单个核细胞炎症及新内膜形成）
      - 移植动脉血管病
- 间质纤维化和肾小管萎缩，没有任何特定病因的证据
  - 仅在 IF/TA 病因不明时怀疑
  - 以前称为慢性移植肾病（"CAN"）
- 其他
  - 非排斥反应引起的病变
    - 钙调磷酸酶抑制剂毒性、多瘤病毒感染等

（三）注意事项

- 活检可满足 $\geqslant 2$ 项诊断标准
- 仅针对排斥反应类别制定的详细标准
- 某些类别以及特征的重复比较有限

十、Banff 评分类别

（一）间质炎性浸润（i）

- 非纤维化区域的单个核炎症；不伴有被膜下皮质和血管周围浸润
  - i_0：$< 10\%$ 的非纤维皮质化
  - i_1：10%～25%
  - i_2：26%～50%
  - i_3：$> 50\%$

- 评估时，不应包括纤维化区域

（二）肾小管炎（t）

- 肾小管内的单个核细胞浸润个数；计数每 10 个肾小管上皮细胞在每个肾小管纵切面上
  - t_0：肾小管正常，小管上皮内无单个核细胞浸润
  - t_1：灶性肾小管内或者每个肾小管切面内有 1～4 个炎性细胞浸润
  - t_2：灶性肾小管内或者每个肾小管切面内有 5～10 个炎性细胞浸润
  - t_3：灶性肾小管内每个肾小管切面内有 > 10 个炎性细胞浸润
- 至少 2 个或以上灶性分布的肾小管炎

（三）血管炎（v）

- 动脉内膜或中膜的单个核细胞浸润或中膜平滑肌层坏死
  - v_0：无动脉炎
  - v_1：$< 25\%$ 的动脉内膜炎，至少 1 个细胞，1 支动脉
  - v_2：$\geqslant 25\%$ 的动脉内膜炎，> 1 支动脉
  - v_3：透壁性动脉炎和（或）中层平滑肌层坏死（动纤维素样坏死）
- v 型病变仅在具有 2 层以上平滑肌动脉分支中计分

（四）肾小球炎（g）

- 毛细血管中有单个核细胞浸润增多的肾小球百分比
  - g_0：无肾小球肾炎
  - g_1：$< 25\%$ 肾小球有炎症细胞浸润（大部分为节段性）
  - g_2：25%～75% 肾小球有炎症细胞浸润（节段性到球性）
  - g_3：$> 75\%$ 肾小球有炎症细胞浸润（大部分是球性）

（五）间质纤维化（ci）

- 肾皮质纤维化百分比
  - ci_0：肾皮质纤维化区域 $\leqslant 5\%$
  - ci_1：肾皮质纤维化区域 6%～25%
  - ci_2：肾皮质纤维化区域 26%～50%
  - ci_3：肾皮质纤维化区域 $> 50\%$

（六）肾小管萎缩（ct）

- 皮质肾小管萎缩百分比
  - ct_0：无皮质肾小管萎缩
  - ct_1：皮质肾小管萎缩区域 $\leqslant 25\%$
  - ct_2：皮质肾小管萎缩区域 26%～50%
  - ct_3：皮质肾小管萎缩区域 $> 50\%$

（七）动脉内膜增厚（cv）

- 严重动脉内膜增生导致管腔狭窄的百分比
  - cv_0：无慢性动脉内膜病变
  - cv_1：动脉内膜增生导致管腔狭窄范围 $\leqslant 25\%$
  - cv_2：动脉内膜增生导致管腔狭窄范围 26%～50%
  - cv_3：动脉内膜增生导致管腔狭窄范围 $> 50\%$
- 注意慢性排斥反应的特征性病变（内膜炎性细胞浸润、泡沫细胞、内膜中的弹力纤维缺乏）
  - 慢性移植动脉血管病变仅在具有 $\geqslant 2$ 层连续平滑肌的支动脉分支横截面中进行评分

（八）肾小球病变（cg）

- 光镜下，广泛受累的非硬化性肾小球中，肾小球毛细血管襻 GBM 双轨化区域的百分比
  - cg_0：光镜/电镜下均无肾小球毛细血管基膜双轨化
  - cg_1：光镜/电镜下肾小球毛细血管基膜双轨化≤ 25%
    - cg_{1a}：仅电镜下≥ 3 个毛细血管襻 GBM 部分或完全双轨化
    - cg_{1b}：光镜下≥ 1 个毛细血管襻基膜双轨化，必要时需电镜进行确认
  - cg_2：肾小球外周毛细血管基膜双轨状区域 26%～50%
  - cg_3：肾小球外周毛细血管基膜双轨状区域＞ 50%

（九）肾小球系膜基质增生（mm）

- 肾小球系膜增生百分比，至少有 2 个肾小球基质中度增生
  - mm_0：肾小球内无系膜基质增生
  - mm_1：）≤ 25% 非硬化肾小球出现系膜基质增生（至少为中度增生）
  - mm_2：26%～50% 非硬化肾小球出现系膜基质增生（至少为中度增生）
  - mm_3：＞ 50% 非硬化肾小球出现系膜基质增生（至少为中度增生）

（十）小动脉透明变性（ah）

- 环周或非环周（局灶性）的小动脉透明变性
  - ah_0：无典型的透明变性增厚
  - ah_1：仅 1 支小动脉非环周性透明变性
  - ah_2：≥ 1 支小动脉非环周性透明变性
  - ah_3：≥ 1 支小动脉环周性透明变性
- 注意是否存在外周结节样改变

（十一）管周毛细血管炎症（PTC）

- 皮质管周毛细血管伴有毛细血管腔内出现中性粒细胞或单个核细胞百分比
  - ptc_0：＜ 10% 皮质管周毛细血管有毛细血管炎，毛细血管腔内最多 2 个炎性细胞
  - ptc_1：＞ 10% 皮质管周毛细血管有毛细血管炎，毛细血管腔内最多 3～4 个炎性细胞
  - ptc_2：＞ 10% 皮质管周毛细血管有毛细血管炎，毛细血管腔内大于 5～10 个炎性细胞
  - ptc_3：＞ 10% 皮质管周毛细血管有毛细血管炎，毛细血管腔内炎性细胞＞ 10 个
- 注意是否只有单个核细胞，是否伴有＜ 50% 的中性粒细胞或＞ 50% 中性粒细胞

（十二）PTC 中的 C4d 评分（C4d）

- 在≥ 5 高倍镜视野中，具有 C4d 沉积的 PTC 的百分比
  - $C4d_0$：阴性，0%
  - $C4d_1$：轻微，1%～9% 区域 C4d 阳性
  - $C4d_2$：局灶阳性，10%～50% 区域 C4d 阳性
  - $C4d_3$：弥漫阳性，＞ 50% 区域 C4d 阳性
- 记录使用技术（冷冻切片与石蜡切片）

（十三）总体炎症（ti）

- 包括所有肾皮质炎症，甚至包括被膜下、血管周围、结节状和纤维化区域
  - ti_0：无或肾皮质炎性浸润区域＜ 10%
  - ti_1：肾皮质炎性浸润区域 10%～25%
  - ti_2：肾皮质炎性浸润区域 26%～50%
  - ti_3：肾皮质炎性浸润区域＞ 50%

（十四）肾间质纤维化肾小管萎缩区域炎细胞浸润（i-IFTA）

- 肾皮质瘢痕区炎症
  - $i\text{-}IFTA_0$：肾皮炎瘢痕区无炎症或炎症＜ 10%
  - $i\text{-}IFTA_1$：肾皮质瘢痕区炎症 10%～25%
  - $i\text{-}IFTA_2$：肾皮质瘢痕区炎症 26%～50%
  - $i\text{-}IFTA_3$：肾皮质瘢痕区炎症＞ 50%

（十五）管周毛细血管基底膜多层

- 由电镜评估
- 管周毛细血管周基底膜呈多层
  - 轻度：2～4 层
  - 中等：5～6 层
  - 严重：≥ 7 层
- EM 评估的最佳 PTC 数量由 Banff EM 工作组确定
- 非官方 Banff 评分，而是在诊断慢性 ABMR 时考虑的 PTCBMML
  - 根据 PTCBMML 中 PTC 严重程度和数量诊断慢性 ABMR

（魏江浩　蔡文娟　译　付迎欣　王政禄　校）

参考文献

[1] Haas M et al: The Banff 2017 Kidney meeting report: revised diagnostic criteria for chronic active T cell-mediated rejection, antibody-mediated rejection, and prospects for integrative endpoints for next-generation clinical trials. Am J Transplant. ePub, 2017

[2] Becker JU et al: Banff borderline changes suspicious for acute t cellmediated rejection: where do we stand? Am J Transplant. 16(9):2654-60, 2016

[3] Loupy A et al: The Banff 2015 Kidney meeting report: current challenges in rejection classification and prospects for adopting molecular pathology. Am J Transplant. 17(1):28-41, 2016

[4] Haas M et al: Banff 2013 meeting report: inclusion of C4d-negative antibodymediated rejection and antibody-associated arterial lesions. Am J Transplant. 14(2):272-83, 2014

[5] Mengel M et al: Banff 2011 Meeting report: new concepts in antibodymediated rejection. Am J Transplant. 12(3):563-70, 2012

[6] Williams WW et al: Clinical role of the renal transplant biopsy. Nat Rev Nephrol. 8(2):110-21, 2012

[7] Sis B et al: Banff '09 meeting report: antibody mediated graft deterioration and implementation of Banff working groups. Am J Transplant. 10(3):464-71, 2010

[8] Solez K et al: Banff '05 meeting report: differential diagnosis of chronic allograft injury and elimination of chronic allograft nephropathy ('CAN'). Am J Transplant. 7(3):518-26, 2007

[9] Furness PN et al: International variation in histologic grading is large, and persistent feedback does not improve reproducibility. Am J Surg Pathol. 27(6):805-10, 2003

[10] Racusen LC et al: Antibody-mediated rejection criteria - an addition to the Banff 97 classification of renal allograft rejection. Am J Transplant. 3(6):708-14, 2003

[11] Iványi B et al: Peritubular capillaries in chronic renal allograft rejection: a quantitative ultrastructural study. Hum Pathol. 31(9):1129-38, 2000

[12] Racusen LC et al: The Banff 97 working classification of renal allograft pathology. Kidney Int. 55(2):713-23, 1999

[13] Colvin RB et al: Evaluation of pathologic criteria for acute renal allograft rejection: reproducibility, sensitivity, and clinical correlation. J Am Soc Nephrol. 8(12):1930-41, 1997

[14] Solez K et al: International standardization of criteria for the histologic diagnosis of renal allograft rejection: the Banff working classification of kidney transplant pathology. Kidney Int. 44(2):411-22, 1993

肾间质纤维化肾小管萎缩区域炎细胞浸润

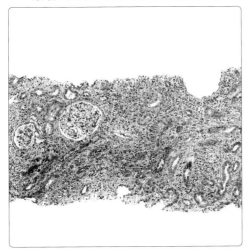

肾间质纤维化肾小管萎缩区域炎细胞浸润

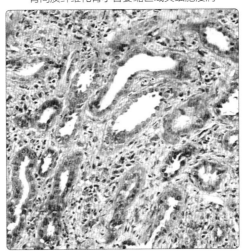

（左图）间质纤维化、轻度小管萎缩伴间质炎症增加。新分类中符合慢性 TCMR，炎症占肾间质的 25% 以上，并伴有中、重度肾小管炎。（右图）肾间质纤维化肾小管萎缩区域炎细胞浸润（i-IFTA）。本病例显示轻度纤维化

i-IFTA 伴肾小管炎

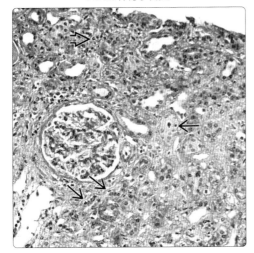

重度间质纤维化和肾小管萎缩

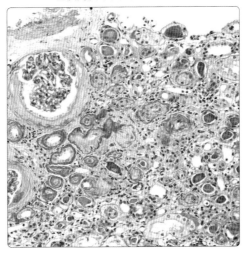

（左图）萎缩肾小管内单个核细胞炎细胞浸润➡伴有间质纤维化及炎症细胞浸润➡，符合慢性 TCMR。（右图）本图 i-IFTA 显示重度间质纤维化和肾小管萎缩。移植组织活检可见不同程度的间质纤维化和间质炎症细胞浸润。如果伴有小管炎，本病例可诊断为慢性 TCMR

活动性 ABMR

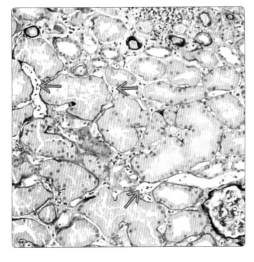

移植动脉血管病

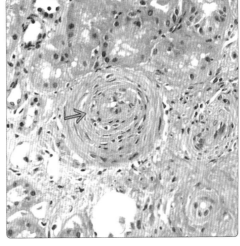

（左图）图示中度管周毛细血管炎➡。根据 Banff 2017 分类，在没有慢性病变（移植肾小球病或动脉病）的情况下，可认定为"活动性 ABMR"，替代"急性/活动性 ABMR"。（右图）移植动脉血管病显示动脉管腔狭窄，动脉内膜增厚，伴有炎性细胞浸润➡。见于慢性 ABMR 或 TCMR。根据 Banff 2017 分类，如果是 TCMR，可认定为慢性活动性 TCMR Ⅱ级

◀▪ 供肾评估 ▪▶

一、外科／临床考虑

（一）会诊目的

● 决定潜在供体是否适合移植
● 适合移植的供体依据：
　○ 病理学特征足以预测肾功能
　　－ 在扩大标准下，至多40%的肾脏被认为是不能使用的
　○ 供肾疾病
　　－ 患者死前可能未进行肾脏病评估
　　－ 一些供肾疾病可以在移植后治愈
　　　□ 常见IgA肾病，约10%供肾活检可见IgA沉积
　○ 供体肿瘤性病变
　　－ 任何可疑局灶性病变均应进行活检

（二）患者管理

● 如果不适合，肾脏将不能用于移植手术

（三）临床标准

● 筛选最有可能的供体的临床标准
　○ 标准捐献供体（SCDs）
　　－ 未被定义为扩大标准（ESDs）的捐献供体
　○ ECDs
　　－ 捐献者＞60岁
　　－ 50—60岁捐献者伴有以下≥2条者
　　　□ 死于脑血管意外
　　　□ 高血压
　　　□ 血清肌酐＞1.5mg/dl
　　－ 捐献者心脏死亡
● 器官获取和移植网（OPTN），推荐对于潜在捐献者进行植入前活检
　○ 肾脏捐献者简要指数（KDPI）＞85%
　　－ 来源于10个供体因素

（四）肾脏合格标准

　○ 年龄
　○ 身高
　○ 体重
　○ 种族
　○ 糖尿病／高血压病史
　○ 死亡原因
　○ 血清肌酐水平
　○ 丙型肝炎
　○ 捐献者心脏死亡后的状态
　○ 外科医师要求

● 捐献者和潜在受者的临床特征，捐献者的肾脏病理表现均应考虑
　○ 目前还没有建立任何病理标准的绝对分界值
　○ 考虑到肾功能，应注意二次移植的可能

二、样本评估

（一）大小

● 通常为小楔形活检，也可以进行穿刺活检
● 应小心吸除多余的液体

（二）冰冻切片

● 所有样本均应进行冰冻切片
● 如果可以，样本应垂直于包埋块制片

（三）可靠性

● 肾脏专科病理医师和普通病理医师
　○ 有研究显示肾脏病理医师对供体活检的评估与1年后肾功能和移植物存活率有关
　　－ 普通病理医师的评估与移植物预后无相关性
　○ 如果没有专业肾脏病理医师，推荐对普通病理医师进行培训

供体活检：冰冻切片　　　　供体活检：石蜡切片

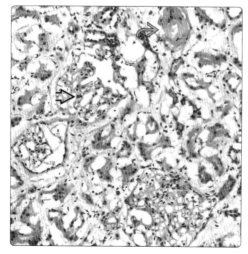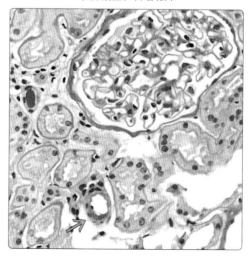

（左图）这例供体显示水肿和肾小球内细胞增生ᗌ。这通常是冰冻切片的人为假象，硬化肾小球⊃比例应常规报告。（右图）在福尔马林固定石蜡切片进行PAS染色，不见冰冻切片的人为假象。肾小球内细胞数正常。仅见小动脉内膜轻微透明变性⊃

○ 当地没有专业肾脏病理医生，可选择全切片扫描，请专业肾脏病理医师进行解读
- 可重复性
  ○ 一些特征在病理学家间应具有良好的可重复性
    - 正常肾小球和硬化性肾小球数量
    - 肾小球硬化比例
    - 间质纤维化
    - 动脉硬化
  ○ 冰冻切片的动脉透明变性重复性差
    - 与石蜡切片严重不符
  ○ 冰冻切片与石蜡切片中急性肾小管损伤可重复性差

三、供体活检的评估

（一）样本充足

- 大小
  ○ 楔形活检 10mm × 5mm × 5mm
- 组织结构
  ○ ≥ 25 肾小球，包括来源于深部皮质的肾小球
  ○ ≥ 2 条动脉

（二）组织学特征

- 慢性病变
  ○ 许多活检会出现
  ○ 随捐献者年龄增加而增加
- 肾小球硬化
  ○ 肾小球被嗜酸性的纤维代替
  ○ 球性硬化比例非常重要（整体性硬化）
    - ＞ 20% 的肾小球硬化率与术后肾功能延迟恢复发生率和术后 3～24 个月血清肌酐水平较高相关
      □ 不同程度影响移植物存活率
  ○ 球性硬化比例没有绝对的界限
  ○ 硬化性肾小球常见于被膜下的皮质，供体楔形活检常过度评价动脉硬化
  ○ 与年龄相关
- 动脉硬化
  ○ 中等程度的动脉硬化（＞ 25% 管腔狭窄）预示移植物不良预后（移植物丢失、DGF、肌酐水平升高）
- 间质纤维化和肾小管萎缩
  ○ 预测移植物功能不具备一致性
- 肾小球和动脉内血栓
  ○ 颅脑外伤的捐献者可能发生血栓性微血管病
  ○ 即使肾小球内血栓形成，仍可以有良好的预后
  ○ 报告具有血栓的肾小球比例不代表移植物的血栓程度
    - 肾小球血栓累犯的面积（节段/弥漫）可能更好的预测血栓形成的程度
      □ 未经完全验证
  ○ 胆固醇栓子是移植禁忌证
- 其他特征
  ○ 肾脏梗死可能与血管改变相关
  ○ 肿瘤
    - 患者可能患有未知肿瘤

- 血管平滑肌脂肪瘤是最常见的肾脏良性肿瘤（人群 0.1%～0.2%）
  □ 受累肾脏可以成功进行移植
  □ 一些情况是移植禁忌证
- 小的，分化良好的可被切除的肾细胞癌可用于移植
○ 系膜结节
  - 常与糖尿病有关
○ 肾小管管型
  - 肌红蛋白型与横纹肌溶解有关
    □ 与移植不冲突
○ 间质炎细胞浸润
  - 常见淋巴细胞浸润
    □ 淋巴瘤和白血病罕见
  - 肉芽肿性炎症是移植禁忌

（三）马里兰合计病理指数（MAPI）

- 约 12% 临床标准不适宜移植的供体具有正常的组织学特征
- MAPI 根据病理特征可以用来预测移植物 5 年生存率
- 积分预测移植物生存率
  ○ 0～7 分 90%
  ○ 8～11 分 63%
  ○ 12～15 分 53%
- 评估 5 个组织学特征，评分后合计
  ○ 球性肾小球硬化
    - ≥ 15%：2 分
  ○ 叶间动脉管壁：管腔比例（管壁厚度/管腔直径）
    - ≥ 0.5：2 分
  ○ 球周纤维化（增厚、皱缩和肾小囊增生）
    - 出现：4 分
  ○ 小动脉透明变性（无定型、均匀、嗜酸性物质沉积在动脉壁）
    - 出现：4 分
  ○ 瘢痕（硬化小球、肾间质纤维化、超过 10 个肾小管萎缩）
    - 出现：3 分

四、报告

供体活检

- 部位和样本类型（楔形活检或穿刺活检）
- 肾小球数量，硬化肾小球的数量，球性硬化肾小球的比例
- 动脉数量（非细小动脉）
- 组织学特征（分级：无、轻度、中度、重度）
  ○ 间质纤维化、肾小管萎缩、间质炎、动脉内膜纤维化、球内血栓
- 其他显著特征（如结节性肾小球硬化、局灶节段性硬化、肿瘤）

五、容易出现的错误

（一）楔形活检

- 楔形活检中球性硬化常常被过度评估

供肾活检报告和评分表

特 征	说 明
样本类型	楔形活检 / 穿刺活检
肾小球数量	计数每一个可以评估的肾小球
硬化肾小球数量	球周纤维化和局灶硬化在其他系统中评估
球性硬化的比例	球性硬化数量与肾小球总数的比例
动脉数量（非细小动脉）	动脉为具有内弹性膜的血管，或直径＞ 1/3 肾小球直径，或具有 3 层以上平滑肌

病变评分

评 分	无	轻 度	中 度	重 度
间质纤维化	无（＜ 5% 的皮质）	轻度（6%～25%）	中度（26%～50%）	重度（＞ 50% 皮质受累）
肾小管萎缩	无（0% 的皮质）	轻度（＜ 25%）	中度（26%～50%）	重度（＞ 50% 皮质肾小管受累）
间质炎细胞浸润	无（＜ 10% 的皮质）	轻度（10%～25%）	中度（26%～50%）	重度（＞ 50% 皮质受累）
动脉内膜纤维化（动脉硬化）	无（0% 管腔狭窄）	轻度（＜ 25%）	中度（26%～50%）	重度（＞ 50% 管腔狭窄）
动脉透明变性（透明变性局限在内皮细胞下）	无	轻度（至少 1 条动脉）	中度（＞ 1 条动脉）	重度（大多数间质小动脉）
肾小球内血栓	无	轻度（最严重的肾小球中＜ 10% 的毛细血管襻）	中度（10%～25% 毛细血管襻闭塞）	重度（＞ 25% 毛细血管襻闭塞）
急性肾小管损伤 / 坏死	无	轻度（上皮扁平、肾小管扩张、细胞核脱落、刷状缘脱落）	中度（灶性凝固性坏死）	重度（梗死）
其他发现				
	局灶节段性肾小球硬化	结节性肾小球硬化	肿瘤	其他

引自 H Liapis et al: Banff Histopathological Consensus Criteria for Preimplantation Kidney Biopsies. Am J Transplant. 22 July 2016.

○ 表浅组织的活检常常因患者的动脉硬化而在被膜下发现过多的硬化肾小球
● 动脉缺失

（二）表浅活检
● 常只有被膜

（三）冰冻切片的人为假象
● 肾小球
  ○ 肾小球内细胞增多
● 组织裂隙
  ○ 上皮细胞的回缩会导致类似组织水肿的间隙
  ○ 水肿类似纤维化
● 肾小管
  ○ 肾小管收缩
    - 会被误认为是萎缩和损伤
  ○ 辨认肾小管损伤很难

● 冰冻后红细胞管型溶解碎裂

（四）样本保存
● 冷缺血时间尽可能缩短
● 活检标本保存在适当的保存液中
  ○ 生理盐水中保存时间过长易造成假象
  ○ 过度干燥会改变组织表现

（蔡文娟　涂金鹏　译　王政禄　校）

参考文献

[1] Liapis H et al: Banff histopathological consensus criteria for preimplantation kidney biopsies. Am J Transplant. 17(1):140-150, 2017
[2] Azancot MA et al: The reproducibility and predictive value on outcome of renal biopsies from expanded criteria donors. Kidney Int. 85(5):1161-8, 2014
[3] Haas M: Donor kidney biopsies: pathology matters, and so does the pathologist. Kidney Int. 85(5):1016-9, 2014
[4] Israni AK et al: New national allocation policy for deceased donor kidneys in the United States and possible effect on patient outcomes. J Am Soc Nephrol. 25(8):1842-8, 2014

供肾活检：冰冻切片

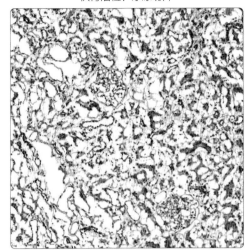

供肾活检：楔形活检

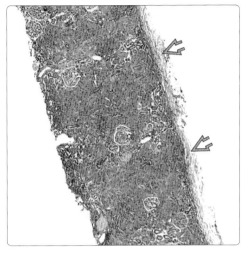

（左图）供肾活检的冰冻切片显示明显的间质水肿，类似正常肾组织在脱水前的状态。肾小管的形态无法评估在这种假象中根据形态特征评估预测移植物功能是具有挑战性的。（右图）大多数的供肾活检是楔形活检，不是穿刺活检，多为被膜下组织（包膜 ➡），这也是不能取样到中等大小动脉的原因

供肾活检：肾小球内血栓

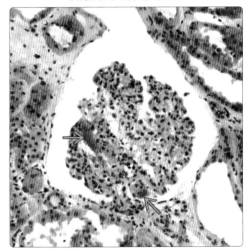

供肾活检：肾小球内血栓

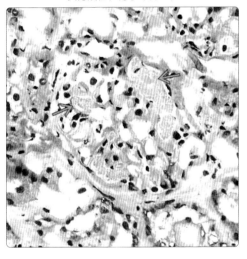

（左图）供体冰冻切片显示两处毛细血管襻内的纤维素性血栓➡局灶出现时容易被忽视，血栓常见于因卒中、心脏病死亡的捐献者，散在分布的血栓不是移植禁忌证。（右图）在一些石蜡HE染色切片中，血栓➡常常为苍白色，而不是强嗜酸性。这使得检测到血栓非常困难

供肾活检：动脉硬化

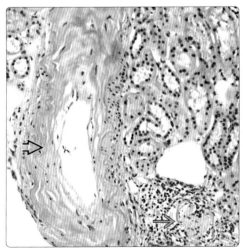

供肾活检：弥漫性球性硬化

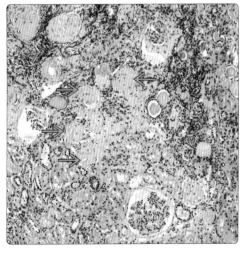

（左图）1例潜在供体的活检，可见严重的动脉硬化➡。在楔形活检时常常见不到这种规格的血管，同时可见1个球性硬化肾小球➡。（右图）供肾活检显示＞80%的球性硬化➡。活检部位不在被膜瘢痕下。右肾和左肾都显示了同样的结果，均不能用于移植

（**左图**）供肾活检冰冻切片很难辨认的轻微动脉透明变性➡相应的石蜡切片则显示弥漫的糖尿病性肾小球硬化。（**右图**）石蜡切片显示，供肾轻、中度的肾小球系膜基质增生➡，在 PAS 染色中可见一处小动脉透明变性➡

供肾活检：糖尿病供体

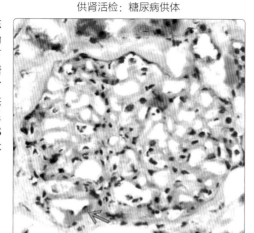

供肾活检：弥漫性糖尿病性肾小球硬化

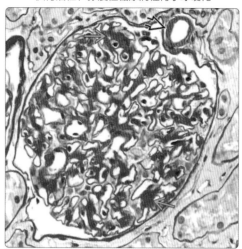

（**左图**）移植后 17 天，肾活检显示显著的结节性糖尿病性肾小球病变➡。供体和受体均为糖尿病患者。回顾供体活检冰冻切片，结节不明显。移植物最终丢失。糖尿病患者供体移植给非糖尿病患者，可能更有益。（**右图**）显示严重的肾小管损伤，具有嗜酸性颗粒性管型、肌红蛋白阳性➡。供体死于创伤

移植肾活检：肾小球结节性硬化，供肾不明显

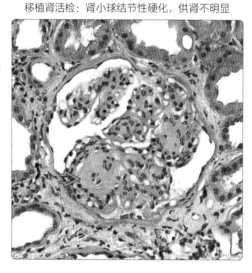

供肾活检：蛋白管型

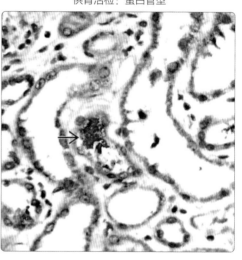

（**左图**）活体供肾活检的免疫荧光显示 IgA 系膜区沉积➡。捐献者无肾病证据。这是供肾活检的偶然发现 IgA 沉积，捐献后在受者体内随时间消散。（**右图**）活体肾移植术后 3 个月，免疫荧光显示系膜区 IgA 沉积消散，既往系膜区 IgA 显著沉积受者无肾小球肾病的临床证据

供肾活检：偶见 IgA 沉积

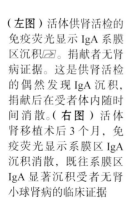

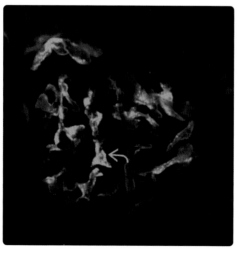

移植肾活检：移植后 IgA 沉积消散

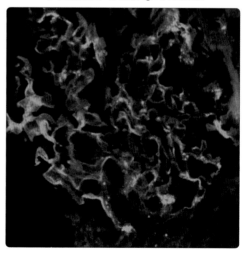

供肾活检：小动脉透明变性

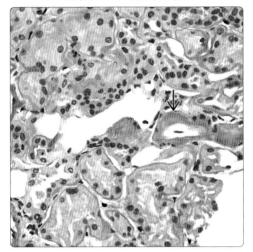

供肾活检：小动脉结节性透明变性

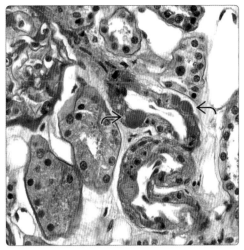

（**左图**）在冰冻切片中很难辨认的小动脉内膜透明变性➡。在石蜡切片中进行 PAS 染色较为显著。（**右图**）供肾活检外周小动脉结节性透明变性➡与移植患者钙调磷酸酶抑制剂（CNI）慢性毒性反应相似，以往认为透明变性是 CNI 类药物的特异性改变，这种特征在缺乏 CNI 类药物使用时不常见

供肾活检：石蜡切片

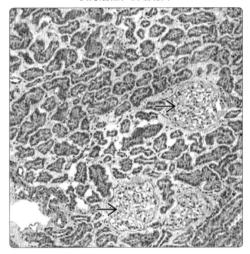

供肾楔形活检，冰冻切片，褶皱

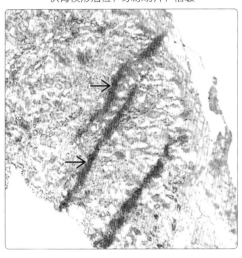

（**左图**）肾间质表现在冰冻切片和后续的石蜡切片是不同的，在冰冻切片中，本例显示明显间质水肿和肾小球内细胞增生，而在石蜡切片中，局灶轻微间质水肿，肾小球未见异常表现➡。（**右图**）冰冻切片中更容易出现皱褶和折叠➡，这使得评估更加困难需要进一步制备无人为假象的切片

供肾活检：儿童患者

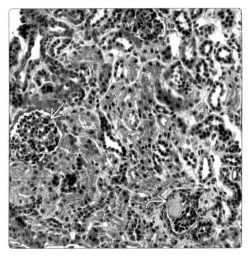

供肾活检：血管平滑肌脂肪瘤

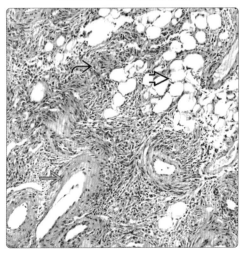

（**左图**）儿童供肾活检，可见不成熟肾小球➡，足细胞拥挤，可见一处正在发展中的局灶节段性肾小球硬化➡。（**右图**）供肾中可见未知肿瘤，这例活检发现血管平滑肌脂肪瘤，肿瘤常见血管➡、平滑肌➡、脂肪成分➡

◀▦· 切除移植肾评估 ·▦▶

一、术语

（一）同义词
- 肾移植物

（二）定义
- 不可逆性移植物衰竭、肾切除

二、病因学 / 发病机制

（一）移植物早期失功的原因（＜移植后 6 个月）
- 移植物血栓形成
  - 静脉血栓形成概率通常是动脉血栓形成的 2 倍
  - 高凝状态和亲血栓性是血栓形成的重要潜在因素
    - 遗传异常
      □ 第 V 因子突变（G1691A 突变）
      □ 凝血酶原（第 II 因子）突变
      □ 蛋白 S，蛋白 C 或抗凝血酶原的缺乏
    - 后天异常
      □ 手术或外伤造成组织因子释放，抗磷脂酶抗体，或高半胱氨酸血症
    - 镰状细胞贫血可能引发镰状细胞危象和移植物血栓形成
  - 血流欠佳或血管壁损伤都是非常重要的因素
    - 由于供 / 受体血管差异造成的外科手术困难
    - 大血管由于扭曲、扭转或压迫造成损伤
    - 小血管或内皮细胞因持续的缺血或再灌注造成损伤
- 血栓性微血管病
  - 原因包括：抗体介导的排斥反应和溶血尿毒综合征复发
- 急性排斥反应
  - 细胞介导的排斥反应 / 抗体介导的排斥反应

- 复发性疾病：原发性草酸增多症，溶血尿毒综合征
- 原发性无功
  - 移植物从开始就无功能的临床术语
  - 原因包括
    - 急性肾小管坏死 / 损伤
    - 灌注性肾病
    - 动脉粥样硬化斑块引发的动脉栓塞
    - 冷缺血时间过长，边缘供体是诱发因素

（二）移植物晚期丢失的原因（＞移植后 6 个月）
- 疾病复发
  - 局灶节段性肾小球硬化症（FSGS）
  - 肾小球肾炎：IgA 肾病、膜性肾病、膜增生性肾小球肾炎
- 新发性肾病
  - FSGS
  - 移植性肾病
- 抗体介导的排斥反应
  - 抗体介导的排斥反应占晚期移植物失功的 2/3
  - 抗体 ± T 细胞介导的排斥反应
- 血管疾病
  - 高血压性肾硬化
- 药物毒性
  - 钙调磷酸酶抑制剂毒性
- 感染
  - 多瘤病毒、巨细胞病毒和腺病毒
  - 反复发作的肾盂肾炎
- 尿路梗阻
- 肿瘤
  - 移植后淋巴组织增殖性疾病
  - 肾细胞癌
  - 肉瘤

切除的移植肾

早期移植物丢失

（**左图**）切除的移植肾样本，肾门动脉、静脉、肾盂、输尿管常常缺失 ➡。（**右图**）移植后 2 天，移植物增大（298g），有皮质、髓质的散在出血。可见皮质放射状分布的苍白区（坏死）➡

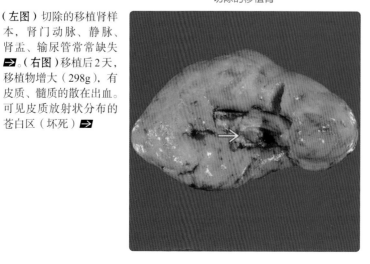
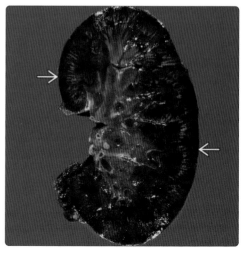

三、临床提示

（一）临床表现

- 少尿或无尿
- 腹痛
- 血尿
- 无症状

（二）临床病理联系

- 详细的临床病史和手术史是最终诊断的必要条件
- 决定移植物切除后，免疫抑制剂需要提前停药数周

四、大体特征

（一）一般特征

- 大小
  - 体积增大通常由于
    - 急性肾小管坏死
    - 抗体介导的排斥反应
    - 肾脏静脉血栓形成
  - 血栓形成，血管扭曲，供受体之间血管解剖差异都是重要的特征
  - 移植后 2～3 周，移植物破裂的常见原因：
    - 抗体介导的排斥反应
    - 急性肾小管坏死
    - 尿路梗阻
    - 程序性活检
    - 创伤
  - 移植肾脏缩小是慢性疾病的特征（如慢性排斥反应、感染、慢性缺血）

（二）解剖学特征

- 移植肾切除标本常常没有肾门血管及部分肾盂
- 肾门残存血管及肾实质血管内可见血栓
- 坏死出血的范围及部位应被详细描述

（三）标本处理

- 不同方法保存肾皮质组织，进行免疫荧光及电镜检测

五、镜下特征

（一）一般特征

- 坏死
  - 出血性或缺血性
  - 肾皮质或肾皮、髓质
- 大血管血栓形成会影响动脉和（或）静脉
- 肾小球及细动脉中微血栓的形成可以诊断血栓性微血管病
- 急性排斥反应
  - T 细胞介导：间质水肿、单个核细胞浸润、肾小管炎
    - 动脉内膜炎或透壁性动脉炎

- 抗体介导排斥反应：肾小球炎，管周毛细血管炎和坏死性透壁性动脉炎
  - 免疫抑制剂停用后，AR 表现可能与其他疾病相互重叠
  - AR 可能掩盖晚期移植物衰竭的潜在原因，尤其是坏死
- 慢性排斥反应
  - 移植性肾小球病和管周毛细血管基底膜分层
  - 慢性移植性动脉病（慢性动脉内膜炎）
- 移植物纤维化
  - 梗死瘢痕在皮质区呈楔形分布
  - 既往活检部位呈线性或带状分布，并可能伴有含铁血黄素沉积
  - 大血管或中等大小血管的动脉硬化和（或）狭窄会造成移植物的慢性缺血
    - 被膜下纤维化、肾小球废弃、缺血性肾小球病
  - 慢性 CNI 毒性作用造成皮质条带样纤维化
    - 伴随细小动脉的结节性透明变性
  - 慢性排斥反应和多瘤病毒性肾病会造成斑片状或弥散纤维化及肾小管萎缩

（二）实验室检查

- 直接免疫荧光
  - 检测免疫球蛋白和补体，诊断复发性 / 新发肾小球肾病
- 间接免疫荧光
  - 检测 C4d，对于诊断抗体介导的排斥反应非常重要
- 免疫组织化学
  - 石蜡切片检测 C4d、多瘤病毒大 T 抗原，腺病毒和巨细胞病毒
- 电镜检测
  - 检查复发性 / 新发性 FSGS 中足突损伤
  - 检测新发 / 复发性肾病的免疫复合物沉积
- 血清学检测
  - 组织相容性抗原中 DSA 的检测对于诊断抗体介导的排斥反应至关重要

（蔡文娟 涂金鹏 译 王政禄 校）

参考文献

[1] Morales JM et al: Association of early kidney allograft failure with preformed IgA antibodies to β2-glycoprotein I. J Am Soc Nephrol. 26(3):735-45, 2015

[2] Loupy A et al: The impact of donor-specific anti-HLA antibodies on late kidney allograft failure. Nat Rev Nephrol. 8(6):348-57, 2012

[3] Phelan PJ et al: Renal allograft loss in the first post-operative month: causes and consequences. Clin Transplant. 26(4):544-9, 2012

[4] Sellarés J et al: Understanding the causes of kidney transplant failure: the dominant role of antibody-mediated rejection and nonadherence. Am J Transplant. 12(2):388-99, 2012

[5] El-Zoghby ZM et al: Identifying specific causes of kidney allograft loss. Am J Transplant. 9(3):527-35, 2009

（左图）移植 2 天后，移植肾切除，HE 染色显示弥漫近曲肾小管出血性坏死，髓放线的坏死不伴有出血。大动脉可见闭塞性血栓。蛋白 S 缺乏和口服避孕药增加移植物血栓形成的风险。（右图）坏死的动脉常常伴有中性粒细胞➡和红细胞➡浸润血管中层和内膜，可见大量核碎裂这是再灌注损伤的一种表现，不能与血管炎混淆

出血性坏死

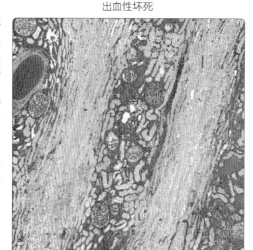

再灌注损伤与动脉炎相似

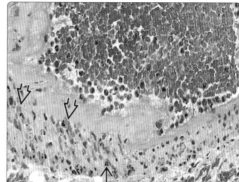

（左图）移植 4 天后，因移植损伤造成肾静脉闭塞性血栓形成，行移植肾切除，福尔马林固定标本，闭塞性血栓➡形成，同时皮质弥漫性苍白，常伴有坏死，肾盂充满血块➡。（右图）移植后 4 天，切除移植肾，肾门处静脉 HE 染色可见富于红细胞的闭塞性血栓。可见纤维蛋白层➡

移植肾静脉血栓形成

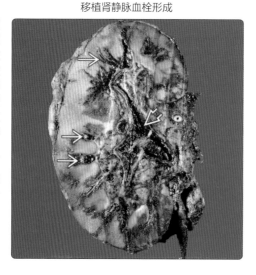

移植肾门处静脉血栓

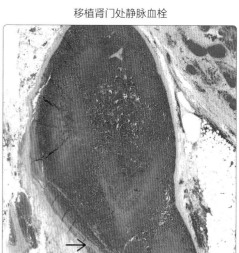

（左图）肾移植术后 5 天因肾静脉血栓形成的肾切除标本可见皮质坏死，淤血、出血➡。（右图）静脉血栓时，病史常可以提供移植物易于发生血栓的潜在因素。高倍镜下可见多量折光的镰状红细胞患者具有临床镰状细胞贫血遗传特征，26% 具有血红蛋白 S

静脉血栓所致出血性坏死

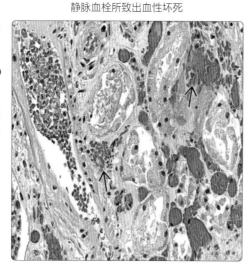

镰状红细胞血栓

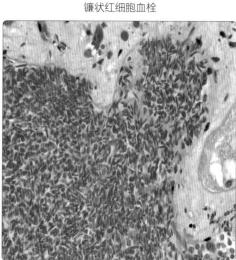

晚期移植肾出血性坏死

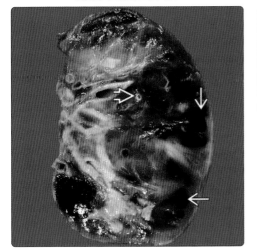

晚期移植肾伴局灶瘢痕

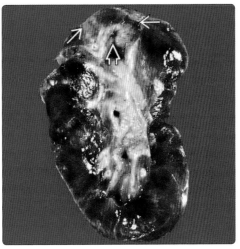

（左图）移植 4 年后，160g 移植肾切除，显示广泛的皮质出血➡和坏死。出血性坏死中，严重的动脉➡和细小动脉性肾脏硬化与严重的排斥反应叠加。（右图）移植 8.5 年后，移植肾切除 186g，显示局灶瘢痕形成➡、肾椎体消失➥、间质出血。组织学上，有严重的排斥反应和狼疮性肾炎复发

无免疫抑制下晚期排斥反应

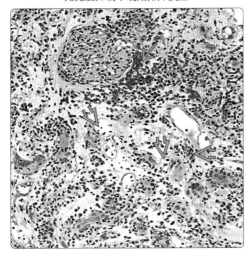

富于浆细胞的晚期排斥反应

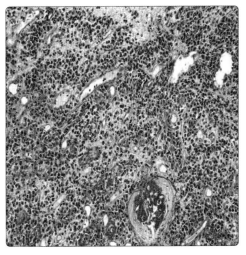

（左图）晚期排斥反应常有间质水肿、出血，浆细胞、嗜酸性粒细胞➡和管周毛细血管炎➡。C4d 在毛细血管壁表达，肾小管萎缩，这些发现提示细胞和抗体介导的排斥反应。（右图）大量浆细胞是晚期排斥反应的特征之一，是肾小管严重萎缩，可见废弃肾小球。这种浆细胞显著的浸润要与 PTLD 鉴别

κ 轻链 RNA 原位杂交

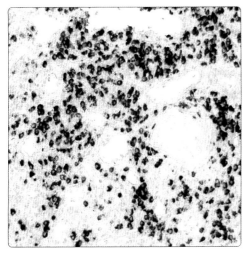

λ 轻链 RNA 原位杂交

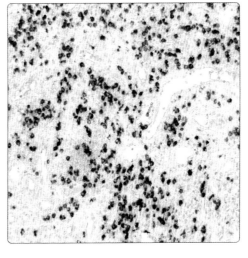

（左图）浆细胞浸润提示移植后淋巴组织增殖性疾病可能，原位杂交可以鉴别浆细胞反应性增生和肿瘤性增生这张切片中 κ 轻链原位杂交显而易见。（右图）λ 轻链 RNA 可以与 κ 轻链 RNA 联合检测，以帮助区分移植肾中反应性和肿瘤性浆细胞浸润。反应性浸润的 κ∶λ 比值为（5～8）∶1

Kidney Transplantation

（**左图**）肾移植术后 5.75 年，移植肾切除，皮质广泛变薄、苍白➡️。急性、慢性排斥反应仅表现在组织学上。（**右图**）移植后 5 个月，肾切除标本显示急、慢性动脉内膜炎，纤维性内膜➡️内可见单个核细胞浸润。内皮细胞下也可见同样的细胞浸润➡️

晚期移植肾切除

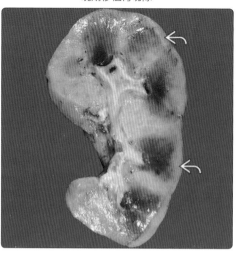

慢性活动性移植物动脉病

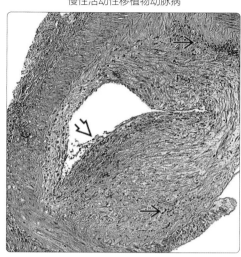

（**左图**）慢性移植物动脉病可见内膜纤维化，纤维化内膜内可见稀疏细胞核，CD3 免疫组化染色对显示和辨认浸润的 T 细胞是非常必要的。（**右图**）CD3⁺T 细胞浸润纤维化动脉内膜➡️提示慢性移植物动脉病（慢性动脉内膜炎）

慢性移植物动脉病

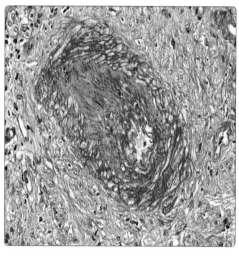

慢性动脉病中的 T 细胞

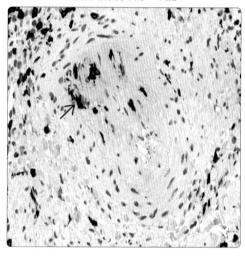

（**左图**）移植性肾小球病显示肾小球毛细血管襻"双轨征"➡️，节段性细胞增生➡️。细小动脉透明变性是最主要的特征➡️。抗体介导的排斥反应占到发病原因的 80%。（**右图**）组织学上对于移植性肾小球肾病的鉴别诊断包括：膜增生性肾小球肾炎、慢性血栓性微血管病和抗体介导的排斥反应也见于 HCV 感染

移植性肾小球病

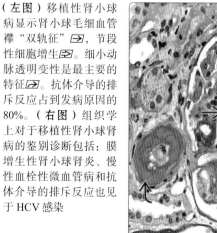

慢性移植性肾小球病

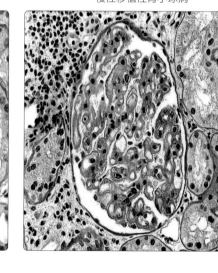

慢性移植物缺血

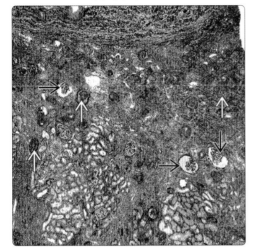

条带样纤维化

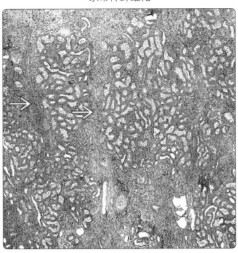

（左图）慢性移植物缺血与动脉硬化相关，可导致被膜下间质纤维化、肾小管萎缩、缺血性肾小球病➡和肾小球废弃➡。（右图）CNI慢性毒性损伤，表现为特征性的被膜下条带样纤维化和肾小管萎缩➡本例可见细小动脉透明变性、硬化。其他可以导致动脉硬化的原因包括：高血压、糖尿病，都可以导致这种特殊模式的纤维化

交界的炎细胞浸润

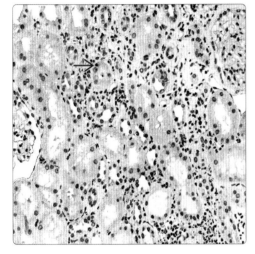

轻微的多瘤病毒感染

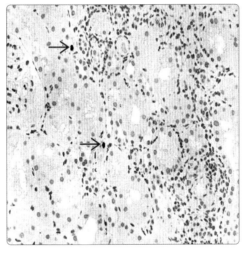

（左图）一例移植后4年肾脏，肾小管-间质单个核细胞浸润，影响皮质约20%。有轻微肾小管炎➡。符合Banff标准，交界性排斥反应，需要与病毒感染鉴别。（右图）具有交界性炎细胞浸润的肾脏，可见肾小管多瘤病毒大T细胞抗原➡，局灶核染色阳性提示病毒复制活跃，未见细胞改变，这是1例轻微的多瘤病毒性肾病

急性肾盂肾炎

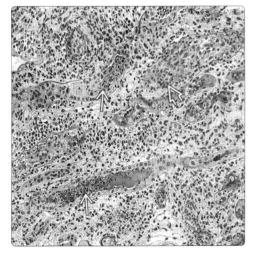

复发性狼疮性肾小球肾炎

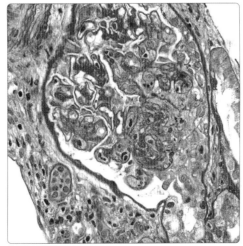

（左图）63岁患者，移植后5年时，尿大肠埃希菌培养阳性。主要为中性粒细胞浸润➡，管型➡是急性肾盂肾炎的特征性改变。（右图）移植后7.75年肾切除标本，节段新月体肾小球肾炎，免疫荧光显示IgG和C3沉积，患者既往病史为系统性红斑狼疮这些发现提示狼疮性肾炎复发

纤维化评估

一、术语

定义

● 间质纤维化：胶原蛋白及相关分子在间质中聚集

二、意义

预后

● 很多肾病的预后都与间质纤维化程度相关，甚至多变量分析之后仍然相关
　○ 研究显示肾功能与间质纤维化程度相关
● 肾移植后，间质纤维化的程度可以作为替代指标预测预后
　○ 许多应用已经被报道
　○ 间质纤维化 / 肾小管萎缩（IF/TA）相关因素
　　－ 冷缺血时间
　　－ 临床 / 亚临床的急性排斥反应
　　－ 预先存在的供体损伤
　　－ 致敏程度
　　－ 环孢素的使用
　　－ 肾脏钙化
　○ 相对于单独 IF/TA，IF/TA 与移植后血管病变、血清肌酐水平增加或移植性肾小球病配合更能提示预后不良
● 在供肾活检中，纤维化也具有预后价值
　○ 6 个月时的预后不良的风险上升
　　－ 与年龄相比，Banff 评分 $c_i > 0$，是其预测能力的 1.9 倍
　○ 形态上间质纤维化的数量：与移植后 1 年的肾功能密切相关
● 程序性活检评估纤维化渐进过程，可以作为移植物功能的基线，记录逐渐变化的过程

　○ 在临床试验中评估预后，非常实用

三、机制

（一）分子机制

● 转化生长因子
● 骨形成蛋白
● 血小板源性生长因子
● 肝细胞生长因子
● 最近的基因组方法表明 IF 中，分子形式发生了改变

（二）细胞机制

● 上皮细胞
● 成纤维细胞 / 肌成纤维细胞和纤维细胞
● 炎细胞：淋巴细胞，单核细胞 / 巨噬细胞，树突状细胞，肥大细胞
● 内皮细胞

（三）上皮 – 间充质表型

● 慢性上皮损伤，使上皮向间叶细胞转化
　○ 过程称之为上皮 – 间充质转化（EMT），但该术语已不受欢迎
　○ 所谓 EMT 只是表达蛋白的改变，而不是真正的转化
● 损伤的上皮可以改变形态，表达间充质样的标志物
　○ 在体内，并未观察到真正的 EMT
● 间充质标记并不特异，使得研究总是备受质疑（每次 Banff 会议和其他的出版物）
　○ 既然是表型的转化，上皮 – 间充质表型转化这一术语可能更合适

四、评估方法

（一）视觉定性评估

● 不是所有纤维化在数量和质量上都是一致的

Ⅲ型胶原的免疫组化

Ⅲ型胶原的免疫组化染色标记定量

（左图）Ⅲ型胶原免疫组化染色，纤维呈棕色。
（右图）使用免疫组化染色阳性像素计数，标记图像，强阳性（红色），中等强度（橘色），阴性（蓝色）

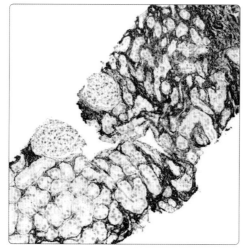
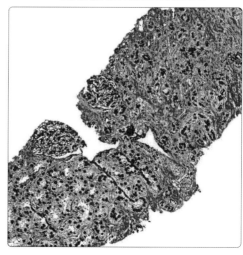

- ○ 早期、新鲜的或活跃的纤维化，可能更代表重建
- ○ 宽大的瘢痕：可能由肾盂肾炎和感染严重的局灶损伤和间质破坏
- ○ 弥漫性纤细的纤维化：弥漫性的肾小球、肾小管和血管疾病
- 不同的纤维化模式有不同的提示
  - ○ 条带样凌乱的纤维化，见于 CNI 的应用，原因可能在于首先累及髓放线
  - ○ 慢性梗阻性模式：无肾小管肾小球，扩张的肾小管和 Tamm-Horsfall 蛋白管型伴间质外溢
- IF 区域内的炎症是肾脏病预后不良的风险因素
- IF/TA 高度相关
  - ○ TA 可以出现在动脉硬化区域而不伴有纤维化
  - ○ IF/TA（Ⅰ-Ⅲ级与 ci 使用统一的评分），代替了慢性移植性肾病
- 被膜下、血管周围和肾小球周围的纤维化不包含在评估内，但缺乏客观的排除标准
- 对于纤维化的评估主要集中在皮质，但是髓质的纤维化同样重要

（二）视觉定量分析

- 大多数纤维化评分系统（特别是 Banff）基于皮质受累范围定量
  - ○ Banff 纤维化评分（ci）：
    - – ci0 分　≤ 5%，ci1 分 6%～25%，ci2 分 26%～50%，ci3 分 > 50%
- 特殊染色
  - ○ 三色染色
    - – 通过三色染色进行评估常常是标准化的
    - – 在纤维化区域进行肾小球和肾小管基底膜染色
  - ○ PAS
    - – PAS 将肾小球及肾小管的基底膜染为桃红色，间质不着色
    - – 三色染色也可以染色肾小球、肾小管基底膜，因此使用类似 PAS 的方法显示基底膜，使病理学家能分析间质
    - – 用 PAS 去除三色染色中基底膜，进行形态测定的方法（称为三色 -PAS 或 T-P 法）
  - ○ 天狼星红
    - – 白光下大部分组织染成粉红色
    - – 染料分子进入Ⅰ型胶原和Ⅲ型胶原间的第三间隙
    - – Ⅰ型胶原和Ⅲ型胶原在偏振光下呈强双遮光性
      - ▫ 被认为对这些胶原特异
  - ○ 胶原免疫组化染色（IHC）
    - – Ⅲ型胶原对于评估肾脏纤维化非常有用
- 重复活检，可能显示不同程度的纤维化
  - ○ 同一研究中，12% 的病例 IF 下降
- 视觉分析纤维化易受观察者之间 / 观察者内部的相互影响而易变

- ○ 一些病理学家总是过度评估，而另一些总是评级不足
- ○ Kappa 值（观察者之间的一致性的统计学指标）在 0.3～0.6

（三）形态学定量分析

- 形态学与功能相关性分析（eGFR）
- 常常使用在静态图片上，进行计数的方法
- 计算机辅助的形态学分析染色（如三色染色、天狼星红和胶原的免疫组化染色）
  - ○ 很多方法使用像素技术的方法（所谓"阳性像素计数"）
    - – 供应商提供可供使用的计数系统和公开资源（例如，美国国家卫生研究院提供的 ImageJ）
  - ○ 研究者个人设计的计数方式也被接收
    - – Meas-Yedid 等提供的方法，与 Banff 专家定量方法间 Kappa 值为 0.68
    - – 计算机辅助计数方法，也可以应用于评估其他参数（如肝脂肪变性、炎细胞计数、微血管密度等）
  - ○ 与静态图像计数相比，这些方法可以分析整张切片
- 可以提供更多客观的、可重复的测量方法

（蔡文娟　涂金鹏　译　王政禄　校）

参考文献

[1] Farris AB et al: Banff fibrosis study: multicenter visual assessment and computerized analysis of interstitial fibrosis in kidney biopsies. Am J Transplant. 14(4):897-907, 2014

[2] Haas M: Chronic allograft nephropathy or interstitial fibrosis and tubular atrophy: what is in a name? Curr Opin Nephrol Hypertens. 23(3):245-50, 2014

[3] Farris AB et al: Renal interstitial fibrosis: mechanisms and evaluation. Curr Opin Nephrol Hypertens. 21(3):289-300, 2012

[4] Farris AB et al: Morphometric and visual evaluation of fibrosis in renal biopsies. J Am Soc Nephrol. 22(1):176-86, 2011

[5] Kriz W et al: Epithelial-mesenchymal transition (EMT) in kidney fibrosis: fact or fantasy? J Clin Invest. 121(2):468-74, 2011

[6] Liu Y: Cellular and molecular mechanisms of renal fibrosis. Nat Rev Nephrol. 7(12):684-96, 2011

[7] Meas-Yedid V et al: New computerized color image analysis for the quantification of interstitial fibrosis in renal transplantation. Transplantation. 92(8):890-9, 2011

[8] Scian MJ et al: Gene expression changes are associated with loss of kidney graft function and interstitial fibrosis and tubular atrophy: diagnosis versus prediction. Transplantation. 91(6):657-65, 2011

[9] Boor P et al: Renal fibrosis: novel insights into mechanisms and therapeutic targets. Nat Rev Nephrol. 6(11):643-56, 2010

[10] Mannon RB et al: Inflammation in areas of tubular atrophy in kidney allograft biopsies: a potent predictor of allograft failure. Am J Transplant. 10(9):2066-73, 2010

[11] Park WD et al: Fibrosis with inflammation at one year predicts transplant functional decline. J Am Soc Nephrol. 21(11):1987-97, 2010

[12] Zeisberg M et al: Mechanisms of tubulointerstitial fibrosis. J Am Soc Nephrol. 21(11):1819-34, 2010

[13] Serón D et al: Protocol biopsies in renal transplantation: prognostic value of structural monitoring. Kidney Int. 72(6):690-7, 2007

[14] Furness PN et al: International variation in the interpretation of renal transplant biopsies: report of the CERTPAP Project. Kidney Int. 60(5):1998-2012, 2001

Kidney Transplantation

（**左图**）中倍镜，供肾楔形活检，三色染色显示被膜下纤维化➡伴慢性炎症，这一发现并不常见。（**右图**）高倍镜，三色染色显示被膜下纤维化伴慢性炎症➡，同时可见局灶性➡和球性肾小球硬化➡

被膜下纤维化

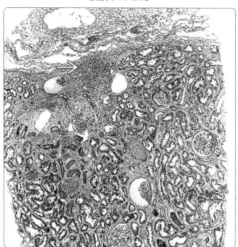

被膜下纤维化

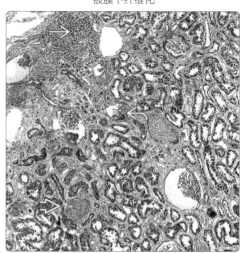

（**左图**）一例肺移植患者尸检，由于长期的环孢素的使用，肾脏切片的三色染色，显示明显的髓放线纤维化➡，就是所谓的"条带样"纤维化（图片由 S. Rosen, MD 提供）。（**右图**）两种病理学家评估纤维化的方法：A 纤维化组织所占百分比 B 形态学异常组织所占百分比

条带样纤维化

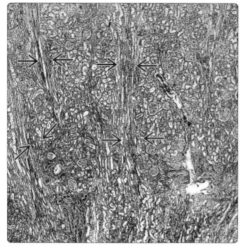

病理学纤维化定量的方法

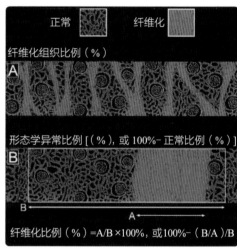

（**左图**）一例根据原纤维化水平作为基线，切片三色染色显示，肾小管周围存在纤细的纤维组织➡。（**右图**）定量三色染色中蓝染的区域，同时辅助像素计数运算中被认为阳性区域锁定在橘色范围，并测量纤维化的百分比

纤维化基线水平

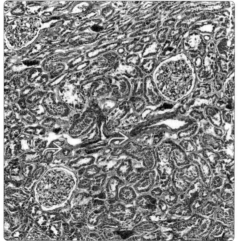

基线水平纤维化定量分析

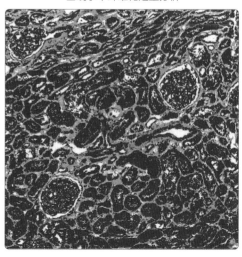

纤维化评估中三色染色和 PAS 染色

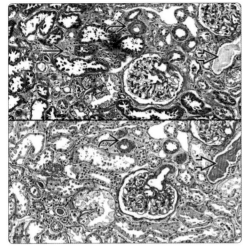

利用三色染色和 PAS 染色标记后进行评估

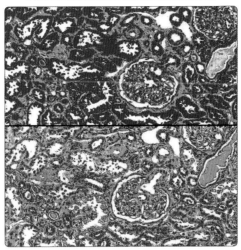

（左图）三色染色（上1/2）显示局灶纤维组织 ➡️，基底膜、血管 ➡️ 和蛋白管型 ➡️ 后三者可以被 PAS 染色所区别（下1/2），从而评估纤维化水平。（右图）使用阳性像素计数方法检测标记图像，三色染色呈蓝色（上 1/2），PAS 呈粉色（下1/2）三色染色去除 PAS 后，称为"三色–PAS"染色，用来评估间质纤维化

天狼星红纤维化染色

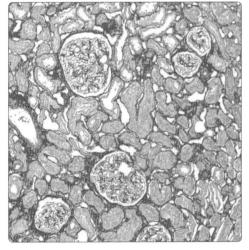

天狼星红纤维化区域检测

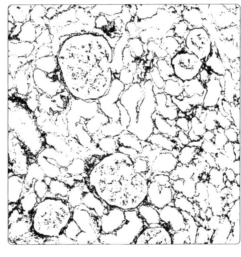

（左图）天狼星红染色纤维化区域为红色。（右图）检测红色染色区域，可以计算纤维化区域的面积定量分析不需偏振光，标记区域转化为黑色，显示肾脏纤维骨架（图片由 P. Grimm, MD 提供）

天狼星红染色偏振光检测纤维化

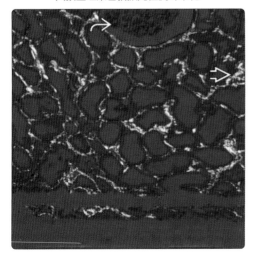

天狼星红纤维化染色偏振光检测

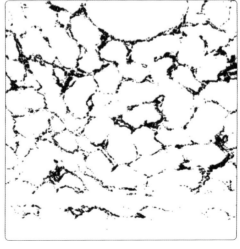

（左图）天狼星红染色偏振光检测纤维化，显示纤维化区域为红色。肾小球基底膜 ➡️ 缺乏染色提示肾小球基底膜由Ⅳ型胶原构成，间质由Ⅰ型和Ⅲ型胶原构成间质纤维化组织具有双折光性 ➡️。（右图）利用天狼星红染色的双遮光性标记图像，进行纤维化组织的定量分析

◀▮ 程序性活检 ▮▶

一、术语

（一）同义词

- 监视性活检

（二）定义

- 移植肾在特定时间段的活检，无关肾功能

二、临床问题

（一）程序性活检的价值

- 用于监视高敏患者
- 在可逆的阶段，发现和治疗亚临床疾病
  - 包括亚临床的排斥反应、感染和复发性疾病
- 早期程序性活检的发现可以解释晚期移植物丢失的原因
  - 约95%病例造成移植物丢失的特殊原因的发现，大部分都依赖早期程序性活检
- 在现代，亚临床移植排斥反应发生率已经降低
  - 可以发现其他疾病，药物毒性，多瘤病毒感染，复发性疾病
- 临床试验
  - 记录预后
  - 检测毒性
- 多用于高风险（预致敏）患者

（二）程序性活检的风险

- 主要并发症风险为0.4%
  - 出血
  - 肠穿孔造成腹膜炎
  - 移植物丢失（＜0.05%）

（三）时机

- 移植时（零点活检）
- 3～4个月，6个月，12个月，24个月

- 移植晚期（5～10年）活检，可以为晚期移植物丢失提供线索

三、显微镜下发现

（一）总体特征

- 不同的诊断对应不同的发现

（二）肾小球

- 正常
- 肾小球毛细血管襻"双轨"
- 系膜细胞增多
- 局灶节段性肾小球硬化
- 新发/复发肾病免疫复合物沉积
- 晚期（约10年）移植后活检，发现肾小球肾病的概率非常高
  - 肾小球系膜硬化，肾小球肥大，局灶节段性肾小球硬化，糖尿病性肾小球硬化，球性硬化增加

（三）肾小管

- 正常
- 肾小管萎缩
- 肾小管炎
- 病毒包涵体

（四）间质

- 正常
- 纤维化
- 炎症
  - 纤维化区域的炎症与移植物丢失风险升高相关
  - 纤维化区域外的炎症预示着亚临床细胞性排斥反应

（五）动脉和小动脉

- 正常
- 动脉硬化

程序活检中的管周毛细血管炎

程序活检中的急性细胞性排斥反应

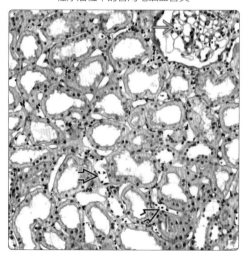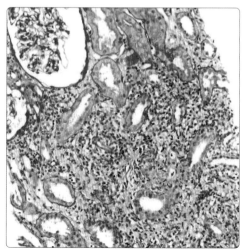

（左图）移植后4个月程序性活检，发现管周毛细血管炎▷与肾小球炎➡，是亚临床AMR的特征，患者DSA阳性，肾功能正常管周毛细血管炎不应与细胞性排斥反应混淆。（右图）移植后4个月，程序性活检发现急性细胞性排斥反应，Banff分型IB血清肌酐水平稳定在1.6mg/dl患者未服用类固醇激素，按规程使用免疫抑制剂

- 动脉内膜炎
  - 程序性活检与病因性活检相比较，常见动脉内膜炎且不伴有明确的肾小管 – 间质炎（单独 "V" 病损）
- 细小动脉的透明变性
  - 10 年以上移植后程序性活检，约有 66% 中、重度动脉透明变性（主要见于他克莫司为基础的免疫抑制）

（六）管周毛细血管

- 正常
- 管周毛细血管（PTC）C4d（+）
  - 特别是 ABO 血型不合的患者
- 管周毛细血管炎（单个核细胞和中性粒细胞）

四、诊断

（一）正常组织学

- 包含大部分的程序性活检

（二）亚临床急性 T 细胞介导的排斥反应

- 3%～17% 发生在前 5 个月
- 4%～15% 发生在 6 个月程序活检时
- 5%～19% 发生在 1 年后的程序活检时
  - 大多数分类为交界性 / 可疑
- 使用他克莫司 1 年后发生率较低（5%）

（三）亚临床 BK 多瘤病毒性肾病

- 1 年的程序性活检发病率 5%（在监测 BK 之前）

（四）CNI 类慢性毒性

- 在一项研究中，接受环孢素治疗的患者，1 年、5 年和 10 年程序性活检时，动脉透明样变发生率为 61.3%，90.5% 和 100%
  - 对 CNI 类药物毒性，病变不特异
- 使用他克莫司 / 西罗莫司与使用环孢素相比，动脉透明样变不显著、不严重
  - 另一项研究显示，以他克莫司为基础的免疫抑制，移植后 5 年程序性活检，中、重度透明变性发病率 19%
    - 不使用 CNI 类药物，以西罗莫司为基础的免疫抑制方案，中、重度透明变性发病率为 5%

（五）动脉硬化

- 可能为供体疾病或新发疾病
  - 与零点活检（植入时）对比，是有帮助的

（六）间质纤维化 / 肾小管萎缩，非特指

- 81% 的移植物丢失都伴有间质纤维化和肾小管萎缩（IFTA）在早期活检时可以发现可识别的病因
- ～60% 的有功能移植物，在 5 年活检，有部分 IFTA（ct/ci > 0）
  - 中、重度 IFTA（Banff c_i > 1，c_t > 1），5 年活检时发病率 17%
    - 与之前的细胞性排斥反应和 BK 多瘤病毒感染发作相关
- IFTA 不一定随时间而进展
  - 过去移植研究中，5 年活检结果不同，1 年的移植程序性活检，移植物轻度纤维化（ci1），5 年活检结局

不尽相同
- 39% 无纤维化，仅 23% 显示有严重纤维化
  - 术后 1 年，患者程序性活检显示，中等程度纤维化（ci2），50% 在 5 年活检时，仅有轻度 / 无纤维化
  - 调查结果可能代表部分抽样误差
  - 10 年后的程序活检，中、重度 IFTA 仅占 12%
- 间质纤维化和单个核细胞炎症，提高了晚期移植物丢失的风险
  - 现在认为是慢性 T 细胞介导排斥反应的一部分

（七）慢性抗体介导的排斥反应

- 具有新生供者特异性抗体，程序性活检发现亚临床 AMR（sAMR）概率约 40%
- 在一项研究中，移植后 1 年程序性活检，sAMR 发生率 14%
  - 大部分患者具有预存 DSA，只有 22% 是新生 DSA
    - 组织学特征性的表现为肾小球炎和（或）管周毛细血管炎
      □ 少数（32%）C4d（+）
  - 与 T 细胞介导的排斥反应相比，移植物存活率差（移植后 8 年约 56%）
    - C4d 阳性同样提示更差的移植物存活率

（八）移植性肾小球病

- 传统病患，移植术后 1 年程序性活检，移植性肾小球病发病率 2%～5%
  - DSA 阳性患者高风险
  - 程序性活检发现 TG，缩短移植物存活

（九）适应

- 无活动性排斥反应
- PTC C4d（+）
- 常见于 ABO 血型不合的移植

（十）复发性肾病

- 早期复发膜性肾病和 IgA 肾病常常是亚临床表现

（十一）新发肾小球肾病

  - 局灶节段性肾小球硬化和膜性肾病最常见
  - 新发 C1q 肾病常见，常无临床问题

（蔡文娟 涂金鹏 译 王政禄 校）

参考文献

[1] Stegall MD et al: Renal allograft histology at 10 years after transplantation in the tacrolimus era: evidence of pervasive chronic injury. Am J Transplant. 18(1):180-188, 2018

[2] Huang Y et al: Protocol biopsies: utility and limitations. Adv Chronic Kidney Dis. 23(5):326-331, 2016

[3] Mehta R et al: Subclinical rejection in renal transplantation: reappraised. Transplantation. 100(8):1610-8, 2016

[4] Yamamoto T et al: De dovo anti-HLA DSA characteristics and subclinical antibody-mediated kidney allograft injury. Transplantation. 100(10):2194-202, 2016

[5] Loupy A et al: Subclinical rejection phenotypes at 1 year post-transplant and outcome of kidney allografts. J Am Soc Nephrol. 26(7):1721-31, 2015

[6] Mengel M et al: The molecular phenotype of 6-week protocol biopsies from human renal allografts: reflections of prior injury but not future course. Am J Transplant. 11(4):708-18, 2011

电镜下正常肾小球

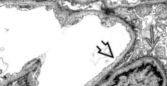

电镜下正常管周毛细血管

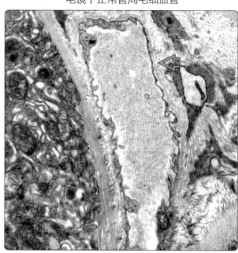

（左图）程序性活检中正常肾小球足细胞完整，无肾小球基底膜双轨和内皮下透明物质➡。无免疫复合物沉积内皮细胞正常，保存开窗➡。（右图）程序性活检，正常的管周毛细血管毛细血管基底膜单层➡。内皮细胞外观正常

电镜下的内皮细胞

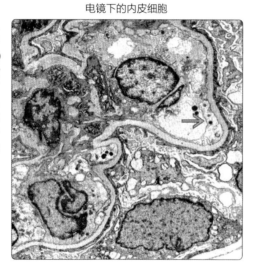

正常程序性活检

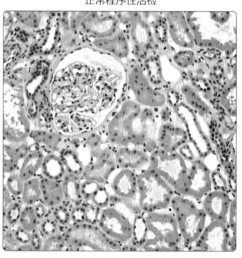

（左图）移植后1个月，患者体内形成供体特异性抗体，扫描电镜（EM）显示，内皮细胞增大➡且无开窗。这一发现可能早于移植肾小球病变。光镜下本例活检组织显示正常。（右图）一例肾功能正常的1年程序性活检。活检显示正常

系膜硬化

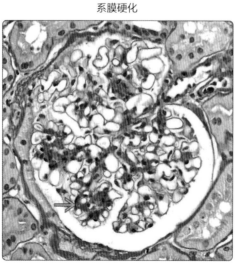

小动脉透明变性

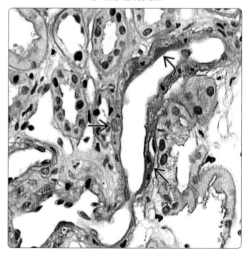

（左图）移植后10年程序性活检，显示中度系膜硬化➡，呈结节状，常见于移植晚期的患者，即使没有糖尿病。（右图）罕见小动脉内膜和外周结节样透明变性➡，类似亚临床CNI毒性反应。随时间的推移，细小动脉透明变性愈来愈常见

程序性活检 IgA 沉积

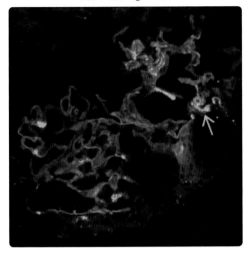

新发 C1q 肾病

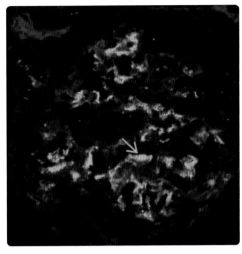

（左图）IgA 肾病患者，肾移植术后 5 年，程序性活检可见肾小球系膜节段性 IgA 沉积➡。光镜下，肾小球系膜轻度增生。（右图）肾移植术后 10 年，程序性活检，光镜下可见肾小球系膜细胞增生，免疫荧光染色➡，肾小球系膜 C1q 阳性（++）。这种表现通常没有临床意义

早期移植性肾小球病

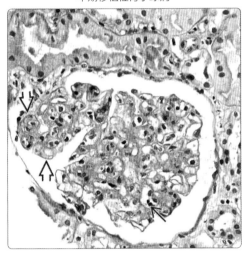

早期复发性膜性肾病

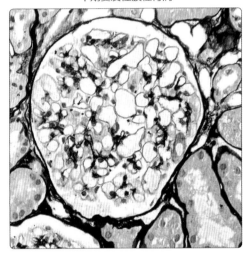

（左图）移植后 1 年程序性活检发现早期移植性肾小球病。可见肾小球炎➡和节段 GBM 双轨征➡。患者预存抗供者特异性 HLA 抗体，肾功能正常。（右图）肾小球显示早期膜性肾病复发，高倍镜下未见 GBM 异常（"钉突"或"网眼"）三色染色未见沉积物

免疫荧光下早期复发性膜性肾病

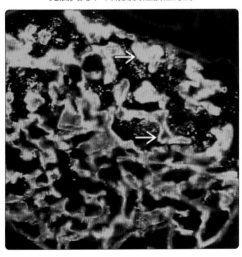

电镜下早期复发性膜性肾病

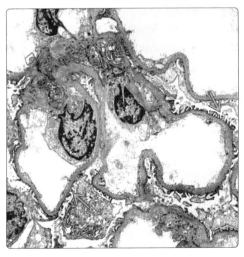

（左图）与正常肾小球的 C4d 局限在系膜的染色方式相比，早期复发性膜性肾病➡C4d 在 GBM 呈颗粒状阳性相同的染色结果也见于 IgG。（右图）术后 4 个月程序性活检，发现早期复发性膜性肾病，少量蛋白尿，电镜未发现电子致密物沉积，免疫荧光可见 IgG 和补体沉积。足细胞完整➡

◀◆· 适 应 ·◆▶

要点

一、术语
- 适应是指在存在供体反应性免疫反应的情况下缺乏移植物损伤，通常通过循环抗供体抗体检测
  - 通常，但不总是发生，ABO 血型不相容的（ABOi）移植物（＞80%）
- 相应的 Banff 定义：无排斥反应的管周毛细血管（PTC）C4d 沉积

二、临床问题
- 移植物功能正常
- 没有针对 ABOi 移植的治疗方法
- 尚未建立预先形成的抗 HLA DSA 和正常移植功能的患者的治疗方法
- 在 ABOi 活体移植物存活率与正常移植相似（9 年存活率 87% vs. 92%）
  - 在没有炎症的情况下，在 12 个月的程序性活检中

发现 C4d 对预后没有意义（交界或更多）

三、镜下特征
- 移植物活检显示正常
- 管周毛细血管（PTC）C4d 沉积
- 没有毛细管炎
- 电镜下正常内皮细胞，肾小球基底膜（GBM）和 PTC

四、主要鉴别诊断
- 慢性抗体介导的排斥反应
  - 肾小球炎和 PTC
  - PTC 基膜和 GBM 多层

五、诊断清单
- 在没有肾小管间质炎细胞浸润或微血管炎症的情况下，活检 C4d（＋）在 ABOi 移植物中通常稳定
- 活检 C4d（＋）的移植物合并抗 HLA 的 DSA，即使没有炎症也通常进展为移植性肾小球病

（左图）移植后 3 个月，通过光学镜下特征发现，ABO 不相容移植物的程序性活检看起来完全正常。（右图）对具有稳定的肾功能的患者进行了程序性活检，该患者具有 HLA 不相容，ABO 相容的移植肾尽管 C4d 存在于管周毛细血管中，但通过光学显微镜观察，发现组织学是完全正常

正常皮质
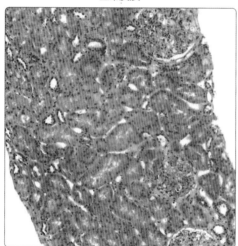

正常实质
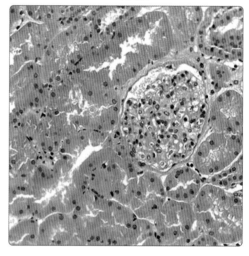

（左图）程序性活检显示具有稳定的肾功能的患者使用 HLA 不相容，ABO 相容的移植肾 C4d 存在于无炎症的管周毛细血管➡和肾小球基底膜中➡。（右图）在移植后 3 个月，组织学正常的 C4d（＋）ABO 不相容移植物的程序性活检标本中，显示完全正常的管周毛细血管内皮细胞，表明发生适应

C4d
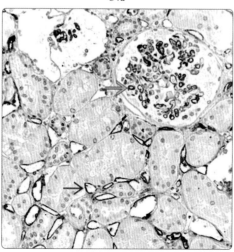

管周毛细血管
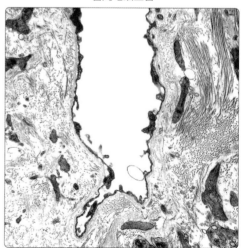

一、术语

定义

- 指在存在供体免疫反应的情况下缺乏移植物损伤,通常通过循环抗供体抗体检测发现
  - 通常,发生在 ABO 血型不相容(ABOi)移植
- 相应的 Banff 定义:无排斥反应证据的管周毛细血管 C4d 沉积
  - 管周毛细血管(PTC)中的 C4d 线性沉积(在冰冻切片上通过免疫荧光检测 C4d2 或 C4d3,在石蜡切片上通过 IHC 检测 C4d > 0)
  - 未达到慢性、活动性抗体介导排斥反应(ABMR)的标准
  - 没有 ABMR 的分子学证据(如果进行了分子学研究)(Banff 2017)
  - 无急性或慢性 T 细胞介导的排斥反应

二、病因 / 发病机制

(一)内皮细胞对表面成分的抗体的反应

- 体内抗凋亡分子(Bcl-xL)、补体调节蛋白(CD55、CD59)和 MUC1 的增加
- 在培养的内皮细胞中,ABO 抗体会使 ERK1 / 2 途径失活,并↑CD55 和 CD59 抗 HLA 可激活 PI3K / AKT 和,并↑血红素加氧酶 –1 和铁蛋白 H

(二)抗体的产生

- 在人类 ABOi 肾脏移植中外周血 B 细胞减少抗血型抗体产生的证据

(三)动物模型

- 在非人类灵长类动物中,慢性抗体介导的排斥反应(cAMR)分为 4 个阶段
  - 第一阶段:循环供体特异性抗体(DSA)
  - 第二阶段:DSA 与 PTC 的 C4d
  - 第三阶段:DSA + C4d + 病理改变(亚临床 cAMR)
  - 第四阶段:DSA + C4d + 病理学 + 功能障碍

三、临床问题

(一)流行病学

- 发病率
  - 通常发生在 ABOi 移植[程序性活检 > 80% C4d(+)]
  - HLA 不相容移植物的发生率不确定(早期程序性活检中为 2%~4%),长期看不稳定

(二)表现

- 正常移植物功能
- 供体 HLA 或 ABO 抗原抗体阳性

(三)治疗

- 没有针对 ABOi 移植的治疗方法
- 预存的抗 HLA DSA、正常移植物功能的患者尚未建立治疗方法

(四)预后

- 对于 ABOi 活体移植物,移植物存活率与正常移植物类似(9 年存活率 87% vs. 92%)

- 在没有炎症(交接或更多)或微血管炎症的情况下,C4d 的存在没有预后意义
- 预存的抗 HLA DSA 患者交叉匹配阳性(+ XM)
  - 早期程序性活检(< 3 个月)可能会在光镜下显示微小的变化
  - 多数 + XM 受体会发展成慢性 ABMR,发生率随着时间的增加而增加

四、镜下特征

组织学特征

- 活检正常,无排斥反应
- 肾小球:无肾小球炎,无肾小球基底膜(GBM)双轨征
- 肾间质:无肾间质炎细胞浸润(< 10%)
- 肾小管:无肾小管炎(< 5 个细胞 / 肾小管)
- 动脉:无动脉炎(内皮炎)
- PTC:没有毛细管炎

五、辅助检查

(一)免疫荧光

- PTC 中的 C4d 染色阳性

(二)电镜

- 肾小球和 PTC 缺乏反应性内皮细胞
- 缺乏多层 PTC 基膜
- 缺乏 PTC 双轨征

六、鉴别诊断

慢性抗体介导的排斥反应

- 肾小球炎和 PTC(Banff PTC + g ≥ 2)
- 多层 PTC 基膜和 GBM

七、诊断清单

病理学要点

- ABOi 移植物的适应性总体稳定
- 具有抗 HLA 的 DSA,特别是活检中的 C4d(+),通常进展为移植性肾小球病

(涂金鹏 许 洋 译 付迎欣 校)

参考文献

[1] Masutani K et al: Histological analysis in ABO-compatible and ABOincompatible kidney transplantation by performance of 3- and 12-month protocol biopsies. Transplantation. 101(6):1416-1422, 2016

[2] Okumi M et al: ABO-incompatible living kidney transplants: evolution of outcomes and immunosuppressive management. Am J Transplant. 16(3):886-96, 2016

[3] Bentall A et al: Differences in chronic intragraft inflammation between positive crossmatch and ABO-incompatible kidney transplantation. Transplantation. 98(10):1089-96, 2014

[4] Iwasaki K et al: Comparative study on signal transduction in endothelial cells after anti-a/b and human leukocyte antigen antibody reaction: implication of accommodation. Transplantation. 93(4):390-7, 2012

[5] Wiebe C et al: Evolution and clinical pathologic correlations of de novo donor-specific HLA antibody post kidney transplant. Am J Transplant. 12(5):1157-67, 2012

[6] Smith RN et al: Four stages and lack of stable accommodation in chronic alloantibody-mediated renal allograft rejection in Cynomolgus monkeys. Am J Transplant. 8(8):1662-72, 2008

耐 受

一、术语
- 耐受：在没有使用免疫抑制剂状态下，组织或器官免疫特异性耐受的状态，且没有破坏性的免疫反应，并且对其他抗原（例如，微生物或第三方移植物）具有完全的免疫反应性

二、病因/发病机制
- 混合嵌合体
  - 骨髓和肾来自同一活体供体，且受者应用胸腺放射治疗、环磷酰胺（或全身放射治疗）、钙调神经磷酸酶抑制剂、利妥昔单抗和T细胞抗体调节
- 免疫抑制的临时退出
  - 在一些（不可预测的）情况下，同种异体移植物继续正常发挥作用
  - 循环过渡B细胞的数量增加
- 机制
  - 缺失耐受（中心耐受）

- 预防自身免疫的正常机制
- 调节耐受（外周耐受）
  - 由调节细胞（Treg）、FOXP3（+）介导

三、镜下特征
- 在免疫抑制的情况下，对功能稳定的移植肾进行程序化活检，虽然数量有限，但显示为不同的表现形式
  - 正常的肾脏
  - FOXP3（+）细胞在间质和血管周围聚集
    - 富含Treg的组织淋巴结构
  - 沉积[C4d（+）]
  - 缓慢进行性亚临床慢性抗体介导的排斥反应
  - 复发性肾小球疾病

四、诊断清单
- 肾活检是证明耐受的关键

正常肾组织活检

移植物淋巴细胞聚集

（左图）这是一个已经停用免疫抑制18个月、肾功能正常的患者术后两年的常规活检，用供者骨髓和混合嵌合体诱导免疫耐受似正常肾脏。（右图）这是肾移植术后第七年停用免疫抑制剂且肾功能正常患者的常规活检，显示淋巴样细胞的聚集➡，通常含有（Treg）FOXP3（+）细胞

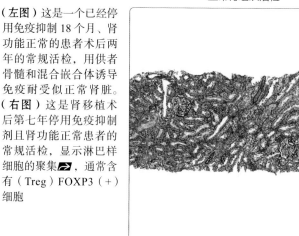

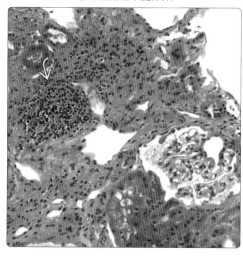

移植物中FOXP3（+）细胞的聚集

富含Treg的淋巴组织结构

（左图）停用免疫抑制剂的肾移植患者的程序化活检通常显示富含FOXP3（+）细胞的淋巴样细胞聚集➡显示了FOXP3（蓝色）和CD4（棕色）的双重染色。（右图）富含Treg的淋巴组织结构。在肾移植免疫耐受的患者中很常见这种现象，通过各种方法诱导免疫耐受的人、非人类灵长类动物、猪和小鼠的移植肾中都可见到显示了FOXP3（蓝色）和CD3（棕色）的双IHC染色

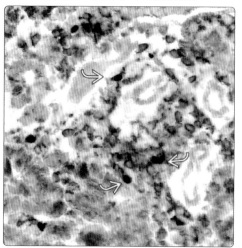

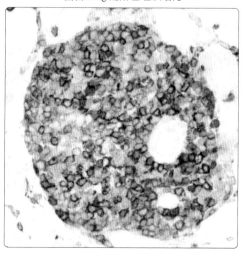

一、术语

定义

- 免疫特异性接受组织或器官的状态
  - 不用免疫抑制剂
  - 无破坏性免疫反应
  - 对其他抗原具有完全的免疫反应性，例如，微生物或第三方同种异体移植物
- 虽然在近交系小鼠中实现了多种方案，但直到最近才有意在人肾移植中诱导

二、病因 / 发病机制

（一）诱导小鼠耐受性的方法

- 有许多方法，如新生小鼠注射供体细胞（Medawar 等）和共刺激阻断
  - 在小鼠身上起作用
  - 只有在人类使用供体骨髓细胞的方案中获得成功
- 在小鼠中使用非清髓方案的供体骨髓可获得稳定的白细胞混合嵌合及器官或皮肤移植的耐受（Sachs 和 Sykes）

（二）诱导人体耐受性的方法

- 混合嵌合体（Kawai 等）
  - 骨髓和移植肾来自同一活供体，给予受体一定条件的胸腺放射治疗、环磷酰胺（或全身放射治疗）、钙调神经磷酸酶抑制剂、利妥昔单抗和 T 细胞消耗抗体
  - 导致短暂的混合嵌合
  - 两种方案：骨髓瘤（HLA- 相同）和原发性肾脏疾病（HLA 单倍体）
- 混合嵌合与全淋巴放射治疗（TLI）[Strober 等]
  - 混合嵌合现象仍然存在
  - 脱离免疫抑制剂长期存活的 HLA 匹配的受体
  - 低剂量他克莫司维持 HLA 错配的受体
- 自发性耐受
  - 术后几年，由于各种原因，接受肾移植的患者偶然停用免疫抑制剂
    - 在一些情况下，他们的移植物继续正常工作
  - DESCARTES-Nantes 对 218983 名患者进行了检查，发现 61 名耐受者（0.03%）
- 完全嵌合（Leventhal 等）
  - 骨髓消融及供体细胞置换 ± 调节细胞
- 细胞治疗（ONE 研究）
  - 管理目前正在研究的诱导 Treg（± 供体反应性）和其他细胞群体
    - 供体反应 Treg
    - 多克隆 Treg

（三）机制

- 避免自身免疫或过敏的两种主要生理机制
- 缺失耐受（中心耐受）
  - 胸腺中新形成的自身反应性 T 细胞被剔除
  - 不可逆转
- 调节耐受（外周耐受）
  - 抗原特异性 T 细胞（Treg）抑制效应 T 细胞
    - 最佳定义的亚群表示为 FOXP3
  - 如果 Treg 耗尽或其功能受损，这种形式的耐受可能会丧失
  - 同种异体移植物中 Treg 可以介导耐受性的实验证据

三、临床问题

（一）实验室检查

- 研究旨在确定能够停用免疫抑制剂的患者
  - Rebollo-Mesa 等描述了血液淋巴细胞中的 9- 基因集特征，需要在前瞻性研究中得到证实

（二）预后

- 最近的数据来自第三次临床耐受性国际研讨会上的演讲
  - 经验有限
  - 研究的样本较小，且具有异质性，方法需要进一步完善
- 斯坦福混合嵌合体系列
  - 在免疫抑制的 22/23 个 HLA 同型受者中达到耐受性（Stanford TLI）
    - 约 10% 有急性 T 细胞介导的排斥反应
    - 复发性肾小球疾病报道
      - 狼疮性肾炎（1/3）
      - IgA 肾病（5/16）
      - 4 例程序化活检膜性肾小球肾炎（1/2）
      - 局灶节段性肾小球硬化（1/1）
  - 使用小剂量他克莫司的 HLA 错配的受者
    - 约 25% 有 T 细胞介导的排斥反应（4/19）
    - 供体特异性抗体（DSA）（4/19）
      - 恢复免疫抑制时清除 DSA
      - C4d 和 DSA 阳性的慢性抗体介导的排斥反应（AMR）10%
  - 无严重感染或移植物抗宿主病（GVHD）
  - 2 例植入综合征
- 马萨诸塞州总医院混合嵌合症系列
  - 在免疫抑制剂停用后，所有 HLA 同型和大多数半相合受体的移植物长期存活
  - 报告了 IgA 肾病和 C3 肾病的复发
  - 无严重感染或 GVHD
  - 早期移植后 10～14 天的移植综合征
  - 少数发展为慢性 AMR
- 芝加哥全嵌合体系列
  - 在脱离免疫抑制剂后，31 名患者中 71% 的患者随访时间＞1 年
  - 报告了 GVHD（2 例；1 例死亡）
  - 无严重感染或 DSA.
  - 无肾小球疾病复发 [IgA 肾病（7），膜性肾病（2），局灶节段性肾小球硬化（1）]

○ 无植入综合征

四、镜下特征

组织学特征

- 停用免疫抑制剂且移植肾功能稳定的程序化活检虽然数量有限但显示为不同的表现形式
  - 正常的肾脏
    - 骨髓瘤患者 HLA 匹配的同种移植物的混合嵌合体研究
    - 无明显淋巴细胞浸润，无 AMR（C4d）的证据
    - 完全的中央免疫耐受
  - 富含 Treg 的淋巴组织
    - 细胞在间质和血管周围聚集
    - 混合嵌合体方法在人和非人灵长类 HLA 半相合肾移植中的观察
    - 调节性耐受的可能特征模式
  - 适应
    - 无论是病理或临床中，一些受体发展供体特异性 HLA 抗体和 C4d 沉积在管周毛细血管，却没有发生排斥反应的证据
  - 亚临床慢性 AMR
    - 移植性肾小球病在供体特异性 HLA 抗体患者中表现为慢性 AMR 的进展发生，时间超过 5 年或更长
- 耐受方案受者的其他病理学研究
  - 复发性肾小球疾病
    - 耐受诱导方案对复发性疾病，如 C3 肾病，可能除了完全嵌合（正在研究中）几乎没有影响
  - 植入综合征
    - 当嵌合现象减少时，发生在移植后的前 1～2 周
    - 肾小管周围毛细血管内皮广泛受损
    - 肾小管周围毛细血管中的稀疏 T 细胞，Ki–67（＋）
  - 慢性 AMR
    - 由亚临床排斥反应几年内缓慢发展而来
    - 开始导管周围毛细血管中的 C4d
    - 移植后肾小球疾病与移植物功能障碍
  - 急性 T 细胞介导的排斥反应
    - 在这些系列报道中很少观察到
    - 急性肾盂肾炎 1 例
    - 1 例 HLA 相同的受体；能够在以后停止免疫抑制
  - 多瘤病毒肾病
    - 1 个系列报道中有 62% 患有多瘤病毒感染（Seoul）
  - 供者疾病
    - 动脉硬化
  - 间质纤维化和肾小管萎缩

五、鉴别清单

临床相关病理特征

- 肾活检在证明耐受状态或没有复发疾病时必不可少

（涂金鹏　许　洋　译　付迎欣　校）

参考文献

[1] Chhabra AY et al: HSCT based approaches for tolerance induction in renal transplant. Transplantation. 101(11):2682-2690, 2017
[2] Feng S et al: Five-year histological and serological follow-up of operationally tolerant pediatric liver transplant recipients enrolled in WISP-R. Hepatology. 65(2):647-660, 2017
[3] Oura T et al: Chimerism-based tolerance in organ transplantation: preclinical and clinical studies. Clin Exp Immunol. 189(2):190-196, 2017
[4] Sprangers B et al: Origin of enriched regulatory T cells in patients receiving combined kidney-bone marrow transplantation to induce transplantation tolerance. Am J Transplant. 17(8):2020-2032, 2017
[5] Xie Y et al: Delayed donor bone marrow infusion induces liver transplant tolerance. Transplantation. 101(5):1056-1066, 2017
[6] Zwang NA et al: Cell therapy in kidney transplantation: focus on regulatory T cells. J Am Soc Nephrol. 28(7):1960-1972, 2017
[7] Chandran S et al: Current status of tolerance in kidney transplantation. Curr Opin Nephrol Hypertens. 25(6):591-601, 2016
[8] Demetris AJ et al: 2016 comprehensive update of the Banff working group on liver allograft pathology: introduction of antibody-mediated rejection. Am J Transplant. 16(10):2816-2835, 2016
[9] Hotta K et al: Induced regulatory T cells in allograft tolerance via transient mixed chimerism. JCI Insight. 1(10), 2016
[10] Leventhal JR et al: Nonchimeric HLA-identical renal transplant tolerance: regulatory immunophenotypic/genomic biomarkers. Am J Transplant. 16(1):221-34, 2016
[11] Massart A et al: The DESCARTES-Nantes survey of kidney transplant recipients displaying clinical operational tolerance identifies 35 new tolerant patients and 34 almost tolerant patients. Nephrol Dial Transplant. 31(6):1002-13, 2016
[12] Taubert R et al: Hepatic infiltrates in operational tolerant patients after liver transplantation show enrichment of regulatory T cells before proinflammatory genes are downregulated. Am J Transplant. 16(4):1285-93, 2016
[13] Ildstad ST et al: Facilitating cells: translation of hematopoietic chimerism to achieve clinical tolerance. Chimerism. 6(1-2):33-9, 2015
[14] Leventhal JR et al: Immune reconstitution/immunocompetence in recipients of kidney plus hematopoietic stem/facilitating cell transplants. Transplantation. 99(2):288-98, 2015
[15] Scandling JD et al: Chimerism, graft survival, and withdrawal of immunosuppressive drugs in HLA matched and mismatched patients after living donor kidney and hematopoietic cell transplantation. Am J Transplant. 15(3):695-704, 2015
[16] Kawai T et al: Long-term results in recipients of combined HLA-mismatched kidney and bone marrow transplantation without maintenance immunosuppression. Am J Transplant. 14(7):1599-611, 2014
[17] Sachs DH et al: Induction of tolerance through mixed chimerism. Cold Spring Harb Perspect Med. 4(1):a015529, 2014
[18] Scandling JD et al: Tolerance and withdrawal of immunosuppressive drugs in patients given kidney and hematopoietic cell transplants. Am J Transplant. 2012 May;12(5):1133-45, 2012
[19] Miyajima M et al: Early acceptance of renal allografts in mice is dependent on foxp3(+) cells. Am J Pathol. 178(4):1635-45, 2011
[20] Newell KA et al: Identification of a B cell signature associated with renal transplant tolerance in humans. J Clin Invest. 120(6):1836-47, 2010
[21] Kawai T et al: HLA-mismatched renal transplantation without maintenance immunosuppression. N Engl J Med. 358(4):353-61, 2008

免疫耐受受体的正常肾脏

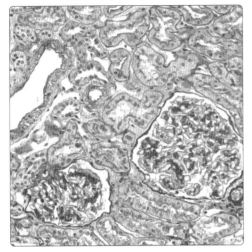

免疫耐受受体 C4d 阴性

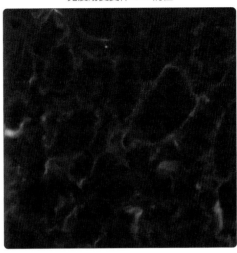

（左图）根据混合嵌合体方案（马萨诸塞州总医院），在移植后 783 天（停用免疫抑制＞1 年）进行的活组织检查是正常的肾脏，没有肾小球或血管病变，大多数稳定的受体在活组织检查中显示出这种模式。（右图）在混合嵌合体方案（马萨诸塞州总医院）患者的活组织检查中未检测到 C4d，大多数稳定的受体在活组织检查中显示出这种情况

免疫耐受受体中的复发性 C3 肾小球病

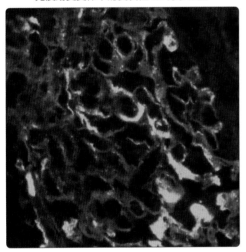

复发性 C3 肾小球病的内皮下沉积

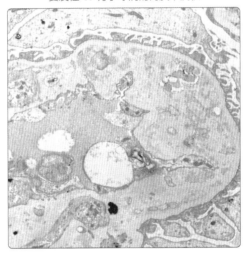

（左图）具有 C3 沉积的复发性疾病（C3 肾小球病）于移植后 8 年在混合嵌合方案的受体中进行的活组织检查中是明显的（Kawai 等）。在混合嵌合方案（IgA 肾病，狼疮性肾炎，膜性肾病）的耐受受体中确实发生复发性肾小球肾炎。（右图）在这种复发性 C3 肾小球病的情况下存在 GBM 和无定形沉积物双轨（混合嵌合体方案，Kawai 等）

亚临床抗体介导的排斥反应

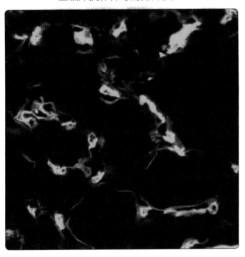

亚临床抗体介导的排斥反应

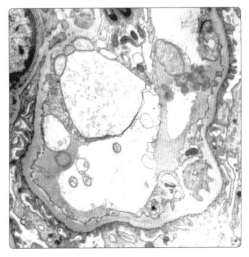

（左图）在移植后 2 年（停用免疫抑制剂＞1 年），混合嵌合方案的临床稳定患者的活检组织中存在 C4d 沉积，检测到 DSA，但肾功能正常，光镜下未显示排斥的证据。（右图）虽然光学显微镜正常，但电子显微镜显示在移植后 2 年的混合嵌合方案中，该患者中 GBM 双轨伴 C4d 沉积和 DSA 阳性

手术并发症
Surgical Complications

◀▪ 急性移植物缺血 ▪▶

要点

- **一、术语**
  - 移植物功能延迟恢复（DGF）：需要短暂透析
  - 移植物无功能：移植物从不起作用
- **二、病因 / 发病机制**
  - 心脏死亡捐献者的风险高于脑死亡的捐献者
  - 肾小球和微血管可通过补体和其他介质介导损伤
  - 吻合部位的并发症和缺血原因，如保存不善
- **三、临床问题**
  - 95%～98% 的 DGF 可恢复
  - 排斥反应风险增加
  - 药物毒性（如 CNI 类药物）可增加
- **四、镜下特征**
  - 急性肾小管损伤伴有肾小管上皮细胞扁平化，非等大空泡变性，核分裂 & 刷状缘脱失
  - 小管内细胞碎片，脱落的上皮细胞，中性粒细胞

- 肾小球损伤伴不同程度的毛细血管襻内皮肿胀、中性粒细胞和纤维蛋白血栓
- 间质水肿和轻微炎症
  - 间质纤维化风险增加
- 髓质血管扩张并充满白细胞和有核红细胞
- **五、辅助检查**
  - 肾小管细胞增殖阳性标志物（PCNA，Ki-67 免疫组织化学）
- **六、主要鉴别诊断**
  - CNI 毒性
  - 急性细胞或抗体介导的排斥反应
  - 急性梗阻
- **七、诊断清单**
  - 建议在 DGF 发生 10 天后进行活检，确定病因

急性肾小管损伤

肾小管细胞核和刷状缘缺失

（左图）低倍镜显示肾脏缺血性损伤。缺血表现为钉突样上皮损伤和具有稀疏排列的扩张肾小管➡。（右图）死亡供者肾移植术后第 2 天出现少尿，急性肾小管损伤，肾小管细胞明显变薄，细胞丢失或碎裂，肾小管细胞核消失➡

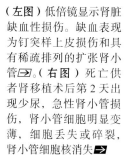
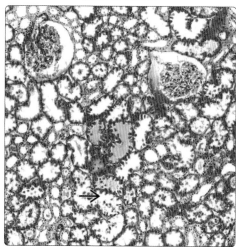
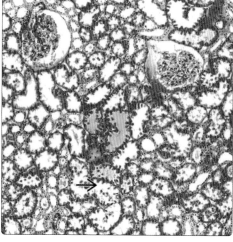
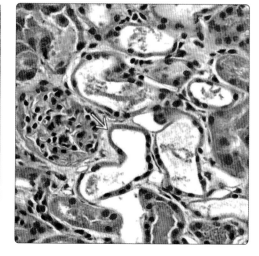

肾小管中的细胞碎片

缺血性肾小管上皮细胞的超微结构

（左图）急性肾小管损伤（ATI）的典型特征是肾小管内嗜酸性细胞碎片➡、细胞核和刷状缘丢失➡以及间质水肿➡。（右图）一个肾小管上皮细胞显示线粒体肿胀和嵴丢失➡。细胞质密度降低，细胞核染色质凝集，均为濒死细胞特征。邻近上皮细胞正常➡，表明这不是人为假象

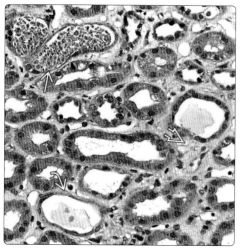
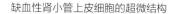
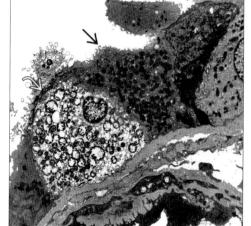

一、术语

定义

- 移植后早期缺血性移植物损伤
  - 移植物功能延迟恢复（DGF）：移植后第 1 周的短暂透析
  - 原发性无功能（PNF）：移植物从不起作用

二、病因/发病机制

（一）急性缺血性损伤

- 缺氧/灌注↓
  - 热缺血＞40min 或冷缺血＞24h 的风险↑
  - 可能发生在器官获取前和获取后
- 死亡细胞释放危险信号，激活 Toll 样受体，导致细胞募集
  - NK 和 T 细胞产生细胞因子如 IFN-γ 导致黏附分子的上调
- 补体激活
  - 甘露糖结合凝集素与补体在缺血再灌注损伤中的共定位

（二）其他原因

- 钙调神经磷酸酶抑制剂毒性
- 受损血管吻合，夹层或血栓形成

三、临床问题

（一）流行病学

- 发病率
  - 死亡供体移植物中的 DGF 占 2%～25%，PNF 占 1%～2%；随中心变化
  - 心脏死亡供体 DGF（19%～84%）和 PNF（4%～18%）的发生率较高
  - 心脏死亡后供体与脑死亡供体后供体相比，风险增加

（二）治疗

- 短暂透析
- 减少 CNI 类药物
- 补体抑制剂和正在研究的药物

（三）预后

- 95%～98% 的 DGF 移植物恢复
  - DGF 通常持续 10～15 天，（2% 持续 4 周）
- DGF 具有 50% 增加 T 细胞介导的排斥反应风险（16% vs. 11%）或抗体介导的排斥反应（10% vs. 7%）
  - 第 1 年移植物丢失的风险增加 3.5 倍，但优于继续透析（不移植）

四、大体特征

一般特征

- 斑点，斑驳的外观，暗黑色的区域是灌注不良

五、镜下特征

组织学特征

- 肾小球受到不同程度的影响
  - 内皮肿胀和空泡变性，毛细血管塌陷

- 中性粒细胞与冷缺血时间和随后的移植物丢失相关
- 纤维蛋白血栓不影响整体预后
- 肾小管
  - 近端肾小管中的刷状缘和核的丢失，变薄和扩张
    - 非等大肾小管细胞空泡化
    - 腔内细胞碎片和中性粒细胞
    - 在严重的情况下，因肾小管上皮细胞脱落而基底膜裸露（非替代现象）
  - 再生特征（后期）：嗜碱性细胞质，突出核仁，有丝分裂
- 间质
  - 水肿和少量炎症，伴少数中性粒细胞和单个核细胞浸润
  - 供体间质纤维化 DGF 风险增加 70%
- 血管
  - 髓质血管扩张，充满白细胞和有核红细胞
  - 动脉不受影响

六、辅助检查

免疫组织化学

- 肾小管细胞增殖阳性标志物（PCNA、Ki-67）

七、鉴别诊断

（一）CNI 类药物毒性

- 仅凭组织学难以区分
- 典型的，等大空泡变性伴急性肾小管损伤（ATI）
- 与高水平 CNI 药物浓度有关

（二）急性抗体介导排斥反应

- 可表现为 ATI，但 C4d 通常在 PTC 中呈阳性
- ＞90% 供体特异性抗体检测阳性

（三）急性细胞性排斥反应

- 间质单个核细胞炎症，肾小管炎和（或）动脉内膜炎

（四）急性梗阻

- 集合管扩张
- 淋巴管中的 Tamm-Horsfall 蛋白

八、诊断清单

病理学要点

- DGF10 天后病理明确病因
- 抗胸腺细胞球蛋白诱导的排斥反应风险低（4.8%）

（熊旨雷 译 付迎欣 蔡文娟 校）

参考文献

[1] Gill J et al: The risk of allograft failure and the survival benefit of kidney transplantation are complicated by delayed graft function. Kidney Int. 89(6):1331-6, 2016

[2] Heilman RL et al: Progression of interstitial fibrosis during the first year after deceased donor kidney transplantation among patients with and without delayed graft function. Clin J Am Soc Nephrol. 11(12):2225-2232, 2016

[3] Mourão TB et al: Predicting delayed kidney graft function with gene expression in preimplantation biopsies and first-day posttransplant blood. Hum Immunol. 77(4):353-7, 2016

（**左图**）高倍镜显示肾小管间质炎症病灶➡，损伤程度不同。比T细胞介导的排斥反应要少。（**右图**）三色染色显示肾小球内有纤维蛋白血栓➡，可在移植物缺血或其他血栓性微血管病原因中观察到

局灶性间质炎细胞浸润

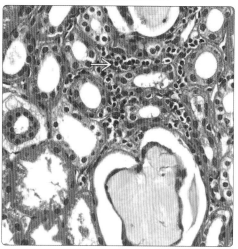

肾小球血栓

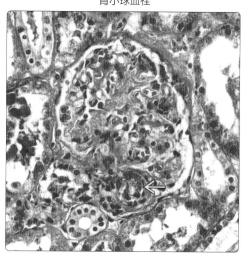

（**左图**）在急性移植肾缺血的病例中，三色染色显示有钉状肾小管上皮细胞，这是细胞间脱离的标志▱。（**右图**）在移植物缺血的病例中，在低倍镜下，也能看到钉状上皮损伤➡和局灶性上皮丢失➡。上皮肾小管之间只有一个很薄的结缔组织结构，证实没有明显的纤维化

钉状肾小管上皮

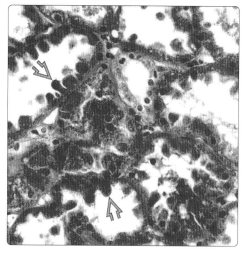

移植肾功能延迟恢复

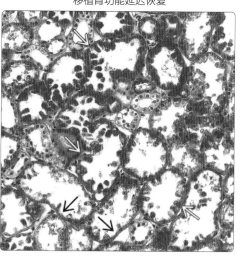

（**左图**）靠近肾盂的HE切片显示炎细胞浸润，包括中性粒细胞➡和邻近受损的肾小管细胞核丢失▱。（**右图**）在移植肾功能延迟（DGF）的移植肾中，ATI的第5天显示出大量的肾小球细胞核，其中含有增殖细胞▱的标志物Ki-67。一项研究表明，平均约8%的肾小管细胞呈阳性，高于自体肾（4%）

局灶性中性粒细胞浸润

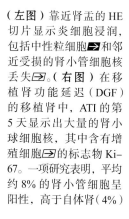
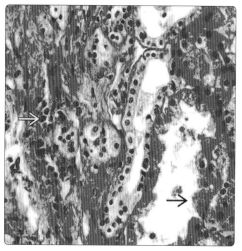

肾小管细胞增殖

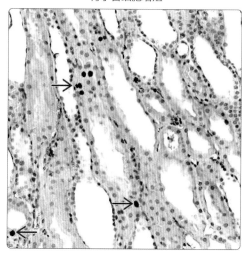

肌球蛋白管型

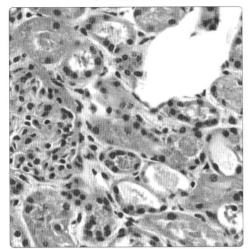

肌球蛋白管型

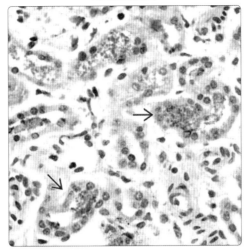

（左图）移植后 2 天的 DGF 肾活检，供者是 2 岁死于外伤的儿童。急性肾小管损伤表现为肌红蛋白染色的嗜酸性颗粒状管型，这是横纹肌溶解引起的肾衰竭。（右图）肾活检显示移植后 2 天的 DGF 结果。供者是 2 岁死于外伤的儿童。许多小管内颗粒型➡的肌红蛋白免疫组织化学染色，肾衰竭是由于横纹肌溶解症所致

急性肾小管损伤伴坏死

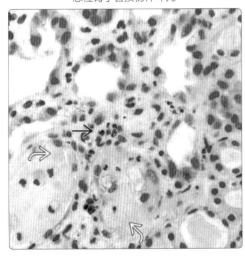

ATI 中 C4d 阴性

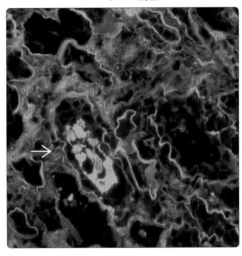

（左图）显示第 10 天 DGF 的移植活检。严重小管坏死➡伴有中性粒细胞出现在间质➡和小管中，类似急性抗体介导的排斥反应。但 C4d 染色阴性，患者恢复移植物功能。（右图）第 10 天 DGF 的移植活检显示有中性粒细胞的严重肾小管坏死，类似于急性抗体介导的排斥反应。除了肾小管➡脱落坏死细胞染色外，均为 C4d 阴性

急性抗体介导排斥反应的 ATI

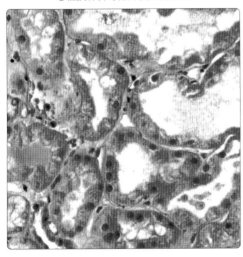

C4d 阳性 AMR 中的 ATI

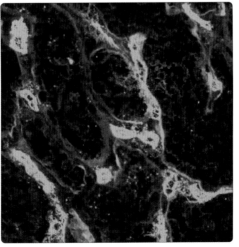

（左图）移植肾显示 ATI，几乎没有炎症反应，提示缺血损伤。管周围毛细血管 C4d 染色呈阳性，受者有抗供体 HLA 抗体，符合急性抗体介导的排斥反应标准。（右图）在第 9 天活检中，管周围毛细血管 C4d 染色阳性，或肾移植患者有抗供者 HLA 抗体符合急性体介导排斥反应的标准

◀⬤ 尿 漏 ⬤▶

要点

一、病因 / 发病机制
- 输尿管膀胱吻合术功能障碍、缺血性损伤或排斥反应出现
- 以往腹腔镜技术不成熟伴随并发症的发生率较高，但随着技术的成熟而逐渐下降

二、临床问题
- 3%～5% 的肾移植术后会发生尿漏
- 术后表现通常在 4 个月内（84%）出现；如果是手术技术失误则在 24h 内出现；如果是缺血损伤则在 2～3 周内出现
  - 血尿、少尿 / 肾功能不全和瘘管形成
- 治疗：经皮肾造口术、扩张 / 支架植入、外科探查 / 再吻合、内镜治疗、特殊导管置入
- 预后：如果纠正，通常不会影响手术后 10 年的患者

及移植物存活率

三、影像学特征
- 放射学可能显示尿液泄漏（尿性囊肿）
- 肾示踪剂显示尿外渗
- 顺行肾盂造影可进行漏液定位

四、镜下特征
- 可能存在间质炎细胞浸润和肾小管损伤
  - 周围软组织炎症
- 肾实质水肿及尿漏周围软组织水肿
- 输尿管周围血管血栓形成（80%）
  - 供体巨细胞病毒（15%）或 BK 病毒（8%）感染

五、主要鉴别诊断
- 淋巴囊肿：肌酐和钾浓度较低，钠浓度较高

尿漏

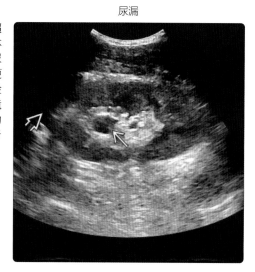

肾小管损伤

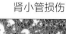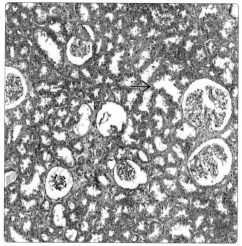

（左图）移植后 7 天，超声检查显示肾周围液体 ⇒ 沿肾极聚集，出现尿漏。扩张的肾盂 ➡ 是梗阻的标志。（右图）活检标本 HE 染色，低倍镜下显示不规则、扩张的肾小管 ⊐，伴有轻度肾小管损伤

肾小管损伤

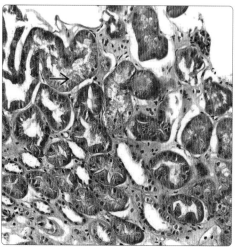

局灶性炎症

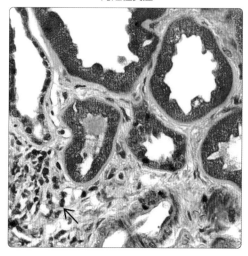

（左图）一例尿漏患者的活检标本，中倍镜下显示局灶性核丢失⊐和肾小管不规则，这两种情况均为轻度肾小管损伤。（右图）尿漏，中倍镜下显示局灶性淋巴浸润 ➡，在水肿的间质和不规则的肾小管中

一、术语

定义

- 多种原因引起的尿液聚集，通常是移植时形成的吻合口"尿漏"

二、病因／发病机制

（一）功能性吻合不良

- 可能导致尿液回流／泄漏
- 手术技术失误
  - 输尿管缝线错位（通常在输尿管膀胱交界处）
  - 输尿管长度不足
  - 输尿管或肾盂撕裂伤
  - 通常在 24h 内显现

（二）输尿管缺血性损伤

- 近端输尿管断流的风险，因为肾盂血管提供其血液供应
- 肾远端输尿管缺血风险增加
- 同种异体肾移植盆腔放置允许移植输尿管的最小长度
  - 特殊技术：下段输尿管再建术（psoas hitch 法）、膀胱壁管式（Boari flap 法）、输尿管造口术、肾盂膀胱造口术、回肠输尿管造口术
- 保留肾周脂肪与输尿管和肾下极边界形成"金三角"时，此操作风险最低
- 缺血性坏死渗漏通常发生在移植后 2～3 周

（三）排斥反应

- 移植性动脉炎，可能累及输尿管血管

（四）腹腔镜技术

- 活体供体获取最初与高发病率相关
- 并发症发生率现在几乎和开放供者一样低

三、临床问题

（一）流行病学

- 发病率
  - 1%～15% 的肾移植受者有泌尿系统并发症
    - 3%～5% 的肾移植受者术后会发生尿漏
  - 1%～3% 的肾移植受者有输尿管漏

（二）部位

- 肾盏、膀胱或输尿管

（三）表现

- 少尿
  - 尿量突然减少
- 血尿
- 尿瘘
  - 可能由远端输尿管坏死引起
- 肌酐（Cr）和血浆尿素氮升高
  - 由于腹膜溶质的吸收所致
- 阴囊肿胀
- 伤口引流
  - 渗液肌酐浓度比当前的血清肌酐 UI 水平高好几倍
  - 难以确定液体来源于先前存在的血肿或淋巴引流

（四）实验室检查

- 具有良好的肾脏排泄功能，渗液肌酐浓度比当前的血清肌酐高好几倍

（五）自然史

- 术后时期：大多数在前 4 个月内发生（84%）

（六）治疗

- 经皮肾造口术
- 扩张／支架植入
- 紧急手术探查／再吻合
- 内镜方法
- 三通硅胶 Foley 导管，间断性灌注和排空膀胱

（七）预后

- 通常不影响手术 10 年后的患者或移植物存活率

四、影像学特征

一般特征

- 超声显示液体聚集（尿性囊肿），但未显示其来源
- 肾闪烁显像示尿外渗
- 顺行肾盂造影可进行漏液定位

五、镜下特征

组织学特征

- 关于肾脏组织病理学变化的数据有限
  - 可能存在间质炎性浸润和肾小管损伤
    - 周围软组织炎症
  - 尿漏周围肾实质和软组织水肿
- 研究了 25 个手术切除的坏死输尿管段
  - 输尿管周围血管血栓形成（80%）、供体巨细胞病毒（15%）或 BK 病毒（8%）

六、鉴别诊断

淋巴囊肿

- 淋巴囊肿中肌酐和钾浓度较低，钠浓度较高

（熊旨雷　译　付迎欣　蔡文娟　校）

参考文献

[1] Yashwant R et al: Leak from the surface of a decapsulated renal allograft: urine or lymph? excellent response to povidone iodine instillation. Saudi J Kidney Dis Transpl. 25(1):105-8, 2014

[2] Hedegard W et al: Management of vascular and nonvascular complications after renal transplantation. Tech Vasc Interv Radiol. 12(4):240-62, 2009

[3] Kobayashi K et al: Interventional radiologic management of renal transplant dysfunction: indications, limitations, and technical considerations. Radiographics. 27(4):1109-30, 2007

[4] Karam G et al: Ureteral necrosis after kidney transplantation: risk factors and impact on graft and patient survival. Transplantation. 78(5):725-9, 2004

[5] Streeter EH et al: The urological complications of renal transplantation: a series of 1535 patients. BJU Int. 90(7):627-34, 2002

[6] Fontaine AB et al: Update on the use of percutaneous nephrostomy/balloon dilation for the treatment of renal transplant leak/obstruction. J Vasc Interv Radiol. 8(4):649-53, 1997

◀▌▐▶ 淋巴囊肿 ◀▌▐▶

要点

一、术语
- 肾周间隙淋巴液聚集

二、病因 / 发病机制
- 淋巴管吻合不全
  - 供者肾门淋巴管不能与受体淋巴管吻合
  - 正常情况下，淋巴管自发重新连接
- 排斥反应
  - 导致血管通透性增加，水肿、淋巴液增多，并促进淋巴囊肿形成

三、临床问题
- 发生在 2%~8% 的移植受者中，34% 具有临床意义
- 严重感染会导致梗阻和感染并发症
- 开窗术

四、镜下特征
- 典型表现包括纤维组织内部囊肿形成囊壁内的炎性细胞浸润
  - 主要由单个核淋巴细胞组成
- 肾活检可能显示梗阻改变
- 集合管扩张
- 间质水肿
- 淋巴管扩张，通常沿较大血管

五、诊断清单
- 当活检无明显可导致肾移植功能障碍的改变时，考虑淋巴囊肿
  - 尤其是当发现阻塞特征时
  - 显微镜下特征包括慢性炎症、水肿和淋巴管扩张

（左图）光镜下显示，淋巴囊肿壁是由纤维组织和单个核炎症细胞➡️组成。（右图）一例淋巴囊肿患者的肾活检标本低倍镜下显示有轻微的局灶性间质炎细胞浸润➡️和肾小管损伤

淋巴囊肿壁的纤维组织和单个核细胞

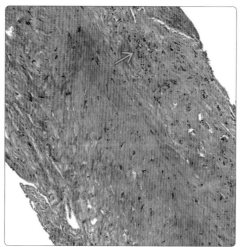

肾小管损伤与局灶性间质炎细胞浸润

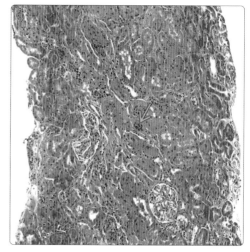

（左图）肾小管显示局灶性上皮细胞扁平和核丢失➡️，与淋巴囊肿病例中的轻度肾小管损伤一致。（右图）淋巴囊肿壁的高倍镜下显示纤维组织中局灶性慢性炎细胞浸润➡️

肾小管损伤

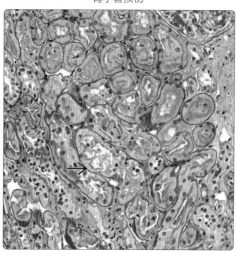

淋巴囊肿伴局灶性慢性炎症

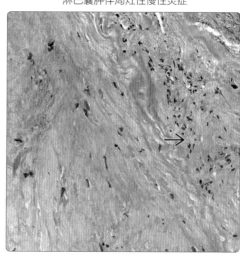

一、术语

定义

- 肾周间隙非上皮腔隙淋巴液聚集，通常发生在术野中

二、病因／发病机制

（一）淋巴结不完全吻合

- 供者肾门处的淋巴管不能与受体淋巴管吻合
- 正常情况下，淋巴管会自发重新连接
- 为防止淋巴管瘤的形成，必须仔细外科结扎淋巴管

（二）排斥反应

- 导致血管通透性增加，水肿、淋巴液增多，并促进淋巴囊肿形成

三、临床问题

（一）流行病学

- 发病率
  - 大多数发生在移植后 6 周内
  - 发生在 1%～26% 的移植受者中
  - 大型研究表明发病率通常在 2%～8%
    - 可能发生在移植后 2～11 年内
    - 1/3 的患者会出现有排斥反应
    - 另一系列研究显示有些淋巴囊肿表现为亚临床性
  - 肥胖、年龄、排斥反应和使用 mTOR 抑制剂是危险因素

（二）表现

- 可能会很痛苦
- 膀胱压迫可能导致尿频
- 下肢水肿和深静脉血栓形成
- 如果感染严重，可导致梗阻和感染并发症

（三）实验室检查

- 肌酐水平与血清内水平相似

（四）治疗

- 手术入路
  - 腹腔镜手术或开窗手术，有时进行袋形缝合术
- 超声引导或 CT 引导下经皮穿刺引流，有时结合硬化治疗

（五）预后

- 复发率为 5%～19%，但不影响移植物存活

四、影像学特征

超声检查结果

- 大多数病变很小，只能通过超声检查
- 有些病变较大，可能是多房或多处
- 由于输尿管梗阻可能导致肾盂扩张和输尿管积水

五、大体特征

一般特征

- 肾周无血液和非脓性液体聚集
- 大多数发生在移植输尿管后外侧肾下极附近

六、镜下特征

组织学特征

- 纤维组织内囊肿形成，囊壁炎细胞浸润
  - 主要由单个核淋巴细胞浸润
  - 无内衬上皮
- 活检可能显示梗阻改变
  - 集合管扩张
  - 间质水肿
  - 淋巴管扩张，通常沿较大血管出现
    - 淋巴管位于肾脏内或手术视野中
  - 轻度间质性单个核细胞浸润炎症（临界排斥反应）
- 显微病理学描述有限

七、鉴别诊断

（一）脓肿

- 抽吸样本中发现大量中性粒细胞
- 脓液培养有利于鉴别

（二）血肿

- 发生较早，通常发生在术后不久

（三）尿漏

- 肌酐和钾浓度较高，钠浓度较低

八、诊断清单

病理学要点

- 当肾移植功能障碍后肾活检无明显变化时，应考虑淋巴管囊肿
  - 尤其是当看到梗阻特征时
- 可能与其他血管内液体聚集情况相似

（郭丽平　译　付迎欣　蔡文娟　校）

参考文献

[1] Bzoma B et al: Treatment of the lymphocele after kidney transplantation: a single-center experience. Transplant Proc. 48(5):1637-40, 2016
[2] Kostro JZ et al: The use of tenckhoff catheters for draining of symptomatic lymphoceles: a review of literature and our experience. Transplant Proc. 47(2):384-7, 2015
[3] Ranghino A et al: Lymphatic disorders after renal transplantation: new insights for an old complication. Clin Kidney J. 8(5):615-22, 2015
[4] Giuliani S et al: Lymphocele after pediatric kidney transplantation: incidence and risk factors. Pediatr Transplant. 18(7):720-5, 2014
[5] Khater N et al: Pseudorejection and true rejection after kidney transplantation: classification and clinical significance. Urol Int. 90(4):373-80, 2013
[6] Lucewicz A et al: Management of primary symptomatic lymphocele after kidney transplantation: a systematic review. Transplantation. 92(6):663-73, 2011

◀▮▶ 肾动静脉血栓形成 ◀▮▶

要点

一、病因 / 发病机制
- 吻合口问题
- 多支或单个动脉狭窄
- 高凝状态
- 血肿、淋巴囊肿或其他病变造成的外部压迫

二、临床问题
- 肉眼血尿
- 急性肾衰竭
- 各中心的患病率差异很大
- 早期治疗至关重要
  - 手术矫正或药物治疗
- 动脉血栓通常发生在移植后 30 天内
- 早期或晚期肾静脉血栓形成

三、镜下特征
- 血管腔内血栓形成
- 内皮细胞丧失

- 血小板黏附
- 毛细血管充血、少量中性粒细胞
- 慢性病变再通
- 皮质梗死，尤其是肾动脉血栓形成
- 肾动脉血栓形成（RAT）的内膜解剖

四、主要鉴别诊断
- 超急性和急性抗体介导的排斥反应
  - 管周毛细血管 C4d（＋）
  - 通常无大血管血栓形成
  - 中性粒细胞通常较多
- 急性 T 细胞介导的排斥反应
  - 内皮单个核细胞浸润
- 镰刀型贫血特征
- 复发性非典型溶血尿毒综合征

五、诊断清单
- 管周毛细血管 C4d（－）

（**左图**）活体供体移植 2 天后肾静脉▶血栓形成。皮质充血。移植后数小时动脉血栓形成。尽管进行了动脉血栓切除术，依然形成肾静脉血栓。（**右图**）急性血栓▷附着在肾动脉的内弹性膜➔上，内皮细胞丧失。与急性抗体或细胞性排斥反应相比，无明显炎症反应

肾静脉血栓形成

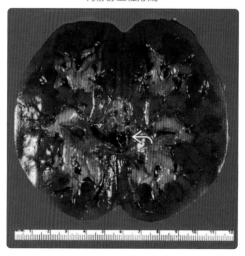

肾动脉狭窄

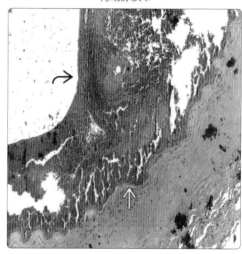

（**左图**）肾静脉血栓形成肉芽组织➔，表明血栓是长期存在。（**右图**）肾动脉狭窄患者的肾实质出血并梗死➔。注意"折光"和（或）明显肾小管的完全丧失

慢性肾静脉血栓形成

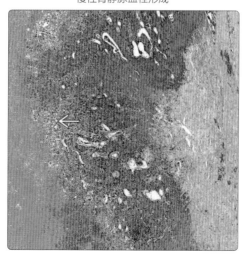

肾动脉狭窄梗死

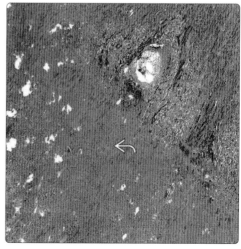

一、术语

缩略语

- 肾静脉血栓形成（renal vein thrombosis，RVT）
- 肾动脉血栓形成（renal artery thrombosis，RAT）

二、病因 / 发病机制

（一）外科技术问题

- 移植物采集过程中内膜损伤
- 吻合困难或吻合口狭窄
- 血管损伤伴解剖问题
- 肾静脉狭窄、扭曲或受压

（二）高凝状态

- 抗磷脂抗体综合征
- 肾病综合征
- 第 V 因子莱顿突变

（三）风险因素

- 动脉多支畸形
  - 尤其是副动脉供应下极或输尿管时
- 在左侧放置移植物
- 供者双肾整块移植
- 肾动脉狭窄可能是肾动脉血栓形成的危险因素
- 肾静脉受压增加肾静脉血栓形成的发病风险（例如，淋巴囊肿、血肿或其他病变）

三、临床问题

（一）流行病学

- 发病率
  - 各中心的患病率差异很大
    - 原发性动脉血栓形成：0.2%～1.9%
    - 原发性静脉血栓形成：0.1%～3.4%
  - 动脉血栓通常发生在移植后 30 天内
  - 早期或晚期肾静脉血栓形成

（二）部位

- 肾门血管
  - 肾实质内动脉和肾小球
- 可延伸至下腔静脉

（三）表现

- 肉眼血尿
- 蛋白尿
- 突发性无尿 / 少尿
  - 可能由 RVT 或 RAT 引起
- 同种异体移植引发的疼痛
- 移植物肿胀

（四）治疗

- 手术入路
  - 血栓切除术或吻合口修补术
  - 快速识别和治疗可能有效（约 2h）
- 药物
  - 溶栓药物、抗凝药物和（或）阿司匹林

（五）预后

- 通常导致移植物失功能
- 早期治疗至关重要

四、影像学特征

（一）放射检查

- 血管造影显示血栓形成和皮质灌注丧失，通常呈楔形

（二）超声检查

- 多普勒超声可显示血栓和无血流
- 肾静脉血栓形成
  - 肾动脉舒张性血流逆转
  - 肾脏可能因周围血流变化而增大

五、大体特征

一般特征

- 肾静脉血栓形成：充血，发紫
- 肾动脉血栓形成：苍白，梗死

六、镜下特征

组织学特征

- 动脉血栓和静脉血栓
  - 内皮细胞丧失
  - 血小板黏附
  - 慢性病变再通
- 动脉血栓形成
  - 内膜解剖
  - 皮质梗死
- 皮质
  - 管周和肾小球毛细血管中性粒细胞聚集
  - 水肿
  - 梗阻

七、鉴别诊断

（一）超急性和急性抗体介导的排斥反应

- 管周毛细血管 C4d（＋）
- 通常无大血管血栓形成

（二）复发性非典型溶血尿毒综合征

- 可能为血栓性微血管病的肾外表现

（三）急性 T 细胞介导的排斥反应

- 单个核细胞浸润

八、诊断清单

病理学要点

- 管周毛细血管 C4d（－）

（郭丽平　译　付迎欣　蔡文娟　校）

参考文献

[1] Kawano PR et al: A case report of venous thrombosis after kidney transplantation - we can save the graft? time is the success factor. Int J Surg Case Rep. 36:82-85, 2017

[2] Fallahzadeh MK et al: Acute transplant renal artery thrombosis due to distal renal artery stenosis: a case report and review of the literature. J Nephropathol. 3(3):105-8, 2014

[3] Aktas S et al: Analysis of vascular complications after renal transplantation. Transplant Proc. 43(2):557-61, 2011

[4] Ripert T et al: Preventing graft thrombosis after renal transplantation: a multicenter survey of clinical practice. Transplant Proc. 41(10):4193-6, 2009

[5] Aschwanden M et al: Renal vein thrombosis after renal transplantation--early diagnosis by duplex sonography prevented fatal outcome. Nephrol Dial Transplant. 21(3):825-6, 2006

◀▪ 移植肾动脉狭窄 ▪▶

要点

一、术语
- 移植后肾大动脉狭窄，通常由于肾素分泌增加导致难治性高血压所致
- 由动脉粥样硬化、内膜瓣形成、扭结和慢性排斥反应引起

二、病因 / 发病机制
- 手术并发症
- 供体动脉硬化
- 慢性移植动脉血管病

三、临床问题
- 肾功能不全 / 移植肾功能延迟恢复、功能障碍、高血压
- 1%～5% 的受者具有临床意义
- 治疗
  - 经皮腔内血管成形术 ± 支架植入
  - 手术方式，包括吻合口重新接合

四、大体特征
- 狭窄通常发生在吻合口或吻合口附近，如肾髂动脉吻合口

五、镜下特征
- 如果动脉粥样硬化导致狭窄，则可能出现胆固醇栓塞
- 典型表现为肾小管萎缩伴轻度纤维化
- 急性或间歇性狭窄时的急性肾小管损伤
- 可能有明显的肾小球旁器（JGA）

六、主要鉴别诊断
- CNI 类毒性
- 梗阻

七、诊断清单
- 组织学表现轻微且无特异性
- 易漏诊
- 胆固醇栓塞的形成或明显的肾小球旁器（JGA）是诊断线索

肾小管损伤的刷状缘丢失

肾动脉狭窄的 MRA 表现

（**左图**）肾移植后 5 个月间歇性肾动脉狭窄患者的肾活检显示肾小管变薄，PAS（＋）刷状缘丢失➡️，典型的急性肾小管损伤。（**右图**）MRA 显示同种异体移植肾吻合处供者肾动脉狭窄➡️，由于动脉粥样硬化引起。活检显示胆固醇栓塞和轻度肾小管萎缩

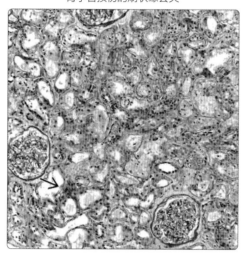
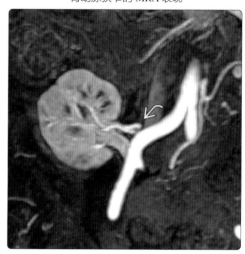

管型与损伤

胆固醇栓子

（**左图**）间歇性肾动脉狭窄患者移植活检的 PAS 染色显示刷状边缘缺失、稀疏的肾小管核➡️和肾小管颗粒变性➡️，提示急性肾小管损伤。（**右图**）PAS 染色显示同种异体移植物因动脉粥样硬化性疾病导致狭窄，出现胆固醇裂缝➡️。胆固醇栓塞为诊断提供了线索

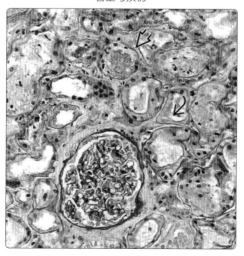
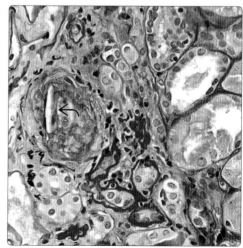

一、术语

（一）缩略语

- 移植肾动脉狭窄（transplant renal artery stenosis，TRAS）

（二）定义

- 移植后肾大动脉狭窄
  - 由于肾素分泌增加，通常导致难治性高血压

二、病因 / 发病机制

（一）外科并发症

- 在切取或吻合时产生内膜下剥离
- 移植时肾动脉扭结或扭曲
- 端侧吻合比端端吻合风险更高
- 创伤可导致动脉内膜纤维化

（二）供体动脉硬化

- 受体动脉粥样硬化可能会引发并发症
- 必须与新发动脉粥样硬化和慢性移植性动脉病区分

（三）慢性移植动脉血管病

- 典型的弥漫性狭窄
- 急性排斥反应在 TRAS 患者中更为常见

三、临床问题

（一）流行病学

- 发病率
  - 1%～5% 的受者具有临床问题
    - 如果包括较轻微的病例，则可高达 23%
  - 肾移植后最常见的血管并发症

（二）表现

- 移植物功能延迟恢复
- 药物难治性高血压
- 肾脏功能障碍
- 肾功能不全
  - 渐进恶化可能是间歇性的
  - 肾素 – 血管紧张素抑制剂可能会使肾功能恶化

（三）自然史

- 通常在移植后 3～24 个月发生

（四）治疗

- 经皮腔内血管成形术 ± 支架植入
- 大隐静脉或受者髂动脉移植
- 吻合口修补术

（五）预后

- 血管成形术和（或）支架植入的结果一般良好
  - 缓解高血压
  - 改善肾功能
  - 未增加移植物丢失
- 经皮腔内血管成形术后再狭窄率 10%～60%

四、影像学特征

超声检查结果

- 彩色多普勒超声显示血流异常
  - 狭窄可能是偶然发现，不伴有高血压或移植物功能障碍
  - Tardus–Parvus 波形和血阻指数、搏动指数和加速度指数下降
- CT、MR 和常规血管造影也很有价值

五、大体特征

一般特征

- 狭窄通常发生在吻合口或吻合口附近，如肾髂动脉吻合口
- 肾脏均匀萎缩

六、镜下特征

组织学特征

- 移植肾
  - 慢性狭窄时肾小管萎缩伴轻度纤维化
  - 间歇性狭窄可能导致急性肾小管损伤
  - 可能有明显的肾小球旁器（JGA）
  - 动脉粥样硬化导致狭窄时会出现胆固醇栓塞
  - 肾小球、肾大动脉和小动脉正常
- 肾 – 髂动脉吻合
  - 很少进行组织学取样
  - 动脉粥样硬化
  - 内膜剥离
  - 内膜皮瓣
  - 内膜增生伴炎症（同种异体移植动脉血管病变）

七、鉴别诊断

（一）CNI 毒性

- 小动脉透明变性和肾小管等大的空泡化

（二）梗阻

- 集合管扩张和 Tamm–Horsfall 蛋白漏入间质
- 淋巴管扩张

八、诊断清单

病理学要点

- 易漏诊
- 肾小球旁器（JGA）是诊断线索
- 胆固醇栓塞为动脉粥样硬化性狭窄提供了线索

（郭丽平　译　付迎欣　蔡文娟　校）

参考文献

[1] Ali A et al: Long-term outcomes of transplant recipients referred for angiography for suspected transplant renal artery stenosis. Clin Transplant. 29(9):747-55, 2015

[2] Aoyama H et al: Pathologic findings of renal biopsy were a helpful diagnostic clue of stenosis of the iliac segment proximal to the transplant renal artery: a case report. Transplant Proc. 46(2):651-3, 2014

[3] Hurst FP et al: Incidence, predictors and outcomes of transplant renal artery stenosis after kidney transplantation: analysis of USRDS. Am J Nephrol. 30(5):459-67, 2009

[4] Audard V et al: Risk factors and long-term outcome of transplant renal artery stenosis in adult recipients after treatment by percutaneous transluminal angioplasty. Am J Transplant. 6(1):95-9, 2006

同种异体移植排斥反应
Allograft Rejection

◀▌▪ 超急性排斥反应 ▪▐▶

一、术语
- 在植入和灌注后立即发生的排斥反应

二、病因/发病机制
- 在植入时体内预存的抗供者特异性HLA抗体或者血型抗体

三、临床问题
- 移植物原发性无功能
- 由于移植前抗体的检测，现在很少发生
  - 发病率小于0.5%
- 由于移植前检测抗体的改进，发病率已经降低
- 在移植后数小时到数天发生
- 当前没有有效的治疗方法

四、大体特征
- 移植物在灌注几分钟到几小时出现紫癜
  - 同时移植物肿胀，出血和坏死

五、镜下特征
- 类似严重的体液性排斥反应
- 毛细血管中性粒细胞和血小板浸润
- 肾小球和小动脉血栓
- 肾间质水肿及出血
- 12~24h肾皮质坏死
- 通常有C4d沿着管周毛细血管沉积
  - 有时C4d阴性

六、主要鉴别诊断
- 大血管血栓形成（动脉和或静脉）
- 灌注性肾病
- 供者血栓性微血管病
- 复发性非典型性溶血性尿毒症综合征
- 镰刀型贫血特征

肾脏出血和坏死

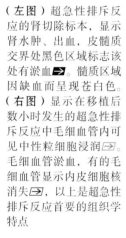

肾小球毛细管炎

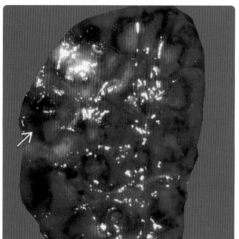

（左图）超急性排斥反应的肾切除标本，显示肾水肿、出血，皮髓质交界处黑色区域标志该处有淤血➡。髓质区域因缺血而呈现苍白色。（右图）显示在移植后数小时发生的超急性排斥反应中毛细血管内可见中性粒细胞浸润➡。毛细血管淤血，有的毛细血管显示内皮细胞核消失➡，以上是超急性排斥反应首要的组织学特点

肾小球血栓

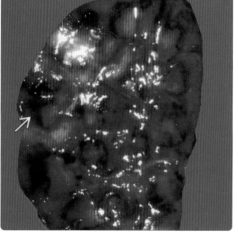

C4d

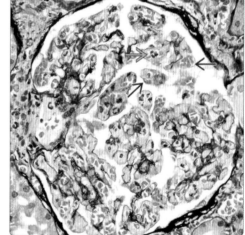

（左图）HE染色显示在超急性排斥反应中出现肾小球微血栓形成➡需要鉴别血栓性微血管病是供体疾病或者保存性损伤。C4d及抗供体抗体的检测有助于进行区分。（右图）楔形活检免疫组化染色显示C4d在局灶管周毛细血管内强着色➡。坏死区域C4d阴性➡。C4d在早期的超急性排斥反应中可能是阴性，这可能是由于灌注不良所致

一、术语

定义

● 移植物植入后立即发生的排斥反应（几分钟到几小时）

二、病因／发病机制

（一）抗体介导（通常）

● 供者内皮预存的抗体
　○ 抗供者 ABO 血型或 HLA 抗体（Ⅰ类或Ⅱ类）
　　– 有些罕见病例是由于其他或不明的内皮抗原所致
　○ 高的抗供者抗体滴度足以立即引起排斥反应
　　– 低水平的抗体滴度会延迟急性抗体介导的排斥反应的发生（几天）
● 抗体介导的补体激活，内皮细胞激活，血小板激活
● 有些少见病例无补体激活

（二）T 细胞介导（少见）

● 细胞毒性 T 细胞介导

（三）外源性抗体介导（少见）

● 这些罕见病例与抗胸腺细胞球蛋白或输入第三者血浆有关

三、临床问题

（一）流行病学

● 发病率
　○ 小于 0.5%
　○ 由于移植前抗供者抗体的检测改善，发病率已经降低

（二）临床表现

● 移植物原发性无功能
　○ 移植物植入后数小时
● 发热

（三）治疗

● 没有有效的治疗方法
● 对 ABO 血型不符或交叉实验阳性患者预防性治疗
　○ 血浆置换清除抗供者特异性抗体
　○ 静脉注射免疫球蛋白
　○ 美罗华利妥昔单抗（anti-CD20）
　○ 抗补体性药物（实验性）

（四）预后

● 移植物快速失功

四、大体特征

肉眼观察

● 灌注几分钟到几小时后移植物出现发钳
　○ 肿胀、出血和坏死超过 12～24h

五、镜下特征

组织学特点

● 早期（1～12h）
　○ 血小板和中性粒细胞浸润于肾小球和管周毛细血管

（PTC）
　○ 散在肾小球和小动脉血栓
● 晚期（12～24h）
　○ 肾小球和小动脉广泛的血栓
　○ 动脉纤维素样坏死
　　– 大动脉可能未受累（如 HLA-DR 抗体）
　○ 皮质和髓质坏死
● 与抗体介导的急性排斥反应特征相似

六、辅助检查

（一）免疫组化染色

● C4d 和 CD61（血小板）
　○ PTC 和肾小球

（二）免疫荧光

● PTC C4d 阳性
　○ 阴性或者颗粒状管周毛细血管 C4d 沉积不能完全排除超急性排斥反应
　　– 由于早期灌注不良和后期缺乏存活的组织
　　– 可能存在 C4d 阴性抗体介导排斥反应
　　– 可能存在 T 细胞介导排斥反应
● 毛细血管中可能存在 IgG、IgM 和（或）C3
　○ IgM 在 ABO 血型不相容的移植物中最常见

七、鉴别诊断

（一）大血管血栓形成（肾动脉或静脉）

● 可能是由于吻合技术或者由于高凝状态的原因
　○ 由于技术问题形成的血栓往往局限于大血管

（二）供体血栓性微血管病

● C4d 阴性

（三）灌注性肾病

● 毛细血管血栓和淤血
● C4d 阴性

（四）复发性非典型溶血性尿毒症综合征

● 可能有心肌病史，恶性高血压或异常的妊娠并发症

（胡占东　涂金鹏　译　王政禄　校）

参考文献

[1] Pereira M et al: Hyperacute rejection in a kidney transplant with negative crossmatch: a case report. Transplant Proc. 48(7):2384-2386, 2016

[2] Jackson AM et al: Multiple hyperacute rejections in the absence of detectable complement activation in a patient with endothelial cell reactive antibody. Am J Transplant. 12(6):1643-9, 2012

[3] Kim L et al: Intragraft vascular occlusive sickle crisis with early renal allograft loss in occult sickle cell trait. Hum Pathol. 42(7):1027-33, 2011

[4] Colovai AI et al: Acute and hyperacute humoral rejection in kidney allograft recipients treated with anti-human thymocyte antibodies. Hum Immunol. 66(5):501-12, 2005

[5] Ahern AT et al: Hyperacute rejection of HLA-AB-identical renal allografts associated with B lymphocyte and endothelial reactive antibodies. Transplantation. 33(1):103-6, 1982

[6] Kissmeyer-Nielsen F et al: Hyperacute rejection of kidney allografts, associated with pre-existing humoral antibodies against donor cells. Lancet. 2(7465):662-5, 1966

（左图）致敏的患者出现了超急性排斥反应灌注后的活检显示管周毛细血管➦和肾小球毛细血管➡中出现了中性粒细胞的浸润。C4d染色局灶阳性。（右图）C4d在灌注后活检中可能是阳性➡。如图所示，该患者在移植前就存在抗供者特异性HLA抗体毛细血管内可观察到中性粒细胞

灌注后活检

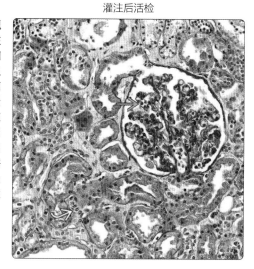

灌注后活检中 C4d 局灶性沉积

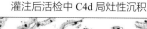
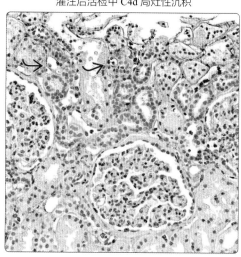

（左图）超急性排斥反应（灌注后活检），显示第三次移植已故供者6个抗原表位的交叉匹配实验阴性，中性粒细胞在肾小球浸润明显➡。（右图）HE染色显示，在超急性排斥反应的管周毛细血管内可见中性粒细胞浸润➡。活检取自于植入后数小时，肾小管周围毛细血管明显被阻塞。相似但较轻度的淤血可能是缺血再灌注引起的该病变可能发生在植入时

肾小球炎

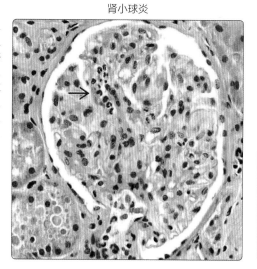

管周毛细血管炎

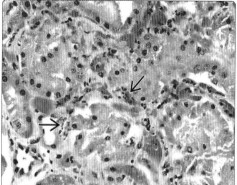

（左图）灌注后活检（移植后几小时）该患者C4d在管周毛细血管内不连续沉积➡，几个毛细血管C4d是阴性➡。冰冻组织的免疫荧光无诊断意义。（右图）灌注后活检显示CD61在管周毛细血管显著着色，这说明血小板的存在➡。CD61检测纤维蛋白原的血小板抗体（Ⅱb/Ⅲa），这也许是发现超急性排斥反应的有用的检测

C4d

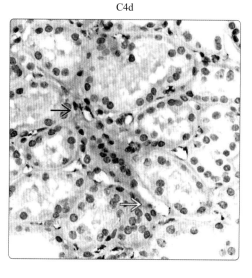

CD61

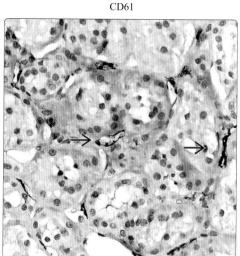

移植第一天活检的早期皮质坏死

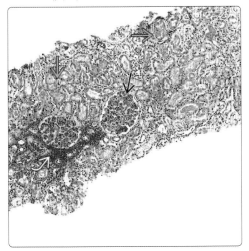

移植第一天活检的超急性排斥反应

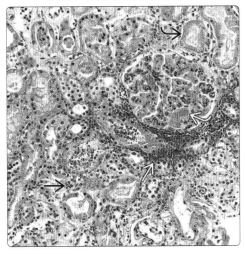

（左图）近端肾小管核缺失➡预示早期皮质坏死，管周毛细血管破坏引起的间质出血也很明显➡。同时还可见肾小球毛细血管血栓形成➡。该移植物三天后被切除。（右图）术后一天的活检显示了超急性排斥反应的经典特征：间质出血➡，肾小球血栓➡，管周毛细血管和肾小球中性粒细胞的浸润➡和局灶性肾小管坏死➡

移植第一天活检的超急性排斥反应

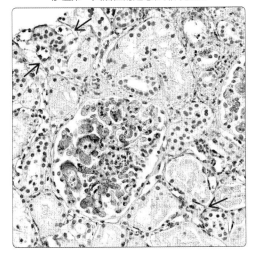

超急性排斥反应的肾切除标本

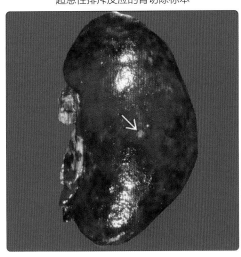

（左图）一个被致敏患者移植术后1天的活检中C4d在管周毛细血管局灶性阳性➡。肾小球毛细血管内充满纤维蛋白和核碎屑，一些中性粒细胞也被染色，这也许是人为导致的。（右图）肾脏肿胀，出血，呈现灰白色，可见苍白的局灶坏死区➡

皮质坏死

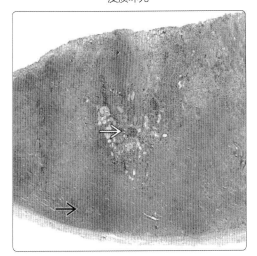

弥漫性出血和坏死

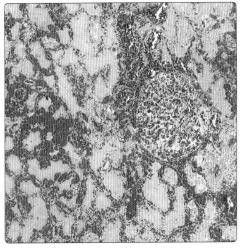

（左图）超急性排斥反应HE染色低倍镜可见广泛的皮质出血和坏死➡。坏死区域C4d染色阴性，占标本面积的95%。应选择切片非坏死区进行C4d检测➡。（右图）超急性排斥反应患者术后三天的肾切除标本显示整个肾组织的淤血和坏死

急性 T 细胞介导的排斥反应

一、术语

- 针对 MHC 或非 MHC 供体同种异体抗原的 T 细胞介导的肾同种异体的急性免疫反应

二、病因 / 发病机制

- 针对表达在供体细胞或受体抗原呈递细胞上的供体抗原的同种反应性 T 细胞
- 继发性的因素：巨噬细胞，粒细胞，趋化因子，细胞因子

三、临床问题

- 急性肾衰竭，少尿
- 常规移植术后第一年发病率为 5%～10%
- Ⅰ型急性 T 细胞介导的排斥反应（TCMR）和临界性病例对类固醇冲击治疗有反应
- Ⅱ型 TCMR 通常需要抗 T 细胞药物治疗
- 重要的是要注意抗体介导的成分

四、镜下特征

- 单个核细胞为主的混合性间质炎和肾小管炎（Ⅰ型 TCMR）
- 动脉内皮下单个核炎细胞浸润（Ⅱ型 TCMR）
- 动脉纤维素样坏死（Ⅲ型 TCMR）
- 肾间质水肿，并且有时伴有出血
- 肾小球受累通常较轻
- 在单纯 TCMR 中 C4d 是阴性，但是当伴有抗体参与时会阳性

五、主要鉴别诊断

- 急性抗体介导的排斥反应
- BK 多瘤病毒感染相关性肾间质炎
- 肾盂肾炎
- 急性过敏性肾小管间质性肾炎
- 移植后淋巴组织增生性疾病

Ⅰ 型急性 TCMR

肾小管炎

（左图）移植后 3 周，由于 Cr（2.3）升高活检，显示间质有片状单个核浸润 ➡ 和水肿，这是典型的急性 T 细胞介导的排斥反应。同时也存在肾小管炎。由于浸润的斑片状性质，取两条肾组织以提高诊断灵敏度是很重要的。（右图）肾小管炎 ➡ 和单个核细胞浸润的间质炎 ➡ 是 Ⅰ 型急性细胞介导的排斥反应的主要特征。浸润的炎细胞被激活，核分裂象可见 ➡

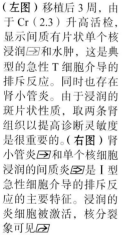
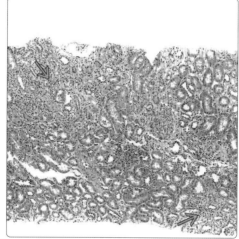
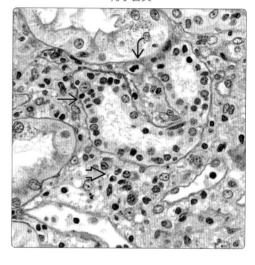

动脉内膜炎

ACR 中的 T 细胞

（左图）如图所示，在该移植后活检中出现的动脉内膜炎是 Ⅱ 型 TCMR 的典型特点，内膜中有大量的单个核细胞 ➡，主要是 T 细胞和单个核细胞。（右图）CD3 免疫组织化学染色显示大量浸润的 T 细胞，这是 TCMR 典型的特点 C4d 染色也是阳性（这里没有显示），表明有合并的急性抗体介导的排斥反应（AMR）的参与

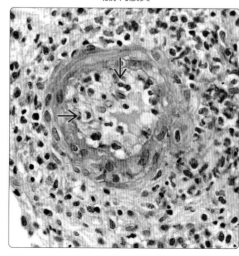
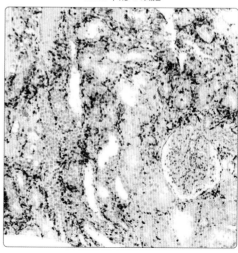

一、术语

（一）缩略语

● 急性 T 细胞介导的排斥反应（acute T-cell-mediated rejection，TCMR）

（二）同义词

● 急性细胞性排斥反应

（三）定义

● T 细胞介导的针对同种异体抗原的急性免疫反应
  ○ Ⅰ型：肾小管间质型
  ○ Ⅱ型：动脉内膜型
  ○ Ⅲ型：动脉纤维素样坏死或透壁性动脉炎型

二、病因 / 发病机制

T 细胞介导的排斥反应

● 针对供体抗原的同种反应 T 细胞
  ○ MHC（HLA）或非 MHC
● 靶点不同，包括毛细血管、动脉内皮、肾小管和肾小球
● 持续存在的肾小管间质性炎性浸润出现于 TCMR 发病后 1～2 个月的随访活检中
  ○ 研究认为虽然 TCMR 是急性发作，但炎症可能会持续，并且会诱发慢性排斥反应

三、临床问题

（一）流行病学

● 发病率
  ○ 在常规的肾移植术后第一年的发病率为 5%～10%
    – Ⅰ型：约占 65%
    – Ⅱ型：约占 30%
    – Ⅲ型：约 < 5%

（二）临床表现

● 急性肾衰竭
● 少尿或尿量减少
● 移植物的压痛（严重病例）
● 也可以发生于肾功能正常的程序性活检中

（三）治疗

● 药物
  ○ Ⅰ型和临界 / 可疑性的 TCMR 通常对类固醇激素冲击疗法有反应
  ○ Ⅱ型通常对类固醇冲击疗法效果不佳，额外的治疗可能包括抗 T 细胞的药物
  ○ Ⅲ型对当前的治疗方法无效

（四）预后

● 1 年存活率
  ○ Ⅰ型没有合并抗体介导的排斥反应（AMR）的证据 [C4d 阴性，DSA 阴性]：95%～100%
  ○ Ⅰ型有合并抗体介导的排斥反应的证据（AMR）（C4d 阳性，DSA 阳性）：约 75%

  ○ Ⅱ型没有合并 AMR 的证据：67%～100%
  ○ Ⅱ型有合并 AMR 的证据：63%~-92%
  ○ Ⅲ型：总体 20%～32%，有或没有合并 AMR
    – 50%～80% 的Ⅲ型患者有 AMR 证据
● 单纯 TCMR
  ○ 没有合并 AMR 的 TCMR 或临界 / 可疑病例 [DSA 和 C4d 均阴性]：在两年内肌酐升高两倍，分别是 28% 或 30%

四、镜下特征

组织学特征

● 肾小球
  ○ 通常无病变
  ○ 偶发的单个核细胞在毛细血管浸润的肾小球炎
    – 肾小球炎更常见于 AMR，巨噬细胞为主要浸润细胞
    – 目前不作为 TCMR 的诊断标准
  ○ 急性移植性肾小球病 < 5%
    – 内皮细胞明显肿胀，阻塞毛细血管管腔
    – 肾小球基底膜溶解，PAS 网状阳性
    – 当出现该病时，通常与Ⅱ型 TCMR 有关
● 肾间质
  ○ 间质中单个核炎细胞浸润
    – Banff 标准诊断排斥反应要求 > 25% 的非硬化皮质单个核细胞浸润
    – 炎症程度较轻，考虑可疑或交界性排斥反应
    – 细胞主要是 CD4（+）和 CD8（+）T 细胞和 CD68（+）巨噬细胞
    – 树突状细胞 [来自于受者和供者 DC 标记阳性的细胞（在最初的几个月中占主导地位）]
      ▫ DC 标记阳性的细胞的增多与移植物存活时间下降有关
  ○ 浸润的细胞可能还有嗜酸性粒细胞，浆细胞和少量中性粒细胞
    – 富于浆细胞的排斥反应预后较差
    – 有研究表明嗜酸性粒细胞的出现预示着预后不好
  ○ 间质水肿
  ○ 严重的病例可见出血
● 肾小管
  ○ 肾小管内 T 细胞和巨噬细胞浸润（肾小管炎）
    – 按 Banff 标准仅评估非萎缩性肾小管
  ○ 肾小管细胞损伤（刷状缘脱落、凋亡）
  ○ 有时肾小管基底膜断裂且伴有重度肾小管炎
    – 可能会形成肉芽肿
● 动脉
  ○ 动脉内皮下单个核炎细胞浸润（动脉内膜炎或内皮炎）
    – CD3（+）T 细胞和 CD68（+）单个核细胞 / 巨噬细胞
    – 局灶性，大约动脉 25% 的横截面和大约 12% 的小动脉
    – 大血管比小动脉更容易受累

- 有时小动脉内皮炎和大动脉内皮炎同时出现，具有同样的意义
  - 沿着动脉内皮表面的边缘的单个核细胞浸润
    - 不计入内膜炎，但是与之有关
  - 在某些 TCMR 病例中出现静脉炎，但对预后没有重要意义
  - 内皮细胞可能表现为胞质嗜碱性的活化状态，核增大
  - 严重的病例出现透壁性炎症
    - 严重时也偶见纤维性样坏死，但通常见于 AMR

五、辅助检查

（一）免疫荧光

- 一般情况下没有或很少有免疫球蛋白和补体 C3 在肾小球或肾间质的沉积
  - 纤维蛋白广泛存在于水肿的间质中
- 单纯 TCMR 中 C4d 阴性
- TCMR 病例中出现 C4d 沉积可能叠加了急性 / 慢性 AMR

（二）电子显微镜

- 通常诊断不需要
- 在急性移植性肾小球病中肾小球出现明显的内皮反应（胞质肿胀、开窗消失）
- 很少出现类似表现的病变，广泛的足细胞足突消失和肾病综合征，该描述与 TCMR 相关

（三）分子检测

- mRNA 被建议用于 TCMR 的诊断（Halloran）
  - 干扰素 -γ 诱导和细胞毒性 T 细胞基因的强信号（如 CXCL9、CXCL11、GBP1、INDO）
- 2 个受体单核苷酸多态性（SNP）使得移植后第一年 TCMR 发病风险增加 1.6～2.0 倍
  - PTPRO（酪氨酸激酶）和 DEUP1（纤毛）

六、鉴别诊断

（一）临界 / 可疑的 TCMR

- 与 TCMR 有关的肾小管炎的阈值（＞ 4 个细胞 / 肾小管横截面）且＞ 25% 的无硬化区
- 如果与急性移植物功能障碍相关应视为 TCMR，给以治疗

（二）孤立性内皮炎

- TCMR 的变异体
- 最近研究表明，出现轻度或没有间质炎 / 肾小管炎的动脉内皮炎应视为 TCMR
- 或许与 AMR 有关，有更差的预后

（三）BK 多瘤病毒间质肾炎

- 浆细胞浸润
- 肾小管上皮核内包涵体
- 炎症主要出现在被病毒感染的部位（IHC）

（四）正在治疗 / 部分治疗性 TCMR

- 与间质炎性浸润相比，肾小管炎更严重
- 间质纤维化区域炎症

（五）管周毛细血管炎

- 在有供者特异性 HIA 抗体的患者在程序性活检中的常见发现
  - C4d 通常为阴性（约 90% 的病例）
- 与移植后肾小球疾病的发展有关

（六）急性抗体介导的排斥反应

- C4d 沉积在肾小管周围毛细血管中，循环抗供者抗体
- 可能合并 TCMR（混合性排斥反应）

（七）肾盂肾炎

- 白细胞管型和脓肿
- 用于诊断细菌感染的尿细菌培养阳性

（八）血栓性微血管病

- 可能存在的内皮炎和纤维蛋白沉积
- 动脉内膜中红细胞破碎，血栓伴有轻微的内皮炎，动脉内膜增厚有助于该诊断

（九）急性过敏性肾小管间质性肾炎

- 可能为药物过敏反应
- 很难或不可能与 TCMR 区分，除非出现动脉内膜炎

（十）梗阻

- 可能出现水肿和集合管扩张
- 通常不会超过浸润的边界（＜ 25% 皮质）
- 淋巴管扩张有或没有 Tamm-Horsfall 蛋白
- 可能不能通过形态学排除

（十一）移植后淋巴组织增生性疾病

- 轻度的水肿，非典型 B 细胞占优势，而不是 T 细胞
  - 单克隆 B 细胞浸润最常见
- 大多数病例 EBER 阳性

（十二）动脉栓塞

- 可能出现内皮炎和纤维蛋白沉积
- 仔细观察，在动脉内可见胆固醇裂隙并伴有炎细胞浸润

（十三）急性一过性动脉病

- 罕见的病变（＜ 1%），发生在死亡供体移植后早期（＜ 2 周）
- 内皮细胞的明确反应
  - 内皮细胞肿胀、肥大和空泡化
  - 无内皮炎或血栓，C4d（一）
- 通常发生急性肾小管损伤
- 可以通过活检诊断

七、诊断清单

病理学要点

- 多水平的检查来检测局灶性病变，如内膜炎，它对 TCMR 最具特异性
- 1 次活检的假阴性率约 10%
- 活检可能符合 TCMR 和 AMR 标准，但结局要由 AMR 主导

急性 T 细胞介导的排斥反应的 Banff 标准

分类和标准	注 释
交界 / 可疑的 TCMR	
肾小管炎（t_1，t_2 或 t_3），间质炎较轻（i_0 或 i_1）或间质炎（i_2，i_3）与轻度（t_1）肾小管炎	观察者之间的可重复性差；分子研究在 TCMR 没有区别；自 1997 年 Banff 标准起，发生了变化（如 i_0 vs. i_1）；调查研究显示，大多数便用 $i_1 t_1$（Banff，1997），为了预后的研究，将 TCMR 中的交界 / 可疑病例包括 在内根据班夫（Banff）2015 年的说法，"允许保留交界的 i_1 阈值，必须在报告和出版物中将其标注明确" †
急性 TCMR 伴有肾小管间质炎（Ⅰ 型）	
IA 型：超过 25% 的未硬化皮层（i_2 或 i_3）的间质炎性浸润，伴有中度肾小管炎（4～10 个细胞 / 肾小管横断面；t_2）	无动脉内膜炎
IB 型：> 25% 的未硬化皮层（i_2 或 i_3）的间质炎性浸润，伴有严重的肾小管炎（> 10 个细胞 / 肾小管横断面；t_3）	无动脉内膜炎
急性 TCMR 伴有动脉内膜炎（Ⅱ 型）	
IIA 型：动脉内膜炎（又称动脉内膜炎或内皮炎），累及其管腔面积 ≤ 25%（v_1）	无须有间质炎细胞浸润和肾小管炎；可表现为单纯性 TCMR 或混合有抗体介导的排斥反应；C4d（+）或 DSA 与差的预后相关
IB 型：动脉内膜炎累及管腔面积 > 25%（v_2）	无须有间质炎细胞浸润和肾小管炎；可表现为单纯性 TCMR 或混合有抗体介导的排斥反应；C4d（+）或 DSA 与差的预后相关
急性 TCMR 伴有透壁性动脉炎（Ⅲ 型）	
Ⅲ 型：透壁动脉炎和（或）动脉纤维素样坏死以及平滑肌细胞坏死伴有淋巴细胞为主的炎症	通常为抗体介导的排斥反应的表现

肾小管炎（t）通过单个核细胞 / 肾小管横截面进行评分（$t_0 = 0$，$t_1 = 1-4$，$t_2 = 5-10$，$t_3 \geq 10$），间质炎（i）通过单个核浸润的非硬化皮层进行评分（$i_0 < 10\%$，$i_1 = 10\% \sim 25\%$，$i_2 > 25\% \sim 50\%$，$i_3 > 50\%$），血管病变（v）通过动脉内皮下单个核细胞占据的管腔面积（$v_1 \leq 25\%$，$v_2 > 25\%$）或通过透壁炎症或纤维素样坏死（v_3）进行评分所有类别均要求 C4d 染色剂对单纯 TCMR 为阴性。†. 关于 TCMR 的 Banff 协作组正在解决这些问题（引自 Loupy A et al: The Banff 2015 Kidney meeting report: current challenges in rejection classification and prospects for adopting molecular pathology. Am J Transplant. ePub, 2016; Becker JU et al: Banff borderline changes suspicious for acute T cell-mediated rejection: where do we stand? Am J Transplant 16: 2654-2660, 2016.）

（胡占东　涂金鹏　译　王政禄　校）

参考文献

[1] Becker JU et al: Banff borderline changes suspicious for acute t cellmediated rejection: where do we stand? Am J Transplant. 16(9):2654-60, 2016

[2] Ghisdal L et al: Genome-wide association study of acute renal graft rejection. Am J Transplant. 17(1):201-209, 2016

[3] Halloran PF et al: Molecular assessment of disease states in kidney transplant biopsy samples. Nat Rev Nephrol. 12(9):534-48, 2016

[4] Lamarche C et al: Efficacy of acute cellular rejection treatment according to Banff score in kidney transplant recipients: a systematic review. Transplant Direct. 2(12):e115, 2016

[5] Loupy A et al: The Banff 2015 kidney meeting report: Current challenges in rejection classification and prospects for adopting molecular pathology. Am J Transplant. 17(1):28-41, 2016

[6] Reeve J et al: Using molecular phenotyping to guide improvements in the histologic diagnosis of T cell-mediated rejection. Am J Transplant. 16(4):1183-92, 2016

[7] Teo RZ et al: Cell-mediated and humoral acute vascular rejection and graft loss: a registry study. Nephrology (Carlton). 21(2):147-55, 2016

[8] Zeng G et al: Antigen-specificity of T cell infiltrates in biopsies with T cellmediated rejection and BK polyomavirus viremia: analysis by next generation sequencing. Am J Transplant. 16(11):3131-3138, 2016

[9] Zhao X et al: Rejection of the renal allograft in the absence of demonstrable antibody and complement. Transplantation. 101(2):395-401, 2016

[10] Batal I et al: Dendritic cells in kidney transplant biopsy samples are associated with T cell infiltration and poor allograft survival. J Am Soc Nephrol. 26(12):3102-13, 2016

[11] Randhawa P: T-cell-mediated rejection of the kidney in the era of donorspecific antibodies: diagnostic challenges and clinical significance. Curr Opin Organ Transplant. 20(3):325-32, 2015

[12] Naesens M et al: The histology of kidney transplant failure: a long-term follow-up study. Transplantation. 98(4):427-35, 2014

[13] Nongnuch A et al: Early posttransplant nephrotic range proteinuria as a presenting feature of minimal change disease and acute T cell-mediated rejection. Transplant Proc. 46(1):290-4, 2014

[14] Sis B et al: Isolated endarteritis and kidney transplant survival: a multicenter collaborative study. J Am Soc Nephrol. ePub, 2014

[15] El Ters M et al: Kidney allograft survival after acute rejection, the value of follow-up biopsies. Am J Transplant. 13(9):2334-41, 2013

[16] Williams WW et al: Clinical role of the renal transplant biopsy. Nat Rev Nephrol. 8(2):110-21, 2012

（**左图**）轻度肾小管炎（t₁），在Ⅰ型TCMR中可见一个单个核细胞浸润➨，该细胞核深染，核周空晕，肾间质炎细胞也可以见到➨。（**右图**）在非萎缩区可见局灶重度肾小管炎➨，或者仅有轻度肾小管萎缩为临界/可疑TCMR

肾小管炎

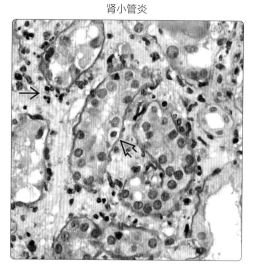

坏死性肾小管炎

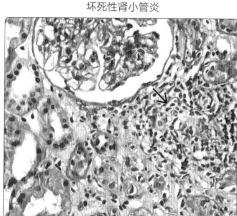

（**左图**）在TCMR病例中出现了大量的嗜酸性粒细胞➨，该发现是TCMR表现的一部分，但并不只是提示移植物药源性过敏反应。（**右图**）在一例Ib型的TCMR中出现了重度肾小管炎（t₃），如图在肾小管内可见多量的单个核细胞浸润➨肾小管基底膜扭曲移位该病变通常见于停用免疫抑制药后

ACR伴有嗜酸性粒细胞增多

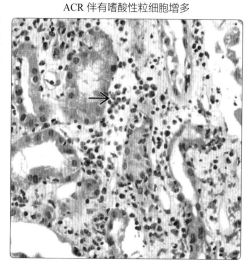

严重的肾小管炎

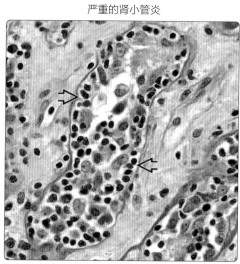

（**左图**）在肾小管炎中，肾小管基底膜断裂➨与较差的预后相关。肉芽肿也可能出现基底膜断裂后，不应与感染性病变混淆。（**右图**）TCMR中的肾小管基底膜断裂可能引起显著的肉芽肿反应，这可能与感染相混淆，尤其是腺病毒感染中残留的基底膜➨

肾小管炎伴有基底膜断裂

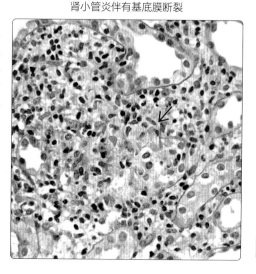

肉芽肿性反应

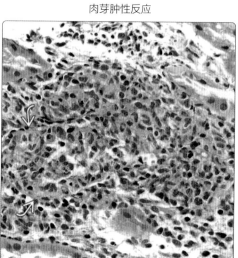

Kidney Transplantation

临界的 TCMR

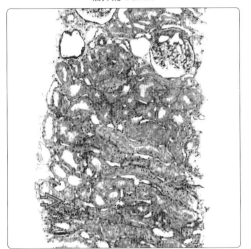

临界 / 可疑 TCMR

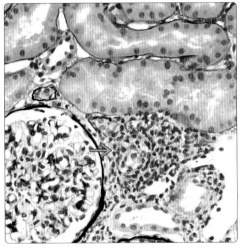

（左图）移植术后 1 年的程序性活检，显示轻度的间质炎➾局灶有严重的肾小管炎，提示有临界的 TCMR，没有动脉内膜炎。（右图）移植术后 1 年程序性活检，显示局灶重度肾小管炎➾（Banff t₃），伴有基底膜断裂。活检中出现了轻度的间质炎（约 5%），出现了严重的肾小管炎可把其归类为临界 / 可疑 TCMR

未见肾小管内 T 细胞浸润

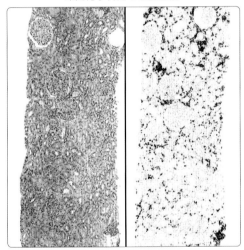

富于浆细胞的 TCMR 和 AMR

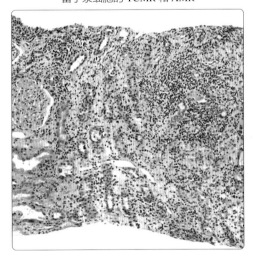

（左图）左侧显示轻度的炎细胞浸润，最多将其视为临界 / 可疑病变；然而，同一区域免疫组化 CD3 染色（右侧）可见明显的 T 细胞浸润，但是在 HE 染色中没有观察到浸润细胞。（右图）急性 TCMR 合并 AMR，间质内大量的浆细胞浸润出现在这种变异的急性排斥反应中，大部分富于浆细胞的急性排斥反应 C4d 为阳性

伴有浆细胞浸润的 ACR

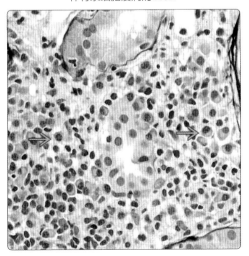

浆细胞性肾小管炎

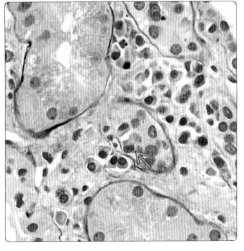

（左图）Ⅰ型 TCMR 病例中，间质浸润的浆细胞数量增多➾BK 病毒免疫染色阴性（在这里未显示）。（右图）在该 TCMR 病例中可看到浆细胞性肾小管炎➾，Ⅰ型，间质浆细胞数量增多，浆细胞性肾小管炎最常见于 BK 病毒感染病例中，有时也会在其他病例中见到

TCMR

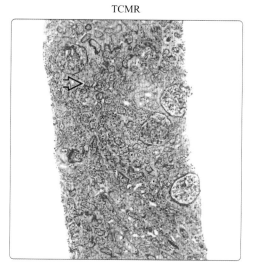

TCMR

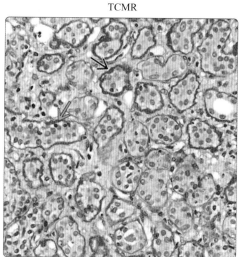

（左图）TCMR 后 6 周的随访活检显示早期弥散性间质纤维化和肾小管萎缩➡，同时伴有间质炎细胞浸润。（右图）TCMR 后 6 周的随访活检显示轻微的间质纤维化，部分肾小管基底膜多层化➡，部分萎缩的肾小管中检见肾小管炎➡，患者肌酐自从上次活检以来升高到 2.3mg/dl

TCMR

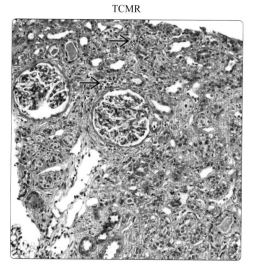

TCMR

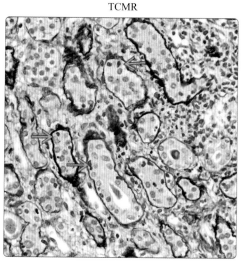

（左图）TCMR 后 6 周随访活检，三色染色显示间质纤维化增加，同时间质炎细胞也增多➡。（右图）银染色显示亮而厚的基底膜；单个核细胞性肾小管炎比较明显➡

治疗后的 TCMR

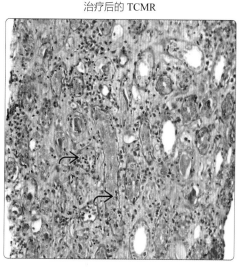

治疗后残余小管炎和间质水肿

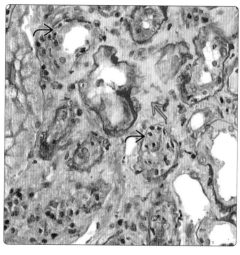

（左图）图为因 TCMR 抗胸腺细胞球蛋白和类固醇激素治疗 8 天后的肾活检，Banff IB 型，显示持续性的肾小管炎➡，间质炎细胞较少是典型的排斥反应治疗后改变。（右图）在接受抗胸腺细胞球蛋白和类固醇治疗 TCMR 后 8 天患者进行重复性的活检，Banff IB 型，显示严重的肾小管炎➡和轻度间质炎，注意间质水肿➡

孤立性动脉内皮炎

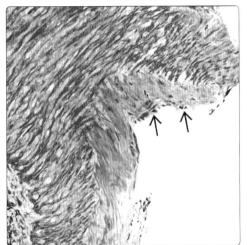

透壁性动脉炎（Ⅲ型 TCMR）

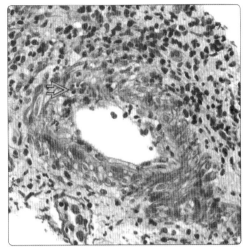

（左图）移植后 4 个月出现了动脉内皮炎➡患者的肌酐升高至 1.7mg/dl（基线值为 1.3～1.7mg/dl）没有明显的间质炎或肾小管炎。（右图）移植后 10 年的病例，出现了小动脉透壁性动脉炎➡。由于 T 细胞性 PTLD，4 个月前就减低了免疫抑制剂。C4d 染色阴性（这里未显示）

动脉内膜炎

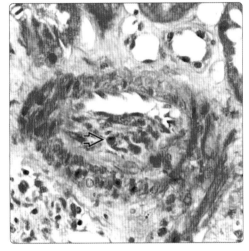

纤维素样坏死

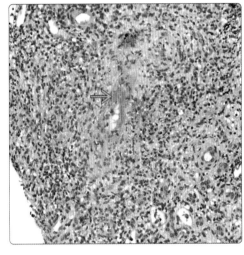

（左图）动脉内膜炎的内膜中出现凋亡细胞➡。（右图）在移植术后 10 年的病例的小动脉内检见纤维素样坏死➡，由于 T 细胞性 PTLD，4 个月前就减低了免疫抑制剂。然而，纤维素样坏死通常与体液性排斥反应有关，该病例 C4d 阴性

HLA 相同的移植物中的内膜炎

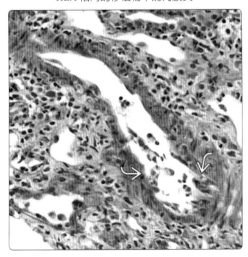

内皮炎

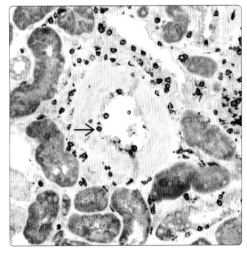

（左图）该 HLA 相同的移植物中出现了显著的内膜炎➡，证明非 MHC 抗原可作为 TCMR 的动脉病变的靶点。很少的 HLA 相同的移植物会因为 Ⅱ 型 TCMR 而失功。（右图）动脉内皮炎显示 CD3（+）的 T 细胞➡，在这些病变中大多数为 CD8（+）的 T 细胞

动脉内皮炎中的细胞毒性 T 细胞

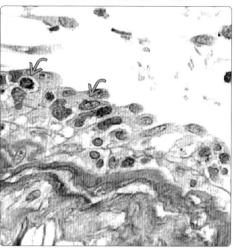

内皮炎和动脉硬化

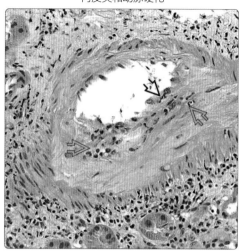

（**左图**）对浸润内膜的细胞染色可显示细胞毒性颗粒相关蛋白➧（TIA-1）研究显示主要的浸润细胞是 CD8（+）的 T 细胞。（**右图**）内皮炎➭的炎症浸润在增厚的动脉内膜中，增厚的动脉内膜➭是由于供体动脉硬化引起的，这可能会与慢性移植物动脉病相混淆

随着 TCMR 出现的动脉病变

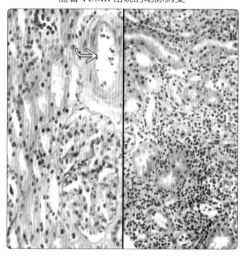

偶发的动脉病变

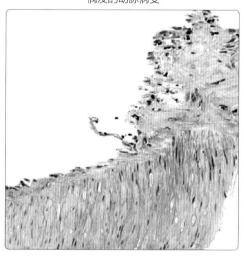

（**左图**）左边的活检中出现动脉内膜炎➭，没有观察到其他的病变（无炎细胞浸润），该患者因为排斥反应未治疗，3 天后的活检显示明显的炎细胞浸润（Banff，ⅠB 型），病变显示在右边，表明有取样误差。（**右图**）在回顾分析中，可见到大动脉局部有内皮炎，该患者的排斥反应没有给予治疗，1 年后肌酐稳定，说明动脉病变在临床上不易显现出来

Ⅱ型 TCMR

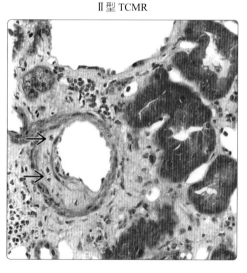

Ⅲ型 TCMR

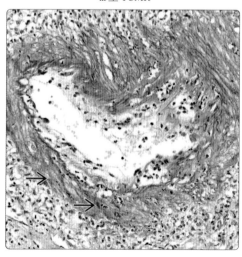

（**左图**）Ⅱ 型 TCMR，在动脉内膜中散在分布炎细胞，可能代表早期移植物动脉病➭。该患者 2 个月前的活检显示内皮炎。（**右图**）Ⅲ 型 TCMR 中显示了弓形动脉的透壁性动脉炎，炎细胞显示为圆形，核深染➭

血栓性微血管病

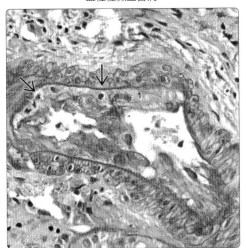

抗体介导的排斥反应

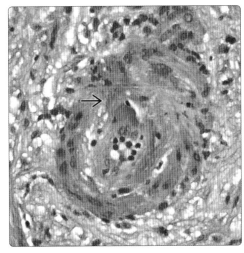

（左图）PAS 显示的是由于 H 因子缺乏症所致的血栓性微血管病，动脉内膜的炎症与排斥反应所致的内膜炎类似➡内皮细胞出现明显的反应。（右图）小动脉出现纤维素样坏死➡，如图所示，局灶平滑肌细胞核消失该病例有急性 AMR，占绝大多数Ⅲ型血管性排斥反应的病例当 C4d 阳性时，就被考虑为是抗体排斥反应

急性一过性动脉病

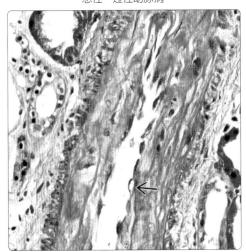

肾静脉血栓中的炎症

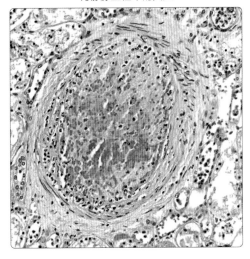

（左图）该动脉病变发生在移植术后很早期（＜2周），可能与动脉内皮炎很相似，内皮细胞肿大空泡化➡，无内皮炎。（右图）在急性肾静脉血栓形成和皮层坏死的肾移植病例中，动脉炎症类似于内膜炎；这不是排斥反应的病变

浸润的单个核细胞

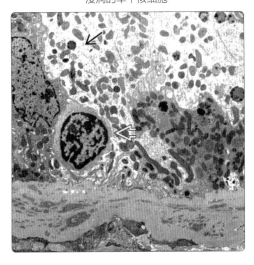

急性细胞性排斥反应

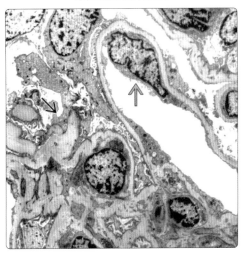

（左图）通过电子显微镜观察到伴有单个核细胞浸润➡的肾小管炎胞质淡染表明附近的肾小管有损伤➡。（右图）ACR 可以影响肾小球，肾小球毛细血管襻明显的内皮反应和窗孔的消失➡足细胞也显示节段足突融合➡，但这很少出现，类似于微小病变

（**左图**）TCMR 和 BK 多瘤病毒感染都是表现为皮质内间质性的炎细胞浸润。（**右图**）高倍镜下，TCMR 和 BK 病毒感染的单核性肾小管炎很明显➡该区域未发现病毒包涵体，值得注意的是，该患者有较低水平的 BK 病毒血症

间质炎细胞

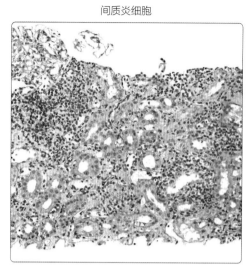

TCMR 合并多瘤病毒肾病

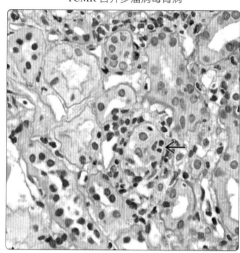

（**左图**）移植后 4 个月伴有血清肌酐轻微升高和 BK 病毒血症的患者，肾活检显示弥漫性间质炎➡和小管炎。BKV 肾病中的许多 T 细胞是供体同种异体反应（Zeng）。（**右图**）移植后 4 个月，血清肌酐略有升高和 BK 病毒血症的患者的肾活检显示严重的肾小管炎➡

IB 型 TCMR BKV 感染病灶

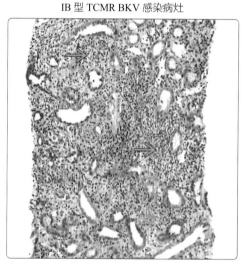

IB 型 TCMR BKV 感染病灶

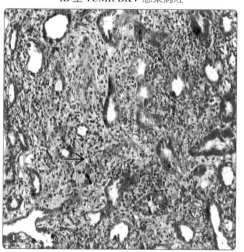

（**左图**）移植后 4 个月患者的肾脏活检，轻微升高的肌酐和 BK 病毒血症显示了严重肾小管炎伴有基底膜断裂➡（Banff t₃）。（**右图**）BKV 原位杂交显示少量的病毒阳性的肾小管上皮细胞核➡弥漫的间质炎，与 BKV 阳性的细胞分离，可以做出 TCMR 合并局灶 BK 感染的诊断

IB 型 TCMR BKV 感染病灶

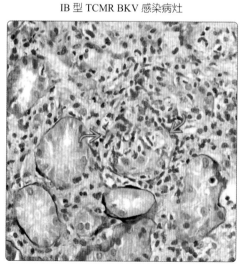

IB 型 TCMR BKV 感染病灶

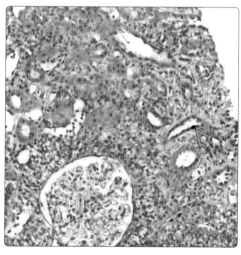

软斑病

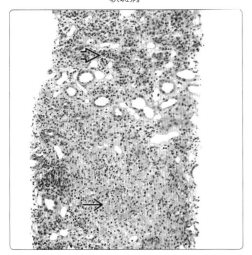

浆细胞

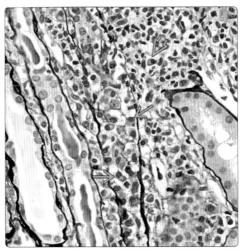

（左图）在移植后的活检中观察到软化斑，显示大量的巨噬细胞浸润➡，以及淋巴细胞及浆细胞浸润➡。（右图）活检中间质中显示了大量的浆细胞浸润➡和浆细胞性肾小管炎➡，增加了 BK 病毒感染的可能性，该患者有 BK 病毒血症，但是原位杂交 BK 病毒阴性但不能排除局灶性的 BK 多瘤病毒感染

移植后淋巴组织增生性疾病

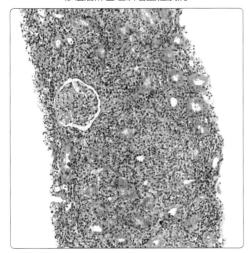

移植后淋巴组织增生性疾病

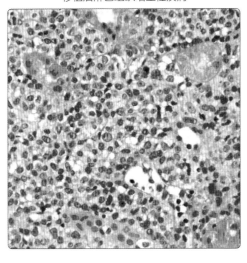

（左图）移植后淋巴组织增生性疾病（PTLD）是 TCMR 的鉴别诊断之一，活检示密集的淋巴细胞浸润。（右图）PTLD 浸润的淋巴细胞是非典型的，包括一些大的细胞，免疫组化染色显示为 CD20（+）的 B 细胞。该患者为移植后边缘区淋巴瘤，该病例也显示 CD3（+）的 T 细胞性肾小管炎，因此可能出现了部分的 TCMR。PTLD 的治疗通常是减少免疫抑制剂

急性移植性肾小球病

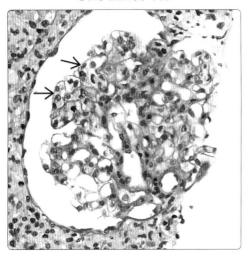

小动脉的反应性内皮细胞

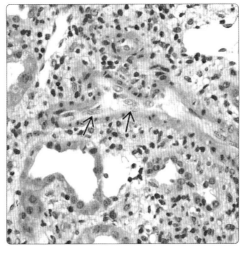

（左图）急性移植性肾小球病显示了肾小球炎和明显的内皮细胞肿胀➡，与毛细血管内皮增生性狼疮肾炎类似。肾小球的改变可能是细胞性排斥反应的病变，并且几乎总是伴随内皮炎，C4d 染色阴性。（右图）小动脉显示明显肿大的内皮细胞➡，其他区域，显示急性移植性肾小球病和动脉内皮炎

◂▪ 慢性 T 细胞介导的排斥反应 ▪▸

要点

一、术语
- 持续性或反复发作的 T 细胞介导的排斥反应导致同种异体移植物的慢性化病变，包括移植动脉血管病变，间质纤维化和肾小管萎缩

二、病因 / 发病机制
- 由于识别实质和血管的同种异体抗原而发生 T 细胞介导的肾损伤

三、临床问题
- 表现为慢性肾衰竭，通常伴有蛋白尿和高血压
- 没有症状或者在程序活检中被发现
- 间质纤维化伴炎细胞浸润（i-IFTA），与其他病变相比更加缩短移植物存活时间
- 慢性移植性动脉病的出现也缩短移植物存活时间

四、镜下特征
- 肾小管和肾间质
  - 单个核细胞浸润和肾小管炎
  - 纤维化区域出现炎细胞浸润
- 动脉
  - 内膜纤维化
    - 很少或没有弹力纤维膜
  - 内膜中单个核细胞浸润

五、辅助检查
- 管周毛细血管 C4d 染色阴性

六、主要鉴别诊断
- 慢性抗体介导的排斥反应
- 慢性 CNI 毒性
- BK 病毒肾病晚期
- 高血压动脉硬化
- 慢性肾盂肾炎

七、诊断清单
- 纤维化区域的炎细胞浸润与移植物损伤的进展有关

（左图）慢性 TCMR 的晚期移植肾活检显示纤维化区域弥散的单个核细胞浸润，该组病变提示预后不良。（右图）萎缩区肾小管炎➡晚期移植物功能障碍与非萎缩区肾小管炎有关

纤维化区炎细胞浸润

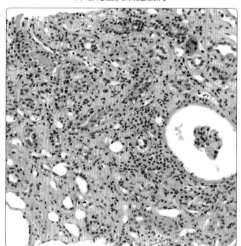

肾小管炎

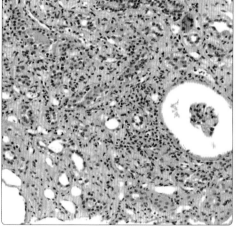

（左图）移植后 2 年的程序性活检显示移植物动脉病伴内皮炎➡炎细胞出现在增厚的内膜中➡该活检未显示明显的肾小管间质炎。（右图）慢性 TCMR 的动脉内膜增厚伴纤维化和散在炎细胞浸润➡与高血压引起的内膜纤维化不同，弹性内膜增厚不突出

移植动脉血管病和内皮炎

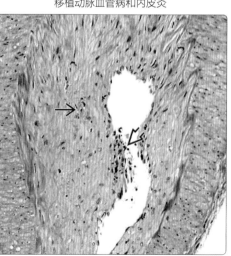

移植动脉血管病

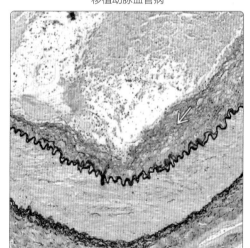

一、术语

（一）缩略语

● 慢性 T 细胞介导的排斥反应（chronic T-cell-mediated rejection，TCMR）

（二）同义词

● 慢性细胞性排斥反应
● 慢性活动性 TCMR（Banff 术语）

（三）定义

● 持续性或反复发作的 T 细胞介导的排斥反应导致同种异体移植的慢性化病变
  ○ 包括移植动脉血管病变，间质纤维化和肾小管萎缩
● 根据 2017 年 Banff 标准定义为慢性活动性 TCMR
  ○ 慢性移植物动脉血管病变（动脉内膜纤维化、单个核细胞在纤维化区域内浸润，新生内膜形成）
    – 可能代表慢性活动性抗体介导的排斥反应合并 TCMR
    – 后期可能也会出现在肾小管间质的间隔内
  ○ i-IFTA 中、重度

二、病因 / 发病机制

（一）T 细胞介导的对动脉和肾小管 / 间质的损伤

● 对人白细胞抗原的反应
● 其他抗原有关，包括自身抗原
● 巨噬细胞，肥大细胞也参与
● 纤维化被认为是来自于肾小管细胞和炎细胞的介质
  ○ 转化生长因子 -β，骨形态相关蛋白，血小板源性生长因子和肝细胞生长因子

（二）抗体介导的成分

● 在慢性 TCMR 中，抗体介导的成分常发生
  ○ 抗体参与的证据包括移植肾小球病，C4d 沉积和肾小管周围毛细血管基底膜多层化
  ○ 慢性动脉病可以通过 T 细胞或抗体介导
  ○ 移植晚期发生的慢性 AMR 合并 TCMR（＞ 1 年）与依从性差的免疫抑制治疗有关

（三）实验性研究

● 在小鼠的慢性移植动脉血管病变至少有 3 种不同途径
  ○ T 细胞缺乏供者特异性抗体（DSA）
    – 例如，雄性 - 雌性同种异体移植和敲除了 B 细胞的受体
  ○ T 细胞缺乏 DSA
    – 如 DSA 被转移到 T 细胞缺陷的受者体内（RAG1 敲除）
  ○ NK 细胞缺乏抗体或反应性 T 细胞
    – 例如，父代 -F1 代同种异体移植（"混合抗性"）

三、临床问题

（一）流行病学

● 晚期（＞ 10 年）的活检中 TCMR 的患病率为 0%～10%

（二）表现

● 慢性肾衰竭
● 高血压
● 蛋白尿
● 可能无症状（亚临床）

（三）预后

● 间质纤维化伴炎细胞浸润（i-IFTA），与单独病变相比更加减少移植物存活时间，当该病变出现在移植后 3 到 12 个月的程序性活检中（Moresco，Cosio）
  ○ 炎症可能出现在纤维化或非纤维化区域（Gago）
  ○ i-IFTA 与移植物存活率降低相关，无论原因是 TCMR，AMR 或肾小球疾病（Sellares）
● 慢性移植性动脉病的发生也减少了移植物存活时间

四、镜下特征

组织学特点

● 肾小球
  ○ 肾小球球性硬化
  ○ 局灶节段肾小球硬化
  ○ 肾小球基底膜分层不是典型的特征，可能是 AMR 或者血栓性微血管病
● 肾间质
  ○ 纤维化区域的炎细胞浸润（i-IFTA）
    – 不计入 Banff 标准对 i 的评分
    – 计入 Banff 标准对 i-IFTA 的评分
  ○ 肥大细胞与纤维化有关
● 肾小管
  ○ 非萎缩区或轻度萎缩区肾小管的肾小管炎（Banff t 评分）
● 动脉
  ○ 内膜纤维化
    – 内膜中缺乏弹力纤维增生，该病变是高血压动脉硬化的特征
  ○ 内膜中单个核细胞浸润
    – 通常集中在内膜下
    – 也出现在中膜和外膜
    – 如果没有 CD3 的染色，可能很难辨别
  ○ 内膜中的泡沫细胞浸润（巨噬细胞）
    – 通常靠近内弹力膜排列
    – 原肾通常没有动脉粥样硬化特征

五、辅助检查

（一）组织化学

● 弹力纤维染色可用于区分慢性同种异体移植动脉血管病变与高血压引起的动脉病变；后者有内膜弹力纤维增生

（二）免疫组化染色

● CD3 染色有助于识别 T 细胞成分

（三）免疫荧光染色

● 管周毛细血管 C4d 染色阴性，没有合并 AMR

（四）分子检测

● 与急性 TCMR 的转录组相似

慢性 TCMR 分类
Banff 2017 年会议报告

IA 级
间质炎占总皮层的＞ 25%（ti 评分 2 或 3）和＞ 25% 的实质纤维化（i-IFTA 评分 2 或 3），中度肾小管炎（t_2），不包括严重萎缩性肾小管 *
IB 级
间质炎占总皮层的＞ 25%（ti 评分 2 或 3）和＞ 25% 的实质硬化（i-IFTA 评分 2 或 3），重度肾小管炎（t_3），不包括严重萎缩性肾小管 *
Ⅱ 级
移植性动脉病变（慢性同种异体移植性动脉病变）：动脉内膜纤维化，在纤维化区域内伴有单个核细胞浸润和新生内膜形成

TCMR. T 细胞介导的排斥反应；*. 其他已知原因的 i-IFTA 应排除（引自 M Haas et al. The Banff 2017 kidney meeting report: revised diagnostic criteria for chronic active T cell-mediated rejection, antibody-mediated rejection, and prospects for integrative endpoints for next-generation clinical trials. Am J Transplant. ePub 2017.）

六、鉴别诊断

（一）慢性抗体介导的排斥反应

- 常与 TCMR 同时出现
- 代表 AMR 的特征
  - C4d 在 PTC 中阳性
    - 许多慢性 AMR 病例均为 C4d 阴性
  - 供者特异性抗体
  - 移植肾小球病
  - PTC 基底膜多层化
- 移植性动脉病见于慢性 AMR 或慢性 TCMR
  - 组织学上难以区分

（二）慢性 CNI 毒性

- 严重的小动脉透明变性
  - 结节样透明变性
- "条带状"纤维化模式通常是非特异的

（三）高血压动脉硬化

- 内膜中大量弹力纤维增生
- 很少或没有单个核细胞浸润

（四）晚期 BK 多瘤病毒肾病

- 先前的活检对多瘤病毒感染提供最佳线索

（五）慢性肾盂肾炎

- 浆细胞、单个核细胞以及少量中性粒细胞间质浸润

（六）放射性肾病

- 间质纤维化和肾小管萎缩
- 动脉中泡沫细胞浸润与慢性移植性动脉病相似
- 比慢性 TCMR 更突出的肾小球硬化
- 可能存在单个核细胞浸润，但很少或没有肾小管炎

七、诊断清单

病理学要点

- 慢性 TCMR 通常与 AMR 并存

- 萎缩肾小管的炎症是非特异的，但是可以导致肾小管的损害
- 纤维化区域的炎细胞浸润（i-IFTA），至少是中度被认为是慢性 TCMR（2017 年 Banff 标准）
  - 必须排除 i-IFTA 的其他潜在原因
- 疾病的晚期常常失去其特定的诊断特征

（胡占东　涂金鹏　译　王政禄　校）

参考文献

[1] Haas M et al: The Banff 2017 kidney meeting report: revised diagnostic criteria for chronic active T cell-mediated rejection, antibody-mediated rejection, and prospects for integrative endpoints for next-generation clinical trials. Am J Transplant. ePub, 2017

[2] Lefaucheur C et al: T cell-mediated rejection is a major determinant of inflammation in scarred areas in kidney allografts. Am J Transplant. ePub, 2017

[3] Nankivell BJ et al: The causes, significance and consequences of inflammatory fibrosis in kidney transplantation: The Banff i-IFTA lesion. Am J Transplant. ePub, 2017

[4] Halloran PF et al: Disappearance of T cell-mediated rejection despite continued antibody-mediated rejection in late kidney transplant recipients. J Am Soc Nephrol. 26(7):1711-20, 2015

[5] Naesens M et al: The histology of kidney transplant failure: a long-term follow-up study. Transplantation. 98(4):427-35, 2014

[6] El Ters M et al: Kidney allograft survival after acute rejection, the value of follow-up biopsies. Am J Transplant. 13(9):2334-41, 2013

[7] Farris AB et al: Renal interstitial fibrosis: mechanisms and evaluation. Curr Opin Nephrol Hypertens. 21(3):289-300, 2012

[8] Gago M et al: Kidney allograft inflammation and fibrosis, causes and consequences. Am J Transplant. 12(5):1199-207, 2012

[9] Hill GS et al: Donor-specific antibodies accelerate arteriosclerosis after kidney transplantation. J Am Soc Nephrol. 22(5):975-83, 2011

[10] Mannon RB et al: Inflammation in areas of tubular atrophy in kidney allograft biopsies: a potent predictor of allograft failure. Am J Transplant. 10(9):2066-73, 2010

[11] Park WD et al: Fibrosis with inflammation at one year predicts transplant functional decline. J Am Soc Nephrol. 21(11):1987-97, 2010

[12] Moreso F et al: Subclinical rejection associated with chronic allograft nephropathy in protocol biopsies as a risk factor for late graft loss. Am J Transplant. 6(4):747-52, 2006

[13] Shishido S et al: The impact of repeated subclinical acute rejection on the progression of chronic allograft nephropathy. J Am Soc Nephrol. 14(4):1046-52, 2003

慢性移植性动脉病的泡沫细胞

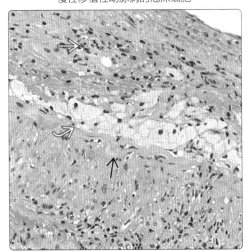

增厚的动脉内膜浸润的 T 细胞

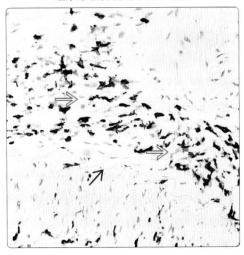

（左图）同种异体肾移植 22 年的活检显示明显增厚的动脉内膜，且伴有泡沫样巨噬细胞浸润➡️内弹力膜➡️和伴有淋巴细胞浸润➡️的新生内膜。该患者的 Cr 为 2.1，且伴有 DSA（Ⅱ类），但 C4d 染色为阴性。（右图）该移植 22 年的肾脏活检中的动脉内膜有明显的 T 细胞浸润➡️，符合慢性 TCMR 的定义。内弹力膜➡️将内膜与下面的结构分开

移植性动脉病与高血压动脉病

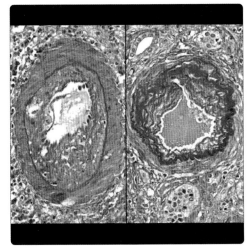

移植性动脉病中 CD3 阳性细胞浸润

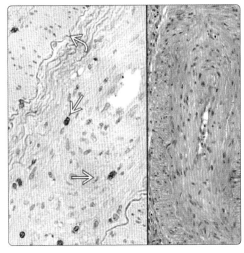

（左图）弹力纤维染色显示内膜广泛的弹性纤维增生，该病变是高血压动脉硬化的特征（右侧）慢性移植性动脉病的新生内膜中弹力纤维缺乏（左侧）。（右图）右侧图显示动脉内膜明显增厚，且没有明显的炎细胞浸润，然而在该血管中 CD3 染色阳性（左侧图）稀疏浸润的 T 细胞能被辨认➡️。内弹力膜➡️

慢性 TCMR 中纤维化伴炎细胞浸润

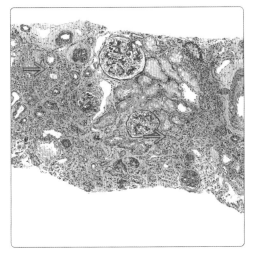

慢性活动性 TCMR 中 i-IFTA

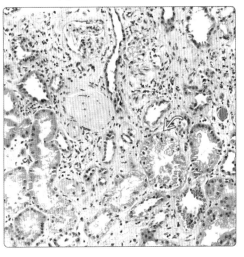

（左图）弥漫的炎细胞浸润➡️在纤维化的间质中（i-IFTA），该特点现在被认为是慢性 TCMR 的一种模式，此时应该排除其他导致炎细胞浸润的原因。（右图）移植后 11 年的病例显示间质纤维化和弥漫的肾小管萎缩，稀疏的单个核细胞浸润和局灶性肾小管炎➡️

◄░▌ 急性抗体介导的排斥反应 ▐░►

要点

一、术语

- 由抗供者特异性抗体（DSA）对移植物内皮细胞引起的一种急性同种异体排斥反应

二、病因 / 发病机制

- DSA 通常针对内皮上的 HLA Ⅰ 或 Ⅱ 类抗原
  - 通过经典的补体激活途径
    - 早期急性 AMR 受者体内预先存在的 DSA 是由补体介导的
- AMR 发生的机制会随着移植后的时间和 DSA 的类型的变化而改变

三、临床问题

- 急性肾衰竭
- 血清 DSA
  - 通常是抗供者特异性 HLA 抗体
  - 急性 AMR 可能发生在 ABO 血型不相容的同种异体移植或抗内皮细胞或其他 DSA 抗体
- 与 C4d 阴性的 TCMR 相比，急性 AMR 移植物存活率更低

四、镜下特征

- 肾小球炎，中性粒细胞，单个核细胞，纤维蛋白
- 肾小球血栓或系膜溶解
- 管周毛细血管中性粒细胞浸润
- 管周毛细血管扩张（PTC）
- 急性肾小管损伤
- 免疫荧光染色 C4d 弥漫性强阳性或免疫组化染色 C4d 局灶性或弥漫性阳性

五、主要鉴别诊断

- 急性 T 细胞介导的排斥反应
- 急性肾小管坏死
- 慢性活动性 AMR
- 复发性非典型溶血性尿毒症综合征
- 适应
- 肾盂肾炎

早期急性 AMR

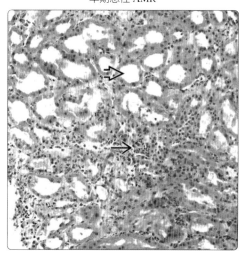

管周毛细血管 C4d 阳性

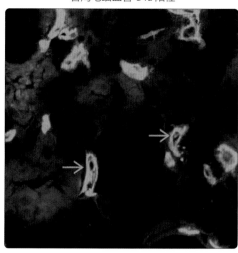

（左图）移植术后 1 周发现有急性抗体介导的排斥反应（AMR），中性粒细胞出现在管周毛细血管中（PTC）➡，并且出现急性肾小管损伤➡。（右图）免疫荧光染色显示 C4d 弥漫的、耀眼的沿管周毛细血管环周阳性➡。C4d 阳性的定义为冰冻标本免疫荧光染色应＞ 10% 区域线状管周毛细血管（PTC）阳性或石蜡切片标本免疫组织化学染色＞ 0% 阳性

急性 AMR 伴有轻微的炎细胞浸润

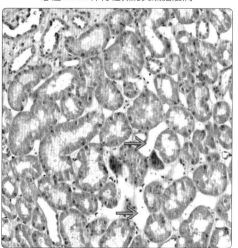

急性 AMR 中反应性内皮细胞

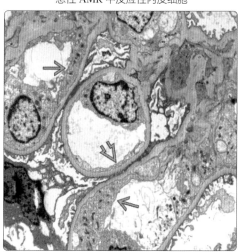

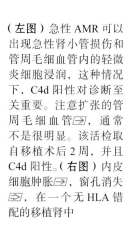

（左图）急性 AMR 可以出现急性肾小管损伤和管周毛细血管内的轻微炎细胞浸润，这种情况下，C4d 阳性对诊断至关重要。注意扩张的管周毛细血管➡，通常不是很明显。该活检取自移植术后 2 周，并且 C4d 阳性。（右图）内皮细胞肿胀➡，窗孔消失➡，在一个无 HLA 错配的移植肾中

一、术语

（一）缩略语

- 急性抗体介导的排斥反应（acute antibody-mediated rejection，急性 AMR）

（二）同义词

- 急性体液性排斥反应，活动性 AMR
  - 急性/活动性 AMR

（三）定义

- 由抗供者特异性抗体（DSA）对移植物内皮细胞引起的一种急性同种异体排斥反应
- Banff 2017 年：从病理学诊断中删除"急性"一词
  - 急性一词使临床医师无法确定活动性 AMR 的广泛的临床表现

二、病因/发病机制

（一）供者特异性抗体

- MHC 类抗原通常是靶点
  - 内皮上的 HLA Ⅰ类或Ⅱ类抗原
- 非 MHC 类内皮抗原
  - 在 ABO 血型不符的移植中的 ABO 血型抗原
  - 内皮细胞特异性抗原
    - 在 HLA、ABO 相符的移植物中，AMR 很少发生
      □ 非 MHC 靶点的证据明确
    - Endoglin、FLT3L、EDIL3、ICAM4 和其他尚未检测出的因素有待证实
    - 大多数具有抗内皮细胞抗体（AECA）的患者也具有抗 HLA 抗体
- 非内皮细胞抗原
  - 血管紧张素Ⅱ受体 1

（二）补体激活

- DSA 通过经典途径激活补体
  - C4d 是经典补体途径 C4b 的非活性片段
    - 共价的结合在内皮补体激活位点上
  - 被补体锚定的 DSA，DSA 的 IgG3 亚型与更严重的急性移植物损伤有关

（三）其他的机制

- 细胞介导的细胞毒性（ADCC）
  - NK 细胞
  - 中性粒细胞
  - 通过 Fc 受体的巨噬细胞
- DSA 对内皮细胞的直接作用

（四）急性 AMR 变化的机制

- 交叉配型阳性（+XM）受者的早期急性 AMR 病变与血清 DSA
  - 可能是补体介导的排斥反应
    - 毛细血管内 C4d 沉积
    - 通过末端补体抑制来预防急性 AMR
  - 血清 DSA 水平高
  - 单纯急性 AMR，不合并有 T 细胞介导的排斥反应
- 晚发急性 AMR 发生在（+XM）的受者中
  - 组织学表现为在程序性活检中出现肾小球炎和管周毛细血管炎
  - 可变的补体参与
    - 通常是 C4d（-）[约 10%C4d（+）在程序性活检中，可能表现为局灶性]
    - 可能由 ADCC 介导或由同种异体抗体直接介导内皮损伤
    - 可能是由于近端补体途径或补体激活水平较低所致
  - 通常为"单纯"AMR，无并发 T 细胞介导的排斥反应（TCMR）
- 急性 AMR 伴有 DSA
  - 可能有多种机制（补体和非补体介导）
  - 常合并 TCMR 的肾小管炎、间质炎细胞浸润
  - 主要危险因素是未持续进行免疫抑制治疗
  - 慢性活动性 AMR 和 TG 通常在急性 AMR 发生之前就存在

三、临床问题

（一）流行病学

- 发病率
  - 约 25% 发生抗体引起的急性排斥反应
    - 总体急性 AMR 发生率：约 6%
      □ 早期（移植后＜1 个月）发生率：+XM 受者中 30%～40% 预先有供体抗 HLA 抗体（DSA）

（二）表现

- 急性肾衰竭
- 少尿

（三）实验室检查

- 抗 HLA Ⅰ类或Ⅱ类 DSA
  - 活检时血清 DSA 水平与活检改变的严重程度相关
- 少数（5%～10%）的 DSA 无法检测
  - 可能是由于非 HLA 抗体所致
  - 抗体可能被移植物吸收

（四）治疗

- 血浆置换术
- 增强免疫抑制
- 静脉注射免疫球蛋白（IVIG）
- 利妥昔单抗（抗 CD20，B 细胞）
- 补体抑制（实验性治疗）
  - C5 抑制剂（伊库丽单抗）
  - C1 酯酶抑制剂（C1INH）
- 抗浆细胞治疗（实验性治疗）
  - 蛋白酶体抑制剂（硼替佐米）
- 脾切除术用于治疗顽固性病例

（五）预后

- 与 C4d（-）急性 TCMR 相比，急性 AMR 的同种异体移植物存活率更差
  - 约 30% 移植物在 1 年内失功能，而 TCMR 移植物失功能发生率约为 4%
  - 富含浆细胞的变体对治疗有抵抗性
  - 部分研究显示，C4d 沉积与预后不良相关
- 发生慢性 AMR（移植性肾小球疾病）的风险增加
- 预形成 DSA 的特性影响急性 AMR 的风险

○ 补体结合的 DSA 发生急性 AMR 的风险较高
○ IgG3DSA 存在时，发生急性 AINR 风险更高
○ DSA 水平越高，早期急性 AMR 发生风险越高
  - B 细胞流式交叉匹配移位＞ 359
  - 使用大于 34 000 的可溶性荧光色素单位的分子进行微球分析

四、镜下特征

组织学特点

- 肾小球
  ○ 肾小球炎，中性粒细胞，单个核细胞，纤维蛋白
  ○ 肾小球血栓或系膜溶解
    - 特别是在 ABO 血型不符的移植物中
- 肾小管
  ○ 急性肾小管损伤
  ○ 很少或没有肾小管炎
  ○ 有时管腔内有中性粒细胞
- 肾间质
  ○ 水肿，稀疏炎细胞浸润
  ○ 偶尔出血
  ○ 富于浆细胞的变体
    - 与水肿和高水平干扰素 -γ 相关
- 管周毛细血管
  ○ 扩张
  ○ 中性粒细胞和单个核细胞浸润
    - 被称为肾小管周围毛细血管炎
- 动脉
  ○ 少数病例纤维素样坏死
  ○ 内皮炎（也是 TCMR 的特征）
  ○ 血栓性微血管病（TMA）
- 急性 AMR 的 Banff 分型
  ○ Ⅰ型：急性肾小管损伤，轻微炎症
  ○ Ⅱ型：PTC 和（或）肾小球毛细血管炎，以及（或）血栓形成
  ○ Ⅲ型：动脉纤维素样坏死或透壁性炎症（v_3）

五、辅助检查

（一）免疫组化染色

- 弥散的 C4d 染色阳性（C4d ＞ 0）
  ○ 敏感性低，比 IF 可重复性差
  ○ 有血浆染色假象

（二）免疫荧光染色

- PTC 中的 C4d（＋）弥漫的、明亮的染色（＞ $C4d_1$）
  ○ 少数可能是 C4d（－）的急性 AMR
  ○ 局灶 C4d 阳性（10%～50%）DSA 常不能检测到
  ○ 循环中抗体消退后 5～7 天 C4d 仍然保持阳性
- 按照 Banff 标准允许存在 C4d 阴性的活动性 AMR
  ○ 临床上明显的活动性 AMR，C4d 几乎总是阳性
  ○ C4d 阴性的 AMR 可能有免疫"活性"，但是有更慢的渐进性过程
- C4d 阳性通常与补体 C1q 通过锚定循环的 DSA 有关

（三）电子显微镜

- PTC 和肾小球毛细血管内皮的变化

○ 细胞扩大
○ 窗孔消失
○ 微绒毛改变
○ 与基底膜分离
○ 裂解
○ 细胞凋亡

六、鉴别诊断

（一）慢性活动性抗体介导的排斥反应

- 慢性排斥反应的特点
  ○ 移植肾小球病
  ○ 管周毛细血管病
  ○ 移植动脉血管病
- 最初通常是稳定或缓慢下降的临床病程
- 毛细血管单个核细胞浸润伴有少量的中性粒细胞，随着时间的推移，在慢性 AMR 中出现了严重的管周毛细血管炎
- Banff 的 PTC 评分升高不是临床急性（相对于慢性）AMR 的指标

（二）急性 T 细胞介导的排斥反应

- 间质炎和肾小管炎
- 20%～30% 的 TCMR 病例 C4d 阳性，是合并 AMR 的指征
  ○ 晚期急性和慢性 TCMR 合并 AMR 与药物的不依从性相关

（三）急性肾小管坏死 / 损伤

- C4d 阴性

（四）适应

- C4d 沉积，无毛细血管炎或肾小球炎
- 常见于 ABO 血型不相符的移植物中

（五）复发性非典型溶血性尿毒症综合征

- 血栓性微血管病
- 可能有心肌病，恶性高血压或异常妊娠并发症等病史

（六）急性肾盂肾炎

- 急性 AMR 中可能会出现中性粒细胞和中性粒细胞性肾小管炎
- 活检中出现白细胞管型和细菌感染的尿培养阳性，有利于急性肾盂肾炎的诊断
- C4d 阴性

七、诊断清单

临床相关病理特征

- 内膜炎伴 DSA 或 C4d 沉积病例预后差

（胡占东　涂金鹏　译　王政禄　校）

参考文献

[1] Haas M et al: The Banff 2017 Kidney Meeting Report: Revised Diagnostic Criteria for Chronic Active T Cell-Mediated Rejection, Antibody-Mediated Rejection, and Prospects for Integrative Endpoints for Next-Generation Clinical Trials. Am J Transplant. ePub, 2017
[2] Lefaucheur C et al: IgG donor-specific anti-human HLA antibody subclasses and kidney allograft antibody-mediated injury. J Am Soc Nephrol. 27(1):293-304, 2016
[3] Malheiro J et al: Determining donor-specific antibody C1q-binding ability

急性 / 活动性抗体介导的排斥反应：Banff 2013 标准

诊断所必备的三个特征	注 释
1. 急性损伤的组织学证据，具备下列一项或多项	
微血管炎症［g > 0 和（或）ptc > 0］	复发 / 新发肾小球肾炎应排除在外
内膜炎或透壁动脉炎（v > 0）	动脉病变可能是 AMR，TCMR 或 AMR 合并 TCMR 的指征，"v"病变仅在具有连续且具有 2 层以上平滑肌细胞层的动脉中评分
急性血栓性微血管病	除外其他原因
急性肾小管损伤	除外其他原因
2. 当前 / 最近有抗体与血管内皮相互作用的证据，下列特点至少包含一个	
管周毛细血管 C4d 线性着色	冰冻切片上的 IF 为 C4d2 或 C4d3，或者石蜡切片上的 IHC 示 C4d > 0
至少中度微血管炎症（g + ptc ≥ 2）	在存在 TCMR、临界的炎细胞浸润或者有感染的证据情况下，仅 PTC > 2 不足以认定中度微血管炎，这里 g 必须大于 1
经过充分验证，活检组织中基因转录表达的增加是内皮损伤的指征	目前，只有经过验证的符合该内皮细胞相关转录标准的分子标记，该标准是被阿尔伯塔大学提出的 *
3. 存有供体特异性抗体（HLA 或其他抗原）的证据	
通常的检测是针对血清 DSA 的；Banff2017：PTC C4d 着色是血清 DSA 存在的指征，但仍推荐检测血清 DSA	方法和阈值未标明

AMR = 抗体介导的排斥反应；TCMR = T 细胞介导的排斥反应；DSA = 供体特异性抗体

对于所有 AMR 诊断，应在报告中标明 C4d（+）（在冰冻切片 IF 染色 C4d$_2$ 或 C4d$_3$；在石蜡切片 IHC 染色 C4d > 0）

或者没有明显的 C4d 沉积（在冰冻切片 IF 染色 C4d$_0$ 或 C4d$_1$；在石蜡切片 IHC 染色 C4d$_0$）

活检显示出 3 种特征中的 2 种特征，除外与 AMR 或 TCMR 相关的组织学改变的 DSA 和 C4d 阳性（C4d 阳性无排斥证据）患者可被认定为"可疑"急性 / 活动性 AMR

*.Sis B，et al. Endothelial gene expression in kidney transplants with alloantibody indicates antibody-mediated damage despite lack of C4d staining. Am J Transplant 9：2312-2323，2009.

引自 Haas M et al: Banff 2013 meeting report: inclusion of C4d-negative antibody-mediated rejection and antibody-associated arterial lesions. Am J Transplant. 14(2):272-83, 2014.

improves the prediction of antibody-mediated rejection in human leucocyte antigen-incompatible kidney transplantation. Transpl Int. ePub, 2016

[4] Moktefi A et al: C1q binding is not an independent risk factor for kidney allograft loss after an acute antibody-mediated rejection episode: a retrospective cohort study. Transpl Int. ePub, 2016

[5] Montgomery RA et al: Plasma-derived C1 esterase inhibitor for acute antibody-mediated rejection following kidney transplantation: results of a randomized double-blind placebo-controlled pilot study. Am J Transplant. ePub, 2016

[6] Orandi BJ et al: Presentation and outcomes of C4d-negative antibodymediated rejection after kidney transplantation. Am J Transplant. 16(1):213-20, 2016

[7] Viglietti D et al: C1 Inhibitor in acute antibody-mediated rejection nonresponsive to conventional therapy in kidney transplant recipients: a pilot study. Am J Transplant. 16(5):1596-603, 2016

[8] Jackson AM et al: Endothelial cell antibodies associated with novel targets and increased rejection. J Am Soc Nephrol. 26(5):1161-71, 2015

[9] Yell M et al: C1q Binding activity of de novo donor-specific HLA antibodies in renal transplant recipients with and without antibody-mediated rejection. Transplantation. 99(6):1151-5, 2015

[10] Haas M et al: Banff 2013 meeting report: inclusion of C4d-negative antibodymediated rejection and antibody-associated arterial lesions. Am J Transplant. 14(2):272-83, 2014

[11] Loupy A et al: Molecular microscope strategy to improve risk stratification in early antibody-mediated kidney allograft rejection. J Am Soc Nephrol. 25(10):2267-77, 2014

[12] Willicombe M et al: Acute cellular rejection: impact of donor-specific antibodies and C4d. Transplantation. 97(4):433-9, 2014

[13] Lawrence C et al: Preformed complement-activating low-level donor-specific antibody predicts early antibody-mediated rejection in renal allografts. Transplantation. 95(2):341-6, 2013

[14] Loupy A et al: Complement-binding anti-HLA antibodies and kidney-allograft survival. N Engl J Med. 369(13):1215-26, 2013

[15] Jackson AM et al: Multiple hyperacute rejections in the absence of detectable complement activation in a patient with endothelial cell reactive antibody. Am J Transplant. 12(6):1643-9, 2012

[16] Sellarés J et al: Understanding the causes of kidney transplant failure: the dominant role of antibody-mediated rejection and nonadherence. Am J Transplant. 12(2):388-99, 2012

[17] Stegall MD et al: The role of complement in antibody-mediated rejection in kidney transplantation. Nat Rev Nephrol. 8(11):670-8, 2012

[18] Stegall MD et al: Terminal complement inhibition decreases antibodymediated rejection in sensitized renal transplant recipients. Am J Transplant. 11(11):2405-13, 2011

[19] Hidalgo LG et al: NK cell transcripts and NK cells in kidney biopsies from patients with donor-specific antibodies: evidence for NK cell involvement in antibody-mediated rejection. Am J Transplant. 10(8):1812-22, 2010

[20] Sis B et al: Endothelial gene expression in kidney transplants with alloantibody indicates antibody-mediated damage despite lack of C4d staining. Am J Transplant. 9(10):2312-23, 2009

[21] Burns JM et al: Alloantibody levels and acute humoral rejection early after positive crossmatch kidney transplantation. Am J Transplant. 8(12):2684-94, 2008

[22] Lipták P et al: Peritubular capillary damage in acute humoral rejection: an ultrastructural study on human renal allografts. Am J Transplant. 5(12):2870-6, 2005

[23] Desvaux D et al: Acute renal allograft rejections with major interstitial oedema and plasma cell-rich infiltrates: high gamma-interferon expression and poor clinical outcome. Nephrol Dial Transplant. 19(4):933-9, 2004

[24] Mauiyyedi S et al: Acute humoral rejection in kidney transplantation: II. Morphology, immunopathology, and pathologic classification. J Am Soc Nephrol. 13(3):779-87, 2002

（左图）移植术后 2 周的急性 AMR 病变，肾小管扩张，肾小管上皮扁平➡。（右图）早期的急性 AMR 中管周毛细血管扩张➡，轻微的毛细血管炎，C4d 染色阳性

急性 AMR 的急性肾小管损伤

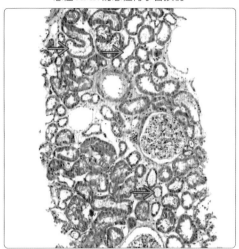

管周毛细血管扩张

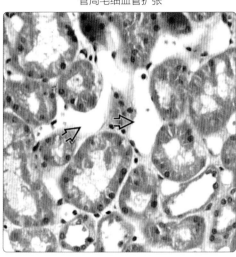

（左图）急性和慢性 AMR 中可见到系膜溶解，肿胀的系膜区可见碎裂的红细胞➡。（右图）移植术后 1 周的急性 AMR 病例中发现肾小球血栓➡，该患者体内有预存的 DSA。这种早期的急性 AMR 通常伴有血清 DSA 高水平，并且 C4d 沉积在管周毛细血管

肾小球炎和系膜溶解

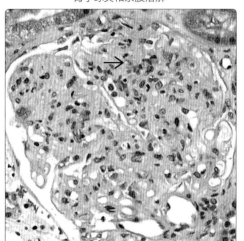

肾小球血栓

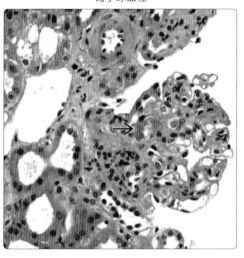

（左图）富于浆细胞的急性 AMR 显示明显的间质水肿➡、多量的间质➡和管周毛细血管➡浆细胞浸润。C4d 在管周毛细血管阳性。（右图）富于浆细胞的急性 AMR 病例中，间质水肿➡三色染色成淡蓝色

富于浆细胞的急性 AMR

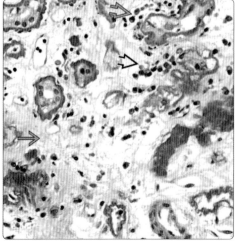

富于浆细胞的急性 AMR

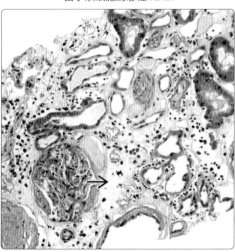

管周毛细血管内中性粒细胞浸润

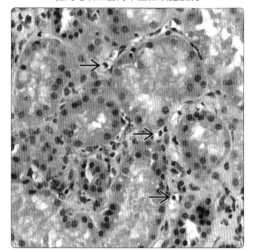

C4d 免疫组织化学染色

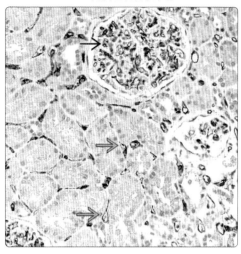

（左图）单纯急性 AMR 通常显示中性粒细胞在管周毛细血管内➡。急性 AMR 组织学改变是轻微的。（右图）移植术后 1 周的急性 AMR 病例，免疫组化染色毛细血管管周 C4d 阳性➡肾小球毛细血管也呈阳性➡

PTC 中反应性内皮细胞

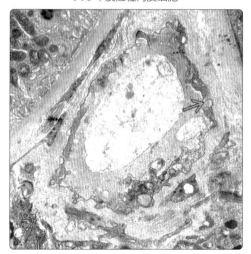

肾小球内皮损伤

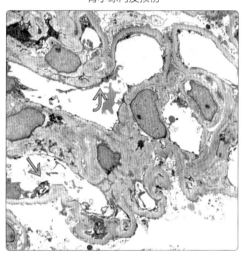

（左图）在急性 AMR 中，电子显微镜下显示管周毛细血管内皮细胞肿大，微绒毛突起➡，呈反应性变化。（右图）肾小球内皮细胞窗孔缺失，毛茸状，为一种损伤和激活的表现➡。还可以看到基底膜节段性的断裂➡。该患者于 2 周前进行了肝肾联合移植，移植前体内预存了针对供体 HLA Ⅱ类抗原的 DSA

急性 AMR 中动脉内纤维蛋白

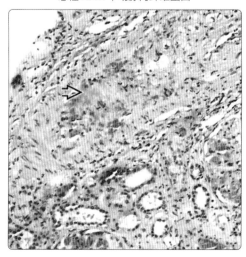

急性 AMR 中动脉内膜炎

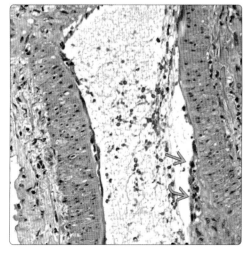

（左图）严重的急性 AMR 病例，动脉内有纤维素样坏死➡且伴有内膜水肿和炎细胞浸润，C4d 染色阳性。（右图）DSA 阳性患者的动脉内膜炎可能是由于抗体介导的血管损伤所致。动物实验研究发现内膜浸润的细胞为中性粒细胞➡和嗜酸性粒细胞➡，这通常不是 T 细胞介导的排斥反应（TCMR）的特征

（左图）皮质坏死表现为肾小管➡和肾小球的细胞核溶解➡。该病例同时患有急性和慢性 AMR。局灶的 PTC 内 C4d 阳性，坏死区域未见 C4d。（右图）急性 AMR 和 TCMR 通常见于新发 DSA 和药物依从性不好的患者，单纯 AMR 更容易发生于预先致敏的患者。出现间质炎、肾小管炎➡和管周毛细血管炎➡，C4d 染色阳性

肾皮质坏死

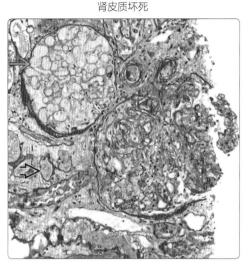

急性 AMR 合并急性 TCMR

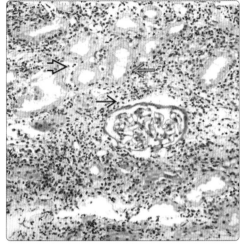

（左图）移植后 90 天，急性 AMR 发生 2 周后的活检，肾小管周围毛细血管淤血和中性粒细胞浸润在活检 14 天后消失。肾小球正常。急性 AMR 可以完全恢复，但是持续的 DSA 通常表现为持续的毛细血管炎。（右图）移植后 90 天的随访活检，取自急性 AMR 发生 2 周后，内皮已经恢复➡

急性 AMR 恢复

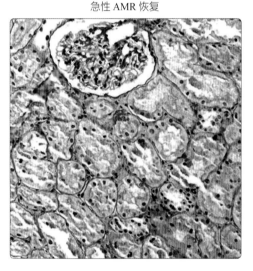

急性 AMR 后正常的肾小球

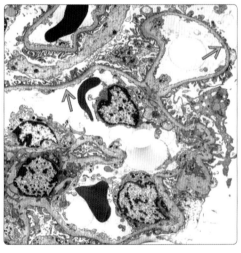

（左图）严重的管周毛细血管炎➡发生于交叉匹配实验阳性患者移植后 1 年的程序性活检中，肌酐稳定在 1.2mg/dl，C4d 阴性，严重的毛细血管炎并不表示急性 AMR，而是在慢性或隐燃型 AMR 中出现。AMR 也可以见到。（右图）在急性 AMR 发生 6 年后进展为移植肾小球病。肾小球内可见多量单个核细胞浸润➡和基底膜可见双轨征。Ⅱ类 DSA 抗体阳性可能发展慢性 AMR，伴或不伴急性 AMR

隐燃型 AMR 中管周毛细血管炎

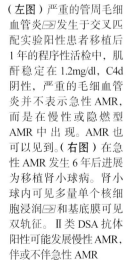
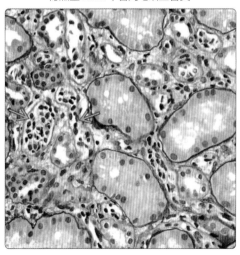

急性 AMR 进展为慢性 AMR

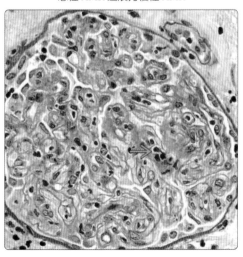

急性 AMR 伴有皮质坏死

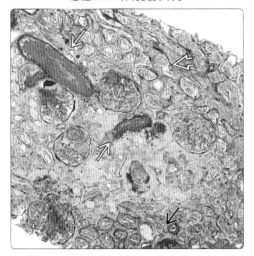

坏死区域缺乏 C4d

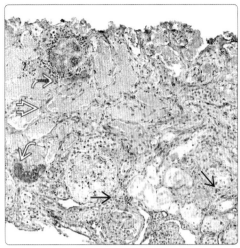

（左图）急性 AMR 中，最明显的损伤是皮质坏死 PAS 染色减弱，见于左侧➡。还可见部分正常的皮质➡以及动脉血栓➡。（右图）C4d 在坏死区域➡的管周毛细血管不着色可能由于缺乏血流灌注或内皮细胞脱落。坏死的小管上皮细胞呈不同程度 C4d 染色阳性➡。邻近的正常皮质显示出 PTC 的 C4d 沉积➡

C4d 阴性的急性 AMR

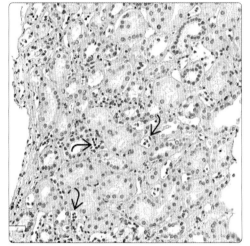

C4d 髓质阳性（C4d₁）

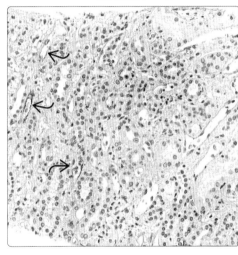

（左图）C4d 阴性的急性 AMR 显示毛细血管炎➡，满足诊断标准之一。免疫组化染色相比于免疫荧光染色缺乏敏感性，通常可能是阴性。某些固定剂也会影响免疫组化染色结果。（右图）该急性 AMR 病例 C4d 着色程度最低，C4d₁（1%～9% 的管周毛细血管）。在该区域仅仅 3 个毛细血管阳性➡。髓质有时比皮质更容易出现阳性

急性 AMR（C4d₁）

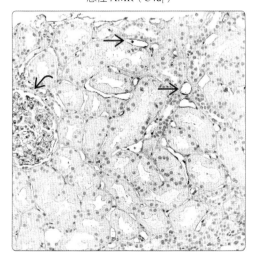

急性 AMR（C4d₃）

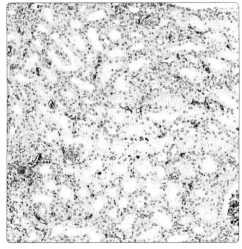

（左图）该区域有扩张的管周毛细血管伴轻度毛细血管炎，C4d 染色程度为 25%～30% 的管周毛细血管➡。Banff 评分为 2 分。肾小球毛细血管也呈阳性➡。（右图）肾活检低倍镜下可见，C4d 大量沉积在近 100% 的管周毛细血管。这是急性 AMR 常见的模式。C4d 染色有助于在低倍镜下观察到毛细血管炎

慶性抗体介导的排斥反应

一、术语
- 由抗供者特异性抗体（DSA）介导的对内皮细胞的反应引起的一种慢性同种异体移植物的损伤，特别是针对肾小球和管周毛细血管

二、病因/发病机制
- 连续性抗体介导的内皮细胞损伤/激活/修复
- 针对 HLA Ⅱ类抗原的 DSA 最常见

三、临床问题
- 于移植术后 1 年后隐匿性发病
  - 蛋白尿，慢性肾衰竭

四、镜下特征
- 肾小球
  - 基底膜分层（移植性肾小球病，TG）
  - 肾小球炎，主要是单个核细胞浸润
- 管周毛细血管炎，主要是单个核细胞
- 动脉：新生内膜形成（移植性动脉病）

五、辅助检查
- 免疫荧光或 IHC
  - 管周毛细血管 C4d 沉积可能是弥漫的、局灶的或阴性
  - 活检中的 60%～70% 的 TG 病例 C4d 阴性
- 电子显微镜
  - 基底膜双轨或多层化
  - 管周毛细血管基底膜多层化

六、主要鉴别诊断
- 血栓性微血管病
- 复发或新发肾小球肾炎
- 动脉硬化

七、诊断清单
- 诊断标准（Banff）
  - 慢性损伤的组织学证据
  - 抗体介导的组织损伤的证据
  - DSA 的血清学证据

慢性 AMR 所致的移植性肾小球病

移植性肾小球病

（左图） 移植性肾小球病（TG）伴有基底膜多层化➡️，也可看到移植性动脉病（TA）。TG 和 TA 均可在慢性 AMR 中出现但不一定会同时发生。**（右图）** 移植后 10 年慢性抗体介导的排斥反应可见双层基底膜➡️。内皮细胞呈反应性窗孔消失➡️。电子致密物沉积不明显。管腔中的淋巴细胞与内皮相接触➡️

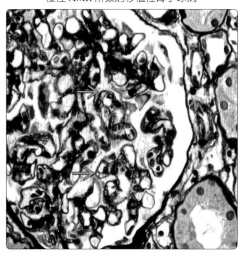
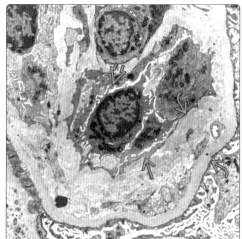

伴有 C4d 阳性的管周毛细血管炎

管周毛细血管基底膜多层化

（左图） 慢性体液排斥反应（CHR）的免疫组化染色显示 C4d 弥漫管周毛细血管阳性，＞90% 区域阳性。PTC 中的炎细胞也很明显➡️。**（右图）** 慢性 AMR 特征性病变是管周毛细血管多层化的基底膜，严重的病例基底膜有 9～10 层➡️，每两层之间夹有周细胞➡️。内皮细胞明显反应，胞质增多，细胞器增加➡️。腔内含有淋巴细胞

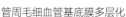
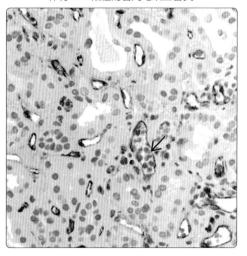
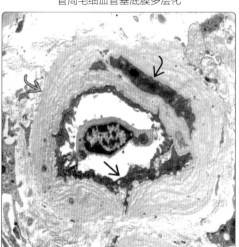

一、术语

（一）缩略语

- 慢性抗体介导的排斥反应（chronic antibody-mediated rejection，AMR）

（二）同义词

- 慢性体液性排斥反应（CHR）
- 慢性活动性 AMR

（三）定义

- 由抗供者特异性抗体（DSA）介导的对内皮细胞反应引起的一种慢性移植物的损伤，特别是针对肾小球和管周毛细血管

二、病因/发病机制

（一）供者特异性抗体和补体

- 针对 HLA 抗原的 DSA
  - 慢性 AMR 与 Ⅱ 类 DSA 抗体密切相关
    - 也可能仅发生于 Ⅰ 类 DSA 抗体
- 连续性抗体介导的内皮细胞损伤 / 激活 / 修复
- DSA 在活动性 AMR 通过经典途径激活补体
  - 移植物中的 C4d 沉积是补体激活的标志
- DSA 也可以通过 NK 细胞的 Fc 受体、单个核细胞或者通过早期补体成分介导损伤
  - 进展性的毛细血管炎和移植肾小球病，甚至在应用终末补体抑制剂后仍可发生（抗 C5）
  - 单独补体的证据，小鼠心脏移植慢性 AMR 中补体不依赖、NK 细胞依赖机制的证据（移植性动脉病）

（二）毛细血管炎

- 微血管炎（MVI）
- T 细胞、单核细胞 / 巨噬细胞
- NK 细胞
  - NK 细胞的转录增加，NK 细胞出现在慢性 AMR 活检的毛细血管中

（三）实验研究

- 在非人类灵长类动物新发 DSA 的程序性活检中观察到顺序阶段变化
  - 第一阶段：DSA 阳性，但无组织学异常
  - 第二阶段：C4d 沉积和（或）毛细血管炎，不伴有明显的损伤
  - 第三阶段：移植肾小球病变，PTC 多层化
  - 第四阶段：蛋白尿，移植物失功
- 抗体介导的慢性同种异体动脉病需要 NK 细胞（鼠）
  - 不需要补体锚定
  - NK 细胞需要有溶解细胞的活力并且产生干扰素 -γ

三、临床问题

（一）流行病学

- 在一些中心，60% 的晚期移植物功能障碍是由慢性 AMR 导致的
- 危险因素
  - 不依从
  - 预先致敏
  - 年龄越小，HLA 失配率越高
  - 先前有急性 AMR 或 TCMR

（二）表现

- 移植后 1 年隐匿发作，移植术后晚期（5～8 年）伴新发 DSA 阳性
- 缓慢的功能障碍（38%）
- 功能稳定（32%），（程序性活检）
- 蛋白尿（86% ≥ 0.5g/d）
- 高血压

（三）实验室检查

- 血清供体特异性 HLA 抗体
  - 活检时可能不检测
  - Luminex 最敏感
    - 珠上抗原变性导致结果的假阳性

（四）自然史

- 新发 DSA 的前瞻性研究（Wiebe, Everly）
  - 15%～25% 新发 DSA
    - 平均值：一项研究中，移植后 4.6 年（6～130 个月）
    - 中位值：另一项研究，移植后 1.6 年
  - IgM DSA 优于 IgG DSA 的产生
  - 蛋白尿会在 DSA 产生约 9 个月出现
  - DSA 产生约 12 个月肌酐开始升高
- 慢性 AMR 与预设形式 DSA 交叉配型阳性肾脏移植受者
  - 肾小球炎和肾小管周毛细血管炎普遍存在于程序性活检中，该病变先于移植肾小球病（TG）
    - 约 30% 的肾小球炎，约 60% 的肾小管毛细血管炎出现在移植后 1 年
    - C4d 沉积仅占伴有毛细血管炎程序性活检中约 10%
    - 抗 HLA Ⅱ 类 DSA 的患者移植后毛细血管炎的发生率更高
    - 随着移植时间的延长，毛细血管炎和 TG 的程度逐渐加重
- 处于稳定状态的患者在移植后 6 个月的程序性活检发现 DSA 表现为 AMR 的发生率约 51%
  - 慢性 AMR 占 36%，急性 AMR 占 15%
    - 约 55% C4d 阳性
    - DSA 的 MFI 值是 AMR 的预测因子
  - 10% 有临界性病变
  - 9% 有肾小球肾炎（主要是 IgA 肾病）
  - 没有 TCMR

（五）治疗

- 药物
  - 尚无有效的治疗方法
  - 利妥昔单抗（抗 CD20）
  - 静脉注射免疫球蛋白（IVIG）
  - 硼替佐米（蛋白酶抑制剂）消耗血浆细胞产生自身抗体

（六）预后

- 诊断 TG 后 5 年移植物失功率达到 50%
  - C4d（＋）病例移植物存活较差

○ 具有内皮激活分子标记的亚群生存期较差，即使 C4d（－）
● 在平均 19 个月的随访期间，患者表现为严重的移植物失功急性（57%）或慢性功能障碍（40%），相比于功能稳定（0%）

四、镜下特征

组织学特点

● 肾小球
  ○ 双层肾小球基底膜（GBM）
    – TG（慢性同种异体肾小球病）
  ○ 常发生单个核细胞肾小球炎
  ○ 可能伴有节段性肾小球硬化，肾小球系膜区扩大或肾小球肥大
● 肾小管和肾间质
  ○ 无特异性变化；可能存在肾小管萎缩和间质纤维化
    – 与 PTC 消失有关
  ○ 伴有移植物失功的进展性 TG 可发生轻微的间质纤维化和肾小管萎缩
● 管周毛细血管
  ○ 管周毛细血管病变
    – 严重时可通过光学显微镜看到重复/增厚的 PTC 基底膜
    – PTC 随时间消失
      □ 对内皮细胞的免疫组化染色可以判定 PTC 的消失（如 CD34）
      □ PTC 的消失与血清肌酐升高有关
  ○ 管周毛细血管炎
    – PTC 中的单个核细胞，特别是中到重度（Banff ptc > 1），常在慢性 AMR 中看到
    – 可能先前有进展的 TG 或其他慢性 AMR 病变，这些病变发生在伴有肾功能正常的预先致敏的患者中
      □ （常在预先致敏的程序性活检中发现（有时称为"隐燃"或"惰性"AMR）
● 动脉
  ○ 移植动脉血管病（慢性同种移植动脉血管病）
    – 纤维性动脉内膜增厚
    – 增厚的内膜伴炎细胞浸润
      □ CD3（＋）T 细胞和（或）CD68（＋）单个核细胞/巨噬细胞
    – 有些情况在组织学上可能无法与高血压引起的内膜增厚区分

五、辅助检查

（一）免疫组化染色

● C4d 在管周毛细血管内沉积
  ○ 可能是局灶性或没有
  ○ 如果有其他的抗体与内皮相互作用的证据（例如，毛细血管炎），则不需要 C4d 来诊断慢性 AMR
● 肾小球毛细血管中的 C4d
  ○ 石蜡切片中 C4d 在肾小球着色提示慢性 AMR
    – 也见于免疫复合性肾小球肾炎

● 肾小管周围和肾小球毛细血管中的细胞 CD16（＋）（多量）、CD68（＋）（多量）、CD56（＋）（少量）、CD3（＋）（少量）

（二）免疫荧光染色

● 管周毛细血管 C4d 可能是弥漫的，局灶的，或者阴性
  ○ 如果有其他的抗体与内皮相互作用的证据（例如，毛细血管炎），则不需要 C4d 来诊断慢性 AMR
  ○ 约 60% 的 TG 病例活检 C4d 为阴性
    – 抗体水平和 C4d 沉积会随时间而波动
    – 活检时可能处于非活跃状态
    – C4d（－）病例可能代表为非补体锚定的 DSA
● 除了肾小球病变外，免疫荧光比福尔马林固定、石蜡包埋的免疫组化染色更加敏感、更加容易解读
  ○ 系膜通常在冷冻组织中呈 C4d 阳性，固定过的组织则不然
  ○ 福尔马林固定石蜡包埋的组织可能有人为假象，因为血浆 C4 固定在毛细血管腔内
● 免疫球蛋白通常是阴性，除了节段性的 IgM 和 C3 外
  ○ 慢性 AMR 可能与新发膜性肾小球肾炎相关

（三）电子显微镜

● 基膜增厚，通常具有多层化，圆周状的延伸
  ○ 内皮细胞肥大，窗孔的消失及空泡化
  ○ 肾小球系膜细胞插入
  ○ TG 的早期病变（Banff cg 1a）观察电镜优于光镜
    – 内皮下空亮
    – 基底膜内皮下呈锯齿状伴有基底膜多层化
    – 最早在移植后 3 个月出现
● 管周毛细血管基底膜多层化（PTCBMML）
  ○ 分级
    – 轻度：2～4 层
    – 中度：5～6 层
    – 严重：≥ 7 层
  ○ 高级别的慢性 AMR 的特异性更高
  ○ 对于严重的 PTCBMML 推荐的标准
    – 1 个 PTC ≥ 7 层，至少 2 个 ≥ 5 层
    – 15～20 个 PTC 中受影响的 ≥ 3 个
    – 83% 的 C4d 阳性的慢性 AMR
    – 1% 的自体肾脏

（四）基因表达

● 内皮细胞基因表达（mRNA 微阵列）
  ○ VWF、DARC、CD31、CD34、CD62e、CAV1 和其他
● NK 细胞基因表达（CXCR1、NKp80、MYBL1 等）
● 可以在缺乏 C4d 的情况下检测出慢性 AMR 的证据
● 在福尔马林固定，石蜡包埋的活检样本中通过纳米技术（ADam）得到证实

六、鉴别诊断

（一）移植肾小球病

● 慢性血栓性微血管病
  ○ 在 PTC 中缺乏 C4d 和毛细血管炎
● 复发性或新发的免疫复合物性肾小球肾炎（MPGN、HCV、其他）

○ 通过免疫荧光和电镜可见观察到免疫复合物沉积

（二）移植性动脉病

- 动脉硬化
  ○ 弹力纤维比移植性动脉病更显著
    - 弹力纤维可以通过弹力纤维染色加以识别
  ○ 缺乏炎细胞
  ○ 与高血压有关
    - 可能是供者的疾病
    - 可能与移植性动脉病共存
  ○ 移植性动脉病可能与高血压引起的动脉硬化很难区别
- 可能是由于 AMR、T 细胞介导的排斥反应（TCMR）或两个都有
  ○ 是慢性 AMR 的构成中包括 C4d 和 DSA 的存在
- 动脉栓塞
  ○ 可能显示出炎症反应和纤维化
  ○ 在深部组织上可能会出现胆固醇裂隙
  ○ 移植物中少见
- 血栓性微血管病
  ○ 动脉可能出现内皮炎和内膜增厚

（三）管周毛细血管病

- 由于各种非特异的原因出现轻度或节段性 PTCBMML

（四）管周毛细血管炎

- Ⅰ型急性 TCMR
  ○ TCMR 中有 50% 有毛细血管炎
  ○ 出现间质性炎和肾小管炎
  ○ 可能会叠加在慢性 AMR 上
- 急性 AMR
  ○ 通常有较多的中性粒细胞，较轻的毛细血管炎
  ○ 临床表现为急性肾衰竭
  ○ 可能会合并慢性 AMR

（五）适应

- C4d 沉积，无组织学排斥反应的证据
  ○ 程序性活检中有 2%～6% 的移植物 HLA 不相容
    - 可能不是"稳定"的适应
    - 被认为是慢性 AMR 的第二阶段
  ○ 大于 90% 的移植物存在 ABO 血型不相容
    - 如果没有共存的抗 HLA DSA，明显趋于稳定

七、诊断清单

病理学要点

- 与急性 AMR 相比，慢性 AMR 中 C4d 沉积的范围较小（或阴性）
- C4d 的沉积是发现 DSA 高度特异的表现
  ○ 当 DSA 不能检测时，如 C4d 阳性，可以替代 DSA（按照 Banff 2015 年标准）

八、最新报告

Banff 2015 年慢性 AMR 诊断标准

- 需要三个要素
  ○ 慢性损伤的组织学证据
  ○ 当前或近期的抗体与血管内皮相互作用的证据

○ DSA 的血清学证据
- 同时具备 3 个条件可诊断，仅具备 2 个，则诊断为可疑慢性 AMR

（胡占东　涂金鹏　译　王政禄　校）

参考文献

[1] Haas M et al: The Banff 2017 Kidney Meeting Report: Revised diagnostic criteria for chronic active T cell-mediated rejection, antibody-mediated rejection, and prospects for integrative endpoints for next-generation clinical trials. Am J Transplant. 18(2):293-307, 2018

[2] Halloran PF et al: A probabilistic approach to histologic diagnosis of antibody-mediated rejection in kidney transplant biopsies. Am J Transplant. 17(1):129-139, 2017

[3] Adam B et al: Multiplexed color-coded probe-based gene expression assessment for clinical molecular diagnostics in formalin-fixed paraffinembedded human renal allograft tissue. Clin Transplant. 30(3):295-305, 2016

[4] Eskandary F et al: Diagnostic contribution of donor-specific antibody characteristics to uncover late silent antibody-mediated rejection-Results of a cross-sectional screening study. Transplantation. ePub, 2016

[5] Halloran PF et al: Identifying subphenotypes of antibody-mediated rejection in kidney transplants. Am J Transplant. 16(3):908-20, 2016

[6] Lin CM et al: Interferon gamma and contact-dependent cytotoxicity are each rate limiting for natural killer cell-mediated antibody-dependent chronic rejection. Am J Transplant. 16(11):3121-3130, 2016

[7] Parkes MD et al: Evidence for CD16a-mediated NK Cell Stimulation in Antibody-mediated Kidney Transplant Rejection. Transplantation. ePub, 2016

[8] Cornell LD et al: Positive crossmatch kidney transplant recipients treated with eculizumab: outcomes beyond 1 year. Am J Transplant. 15(5):1293-302, 2015

[9] Haas M et al: Banff 2013 meeting report: inclusion of C4d-negative antibodymediated rejection and antibody-associated arterial lesions. Am J Transplant. 14(2):272-83, 2014

[10] Bentall A et al: Five-year outcomes in living donor kidney transplants with a positive crossmatch. Am J Transplant. 13(1):76-85, 2013

[11] Everly MJ et al: Incidence and impact of de novo donor-specific alloantibody in primary renal allografts. Transplantation. 95(3):410-7, 2013

[12] Hirohashi T et al: A novel pathway of chronic allograft rejection mediated by NK cells and alloantibody. Am J Transplant. 12(2):313-21, 2012

[13] Liapis G et al: Diagnostic significance of peritubular capillary basement membrane multilaminations in kidney allografts: old concepts revisited. Transplantation. 94(6):620-9, 2012

[14] Wiebe C et al: Evolution and clinical pathologic correlations of de novo donor-specific HLA antibody post kidney transplant. Am J Transplant. 12(5):1157-67, 2012

[15] Baid-Agrawal S et al: Overlapping pathways to transplant glomerulopathy: chronic humoral rejection, hepatitis C infection, and thrombotic microangiopathy. Kidney Int. 80(8):879-85, 2011

[16] Hill GS et al: Donor-specific antibodies accelerate arteriosclerosis after kidney transplantation. J Am Soc Nephrol. 22(5):975-83, 2011

[17] Gaston RS et al: Evidence for antibody-mediated injury as a major determinant of late kidney allograft failure. Transplantation. 90(1):68-74, 2010

[18] Loupy A et al: Outcome of subclinical antibody-mediated rejection in kidney transplant recipients with preformed donor-specific antibodies. Am J Transplant. 9(11):2561-70, 2009

[19] Sis B et al: Endothelial gene expression in kidney transplants with alloantibody indicates antibody-mediated damage despite lack of C4d staining. Am J Transplant. 9(10):2312-23, 2009

[20] Issa N et al: Transplant glomerulopathy: risk and prognosis related to antihuman leukocyte antigen class II antibody levels. Transplantation. 86(5):681-5, 2008

[21] Smith RN et al: Four stages and lack of stable accommodation in chronic alloantibody-mediated renal allograft rejection in Cynomolgus monkeys. Am J Transplant. 8(8):1662-72, 2008

[22] Mauiyyedi S et al: Chronic humoral rejection: identification of antibodymediated chronic renal allograft rejection by C4d deposits in peritubular capillaries. J Am Soc Nephrol. 12(3):574-82, 2001

2017 年 Banff 标准：慢性抗体介导的排斥反应

特　征	注　释
慢性组织损伤的组织学证据（下列特点至少具备 1 项）	
移植肾小球病（cg ＞ 0）	如果没有证据表明存在慢性血栓性微血管病，包括仅由电子显微镜识别的病变（cg 1a）
严重的肾小管周围毛细血管基底膜多层化	需要电子显微镜，1 个肾小管周围毛细血管基底膜的 ≥ 7 层和在其他额外的 2 个肾小管毛细血管中 ≥ 5 层，避免切取无关的部分
新生的动脉内膜纤维化，排除其他原因	如果没有伴有动脉病变的既往 TCMR 病史（不是必需的），纤维化内膜中的炎细胞浸润有助于慢性 AMR 的诊断
当前 / 近期存在抗体与血管内皮相互作用的证据（下列特点至少具备 1 项）	
肾小管周围毛细血管的线性 C4d 着色	冰冻标本免疫荧光染色 $C4d_2$ 或 $C4d_3$，或者石蜡标本免疫组织化学染色 C4d ＞ 0
至少为中度微血管炎（g+PTC ≥ 2）	在急性 TCMR 情况下，临界炎细胞浸润或感染，单独 ptc ≥ 2 是不够的，且 g 必须 ≥ 1
活检组织中代表内皮损伤的基因转录表达增加	经过充分的验证
DSA 的血清学证据（HLA 或其他抗原）	
在活检满足标准 1 和 2 的基础上的可疑 AMR，应迅速检测 DSA	
Banff 2017 标准：C4d 肾小管周围毛细血管内沉积是 DSA 存在的充分证据，尽管如此，也应该检测血清 DSA	

必须具备所有 3 个特征才能诊断。慢性活动性 AMR 的病变范围可以是从伴有早期移植肾小球病（仅由电子显微镜识别 cg 1a）的主要活动性病变到那些晚期移植肾小球病和其他慢性病变，另外可以伴有活动性微血管炎（引自 Haas M et al: The Banff 2017 Kidney Meeting Report: Revised diagnostic criteria for chronic active T cell-mediated rejection, antibody-mediated rejection, and prospects for integrative endpoints for next-generation clinical trials. Am J Transplant. 18(2): 293-307, 2018.）

慢性 AMR 的病变评分

分　数	说　明
移植肾小球病	
cg 0	光学显微镜或电子显微镜未见双轨征
cg 1a	光学显微镜未见双轨征，电子显微镜下在 ≥ 3 个肾小球毛细血管内发现双轨征伴有相关内皮细胞肿胀 &/ 或内皮下电子发光带增宽
cg 1b	光学显微镜下在 1 个肾小球内 ≥ 1 个毛细血管出现双轨征，如果可以，需电子显微镜下确定
cg 2	在受影响最严重的非硬化性肾小球中，26%～50% 外周毛细血管出现双轨征
cg 3	在受影响最严重的非硬化性肾小球中，＞ 50% 外周毛细血管出现双轨征
管周毛细血管炎 *	
ptc 0	管周毛细血管炎 ＜ 10% 的皮质
ptc 1	管周毛细血管炎 ≥ 10% 的皮质，病变最明显的管腔可见 3～4 个炎细胞浸润
ptc 2	管周毛细血管炎 ≥ 10% 的皮质，病变最明显的管腔可见 5～10 个炎细胞浸润
ptc 3	管周毛细血管炎 ≥ 10% 的皮质，病变最明显的管腔可见 ＞ 10 个炎细胞浸润
管周毛细血管病（由电子显微镜确认）	
轻度	在 3 个管周毛细血管中 ≤ 3 层
中度	在 1 或 2 个管周毛细血管中 4～6 层
重度	在 1 个管周毛细血管中 ≥ 7 层或者至少 2 个管周毛细血管中 ≥ 5 层（电镜下）

*. 管周毛细血管炎被认为是一种"活动性"病变，在慢性 AMR 中常常出现（引自 Haas et al: Banff 2013 Meeting Report: Inclusion of c4d-negative antibody-mediated rejection and antibody-associated arterial lesions. Am J Transplant 14: 272, 2014; Liapis et al: Diagnostic significance of peritubular capillary basement membrane multilaminations in kidney allografts: old concepts revisited. Transplantation 94: 620, 2012.）

慢性 AMR 中毛细血管炎

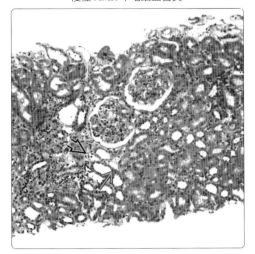

管周毛细血管炎

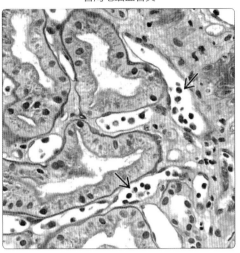

（左图）低倍镜下，管周毛细血管炎可能不明显，可见管周毛细血管扩张➡️和炎细胞浸润➡️。有轻微的间质纤维化。（右图）毛细血管内单个核细胞浸润➡️在慢性 AMR 中是典型突出的特点，同时伴有少量中性粒细胞。两处管周毛细血管扩张。该病例肝肾联合移植后 4 年，患移植肾小球病，并且 C4d 阳性。肝脏不能完全保护肾脏免受 AMR 损害

慢性 AMR 中局灶 C4d 阳性

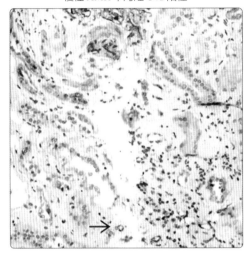

慢性 AMR 中明显的 C4d 阳性

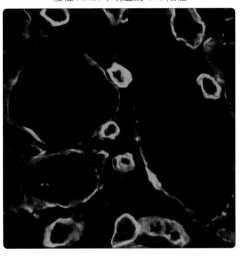

（左图）来自一个移植肾小球病和 DSA 阳性患者的免疫组化染色显示少量的 C4d 阳性➡️，相反，冰冻标本，敏感性更强，呈现更广泛的阳性。（右图）在慢性 AMR 中 C4d 可能是广泛的阳性（如该病例所示）或者为阴性。C4d 弥漫阳性与依从性差、更加严重发作的移植物功能障碍以及移植物失功有关。该患者也患有新发的膜性肾小球肾炎（GN）

PTC 中巨噬细胞

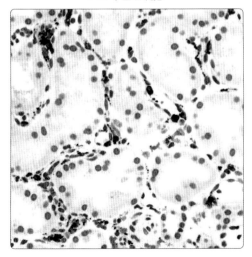

PTC 中 NK 细胞

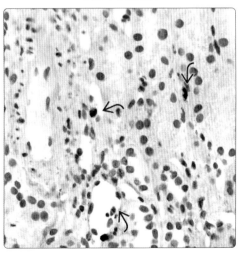

（左图）PTC 中最常见的细胞是单个核细胞，CD68 染色阳性，是典型的单个核细胞 / 巨噬细胞。其他的细胞包括 NK 细胞和 T 细胞。（右图）偶见 CD56 阳性的单个核细胞➡️，可能是 NK 细胞，在慢性 AMR 的 PTC 中能观察到。CD56 表达在未成熟的 NK 细胞上，当 NK 细胞被激活且 CD16 表达增加时，CD56 便会消失。NK 细胞很难通过 IHC 或 IF 鉴定，因为它们没有特异的表面免疫标志

（左图）在一个交叉配型实验阳性，肾移植术后11年，因为慢性AMR出现慢性移植肾小球病的病例中观察到基底膜多层化现象➡️，内皮细胞肿大。还可见毛细血管内皮细胞增生➡️。通过免疫荧光，可观察到管周毛细血管局灶性C4d阳性。（右图）PAS显示TG伴有单个核细胞浸润的毛细血管炎（肾小球炎），基底膜多层化也很明显➡️。该患者体内有Ⅱ类DSA，且管周毛细血管C4d阳性

移植肾小球病和肾小球炎

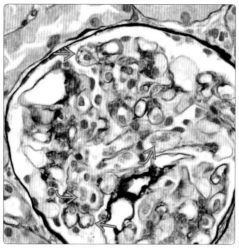

肾小球炎和移植肾小球病

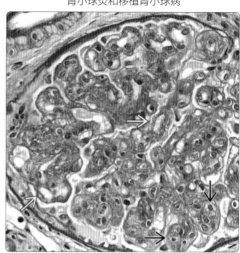

（左图）一个移植后23年的慢性AMR病例，肾小球➡️和管周毛细血管➡️中表达FcγRⅢ受体（CD16）的多个白细胞着色。单个核细胞和NK细胞表达CD16。（右图）TG被定义为基底膜多层化，移植后5年的活检所示。内皮与细胞器增加和窗孔消失相互反应。淋巴细胞在管腔中与内皮细胞相接触，C4d局灶阳性

慢性AMR中CD16（FcγRIII）阳性细胞

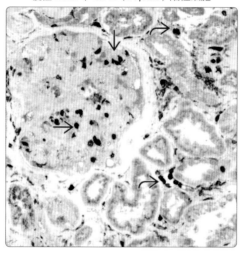

基底膜多层化

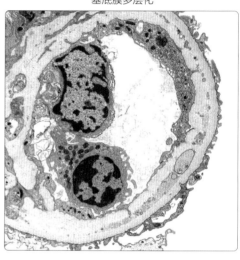

（左图）一些毛细血管基底膜双层和多层化➡️。可见肿大的内皮细胞➡️，延伸到基底膜的裂隙中➡️。（右图）肾小球内皮细胞活化表现为窗孔消失和细胞体积增大和细胞器增多➡️。肿大的细胞可以延伸到新生基底膜内➡️，细胞过程以独特的星爆模式延伸到新GBM

进展期移植肾小球病

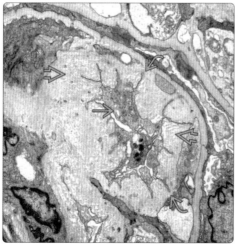

星爆式激活的内皮细胞

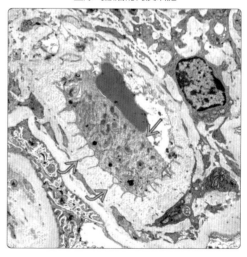

Kidney Transplantation

慢性 AMR 分期

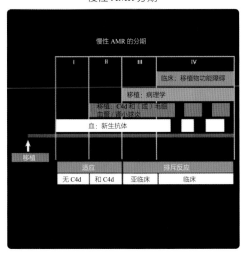

II 期：管周毛细血管炎和肾小球炎

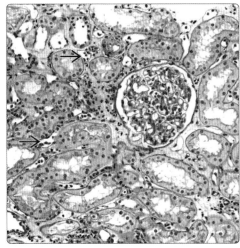

（左图）慢性 AMR 是分阶段发展的，从产生新生 DSA 开始，发展到临床明显的 AMR。在此期间 C4d 和 DSA 可能间歇性出现。阶段之间的时间是未知的。（右图）一个交叉匹配实验阳性患者移植后 4 个月的程序性活检显示肾功能稳定。单个核细胞在管周毛细血管腔内边集 ➡，肾小球没有表现 TG 的证据，C4d 染色阴性

II 期 C4d 阳性，未见损伤

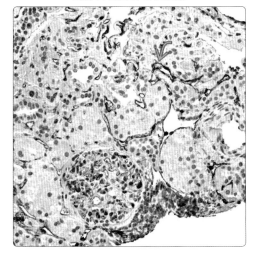

早期超微结构下病变（Cg 1a）

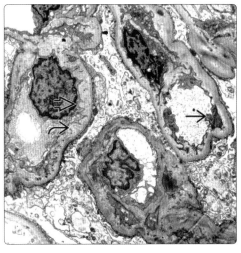

（左图）该程序性活检来自于肾功能正常且 II 类 DSA 抗体阳性的患者，唯一的突出表现在管周毛细血管 ➡ 和肾小球，没有毛细血管炎。4 年后，患者进展为慢性 AMR。（右图）电镜下可显示早期病变的特征，可预测 TG 的发展。这里我们看到内皮下透亮 ➡，内皮细胞肿大 ➡ 和基底膜波浪状 ➡ 这些病变于光学显微镜下出现在基底膜多层化之前

急性 AMR 伴肾小球正常

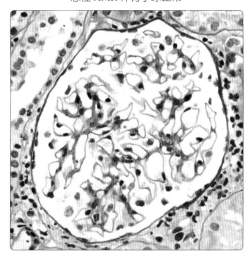

慢性 AMR 是急性 AMR 的后遗症

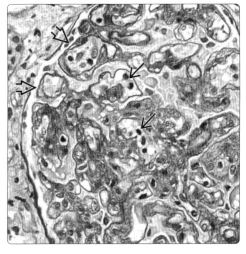

（左图）一个由于急性 AMR 而导致移植物功能障碍的移植术后 6 个月患者，活检显示肾小球正常。有 II 类 DSA 抗体和 C4d 沉积。（右图）急性 AMR 发作 6 年后可以观察到肾小球病变。该患者出现高水平的 Cr，蛋白尿，持续存在的 II 类 DSA，C4d 阳性。肥大的肾小球内可见明显肾小球炎 ➡ 和 GBM 重复 ➡，18 个月后移植物失功

管周毛细血管病

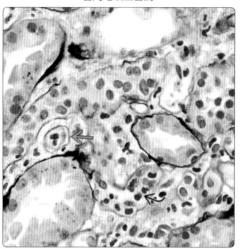

管周毛细血管病

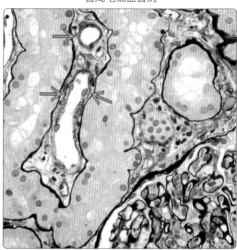

（左图）银染色上可见到肾小管周围毛细血管病，表现为基底膜双层➡️和多层化，尽管这些病变通过电镜才能最好地被发现。也可见管周毛细血管炎➡️。（右图）银染色下可见管周毛细血管基底膜双层和多层化➡️。这里未见毛细血管内边集的单个核细胞，尽管这种表现通常存在

PTC 反应性内皮细胞

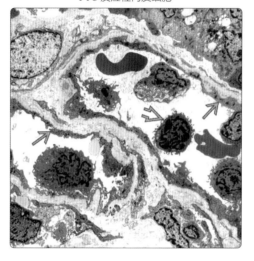

严重管周毛细血管病

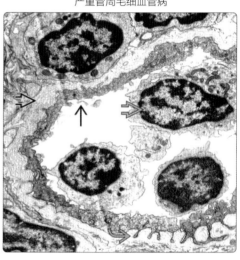

（左图）管周毛细血管内的单个核细胞➡️与内皮细胞的反应➡️有关。该患者移植后 6 年出现蛋白尿（2.8g/d）和肌酐升高（2mg/dl），C4d 阳性。（右图）该病例在毛细血管内显示了环周样的 PTCBMML➡️以及活化的内皮细胞和边集的单个核白细胞➡️。内皮细胞肿大，窗孔消失，微绒毛变性➡️，并且以爆炸式的模式➡️延伸到新生的基底膜内

混合性 TCMR 和 AMR

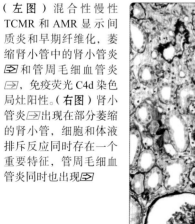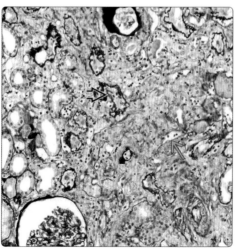

混合性 TCMR 和 AMR

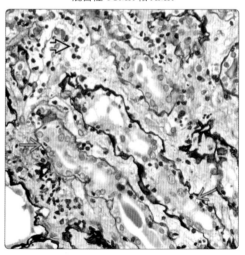

（左图）混合性慢性 TCMR 和 AMR 显示间质炎和早期纤维化，萎缩肾小管中的肾小管炎➡️和管周毛细血管炎➡️，免疫荧光 C4d 染色局灶阳性。（右图）肾小管炎➡️出现在部分萎缩的肾小管，细胞和体液排斥反应同时存在一个重要特征，管周毛细血管炎同时也出现➡️

移植肾小球病的鉴别诊断

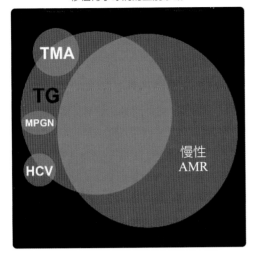

慢性血栓性微血管病

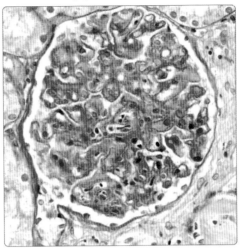

（左图）Venn 图显示了移植肾小球病的鉴别诊断。大多数情况是由于 CHR 导致 [57%C4d（+），DSA]，其他原因包括慢性 TMA（13%），丙型病毒肝炎（4%），MPGN（2%）和特发性疾病（24%）。（右图）TG 肾移植活检是由于 TMA，与钙调磷酸酶抑制剂毒性和严重的动脉玻璃样变性塌陷的 FSGS 有关。基底膜多层化和毛细血管内白细胞很明显，然而 C4d 染色阴性

塌陷型肾小球肾病

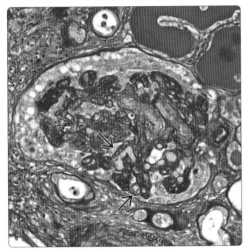

膜增生性肾小球肾炎

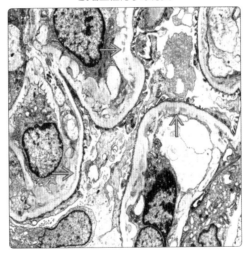

（左图）塌陷型肾小球肾病和血栓性微血管病出现在慢性 CNI 毒性的同种异体移植物的活检中，由于 TMA 导致的基底膜多层化 ➡ 与慢性 AMR 相似，并且是移植肾小球病的原因之一。（右图）膜增生性肾小球肾炎类似移植肾小球病，通过电镜观察 ➡ 系膜区和内皮下电子致密物沉积加以区别，免疫荧光染色显示 C3（±）

移植肾小球病伴新发膜性肾小球肾炎（GN）

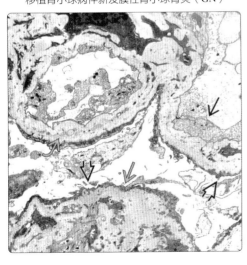

新发膜性肾小球肾炎和慢性 AMR

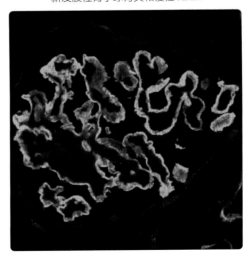

（左图）该活检来自于一个依从性差的移植后 6 年的患者，显示基底膜多层化 ➡，内皮细胞肿大，窗孔消失 ➡，足突融合 ➡。新发膜性肾小球肾炎基底膜 ➡ 上皮下呈钉突状。（右图）该患者移植后 6 年出现蛋白尿（原发病为梗阻性尿路病），基底膜上慢性沉积 IgG，不是单纯慢性 AMR 典型特点。管周毛细血管 C4d 阳性。电镜显示上皮下钉突，散在免疫复合物沉积

（左图）一例 T 细胞合并抗体介导的排斥反应的病例，伴有炎细胞浸润➡内膜增厚是慢性 AMR 的病变之一，而纤维素样坏死➡是急性 AMR 的病变特征。C4d 染色阳性。（右图）严重的动脉管腔狭窄。此活检也显示有 TG。C4d 阴性；患者存在 II 类 DSA 抗体

急性和慢性 TCMR 合并 AMR

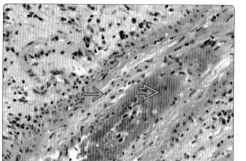

移植性动脉病

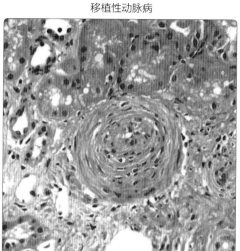

（左图）一个典型的由于高血压所致的动脉硬化病变，显示不伴有炎细胞浸润的增厚的内膜➡。（右图）一个交叉配型实验阳性患者的活检显示动脉加速硬化且伴有内膜增厚➡。这种表现与高血压引起的动脉硬化相同，但仍然可以代表移植性动脉病

动脉硬化

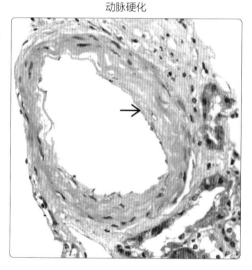

加速的动脉硬化

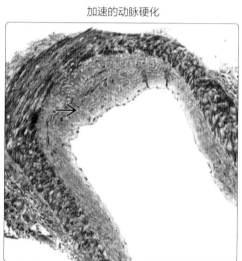

（左图）显示动脉内膜纤维化伴有节段性的内皮炎➡，轻微的内皮炎代表排斥反应（AMR 或者 TCMR）（右图）该病例增厚的动脉内膜病变与 TA 相似，增厚的内膜➡伴有炎细胞浸润，然而这是一例自体肾，该病变提示存在抗磷脂抗体综合征

移植性动脉病

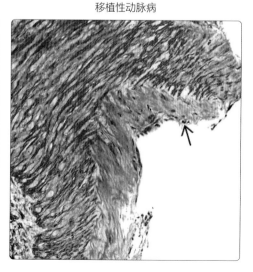

血栓性微血管病

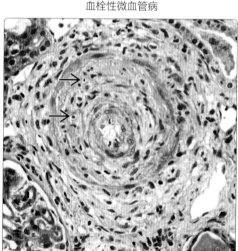

慢性 AM 超微改变：2 个月

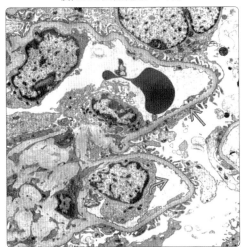

慢性 AMR 超微改变：21 个月

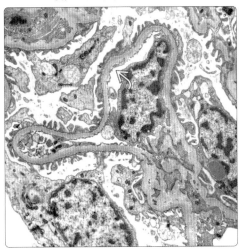

（左图）程序性活检未显示有超微结构的异常，内皮窗孔正常 ⬈，基底膜未分层 ⬇；ptc_0，g_0，$C4d_0$，DSA 阴性，Cr 1.7。（右图）程序性活检在光学显微镜和电子显微镜下正常，除了有小灶性的基底膜多层化，意义不明确 ➡；ptc_0，g_0，$C4d_0$，DSA 阴性，Cr 2.1

慢性 AMR 超微改变：32 个月

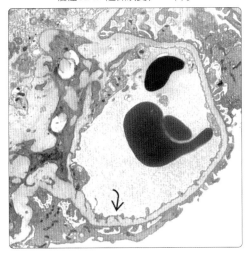

慢性 AMR 超微改变：58 个月

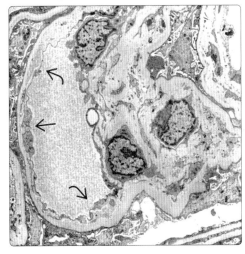

（左图）程序性活检光学显微镜下是正常的，仅有非常节段性的内皮反应，并插入到增宽的内皮下间隙 ➡；ptc_0，g_0，$C4d_0$，DSA 阳性，Cr 2.7。（右图）程序性活检光学显微镜下未见肾小球异常改变，但是在电子显微镜下可见节段的基底膜多层化 ⬈，且伴有内皮窗孔消失 ➡；cg_{1a}，ptc_1，g_0，$C4d_1$，DSA 阳性，Cr 2.0 尿蛋白 / Cr 0.45

慢性 AMR 超微改变：75 个月

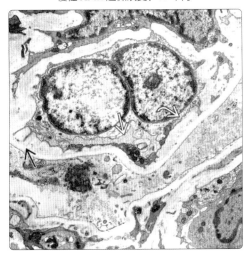

慢性 AMR 超微改变：81 个月

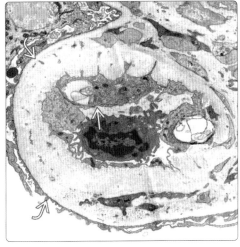

（左图）程序性活检电镜下 ⬈局灶基底膜多层化，窗孔消失 ➡。内皮细胞质钉突插入内皮下的基质 ➡，cg_1，ptc_1，g_1，$C4d_0$，Ⅱ类 DSA 抗体阳性，Cr 2.6。（右图）电镜下 ⬈基底膜多层化很明显，反应性的内皮细胞窗孔消失，胞质增加 ➡；cg_3，ptc_1，g_0，$C4d_0$，Ⅱ类 DSA 抗体阳性，Cr 2.9，尿蛋白 /Cr 3.2

复发性疾病
Recurrent Diseases

◀▪ 移植物复发性疾病 ▪▶

一、临床问题
- 复发性肾小球疾病是移植物失功能的第三大主要原因
  - 复发率因具体疾病而异
  - 局灶性节段性肾小球硬化（FSGS）、非典型性溶血性尿毒症综合征和膜增生性肾小球肾炎（MPGN）对移植物存活的影响最大
  - 复发时间从几分钟（FSGS）到几年（糖尿病肾小球病）不等
- 疾病可能表现为亚临床性复发
- 发现 ESRD 的主要病因对诊断复发性疾病至关重要

二、镜下特征
- 病理学与原发疾病相似，但不完全相同
  - 经常需要 IF 和 EM 表现诊断复发性肾小球疾病

- 可能叠加慢性排斥反应或药物毒性的特征
- 复发性疾病的早期阶段可通过早期程序性活检或因其他指征进行活检时发现（如急性排斥反应）

三、主要鉴别诊断
- 新发疾病
  - 早期发病（＜1～2 年）促进免疫复合物性肾小球肾炎复发
- 急性移植肾小球炎
- 移植肾小球病 [慢性体液排斥反应、丙型肝炎感染和（或）慢性血栓微血管病]

四、诊断清单
- 必须确定原发性肾病
- 进行 IF 和 EM 检查，尤其是移植 1 年后活检中发现肾小球病迹象时

复发性 MGN

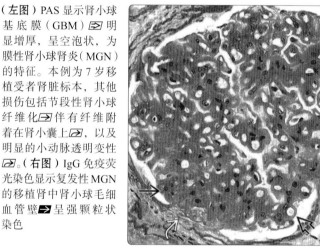

复发性 MGN，IgG

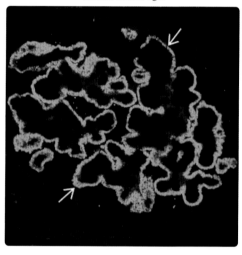

（左图）PAS 显示肾小球基底膜（GBM）➡明显增厚，呈空泡状，为膜性肾小球肾炎（MGN）的特征。本例为 7 岁移植受者肾脏标本，其他损伤包括节段性肾小球纤维化➡伴有纤维附着在肾小囊上➡，以及明显的小动脉透明变性➡。（右图）IgG 免疫荧光染色显示复发性 MGN 的移植肾中肾小球毛细血管壁➡呈强颗粒状染色

复发性 FSGS

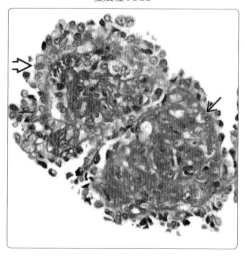

弥漫性足突消失

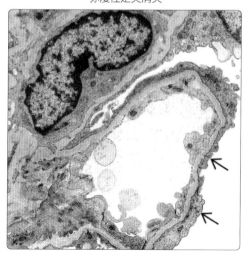

（左图）PAS 突出显示塌陷的丝球体➡，足细胞突出➡。塌陷性局灶节段性肾小球硬化（FSGS）的复发可表现为塌陷性或非塌陷性节段性硬化。（右图）肾移植术后 2 周内出现 FSGS 复发，EM 显示广泛的足突消失➡

一、术语

（一）缩略语

- 膜性肾小球肾炎（membranous glomerulonephritis，MGN）
- 局灶节段性肾小球硬化（focal segmental glomerulosclerosis，FSGS）
- 膜增生性肾小球肾炎（membranoproliferative glomerulonephritis，MPGN）
- 溶血尿毒综合征（hemolytic uremic syndrome，HUS）

（二）定义

- 肾移植术后原始终末期肾病的复发

二、病因／发病机制

假定机制

- 复发的发病机制可能与原发疾病相同
  - 复发常常是循环因素的证据
    - 深入了解机制，洞察疾病早期阶段
  - 免疫抑制剂和同种异体移植肾可能改变疾病的发病机制和病程
- 原发性 FSGS［非家族（遗传）］
  - 体液或渗透因子，常被认定为是肾移植后快速复发的非遗传性病因
    - 没有确定的诱发因素
      - 近期特征性可溶性尿激酶型纤溶酶原激活剂受体高度可疑原发性 FSGS
      - 心肌营养素样细胞因子 –1 也可能是诱发因子
  - 遗传病因一般不会引起复发
    - NPHS1（肾素）突变：抗肾上腺素异基因抗体导致足细胞损伤和蛋白尿（不属于真正的"复发"）
    - NPHS2（足细胞素）突变：复发可能是激素敏感型，即使原发疾病表现为激素抵抗型
- MGN
  - 大多数成人体内抗磷脂酶 A2 受体（PLA2R）抗体
    - 抗 PLA2R 与移植后疾病复发相关
- MPGN
  - 原因多样；部分由于补体缺陷所致
  - 肾小球中有免疫球蛋白和补体沉积
- C3 肾小球病
  - 包括致密物沉积病和 C3 GN
  - 由于替代补体通路调节中的遗传或后天缺陷
  - 仅 C3 免疫荧光（IF）着色或 C3 与稀疏免疫球蛋白沉积
    - 在诊断为 C3 GN 之前，原始肾病常误诊为感染后 GN 或 MPGN
  - 复发主要为血栓性微血管病／非典型溶血尿毒综合征
- 非典型 HUS
  - CFH（补体因子 H）和 CFI（补体因子 I）突变
    - CFH 复发率为 80%，CFI 突变复发率为 90%
    - CFH 和 CFI 由肝脏合成

- 同时进行肝肾移植是一种治疗选择
  - CD46（膜辅因子蛋白）突变
    - 复发率为 20%
    - 正常 CD46 的移植肾可以纠正遗传缺陷
  - 一些免疫抑制剂会引起血栓性微血管病
    - 可能会增加形成血栓的潜在风险
- 膜增生性肾小球肾炎伴单克隆 IgG 沉积（PGNMID）
  - 移植肾的肾小球中单克隆 IgG 的沉积
  - 移植前后血清或尿液中可能检测不到单克隆 IgG
    - 可在移植肾中检测到
    - IgG3-κ（最常见）
  - 复发性 PGMID，具有侵袭性的临床病程
    - 在检测不到单克隆 IgG 的情况下可能复发
- 原发性高草酸尿症 1 型
  - 肝脏过氧化物酶中丙氨酸乙醛酸转氨酶（AGT）缺陷
  - 乙醛酸转化为甘氨酸的代谢受损
  - 草酸肾病导致的终末期肾病
  - 肝移植治疗酶缺陷
    - 对吡哆醇治疗无反应的患者可进行联合肾移植
    - 考虑对吡哆醇有反应的患者单独进行肾移植治疗

三、临床问题

（一）流行病学

- 发病率
  - 复发性疾病导致移植肾丢失的概率为 15%
    - 导致移植物丢失的最常见的复发性疾病包括 FSGS、IgA 肾病、MGN 和 MPGN

（二）表现

- 急性肾衰竭
- 慢性肾衰竭
- 蛋白尿
  - MGN
    - 高复发率（约 42%）
    - 即使在无蛋白尿的情况下，早在移植后 2 周通过活检检测到复发
      - 复发的组织学或免疫表型出现先于蛋白尿
  - FSGS
    - 蛋白尿，表现与肾病类似
    - 儿童期 FSGS 复发率是成人期 FSGS 复发率的 5 倍
      - 与移植年龄无关
    - 活体器官捐献的复发率增加
    - 移植后可立即发生严重蛋白尿
      - 移植后 1～2 年内，可能出现少量蛋白尿并逐渐恶化
  - 淀粉样变
  - 糖尿病肾小球硬化
    - 终末期肾病的常见病因
    - 移植后复发（5～10 年）
      - 常于移植 5 年和 10 年后的程序性活检中发现

▫ 随着移植物存活时间的增加，复发更为普遍
- 其他肾小球疾病
- 血尿
  ○ IgA 肾病
  ○ MPGN
  ○ 狼疮性肾炎
  ○ 新月体 GN，多伴有 ANCA 相关
  ○ 抗肾小球基底膜（GBM）肾炎

（三）实验室检查
- 血清学试验
  ○ ANCA 滴度
  ○ 抗 GBM 抗体滴度
  ○ 供体特异性抗体
  ○ PLA2R 抗体
  ○ 补体水平
- 血清或尿液蛋白质电泳，血清无游离轻链

（四）治疗
- 药物
  ○ 治疗取决于肾小球疾病类型
    – 类固醇加量
    – 环磷酰胺
    – 利妥昔单抗
    – 依库珠单抗（试验性用于治疗非典型 HUS 和一些补体介导的肾小球疾病）
- 血浆置换
  ○ FSGS
  ○ 抗 GBM 疾病
  ○ 新月体 GN，多伴有 ANCA 相关
  ○ HUS
- 肝移植治疗代谢性疾病
  ○ 一些复发性代谢疾病可以通过同时进行肝移植加以预防
    – 原发性高草酸尿症
    – 具有 CFH 或 CFI 突变的家族性 HUS 患者

（五）预后
- 不同
  ○ 取决于原发性肾病类型
  ○ 狼疮性肾炎不易复发，临床症状轻微
- 3 种预后不佳的疾病
  ○ 原发性 FSGS
  ○ MPGN
  ○ 非典型 HUS

四、镜下特征

组织学特征
- 与原发疾病相似的形态学特征
  ○ 由于免疫抑制，可能只见于疾病早期阶段
- MGN
  ○ 早期复发性 MGN

- 光镜下肾小球形态正常
- IF：毛细血管壁、C4d、IgG、κ、λ 颗粒状沉积
  ▫ C3 常阴性或弱阳性
- EM：没有或很少有微小的上皮下沉积
  ○ 晚期复发性 MGN
- GBM 增厚
- 银染可见 GBM 钉突形成
- IF：毛细血管壁、IgG，κ，λ，C4d 颗粒状沉积
  ▫ 与原始肾脏不同，C3 通常阴性或弱阳性
- EM：形成良好的上皮下沉积物，类似原发 MGN
- FSGS
  ○ 足细胞损伤或足突消失早于节段性硬化
    – 在发生 FSGS 病变前表现为微小病变
  ○ 节段性肾小球硬化与移植前的 FSGS 特征相似或不同
- 狼疮性肾炎
  ○ 系膜细胞增多或硬化
  ○ 新月体形或纤维素样坏死
  ○ 节段性硬化或明显的足细胞损伤可能是复发性疾病的特征性表现
- IgA 肾病
  ○ 肾小球改变范围从正常到显著的系膜细胞增多，细胞性新月体形成与原始肾脏疾病相似
  ○ IF：肾小球 IgA 显著沉积
- 补体介导的肾小球疾病

五、鉴别诊断

（一）新发肾小球疾病
- 活检史的记录有助于区分新发疾病和复发性疾病
- 新发性 FSGS
  ○ 疾病进程＞ 1 年
  ○ 一般为"继发性"或适应不良类型
  ○ 肾小球肥大
  ○ 小动脉透明变性
  ○ CNI 的作用
    – 见于心脏、肝脏和肺移植受者的自体肾脏
- 新发性 MGN
  ○ 通常发生在移植后晚期（约 5 年）
  ○ 伴随慢性抗体介导的排斥反应特征
  ○ PLA2R 为阴性
- 新发 C1q 肾病
  ○ 肾小球中以 C1q 沉积为主
  ○ 通常无临床症状
- 新发糖尿病肾小球硬化
  ○ 通常发生在移植后晚期
  ○ 可能是由于使用激素

（二）急性移植性肾小球炎
- 肾小球毛细血管白细胞浸润明显
  ○ 类似于毛细血管内细胞增生
- 无肾小球免疫复合物沉积

- 通常伴有内皮炎

（三）慢性抗体介导的排斥反应

- GBM 双层板内皮细胞孔消失
- 管周毛细血管 C4d 沉积，但并非总是出现
- 通常有肾小球炎
- 管周毛细血管基底膜多层化
- 供体特异性抗体
- 可能存在罕见的免疫复合物沉积

（四）供者来源性肾小球疾病

- 植入时活检（零点活检）有助于诊断供体疾病
- IgA 肾病
  - 10% 的正常供者活检发现肾小球 IgA 沉积
  - 可能发生伴有系膜增生的供体 IgA 肾病
    - 移植后 IgA 沉积随时间推移而消失
- MGN
- 糖尿病肾小球硬化

（五）血栓性微血管病

- 与 CNI 毒性有关
- CFH 突变风险增加

六、诊断清单

病理学要点

- 了解终末期肾病病因以帮助准确评估病情
- 肾小球毛细血管壁颗粒状 C4d 沉积，考虑新生或复发性免疫复合物性 GN
- 肾小球显著改变（毛细血管内增生、基底膜改变、循环白细胞增多）需要进行 IF 和 EM 检查
  - 在复发性肾炎的早期阶段可能不存在特征性改变

（涂金鹏　潘建勇　译　付迎欣　蔡文娟　校）

参考文献

[1] Allen PJ et al: Recurrent glomerulonephritis after kidney transplantation: risk factors and allograft outcomes. Kidney Int. 92(2):461-469, 2017

[2] Cosio FG et al: Recent advances in our understanding of recurrent primary glomerulonephritis after kidney transplantation. Kidney Int. 91(2):304-314, 2016

[3] Delville M et al: B7-1 Blockade does not improve post-transplant nephrotic syndrome caused by recurrent FSGS. J Am Soc Nephrol. 27(8):2520-7, 2016

[4] Kattah AG et al: Temporal IgG subtype changes in recurrent idiopathic membranous nephropathy. Am J Transplant. 16(10):2964-72, 2016

[5] Roberti I et al: Immune-mediated nephropathies in kidney transplants: recurrent or de novo diseases. Pediatr Transplant. 20(7):946-951, 2016

[6] Çeltİk A et al: Recurrent lupus nephritis after transplantation: clinicopathological evaluation with protocol biopsies. Nephrology (Carlton). 21(7):601-7, 2016

[7] Barbour S et al: Advances in the understanding of complement mediated glomerular disease: implications for recurrence in the transplant setting. Am J Transplant. 15(2):312-9, 2015

[8] Kattah A et al: Anti-phospholipase A2 receptor antibodies in recurrent membranous nephropathy. Am J Transplant. 15(5):1349-59, 2015

[9] Green H et al: Recurrent membranoproliferative glomerulonephritis type I after kidney transplantation: a 17-year single-center experience. Transplantation. 99(6):1172-7, 2014

[10] Von Visger JR et al: The risk of recurrent IgA nephropathy in a steroid-free protocol and other modifying immunosuppression. Clin Transplant. 28(8):845-54, 2014

[11] Wühl E et al: Renal replacement therapy for rare diseases affecting the kidney: an analysis of the ERA-EDTA Registry. Nephrol Dial Transplant. 29 Suppl 4:iv1-8, 2014

[12] Zand L et al: Clinical findings, pathology, and outcomes of C3GN after kidney transplantation. J Am Soc Nephrol. 25(5):1110-7, 2014

[13] Kowalewska J: Pathology of recurrent diseases in kidney allografts: membranous nephropathy and focal segmental glomerulosclerosis. Curr Opin Organ Transplant. 18(3):313-8, 2013

[14] Servais A et al: C3 glomerulopathy. Contrib Nephrol. 181:185-93, 2013

[15] Blosser CD et al: Very early recurrence of anti-Phospholipase A2 receptorpositive membranous nephropathy after transplantation. Am J Transplant. 12(6):1637-42, 2012

[16] Canaud G et al: Recurrence from primary and secondary glomerulopathy after renal transplant. Transpl Int. 25(8):812-24, 2012

[17] Rodriguez EF et al: The pathology and clinical features of early recurrent membranous glomerulonephritis. Am J Transplant. 12(4):1029-38, 2012

[18] Nasr SH et al: Proliferative glomerulonephritis with monoclonal IgG deposits recurs in the allograft. Clin J Am Soc Nephrol. 6(1):122-32, 2011

[19] Lorenz EC et al: Recurrent membranoproliferative glomerulonephritis after kidney transplantation. Kidney Int. 77(8):721-8, 2010

[20] Ponticelli C et al: Posttransplant recurrence of primary glomerulonephritis. Clin J Am Soc Nephrol. 5(12):2363-72, 2010

[21] Said SM et al: C1q deposition in the renal allograft: a report of 24 cases. Mod Pathol. 23(8):1080-8, 2010

[22] Czarnecki PG et al: Long-term outcome of kidney transplantation in patients with fibrillary glomerulonephritis or monoclonal gammopathy with fibrillary deposits. Kidney Int. 75(4):420-7, 2009

[23] El-Zoghby ZM et al: Identifying specific causes of kidney allograft loss. Am J Transplant. 9(3):527-35, 2009

[24] Boyer O et al: Complement factor H deficiency and posttransplantation glomerulonephritis with isolated C3 deposits. Am J Kidney Dis. 51(4):671-7, 2008

[25] Ivanyi B: A primer on recurrent and de novo glomerulonephritis in renal allografts. Nat Clin Pract Nephrol. 4(8):446-57, 2008

[26] Jeong HJ et al: Progression of renal allograft histology after renal transplantation in recurrent and nonrecurrent immunoglobulin A nephropathy. Hum Pathol. 39(10):1511-8, 2008

[27] Meehan SM et al: Pauci-immune and immune glomerular lesions in kidney transplants for systemic lupus erythematosus. Clin J Am Soc Nephrol. 3(5):1469-78, 2008

[28] Joshi K et al: Recurrent glomerulopathy in the renal allograft. Transplant Proc. 39(3):734-6, 2007

[29] Casquero A et al: Recurrent acute postinfectious glomerulonephritis. Clin Nephrol. 66(1):51-3, 2006

[30] Choy BY et al: Recurrent glomerulonephritis after kidney transplantation. Am J Transplant. 6(11):2535-42, 2006

[31] Little MA et al: Severity of primary MPGN, rather than MPGN type, determines renal survival and post-transplantation recurrence risk. Kidney Int. 69(3):504-11, 2006

[32] Braun MC et al: Recurrence of membranoproliferative glomerulonephritis type II in renal allografts: The North American Pediatric Renal Transplant Cooperative Study experience. J Am Soc Nephrol. 16(7):2225-33, 2005

[33] Couser W: Recurrent glomerulonephritis in the renal allograft: an update of selected areas. Exp Clin Transplant. 3(1):283-8, 2005

[34] Kowalewska J et al: IgA nephropathy with crescents in kidney transplant recipients. Am J Kidney Dis. 45(1):167-75, 2005

[35] Soler MJ et al: Recurrence of IgA nephropathy and Henoch-Schönlein purpura after kidney transplantation: risk factors and graft survival. Transplant Proc. 37(9):3705-9, 2005

[36] Floege J: Recurrent glomerulonephritis following renal transplantation: an update. Nephrol Dial Transplant. 18(7):1260-5, 2003

[37] Briganti EM et al: Risk of renal allograft loss from recurrent glomerulonephritis. N Engl J Med. 347(2):103-9, 2002

Kidney Transplantation

肾移植后复发疾病

肾脏疾病	复发率	5～10 年的移植物失功状况	附带特征
免疫复合物介导			
膜性肾小球肾炎（MGN）	40%～50%	10%～15%（10 年）	移植前存在 PLA2R 抗体的复发风险约为 70%，而 PLA2R 抗体阴性的复发风险为 28%～30%
IgA 型肾病/过敏性紫癜肾病	13%～50%	10%（10 年）	在功能正常的患者的程序性活检中可以看到 IgA 沉积；无激素治疗的患者报告有更高的疾病复发率；HSP 和 IgA 肾病的发病率相似
MPGN Ⅰ型（多克隆 Ig）	30%～35%	10%～40%	连续的同种异体移植物复发率增加
狼疮肾炎	高达 30%	< 5%	在功能正常的患者的活检中可以看到肾小球免疫复合物沉积；足细胞病或 FSGS 可能是复发的表现
非免疫性复合物介导			
局灶节段性肾小球硬化（FSGS）	30%～35%	15%～20%（10 年）	复发可能以塌陷型为主
糖尿病肾病	> 50%	5%	移植后晚期（5～10 年）复发
补体介导			
致密物沉积病（原称 MPGN 型 Ⅱ）	> 80%	10%～20%	10%～20% 的活体亲属移植优于死亡供体移植
C3 GN	67%	50%（约 3 年）	复发可能主要表现为非典型 HUS
非典型 HUS（非志贺毒素）	33%～82%	40%～50%	CFH 和 CFI 突变复发率高；CD46 突变复发率为 20%
具有结构或单克隆性的沉积物			
淀粉样变性，AL 型	10%～30%	35%	复发取决于对基础疾病的治疗反应
淀粉样变性，AA 型	< 10%	罕见	
增殖性 GN 伴单克隆 IgG 沉积	66%	50%（2～3 年）	即使没有可检测到的循环单克隆蛋白，也可能复发
纤维性 GN	50%	20%	单克隆丙种球蛋白相关的纤维性 GN 复发的可能性较小；纤维性 GN 可能在移植后很晚复发（> 15 年）
免疫触须样肾小球病	罕见	无法提供	
单克隆免疫球蛋白沉积病	70%～85%	> 50%	
新月体肾小球肾炎			
抗肾小球基底膜病	< 5%	罕见	
寡免疫复合物（ANCA 相关）新月体性 GN	0%～20%	10%（10 年）	复发性疾病可能不损伤移植肾
基因 / 代谢紊乱			
原发性高草酸尿症 1 型	治疗吡哆醇耐药患者；单纯行肾移植 90%～100% 复发耐药患者	80%～100%	肝移植可治愈，可排除肾移植的需要；排泄草酸可提示疾病复发
Fabry 疾病	较低	罕见	随着酶替代疗法的出现，复发率降低
胱氨酸病	罕见	0%	间质和系膜中可见具有胱氨酸晶体的巨噬细胞；其他器官中胱氨酸累积
镰状细胞肾病	罕见	无法提供	镰状细胞危象在移植后 1 年内常见

百分比是近似值，有些是基于系列报告得出（引自 Cosio FG and Cattran DC. Recent advances in our understanding of recurrent primary glomerulonephritis after kidney transplantation. Kidney Int 91: 304-314, 2017.）

复发性 IgA 肾病

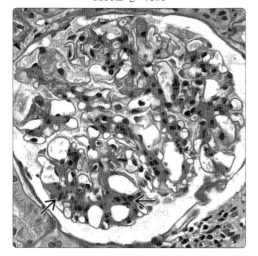

IgA

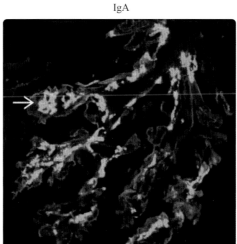

（左图）轻度系膜细胞增多➡是肾移植后 IgA 肾病复发（PAS 染色）的主要肾小球表现。（右图）IgA 的 IF 检查显示 IgA 肾病复发的肾移植肾系膜强烈颗粒状染色➡。与原始肾脏的受累模式相同

复发性狼疮性肾炎

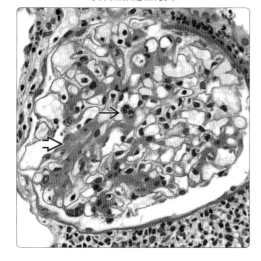

复发性狼疮性肾炎

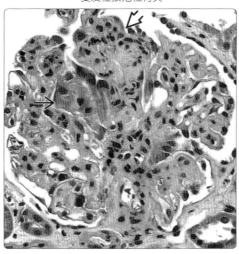

（左图）PAS 染色显示局灶性系膜细胞增多➡和系膜硬化➡，这是复发性狼疮性肾炎的早期常见改变。光镜下可见正常肾小球，免疫荧光检测可见免疫复合物。（右图）复发性狼疮性肾炎表现为节段性纤维素样坏死➡和毛细血管内细胞增多➡

IgG

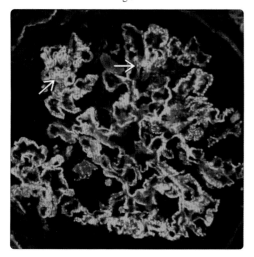

C4d

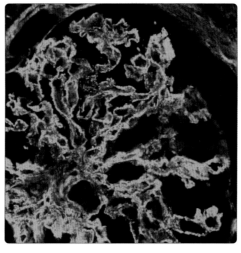

（左图）IgG 的 IF 染色显示，狼疮性肾炎的移植肾中沿毛细血管壁和部分系膜区➡呈离散颗粒状和融合状染色，具有增生性和膜性肾病特征。（右图）IF 染色显示沿 GBM 呈颗粒状 C4d 染色，提示为狼疮性 MGN。这种染色模式与正常肾小球中可能存在的系膜 C4d 染色不同

（左图）移植后 2 个月，光镜下可见正常的肾小球。IF 染色显示 GBM 呈 C4d 明亮颗粒状染色，IgG、κ 和 λ 染色较少（C3 阴性），提示 MGN 复发。电镜下未发现电子致密物沉积。（右图）PAS 染色显示较厚的 GBM，这是复发性 MGN 特征。基膜增厚⤴提示慢性移植性肾小球疾病

早期复发性 MGN

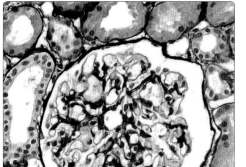

复发性 MGN

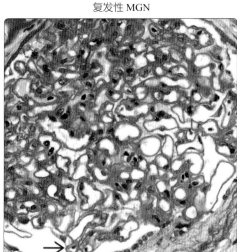

（左图）复发性 MPGN 的移植肾肾小球严重的炎性细胞浸润⤴和基膜增厚⤴。（右图）复发性 MPGN 的移植肾，PAS 染色显示一个细胞性新月体⤴和明显的毛细血管内细胞增多，伴随着大量炎细胞⤴和基底膜增厚⤴

复发性 MPGN

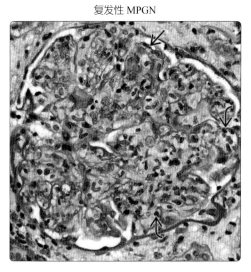

复发性 MPGN

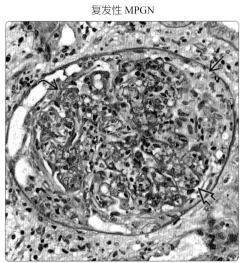

（左图）移植后 6 年复发性 FSGS 的移植肾，PAS 染色显示肾小球系膜基质，透明变性导致毛细血管节段性阻塞⤴。局灶性基膜双层⤴提示慢性移植肾小球病。（右图）在一例移植后复发性 FSGS 的成年男性的活检中，一个足细胞⤴似乎从 GBM 上"脱落"。在 FSGS 患者中发现尿中足细胞排泄增加

复发性 FSGS

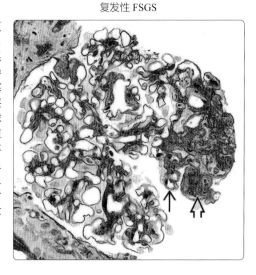

复发性 FSGS 电镜表现

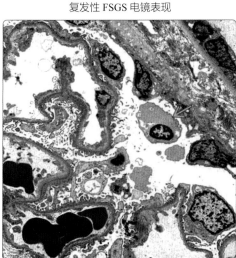

复发性免疫复合物性 GN

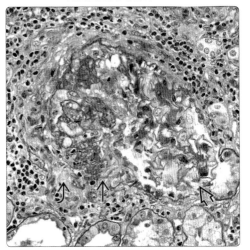

复发性免疫复合物性 GN

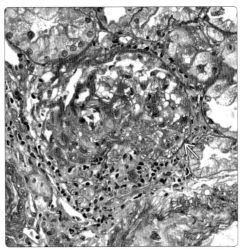

（左图）抗中性粒细胞胞质抗体（ANCA）相关性疾病中，发现纤维细胞性新月体➡️，肾小球部分受累➡️。肾小囊破裂➡️，新月体性 GN 的特征性改变。该患者有移植后肺出血，髓过氧化物酶抗体阳性，提示为复发性寡免疫复合物性新月体性肾小球肾炎。（右图）一位 57 岁女性受者，患有复发性 ANCA 相关性寡免疫复合物性新月体性肾小球肾炎。PAS 染色显示一个细胞性新月体➡️

糖尿病肾病复发

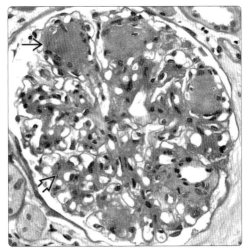

小动脉透明变性

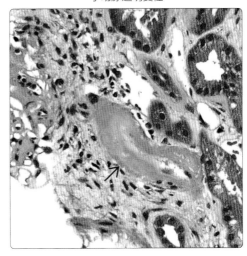

（左图）PAS 染色显示弥漫性系膜增生➡️和结节硬化➡️，这是移植后糖尿病肾病复发的特征。（右图）移植 6 年后出现复发性糖尿病肾病，移植肾出现严重的小动脉透明变性➡️。CNI 毒性和高血压也可引起该病变，难以与糖尿病引起的血管损伤区分

复发性淀粉样变

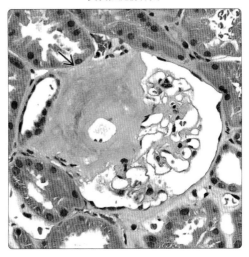

淀粉样蛋白免疫组织化学

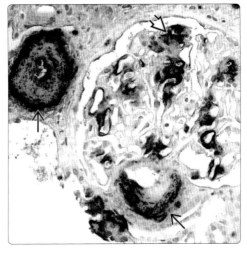

（左图）HE 染色显示肾小球门部小动脉内明显沉积无定形嗜酸性物质➡️，此例 9 岁患者接受了 47 岁强直性脊柱炎供者的肾脏，移植肾出现了复发性淀粉样变。（右图）IHC 染色证实供者存在淀粉样蛋白A沉积。注意小动脉内明显的淀粉样蛋白沉积➡️，肾小球系膜区较少受累➡️

新发疾病
De Novo Diseases

◀ 新发局灶节段性肾小球硬化 ▶

一、术语
- 定义
  - 原发病非局灶节段肾小球硬化（FSGS）的移植受者，在移植术后出现的新发局灶节段性肾小球硬化或其亚型

二、病原学 / 发病机制
- 高滤过
  - 移植肾长期肾单位损伤或长期存活移植肾肾单位丢失
  - 成年受体接受的儿童移植肾
- 严重的血管性疾病
  - 与死亡供肾有关的新发塌陷肾小球病（CG）
  - CG 的区域性分别
- 药物诱导
  - 钙调神经磷酸酶抑制剂（CNI）更为多见
    - CNI 可能通过微血管病疾病参与
  - mTOR 受体抑制剂
- 供体 APOL1 危险位点

三、临床特征
- 肾病范围的蛋白尿
- 慢性肾衰竭
- 新发 FSGS：诊断后 5 年内 40% 的移植物丢失
- 新发 CG：诊断后 1 年内 50% 的移植物丢失

四、镜下特征
- FSGS 或 CG
- 中小动脉硬化

五、主要鉴别诊断
- 复发性 FSGS
- 钙调激酶抑制剂毒性
- 复发性非典型溶血尿毒综合征
- 慢性移植肾小球肾病
- 新发或复发的免疫复合物介导的肾小球肾炎

突出的上皮细胞

节段性硬化

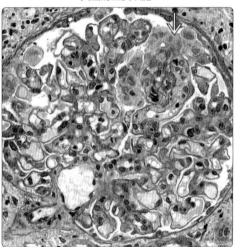
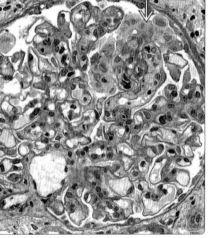

（左图）出现肾病范围蛋白尿的肾移植受体，塌陷型新发局灶性节段性肾小球肾炎可表现为增生的脏层上皮细胞（足细胞）➡️。（右图）在一些增生的足细胞中可见蛋白重吸收小滴➡️，与蛋白尿有关，可见肾小球基底膜双轨征➡️，提示存在慢性移植相关性肾小球病（六胺银染色）

塌陷型 FSGS

严重的小动脉透明样变

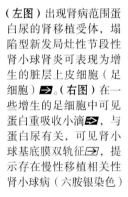
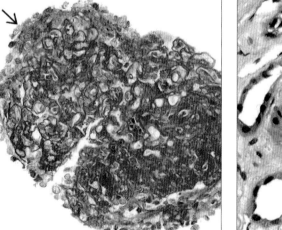
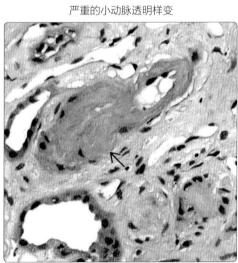

（左图）新发坍塌型 GSGS 患者显示在病区域显著的足细胞➡️，患者原发疾病为糖尿病肾病，临床表现为大量蛋白尿。（右图）塌陷性肾小球活检标本中可见明显突出的小动脉内皮下严重的透明样变➡️，提示与 CNI 毒性有关

一、术语

（一）缩略语

- 局灶节段性肾小球硬化症（focal segmental glomerulo-sclerosis，FSGS）

（二）定义

- 受者原发病为非 FSGS，移植术后出现 FSFG 或其亚型

二、病原学／发病机制

（一）高滤过

- 成年受体接受的儿童移植肾
- 长期存活移植肾肾单位丢失的

（二）严重的血管性疾病

- 与死亡供肾有关的新发塌陷肾小球病（CG）
- CG 的区域性分别

（三）药物诱导

- 钙调神经磷酸酶抑制剂（CNI）更为多见
  - CNI 可能通过微血管损伤引起
- mTOR 受体抑制剂

（四）供体 APOL1 风险位点

三、临床特征

（一）临床表现

- 蛋白尿
  - 程度不一，与复发 FSGS 不同
- 慢性肾衰

（二）实验室检查

- 尿常规
- 24h 尿蛋白定量

（三）治疗

- 尚无共识
- 如果患者原本使用 CNI，则更改用药

（四）预后

- 新发 FSGS
  - 诊断后 5 年内可有 40% 移植物丢失
- 新发 GC
  - 诊断后 1 年内可有 50% 移植物丢失

四、镜下特征

组织学特征

- PSGS 具有以下任一特征
  - 肾小囊粘连或者纤维性附着
  - 泡沫细胞或透明样变引起的肾小球毛细血管腔闭塞
  - 系膜基质的节段性沉积
  - 脏层上皮细胞突出（足细胞）
  - 足细胞内的蛋白吸收小滴
  - 足突消失
- CG（FSGS 的亚型）
  - 因足细胞引起的肾小球塌陷
  - 与炎症的血管疾病或 CNI 毒性有关
- 显著的间质炎性浸润

- 区域性分别
- 广泛肾小球硬化
- 间质纤维化及肾小管萎缩
  - 常为重型
- 间质泡沫细胞可与炎症的蛋白尿相关
- 小动脉透明样变
  - 内皮下透明变性
  - 可能存在外膜透明结节

五、辅助检查

（一）免疫荧光

- 瘢痕内 IgM 及 C3 阳性

（二）电子显微镜

- 足细胞足突消失
- CG 中可见足细胞从肾小球基底膜（GBM）脱落

（三）基因检测

- 如果患者体内存在 *APOL1* 突变，出现塌陷型 FSGS 的风险增加
- 可在肾活检组织中发现

六、鉴别诊断

（一）复发性局灶性节段性肾小球硬化

- 发病较早（＜1 年）

（二）钙调激酶抑制剂毒性

- 肾小管上皮细胞空泡样变性
- 外膜透明结节

（三）慢性移植肾小球病

- 无免疫复合物沉积的肾小球基底膜双轨征
- 程度不一的肾小管周围毛细血管 C4d 沉积
- 可能与新发 FSGS 同时出现

（四）免疫复合物相关性肾小球肾炎，新发或复发

- 免疫球蛋白免疫荧光染色阳性（免疫复合物沉积）

七、诊断清单

病理学要点

- 怀疑 FSGS 时需要完善免疫荧光及电镜检查
- CG 可与新月体性肾小球肾炎相似

（粘烨琦 译 付迎欣 王政禄 校）

参考文献

[1] Shah PB et al: APOL1 polymorphisms in a deceased donor and early presentation of collapsing glomerulopathy and focal segmental glomerulosclerosis in two recipients. Am J Transplant. 16(6):1923-1927, 2016

[2] Ponticelli C et al: De novo glomerular diseases after renal transplantation. Clin J Am Soc Nephrol. 9(8):1479-87, 2014

[3] Ikeda Y et al: A case of de novo focal segmental glomerulosclerosis occurred one and half years after kidney transplantation supposed to be caused by calcineurin inhibitor. Clin Transplant. 26 Suppl 24:76-80, 2012

[4] Nadasdy T et al: Zonal distribution of glomerular collapse in renal allografts: possible role of vascular changes. Hum Pathol. 33(4):437-41, 2002

[5] Cosio FG et al: Focal segmental glomerulosclerosis in renal allografts with chronic nephropathy: implications for graft survival. Am J Kidney Dis. 34(4):731-8, 1999

[6] Meehan SM et al: De novo collapsing glomerulopathy in renal allografts. Transplantation. 65(9):1192-7, 1998

◀ 新发膜性肾小球肾炎 ▶

要点

一、病原学 / 发病机制

- 可能是慢性抗体介导排斥反应的不典型表现
  - 与肾小管周围毛细血管 C4d 沉积及抗 HLA-DQ 相关
  - 一项尸检研究提示，新发膜性肾小球肾炎（MGN）只与移植肾有关，不累及自体肾
  - 可能在后续的二次或多次肾移植中复发

二、临床特征

- 可能累及 0.5%～9.0% 的肾移植受体
  - 起病时间晚（＞ 3 年）
  - 蛋白尿
  - 肾功能不全
  - 预后不佳
    - 67% 需要肾脏替代治疗

三、镜下特征

- 肾小球基底膜增厚
  - 弥漫性或节段性
  - GBM 增厚，"钉状"结构形成
    - 根据 MGN 阶段可出现"蜂窝乳酪"样结构
- 在 1/3 的病例中可出现系膜细胞增生
- 肾小球毛细血管壁可出现颗粒状 IgG 染色阳性
  - C4d 及 C3 可出现相似的染色模式
  - 仅在移植肾活检中检测到抗体时，需要谨慎评价肾小球 C4d 染色模式
  - 可在 70% 的患者中发现肾小管周围毛细血管 C4d 染色阳性
- 电镜下可见电子致密沉积物，伴或不伴基底膜钉状结构形成

四、主要鉴别诊断

- 复发性 MGN
- 供体来源 MGN
- 慢性移植物肾小球病

皮下"钉突"结构形成

"钉突"结构形成

（左图）Jones 六胺银染色提示上皮下"钉突"结构形成➡，并可见局部肾小球基底膜。（右图）因肾发育不良接受肾移植儿童的肾小球病变图像，50% 的新发 MGN 可出现慢性移植物肾小球病或双层基底膜➡（Jones 六胺银染色）

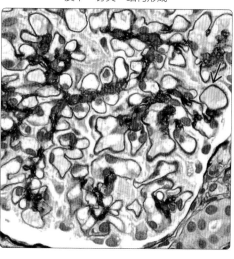
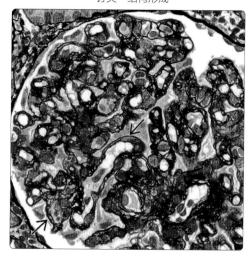

IgG

上皮下电子致密物沉积

（左图）IgG 免疫荧光染色证实在所有肾小球毛细血管中的颗粒状染色，确诊该病例为复发还是新发 MGN，需要结合临床信息进行分析。（右图）使用电镜观察新发 MGN 的肾小球，足细胞旁可见少量电子致密物沉积及"钉突"结构形成➡，这是早期或轻型 MGN 的典型表现，患者移植前有 4 年糖尿病病史

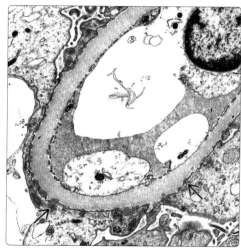

一、术语

（一）缩略语
- 新发膜性肾小球肾炎（membranous glomerulonephritis，MGN，de novo）

（二）定义
- 原发肾病为非 MGN。移植肾后发生的 MGN

二、病原学／发病机制

抗同种异体抗体／自身抗体
- 可能是慢性抗体介导排斥反应的不典型表现
  - 与肾小管周围毛细血管 C4d 及抗 HLA-DQ 沉积有关
  - 一项尸检研究提示，新发 MGN 仅发生于移植肾，不累及自体肾脏
    - 可能在后续的移植肾中复发
- 可在 HLA 配型相符的移植物中出现，可能与非 HLA 抗原有关
  - 大鼠模型中新发 MGN 仅见于移植肾，自体肾未见
- 无针对 PLA2R1 的自身抗体

三、临床特征

（一）流行病学
- 发生率
  - 0.5%～9% 的移植受体可出现

（二）临床表现
- 起病较迟（＞3 年）
- 蛋白尿
  - 肾移植受体出现蛋白尿的第二大病因
  - 多为肾病范围蛋白尿（＞3g/24h），可为间断蛋白尿或者反复蛋白尿

（三）预后
- 5 年移植物失功率＞50%
- 67% 的患者最终会出现肾功能不全

四、大体特征

一般特征
- 偶有肾静脉血栓形成
  - 相比于自体肾 MGN 少见

五、镜下特征

组织学特征
- 肾小球基底膜
  - 常见局灶性或节段性
- 50% 的患者可见肾小球毛细血管炎
- 33% 的患者可见系膜细胞增生
- 50% 的患者可见肾小球基底膜双轨征
  - 可能归咎于伴发的慢性移植性肾小球肾病（慢性抗体介导排斥反应）
- 显著的间质炎细胞浸润
  - 常常达到诊断急性 T 细胞介导排斥反应的诊断标准
- 动脉内膜炎
  - 急性排斥反应（2 型）亚型

六、辅助检查

（一）免疫荧光
- 毛细血管壁阳性颗粒状 IgG，κ- 及 λ 轻链染色
  - IgG_1 主要亚型
    - 原发 MGN 主要为 IgG_4 亚型
  - 可见多种毛细血管壁染色 -C4d，C3，C1q 及 IgM
- 70% 的患者可出现管周毛细血管 C4d 染色阳性

（二）电子显微镜
- 上皮下无定形电子致密沉积物
  - 通常小而稀疏
  - Ehrenreich-Churg 分期法中 I 期的电子致密物沉积较常见
- 基底膜双轨征
  - 损伤内皮细胞与基底膜脱离时内皮下间隙扩大

七、鉴别诊断

（一）复发性 MGN
- MGN 临床病史
- 早期发病（＜3 个月）
- IgG4 亚型

（二）供体源性 MGN
- 供体活检中出现相应病变，数月后消失

（三）慢性移植性肾小球病
- GBM 双轨征，无免疫复合物沉积
- 50% 的新发 MGN 可伴发
- 管周毛细血管 C4d 染色阳性
- 电镜下管周毛细血管多层化

八、诊断清单

病理学要点
- 患者存在显著蛋白尿，需使用免疫荧光和（或）电子显微镜做进一步评估
- 出现肾小球基底膜增厚或者双轨征、节段性肾小球硬化，需免疫荧光和（或）电子显微镜做进一步评估
- C4d 免疫荧光染色可能出现颗粒状肾小球毛细血管着色

（粘烨琦　译　付迎欣　王政禄　校）

参考文献

[1] Wen J et al: HLA-DR, and not PLA2R, is expressed on the podocytes in kidney allografts in de novo membranous nephropathy. Medicine (Baltimore). 95(37):e4809, 2016

[2] Ponticelli C et al: De novo glomerular diseases after renal transplantation. Clin J Am Soc Nephrol. 9(8):1479-87, 2014

[3] Patel K et al: De novo membranous nephropathy in renal allograft associated with antibody-mediated rejection and review of the literature. Transplant Proc. 45(9):3424-8, 2013

[4] Honda K et al: De novo membranous nephropathy and antibody-mediated rejection in transplanted kidney. Clin Transplant. 25(2):191-200, 2011

[5] Lal SM: De novo membranous nephropathy in renal allografts with unusual histology. Arch Pathol Lab Med. 131(1):17, 2007

[6] Monga G et al: Membranous glomerulonephritis (MGN) in transplanted kidneys: morphologic investigation on 256 renal allografts. Mod Pathol. 6(3):249-58, 1993

[7] Truong L et al: De novo membranous glomerulonephropathy in renal allografts: a report of ten cases and review of the literature. Am J Kidney Dis. 14(2):131-44, 1989

（左图）同时患有新发 MGN 合并慢性抗体介导排斥反应患者的肾小球，可见显著的广泛肾小球基底膜双轨征。（右图）新发 MGN 活检的 PAS 染色提示肾小球基底膜增厚及空泡样变性 ➡️ 肾小球中可见细胞外基质节段性沉积及透明变性，阻塞毛细血管管腔 ➡️

慢性移植性肾小球病

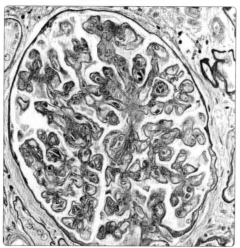

节段性硬化

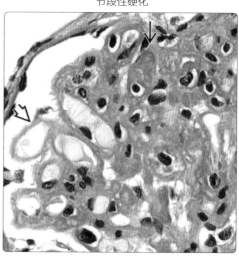

（左图）IgG 的免疫荧光染色显示沿肾小球毛细血管分布的免疫复合物节段性沉积 ➡️。部分肾小球毛细血管或肾小球基底膜节段无着色 ➡️ κ 和 λ 轻链可见相似染色模式，但染色强度较浅。（右图）免疫荧光染色显示沿肾小球基底膜分布的颗粒状 C4d 染色，该表现可能是 MGN 仅有的表现，需使用其他免疫荧光染色及电子显微镜进一步检查

节段性 IgG 沉积

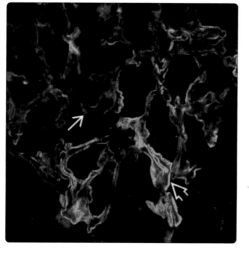

C4d

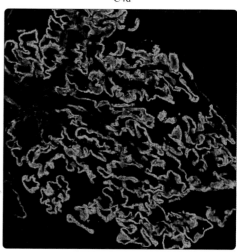

（左图）存在供体 HLA 抗原特异性抗体及新发 MGN 的患者中，管周毛细血管可见广泛分布的 C4d 线性沉积 ➡️，这是抗体介导排斥反应的典型反应。（右图）二次肾移植后罹患 MGN 的受体中，可见管周毛细血管及基底膜 C4d 沉积，其第一次移植时因新发 MGN 及慢性抗体介导排斥反应导致了移植物丢失。既往有新发 MGN 病史是二次移植物失功的危险因素

管周毛细血管 C4d

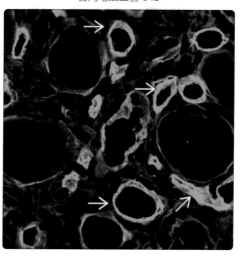

C4d 免疫组化染色

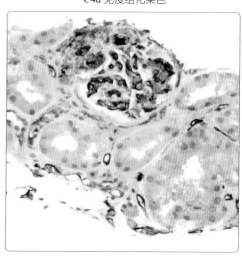

Kidney Transplantation

上皮下免疫复合物

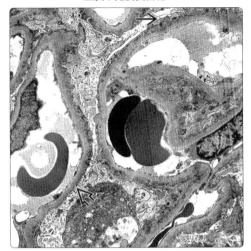

上皮下"钉突"结构

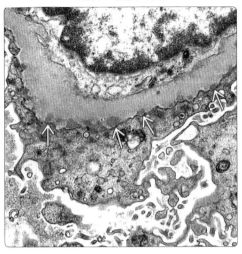

（左图）EM 可见许多小的上皮下电子致密沉积物的节段性分布➡️。足细胞足突节段性消失➡️。（右图）可见许多与足细胞接触的小的沉积物及少量"钉突"结构形成➡️，这是早期及轻型 MGN 的典型表现，这种表现在新发 MGN 中并不少见

节段性分布"钉突"结构

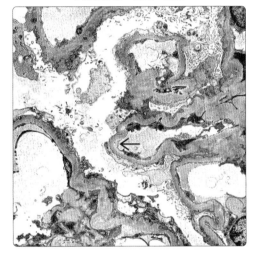

上皮下沉积

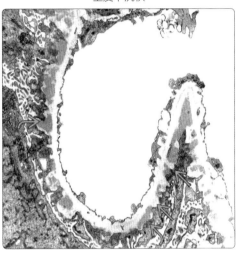

（左图）电镜显示上皮下许多离散的电子物沉积。局灶性内皮细胞与基底膜分离，但在所有肾小球毛细血管中均未见➡️。（右图）6 年前因 FSGS 接受肾移植患者，目前诊断为新发 MGN，可见被肾小球基底膜➡️"钉突"结构环绕于上皮下沉积➡️，这是 II 级 MGN 的典型表现

上皮下及基底膜内沉积

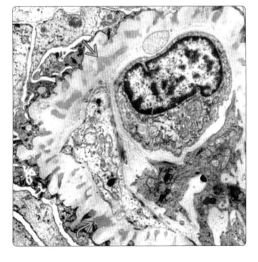

管周毛细血管基底膜多层改变

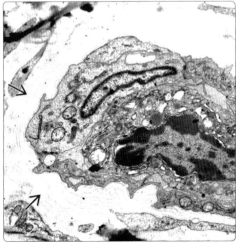

（左图）慢性抗体介导排斥反应合并新发 MGN 患者，电镜显示肾小球基底膜双轨征，以及形态不规则的肾小球基底膜内➡️、上皮下电子致密物沉积➡️。（右图）电镜示管周毛细血管基底膜呈多层➡️，该患者存在供体 HLA 特异性抗体及新发 MGN

◀▪ Alport 综合征中的抗 GBM 病 ▪▶

要
点

一、术语
- 移植后 Alport 肾炎

二、病因 / 发病机制
- 针对移植肾Ⅳ型胶原的 α-3、α-4 或 α-5 链产生抗体
  - 更多的 COL4A5 缺失可能更容易发生移植后抗肾小球基底膜（anti-GBM）疾病
  - X 连锁显性遗传型 Alport 综合征（AS）患者靶向 COL4A5 的 NC1 结构域
- 常染色体隐性遗传型 AS 患者靶向 COL4A3 或 COL4A4 的 NC1 结构域

三、临床问题
- 3%~5% 的 Alport 受体在肾移植后出现新发抗 GBM 病
- 在最近的一系列研究中，0.4% 的 AS 患者出现新发抗 GBM 病（2014 年）
- 急性肾衰竭

- 75% 的病例发生在移植后第 1 年
- 血尿
- 男性占多数
- 90% 的移植物在发病后数月内失功
  - 抗 GBM 病常在随后的同种异体移植中复发，病程加快
- 血浆置换

四、镜下特征
- 细胞新月体和（或）纤维素样坏死，通常 > 80% 肾小球
- 肾小球基底膜强线性 IgG 免疫荧光染色
- 肾小管内红细胞管型
- 急性肾小管损伤

五、主要鉴别诊断
- 寡免疫复合物（ANCA 相关）新月体肾炎
- 糖尿病性肾病

切除的移植肾

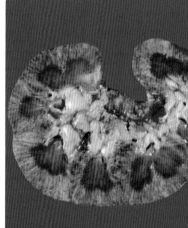

红细胞管型

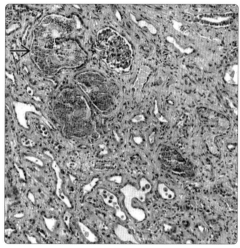

（左图）37 岁女性患者的移植肾，该患者罹患 X 连锁显性遗传型 Alport 综合征。移植后 18 个月，患者出现移植物压痛和肾衰竭。ELISA 和 Westernblot 检测抗 GBM 效价可疑。（右图）Alport 患者肾移植后抗 GBM 病，HE 染色显示皮质内有数个红细胞和色素管型➡，广泛的间质纤维化和肾小管损伤

细胞性新月体

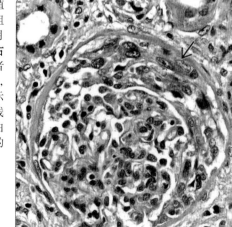

IgG 线性沉积

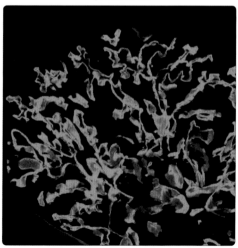

（左图）AS 患者肾移植后 18 个月，HE 染色组织切片显示细胞性新月体➡压迫肾小球。（右图）Alport 综合征患者移植后出现抗 GBM 病，IgG 免疫荧光染色显示肾小球 GBM 明亮的线性着色。IgG 和白蛋白强着色是抗 GBM 病的典型表现

一、术语

（一）缩略语

- Alport 综合征（disease in Alport syndrome，AS）中的抗肾小球底膜（antiglomerular basement membrane，抗GBM）病

（二）同义词

- 移植后 Alport 肾炎
- 新发抗 GBM 肾炎

（三）定义

- Alport 综合征肾移植受者中抗 GBM 抗体介导的肾小球肾炎（GN）

二、病因／发病机制

肾移植后暴露于非内源性肾小球基底膜抗原

- 由于内源性抗原突变，AS 患者产生了针对同种异体移植物完整的 α345NC1（Ⅳ型胶原的 α-3、α-4 或 α-5 链的六聚体）NC1 结构域的抗体
  - COL4A5 基因的大量缺失具有更高的 GN 风险
  - 靶向攻击含有完整的四价 α345NC1 抗原决定簇
    - 所有同种异体抗体均可介导新发抗 GBM 肾炎
    - 肺出血肾炎综合征的不同抗原靶点
    - X 连锁显性 AS 靶向 COL4A5 的 NC1 结构域
    - 常染色体隐性遗传型 AS 患者靶向 COL4A3 或 COL4A4 的 NC1 结构域

三、临床问题

（一）流行病学特征

- 发病率
  - 3%～5% 的老年 Alport 受者在肾移植后出现新发抗 GBM 病
  - 2014 年的系列研究中，0.4% 的 AS 患者出现了新发抗 GBM 病
- 性别
  - 男性高发
  - X 连锁显性 AS 的女性有 1 个Ⅳ型胶原 α 链正常等位基因，并很少发生抗 GBM 疾病
    - 只有 2 例女性常染色体隐性遗传性 AS 的报道

（二）临床表现

- 急性肾衰竭
  - 75% 发生在肾移植术后 1 年内
- 血尿

（三）实验室检查

- 免疫印迹或 ELISA 法检测血清抗 GBM 滴度

（四）治疗

- 药物
  - 环磷酰胺
  - 大剂量皮质类固醇
  - 硼替佐米（实验性）
  - 利妥昔单抗（实验性）
- 血浆置换

（五）预后

- 90% 的移植肾在抗 GBM 病发病后数周至数月内失功
  - 在同种异体移植物中，抗 GBM 病常常复发，且病程加快
- 移植后移植物和患者的总体存活率与非 Alport 受者相似

四、镜下特征

组织学特征

- 细胞性新月体和（或）纤维素样坏死（通常＞80% 肾小球）
  - 无新月体或纤维素样坏死的肾小球表现正常
- 急性肾小管损伤
- 红细胞管型
- 也可能存在 T 细胞介导或抗体介导的排斥反应

五、辅助试验

免疫荧光

- GBM 强的、线性 IgG 免疫荧光染色
  - 15% 肾移植术后的 AS 患者中可检测到
  - Kappa 中 κ 和 λ 着色模式与 C3 相似，着色强度较低
  - 线性 IgG 染色强度显著高于白蛋白
  - 肾小球囊和远端肾小管基底膜也可能呈线性着色

六、鉴别诊断

新月体 GN，多伴有 ANCA 相关

- GBM 缺乏强线性免疫球蛋白沉积

糖尿病肾病

- GBM 具有强线性 IgG 和白蛋白免疫荧光染色

七、诊断清单

病理学要点

- 没有肾炎，IgG 在 GBM 呈线性着色

（杜 青 译 付迎欣 王政禄 校）

参考文献

[1] Kelly YP et al: Outcomes of kidney transplantation in Alport syndrome compared with other forms of renal disease. Ren Fail. 1-4, 2016

[2] Mallett A et al: End-stage kidney disease due to Alport syndrome: outcomes in 296 consecutive Australia and New Zealand Dialysis and Transplant Registry cases. Nephrol Dial Transplant. 29(12):2277-86, 2014

[3] Olaru F et al: Quaternary epitopes of α345(IV) collagen initiate Alport posttransplant anti-GBM nephritis. J Am Soc Nephrol. 24(6):889-95, 2013

[4] Temme J et al: Outcomes of male patients with Alport syndrome undergoing renal replacement therapy. Clin J Am Soc Nephrol. 7(12):1969- 76, 2012

[5] de Sandes-Freitas TV et al: Late presentation of Alport posttransplantation anti-glomerular basement membrane disease. Transplant Proc. 43(10):4000- 1, 2011

[6] Pedchenko V et al: Molecular architecture of the Goodpasture autoantigen in anti-GBM nephritis. N Engl J Med. 363(4):343-54, 2010

[7] Kashtan CE: Renal transplantation in patients with Alport syndrome. Pediatr Transplant. 10(6):651-7, 2006

[8] Browne G et al: Retransplantation in Alport post-transplant anti-GBM disease. Kidney Int. 65(2):675-81, 2004

[9] Byrne MC et al: Renal transplant in patients with Alport's syndrome. Am J Kidney Dis. 39(4):769-75, 2002

高灌注损伤

要点

一、病因 / 发病机制
- 10% 的儿童肾脏（＜ 10 岁）发生这种损伤
  - 婴儿肾脏（＜ 1 岁）更易受影响
  - 双肾移植后的易感程度较低
- 可能的影响因素
  - 成人的血容量和体循环血压高于儿童
  - 与成人相比，儿童肾小球较小，肾小球基底膜（GBM）较薄
  - 小儿肾小球Ⅳ型胶原α链的组分不同

二、临床表现
- 肾功能不全
- 蛋白尿

三、镜下特征
- 球性和（或）节段性肾小球硬化

- 多种表现的系膜硬化和（或）细胞增多
- 间质纤维化和肾小管萎缩

四、辅助试验
- 免疫荧光显微镜
  - Ⅳ型胶原 α-3 和 α-5 链的间接 IF 显示 GBM 呈强线性染色（正常）
- 电镜
  - 显著的 GBM 改变
    - 弥漫性分层和断裂
    - 明显变薄
  - 足细胞足突消失与微绒毛改变

五、主要鉴别诊断
- Alport 综合征
- 复发性局灶节段性肾小球硬化症

肾小球和肾小管间质纤维化

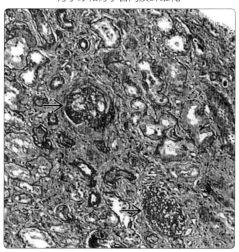

系膜硬化 / 足细胞增生

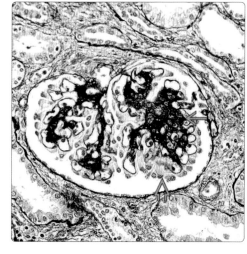

（左图）小儿肾移植 PAS 染色显示 2 个球性硬化肾小球➡周围弥漫性间质纤维化和肾小管萎缩（图片由 T. Nadasdy, MD 提供）。（右图）六胺银染色显示肾小球系膜硬化➡伴邻近的脏层上皮细胞➡增生和节段性肾小球系膜细胞增多（图片由 T. Nadasdy, MD 提供）

节段性硬化

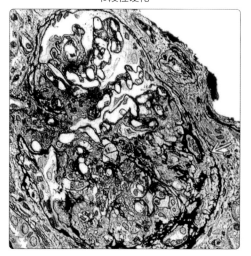

显著的肾小球基底膜改变

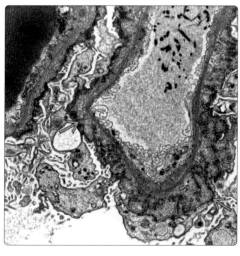

（左图）Jones 六胺银染色显示节段性硬化肾小球，基质积聚，毛细血管管腔消失，纤维粘连在肾小球囊➡（图片由 T. Nadasdy, MD 提供）。（右图）电子显微镜显示肾小球基底膜明显的分层和断裂➡，其上覆足细胞足突消失（图片由 T. Nadasdy, MD 提供）

一、术语

（一）同义词

- 高滤过损伤

（二）定义

- 将非常年轻的儿童肾脏移植到成人受者体内引起的急性和慢性肾小球损伤

二、病因 / 发病机制

高灌注损伤

- 10% 的儿童肾脏（＜ 10 岁）在移植到成人受者体内时发生高灌注损伤
  - 婴儿肾脏（＜ 1 岁）更易受影响
  - 双肾移植后的易感程度较低
- 可能的诱发因素
  - 成人的血容量大于儿童
  - 成人的体循环血压高于儿童
  - 儿童肾小球比成人小
  - 儿童肾小球基底膜（GBM）较成人薄
    - GBM 厚度在 12—13 岁时达到最大厚度
  - 儿童肾小球基底膜中 IV 型胶原 α 链组分不同
    - 胚胎 GBM 由 IV 型胶原的 α–1 和 α–2 链组成，随着肾小球成熟，逐渐被 α–3、α–4 和 α–5 链取代

三、临床问题

（一）流行病学

- 发病率
  - 罕见

（二）表现

- 肾功能不全
- 蛋白尿
  - 处于肾病范围内
- 可能在移植后 10 周出现

（三）实验室检查

- 无
  - 肾活检后仅用电子显微镜方法确定诊断

（四）预后

- 血管并发症发生率较高
- 较差
  - 婴儿供肾移植后 1 年内往往会出现衰竭

四、镜下特征

组织学特征

- 肾小球
  - 球性和（或）节段性肾小球硬化
    - 不同程度的系膜硬化和（或）细胞增生
  - 程度不等的足细胞增生
- 肾小管间质
  - 间质纤维化和肾小管萎缩

五、辅助试验

（一）免疫荧光

- 间接免疫荧光染色显示 IV 型胶原 α–3 和 α–5 在 GBM 显著线性着色（正常）

（二）电子显微镜

- GBM 显著改变
  - 弥漫性分层和断裂
  - 明显变薄
- 足细胞损伤
  - 弥漫性足突消失
  - 微绒毛变性

六、鉴别诊断

（一）Alport 综合征

- 电镜下 GBM 全层弥漫性分层和断裂，无正常节段
- 间接 IF 显示基底膜 IV 型胶原的 α–3 和（或）α–5 链缺失
- 广泛的供体检查最大限度地降低发病率

（二）复发性局灶节段性肾小球硬化

- 原发性局灶节段性肾小球硬化的病史
- 足细胞足突弥漫性消失
- 电镜下 GBM 正常

七、诊断清单

病理学要点

- 供体的临床信息有助于提高对高灌注损伤的考虑
- 电镜对诊断至关重要
- 电镜没有发现 GBM 改变，光镜下肾小球和肾小管间质纤维化是非特异性的

（杜 青 译 付迎欣 王政禄 校）

参考文献

[1] Al-Shraideh Y et al: Single vs dual (en bloc) kidney transplants from donors ≤ 5 years of age: a single center experience. World J Transplant. 6(1):239-48, 2016

[2] Feltran Lde S et al: Does graft mass impact on pediatric kidney transplant outcomes? Pediatr Nephrol. 29(2):297-304, 2014

[3] Friedersdorff F et al: Outcome of single pediatric deceased donor renal transplantation to adult kidney transplant recipients. Urol Int. 92(3):323-7, 2014

[4] Borboroglu PG et al: Solitary renal allografts from pediatric cadaver donors less than 2 years of age transplanted into adult recipients. Transplantation. 77(5):698-702, 2004

[5] Nadasdy T et al: Diffuse glomerular basement membrane lamellation in renal allografts from pediatric donors to adult recipients. Am J Surg Pathol. 23(4):437-42, 1999

[6] Ratner LE et al: Transplantation of single and paired pediatric kidneys into adult recipients. J Am Coll Surg. 185(5):437-45, 1997

[7] Satterthwaite R et al: Outcome of en bloc and single kidney transplantation from very young cadaveric donors. Transplantation. 63(10):1405-10, 1997

[8] Hayes JM et al: The development of proteinuria and focal-segmental glomerulosclerosis in recipients of pediatric donor kidneys. Transplantation. 52(5):813-7, 1991

[9] Truong LD et al: Electron microscopic study of an unusual posttransplant glomerular lesion. Arch Pathol Lab Med. 115(4):382-5, 1991

◀■ 植入综合征 ■▶

要点

一、术语
- 与造血干细胞移植相关的系统性综合征
  ○ 主要见于非清髓性骨髓移植（BMT）联合肾移植受者
  ○ 见于各种自体或异体移植
- 同义词：毛细血管渗漏综合征，骨髓激活，或复苏综合征

二、临床问题
- 肾功能不全，发热，肺水肿，皮疹
- 最近的治疗方案移植物植入综合征（ES）不明显

三、镜下特征
- 急性肾小管损伤（ATI）
- 间质出血
- 肾周毛细血管充血（PTC）

四、辅助检查
- 在 PTC 中许多细胞 Ki-67（+）

- 细胞包括 T 细胞［CD3（+）、CD8（+）］、巨噬细胞［CD68（+）］和粒细胞［MPO（+）］
- 受体来源毛细血管中的细胞由 XY FISH 产生
- 电镜显示 PTC 内皮细胞和纤维蛋白类晶团聚体严重受损
- C4d 通常为阴性

五、鉴别诊断
- 由于缺血引起的 ATI
- 急性抗体介导的（体液）排斥反应
- 急性 T 细胞介导的排斥反应
- 血栓性微血管病变

六、诊断清单
- 肾小球和 PTC 中的 Ki-67（+）细胞可以区分 ES 与排斥反应和 ATI

肾小管损伤、核分裂和管周毛细血管细胞　　　　　　肾小球毛细血管襻炎症细胞

（左图）骨髓移植联合肾移植的患者的 PAS 染色显示刷缘缺失，上皮细胞扁平，管周毛细血管细胞（PTC）➡和核分裂➡。（右图）骨髓移植联合肾移植的耐受方案的患者的光镜显示轻微的细胞性肾小球炎，偶见细胞存在于肾小球毛细血管襻➡

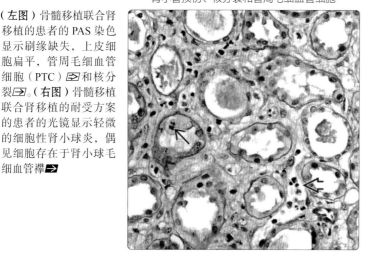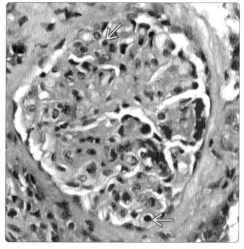

红细胞淤积于管周毛细血管　　　　　　肾小球和管周毛细血管中 Ki-67（+）细胞

（左图）在一项旨在诱导免疫耐受的方案中，同时接受骨髓和肾脏移植的受体的电镜显示，PTC 中的红细胞"淤积"，PTC 内皮细胞减少➡。（右图）在一项旨在诱导免疫耐受的骨髓/肾移植方案中，Ki-67 染色显示 PTC 和肾小球中有大量阳性细胞➡

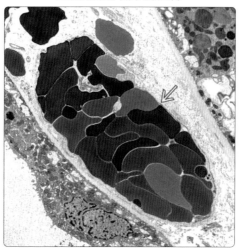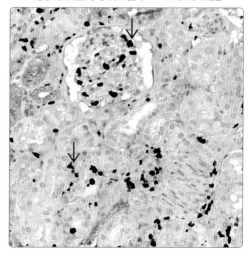

一、术语

（一）缩略语

- 植入综合征（engraftment syndrome，ES）

（二）定义

- 骨髓移植后出现全身炎症综合征（RMT）

二、病因/发病机制

（一）临床背景

- 自体或异体 BMT
  - 通常为轻度肾损害
- 严重的形式发生在 BMT 联合肾移植受者
  - 常在非 HLA 相同的肾 -BMT 同种异体移植物中
    - 也在 HLA 相同的移植物中，提示非 MHC 抗原可能是靶点

（二）假定机制

- 受体骨髓恢复过程中细胞因子的释放
- 对同种自体或异体内皮细胞反应
- 淋巴细胞稳态增殖
- 血管对 CNI 敏感性增加
- 环磷酰胺可能导致发病

三、临床问题

（一）流行病学

- 发病率
  - 同种自体式异体骨髓移植患者的肾功能障碍（约 20%），一过性
    - 在供体骨髓恢复过程中发生
    - 活检通常不能来解释单独 BMT 的肾功能不全
  - 在早期的研究中，ES 在非清髓性 BMT 联合肾移植中很常见
    - 由于嵌合性下降，常发生在受体骨髓的恢复过程中
    - 不使用环磷酰胺发病率可能下降

（二）表现

- 急性肾衰竭/功能不全
  - BMT 联合肾移植后 10~12 天
- 发热，肺水肿（非心源性），皮疹

（三）治疗

- 支持治疗，免疫抑制增强或减弱

（四）预后

- 一般是短暂的

四、镜下特征

组织学特征

- 肾小球
  - 肾小球毛细血管单个核细胞和中性粒细胞浸润
  - 没有血栓或细胞增多
- 肾小管
  - 急性肾小管损伤（ATI）
  - 肾小管周围毛细血管（PTC）
  - 充血和偶见炎细胞，包括中性粒细胞和单个核细胞

- 肾间质
  - 间质出血，灶性
  - 很少或没有间质炎细胞浸润
- 动脉
  - 一般正常
  - 少数出现动脉内膜炎
  - 血栓不明显

五、辅助检查

（一）免疫组化染色

- PTC
  - 在 PTC 和肾小球中，显示大量 Ki-67 阳性细胞
  - 毛细血管内细胞 CD3、CD68 和 MPO 阳性
  - T 细胞常为 CD8（+），CD4（+）T 细胞较为罕见
- 肾小球
  - 类似于 PTC：Ki-67（+）、CD3（+）、CD8（+）和 CD68（+）细胞

（二）免疫荧光

- C4d 通常为阴性
  - C4d（+）与供体特异性抗体有关

（三）原位杂交

- XY 染色体 FISH 方法显示毛细血管内细胞为受体来源
- 供体来源的内皮细胞

（四）电子显微镜

- 严重的 PTC 内皮损伤和丢失
- 许多 PTC 中可以看到纤维蛋白

六、鉴别诊断

（一）其他原因引起的 ATI

- 例如缺血，在 PTC 中典型的 Ki-67（+）细胞较少

（二）急性抗体介导排斥反应

- 通过免疫荧光或免疫组化染色检测 PTC 中的 C4d
- BMT 联合肾移植中，部分 ES 患者可见 PTC 中出现中性粒细胞和明显的 C4d 阳性
- ES 动脉无纤维素样坏死

（三）急性 T 细胞介导排斥反应

- 动脉炎和肾小管间质炎细胞浸润

（四）血栓性微血管病变

- 小血管血栓，有时伴有内皮肿胀，水肿和或纤维素样坏死
- 裂片红细胞（碎裂的红细胞），特别是在血管壁上
- 电镜显示内皮下增宽和或稀疏

（窦古枫 译 付迎欣 王政禄 校）

参考资料

[1] Shah NN et al: Procalcitonin and cytokine profiles in engraftment syndrome in pediatric stem cell transplantation. Pediatr Blood Cancer. 64(3), 2016

[2] Kawai T et al: Long-term results in recipients of combined HLA-mismatched kidney and bone marrow transplantation without maintenance immunosuppression. Am J Transplant. 14(7):1599-611, 2014

[3] Farris AB et al: Acute renal endothelial injury during marrow recovery in a cohort of combined kidney and bone marrow allografts. Am J Transplant. 11(7):1464-77, 2011

[4] Troxell ML et al: Renal pathology in hematopoietic cell transplantation recipients. Mod Pathol. 21(4):396-406, 2008

（左图）一个同时接受骨髓联合肾脏移植的患者的三色染色显示广泛的红细胞淤积➡️。（右图）骨髓联合肾脏移植受者的免疫耐受方案中三色染色显示 PTC 中红细胞淤积以及偶见的炎细胞➡️

管周毛细血管红细胞淤积

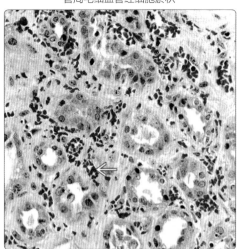

管周毛细血管红细胞淤积

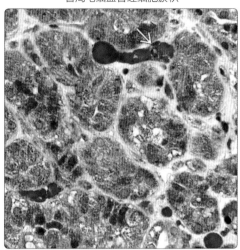

（左图）骨髓联合肾移植后10天发生在移植综合征（ES）的免疫耐受患者活检，可见局灶性动脉内膜炎➡️。目前尚不清楚这是细胞性排斥反应还是 ES 所致的内皮损伤的表现。（右图）免疫组化染色可见肾小球➡️、PTC➡️和肾小管炎➡️中的 CD3（+）细胞

移植综合征的局灶性动脉内膜炎

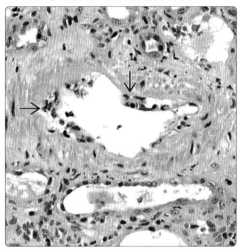

肾小球和管周毛细血管中 CD3（+）细胞

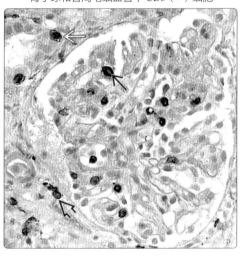

（左图）CD68 染色显示骨髓联合肾移植受者 PTC➡️中有大量阳性细胞。（右图）在诱导免疫耐受方案中，骨髓联合肾移植受者的 PTC➡️中的 CD34（+）细胞，可能是未成熟的骨髓细胞，PTC 内皮➡️细胞的 CD34 斑片状缺失，提示内皮细胞受损

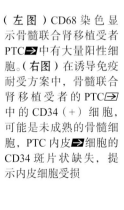

管周毛细血管中 CD68（+）细胞

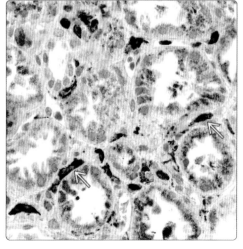

CD34 染色显示 PTC 的内皮细胞和管内细胞

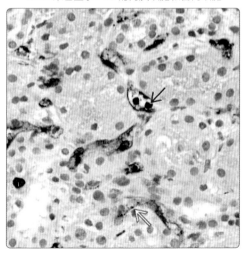

肾小管周毛细血管纤维蛋白

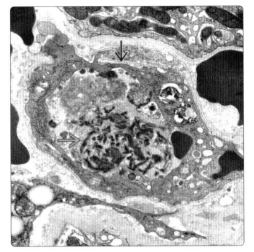

红细胞淤积于肾小管周毛细血管

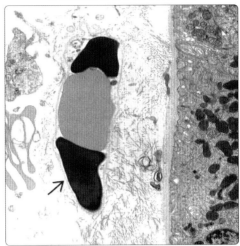

（左图）在诱导免疫耐受方案中，骨髓/肾脏移植受者中PTC的电镜显示纤维蛋白➡和反应性内皮细胞➡。（右图）在诱导免疫耐受方案中，骨髓联合肾脏移植受体的电镜显示一个PTC中充满剥落的内皮和红细胞➡

肾小球毛细血管中红细胞

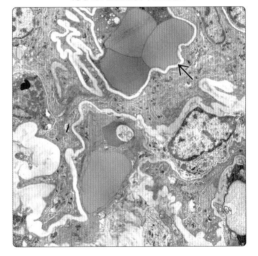

移植物中受体来源白细胞

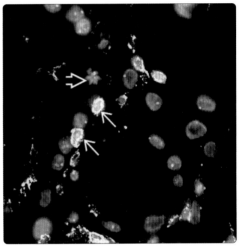

（左图）骨髓联合肾移植的患者，电镜显示肾小球毛细血管充血，肾小球基底膜局部变薄➡。（右图）女性接受男性肾和骨髓移植的免疫耐受方案中，XY染色体FISH检测显示，PTC中的CD45（+）细胞来自受体➡（绿色X染色体，红色Y染色体，黄色CD45，蓝色DAPI）。可以看到核分裂象➡

供体来源的肾小管细胞

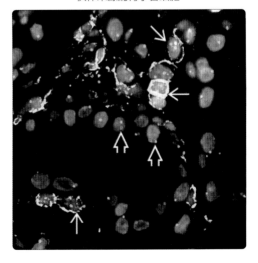

移植物中的受体T细胞

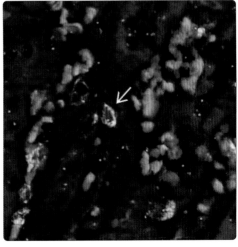

（左图）女性接受男性肾和骨髓移植的免疫耐受方案中，XY染色体FISH检测在PTC中显示受体CD45（+）细胞➡供体肾小管上皮细胞➡（绿色X，红色Y，黄色CD45，蓝色DAPI）。（右图）在接受男性肾移植和骨髓移植（X绿，Y红，CD3橙）28天后，HLA相同的女性患者的XY FISH出现了ES。移植物中大约75%的T细胞来自受体➡，这与TCMR对非MHC抗原的反应一致

◀▐▌▶ 非肾移植受者的肾脏疾病 ▐▌▶

要点

一、术语
- 移植其他器官或造血干细胞后，在自体肾脏中发生的肾脏疾病

二、病因/发病机制
- 钙调神经磷酸酶抑制剂（环孢素、他克莫司）
- 抗病毒药物
- 多瘤病毒
- 糖尿病肾病
- 高血压肾硬化
- 造血干细胞移植相关的移植物抗宿主病

三、临床问题
- 16% 的非肾移植受者在 10 年内发生慢性肾衰竭
- 进行性肾衰竭
- 蛋白尿、肾病综合征
- 裂片红细胞、血小板减少、LDH 升高

四、镜下特征
- 因病因而异，活组织检查比例低（1%~4%）

- CNIT：慢性、血管和小管间质病变
  - 结节性小动脉透明变性、间质纤维化、肾小管萎缩、肾小球硬化
- CNIT：血栓性微血管病
  - GBM 双轨，血栓性内皮细胞损伤
- 膜性肾小球肾炎
  - GBM 沉积物和"钉突"形成
- 微小病变
  - 足突消失
- 药物毒性
  - 晶体、草酸盐、间质性肾炎
- 病毒感染
  - 核内包涵体，IHC 阳性的病毒抗原

五、诊断清单
- 大多数病例的病因假定为 CNIT，但无活检证据

CNIT 所致外周结节性透明

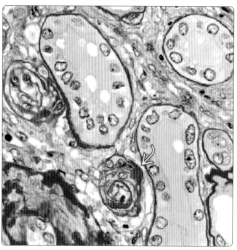

CNIT 所致条带状纤维化

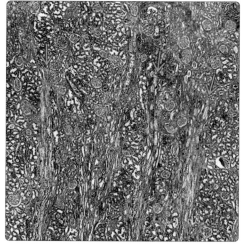

（左图）心脏移植术后肾活检显示小动脉➔周围结节性透明变性是钙调神经磷酸酶抑制剂毒性（CNIT）的特征，但并不是特征性病理改变。
（右图）肺移植受者自体肾脏显示条带状纤维化，在皮质中沿髓放线分布➡，多种原因会导致此区域缺血（图片由 S. Rosen, MD 提供）

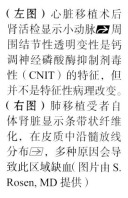

TMA 所致洋葱皮样内膜增厚

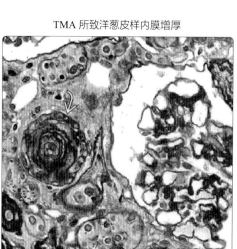

亚临床 TMA

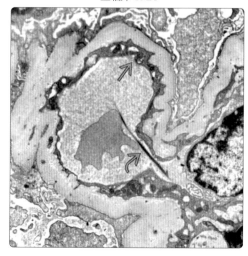

（左图）13 年前接受心脏移植者的自体肾脏活检显示小动脉洋葱皮样增厚➔，这是血栓性微血管病（TMA）的表现。
（右图）5 年前接受肝移植受者的自体肾脏活检显示明显的肾小球内皮细胞损伤，表现为窗孔缺失➡和 GBM 不规则。在腔内有纤维蛋白类聚体➡

一、术语

（一）缩略语
- 钙调神经磷酸酶抑制剂（calcineurin inhibitor，CNI）

（二）定义
- 移植其他器官或造血干细胞后，在自体肾脏中发生的肾脏疾病

二、病因 / 发病机制

（一）药物毒性
- CNI（环孢素、他克莫司）
  - 血栓性微血管病
  - 间质纤维化 / 肾小管萎缩
  - 小动脉透明变性
  - 局灶节段性肾小球硬化
  - 急性肾小管损伤
  - 药物水平通常远高于肾移植
- 抗病毒药物
- 羟乙基淀粉肾毒性

（二）感染
- 多瘤病毒（BK/JC）
  - 心脏、肝脏、肺或胰腺受者很少发生多瘤肾病
- EB 病毒（移植后淋巴增生性疾病）
- 腺病毒
- 巨细胞病毒

（三）受体疾病进展
- 糖尿病肾病
- 高血压性肾硬化
- HCV 相关肾小球疾病
- 轻链肾病
- 淀粉样变

（四）免疫反应
- 膜性肾小球肾炎
  - 与移植物抗宿主病（GVHD）相关
    - 罕见的自体造血干细胞移植报告
- 微小病变
  - 与 GVHD 相关

三、临床问题

（一）流行病学
- 16.5% 的非肾移植受者在 10 年内发生慢性肾衰竭 [GFR $< 30ml/（m \cdot 1.73m^2）$]
  - 5 年间：18% 的肝移植受者，16% 的肺移植受者，11% 的心脏移植受者

（二）表现
- 进行性肾衰竭
  - CNI 毒性
  - 高血压性肾硬化
  - 多瘤病毒肾病
- 蛋白尿、肾病综合征
  - 糖尿病肾病
  - 局灶节段性肾小球硬化
  - 膜性肾小球肾炎
  - 微小病变
  - HCV 相关肾小球疾病
- 裂片红细胞、血小板减少、LDH 升高
  - CNI 毒性
  - 也可能是亚临床血栓性微血管病

（三）治疗
- 因病因而异
- 减少或替代免疫抑制治疗
- 肾移植治疗已成功

（四）预后
- 因病因而异
- 4.5% 进行了 ESRD

四、镜下特征

组织学特征
- CNI 毒性
  - 间质纤维化、肾小管萎缩、球性或节段性肾小球硬化、结节性小动脉透明变性
  - 急性肾小管损伤
  - 血栓性微血管病
    - 急性
      - 肾小球毛细血管、小动脉血栓
      - 急性内皮细胞损伤
    - 慢性
      - GBM 增厚
      - 结节性小动脉透明变性
- 糖尿病肾病
  - 小动脉透明变性、结节性肾小球硬化
- 高血压肾硬化
  - 动脉内膜弹力纤维增生，肾小球硬化，间质纤维化，肾小管萎缩
- 膜性肾小球肾炎
  - 肾小球毛细血管增厚，GBM 沉积物和"钉突"形成
- HCV 相关肾小球疾病
  - GBM 增厚，系膜细胞增多，假血栓形成
- 微小病变
  - 正常肾小球，肾小管重吸收滴
- 抗病毒药物毒性
  - 肾小管中的晶体，有时在肾小球毛细血管中
  - 草酸沉积和色素管型
- 药物反应
  - 间质性肾炎
    - GVHD 在肾脏的间质表现尚不明确
- 病毒感染
  - 核内包涵体、染色质深染、间质炎细胞浸润、肉芽肿（腺病毒）

五、辅助试验

（一）免疫组化染色
- 病毒感染
  - 病毒抗原（多瘤病毒、腺病毒、巨细胞病毒）

（二）免疫荧光染色
- 膜性肾小球肾炎
  - IgG、C3 沿 GBM 颗粒状沉积物
  - PLA2R（－）
- HCV 相关肾小球疾病
  - IgM、IgG、C3、C1q 沿 GBM 和系膜颗粒状沉积
- 复发性 AL 淀粉样变性和骨髓瘤管型肾病
  - 免疫球蛋白轻链限制性表达

（三）电子显微镜
- 微小病变
  - 足细胞足突消失
- 糖尿病肾病

非肾移植受者的肾脏疾病

	肝 脏	心 脏	肺	造血干细胞
数量	210	28	49	49
血管疾病				
动脉硬化症 / 高血压性血管病	34%	71%	47%	8%
CNI 毒性 / 小动脉管壁透明变性	22%	25%	69%	6%
血栓性微血管病	9%	7%	24%	16%
肾小球疾病				
局灶性节段性肾小球硬化	19%	36%	24%	2%
膜增生性肾小球肾炎（MPGN）	6%	4%		
糖尿病肾病	19%		6%	
IgA 肾病（IgAN）	4%	7%		
微小病变性肾病	1%			16%（25% 伴有肾小球顶端病变）
膜性肾小球肾炎	4%			22%
新月体性肾小球肾炎，NOS	0.5%			
淀粉样变性	0.5%			4%
肾小管间质病变				
多瘤病毒感染			2%	6%
草酸沉积			10%	
色素管型			16%	
肾脏钙沉着症		21%		4%
急性肾小管坏死（ATN）	10%	50%	43%	27%
羟乙基淀粉肾毒性		8%		
骨髓瘤管型肾病				2%

肾活检所得数据以"%"表示在一些活检中有 1 个以上的诊断结果；疾病分类方面没有统一的定义；并且活检标准不一致，结合 Pillebout、O'Riordan、Schwarz、Lafaucheur、Kambham、Gutierrez、Chang、Kim、Taheri 和 Colvin 的数据（未发表）

- ○ GBM 弥漫性增厚
- ● 膜性肾小球肾炎
  - ○ 上皮下沉积和 GBM "钉突"形成
- ● CNI 毒性（血栓性微血管病）
  - ○ 肾小球内皮细胞窗孔缺失
  - ○ GBM 增厚

六、诊断清单

病理学要点
- ● 肾衰竭的原因通常被认为是 CNIT，但没有直接证据或活检

（张 迪 译 付迎欣 王政禄 校）

参考文献

[1] Kuppachi S et al: BK polyoma virus infection and renal disease in non-renal solid organ transplantation. Clin Kidney J. 9(2):310-8, 2016
[2] Wong L et al: Renal transplantation outcomes following heart and heartlung transplantation. Ir J Med Sci. ePub, 2016
[3] Lachance K et al: Risk factors for chronic renal insufficiency following cardiac transplantation. Ann Transplant. 20:576-87, 2015
[4] Mehta V et al: Adenovirus disease in six small bowel, kidney and heart transplant recipients; pathology and clinical outcome. Virchows Arch. 467(5):603-8, 2015
[5] Terzi A et al: Clinicopathologic study of kidney biopsies in patients before or after liver transplant. Exp Clin Transplant. 12 Suppl 1:129-35, 2014
[6] Kubal C et al: Chronic kidney disease after nonrenal solid organ transplantation: a histological assessment and utility of chronic allograft damage index scoring. Transplantation. 93(4):406-11, 2012
[7] Kim JY et al: The variable pathology of kidney disease after liver transplantation. Transplantation. 89(2):215-21, 2010
[8] Schwarz A et al: Biopsy-diagnosed renal disease in patients after transplantation of other organs and tissues. Am J Transplant. 10(9):2017-25, 2010
[9] O'Riordan A et al: Renal biopsy in liver transplant recipients. Nephrol Dial Transplant. 24(7):2276-82, 2009
[10] Lefaucheur C et al: Renal histopathological lesions after lung transplantation in patients with cystic fibrosis. Am J Transplant. 8(9):1901-10, 2008
[11] Troxell ML et al: Renal pathology in hematopoietic cell transplantation recipients. Mod Pathol. 21(4):396-406, 2008
[12] Chang A et al: Spectrum of renal pathology in hematopoietic cell transplantation: a series of 20 patients and review of the literature. Clin J Am Soc Nephrol. 2(5):1014-23, 2007
[13] Pillebout E et al: Renal histopathological lesions after orthotopic liver transplantation (OLT). Am J Transplant. 5(5):1120-9, 2005

慢性 CNIT

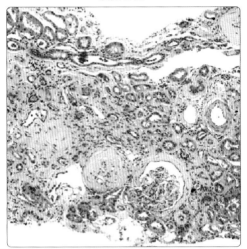

CNIT 引起的塌陷型 FSGS

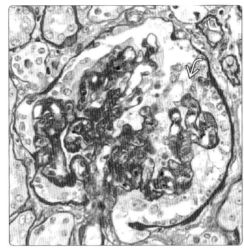

（左图）4 年前接受肝移植的患者接受了环孢霉素治疗，肾活检显示斑片状间质纤维化、肾小管萎缩和肾小球硬化。小动脉正常。这些发现均为慢性 CNIT 的典型表现，但并不能帮助诊断。（右图）来自心肺移植受体的自体肾脏显示塌陷型 FSGS，FSGS GBM 和肾小囊➡之间有反应性上皮细胞桥接。可见明显的小动脉透明变性

糖尿病性肾小球病变

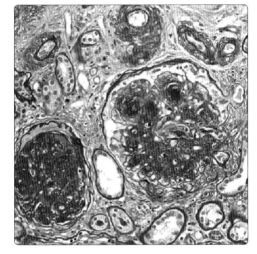

免疫复合物肾小球病

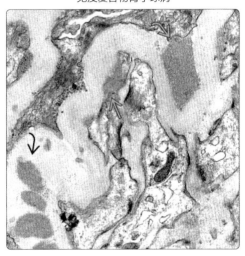

（左图）10 年前因丙型肝炎接受肝移植的受者的自体肾脏活检发现与丙型肝炎病毒有关的免疫复合物，据报道，丙型肝炎病毒会加重糖尿病性肾小球病变。（右图）肝移植受者的自体肾脏显示上皮下➡、系膜➡和基底膜内➡无定形沉积物，提示为免疫复合物肾小球病，可能与 HCV 有关。糖尿病性肾小球病也存在

CNIT 所致急性 TMA

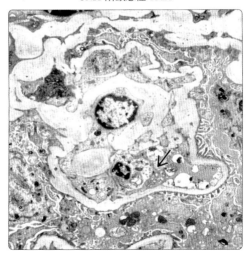

CNIT 所致亚临床 TMA

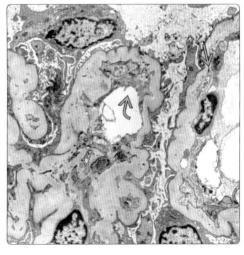

（左图）6 天前的心脏移植受者的自体肾脏，使用他克莫司持续治疗。Cr 上升到 4.2mg/dl。肾小球内皮细胞损伤明显➡，表现为肿胀和窗孔缺失。（右图）TMA 有时不伴有常见体征，例如，红细胞碎片和血小板减少。13 年前心脏移植受者肾脏活检组织，Cr 为 6mg/dl。显著的肾小球内皮损伤表现为窗孔缺失➡和 GBM 增厚➡

移植物抗宿主的肾小球疾病

一、术语
- 移植物抗宿主病（GVHD）有关的肾小球疾病
- 造血干细胞移植（HCT）和 GVHD 中的肾小球损伤
  - 自体 HCT 后罕见

二、病因 / 发病机制
- HCT
  - 大部分为异基因型（80%～100%）
- 放疗和（或）化疗可能是促成因素

三、临床问题
- 蛋白尿，处于肾病范围
  - 发病与免疫抑制降低有关
- 药物
  - 皮质类固醇
  - 霉酚酸酯
  - 利妥昔单抗

- 微小病变（MCD）：约 90% 完全缓解
- 膜性肾小球肾炎（MGN）：约 27% 完全缓解

四、镜下特征
- 三种主要模式
  - MGN
    - PLA2R 阴性
      - 罕见阳性病例
  - 微小病变
  - 局灶节段性肾小球硬化
- 可能存在并发间质性肾炎、急性肾小管损伤、多瘤病毒肾病或血栓性微血管病

五、主要鉴别诊断
- 主要是 MGN
- 复发性淋巴瘤
- 血栓性微血管病

膜性肾小球肾炎

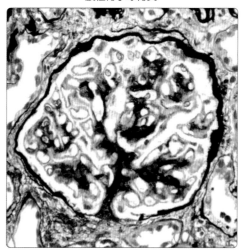

（左图）六胺银染色显示肾小球基底膜增厚，银染色淡，上皮下免疫复合物沉积明显。（右图）造血干细胞移植伴膜性肾小球肾炎（MGN）和移植物抗宿主病（GVHD）的患者，IgG 在毛细血管壁显著的颗粒状、融合状沉积

IgG

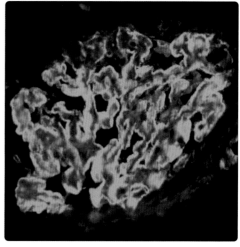

微球状电子致密沉积物

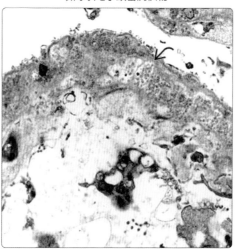

（左图）电镜显示上皮下和基底膜内微球状沉积物➡。在 GVHD 中，MGN 可能出现这种不典型的发现。（右图）急性髓系白血病异基因型骨髓移植后 1 年的患者足细胞足突广泛消失➡。在白血病缓解期出现了肾病范围的蛋白尿，没有其他 GVHD 证据。内皮窗孔缺失➡提示亚临床 TMA

微小病变

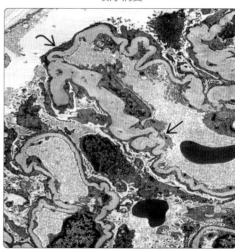

一、术语

（一）缩略语

● 移植物抗宿主病（graft-vs.-host disease，GVHD）肾小球疾病

（二）定义

● 造血干细胞移植（HCT）中肾小球损伤

二、病因／发病机制

（一）造血细胞移植

● 大部分为异基因型（80%～100%）
● 三种模式
  ○ 膜性肾小球肾炎（MGN）
    – 自体 HCT 罕见
  ○ 微小病变（MCD）
  ○ 局灶节段性肾小球硬化
● 放疗和（或）化疗可能是促成因素

（二）实验模型

● 小鼠慢性 GVHD（亲本至 F1 骨髓移植）由于对次要 MHC 抗原产生抗体而导致 MGN

三、临床问题

（一）表现

● 蛋白尿，处于肾病范围
  ○ 通常发生时间
    – MCD：移植后约 8 个月
    – MGN：移植后约 14 个月
  ○ 发病与免疫抑制降低有关
● GVHD
  ○ 皮肤、黏膜、胃肠道、肺
  ○ 急性 GVHD
    – MCD：约 40%
    – MGN：约 80%
  ○ 慢性 GVHD
    – MCD：约 50%
    – MGN：约 90%

（二）治疗

● 药物
  ○ 皮质类固醇
  ○ 霉酚酸酯
  ○ 利妥昔单抗

（三）预后

● MCD：约 90% 完全缓解
● MGN：约 27% 完全缓解

四、镜下特征

组织学特征

● 三种主要模式
  ○ MGN（约 60%）
    – 通过 Jones 六胺银染色可见上皮下钉突
  ○ 微小病变（约 25%）
    – 足细胞肥大
    – 肾小管重吸收的滴状变性
  ○ 局灶节段性肾小球硬化（约 15%）

– 节段性粘连和硬化
– 顶端型病变
– 片状肾小管萎缩和纤维化
● 可能存在其他疾病
  ○ 间质性肾炎、急性肾小管损伤、多瘤病毒肾病、血栓性微血管病、复发性淀粉样变、骨髓瘤型肾病

五、辅助试验

（一）免疫荧光

● MGN
  ○ IgG 沿肾小球基底膜颗粒弥漫性沉积，其他免疫球蛋白和 C3 可有沉积
  ○ Kappa 和 lambda 染色结果相同
  ○ 磷脂酶 A2 受体 1 染色阴性
● 微小病变
  ○ 无沉积物
● 局灶节段性肾小球硬化
  ○ 肾小球硬化节段 IgM、C3 沉积

（二）电子显微镜

● MGN
  ○ 上皮下电子致密沉积物
    – 可能存在微球结构
    – Ⅰ 或 Ⅱ 期（Ehrenreich Churg 分期）
  ○ 系膜区电子致密沉积物
    – 可变
● 微小病变
  ○ 弥漫性足细胞足突消失
  ○ 无沉积物
● 局灶节段性肾小球硬化
  ○ 类似于 MCD 伴节段粘连
● 内皮管网状包涵体（罕见）

六、鉴别诊断

（一）膜性肾小球肾炎，原发性

● 缺乏系膜免疫复合物

（二）复发性淋巴瘤

● 表现为 MCD 或 MGN
● 缺乏 GVHD 病史

（三）血栓性微血管病

● 慢性期显示双轨征
● 纤维蛋白沉积、IgM/C3 非特异性沉积

（张　迪　译　付迎欣　王政禄　校）

参考文献

[1] Brinkerhoff BT et al: Renal pathology in hematopoietic cell transplant recipients: a contemporary biopsy, nephrectomy, and autopsy series. Mod Pathol. 29(6):637-52, 2016

[2] Hiramatsu R et al: Clinicopathological analysis of allogeneic hematopoietic stem cell transplantation-related membranous glomerulonephritis. Hum Pathol. 50:187-94, 2016

[3] Byrne-Dugan CJ et al: Membranous nephropathy as a manifestation of graftversus-host disease: association with HLA antigen typing, phospholipase A2 receptor, and C4d. Am J Kidney Dis. 64(6):987-93, 2014

[4] Mii A et al: Renal thrombotic microangiopathy associated with chronic graftversus-host disease after allogeneic hematopoietic stem cell transplantation. Pathol Int. 61(9):518-27, 2011

[5] Brukamp K et al: Nephrotic syndrome after hematopoietic cell transplantation: do glomerular lesions represent renal graft-versus-host disease?. Clin J Am Soc Nephrol. 1(4):685-94, 2006

药物毒性
Drug Toxicities

◀▮· 钙调神经磷酸酶抑制剂的毒性 ·▮▶

一、术语
- 钙调神经磷酸酶免疫抑制剂损伤引起的肾功能不全

二、病因 / 发病机制
- 钙调神经磷酸酶抑制剂毒性（CNIT）对移植肾和自体肾的影响
- CNIT 剂量与个体易感性有关
- 功能性 CNIT：可逆性急性肾功能不全伴有输入小动脉血管收缩
- 结构性 CNIT：肾小管和血管的直接毒性

三、临床问题
- 急性或慢性血清肌酐升高
- 血液或血清 CNI 水平升高
- 结构性组织损伤与 CNI 血液浓度水平相关性不强

四、显微镜表现
- 肾小管毒性

° 急性：急性肾小管损伤伴近端肾小管局灶性等大空泡变性
° 慢性：肾小管萎缩伴小灶性钙化和间质条带状纤维化
- 血管毒性
° 急性动脉病变：动脉内膜和中膜基质疏松伴平滑肌增大和数量减少
° 慢性动脉病变：结节状透明变性
° 血栓性微血管病：急性和慢性

五、诊断清单
- 使用 CNI 是诊断的必要条件
° 血液中 CNI 水平升高和长期使用可提高诊断的确定性
- 无病理损害并不能排除功能性 CNIT
- 观察肾小管病变和血管病变可提高诊断的确定性
- 没有单一的组织学病变是特异性或特征性的

（左图）近端肾小管的直段等大的空泡变性➡，这与钙调神经磷酸酶抑制剂（CNI）水平升高有关。（右图）慢性CNIT 的条带状纤维化可能是小动脉透明硬化和直接小管毒性所致髓放线➡慢性缺血的结果

等大空泡化

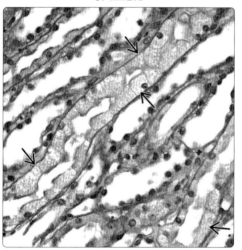

慢性肾小管毒性

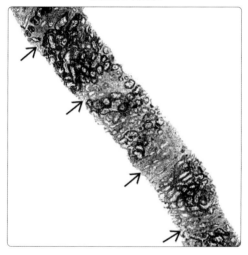

（左图）钙调神经抑制剂毒性所致血栓性微血管病（TMA），显示血管壁纤维蛋白沉积➡，伴有内侧红细胞溶解➡和管腔狭窄。下方小动脉有明显的内皮和平滑肌。（右图）在移植肾 CNIT中，透明变性从最初的外膜内侧结节逐渐累及中膜和内膜，导致透壁性透明变性。透明变性保持结节状模式➡

急性血管毒性

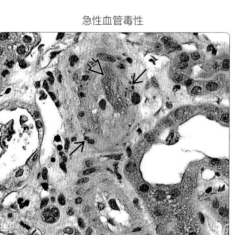

慢性血管毒性

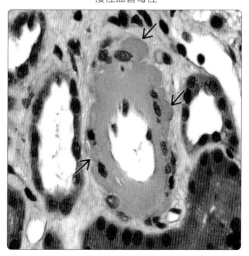

一、术语

（一）缩略语

- 钙调神经磷酸酶抑制剂毒性（calcineurin inhibitor toxicity，CNIT）

（二）同义词

- 环孢素毒性、环孢素 A（CsA）毒性、他克莫司毒性、FK506 毒性

（三）定义

- 钙调神经磷酸酶抑制剂直接损伤致急性或慢性肾功能障碍

二、病因 / 发病机制

（一）CNIT 类型

- 功能性 CNIT：可逆性急性肾功能不全伴有输入小动脉收缩
- 结构性 CNIT：以细胞损伤与基质病变为特征
  - 急性肾小管损伤伴上皮细胞空泡变性
  - 血管内皮细胞：对血管内皮和小动脉平滑肌的直接毒性损伤
    - 血栓性微血管病或慢性小动脉透明变性
    - 肾小球内皮损伤也是特征性的
- 肾小管毒性和血管毒性通常共存
- 自体肾和移植肾发生 CNIT，组织学表现相似

（二）发生机制

- 组织学损害与剂量有关
  - 急性 CNIT 伴有血清 CNI 水平显著升高
  - 慢性 CNIT 与长期接触 CNI 有关
- 与剂量无关的易感因子，例如，代谢花生四烯酸的酶基因
- 30%～65% CNI-TMA 患者存在补体调节的遗传缺陷
- 与环孢素和他克莫司结合的细胞内受体称为免疫亲和素
  - 免疫亲和素 /CNI 复合物结合和抑制钙调神经磷酸酶
  - CNI 通过活化 T 细胞核因子（NFAT）激活 T 细胞
  - NFAT 激活白细胞介素 2、干扰素 –γ 和肿瘤坏死因子 –α 的转录
  - 血管内皮：血栓素 A2、内皮素 –1、超氧阴离子和过氧亚硝基阴离子增多，前列腺素和前列环素减少，细胞凋亡，坏死
- CNI 的免疫抑制效力和肾毒性在药理学上是密不可分的
- 环孢素和他克莫司对肾脏的毒性作用是相同的
- CNIT 影响内皮、血管平滑肌和肾小管上皮
  - 肾小管上皮：空泡变性，巨线粒体，钙化，坏死
  - 平滑肌：空泡变性、坏死、细胞凋亡、透明变性

三、临床问题

（一）流行病学

- 发病率
  - 肾移植

  - 血栓性微血管病占 2%～5%
  - 2 年内小动脉透明硬化达 60%～70%，10 年内可超过 90%

（二）临床表现

- 急性或慢性血清肌酐升高
  - CNIT 可能在治疗开始后的任何时间出现
- CNI 血药浓度升高可确诊，但血药浓度与组织损伤相关性不强
- TMA 可能是全身性或局限于肾脏（40%）

（三）治疗

- CNI 治疗的剂量减少或停止
- 正在探索补体抑制剂物治疗 TMA

（四）预后

- 急性 CNIT 通常可逆，并与组织学改变的程度有关
- 慢性 CNIT 可逆性较低
  - 罕见小动脉病变改善的报道

四、镜下特征

组织学特征

- 功能性 CNIT
  - 无明显形态组织损伤
- 肾小管 CNIT
  - 急性
    - 局灶性近端肾小管上皮细胞等大空泡变性，直径 > 曲段
    - 空泡改变可伴有急性肾小管损伤 ± 营养不良性小灶性钙化
    - 细胞质内较大的嗜酸性颗粒是巨线粒体（CsA 毒性）或溶酶体（他克莫司毒性）
  - 慢性
    - 以皮质髓放线为主的放射状条状纤维化和非硬化的实质组织为特征，有或无肾小管微钙化
      - 动脉病变导致慢性缺血以及直接肾小管毒性
- 血管 CNIT
  - 急性和慢性血管病变可能出现在同一活检组织中
  - 急性动脉病变：局灶性病变
    - 平滑肌细胞损伤的定义：细胞质空泡变性，脱落
    - 内膜或中层透明或嗜碱性，基质水肿伴肌细胞分离
    - 内膜或中膜可见血小板［CD61（+）］
  - TMA
    - 小动脉血栓，内膜和中膜纤维蛋白样改变 ± 红细胞溶解，血小板［CD61（+）］
    - 闭塞性动脉病变有管腔狭窄，内膜和内侧呈同心性细胞增生（洋葱皮样病变）
    - 动脉内膜可能有黏液样增厚
  - 慢性动脉病变
    - 早期病变有单个外内侧平滑肌细胞的透明变性
    - 血管中层外侧嗜酸性透明变性，PAS（+）串珠

状外观
- 数月至数年，整体血管壁透明变性
- 透明变性主要影响入球小动脉
  - 可累及直血管（远离动脉弓的分支）和小动脉
- 小动脉透明变性的发生率在环孢素和他克莫司中相似
- 肾小球病变与 CNIT
  - 急性 TMA
    - 毛细血管血栓；肾小球门血栓（"pouch 病变"）
    - 毛细血管双轮廓与系膜溶解
  - 慢性 TMA 和其他慢性病变
    - 毛细管基底膜双轨征
    - 肾小球缺血性塌陷、退化和局灶节段性硬化
- 组织免疫
  - 急性动脉病变与 TMA
    - 免疫荧光染色：小动脉和肾小球 IgM，C3 和纤维蛋白原
    - 免疫组化染色：小动脉和肾小球中 CD61 或 CD62（＋）血小板沉积
  - 慢性动脉病变
    - 透明质酸沉积物中有 IgM、C3 和 C1q，无血小板
- 电子显微镜
  - 肾小管：内质网扩张，多个大的溶酶体，巨线粒体，内吞小泡
  - 小动脉和肾小球
    - 内皮肿胀，细胞质空泡化，基板脱落，细胞凋亡或坏死
      - 毛细血管双轨征和插入
    - 肌细胞空泡化，肌原纤维断裂，从基膜脱落，细胞凋亡
    - 电子致密物质取代平滑肌

五、鉴别诊断

（一）肾小管病变
- 与肠外静脉营养，静脉注射免疫球蛋白或放射性对比剂有关的渗透性肾小管病
  - 弥漫性细胞质空泡变性，上皮肿胀，保留刷状缘
    - 囊泡是胞内体和吞噬溶酶体
- 缺血性急性肾小管损伤
  - 模糊的不规则囊泡
- 肾病综合征中脂尿相关的肾小管病变
  - 等大空泡，灶性，含有脂质，有或无间质泡沫细胞
  - 肾小管中的 PAS（＋）蛋白滴；免疫球蛋白和白蛋白的免疫荧光染色阳性
  - 典型的病因是肾小球病

（二）血管病
- TMA
  - 急性抗体介导的排斥反应
    - 移植性肾小球炎，肾小管周围毛细血管炎，均有

中性粒细胞和 C4d（＋）
- 供体特异性抗体
  - 复发性溶血性尿毒症综合征
  - 抗磷脂肾病：抗磷脂或抗心磷脂抗体
  - 恶性高血压
    - 可能是由于补体失调
- 急性动脉病变
  - 难以与重度高血压动脉硬化区分
- 糖尿病肾病和高血压的透明变性的小动脉硬化
  - 初期病变典型为内膜而不是中膜
  - 周围结节状内侧透明变性很少见
  - 晚期疾病的透明变性，病因难以确定
  - 糖尿病流入和流出小动脉血管透明变性
- 淀粉样血管病变沉积刚果红（＋），而不是典型的结节

（三）局灶节段性肾小球硬化
- 原发性局灶性肾小球硬化症足突广泛消失
- 小动脉透明变性少见
- CNIT 可能具有塌陷型 FSGS 表现

六、诊断清单

（一）临床相关病理特征
- 肾活检无病理改变不能排除 CNIT
- 使用 CNI 药物是 CNIT 的必要条件
- 肾小管病变合并和血管病变增加确诊的准确性

（二）病理学要点
- 急性 CNIT：肾小管等大空泡变性、急性肾小管损伤、急性动脉病变和 TMA
- 慢性 CNIT：结节状小动脉透明变性、条带状纤维化、钙化、球性和节段性肾小球硬化
- 无单一的特异性组织病变
- 移植后 3 个月至 3 年无动脉透明变性与 5 年移植物存活率降低相关
  - 可能反映 CNI 剂量低或不从
  - 增加对抗体介导的排斥反应的易感性

（涂金鹏　程　宇　译　王政禄　校）

参考文献

[1] Einecke G et al: Hyalinosis lesions in renal transplant biopsies: timedependent complexity of interpretation. Am J Transplant. ePub, 2016

[2] Jodele S et al: The genetic fingerprint of susceptibility for transplantassociated thrombotic microangiopathy. Blood. 127(8):989-96, 2016

[3] Bröcker V et al: Arteriolar lesions in renal transplant biopsies: prevalence, progression, and clinical significance. Am J Pathol. 180(5):1852-62, 2012

[4] Snanoudj R et al: Specificity of histological markers of long-term CNI nephrotoxicity in kidney-transplant recipients under low-dose cyclosporine therapy. Am J Transplant. 11(12):2635-46, 2011

[5] Mihatsch MJ et al: Histopathology of cyclosporine nephrotoxicity. Transplant Proc. 20(3 Suppl 3):759-71, 1988

正常小动脉

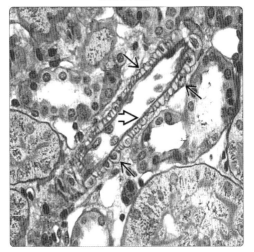

急性血管毒性损伤

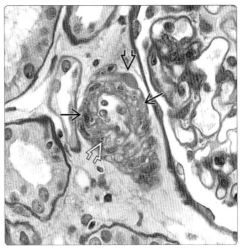

（左图）PAS 染色显示内侧平滑肌细胞的基底膜➡，可见正常小动脉的轮廓。内皮细胞基膜也很明显➡。（右图）在早期血管性 CNIT 中，内侧平滑肌细胞结构不清➡，可见 PAS（+）颗粒➡。外膜内侧可见散在的轮廓清晰的透明结节➡提示透明结节取代平滑肌细胞

慢性血管毒性损伤

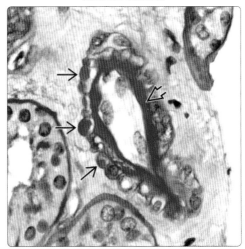

透明变性替代肌细胞

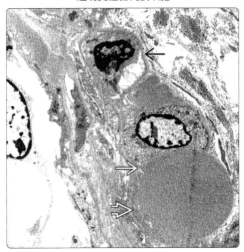

（左图）慢性 CNIT 患者的活检显示外内侧散在透明变性的结节➡，呈串珠状，内膜透明变性和内皮基底膜增厚也很明显➡。（右图）肾移植 CNIT 可见结节状玻璃样小动脉硬化。上面的肌细胞萎缩，脱离基底膜➡。圆形无结构的透明结节取代肌细胞➡并压迫邻近细胞➡

直部小动脉透明变性

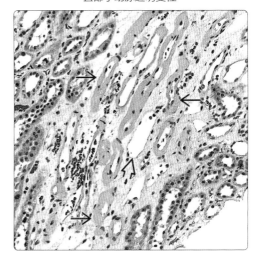

外围结节状透明变性

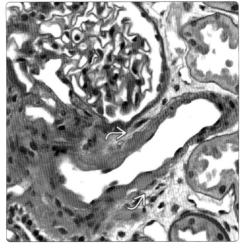

（左图）直部血管也容易发生慢性 CNIT 示肾移植后慢性 CNIT 广泛的透壁小动脉透明变性➡。小静脉未受影响➡。（右图）供体活检显示入球小动脉有多个外围结节状透明变性➡。偶尔可见无 CNI 暴露史的透明变性

黏液样基质

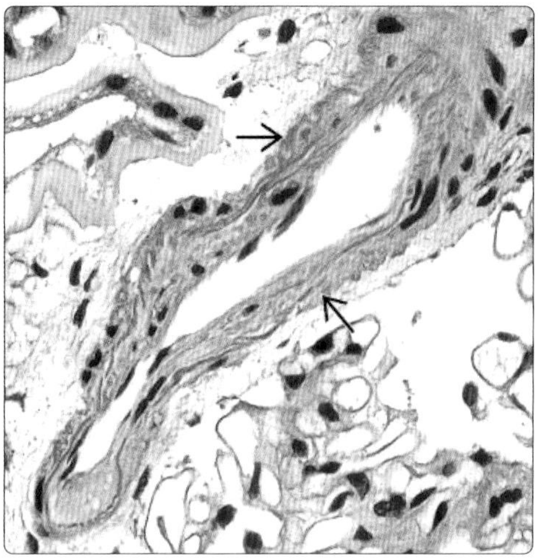

CD61 沉积

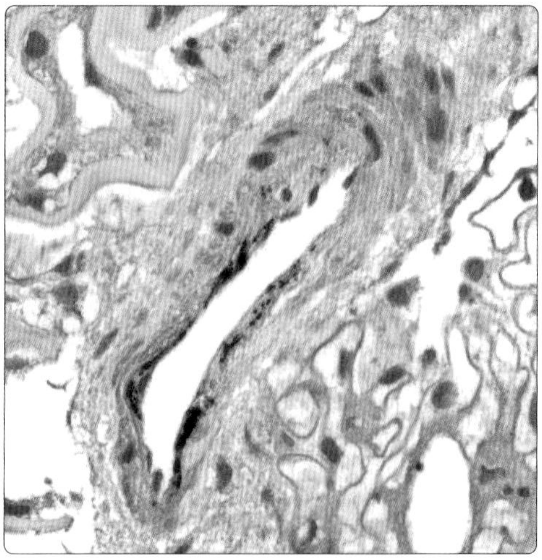

（左图）肾移植后 CNIT 显示小动脉中膜和内膜可见黏液样基质，平滑肌细胞核呈节段性缺失➡。**（右图）**肾移植 CMIT 活检 CD61 免疫组化染色显示小动脉内膜或中膜血小板渗出伴有黏液样变性

闭塞性动脉病

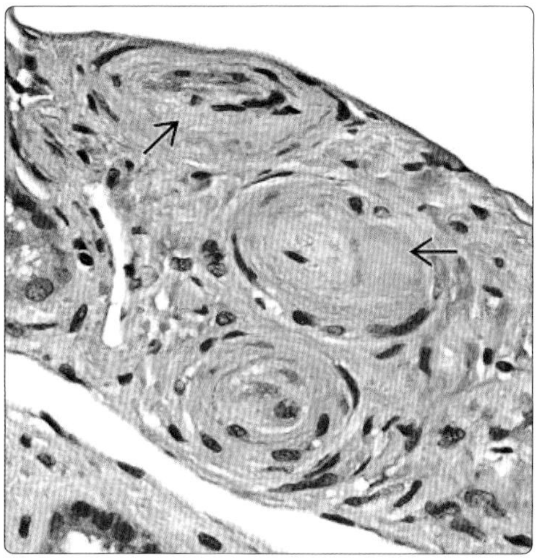

CD61 沉积表明 TMA 存在

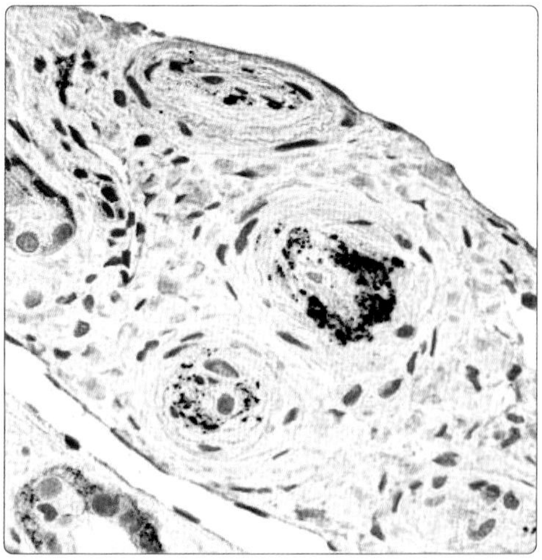

（左图）他克莫司水平升高的情况下，肾移植活检显示严重闭塞性动脉病变小动脉有管腔闭塞、平滑肌丢失和基质积聚➡。**（右图）**CNIT 所致的闭塞性动脉病变可能有未被识别的血小板沉积，CD61 免疫组织化学染色显示血小板颗粒和微颗粒存在于血管内膜和中膜

肾小球血栓

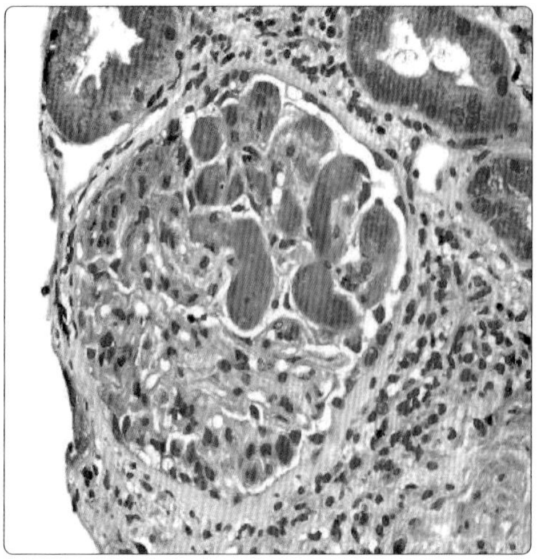

血栓中血小板 CD61

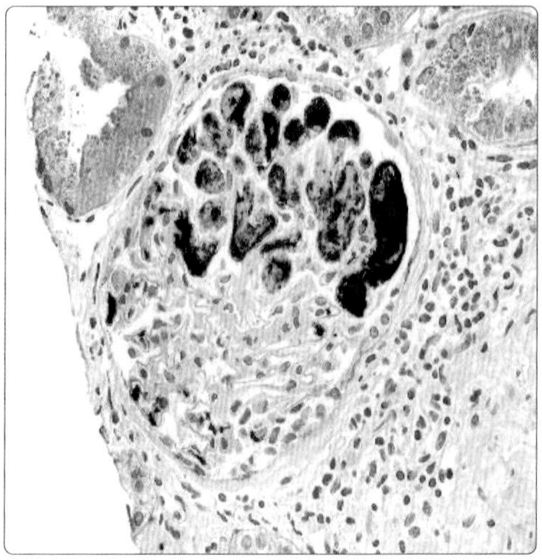

（左图）肾移植 CNIT 和 TMA 中肾小球可见节段性闭塞伴毛细血管纤维蛋白和血小板血栓。球周围炎是非特异性的。**（右图）**血小板标志物 CD61 的免疫组织化学染色用于检测移植肾 CNIT 和 TMA 中闭塞性肾小球毛细血管血栓

慢性血管毒性

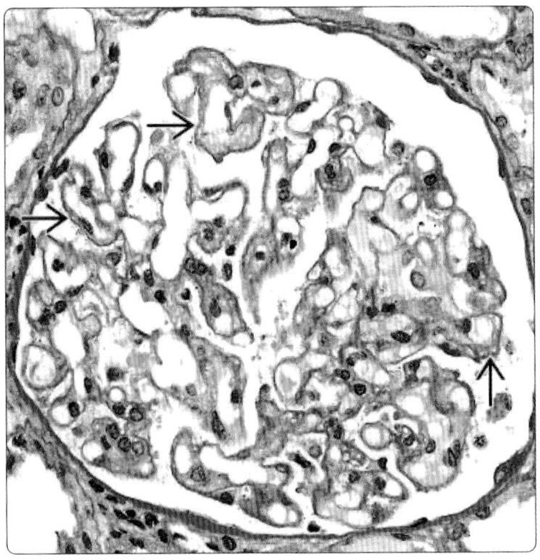

CNIT 所致内皮损伤

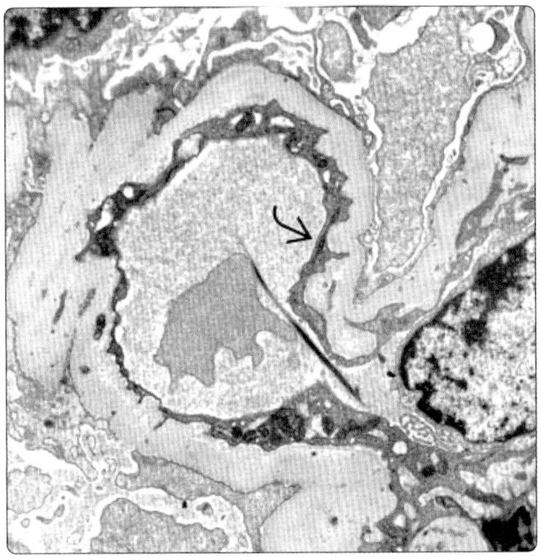

（左图）慢性 TMA 肾小球基底膜具有节段性或肾小球性双轨征➩。这些病变代表内皮损伤的修复，必须与移植肾病区分开来，这些病变的肾小球可能不存在血栓。（右图）肝移植受者 CNI 引起的 TMA 的自体肾脏，电镜显示由于肾小球毛细血管开窗缺失➩所致的内皮损伤

局灶节段性肾小球硬化

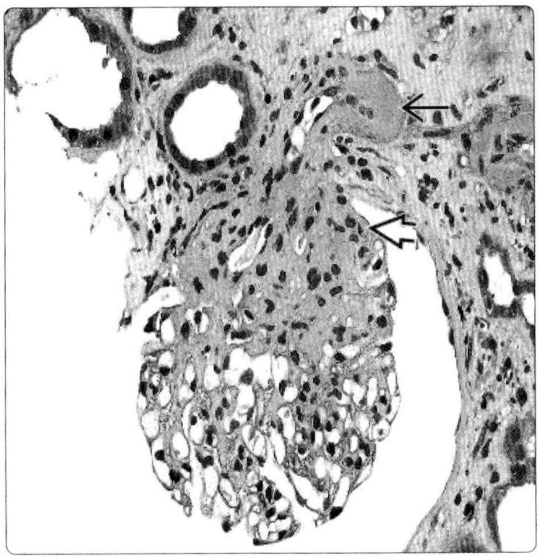

塌陷型肾小球病

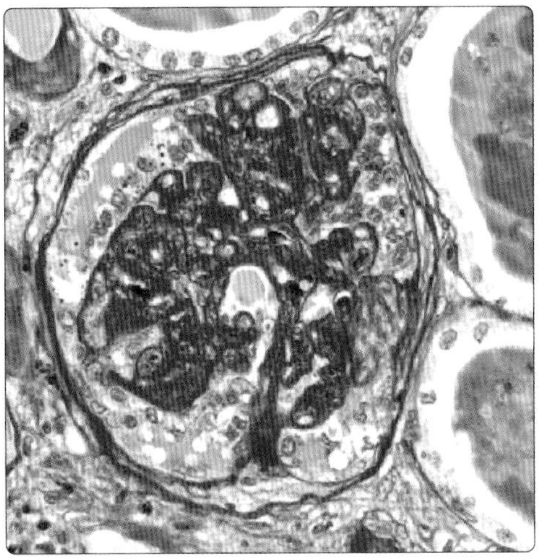

（左图）使用 CNI 超过 7 年的移植肾的肾门型局灶性节段性肾小球硬化➩，有小动脉透明变性➩。（右图）心肺联合移植患者使用 CNI 治疗 10 年，自体肾脏出现塌陷性肾小球病变，由 CNI 引起的严重小动脉透明变性。严重的微血管病是塌陷性肾小球病的原因

急性肾小管毒性

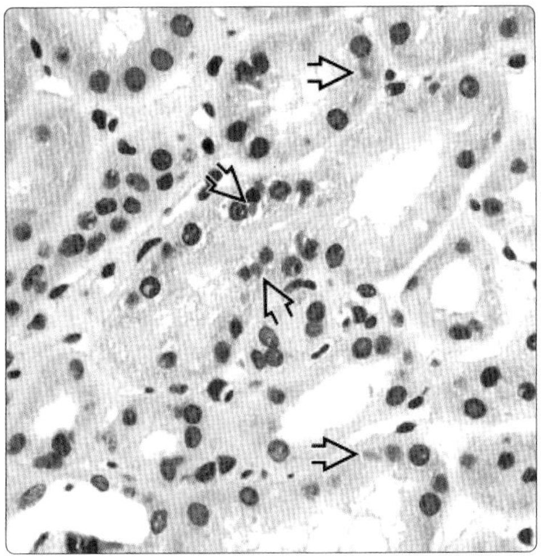

慢性肾小管毒性：条纹状纤维化

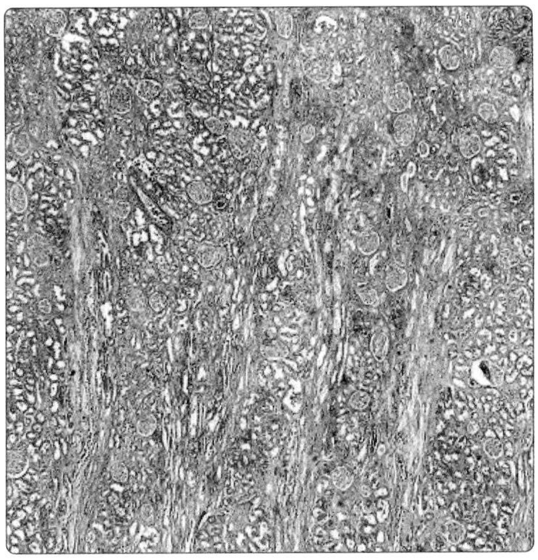

（左图）在肾小管上皮细胞胞质中，巨大线粒体呈不规则形状的嗜酸性小球➩。（右图）肺移植受者的自体肾脏的三色染色显示条纹状纤维化是与 CNIT 引起的皮髓质分界和髓放线区域的缺血有关（图片由 S. Rosen, MD 提供）

mTOR 抑制剂毒性

一、病因 / 发病机制
- 哺乳动物雷帕霉素靶蛋白（mTOR）药物
  - 急性损伤后抑制肾小管上皮细胞增殖和凋亡
  - 减少血管内皮生长因子的合成，这与局灶节段性肾小球硬化症有关

二、临床问题
- 急性肾衰竭，移植物功能恢复延迟（急性毒性）
- 蛋白尿（慢性中毒）

三、镜下特征
- 急性 mTOR 抑制剂毒性
  - 严重急性肾小管损伤
  - 上皮细胞坏死
  - 非典型，嗜酸性 PAS（-）管型类似骨髓瘤肾病
    - 细胞角蛋白免疫组化染色

- 肌红蛋白管型，肌红蛋白免疫组化染色
- 血栓性微血管病
- 慢性 mTOR 抑制剂毒性
- FSGS
- 足细胞形态异常，提示足细胞去分化

四、主要鉴别诊断
- 急性 mTOR 抑制剂中毒
  - 严重的急性肾小管坏死
  - 急性抗体介导的排斥反应
  - 轻链（骨髓瘤）型肾病
  - 横纹肌溶解症
- 慢性 mTOR 抑制剂毒性
  - 由于其他因素导致的 FSGS

急性肾小管损伤

局灶节段性肾小球硬化

（左图）急性西罗莫司中毒的 PAS 表现，PAS（-）管型➡和严重急性肾小管损伤，管型由受损肾小管上皮细胞的细胞质碎片组成。（右图）移植后 2.5 年，一名 58 岁男子出现了因雷帕霉素靶蛋白（mTOR）抑制剂毒性而导致的新发局灶性节段性肾小球硬化症➡，患者的尿蛋白为 425mg /d，患者从未接受过钙调神经磷酸酶抑制剂的治疗

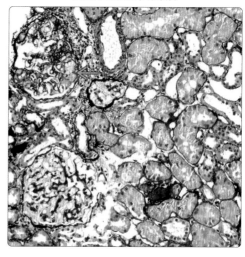

血栓

肌红蛋白

（左图）急性 mTOR 抑制剂毒性，在接受西罗莫司和他克莫司治疗的肾移植患者中，肾小球血栓形成➡。西罗莫司或他克莫司均可引起血栓性微血管病（TMA）；与不含钙调神经磷酸酶抑制剂的西罗莫司相比，西罗莫司和他克莫司联合治疗的 TMA 风险更高。（右图）mTOR 抑制剂毒性的管腔中管型可通过肌红蛋白免疫组化染色进行确认，类似于横纹肌溶解症中判定肌肉损伤

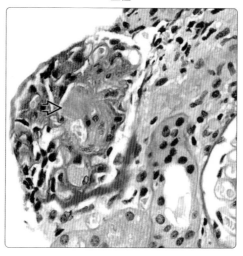
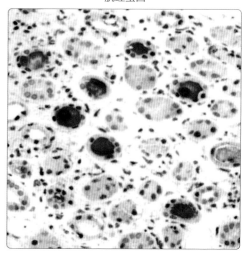

一、术语

（一）缩略语
- 哺乳动物雷帕霉素靶蛋白

（二）定义
- mTOR 抑制剂在肾移植中的应用
  - 雷帕霉素（西罗莫司）
  - 依维莫司
    - 与西罗莫司相似的结构；半衰期较短

二、病因／发病机制

（一）mTOR 抑制剂（雷帕霉素／西罗莫司）的药物作用
- 西罗莫司与 FK506 结合蛋白 -12 结合形成西罗莫司效应蛋白（SEP）复合物
- SEP 复合物抑制 mTOR 通路
  - 西罗莫司阻断细胞因子介导的信号转导，影响 T 细胞周期
  - 减少淋巴细胞增殖
- mTOR 表达于肾脏，如肾小管上皮细胞
  - 急性肾小管损伤的修复需要肾小管上皮细胞的更新和增殖
    - 西罗莫司抑制肾小管上皮细胞增殖和凋亡
- 减少血管内皮生长因子的合成
  - 血栓性微血管病（TMA）的发病机制

（二）mTOR 抑制剂对足细胞的影响
- 局灶性肾小球硬化症表现为足细胞形态异常，提示足细胞去分化
  - 增殖足细胞中 Pax-2 和细胞角蛋白的表达
  - 突触素和血管内皮生长因子表达缺失
  - 足突细胞调节蛋白表达下调
    - 与西罗莫司相关的 FSGS 和其他类型的 FSGS 的相似模式
- 在体外，西罗莫司降低了足细胞合成 VEGF 和 Akt 的磷酸化，减少了足细胞完整性所需的 WT1 蛋白的合成

三、临床问题

（一）表现
- 移植物功能恢复延迟
  - mTOR 抑制剂治疗（25%）比未行治疗（9%）更常见
  - 与 mTOR 抑制剂剂量相关
- 急性肾损伤（急性 mTOR 抑制剂中毒）
- 蛋白尿（慢性 mTOR 抑制剂中毒）
- 毒性可能发生在受者原肾脏

（二）治疗
- 药物
  - 停用或减少 mTOR 抑制剂剂量
  - 启动替代性免疫抑制治疗

四、镜下特征

组织学特征
- 急性 mTOR 抑制剂毒性
  - 严重急性肾小管损伤
    - 上皮细胞单层化，刷状缘缺失
      空泡变性，脱落
    - 上皮细胞坏死
    - 肾小管扩张
  - 管型
    - 不典型，嗜酸性 PAS（-）管型
      □ 细胞角蛋白免疫组化染色
    - 不规则，边界清楚
    - 管型可能出现"断裂"伴周围的细胞反应
      □ 多发性骨髓瘤肾病
    - 肌红蛋白外观管型；肌红蛋白免疫组化染色
  - 西罗莫司去除后的组织学病变恢复
  - TMA
    - 西罗莫司和环孢霉素合用增加易患风险
    - 急性 TMA 相关的实验室检测证据：低血小板，贫血，低结合珠蛋白水平
- 慢性 mTOR 抑制剂毒性
  - FSGS
    - 可能有塌陷型表现
      □ 可能由于未采集到 TMA 病变
    - 有些患有蛋白尿而没有 FSGS

五、鉴别诊断

（一）严重的急性肾小管坏死
- 由于 mTOR 抑制剂以外的原因

（二）横纹肌溶解症
- 肌红蛋白管状既见于横纹肌溶解症，也见于 mTOR 抑制剂的毒性

（三）急性抗体介导的排斥反应
- 管周毛细血管 C4d（+）
- 可能出现急性肾小管坏死和（或）TMA

（四）轻链（骨髓瘤）肾病管型
- 单型轻链免疫表现
- 血清或尿液中通常可检测到异常蛋白
- 肾移植不常见

（五）局灶节段性肾小球硬化
- 移植肾中复发或新发
- FSGS 可能是慢性 CNI 毒性引起
  - 慢性 CNI 中毒中也存在动脉透明变性

（涂金鹏 程 宇 译 王政禄 校）

参考文献

[1] Koppelstaetter C et al: Effect of cyclosporine, tacrolimus and sirolimus on cellular senescence in renal epithelial cells. Toxicol In Vitro. 48:86-92, 2018

[2] Vollenbröker B et al: mTOR regulates expression of slit diaphragm proteins and cytoskeleton structure in podocytes. Am J Physiol Renal Physiol. 296(2):F418-26, 2009

[3] Letavernier E et al: High sirolimus levels may induce focal segmental glomerulosclerosis de novo. Clin J Am Soc Nephrol. 2(2):326-33, 2007

[4] Pelletier R et al: Acute renal failure following kidney transplantation associated with myoglobinuria in patients treated with rapamycin. Transplantation. 82(5):645-50, 2006

[5] Sartelet H et al: Sirolimus-induced thrombotic microangiopathy is associated with decreased expression of vascular endothelial growth factor in kidneys. Am J Transplant. 5(10):2441-7, 2005

[6] Smith KD et al: Delayed graft function and cast nephropathy associated with tacrolimus plus rapamycin use. J Am Soc Nephrol. 14(4):1037-45, 2003

感 染
Infections

◀•▶ 急性肾盂肾炎 ◀•▶

要点

一、术语
- 由于细菌或真菌感染导致的急性肾实质炎症

二、病因／发病机制
- 经尿道、膀胱和输尿管的逆行性感染
  ○ 大肠埃希菌为主要病原微生物
- 危险因素包括免疫抑制、高龄、糖尿病、女性、回肠导管术、尿液反流

三、临床问题
- 发热、寒战、移植物压痛
- 白细胞升高
- 肾衰竭
- 早期的急性肾盂肾炎（APN）与晚期的移植物失功发生率增加相关
- 可能引发急性排斥反应
- 抗菌药物与类固醇的联合治疗对一些反复发生的移植物 APN 有效

四、镜下特征
- 肾小管内中性粒细胞浸润，可见白细胞管型
- 可能出现脓肿及肾乳头坏死
- 早期为肾髓质和集合管的感染
- 逆行性感染时存在肾盂炎
- 可合并肾小管间质的急性排斥反应
- 肾小球和血管相对完好

五、辅助检查
- 急性肾盂肾炎时，C4d 结合于细菌表面，通过环状凝集素途径激活补体通路

六、主要鉴别诊断
- 肾盂肾炎合并急性 T 细胞介导的排斥反应
- 急性 T 细胞介导的排斥反应
- 急性抗体介导的排斥反应
- 药源性间质性肾炎
- 缺血性或中毒性肾小管损伤

肾乳头坏死的大体特征

急性肾盂肾炎中坏死的肾乳头

（左图）急性肾盂肾炎的移植肾（已剖开成两半），可见肾乳头坏死，坏死的肾乳头周围有一明显的出血区，与周围正常肾组织明显分界 ➡。（右图）严重急性肾盂肾炎的移植肾，可见肾乳头坏死，坏死的肾乳头周围有一明显的出血区与周围组织间隔 ➡ 该坏死区内未见残存的活细胞 ➡

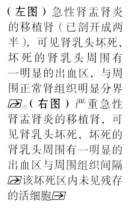
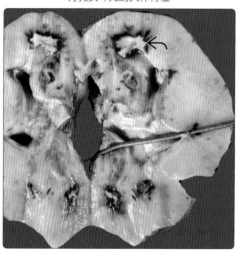
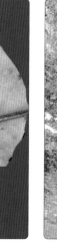

移植肾的中性粒细胞管型

急性肾盂肾炎的细菌团块

（左图）呈急性肾盂肾炎移植肾光镜下，间质水肿，其内大量中性粒细胞浸润 ➡，和明显的中性粒细胞管型 ➡。（右图）严重急性肾盂肾炎的移植肾，苏木精–伊红染色（HE），高倍镜显示肾髓质内可见细菌菌团相比钙盐沉积，细菌团块一般较小且更均一

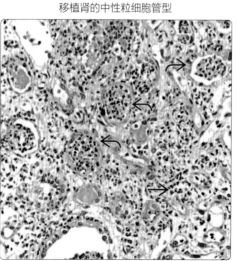
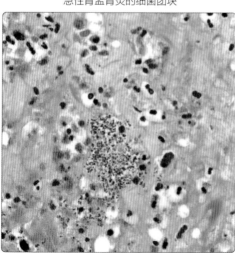

一、术语

（一）缩略语

- 急性肾盂肾炎（acute pyelonephritis，APN）

（二）同义词

- 急性细菌性肾炎（无肾盂炎时使用）
- 上尿路感染（UTI）

（三）定义

- 肾实质的急性细菌性感染

二、病因/发病机制

（一）上行感染

- 经尿道、膀胱和输尿管的逆行性感染
- 最常见的感染途径（95%）
- 通常与诱发因素有关
  - 免疫抑制反应
    - APN 最常见的细菌感染并发症
    - 环孢素可破坏宿主对大肠埃希菌的防御系统
  - 梗阻
  - 支架
  - 反流性肾病
  - 糖尿病
- 来自胃肠道（粪便）的革兰阴性菌最常见
  - 大肠埃希菌是最常见的病原微生物
    - 尿路感染的致病因素和毒力因素包括
      □ 纤毛/菌毛和血清型 O、K、H
  - P 菌毛（甘露糖抵抗型）
    - 附着在尿路上皮细胞的二乳糖苷残基上促进持续感染
    - 通过与 toll 样受体 4（TLR4）相互作用增强宿主的先天炎症反应，产生 IL-6 和 IL-8
      □ 集合管内的 α 夹层细胞通过酸化尿液和分泌抑菌蛋白载脂蛋白 2（NGAL）来对抗大肠埃希菌
  - 1 型菌毛（甘露糖敏感型）
    - 结合郝斯福蛋白
  - 变形杆菌
  - 克雷伯菌
  - 肠杆菌属
  - 假单胞菌
  - 粪链球菌

（二）血行性感染

- 脓毒症或细菌性心内膜炎
  - 金黄色葡萄球菌是常见的病原微生物
  - 真菌多见于免疫缺陷宿主

（三）无症状菌尿

- 无症状菌尿患者的尿液细菌计数 > 100 000cfu/ml

三、临床问题

（一）感染部位

- 盆腔尿道上皮（肾盂炎）
- 肾小管和间质（肾盂肾炎）
- 肾皮质脓肿（细菌性肾炎）

（二）临床表现

- 可能是亚临床的
- 发热和寒战
- 恶心和呕吐
- 腰痛
- 肋脊角叩击痛
- 急性肾衰竭
  - 移植肾
  - 气肿性肾盂肾炎

（三）实验室检查

- 尿液镜下特征
  - 脓尿（尿中可见白细胞）
  - 白细胞升高
  - 革兰染色可能呈阳性
- 尿液培养
  - 留取中段尿培养尽可能减少污染

（四）治疗

- 药物
  - 抗菌药
    - 经验性给予抗革兰阴性菌药物直到得到培养结果
  - 抗菌药物与类固醇的联合治疗对一些反复发生的移植物 APN 有效
    - 可能代表同时发生了 APN 和急性排斥反应

（五）预后

- 急性非复杂 APN 应用抗菌药物的治疗有效率 > 90%
  - 抗菌药物治疗无效
    - 耐药菌株
    - 解剖异常（反流等）
    - 尿路梗阻
- 复发性肾盂肾炎可导致慢性肾盂肾炎和慢性肾病
- APN 或无症状菌尿增加急性排斥反应的风险
- 移植后前 6 个月发生 APN 与 2 年内出现移植物功能障碍具有相关性（日本的一项研究，43% vs. 18%）
- 移植后 30 天内发生 APN 降低了移植物和患者的长期存活率（巴西研究）

四、大体特征

一般特点

- 肾脏水肿，体积增大
- 逆行性肾盂肾炎
  - 肾髓质内可见特征性的黄色条纹
    - 即肾集合管内的积脓
  - 通常有肾盂炎

○ 反复发作可形成瘢痕
  - 逆行性肾盂肾炎可在肾盂肾盏上方的皮质形成瘢痕
○ 炎症蔓延至肾周脂肪，形成肾周脓肿
○ 肾盂或输尿管内可见结石或狭窄
● 气肿性肾盂肾炎
  ○ 在肾皮质或肾周脂肪内形成圆形空洞（内含气体）
  ○ 包膜下可有脓肿形成

五、镜下特征

（一）组织学特点

● 肾小管和间质内中性粒细胞散在浸润
  ○ 管腔内可见中性粒细胞管型，有时可见细菌
  ○ 中性粒细胞性肾小管炎
  ○ 严重者，可出现肾小管破坏，脓肿形成
● 数日后可出现淋巴细胞、浆细胞、嗜酸性粒细胞和巨噬细胞等
● 急性肾小管损伤
  ○ 近端肾小管刷状缘脱落
  ○ 肾小管上皮扁平化（平坦）
  ○ 肾小管内可见脱落的上皮细胞
● 管周基底膜断裂
● 严重病例可出现肾乳头坏死
  ○ 与镇痛药性肾病不同，多为肾乳头尖的坏死

（二）分型

● 上行感染
  ○ 通常有肾盂的急性炎症
  ○ 可出现髓质和集合管的早期感染
  ○ 微生物可侵入肾盏，通过集合管反流进入肾实质
● 血行感染
  ○ 在肾皮质内形成散在分布的脓肿
  ○ 感染性心内膜炎时，可形成含细菌的脓毒栓子，脱落后栓塞至肾小球内
  ○ 肾盂炎轻微或没有
● 气肿性肾盂肾炎
  ○ 产气型微生物可在组织内形成含空气的圆形空洞
● 急性肾叶性肾炎
  ○ 影像学提示肿块性病变
  ○ 肾皮质灶性区域出现严重的炎症和水肿

六、辅助检查

（一）组织化学染色

● 革兰染色（Brown–Brenn）
  ○ 鉴定革兰阳性 / 阴性微生物
  ○ 细菌通常在可以在脓肿中检见，而在肾小管中不明显
● 银染色
  ○ 肾小管和脓肿中的真菌呈阳性染色

（二）免疫组化染色

● 急性肾盂肾炎时，C4d 可结合于细菌表面，通过凝集素途径激活补体通路

七、鉴别诊断

（一）药源性间质性肾炎

● 临床用药史
  ○ 中性粒细胞浸润不明显
  ○ 尿液和血液培养呈阴性

（二）急性 T 细胞介导的排斥反应

● 移植肾抗菌药物难治性肾盂肾炎
  ○ 可能是急性肾盂肾炎合并急性排斥反应（Ⅰ型）
    - 与原发肾盂肾炎相比，一些同种异体肾盂肾炎的基因表达类似于急性排斥反应

（三）急性抗体介导的排斥反应

● 肾小管内中性粒细胞浸润，有时可类似急性肾盂肾炎
● 管周毛细血管 C4d 沉积
● 无脓肿形成

（四）缺血性或中毒性肾小管损伤

● 中性粒细胞浸润少
● 无脓肿
● 肾小管损伤，无炎症

八、诊断清单

（一）临床相关病理特征

● 脓肿形成
● 肾乳头坏死
● 慢性肾盂肾炎的组织学证据
  ○ 萎缩的肾小管内含大量透明管型，与甲状腺滤泡结构相似
  ○ 提示既往急性肾盂肾炎发作或存在尿液流出道的梗阻

（二）病理学要点

● 可能忽略真菌感染（仔细观察 PAS 和银染色）
● 持续感染可能有大量嗜酸性粒细胞浸润

（孙 燕 曹凯悦 译 刘懿禾 王政禄 校）

参考文献

[1] Alhajjaj FS et al: Emphysematous pyelonephritis in renal allograft - a case report. Int J Health Sci (Qassim). 10(2):311-3, 2016

[2] Kroth LV et al: Acute graft pyelonephritis occurring up to 30 days after kidney transplantation: epidemiology, risk factors, and survival. Transplant Proc. 48(7):2298-2300, 2016

[3] Oghumu S et al: Differential gene expression pattern in biopsies with renal allograft pyelonephritis and allograft rejection. Clin Transplant. 30(9):1115-33, 2016

[4] Shin DH et al: Early-onset graft pyelonephritis is predictive of long-term outcome of renal allografts. Tohoku J Exp Med. 236(3):175-83, 2015

[5] Singh R et al: Asymptomatic bacteriuria and urinary tract infections among renal allograft recipients. Curr Opin Infect Dis. 28(1):112-6, 2015

[6] Kumar S et al: Acute pyelonephritis in diabetes mellitus: Single center experience. Indian J Nephrol. 24(6):367-71, 2014

[7] Oghumu S et al: Acute pyelonephritis in renal allografts: a new role for microRNAs? Transplantation. 97(5):559-68, 2014

[8] Tourneur E et al: Cyclosporine A impairs nucleotide binding oligomerization domain (Nod1)-mediated innate antibacterial renal defenses in mice and human transplant recipients. PLoS Pathog. 9(1):e1003152, 2013

[9] Schmidt S et al: Emphysematous pyelonephritis in a kidney allograft. Am J Kidney Dis. 53:895-7, 2009

[10] Joss N et al: Lobar nephronia in a transplanted kidney. Clin Nephrol. 64:311-4, 2005

细菌性肾盂炎

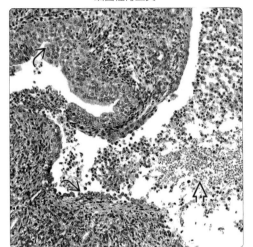

肾髓质中性粒细胞管型

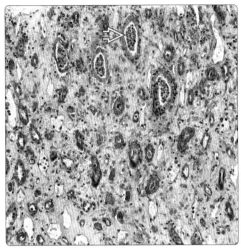

（左图）HE 染色显示肾盂尿路上皮内中性粒细胞及淋巴细胞浸润➡，符合急性肾盂炎的表现，腔内可见含中性粒细胞的炎性渗出物和细菌➡。（右图）PAS 染色显示肾髓质集合管内含中性粒细胞管型➡，间质轻度水肿，逆行性肾盂肾炎早期，炎症局限于集合管内

急性肾盂肾炎的中性粒细胞管型

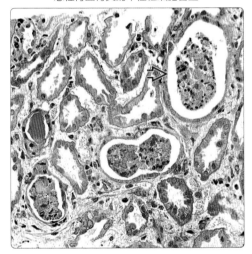

中性粒细胞管型和肾小管上皮反应性变化

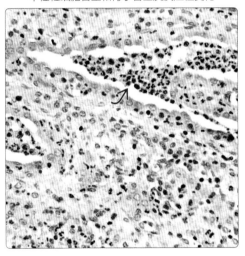

（左图）肾活检 PAS 染色显示在皮质肾小管内可见中性粒细胞管型➡与急性细菌性肾盂肾炎相符肾间质内亦可见到中性粒细胞浸润。（右图）皮质集合管内可见中性粒细胞管型➡充满肾小管管腔肾小管上皮减少和脱落，代表肾小管的损伤和反应性改变，肾内唯一有分支的肾小管是集合管

移植肾细菌性肾盂炎的中性粒细胞管型

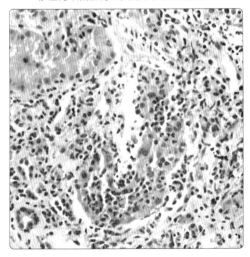

急性肾盂肾炎中 C4d 免疫组化染色

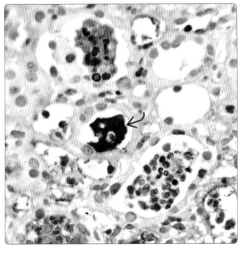

（左图）移植肾活检显示大量中性粒细胞浸润形成管型，患者尿培养阳性这一表现更支持急性肾盂肾炎而不是排斥反应，但是抗体介导的急性排斥反应时，肾小管管腔中也常常可以见到中性粒细胞。（右图）免疫组化染色：急性肾盂肾炎时，C4d 染色显示肾小管管腔内呈阳性染色的球菌➡。C4d 可通过凝集素途径被细菌表面的糖类激活（甘露聚糖结合凝集素或纤维胶凝蛋白）

多瘤病毒相关性肾病

一、术语
- 多瘤病毒感染可发生于移植肾或自体肾，多见于免疫抑制或免疫缺陷的患者

二、病因 / 发病机制
- BK 病毒感染所致 PVN 占 85%
- JC 病毒感染所致 PVN 占 15%

三、临床问题
- 急性肾衰竭
- 肾脏移植患者患病率约 5%
- 与输尿管梗阻有关
- 通过减少 / 改变免疫抑制治疗
- 移植后 3 年内移植物丢失率 7%～100%，取决于病理分期

四、镜下特征
- 单个核细胞浸润的间质性肾炎
- 肾小管炎
- 核内包涵体

- 肾小管基底膜免疫复合物沉积

五、辅助检查
- 免疫组化染色（IHC）检测多瘤病毒大 T 抗原
- 电子显微镜观察病毒颗粒
- 血浆 PCR 检测病毒载量为 > 10^4/ml

六、主要鉴别诊断
- 急性肾小管间质性（Ⅰ型）排斥反应
- 腺病毒肾炎
- 急性肾小管损伤 / 坏死
- 急性间质性肾炎

七、诊断清单
- 多瘤病毒性肾炎合并急性排斥反应，不常见
  - 动脉内膜炎或管周毛细血管的 C4d 染色提示合并排斥反应
- 当存在轻度炎症时，即使无病毒性细胞核病变，亦需进行 SV40 免疫组织化学染色

炎症的带状分布

核内包涵体

（左图）PAS 染色显示肾间质的炎症呈密集带状或灶性分布，对移植肾进行充分取样对多瘤病毒肾炎（PVN）的诊断非常重要。如果活检小于 1/2 肾皮质，多瘤性肾炎就有可能会被漏诊，多瘤病毒通常在炎症区域可被检见。（右图）HE 染色显示核内包涵体 ➡，在远曲肾小管呈毛玻璃样，邻近肾间质水肿，散在淋巴细胞浸润

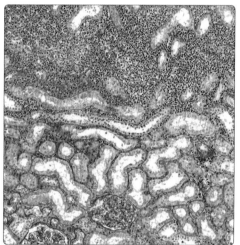
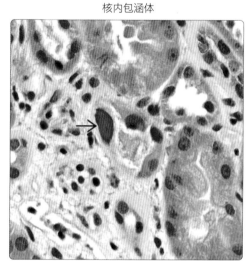

免疫组化染色显示大 T 抗原 SV40

多瘤病毒颗粒

（左图）免疫组化染色显示多瘤病毒大 T 抗原在许多肾小管上皮细胞核阳性 ➡，伴明显的肾间质炎，这有助于多瘤病毒的诊断，但不能确定具体的病毒病原体。（右图）高分辨率电子显微镜显示肾小管上皮细胞核内一簇多瘤病毒颗粒，测量约 40nm，较腺病毒和疱疹病毒明显更小

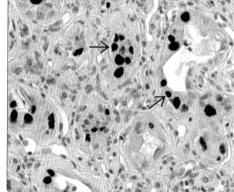

一、术语

（一）缩略语

- 多瘤病毒相关性肾病（polyomavirus nephritis，PVN）

（二）同义词

- 多瘤病毒肾病
- BK 病毒肾病

（三）定义

- 肾脏的多瘤病毒感染通常发生于免疫受损人群

二、病因／发病机制

（一）病原体

- 人多瘤病毒
  - BK 病毒
    - 对泌尿生殖道上皮的趋向性
    - 成人血清阳性率高（80%）
    - 仅在免疫功能低下的患者中致病
    - 约 85% 的 PVN 由 BK 病毒引起
  - John Cunningham（JC）病毒
    - 约 15% 的 PVN 由 JC 病毒引起，通常比 BK 病毒温和
    - 引起进行性多灶性白质脑病
    - 猿猴病毒 40（SV40），Merkel 细胞多瘤病毒
    - 罕见，如果发生会引起间质性肾炎

（二）发病机制

- 移植肾
  - 供体器官中潜伏病毒的再激活
  - 肾损伤促进病毒复制
  - 排斥反应促进发病
- 自体肾
  - 艾滋病，遗传性免疫缺陷，免疫抑制
  - 在干细胞或实体器官（除肾移植以外）移植中少见

三、临床问题

（一）流行病学

- 发病率
  - 在应用他克莫司和霉酚酸酯（MMF）的肾移植患者中约为 5%
- 危险因素
  - 他克莫司 /MMF 相比于环孢素 /MMF（OR= 3）
  - 有排斥反应病史，年龄较大，男性

（二）临床表现

- 急性肾衰竭
- 出血性膀胱炎
- 输尿管狭窄
  - 发生于 5%～10% 的 BK PVN
- 晚期并发症：高级别尿路上皮细胞癌，表达病毒蛋白（大 T 抗原）

（三）实验室检查

- 血浆 PCR
  - 病毒 PCR ＞ 10^4/ml，对 PVN 特异性高（98%）但敏感性低（64%）
    - 约 30% 的 PVN 血浆病毒 PCR 水平 ＜ 10^4/ml

- 无 BK 病毒血症很少发生 PVN
  - 典型的 JC 病毒 PVN
- 尿液
  - 细胞学可见诱饵细胞
    - 对 PVN 无特异性，提示尿路的多瘤病毒感染
  - 尿液的病毒 PCR 对 PVN 的特异性低
  - 电子显微镜（EM）负染色技术显示病毒聚集体（"Haufen"）
    - 对 PVN 的敏感性和特异性高（＞ 98%）

（四）治疗

- 减少他克莫司 / 霉酚酸酯剂量或切换成低剂量的环孢素
- 目前的抗病毒药物效果不佳
  - 西多福韦
  - 来氟米特
- 再次移植通常能够成功

（五）预后

- 移植物丢失率（13%～100%）取决于诊断阶段
  - 间质纤维化和肾小管萎缩预后差
  - JC 病毒导致的移植物丢失少见
- 8%～12% 的患者之后出现排斥反应
- 肾功能受损多见
- BK 病毒可能致癌
  - 移植肾中少数尿路上皮肿瘤表达大 T 抗原

四、镜下特征

组织学特征

- 间质单个核细胞炎症
  - 淋巴细胞和嗜酸性粒细胞
  - 通常以浆细胞为主
  - 通常与病毒感染的上皮细胞有关
- 肾小管上皮细胞的核内包涵体
  - 毛玻璃样核
  - 细胞核增大、深染
  - 核内包涵体可能存在于管腔内脱落的肾小管上皮细胞
  - 核内包涵体在早期多瘤病毒性肾炎中可能不明显
- 肾小管炎和肾小管损伤
  - 肾小管中偶见浆细胞
  - 常见凋亡
- 受累及的终末肾单位较近端肾单位多
  - 在早期阶段可能仅累及肾髓质，特别是集合管
  - 晚期可能累及肾小球壁层上皮细胞
    - 可能形成类似细胞新月体的结构
- 后期病变
  - 间质纤维化，肾小管萎缩
  - 肾小管间质形成瘢痕的程度往往与病毒感染持续时间有关
  - 与移植物存活情况相关
  - 肾小管上皮去分化，呈梭形，可能是由于上皮 – 间质转化（EMT）
- 已有高级别尿路上皮癌和肾细胞癌的报告
  - 在所有肿瘤细胞中均表达大 T 抗原（而不是 VP1）

五、辅助检查

（一）免疫组化染色

- 多瘤病毒大 T 抗原免疫组化染色诊断

多瘤病毒肾炎分级

分　期	Maryland 大学（2004）	3 年移植物失活率（Maryland）	Banff 工作组（2009）	3 年移植物失活率（Banff）
A（早期）	病毒感染细胞，无或轻微的间质炎性浸润或肾小管萎缩	13%	病毒感染细胞，无或轻微的肾小管损伤	7%
B（活跃期）	病毒感染细胞，间质炎性浸润/肾小管萎缩< 25%（B_1），26%～50%（B_2），或> 50%（B_3）	B_1: 40%；B_2: 60%；B_3: 77%	肾小管上皮细胞坏死或溶解，基底膜剥脱> 2 个细胞	50%
C（晚期）	少量细胞病变伴广泛间质炎性浸润/肾小管萎缩	100%	> 50% 间质纤维化，任何程度的肾小管损伤	100%

- 病毒感染早期阶段即表达蛋白
- 识别大 T 抗原的抗体可检测 BK 和 JV 病毒
- 上皮细胞核的强阳性
  - 肾小管上皮细胞，通常是远端肾小管和集合管
  - 阳性细胞常常聚集
  - 罕见肾小球壁层上皮细胞受累
- 以聚合物为基础检测，PAb416 检测的最佳结果是浓度> 1/100

（二）免疫荧光染色

- 约 50% 的 PVN 患者，肾小管管周基底膜（TBM）可出现颗粒状荧光染色 –IgG，C3，C4d 沉积所致
  - 2 项研究中有 1 项报告病毒抗原沉积（非大 T 细胞或 VP1）
  - 多瘤病毒消失后，IHC 或 EM 检测可能持续阳性
  - 意义不明，与较高的肌酐有关
- 在抗体介导的排斥反应中，萎缩性管周基底膜的 C4d 染色可能类似管周毛细血管网染色

（三）电镜检查

- 多瘤病毒颗粒存在于上皮细胞中
  - 约 40nm 的病毒颗粒以微晶矩阵或松散集落排列
  - 多定位于细胞核，有时位于细胞质
- 电子密度颗粒分散沉积于管周基底膜
  - 可能存在于萎缩的肾小管
  - 免疫荧光确定电子密度沉积物为免疫复合物

六、鉴别诊断

（一）急性肾小管间质（Ⅰ型）排斥反应

- 显著的间质性炎症并有肾小管炎，与大 T 抗原无关
  - 罕见急性排斥反应合并 PVN

（二）腺病毒肾小管间质性肾炎

- 间质出血、坏死和肉芽肿性病变
  - 免疫组化染色腺病毒标志物阳性，多瘤病毒标志物阴性

（三）急性间质性肾炎

- 免疫组化染色 SV40 阴性

（四）急性肾小管损伤或坏死

- 肾小管上皮细胞呈反应性非典型性改变，与病毒性细胞核病变类似
- 免疫组化染色 SV40 阴性

七、诊断清单

（一）临床相关病理特征

- 疾病的分期与预后相关
- 病毒数量评分（Banff）以免疫组化染色肾小管核阳性细胞百分比判断
  - pv_1 < 1%
  - pv_2 = 1%～10%
  - pv_3 > 10%

（二）病理学要点

- 显著的髓质炎症增加对 PVN 的怀疑
- 当存在轻度炎症浸润时，进行免疫组化染色大 T 抗原诊断
  - 早期 PVN 可能缺乏病毒细胞病理改变
  - 肾小管上皮细胞核 SV40 染色可诊断感染
- 明显的间质性炎症伴散在的 SV40 表达提示合并急性排斥反应
- PVN 和急性排斥反应可并发，但不常见
  - TBM 免疫复合物可能在病毒染色呈阴性后持续存在

（孙　燕　曹凯悦　译　刘懿禾　王政禄　校）

参考文献

显著的肾间质炎性浸润

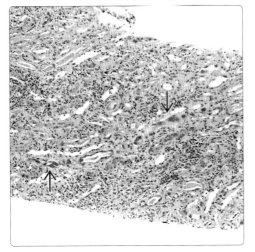

多瘤病毒大 T 抗原

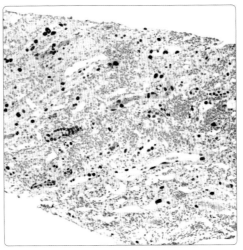

（左图）PVN 光镜显示广泛的肾小管的改变，包括大的非典型的上皮细胞，核增大呈梭形 ➡ 炎症局限于病毒感染导致细胞病变的区域。（右图）大 T 抗原 SV40 免疫组化染色显示肾小管广泛感染，个别肾小管内有典型的阳性细胞炎症聚集区域通常与病毒在同一区域，提示病毒引起炎症

核内包涵体

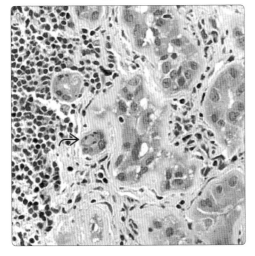

病毒性细胞病变

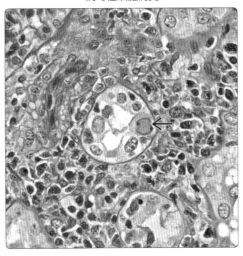

（左图）在 PVN 晚期患者的活检中，可见肾小管萎缩、间质纤维化和局灶性单个核细胞浸润，这些都是非特异性的表现，只有 1 个核内包涵体 ➡ 可作为提示病因的线索。（右图）PAS 染色显示严重的间质性炎症和典型的多瘤病毒的核内包涵体，呈淡紫色、均质 ➡ 间质内有淋巴细胞和浆细胞浸润

毛玻璃样核内包涵体

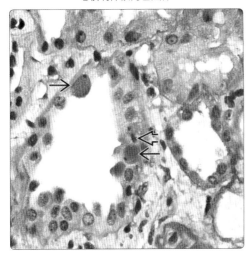

核内包涵体

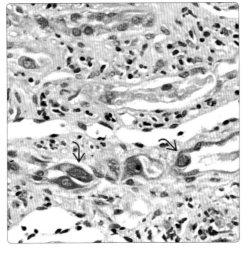

（左图）PAS 染色显示一些肾小管上皮细胞内有毛玻璃样的核内包涵体 ➡，核仁被挤压至核膜边缘伴肾小管炎 ➡，肾小管上皮细胞和基底膜之间常可见到淋巴细胞，当病毒引起的细胞病变不明显时，这一表现类似于急性排斥反应。（右图）梭形肾小管上皮细胞（退变）的细胞核内的病毒包涵体 ➡

（**左图**）HE 染色显示一些上皮细胞的胞核显示典型的多瘤病毒感染的病变，特征核仁通常被挤压至核膜旁➡这些特征和电镜结果一致。（**右图**）大量的退变、脱落的肾小管上皮细胞，肾小管中有一个浆细胞➡，这一发现对 PVN 具有诊断意义。间质中有许多浆细胞➡，是 PVN 的另一典型病变

病毒性细胞病变

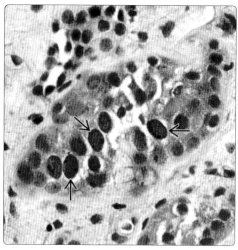

浆细胞性肾小管炎

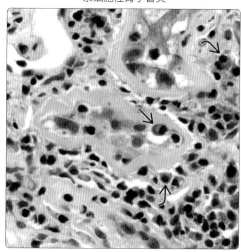

（**左图**）大 T 抗原 SV40 染色显示集合管管型中明显的染色碎片当脱落入尿液中，即为电镜检测的"Haufen"的来源（图片由 V. Nickeleit, MD 提供）。（**右图**）肾小管上皮细胞的电镜显示多瘤病毒脱落进入管腔➡，管型样聚合物形成➡，即尿液中，电镜负染检测的"haufen"

集合管管型

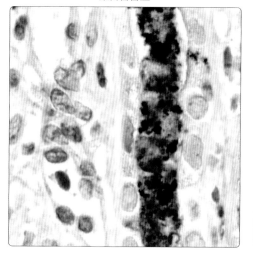

肾小管中脱落的病毒颗粒

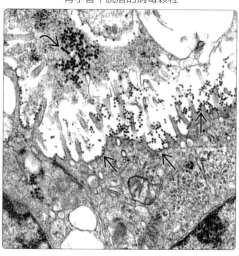

（**左图**）PVN 患者尿液细胞学显示含包涵体的诱饵细胞，这些细胞类似于恶性肿瘤细胞，并不是诊断 PVN 所必需的，但是仅发生于泌尿道的多瘤病毒感染，并且可能无症状。（**右图**）电镜负染技术检查尿沉渣，发现直径约 40nm 的病毒颗粒聚合物，这些聚合物几乎只出现在 PVN 患者中（图片由 V. Nickeleit, MD 提供）

诱饵细胞

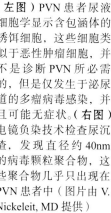
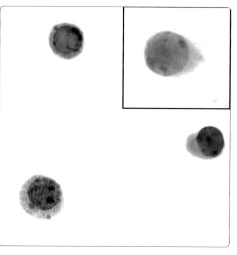

尿液中"Huafen"病毒颗粒

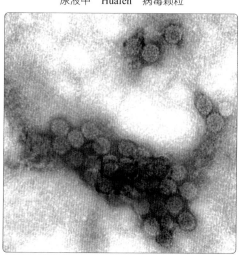

壁层上皮细胞内包涵体

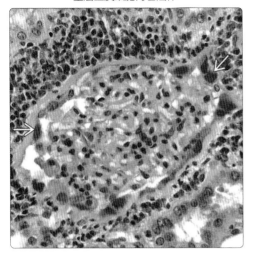

壁层上皮细胞内包涵体

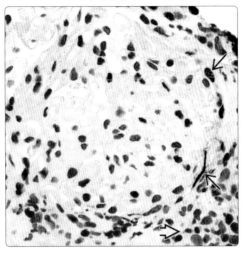

（左图）HE 染色显示一些壁层上皮的细胞核增大，深染➡并且在肾小囊和上皮细胞之间淋巴细胞散在浸润（或称"球囊炎"），这是严重 PVN 的一种不常见的组织学特征。（右图）大 T 抗原 SV40 T 免疫组化染色显示多瘤病毒感染的壁层上皮细胞➡，其细胞核并没有增大，相邻肾小球之间的肾间质的散在炎细胞➡

伪新月体

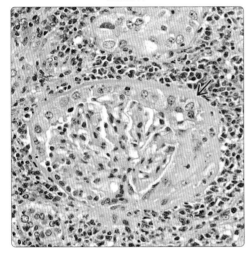

严重的肾小管萎缩和上皮脱落

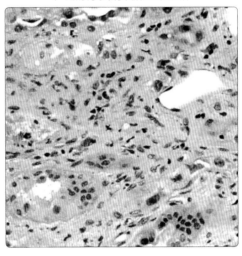

（左图）HE 染色显示在小部分 PVN 患者中，肾小球壁层上皮细胞➡增生，形成类似细胞性新月体的结构，但是缺乏肾小球的纤维素样坏死。（右图）PVN 晚期可能只表现为非特异性肾小管上皮细胞脱落、萎缩和间质纤维化，即慢性移植物肾病的表现，因此，如果没有 PVN 的早期诊断，该患者的病因可能最终无法确定

B.K. 病例

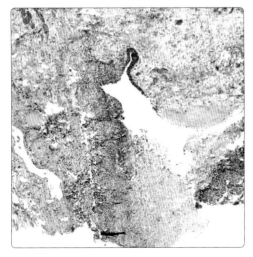

移行细胞病毒感染

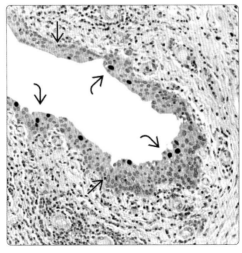

（左图）该病例是首例报道的同种异体移植的多瘤病毒感染，由 S.D.Garder 报道（圣玛丽医院，伦敦）输尿管显示严重的炎症伴溃疡形成，这种新型多瘤病毒随后以该患者姓名的首字母 B.K. 命名（图片由 E. Ramos, MD 提供）。（右图）多瘤病毒感染的移植肾切除标本显示输尿管上皮有大量大 T 抗原 SV40 染色阳性的细胞➡黏膜有明显的炎症，散在淋巴细胞浸润➡

肾小管基底膜 IgG 沉积

肾小管基底膜 C4d 颗粒状沉积

（左图）PVN 的免疫荧光（IF）显示在一些但不是所有的 TBM 中有强烈的 IgG 颗粒状沉积。颗粒状 IgG 在 TBM 中表明免疫复合物沉积，并不是一个非特异性的发现。C3 也同样沉积，但有特异性，因为 C3 常常在肾小管基底膜中被检测到。（右图）免疫组化染色显示 C4d 在部分肾小管基底膜颗粒状沉积，管周毛细血管呈阴性

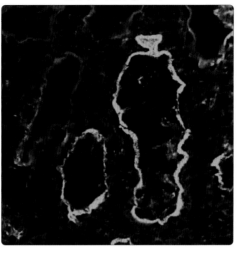
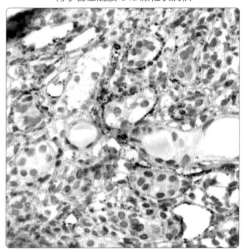

JC 多瘤病毒性肾病

JC 多瘤病毒性肾病

（左图）John Cunningham（JC）多瘤病毒肾病有类似的组织学改变，但病变通常较轻。细胞核内可见病毒所致细胞病变 ➡ 大 T 抗原 SV40 染色阳性时提示有多瘤病毒感染，但 PCR 检测血液中 BK 病毒为阴性，因为其对 BK 病毒高度特异（图片由 R.N. Smith, MD 提供）。（右图）：JC 多瘤病毒肾病的髓质显示，JC 病毒大 T 与通常的大 T 抗原 SV40 的抗体发生交叉反应（图片由 R.N. Smith, MD 提供）

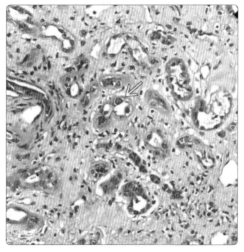
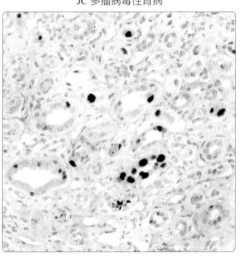

高级别移行细胞癌

高级别尿路上皮癌表达多瘤病毒大 T 抗原 SV40

（左图）根据报道，大 T 抗原表达于高级别尿路上皮癌和肾细胞癌的所有肿瘤细胞（正常细胞不表达）。这例肾盂高级别乳头状癌发生于 PVN 确诊后 5 年（图片由 E. Farkash, MD 提供）。（右图）在肾移植受者中，约 20% 的移行细胞肿瘤表达多瘤病毒大 T 抗原已知其他多瘤病毒的大 T 抗原是致癌的（图片由 E. Farkash, MD 提供）

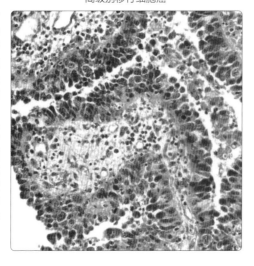
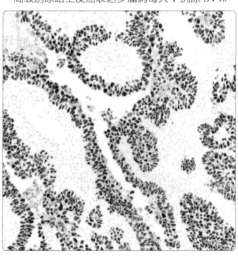

肾小管基底膜沉积物

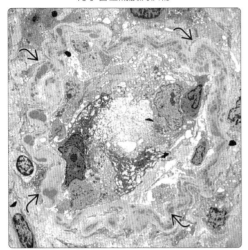

肾小管基底膜沉积物

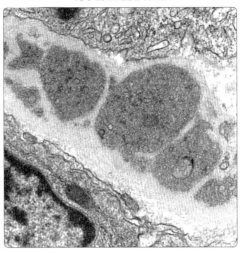

（左图）肾小管的横截面在低倍电镜下显示，基底膜上有广泛的、电子密度的无定形物质沉积➜。（右图）肾小管基底膜沉积物在高倍电镜下显示，该沉积物为无定形物，含有膜碎片，病毒颗粒不明显，间接免疫荧光染色可发现该沉积物中有大 T 抗原 SV40

核内病毒颗粒

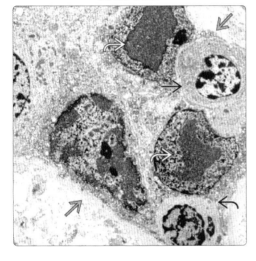

核内病毒颗粒

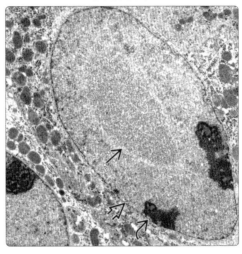

（左图）严重病变的肾小管电镜显示在肾小管上皮细胞➜、肾小管内浆细胞➜，以及淋巴细胞➜的细胞核内有大量聚集的多瘤病毒粒子肾小管基底膜并不清晰➜。（右图）电镜显示在肾小管上皮细胞的细胞核内➜有大量的病毒颗粒➜细胞核➜被挤压至核膜边缘，这一现象在光镜下也可见到

胞质内病毒颗粒

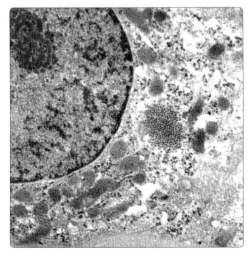

BK 多瘤病毒颗粒

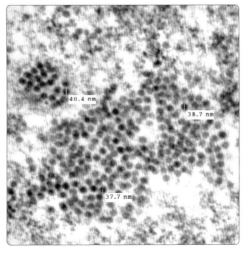

（左图）电镜显示受感染的肾小管上皮细胞，其细胞核附近的细胞质内聚集了许多病毒颗粒。病毒颗粒可以紧密地聚在一起或偶尔排列成准晶矩阵（未显示）。（右图）电镜显示，胞核内的多瘤病毒颗粒直径约 40nm，较腺病毒（75～80nm）和疱疹病毒组（150～200nm）小

◄┠ 腺病毒 ┨►

要点

一、术语
- 同义词
  - 腺病毒（AdV）肾炎
二、病因/发病机制
- 无包膜双链 DNA 病毒
三、临床问题
- 发热
- 移植物压痛
- 出血性膀胱炎常累及肾脏
  - 肉眼血尿
- 急性肾衰竭
- 血液实时定量 PCR 诊断和监测
- 应用西多福韦、利巴韦林、静脉注射免疫球蛋白治疗
- 局部感染通常能够恢复
- 播散性感染死亡率＞60%

四、镜下特征
- 肉芽肿性炎症
- 肾小管坏死
- 间质出血
- 肾小管细胞内浑浊、嗜碱性核内包涵体
五、辅助检查
- 免疫组化染色 AdV 阳性
- 电子显微镜显示特征性 60～80nm 病毒粒子
六、主要鉴别诊断
- 急性 T 细胞介导的排斥反应
- 多瘤病毒相关性肾病
- 药源性急性间质性肾炎
七、诊断清单
- 与其他微生物共感染很常见
- 病毒抗体试剂盒在鉴别诊断中有价值（AdV、SV40、巨细胞病毒）

坏死性肉芽肿

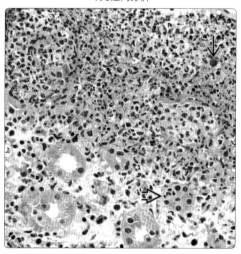

腺病毒细胞病变

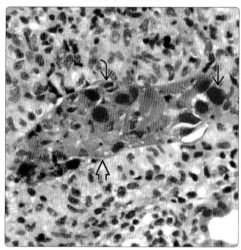

（左图）移植肾中，坏死性肉芽肿伴大量中性粒细胞、浆细胞和淋巴细胞浸润，为典型的腺病毒感染的表现病毒性细胞病变➡和肾小管炎➡（图片由 L. Novoa-Takara, MD 提供）。（右图）HE 染色显示一个有肾小管炎➡伴坏死的肾小管➡中，几个肾小管上皮细胞核可见病毒性细胞病变➡，其周围有大量的间质炎细胞浸润和隐约可见的栅栏状巨噬细胞

腺病毒免疫组化染色

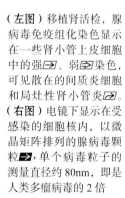
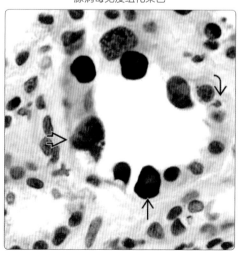

腺病毒颗粒

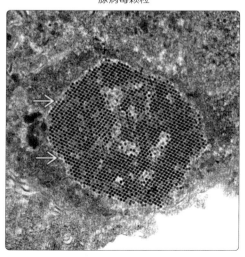

（左图）移植肾活检，腺病毒免疫组化染色显示在一些肾小管上皮细胞中的强➡、弱➡染色，可见散在的间质炎细胞和局灶性肾小管炎➡。（右图）电镜下显示在受感染的细胞核内，以微晶矩阵排列的腺病毒颗粒➡，单个病毒粒子的测量直径约 80nm，即是人类多瘤病毒的 2 倍

一、病因／发病机制

病原体

- 腺病毒（AdV）
  - 无包膜双链 DNA 病毒
  - 可能的感染途径
    - 内源性潜伏感染的再激活
    - 通过移植器官或组织感染
- 来自于其他器官的感染：膀胱，肺，肝，胃肠道

二、临床问题

（一）流行病学

- 发病率
  - 肾移植受者少见（＜1%）
    - 通常在移植后的前 3 个月发病
  - AdV 在干细胞移植受者中更常见（3%～7%）
    - 自体肾偶尔也会受累及
- 年龄
  - 儿童更易感（＜5 岁）

（二）临床表现

- 发热
- 出血性膀胱炎
  - 肉眼血尿
  - AdV 很少在没有膀胱炎的情况下引起肾脏感染
- 急性肾损伤
- 移植物压痛
- 膀胱和输尿管受累可导致尿路梗阻

（三）实验室检查

- 实时 PCR
  - 血液中 AdV 阳性早于症状出现前 3 周
- 快速培养
- 血液中 AdV 抗原的酶免法测定

（四）治疗

- 药物
  - 西多福韦、利巴韦林；缬更昔洛韦或更昔洛韦
  - 静脉注射免疫球蛋白
  - 减少免疫抑制反应

（五）预后

- 播散性感染死亡率＞60%
- 局部感染通常能够恢复

三、大体特征

一般特征

- 位于髓质的出血，周围可见黄白色条带
- 肾盂和输尿管黏膜表面出血

四、镜下特征

组织学特点

- 肾小管和间质
  - 急性肾小管损伤和间质性肾炎
    - 肾小管局灶性坏死
    - 间质出血和水肿
  - 肉芽肿的形成与病毒感染导致的肾小管及上皮细胞损伤有关
    - 位于肾小管周围
  - 肾小管上皮细胞的病毒性细胞病变
    - 深染、嗜碱的核内包涵体
      - 肾小管管腔内脱落的病毒感染细胞
      - 远端肾小管较近端肾小管感染多
- 肾小球
  - 肾小球（壁层和脏层）细胞均可能被感染
- 血管：无特异性改变

五、辅助检查

（一）免疫组织化学

- AdV 细胞核和细胞质染色

（二）免疫荧光

- 肾小管基底膜无沉积

（三）电子显微镜

- 肾小管上皮细胞核中直径为 60～80nm 的病毒颗粒

六、鉴别诊断

（一）急性 T 细胞介导的排斥反应

- 肾小管细胞核的反应性非典型病变可类似病毒包涵体
- 有时可见肉芽肿，与 T 细胞介导的急性排斥反应中肾小管破坏有关
- 出血和肾小管坏死较 AdV 轻
- AdV 缺乏动脉内膜炎［和 C4d（＋）］

（二）多瘤病毒相关性肾病

- SV40 免疫组化染色阳性
- 出血和肾小管坏死比 AdV 少
- 浆细胞增多，肉芽肿性炎症少

（三）药物致急性间质性肾炎

- 出血和坏死极少
- 无病毒抗原

七、诊断清单

病理学要点

- 坏死性肉芽肿是特征性表现
- 对鉴别诊断有价值的病毒抗体（AdV、SV40、CMV、HSV）
- 可能会与其他真菌或病毒等微生物共同感染

（孙　燕　曹凯悦　译　刘懿禾　王政禄　校）

参考文献

[1] Nanmoku K et al: Clinical characteristics and outcomes of adenovirus infection of the urinary tract after renal transplantation. Transpl Infect Dis. 18(2):234-9, 2016

[2] Klein J et al: Late presentation of adenovirus-induced hemorrhagic cystitis and ureteral obstruction in a kidney-pancreas transplant recipient. Proc (Bayl Univ Med Cent). 28(4):488-91, 2015

[3] Mehta V et al: Adenovirus disease in six small bowel, kidney and heart transplant recipients; pathology and clinical outcome. Virchows Arch. 467(5):603-8, 2015

[4] Lachiewicz AM et al: Adenovirus causing fever, upper respiratory infection, and allograft nephritis complicated by persistent asymptomatic viremia. Transpl Infect Dis. 16(4):648-52, 2014

[5] Keddis M et al: Adenovirus-induced interstitial nephritis following umbilical cord blood transplant for chronic lymphocytic leukemia. Am J Kidney Dis. 59(6):886-90, 2012

（**左图**）腺病毒感染的移植肾，HE 染色显示严重的间质炎，可见肉芽肿➡️，肾小管坏死➡️和间质水肿。（**右图**）PAS 染色显示髓质显著的肾间质炎和多量的肾小管炎，这在腺病毒感染时常见，而在急性排斥反应时不典型，此外，还可呈斑片状累及肾皮质（图片未显示）

腺病毒性肾炎
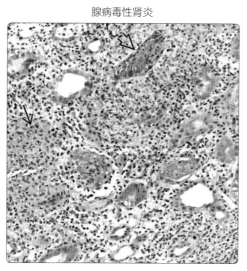

髓间质炎性浸润
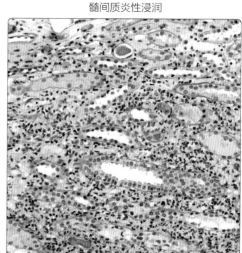

（**左图**）上皮样巨噬细胞肉芽肿和肾小管破坏是腺病毒感染的典型表现，肉芽肿在多瘤病毒或巨细胞病毒感染中并不常见。（**右图**）HE 染色显示 2 个多核巨细胞➡️围绕在一个严重损伤伴坏死的肾小管周围➡️。间质炎细胞包括上皮样巨噬细胞、淋巴细胞、浆细胞和少量的嗜酸性粒细胞

肉芽肿
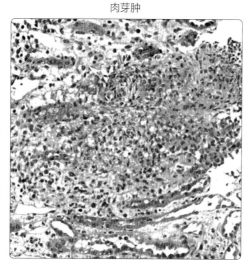

管周多核巨细胞
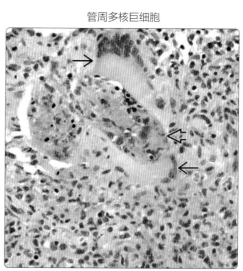

（**左图**）PAS 染色显示肾小管上皮细胞核增大、深染➡️，类似于多瘤病毒感染，但是存在肾小管的退变和坏死➡️。肉芽肿性病变支持腺病毒性肾炎的诊断。（**右图**）PAS 染色显示在腺病毒感染的移植肾中多核巨细胞➡️紧邻损伤的肾小管，该肾小管上皮细胞坏死，脱落伴淋巴细胞浸润

腺病毒感染导致核深染
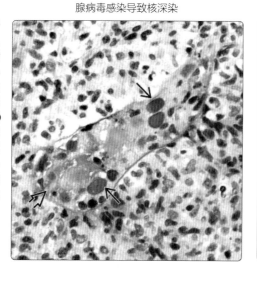

管周多核巨细胞
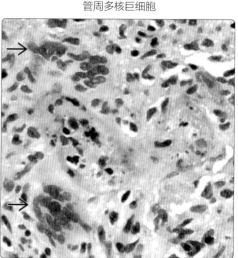

腺病毒原位杂交

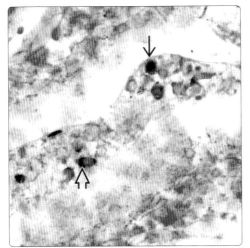

腺病毒免疫组化染色

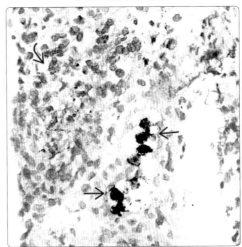

（左图）腺病毒原位杂交显示，在广泛损伤和坏死的肾小管上皮中，一些肾小管上皮细胞核➡和细胞质➡内可见阳性染色。（右图）腺病毒抗原主要在肾小管上皮细胞核中检测到阳性细胞➡稀疏，其旁可见一肉芽肿➡

腺病毒颗粒（一）

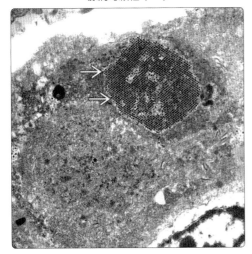

腺病毒颗粒（二）

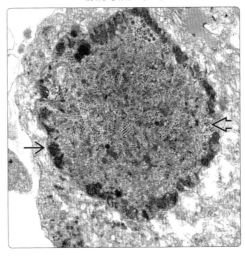

（左图）电子显微镜显示在受感染的肾小管上皮细胞核内大量腺病毒颗粒形成微晶矩阵➡。（右图）电镜显示在受感染的上皮细胞内大量腺病毒颗粒➡取代了核染色质的部位➡将其挤压至核膜边缘，这与光镜下观察到的核内包涵体相对应

腺病毒颗粒（三）

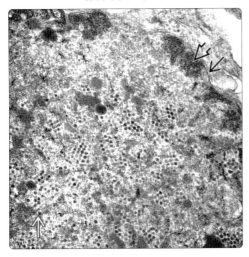

腺病毒大小

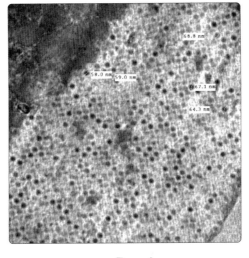

（左图）电镜显示受感染的上皮细胞的细胞核内大量单个的腺病毒颗粒➡，取代了核染色质➡，将其挤压质核膜边缘➡。（右图）在受感染的上皮细胞核内，可见腺病毒颗粒，直径为60～80nm这一直径大于多瘤病毒（30～45nm），小于巨细胞病毒（150～200nm）

201

◀▌· 巨细胞病毒感染 ·▐▶

要点

一、术语
- 肾脏的巨细胞病毒（CMV）感染，通常与免疫缺陷患者的全身巨细胞病毒感染相关

二、病因 / 发病机制
- 大多数人在成年前感染 CMV
- 免疫缺陷患者是感染的高风险人群
  - 新生儿 CMV 感染
  - 移植患者 CMV 感染

三、临床问题
- 临床表现
  - 肾功能不全
  - 流感样症状
- 抗病毒药物
  - 更昔洛韦或缬更昔洛韦
  - CMV 免疫球蛋白
- 减少或改变免疫抑制剂

四、镜下特征
- "枭眼"样核内包涵体
  - 肾小管上皮细胞为主
  - 肾小球毛细血管和（或）管周毛细血管内皮细胞
- 间质性炎症，单核细胞
- 急性肾小球肾炎（罕见）

五、主要鉴别诊断
- 多瘤病毒相关性肾病
- 腺病毒肾炎
- 急性 T 细胞介导的排斥反应

六、诊断清单
- 巨细胞病毒核内包涵体主要存在于内皮或上皮细胞
- 可能会与其他真菌或病毒等共感染
- 接受巨细胞病毒感染治疗的患者中可能存在膦甲酸钠毒性特征

肾小球内 CMV

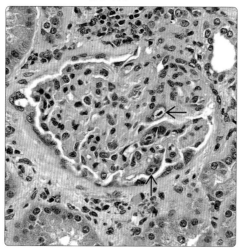

管周毛细血管 CMV

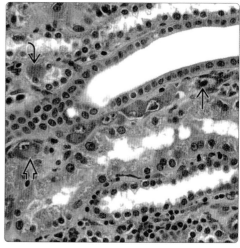

（左图）HE 染色显示在巨细胞病毒感染的肾小球毛细血管内皮细胞核内典型的"枭眼"包涵体➡。（右图）HE 染色显示巨细胞病毒感染的核内包涵体➡位于管周毛细血管上皮细胞，其胞质呈嗜碱性变化➡，肾小管上皮细胞➡也可有上述病变

CMV 免疫组化染色

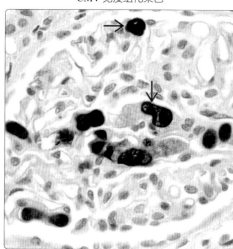

CMV 颗粒

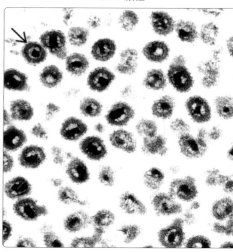

（左图）CMV 免疫组化染色显示部分肾小球内皮细胞核呈强染色➡细胞质呈红染。（右图）电镜显示单独的病毒颗粒➡直径为 150～200nm，其中央有致密的病毒核心，周围有厚的包膜，为巨细胞病毒的特点（图片由 J. Taxy, MD 提供）

一、术语

（一）缩略语

- 巨细胞病毒（cytomegalovirus，CMV）

（二）同义词

- CMV 肾小管间质性肾炎（TIN）
- CMV 肾小球疾病
- CMV 肾病

（三）定义

- CMV 对肾脏的直接感染，通常与全身 CMV 感染和免疫损害有关
  - 可促进间接肾损伤，特别是移植肾，包括急性移植肾小球病变
- 在正常个体中可引起良性、自限性单核细胞增多症

二、病因 / 发病机制

（一）病原体

- CMV
  - 疱疹病毒科
    - β- 亚科
    - 双链 DNA 病毒
  - 人疱疹病毒 5 型（HHV-5）

（二）危险因素

- 具有全身 CMV 感染风险的免疫缺陷患者
  - 免疫抑制的移植受者
    - 来自供体器官的 CMV 传染给受者或受体体内 CMV 再激活
    - 肾移植供受者的血清 CMV 匹配可以最大限度地降低 CMV TIN 的发生率
  - 婴儿
    - 母婴传播的新生儿 CMV 感染
  - 艾滋病病毒感染者

（三）感染部位

- 上皮，内皮，单个核细胞
- 肾脏受累通常与 CMV 全身感染有关
  - 肺部
  - 肝脏
  - 胃肠道
  - 胰腺
  - 肾上腺
  - 附睾炎
  - 骨髓
  - 视网膜

（四）潜伏病毒

- 大多数人在成年前感染 CMV
  - 在正常个体为良性自限性疾病
  - 血清阳性率 90%
  - 病毒终身潜伏

（五）对免疫系统的作用

- 升高 IL-6 和 IL-10，降低 Th1 细胞因子（γ - 干扰素）
- 降低 HLA 抗原的表达

三、临床问题

（一）流行病学

- 发病率
  - 新生儿 CMV 感染
    - 最常见的新生儿感染
    - 在美国活产婴儿中的发病率为 0.2%～2%
    - 在澳大利亚 1—4 岁的婴儿中每 10 万有 9.4 名发病
  - 移植者 CMV 感染
    - 更昔洛韦预防后发病率约 20%
    - 无更昔洛韦预防后发病率 45%
    - 移植肾活检中发现的 CMV 感染率＜1%
- 年龄
  - 新生儿，胎儿
  - 免疫受损的成年人
- 性别
  - 男性更易感
- 种族
  - 无种族易感倾向

（二）临床表现

- 发热
- 乏力
- 白细胞减少
- 急性肾损伤
- 蛋白尿

（三）实验室检查

- CMV IgM 抗体
  - 提示近期或活动性感染
  - 类风湿因子可致假阳性
- CMV IgG 抗体
- CMV 抗原检测
  - 间接免疫荧光试验检测外周血白细胞中 CMVpp65 蛋白
- CMV 聚合酶链反应
- 病毒培养
  - 快速培养技术

（四）治疗

- 药物
  - 更昔洛韦或缬更昔洛韦
    - 预防治疗
    - 静脉给药
  - 膦甲酸钠
    - 不良反应包括尿路结晶引起的肾小球病变
    - 可能导致肾小管上皮细胞核的持续多核化
  - 西多福韦
  - 静脉注射 CMV 免疫球蛋白
- 减少或改变免疫抑制剂
- 接种疫苗预防母婴传播

（五）预后

- 新生儿 CMV
  - 有症状的婴儿死亡率为 30%
  - 存活者通常有神经系统损害
- 移植受者的 CMV 病

免疫组化染色

抗　体	反　应	染色模式	注　释
CMV	阳性	细胞核 & 细胞质	上皮细胞或内皮细胞
SV40	阴性	未提供	
Adenovirus	阴性	未提供	
EBV-LMP	阴性	未提供	
HSV1/2	阴性	未提供	

- ○ 移植物丢失率增加（10%～20%）
- ○ 目前的免疫抑制方案减少了 CMV 对移植受者的不良影响

四、镜下特征

组织学特点

- 模式Ⅰ：间质性肾炎中，肾小管上皮细胞内大的核内包涵体
  - ○ 不同程度的间质炎细胞浸润
  - ○ 偶见肉芽肿性炎
  - ○ 内皮细胞中核内包涵体罕见或没有
  - ○ 间质浸润的单核细胞内包涵体
- 模式Ⅱ：内皮细胞中等大小的嗜酸性核内包涵体
  - ○ 肾小球和肾小管管周毛细血管内皮细胞均可能被感染
  - ○ 当内皮细胞受到巨细胞病毒感染时，上皮细胞往往可幸免
  - ○ 内皮细胞感染时，间质炎细胞浸润通常不明显
- 模式Ⅲ：急性肾小球肾炎（罕见）
  - ○ 毛细血管内细胞增生
  - ○ 肾小球内皮细胞或循环中单核细胞内可见包涵体
  - ○ 可能形成新月体结构
  - ○ 电镜下缺乏沉积物

五、辅助检查

（一）原位杂交

- CMV 阳性

（二）电镜检查

- 细胞核和细胞质内的病毒颗粒
- 直径 150～200nm
- 致密的病毒核心被厚的包膜包裹

六、鉴别诊断

（一）多瘤病毒性肾炎

- 肾小管上皮细胞内形成毛玻璃样的核内包涵体
- 免疫组化染色 SV40 阳性
- 显著间质炎及浆细胞浸润伴肾小管炎
- 无内皮细胞包涵体

（二）腺病毒性肾炎

- 显著的间质炎和肾小管坏死
- 肉芽肿性炎
- 肾小管上皮细胞的病毒性细胞病变
- 免疫组化染色证实为腺病毒

（三）急性 T 细胞介导的排斥反应

- 明显的间质炎伴肾小管炎
- 无病毒性细胞病变
- 动脉内膜炎有助于诊断

（四）急性移植性肾小球病（排斥反应）

- 肾小球内皮细胞明显肿胀和活化
- 毛细血管溶解：PAS 呈网状阳性染色
- 肾小球内 CD8+T 细胞
- 肾小球内无病毒包涵体和抗原
- 部分患者可能是 CMV 感染的间接反应
- 动脉内膜炎常见
- C4d 阴性

（五）急性肾小球肾炎

- 无 CMV 包涵体或抗原
- 肾小球基底膜沉积物

（六）免疫复合物型肾小球肾病

- 由免疫球蛋白组成的微管状沉积物（通常是单克隆）
- 在同种异体移植中罕见新发巨细胞病毒感染相关的病例

七、诊断清单

病理学要点

- 低倍镜下核内包涵体易见
- CMV 核内包涵体主要存在于内皮细胞或上皮细胞
- 可能合并其他真菌或病毒感染
- 接受巨细胞病毒感染治疗的患者中可发生膦钾酸钠毒性症状

（孙　燕　曹凯悦　译　刘懿禾　王政禄　校）

参考文献

[1] Redondo-Pachón D et al: Adaptive NKG2C+ NK cell response and the risk of cytomegalovirus infection in kidney transplant recipients. J Immunol. 198(1):94-101, 2017

[2] Feng S et al: Incidence and risk factors for cytomegalovirus infection in patients with kidney transplantation: a single-center experience. Transplant Proc. 48(8):2695-2699, 2016

[3] Vichot AA et al: Cytomegalovirus glomerulopathy and cytomegalovirus interstitial nephritis on sequential transplant kidney biopsies. Am J Kidney Dis. 63(3):536-9, 2014

[4] Rane S et al: Spectrum of cytomegalovirus-induced renal pathology in renal allograft recipients. Transplant Proc. 44(3):713-6, 2012

[5] Agrawal V et al: Polyomavirus nephropathy and cytomegalovirus nephritis in renal allograft recipients. Indian J Pathol Microbiol. 53(4):672-5, 2010

[6] Humar A et al: An assessment of herpesvirus co-infections in patients with CMV disease: correlation with clinical and virologic outcomes. Am J Transplant. 9(2):374-81, 2009

近端肾小管

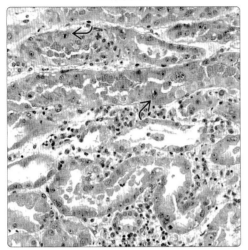

肾小管上皮细胞

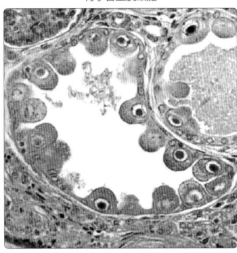

（左图）移植肾活检标本，HE 染色显示中度单个核细胞浸润、水肿和肾小管损伤，类似于急性 T 细胞介导（细胞）排斥反应，即使在低倍镜下，肾小管中也能看到巨细胞病毒的典型包涵体➡️。（右图）在一名死于全身巨细胞病毒病的婴儿尸检中，HE 染色显示，肾小管上皮细胞中有大量嗜酸性包涵体，呈钉状

管周毛细血管 CMV

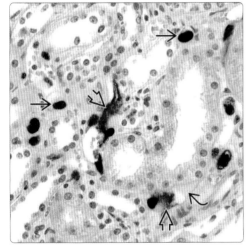

CMV 核内包涵体

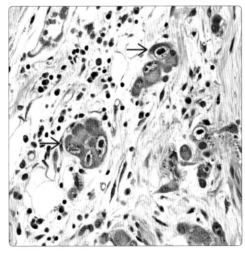

（左图）CMV 免疫组化染色显示：许多管周毛细血管内皮细胞➡️的细胞核增大，染色呈强阳性➡️，部分细胞胞质呈阳性➡️，此图片中，肾小管上皮细胞未见 CMV 染色。（右图）肾移植切除标本，HE 染色显示肾窦内小静脉内皮细胞内大量 CMV 核内包涵体➡️

急性移植性肾小球病变

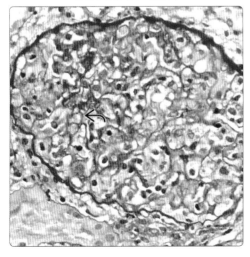

巨细胞病毒颗粒

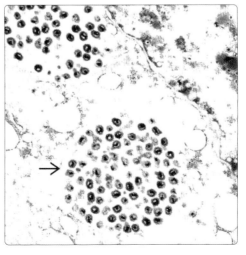

（左图）急性移植性肾小球病变是一种急性细胞性排斥反应，在伴有系统性巨细胞病毒感染的肾移植受者中表现为内皮肿胀和毛细血管襻中散在的单核细胞。PAS(＋)网显示系膜血管溶解➡️。未发现巨细胞病毒包涵体。C4d 为阴性。（右图）电子显微镜下，感染的上皮细胞中可见成簇排列的病毒颗粒包裹在可通透电子的膜内➡️（图片由 J. Taxy, MD 提供）

◀█▶ 组织胞浆菌病 ◀█▶

要点

一、术语
- 同义词
  - Ohio Valley 病
  - Darling 病

二、病因 / 发病机制
- 荚膜组织胞浆菌
  - 二相型真菌
  - 流行于密西西比和俄亥俄河谷地区
  - 存在于土壤中
  - 吸入空气中的分生孢子而发病（芽孢）

三、临床问题
- 发病率为男：女 = 4 : 1

四、大体特征
- 散在分布的小结节
- 乳头坏死
- 弥漫性炎症及坏死

五、镜下特征
- 菌体呈圆形或卵圆形，直径 2～3μm
- 肉芽肿性间质性肾炎
  - 非干酪性肉芽肿
  - 髓质局灶性坏死
  - 显著的间质性炎症
- 皮质坏死
- 微血管血栓形成
- 系膜增生性肾小球肾炎（罕见）

六、主要鉴别诊断
- 芽生菌病
- 隐球菌病
- 念珠菌病
- 结核病
- 球孢子菌病
- 结节病
- 药物诱发的急性间质性肾炎

肾皮质坏死

银染色

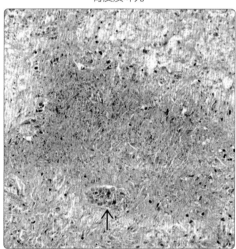
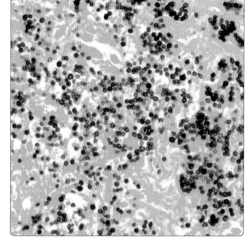

（左图）组织胞浆菌播散性感染艾滋病患者的尸检标本，HE 染色显示肾皮质广泛坏死，其内可见大量圆形的组织胞浆菌和肾小管残影➡。（右图）播散性组织胞浆菌感染者银染显示肾皮质坏死区内含大量菌体

荚膜组织胞浆菌

组织胞浆菌和红细胞

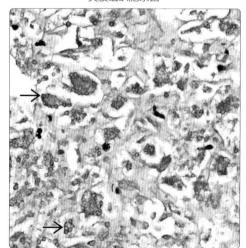
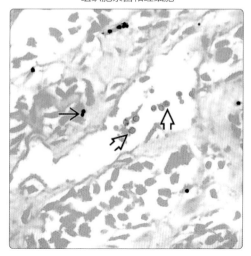

（左图）PAS 染色显示大量成簇的圆形菌体➡肾小管内典型的荚膜组织胞浆菌。（右图）银染显示散在的组织胞浆菌➡其直径较红细胞（直径 6～8μm）小，位于管周毛细血管内的红细胞➡

一、病因／发病机制

（一）环境暴露

- 存在于土壤中
  - 鸟或蝙蝠的粪便中
- 吸入空气中的分生孢子而发病（芽孢）

（二）病原体

- 荚膜组织胞浆菌
  - 二相性真菌（体内酵母形式，土壤中菌丝形式）
  - 密西西比和俄亥俄河谷地区的地方病
  - 也见于南美、中美洲、非洲、澳大利亚和东亚地区

二、临床问题

（一）流行病学

- 发病率
  - 在播散性疾病患者中 40% 有肾脏损害
  - 在流行地区 10%～25% 的艾滋病患者面临感染风险
- 性别
  - 男∶女 ＝ 4∶1
    - 相似的性别暴露基于皮肤测试

（二）临床表现

- 无症状性肾脏损害
  - 肾功能障碍少见
- 流感样急性呼吸道感染
- 噬血细胞综合征
- 慢性形式类似于肺结核

（三）实验室检查

- 放射免疫法分析
  - 荚膜多糖抗原
- 补体固定试验
  - 比免疫扩散法敏感性高，但特异性低
  - 与皮炎芽生菌和球孢子菌感染的抗原交叉反应有假阳性
- 免疫扩散法
- 培养
- 活检

（四）治疗

- 药物
  - 两性霉素 B
  - 酮康唑
  - 伊曲康唑
  - 氟康唑
  - 减少免疫抑制

（五）预后

- 播散性感染是致命的，缺乏有效的治疗方法
  - 可能导致不可逆的肾损伤
- 局限的感染在正常人群中是自限性的

三、大体特征

一般特征

- 散在分布的小结节
- 肾乳头坏死
- 弥漫性炎症和坏死

四、镜下特征

组织学特征

- 菌体为圆形或卵圆形，直径 2～4μm
- 肉芽肿性间质性肾炎
  - 无干酪样坏死
  - 肉芽肿有时可位于肾小管内
  - 可见吞噬菌体的巨噬细胞
  - 严重免疫抑制患者无肉芽肿性反应
  - 髓质灶性坏死
  - 显著的肾间质炎细胞浸润
- 肾皮质坏死
- 血栓性微血管病变
  - 肾小球毛细血管内可见到含菌体的血栓
- 系膜增生性肾小球肾炎
  - 罕见发生于播散性组织胞浆菌病
  - 在系膜区可检测到 H. 荚膜抗原

五、鉴别诊断

（一）酵母菌病

- 直径 8～15μm
- 厚壁、广泛出芽

（二）隐球菌病

- 5～10μm
- 荚膜缺乏的变异菌可引起肉芽肿性炎症
  - 六胺银染色阳性

（三）念珠菌病

- 芽殖念珠菌可类似于组织胞浆菌

（四）球孢子菌病

- 直径 30～60μm
- 内生孢子（直径 2～5μm）类似组织胞浆菌

（五）结核病

- 抗酸杆菌阳性的干酪样肉芽肿

（六）结节病

- 无微生物的非干酪样肉芽肿

（七）急性药源性间质性肾炎

- 无微生物

六、诊断清单

病理学要点

- 坏死性肉芽肿
- 菌体较红细胞小

（孙　燕　曹凯悦　译　刘懿禾　王政禄　校）

参考文献

[1] Guimarães LF et al: Invasive fungal disease in renal transplant recipients at a Brazilian center: local epidemiology matters. Transplant Proc. 48(7):2306-2309, 2016

[2] Nieto-Ríos JF et al: Histoplasmosis in renal transplant patients in an endemic area at a reference hospital in Medellin, Colombia. Transplant Proc. 46(9):3004-9, 2014

[3] Nieto-Ríos JF et al: Disseminated histoplasmosis and haemophagocytic syndrome in two kidney transplant patients. Nefrologia. 32(5):683-4, 2012

[4] Sethi S: Acute renal failure in a renal allograft: an unusual infectious cause of thrombotic microangiopathy. Am J Kidney Dis. 46(1):159-62, 2005

念珠菌病

要点

一、术语
- 肾脏的念珠菌感染
  - 通常发生于免疫受损人群

二、病因 / 发病机制
- 白色念珠菌，光滑念珠菌，近平滑念珠菌，热带念珠菌
- 治疗方法
  - 应用氟康唑、两性霉素 B，减少免疫抑制剂，移植肾切除术

三、临床问题
- 治疗选择
  - 应用氟康唑、两性霉素 B，减少免疫抑制剂，移植肾切除术

四、大体特征
- 肾皮质脓肿
- 乳头坏死
- 肾盂炎

- 霉菌性假动脉瘤

五、镜下特征
- 真菌
  - 假菌丝
  - 出芽酵母菌
- 肾皮质脓肿
  - 可能以肾小球为中心
  - 罕见皮质梗死
- 肉芽肿性间质性肾炎

六、主要鉴别诊断
- 曲霉菌病
- 毛霉菌病
- 镰刀菌病
- 假性阿利什利菌病

七、诊断清单
- 明确诊断需真菌培养
- 芽殖酵母和假菌丝的结合特征

微脓肿

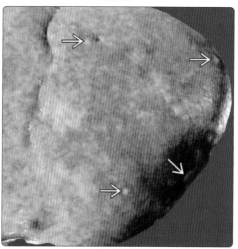

（左图）热带假丝酵母菌的播散性感染尸检肾脏大体照片显示肾被膜表面大量微脓肿➡️。（右图）大体照片可见明显的大小不一的绿色病变➡️在尸检标本的肾乳头上，代表念珠菌的定植（图片由 C. Abrahams, MD 提供）

肾乳头念珠菌菌落

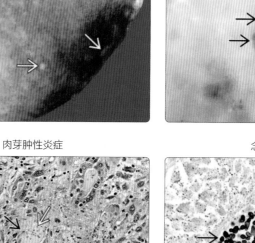

肉芽肿性炎症

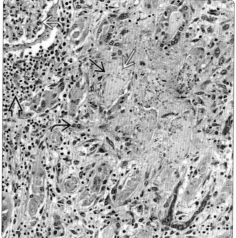

（左图）真菌➡️与 Tamm–Horsfall 蛋白（尿调节素）混合，显示灶性坏死和肾小管破裂➡️与肉芽肿性反应相关➡️间质内散➡️在的淋巴细胞浸润➡️肾小球正常。（右图）银染色显示，肾小管内酵母菌➡️和假菌丝➡️，有助于念珠菌病的诊断

念珠菌及菌丝

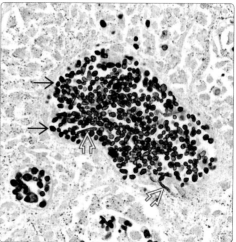

一、术语

定义

- 肾脏的念珠菌感染
  - 通常发生于免疫受损人群

二、病因／发病机制

病原体

- 白色念珠菌
  - 皮肤、胃肠道、泌尿生殖道的正常菌群
- 光滑念珠菌
  - 以前命名为光滑球拟酵母菌（或球拟酵母菌）
- 近平滑念珠菌
- 热带念珠菌
- 克柔念珠菌

三、临床问题

（一）流行病学

- 发病率
  - 在美国每 10 万人中有 8 例发病
  - 居院内血流感染第 4 位
  - 危险因素包括糖尿病、化疗、免疫抑制
- 年龄
  - 新生儿
    - 出生体重很低的婴儿容易感染侵袭性念珠菌病
  - 年长者
    - ＞65 岁
- 种族
  - 非裔美国人发病率较高

（二）临床表现

- 肾功能不全或急性肾损伤
  - 可能因为念珠菌导致输尿管或膀胱梗阻

（三）实验室检查

- 真菌培养
- 显微镜镜检

（四）治疗

- 药物
  - 氟康唑
  - 棘白菌素类
  - 伏立康唑
  - 两性霉素 B
- 减少免疫抑制剂
- 移植肾切除术

（五）预后

- 播散性或侵袭性念珠菌病死亡率可达 50%

四、影像学特征

CT 发现

- 肾脓肿呈低密度病变
- 真菌球
- 肾乳头坏死

五、大体特征

一般特征

- 脓肿
  - 肾皮质脓肿
    - 粟粒样分布
  - 肾周脓肿
- 肾盂炎
  - 真菌球
- 肾乳头坏死
  - 20% 播散性念珠菌病患者尸检可见
- 霉菌性假性动脉瘤或移植肾主动脉闭塞

六、镜下特征

组织学特点

- 肾皮质脓肿
  - 可能以肾小球为中心
  - 罕见皮质梗死
- 真菌菌体
  - 假菌丝
  - 芽生酵母菌，4～6μm
  - 可能以肾小球毛细血管或小动脉为中心
- 肉芽肿性间质性肾炎
  - 多核巨细胞（典型特征）
  - 其内可能有芽生酵母菌

七、鉴别诊断

（一）曲霉菌病

- 45° 分支的有隔菌丝

（二）毛霉菌病

- 90° 分支的无隔菌丝

（三）隐球菌病

- 无荚膜的变异型可能类似于假丝酵母菌

（四）镰刀菌病

- 有隔菌丝

（五）假性阿利什利菌病

- 有隔菌丝

八、诊断清单

病理学要点

- 芽殖酵母和假菌丝的结合特征
- 明确诊断需进行真菌培养

（孙　燕　曹凯悦　译　刘懿禾　王政禄　校）

参考文献

[1] Patel MH et al: Invasive fungal infections in renal transplant patients: a single center study. Ren Fail. 39(1):294-298, 2017

[2] Andes DR et al: The epidemiology and outcomes of invasive Candida infections among organ transplant recipients in the United States: results of the Transplant-Associated Infection Surveillance Network (TRANSNET). Transpl Infect Dis. 18(6):921-931, 2016

[3] Bagnasco SM et al: Fungal infection presenting as giant cell tubulointerstitial nephritis in kidney allograft. Transpl Infect Dis. 14(3):288-91, 2012

[4] Wasi N et al: A rare case of acute renal failure due to massive renal allograft infiltration with Candida glabrata. Nephrol Dial Transplant. 23(1):374-6, 2008

[5] Meehan SM et al: Granulomatous tubulointerstitial nephritis in the renal allograft. Am J Kidney Dis. 36(4):E27, 2000

◀┃▸ 隐球菌病 ◀┃▸

要点

一、病因 / 发病机制
- 新型隐球菌
- Gattii 隐球菌
  - 见于美国西北太平洋和加拿大地区
- 存在于土壤中
- 吸入随空气传播的真菌

二、临床问题
- 在一般人群中发病率为 1/100 000
- 实体器官移植患者发病率 2.8%～5.0%
  - 肾移植患者发病率 0.8%～5.8%
- 在青春期前的儿童中少见
- 男性更易感
- 两性霉素 B
- 氟康唑

三、大体特征
- 肾乳头坏死
  - 可能存在于隐球菌性肾盂肾炎

四、镜下特征
- 肉芽肿性间质性炎症
- 真菌
  - 黏液卡红、PAS 及银染色阳性，菌体呈环形染色
    - 变异型隐球菌可缺少荚膜（银染菌体全部染色）
  - 直径 5～10μm
  - 狭窄的出芽
  - 间质炎伴肾小管炎

五、主要鉴别诊断
- 芽生霉菌病
- 念珠菌病
- 组织胞浆菌病
- 球孢子菌病
- 南美芽生菌病
- 结节病
- 急性药源性间质性肾炎
- 结核病

肉芽肿性间质性肾炎

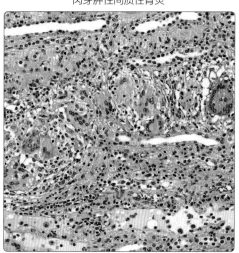

多核巨细胞

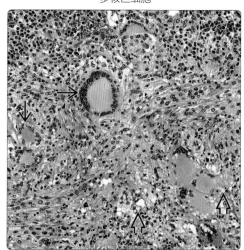

（左图）肾移植患者，HE 染色显示明显的肉芽肿性间质炎，主要累及肾髓质。（右图）HE 染色显示大的多核巨细胞➡隐球菌有特征性的空晕➡区别于邻近的泡沫细胞，最终导致移植肾切除

银染色

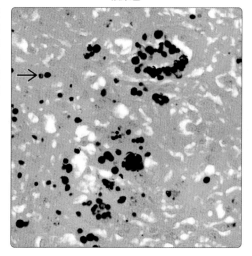

黏液卡红染色

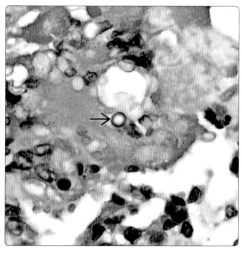

（左图）银染显示大量圆形的强阳性的隐球菌➡肾皮质的显著的肉芽肿性炎。（右图）黏液卡红染色显示菌体外侧的厚荚膜➡此为隐球菌的特征

一、术语

定义

- 隐球菌感染，通常发生于免疫功能低下人群的真菌感染

二、病因／发病机制

（一）环境暴露

- 存在于土壤中
- 吸入随空气传播的真菌

（二）病原体

- 新型隐球菌
- Gaffii 隐球菌
  - 见于美国西北太平洋和加拿大地区
  - 从亚热带及热带地区的桉树中分离出来
- 罕见类型
  - Laurentii 隐球菌，aibidus 隐球菌

（三）致病因子

- 荚膜多糖，黑色素，尿素酶，漆酶，磷脂酶 B

三、临床问题

（一）流行病学

- 发病率
  - 在一般人群中发病率为 1/100 000
    - 在艾滋病患者中发病率为 2‰～7‰
  - 实体器官移植者发病率 2.8%～5.0%
    - 肾移植患者发病率 0.8%～5.8%
  - 撒哈拉沙漠以南非洲地区脑膜炎的常见原因
- 年龄
  - 在青春期前的儿童中少见
- 性别
  - 男性更易感

（二）临床表现

- 急性肾衰竭
- 蛋白尿

（三）实验室检查

- 隐球菌抗原检测
- 真菌培养

（四）治疗

- 药物
  - 两性霉素 B、氟康唑
- 减少移植患者的免疫抑制剂

（五）预后

- 9% 的肾移植患者出现移植物丢失

四、大体特征

一般特征

- 肾乳头坏死
  - 可能发生隐球菌性肾盂肾炎

五、镜下特征

组织学特征

- 肉芽肿性间质性炎症
  - 严重的免疫缺陷患者无明显肉芽肿或炎症反应
- 真菌
  - 荚膜呈黏液卡红、PAS 及银染色阳性
  - 变异型无荚膜的隐球菌（银染色菌体全部阳性）
  - 直径 5～10μm
  - 狭窄的出芽
  - 可能存在于肾小球毛细血管内的巨噬细胞
- 显著的肾小管间质炎
- 肾小管炎
- 坏死性和新月体性肾小球肾炎
  - 有临床报告称抗真菌治疗后肺隐球菌病可消退

六、主要鉴别诊断

（一）芽生霉菌病

- 直径 8～15μm
- 广泛的出芽

（二）念珠菌病

- 出芽酵母菌
- 假菌丝

（三）组织胞浆菌

- 直径 2～4μm
- 密西西比和俄亥俄河谷的地方性流行病

（四）球孢子菌病

- 具有特征性内生孢子
- 美国西南部、墨西哥和南美的地方性流行病

（五）南美芽生菌病

- 南美和巴西特有的
- 透明光晕，银染色阳性

（六）结核病

- 干酪样坏死
- 抗酸染色阳性

（孙　燕　曹凯悦　译　刘懿禾　王政禄　校）

参考文献

[1] Marques S et al: Cryptococcosis in renal transplant recipients: a single-center experience. Transplant Proc. 48(7):2289-2293, 2016

[2] Pongmekin P et al: Clinical characteristics and mortality risk factors of cryptococcal infection among HIV-negative patients. J Med Assoc Thai. 97(1):36-43, 2014

[3] Yang YL et al: Cryptococcosis in kidney transplant recipients in a Chinese university hospital and a review of published cases. Int J Infect Dis. 26:154-61, 2014

[4] Silveira FP et al: Cryptococcosis in liver and kidney transplant recipients receiving anti-thymocyte globulin or alemtuzumab. Transpl Infect Dis. 9(1):22-7, 2007

[5] Iglesias JI et al: AIDS, nephrotic-range proteinuria, and renal failure. Kidney Int. 69(11):2107-10, 2006

[6] Nakayama M et al: A case of necrotizing glomerulonephritis presenting with nephrotic syndrome associated with pulmonary cryptococcosis. Clin Exp Nephrol. 9(1):74-8, 2005

[7] Singh N et al: Allograft loss in renal transplant recipients with cryptococcus neoformans associated immune reconstitution syndrome. Transplantation. 80(8):1131-3, 2005

◀▮· 毛霉菌病 ·▮▶

要点

一、术语
- 通常发生于免疫功能受损患者
- 同义词
  - 侵袭性接合菌病

二、病因 / 发病机制
- 毛霉菌
  - 目：毛霉菌目
    - 最常见属（频率递减）：根霉属、根毛霉属、小克银汉霉属、鳞质霉属，瓶霉属，犁头霉属，毛霉属
- 危险因素：糖尿病、免疫抑制、营养不良、恶性肿瘤

三、临床问题
- 20% 的播散性疾病患者出现肾脏受累
- 发热、腰痛
- 快速进展
- 治疗需要彻底清除感染组织

- 两性霉素 B
- 减少免疫抑制剂

四、大体特征
- 大片梗死
- 动脉血栓形成
  - 肾动脉、叶间动脉或弓形动脉

五、镜下特征
- 真菌菌丝无间隔，呈 90° 分支
- 肾皮质坏死
- 血栓
- 微脓肿
- 肉芽肿性间质性肾炎

六、主要鉴别诊断
- 曲霉菌病
- 念珠菌病
- 假性阿利什利菌病或镰刀菌病

（左图）银染色显示大量菌丝➡皮质坏死区的典型毛霉菌（图片由 E. Bracamonte, MD 提供）。（右图）六胺银染色显示在皮质广泛坏死区域可见大量无横隔的分支真菌菌丝➡侵入动脉管腔（图片由 E. Bracamonte, MD 提供）

播散性毛霉菌病

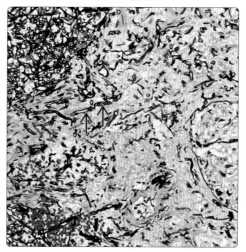

侵入血管的毛霉菌

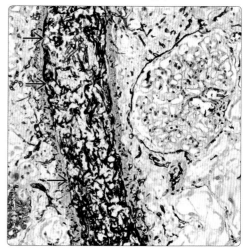

（左图）造血干细胞移植后免疫功能低下的患者尸检显示根霉菌广泛存在于肾脏和其他器官肾小球毛细血管内血栓致血管扩张➡。（右图）因急性髓细胞白血病进行骨髓移植的 57 岁男性患者，其根霉菌病为播散性，尸检显示大量菌丝，其中一些呈直角分支➡

肾小球内真菌

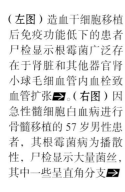
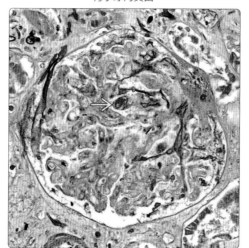

银染色

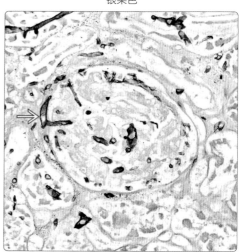

一、术语

（一）同义词

- 侵袭性接合菌病

（二）定义

- 通常发生于免疫受损人群的一种真菌感染

二、病因 / 发病机制

致病因子

- 毛霉菌
  - 目：毛霉菌目
    - 最常见的属：根霉属
    - 其他菌属（频率递减）：根状茎属、坎宁汉霉属、凸孢霉属、樱花属、苦艾属、毛霉属
  - 土壤和腐烂物质中普遍存在的有机体，包括发霉的面包

三、临床问题

（一）流行病学

- 发病率
  - 危险因素
    - 糖尿病
    - 白血病，实体器官恶性肿瘤
    - 免疫抑制
    - 营养不良

（二）部位

- 鼻窦、脑：约占 50%
- 肺、皮肤
- 胃肠道，肾脏：少见

（三）临床表现

- 急性肾损伤
- 发热
- 腰痛
- 快速进展
- 血尿

（四）实验室检查

- 真菌培养
- 组织活检

（五）治疗

- 手术方法
  - 感染组织彻底清除
  - 移植肾切除术
- 药物
  - 抗真菌治疗
    - 两性霉素 B
  - 减少免疫抑制剂

（六）预后

- 播散性感染死亡率＞ 50%
  - 局限于肾脏的毛霉病预后较好

四、大体特征

一般特征

- 动脉血栓
  - 肾主动脉
  - 弓状或叶间动脉
- 大面积梗死
- 肾乳头坏死（罕见）

五、镜下特征

组织学特征

- 菌丝无横隔，具有 90° 分支
  - 见于梗死灶、肉芽肿、血栓、微脓肿
- 皮质坏死
- 血栓
- 动脉炎
- 微脓肿
- 肉芽肿性间质性肾炎
  - 常见多核巨细胞

六、鉴别诊断

（一）曲霉菌病

- 有横隔，呈 45° 分支

（二）假性阿利什利菌病

- 有横隔

（三）镰刀菌病

- 有横隔

（四）念珠菌病

- 假菌丝和芽生酵母菌

（五）结核病

- 伴干酪样坏死的肉芽肿，抗酸染色阳性

（六）细菌性肾盂肾炎

- 明显的中性粒细胞浸润或脓肿
- 无真菌

（七）结节病

- 肉芽肿性炎症，无微生物感染

七、诊断清单

病理学要点

- 单靠形态难以区分真菌种类
- 诊断依靠真菌培养

（孙　燕　曹凯悦　译　刘懿禾　王政禄　校）

参考文献

[1] Song Y et al: Mucormycosis in renal transplant recipients: review of 174 reported cases. BMC Infect Dis. 17(1):283, 2017
[2] Dhaliwal HS et al: Diagnosed only if considered: isolated renal mucormycosis. Lancet. 385(9984):2322, 2015
[3] Park W et al: Allograft mucormycosis due to Rhizopus microsporus in a kidney transplant recipient. Transplant Proc. 46(2):623-5, 2014
[4] Gupta KL et al: Mucormycosis of the transplanted kidney with renal papillary necrosis. Exp Clin Transplant. 11(6):554-7, 2013
[5] Kuy S et al: Renal mucormycosis: a rare and potentially lethal complication of kidney transplantation. Case Rep Transplant. 2013:915423, 2013
[6] Gupta KL et al: Renal zygomycosis: an under-diagnosed cause of acute renal failure. Nephrol Dial Transplant. 14(11):2720-5, 1999

◀▌ 曲霉菌病 ▐▶

要点

一、病因 / 发病机制
- 曲霉菌属，环境中普遍存在
  - 烟曲霉，黄曲霉，黑曲霉

二、临床问题
- 发病率
  - 肾移植患者 1 年后的发病率为 0.1%
  - 播散性曲霉病 30%～40% 累及肾脏
    - 侵袭性曲霉菌病的死亡率为 50%～100%
- 临床表现
  - 发热
  - 腰痛
  - 血尿
- 实验室检查
  - 真菌培养
- 治疗
  - 移植肾切除术

- 肾造口引流及全身抗真菌治疗
- 伏立康唑

三、大体特征
- 肾皮质或肾周脓肿

四、镜下特征
- 微生物，真菌
  - 45° 分支，有横隔
  - 血管侵犯
- 肾小管间质炎细胞浸润，富于中性粒细胞

五、主要鉴别诊断
- 念珠菌病
- 毛霉菌病
- 假性阿利什利菌病
- 镰刀菌病
- 细菌性肾盂肾炎

（左图）HE 染色显示肾皮质坏死灶，其内可见以中性粒细胞为主的炎细胞浸润以及许多锐角分支的菌丝➡曲霉菌的特征。（右图）来自播散性曲霉菌病患者的尸检标本 HE 染色显示有横隔的菌丝，呈 45° 角分支➡，已完全取代了肾小球

肾皮质脓肿

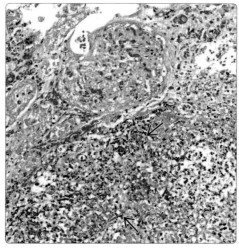

肾小球内曲霉菌

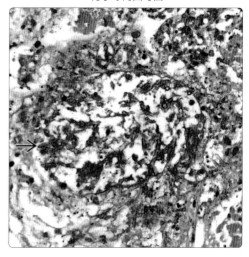

（左图）播散性曲霉菌病的肾脏，银染色显示肾髓质内真菌球，内含大量有横隔的菌丝➡呈锐角分支。（右图）银染色显示了曲霉菌菌丝的特点➡，菌丝位于肾小球内曲霉菌直径均一，小于假性阿利什利菌或毛霉菌，有横隔，呈锐角分支，可将其与毛霉菌相区别

银染色

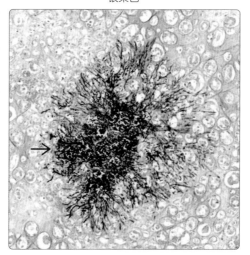

银染色

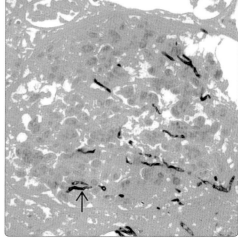

一、术语

定义

- 免疫抑制或免疫受损患者肾脏曲霉菌感染

二、病因／发病机制

（一）环境暴露

- 在环境中普遍存在

（二）病原体

- 曲霉菌属
  - 烟曲霉
  - 黄曲霉
  - 黑曲霉
  - 土曲霉
  - 构巢曲霉

三、临床问题

（一）流行病学

- 发病率
  - 肾移植患者 1 年后的发病率为 0.1%
- 性别
  - 男：女 =4：1

（二）部位

- 肾脏
  - 播散性曲霉菌病中有 30%～40% 累及肾脏
  - 在一些死亡供者的移植物也分离出曲霉菌
    - 可能来自己故供者或在器官获取过程中感染
    - 肾脏保存液培养出真菌的阳性率为 2.5%

（三）临床表现

- 发热
- 腰痛
- 血尿

（四）实验室检查

- 血清学检测
  - 酶联免疫试验
    - 曲霉菌半乳甘露聚糖抗原检测
  - 免疫扩散法
  - 补体结合试验
- 真菌培养
- 显微镜镜检

（五）治疗

- 手术方法
  - 移植肾切除术
  - 肾造口引流及全身抗真菌治疗
- 药物
  - 伏立康唑是一线药物
  - 伊曲康唑，两性霉素 B
- 减少移植患者的免疫抑制剂

（六）预后

- 侵袭性曲霉菌病的死亡率为 50%～100%
- 死亡的危险因素
- 播散性感染，白细胞减少，血清半乳聚糖升高

四、影像学特征

CT 发现

- 肾脏可见低密度灶

五、大体特征

一般特征

- 脓肿
  - 肾皮质
  - 肾周

六、镜下特征

组织学特征

- 坏死
- 化脓性炎
- 真菌
  - 有横隔，呈 45° 锐角分支
  - 直径均一，约 3～4μm
  - 血管侵犯
- 血栓
  - 出血性梗死

七、鉴别诊断

（一）念珠菌病

- 形成假菌丝，出芽生殖

（二）毛霉菌病

- 菌丝无横隔，呈 90° 分支

（三）假性阿利什利菌病

- 菌丝有横隔

（四）镰刀菌病

- 菌丝有横隔

（五）结核病

- 干酪样坏死性肉芽肿，内含抗酸杆菌

八、诊断清单

病理学要点

- 真菌培养有助于诊断

（孙　燕　曹凯悦　译　刘懿禾　王政禄　校）

参考文献

[1] Sadagah L et al: Renal allograft Aspergillus infection presenting with obstructive uropathy: A case report. Transplant Proc. 49(1):193-197, 2017

[2] Desbois AC et al: Prognosis of invasive aspergillosis in kidney transplant recipients: A case-control study. Transplant Direct. 2(8):e90, 2016

[3] Guimarães LF et al: Invasive fungal disease in renal transplant recipients at a Brazilian center: Local epidemiology matters. Transplant Proc. 48(7):2306-2309, 2016

[4] Heylen L et al: Invasive aspergillosis after kidney transplantation: Case-Control Study. Clin Infect Dis. ePub, 2015

[5] Hoyo I et al: Epidemiology, clinical characteristics, and outcome of invasive aspergillosis in renal transplant patients. Transpl Infect Dis. 16(6):951-7, 2014

[6] Meng XC et al: Renal aspergillosis after liver transplantation: Clinical and imaging manifestations in two cases. World J Gastroenterol. 20(48):18495-502, 2014

[7] Singh N et al: Donor-derived fungal infections in organ transplant recipients: guidelines of the American Society of Transplantation, infectious diseases community of practice. Am J Transplant. 12(9):2414-28, 2012

◀▮· 球孢子菌病 ·▮▶

要点

一、病因/发病机制

- 粗球孢子菌
  - 分布于加利福尼亚，圣华金河谷，美国西南部和墨西哥地区
- 波萨达斯球孢子菌
  - 分布于美国西南部、墨西哥和南美洲地区
- 因吸入环境中的真菌孢子（节生孢子）感染
- 二相性真菌

二、临床问题

- 流感样症状
- 对一些累及肺、骨骼、关节的进行手术切除
- 氟康唑：一线制剂

三、大体特征

- 肾周脓肿

四、镜下特征

- 球孢子菌孢子囊
  - 圆形，厚壁（PAS 和六胺银染色阳性）
  - 直径 10～80μm
  - 包含许多内孢子（直径 2～5μm）
- 坏死结节
  - 可见呈过渡形态的有隔菌丝
- 通过吸入真菌孢子（节生孢子）感染
  - 二相性真菌

五、主要鉴别诊断

- 芽生霉菌病
- 隐球菌病

六、诊断清单

- 球孢子菌特征性球体和内生孢子
- 肾受累罕见

不成熟的球孢子菌孢子囊

具有内生孢子的成熟孢子囊

（左图）六胺银染色显示弥漫性疾病患者的尿囊内大量未成熟球孢子体➡压迫肾小球➡（图片由 E. Bracamonte, MD 提供）。（右图）尸检：PAS 染色显示厚壁成熟球孢子菌球➡具有内生孢子➡特征性的肾小管内菌体（可能在管周毛细血管内）（图片由 E. Bracamonte, MD 提供）

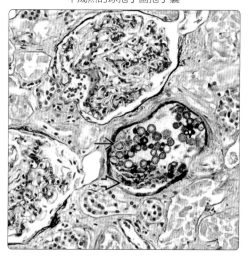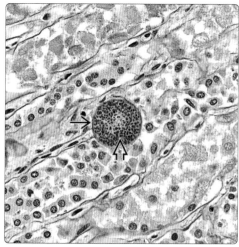

大量未成熟孢子囊和内生孢子

未成熟孢子囊和内生孢子

（左图）PAS 染色显示球孢子菌感染的肾脏，肾小囊内大量未成熟球孢子囊➡和内生孢子➡。压迫邻近肾小球➡（图片由 E. Bracamonte, MD 提供）。（右图）银染显示球孢子菌感染的肾脏，肾小囊内大量未成熟球孢子囊➡和内生孢子➡压迫邻近肾小球➡（图片由 E. Bracamonte, MD 提供）

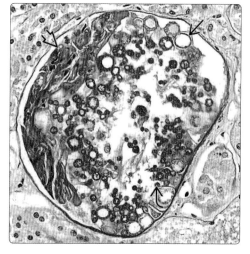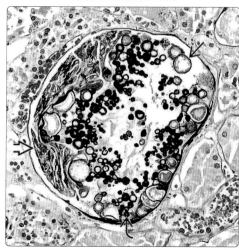

一、术语

同义词

- 裂谷热

二、病因／发病机制

病原体

- 粗球孢子菌
  - 分布于加利福尼亚，圣华金河谷，美国西南部和墨西哥地区
- 波萨达斯球孢子菌
  - 分布于美国西南部、墨西哥和南美洲地区
- 通过吸入真菌孢子（节生孢子）感染
- 二相性真菌

三、临床问题

（一）流行病学

- 发病率
  - 流行地区的肾移植患者发病率约 3%
  - 通常发生在移植后 1 年内
- 性别
  - 妊娠是播散性感染的危险因素
- 种族
  - 非洲人、亚洲人和西班牙人后裔比白种人更有可能发展为播散性感染

（二）临床表现

- 流感样症状
  - 发热
  - 咳嗽
  - 肌痛
  - 皮疹
- 嗜酸性粒细胞增多
- 急性肾衰竭

（三）实验室检查

- 皮肤试验
  - 流行地区 10%～50% 的患者检测呈阳性
  - 球孢菌素
  - 球菌素
- 酶联免疫分析法
  - IgA
  - IgM
    - 免疫抑制的患者抗体难以检测
- 免疫扩散试验
- 补体固定试验
- 培养
  - 痰
  - 其他体液
- 显微镜镜检

（四）治疗

- 手术切除
  - 对于一些累及到肺部、骨骼、关节的可以进行手术切除
- 药物
  - 氟康唑
  - 两性霉素 B
    - 二线用药
    - 用于播散性球孢子菌感染或对唑类耐药的球虫菌株
  - 减少免疫抑制剂

（五）预后

- 局限性感染预后良好
- 播散性感染预后不良
  - 死亡率 > 50%
  - 移植受者的死亡率可高达 75%

四、影像学特征

CT 发现

- 移植肾中类似于结核的肾盂肾盏改变
- 可以通过血管造影检测到肾移植动脉受压

五、大体特征

一般特征

- 肾周脓肿

六、镜下特征

组织学特征

- 球孢子菌孢子囊
  - 圆形，厚壁（PAS 和甲基六胺银染色阳性）
  - 直径 10～80μm
  - 包含大量内生孢子（直径 2～5μm）
- 坏死结节
  - 内含过渡形态的有隔菌丝
- 肉芽肿性间质炎
  - 在严重免疫缺陷者内缺乏

七、鉴别诊断

（一）芽生霉菌病

- 直径 8～15μm

（二）隐球菌病

- 包囊缺乏的变异型，银染色
- 无内生孢子

八、诊断清单

病理学要点

- 球孢子菌特征性孢子囊和内生孢子
- 罕见肾受累

（孙 燕 曹凯悦 译 刘懿禾 王政禄 校）

参考文献

[1] Singh N et al: Donor-derived fungal infections in organ transplant recipients: guidelines of the American Society of Transplantation, infectious diseases community of practice. Am J Transplant. 12(9):2414-28, 2012

[2] Baden LR et al: Case records of the Massachusetts General Hospital. Case 35-2009. a 60-year-old male renal-transplant recipient with renal insufficiency, diabetic ketoacidosis, and mental-status changes. N Engl J Med. 361(20):1980-9, 2009

[3] Braddy CM et al: Coccidioidomycosis after renal transplantation in an endemic area. Am J Transplant. 6(2):340-5, 2006

◀▌· 副球孢子菌病 ·▐▶

要点

一、术语
- 同义词
  - 南美芽生菌病
  - 巴西芽生菌病

二、病因 / 发病机制
- 巴西副球孢子菌病
  - 南美和巴西的地方病

三、临床问题
- 多为男性发病
- 实验室检查
  - 酶联免疫试验
  - 补体结合试验
  - 培养
  - 组织活检
- 药物

- 伊曲康唑是一线药物

四、镜下特征
- 肉芽肿性间质性炎症
- 肾小球肉芽肿性病变
- 肾小球毛细血管血栓
- 肾小球纤维素样坏死
- 具有透明光晕的酵母菌

五、主要鉴别诊断
- 隐球菌病
- 洛博芽生菌病
- 芽生霉菌病
- 结核病
- 结节病
- 急性药源性间质性肾炎

肉芽肿性炎　　　　　　　　　　　　肉芽肿

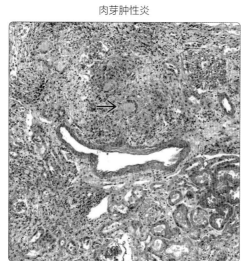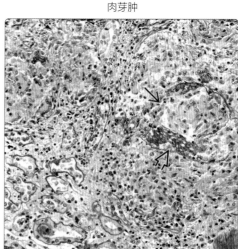

（左图）移植肾失败的巴西男性患者，光镜下可见肾皮质内肉芽肿，内含朗格汉斯巨细胞➡单个核细胞围绕（图片由 A. Billis, MD 提供）。（右图）PAS 染色显示肾小球和间质内肉芽肿➡，肾小球破坏➡全身性粟粒性病变的严重病例，常累及肺、淋巴结和口腔黏膜，而肾脏、脾脏、骨和脑膜不常累及（图片由 A. Billis, MD 提供）

银染色　　　　　　　　　　　　电镜特征

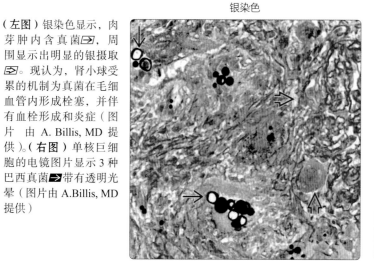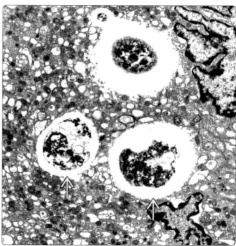

（左图）银染色显示，肉芽肿内含真菌➡，周围显示出明显的银摄取➡。现认为，肾小球受累的机制为真菌在毛细血管内形成栓塞，并伴有血栓形成和炎症（图片由 A. Billis, MD 提供）。（右图）单核巨细胞的电镜图片显示 3 种巴西真菌➡带有透明光晕（图片由 A.Billis, MD 提供）

一、术语

（一）缩略语

- 副球孢子菌病（paracoccidioidomycosis，PCM）

（二）同义词

- 南美芽生菌病
- 巴西芽生菌病

二、病因 / 发病机制

（一）环境暴露

- 农业及建筑工人

（二）病原体

- 巴西副球孢子菌属
  - 南美流行病
  - 二相性真菌
    - 有隔菌丝在室温下形成
    - 酵母在体温下形成
  - 通过吸入获得

三、临床问题

（一）流行病学

- 发病率
  - 少见
- 年龄
  - 通常＞30 岁
  - 少见于儿童及青少年
- 性别
  - 壮年男性多见
  - 男：女 =（15～78）：1

（二）临床表现

- 无症状
- 急性肾衰竭

（三）实验室检查

- 皮肤试验
  - 阳性结果提示曾经暴露但非活动性感染
- 酶联免疫试验
  - 检测 gp43 抗体
    - 敏感性和特异性高
- 补体结合试验
  - 可能与组织胞浆菌荚膜抗原有交叉反应
- 免疫扩散法
- 免疫印迹法
  - 敏感性和特异性高
- 真菌培养
  - 萨布罗德葡萄糖琼脂作为培养基
  - 长达 30 天的生长
    - 在 37℃下酵母生长
- 显微镜镜检
  - 用氢氧化钾湿敷
    - 1 个大的带有出芽形式类似"先导轮"的酵母
- 活检

（四）自然史

- 在免疫功能正常的宿主中通常无症状

（五）治疗

- 药物
  - 应用伊曲康唑复发率低
  - 酮康唑、磺胺、两性霉素 B
  - 减少移植患者的免疫抑制剂

（六）预后

- 青少年发病预后不良
- 未治疗者死亡率高达 25%
- 治疗后预后良好

四、镜下特征

组织学特征

- 肾小球
  - 肉芽肿
    - 可能类似于细胞新月体
  - 纤维素性坏死
  - 毛细血管血栓
- 肾小管和间质
  - 肉芽肿性间质性肾炎
    - 与副球孢子菌相关
    - 有时可见干酪样坏死
    - 多核巨细胞
  - 严重的急性炎症
    - 化脓性炎症
  - 真菌
    - 特征性透明光晕
    - 出芽酵母菌，直径 12～14μm
- 血管：无特异性病变

五、鉴别诊断

（一）隐球菌病

- 荚膜黏液卡红染色阳性

（二）芽生霉菌病

- 直径 8～15μm
- DNA 探针可能与副球孢子菌存在交叉反应

（三）结核病

- 干酪样肉芽肿
- 抗酸杆菌
- 合并 PCM 感染

六、诊断清单

病理学要点

- 真菌培养或血清学实验证实

（孙　燕　曹凯悦　译　刘懿禾　王政禄　校）

参考文献

[1] Góes HF et al: Paracoccidioidomycosis in a renal transplant recipient. Rev Inst Med Trop Sao Paulo. 58:12, 2016

[2] Batista MV et al: Recipient of kidney from donor with asymptomatic infection by Paracoccidioides brasiliensis. Med Mycol. 50(2):187-92, 2012

[3] Zavascki AP et al: Paracoccidioidomycosis in organ transplant recipient: case report. Rev Inst Med Trop Sao Paulo. 46(5):279-81, 2004

[4] Shikanai-Yasuda MA et al: Paracoccidioidomycosis in a renal transplant recipient. J Med Vet Mycol. 33(6):411-4, 1995

微孢子虫病

要点

一、术语
- 对免疫缺陷宿主有特异性的微孢子菌感染

二、病因 / 发病机制
- 多数为全身感染的一部分，少数仅累及肾脏
- 有 14 种病原体可感染人类
- 肠脑炎微孢子虫和家兔脑胞内原虫是播散性病例中最常见的病原体

三、临床问题
- 常常出现腹泻
- 急性或慢性肾衰竭
- 移植肾功能障碍
- 发热
- 其他部位：肺、脑、心、肝、眼
- 治疗方法：福马西林、阿苯达唑

- 如果应用抗生素治疗并且免疫功能改善则预后良好

四、镜下特征
- 急性和慢性间质性肾炎
- 管腔内及细胞内直径 1~2μm 的孢子在肾小管内聚集
  - Brown-Hopps 染色呈紫色
  - 中心小体 Giemsa 染色阳性
- 电镜可见特征性极管
- 急性和慢性间质性肾炎

五、辅助检查
- 电镜显示孢子内特征性的螺旋极管

六、主要鉴别诊断
- 弓形虫病
- 念珠菌病和其他真菌感染

肾小管间质性肾炎

慢性肾小管间质性肾炎

（左图）微孢子虫导致的急慢性间质性肾炎肾小管内可见炎细胞➡，细胞碎片和微生物，肾小管上皮肿胀，内含聚集的微孢子虫➡。（右图）一微孢子虫感染的艾滋病患者，肾小管内的微孢子虫➡PAS 染色弱阳性，可将其与真菌感染相鉴别

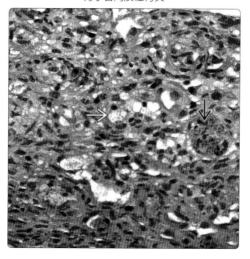
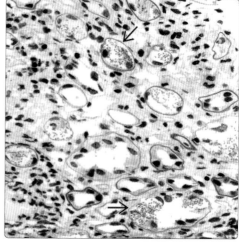

细胞内孢子

螺旋状极管

（左图）电镜显示肾小管上皮细胞内的微孢子虫➡。（右图）高分辨的电镜显示特征性的螺旋极管➡，一种存在于微孢子虫内的独特结构这里显示出 5 个极管，典型的肠脑炎微孢子虫

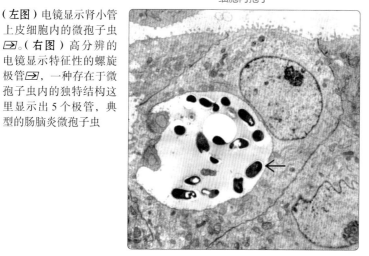
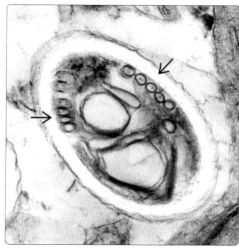

一、术语

定义

- 对免疫缺陷宿主有特异性的微孢子菌感染

二、病因 / 发病机制

病原体

- 微孢子目
  - 细胞内普遍存在的专性真核病原体
    - 细胞器结构减少（无线粒体、高尔基体）的一种独特真菌
  - 可感染所有生物
    - 1857 年最初被确定为蚕病原体，50 年前被确定为人类病原体
  - 有 14 种菌种可感染人类
    - 最常见的是比氏肠孢子虫、肠脑炎微孢子虫和家兔脑胞内原虫
  - 用一种独特的方法，通过像皮下注射针一样的极管将孢子内容物注入细胞内
- 多数为全身感染的一部分，少数仅累及肾脏
  - 肠脑炎微孢子虫和家兔脑胞内原虫是播散性病例中最常见的病原体
  - 家兔脑胞内原虫会感染狗和猫
- 比氏肠孢子虫仅限于胃肠道和肝胆系统感染
- 免疫缺陷者易感染
  - HIV 患者（CD4 < 100/mm），移植受者（移植后 3 周至 7 年）
- 据报道，肾脏、肝脏和心脏的捐献会引起传播

三、临床问题

（一）临床表现

- 急性肾衰竭
- 慢性肾衰竭
- 移植肾功能障碍
  - 40% 的受者有肾微孢子虫病
- 发热
- 腹泻
- 体重减轻
- 其他部位：肺、脑、心、肝、眼

（二）治疗

- 药物
  - 福马西林、阿苯达唑
  - 逐渐减少免疫抑制剂

（三）预后

- 应用抗生素治疗并且免疫功能改善者预后良好

四、镜下特征

组织学特征

- 急慢性间质性肾炎
- 肾小管
  - 严重的肾小管损伤、破裂和破坏
  - 管腔内核和细胞内 1μm × 2μm 卵圆形孢子聚集

- 无出芽和假菌丝
  - 革兰染色呈紫色（Brown-Hopps，Brown-Brenn）
  - Giemsa 染色呈中心小体
  - 与其他真菌相比 PAS 染色较弱
  - 银染色阳性，显示点状图案（后体）
  - 抗酸染色阳性（Ziehl-Neelsen 呈红色）
  - 卡尔科弗卢尔荧光显示细胞壁多糖（DAPI 滤光片显示蓝色荧光）
- 间质
  - 急性和慢性炎症
  - 中性粒细胞、嗜酸性粒细胞、单个核细胞、淋巴细胞、浆细胞
- 肾小球
  - 无特征性病变
  - 可能存在 HIV 相关性肾小球病变
- 血管
  - 无特征性病变

五、辅助诊断

（一）免疫组化染色

- 弓形虫抗原阴性

（二）PCR

- 石蜡包埋组织中微生物鉴定

（三）电镜

- 细胞内孢子
  - 孢子中独特和特异的螺旋极管
    - 物种形成

六、鉴别诊断

（一）弓形虫病

- 体积相似
- Brown-Brenn 或 Brown-Hopps 染色阴性
- 免疫组化染色抗弓形虫抗原阳性

（二）念珠菌病和其他真菌感染

- 细胞壁 PAS 染色阳性
- 出芽、假菌丝

（孙　燕　曹凯悦　译　刘懿禾　王政禄　校）

参考文献

[1] Bukreyeva I et al: Enterocytozoon bieneusi microsporidiosis in stem cell transplant recipients treated with fumagillin1. Emerg Infect Dis. 23(6):1039-1041, 2017

[2] Smith RM et al: Three cases of neurologic syndrome caused by donorderived microsporidiosis. Emerg Infect Dis. 23(3):387-395, 2017

[3] Kicia M et al: Prevalence and molecular characteristics of urinary and intestinal microsporidia infections in renal transplant recipients. Clin Microbiol Infect. 22(5):462.e5-9, 2016

[4] Hocevar SN et al: Microsporidiosis acquired through solid organ transplantation: a public health investigation. Ann Intern Med. 160(4):213-20, 2014

[5] Nagpal A et al: Disseminated microsporidiosis in a renal transplant recipient: case report and review of the literature. Transpl Infect Dis. 15(5):526-32, 2013

[6] Lanternier F et al: Microsporidiosis in solid organ transplant recipients: two Enterocytozoon bieneusi cases and review. Transpl Infect Dis. 11(1):83-8, 2009

[7] Orenstein JM: Diagnostic pathology of microsporidiosis. Ultrastruct Pathol. 27(3):141-9, 2003

◀▶ 结核病 ◀▶

要点

一、术语
- 结核分枝杆菌引起的感染

二、病因/发病机制
- 潜伏感染再激活或活动性肺部感染的血行播散

三、临床问题
- 在发达国家，泌尿系结核占肺外结核30%
- 诊断
  - 无菌脓尿
  - 分枝杆菌培养阳性，需要6~8周
  - 结核菌素皮内试验
  - 分枝杆菌核酸的聚合酶链反应
  - γ-干扰素释放试验（ELISA法）
    - 结核分枝杆菌抗原在潜伏性和活动性感染中刺激宿主产生γ-干扰素

四、大体特征
- 肾盏肾盂被破坏，内含干酪样物质
- 大的、类似肿瘤的白色结节可能替代肾皮质

五、镜下特征
- 干酪样肉芽肿性炎症
  - 中央呈干酪样坏死，周围有组织细胞、浆细胞、淋巴细胞和少量多核巨细胞
- 长期感染伴AA淀粉样变
- 在流行地区，有肾小球肾炎的报告

六、辅助检查
- 抗酸染色阳性杆菌（Ziehl-Neelsen）
  - 坏死周围可见极少抗酸杆菌

七、主要鉴别诊断
- 鸟型分枝杆菌胞内感染、结节病、卡介苗肉芽肿块间质性肾炎、药源性间质性肾炎

肾皮质内干酪样坏死

坏死性肉芽肿性炎

（左图）肾结核切除标本的大体照片显示扩张的肾盏肾盂，肾乳头溃烂，内含干酪样坏死物质➡（图片由 L. Fajardo, MD 提供）。（右图）因肾结核而切除的肾脏可见干酪样肉芽肿性炎症，肉芽肿内可见广泛的坏死➡，伴淋巴组织细胞浸润

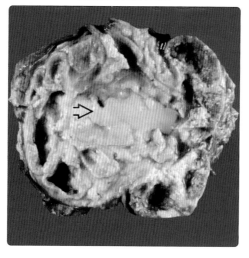
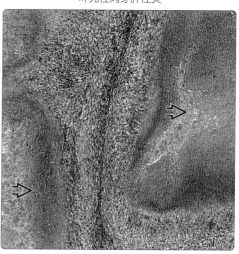

淋巴组织细胞炎症和巨细胞

肉芽肿中抗酸杆菌

（左图）肾结核延伸至肾髓质，肾盂坏死性肉芽除了组织细胞，坏死边缘可见少量多核巨细胞➡。（右图）抗酸菌染色显示肉芽肿内散在抗酸杆菌➡（图片由 Courtesy G. Berry 博士提供）

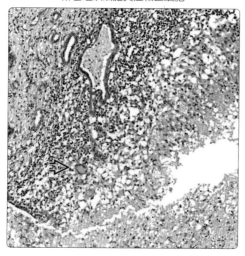
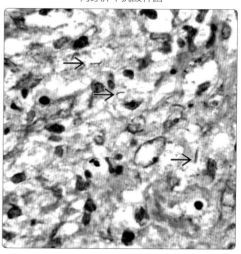

一、术语

（一）缩略语
- 结核病（tuberculosis，TB）

（二）定义
- 肾脏的结核分枝杆菌感染

二、病因 / 发病机制

（一）病原体
- 结核分枝杆菌：最常见的微生物
- 牛分枝杆菌：牛芽孢杆菌很少致病
- 鸟分枝杆菌存在于免疫抑制状态的个体

（二）发病机制
- 急性感染
- 活动性肺结核血行播散
- 潜伏性感染再激活

三、临床问题

（一）流行病学
- 发病率
  - 在发达国家，泌尿系结核占肺外结核的 30%
    - 多发于免疫抑制个体（HIV、移植、透析）、结核流行地区和耐药结核病感染者
- 性别
  - 生殖器结核在男性中多见

（二）部位
- 盆腔、肾盏和肾髓质

（三）临床表现
- 多为下尿路感染症状
- 发热、体重减轻等全身症状不常见

（四）实验室检查
- 尿液
  - 镜检白细胞
  - 尿液培养阴性（无菌性脓尿）
- 结核菌素皮内试验
- 分枝杆菌核酸的聚合酶链反应
- γ- 干扰素释放试验（ELISA 法；QuantiFERON）
  - 结核分枝杆菌抗原在潜伏性和活动性感染中刺激宿主产生 γ- 干扰素

（五）治疗
- 方法、风险及并发症
  - 高血压，慢性肾衰竭
- 手术方法
  - 对空洞性病变进行切除
  - 解除输尿管狭窄造成的泌尿系梗阻
- 药物
  - 异烟肼、利福平、吡嗪酰胺和乙胺丁醇（或链霉素）联合治疗数个月

（六）预后
- 服药的依从性差或耐药结核感染导致治疗失败

四、影像学特征

放射线发现
- 静脉肾盂造影显示肾盏扭曲、输尿管狭窄
- 坏死的乳突形成钙化灶

五、大体特征

一般特征
- 肾盏肾盂及肾乳头溃烂破坏，内含干酪样物质
- 大的肿瘤样的白色结节替代肾实质

六、镜下特征

组织学特点
- 干酪性肉芽肿性炎
  - 早期髓质感染，但可影响整个肾脏
  - 中央呈干酪样坏死，周围有组织细胞、浆细胞、淋巴细胞和少量多核巨细胞
- 广泛的肾小管萎缩、间质纤维化和程度不等的肾小球硬化
- 可能伴严重的肾间质炎
- 长期感染可有 AA 淀粉样变
- 流行地区有全身结核性感染伴肾小球肾炎的报告
  - IgA 肾病最常见

七、辅助检查

组织化学
- 抗酸染色（Ziehl–Neelsen）
  - 阳性
  - 染色模式：坏死周围少量阳性

八、鉴别诊断

（一）鸟型分枝杆菌胞内感染
- 多核巨细胞，缺乏干酪样坏死

（二）结节病
- 缺乏干酪样坏死的肉芽肿

（三）卡介苗肉芽肿性间质性肾炎
- 与卡介苗治疗的时间相关

（四）药源性间质性肾炎
- 缺乏干酪样坏死的肉芽肿

（孙 燕 曹凯悦 译 刘懿禾 王政禄 校）

参考文献

[1] Verma AK et al: Renal tuberculosis presenting as acute pyelonephritis - a rarity. Indian J Tuberc. 63(3):210-213, 2016
[2] Sourial MW et al: Genitourinary tuberculosis in North America: a rare clinical entity. Can Urol Assoc J. 9(7-8):E484-9, 2015
[3] Sun L et al: Be alert to tuberculosis-mediated glomerulonephritis: a retrospective study. Eur J Clin Microbiol Infect Dis. 31(5):775-9, 2012
[4] Eastwood JB et al: Tuberculosis and the kidney. J Am Soc Nephrol. 12(6):1307-14, 2001

◀ 软斑病 ▶

要点

一、术语
- 慢性细菌感染，伴有大量含颗粒状嗜酸性细胞质和 Michaelis-Gutmann 小体的巨噬细胞，常形成斑块或肿块

二、病因/发病机制
- 大肠埃希菌感染最常见
- 巨噬细胞杀菌功能缺陷
  - 部分消化的细菌产物形成钙铁沉积病灶
- 免疫状态的改变是诱发因素

三、临床问题
- 男：女 =1:4
- 累及肾盂肾盏和肾实质
  - 双侧累及占 30%～50%
- 临床表现
  - 发热，寒战
  - 侧腰部疼痛，腰部压痛
  - 可触及的肿块会被误认为肿瘤而导致肾切除
- 由于抗生素和更好的影像技术，手术治疗现在不多见

四、大体特征
- 肾盏及肾实质黄褐色结节

五、镜下特征
- 病变中可见嗜酸性泡沫样胞质的巨噬细胞
- 特征性细胞内包涵体软斑小体（Michaelis-Gutmann 小体，MG 小体）
  - 钙阳性（von Kossa 染色）
  - 铁阳性（普鲁士蓝染色）

六、主要鉴别诊断
- 肾细胞癌
- 黄色肉芽肿性肾盂肾炎
- 巨红细胞性间质性肾炎

类似肿瘤的软化斑

巨噬细胞

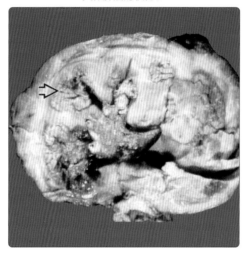

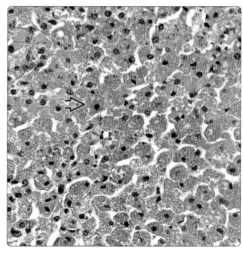

（左图）肾脏软斑病的大体照片显示多个黄棕色结节 ➡ 类似肿瘤（图片由 R. Rouse, MD 提供）。（右图）肾脏软斑病切除标本，HE 染色显示，肾脏内结节由颗粒状嗜酸性胞质的巨噬细胞组成 ➡

PAS 染色显示胞质内颗粒

软斑小体

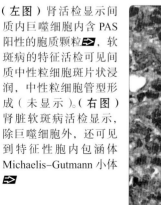

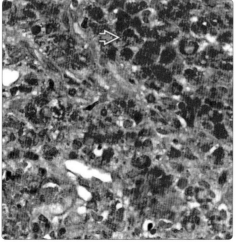

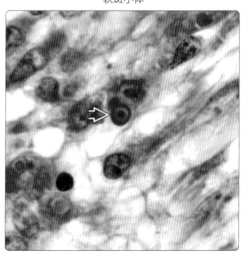

（左图）肾活检显示间质内巨噬细胞内含 PAS 阳性的胞质颗粒 ➡，软斑病的特征活检可见间质中性粒细胞斑片状浸润，中性粒细胞管型形成（未显示）。（右图）肾脏软斑病活检显示，除巨噬细胞外，还可见到特征性胞内包涵体 Michaelis-Gutmann 小体 ➡

一、术语

（一）同义词

- 软斑病

（二）定义

- 一种慢性细菌感染，伴有大量含颗粒状嗜酸性细胞质和米氏 – 古特曼（MG）体的巨噬细胞，常形成斑块或肿块病变

二、病因/发病机制

（一）病原体

- 大肠埃希菌最常见

（二）胞质内巨噬细胞杀菌功能缺陷

- 溶酶体对细菌的降解减少
- 细胞不能释放溶酶体酶
- 部分消化的细菌产物形成钙铁沉积病灶

（三）免疫状态的改变是诱发因素

- AIDS
- 免疫抑制治疗
- 恶性肿瘤

三、临床问题

（一）流行病学

- 年龄
  - 从婴儿到 90 多岁
    - 50—60 岁常见
- 性别
  - 男：女 =1：4

（二）部位

- 膀胱：最常见
- 肾盂肾盏和肾实质
- 双侧受累占 30%～50%

（三）临床表现

- 发热，寒战
- 侧腰部疼痛，腰部压痛
- 可触及的肿块会被误认为是肿瘤
- 双侧肾脏受累者或肾移植患者可能导致急性肾衰竭

（四）实验室检查

- 尿液分析显示脓尿和蛋白尿
- 尿液培养可能培养出大肠埃希菌

（五）治疗

- 手术治疗
  - 例如，怀疑为恶性行肾切除术
  - 由于抗生素和更好的影像技术，手术治疗现在不多见
- 药物
- 氟喹诺酮

（六）预后

- 以前报告的病例死亡率较高（70%）
- 通过早期诊断和氟喹诺酮治疗后生存率显著提高

四、大体特征

一般特征

- 肾脏肿大
- 肾盂和肾实质内黄棕色的结节
- 尿路梗阻时肾盏肾盂扩张
- 肾脏结石少见

五、镜下特征

组织学特点

- 病变中可见胞质嗜酸呈泡沫样的巨噬细胞
- 特征性的细胞内包涵体（Michaelis–Gutmann 小体）
  - 直径 4～10μm，嗜碱
  - 高碘酸 – 希夫染色阳性
  - 钙阳性（von Kossa 染色）
  - 铁阳性（普鲁士蓝染色）
- 混合型淋巴细胞和浆细胞

六、辅助检查

电子显微镜

- Michaelis–Gutmann 小体中央有晶体核心，中间有透亮区及外周矿物质呈同心圆层状沉积

七、鉴别诊断

（一）肾细胞癌

- 免疫组化染色 CKAE1/CAM5.2（上皮细胞）、CD163 和 CD68 有助于诊断

（二）黄色肉芽肿性肾盂肾炎

- 巨噬细胞充满泡沫和脂质
- 缺乏软斑小体
- 通常"鹿角样"结石

（三）巨红细胞间质性肾炎

- 巨噬细胞内有 PAS 强阳性的颗粒状嗜酸性胞质
- 缺乏软斑小体

八、诊断清单

病理学要点

- 活检慎诊
- von Kossa 染色及免疫染色有助于诊断

（孙 燕 曹凯悦 译 刘懿禾 王政禄 校）

参考文献

[1] Nieto-Rios JF et al: Malakoplakia after kidney transplantation: case report and literature review. Transpl Infect Dis. ePub, 2017

[2] Das DP et al: Co-existing malakoplakia and xanthogranulomatous pyelonephritis of kidney: two different spectrum of same disease process. Urol Ann. 8(2):252-4, 2016

[3] Lusco MA et al: AJKD atlas of renal pathology: malakoplakia. Am J Kidney Dis. 68(4):e27-8, 2016

[4] Kobayashi A et al: Malakoplakia of the kidney. Am J Kidney Dis. 51(2):326-30, 2008

[5] August C et al: Renal parenchymal malakoplakia: ultrastructural findings in different stages of morphogenesis. Ultrastruct Pathol. 18(5):483-91, 1994

[6] al-Sulaiman MH et al: Renal parenchymal malacoplakia and megalocytic interstitial nephritis: clinical and histological features. Report of two cases and review of the literature. Am J Nephrol. 13(6):483-8, 1993

（左图）肾脏软斑病形成胞质丰富、呈颗粒状的巨噬细胞➡类似于肿瘤，可见残存的肾小管➡。（右图）肾脏软斑病，HE染色高倍镜显示，巨噬细胞胞质内含特征性的嗜碱性软斑小体（M-G小体）➡

巨噬细胞浸润类似肿瘤

嗜碱性软斑小体

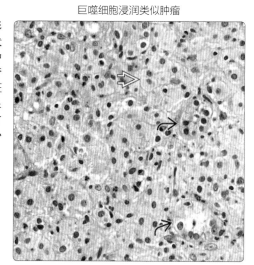

（左图）肾脏软斑病可有坏死和急性炎症➡并有特征性的胞质呈嗜碱性的巨噬细胞➡。（右图）在肾脏软斑病内可见散在分布的灶性坏死和急性炎症➡并有胞质呈颗粒状的巨噬细胞。肾结核有干酪样肉芽肿，其中心为彻底的坏死，周围有上皮样细胞围绕

软斑病中的坏死和急性炎症

软斑病中急性炎症

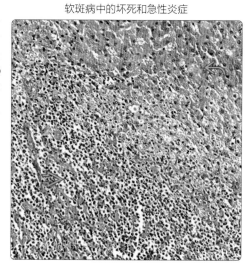
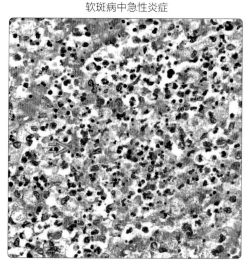

（左图）肾脏软斑病的泡沫样巨噬细胞累及肾盂脂肪组织➡肾被膜表面类似的变化会引起肾周粘连，肾切除的肉眼表现与肾细胞癌非常相似。（右图）晚期多囊肾➡因怀疑肿瘤而被切除，镜下特征符合肾脏软斑病。该患者2年前接受过肾移植

累及肾周组织

怀疑肿瘤的肾切除标本

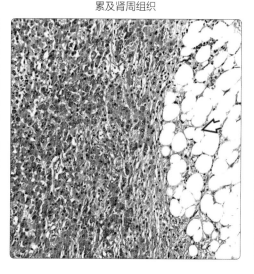
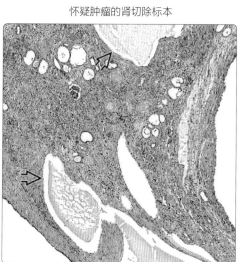

免疫组化染色证实软斑病

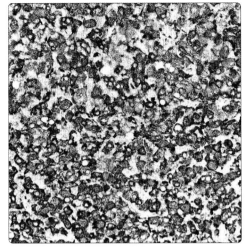

缺乏上皮细胞成分

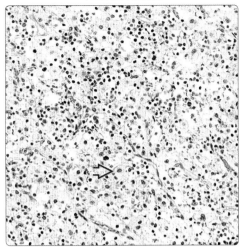

（左图）图片显示肾脏软斑病 CD163（巨噬细胞标志物）染色阳性，细胞角蛋白（CK）染色阴性，可除外肾细胞癌的诊断。（右图）移植肾原发的肿块，诊断为软斑病，其 AE1/AE3 免疫组化染色为阴性病变，细胞有颗粒状胞质，CK 染色阴性➡CD163 染色阳性（巨噬细胞标志物，未显示）

肾细胞癌中的巨噬细胞

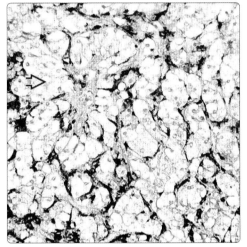

软斑病细胞质颗粒

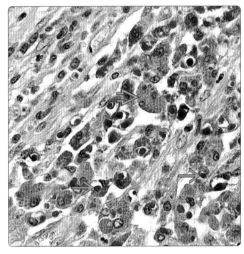

（左图）肾细胞癌中的肿瘤细胞 CD163 染色阴性➡其内的泡沫样组织细胞染色阳性，肾软斑病由巨噬细胞构成，组织学检查可能误诊为肾细胞癌。（右图）肾脏软斑病的 PAS 染色显示肾脏软斑病内巨噬细胞胞质呈颗粒状➡。同时，其胞质内特征性的软斑小体染色阳性➡

Michaelis-Gutmann 小体具折光性

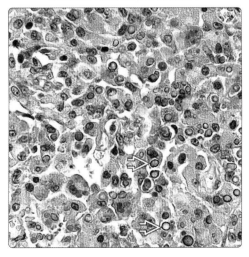

Michaelis-Gutmann 小体中钙沉积

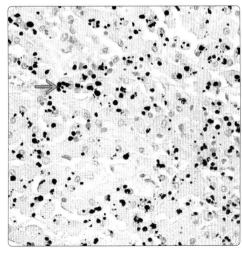

（左图）GMS 染色无法显示肾软斑病中的病原体➡，而 Michaelis-Gutmann 小体因其折光性可显示，其他微生物染色，例如，抗酸染色、革兰染色和银染色均呈阴性。（右图）von Kossa 染色显示 M-G 小体➡，部分细菌代谢产物产生钙沉积（von Kossa 染色阳性），同时小体内铁沉积

◆▐▌ 诺卡菌病 ▐▌◆

要点

一、病因 / 发病机制
- 星状诺卡菌在温带气候中最常见
- 由于吸入病原体或通过外伤直接接种到皮肤而引起感染
- 免疫缺陷宿主的机会性感染
- 甚至可以发生在健康个体

二、临床问题
- 诺卡菌属感染比较少见
  - 发生在≤ 2% 的肾移植受者
- 肾脏受累罕见
  - 继发于血行播散
- 临床表现
  - 发热，寒战
  - 移植肾周围或腰部疼痛压痛
  - 鼻窦引流术后可能导致皮肤感染

实验室检查
- 血液、体液或组织的需氧菌培养
- 更灵敏的分子检测方法被越来越多的应用
- 磺胺类药物是一线治疗
  - 如果磺胺耐药，可使用阿米卡星、亚胺培南和第三代头孢菌素等替代药物
  - 需要 6～12 个月的治疗，特别是免疫缺陷患者
- 累及中枢神经系统的感染
  - 预后不良

三、镜下特征
- 伴有中性粒细胞浸润的多发坏死性微脓肿
- 诺卡菌肺炎患者可罕见发生膜增殖性肾炎

四、辅助检查
- 银染色及革兰染色可见分支的丝状的细菌

诺卡菌感染引起坏死性微脓肿

诺卡菌微脓肿内可见多核巨细胞

（左图）肾脏诺卡菌感染的特征是多发性坏死微脓肿➡并有肾实质的破坏。（右图）HE 染色显示混合性炎细胞浸润（中性粒细胞、淋巴细胞和浆细胞），并可见多核巨细胞➡，提示诺卡菌感染，未见形态良好的肉芽肿（未显示）（图片由 A. Husain, MD 提供）

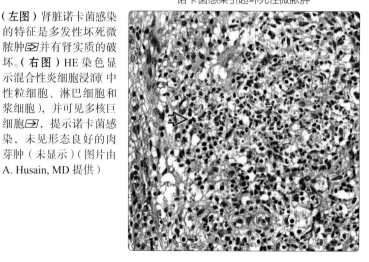
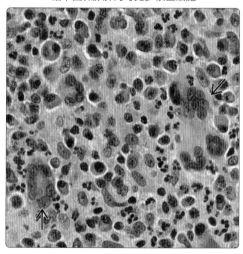

丝状诺卡菌（吉姆萨染色）

丝状诺卡菌（革兰染色）

（左图）GMS 染色显示微脓肿内细长的分支的诺卡菌➡，诺卡菌感染的特征（图片由 A. Husain, MD 提供）。（右图）革兰染色突出显示了微脓肿内一堆成角的丝状的诺卡菌➡

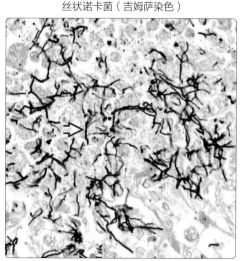
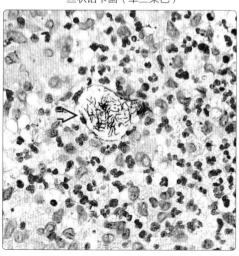

一、术语

定义

- 肾实质的急性诺卡菌感染

二、病因／发病机制

（一）病原体

- 星状诺卡菌在温带气候中最常见
- 巴西钩虫在热带气候中更常见
  - 鱼子酱诺卡菌，新诺卡菌和法奇尼卡诺卡菌是不太常见的物种
- 在土壤中普遍存在
  - 感染途径为吸入或经外伤或动物咬伤直接接种至皮肤

（二）诱发因素

- 免疫缺陷宿主的机会性感染
  - 实体器官移植
  - 类固醇治疗，HIV 感染
- 可发生于慢性肺病、糖尿病、癌症，甚至健康人群

三、临床问题

（一）流行病学

- 发病率
  - 诺卡菌属感染比较少见
    - 发生在 ≤ 2% 的肾移植受者
    - 肺部是最易感染的器官，其次是皮肤和播散性感染
    - 肾脏受累罕见
      - 继发于血行播散

（二）部位

- 肾实质和肾周组织

（三）临床表现

- 发热，寒战
- 肺部症状和脓毒症
- 移植肾周围或腰部疼痛压痛
- 鼻窦引流术后可能导致皮肤感染

（四）实验室检查

- 血液、体液或组织的需氧菌培养
- 如果存在肾盂肾炎，尿诺卡菌培养阳性
- 更灵敏的分子检测方法被越来越多的应用

（五）治疗

- 药物
  - 磺胺类药物是一线治疗
    - 如果磺胺耐药，可使用阿米卡星、亚胺培南和第三代头孢菌素等替代药物
  - 特别是免疫缺陷患者，需要 6～12 个月的治疗

（六）预后

- 中枢神经系统感染
  - 预后不良

四、影像学特征

一般特点

- 肾实质或肾周脓肿

五、镜下特征

组织学特点

- 含中性粒细胞的多发坏死性微脓肿
  - 可能有多核巨细胞
- 急性炎症可影响肾小球及邻近的肾小管间质
- 通常不累及血管
- 根据报道，诺卡菌肺炎患者可发生罕见膜增殖性肾炎

六、辅助诊断

组织化学

- Grocott–Gomori 乌洛托品银
  - 阳性
  - 染色模式：分支、细长的丝状细菌
- 革兰染色
  - 阳性
  - 染色模式：分支、细长的丝状细菌
- PAS 染色和抗酸染色
  - 丝状细菌较少见

七、鉴别诊断

（一）非诺卡菌性细菌性肾盂肾炎

- 组织化学染色和培养有助于诊断

（二）微小病变肾小球炎和血管炎

- 可见新月体形成和血管中心性炎
- 可见中性粒细胞，但无明确的脓肿

（三）急性肾小管间质性肾炎

- 主要为淋巴细胞浸润
- 可见中性粒细胞，但无明确的脓肿

（四）感染性肉芽肿性肾盂肾炎

- 坏死区周围有上皮样组织细胞和多核巨细胞
- 应排除分枝杆菌和真菌感染

（孙 燕 曹凯悦 译 刘懿禾 王政禄 校）

参考文献

[1] Coussement J et al: Nocardia infection in solid organ transplant recipients: a multicenter European case-control study. Clin Infect Dis. 63(3):338-45, 2016
[2] Shrestha S et al: Different faces of Nocardia infection in renal transplant recipients. Nephrology (Carlton). 21(3):254-60, 2016
[3] Santos M et al: Infection by Nocardia in solid organ transplantation: thirty years of experience. Transplant Proc. 43(6):2141-4, 2011
[4] Belhocine W et al: Nocardia carnea infection in a kidney transplant recipient. Transplant Proc. 42(10):4359-60, 2010
[5] Einollahi B et al: Invasive fungal infections following renal transplantation: a review of 2410 recipients. Ann Transplant. 13(4):55-8, 2008
[6] D'Cruz S et al: Isolated nocardial subcapsular and perinephric abscess. Indian J Pathol Microbiol. 47(1):24-6, 2004
[7] Jose MD et al: Mesangiocapillary glomerulonephritis in a patient with Nocardia pneumonia. Nephrol Dial Transplant. 13(10):2628-9, 1998
[8] Raghavan R et al: Fungal and nocardial infections of the kidney. Histopathology. 11(1):9-20, 1987

第五篇
肝 移 植
Liver Transplantation

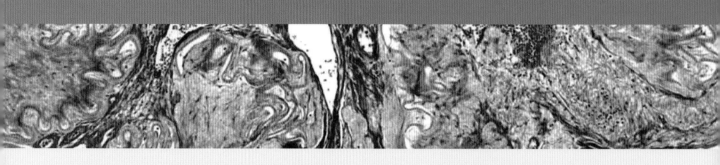

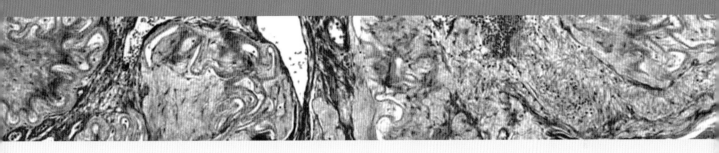

◄▮▶ 移植肝脏疾病的病理学分类 ◄▮▶

一、术语

（一）病理分类
- ○ 基于发病机制，分为几大类：同种免疫、非同种免疫、复发性疾病和感染。

（二）缩略语
- 乙型肝炎病毒（hepatitis B virus，HBV）
- 丙型肝炎病毒（hepatitis C virus，HCV）
- 巨细胞病毒（cytomegalovirus，CMV）
- Epstein–Barr 病毒（epstein–Barr virus，EBV）
- 单纯疱疹病毒（herpes simplex virus，HSV）
- 抗体介导性排斥反应（antibody–mediated rejection，AMR）
- 移植物抗宿主病（graft–vs.–host disease，GVHD）
- 原发性胆汁性胆管炎（primary biliary cirrhosis，PBC）
- 原发性硬化性胆管炎（primary sclerosing cholangitis，PSC）

（三）定义
- 内皮炎
  - ○ 淋巴细胞顶起或侵蚀内皮细胞

二、免疫反应

（一）细胞/T 细胞介导性排斥反应
- 急性排斥反应
  - ○ 门管区混合性炎性细胞浸润
  - ○ 胆管损伤/炎症
  - ○ 静脉内皮下炎症（内皮炎）
    - – 门静脉或中央静脉

（二）慢性（胆管减少性）排斥
- 早期
  - ○ 淋巴细胞性胆管炎
    - – 非典型胆管上皮（可类似于不典型增生）
  - ○ 中央静脉周围肝细胞脱落
- 晚期
  - ○ 小叶间胆管缺失
  - ○ 肝动脉缺失
  - ○ 泡沫细胞性动脉病变
  - ○ 静脉周围肝细胞坏死或脱落
  - ○ 门管区炎症减少
- 胆管减少性排斥反应
  - ○ ＞ 50% 的门管区无胆管
    - – 必须评价超过 20 个门管区（可能包括多个活检标本）
  - ○ 胆汁淤积
  - ○ 胆管增殖
  - ○ 静脉周围纤维化

（三）抗体介导性排斥反应
- 超急性排斥反应
  - ○ 门静脉和中央静脉纤维素性血栓
  - ○ 中性粒细胞和（或）纤维素样动脉炎
  - ○ 弥漫性或大量出血性坏死
  - ○ 肝窦淤血和纤维蛋白沉积
  - ○ 门管区出血
- 急性排斥反应
  - ○ 门管区和肝窦中性粒细胞浸润
  - ○ 门静脉及周围水肿和胆管反应
  - ○ 门管区及周围出血
  - ○ 门管区周围凝固性坏死
  - ○ 散在性肝细胞肿胀和坏死
  - ○ 胆汁淤积

（四）移植物抗宿主病
- 胆管上皮损伤
  - ○ 损伤多数胆管伴小叶间胆管缺失
  - ○ 胆管淋巴细胞浸润；其他区域炎症轻微
  - ○ 胆管上皮坍塌或坏死
- 内皮炎
- 没有辨别急性 GVHD 与慢性 GVHD 的明确特征

（五）药物相关性胆管缺失综合征
- 与胆管缺失相关的用药史
  - ○ 阿莫西林/克拉维酸盐
  - ○ 氯丙嗪
  - ○ 苯妥英

三、非同种异体免疫性疾病

（一）保存性损伤
- 3 区损伤
- 肝小叶中性粒细胞浸润
- 脂肪变性
- 胆道/胆汁淤积改变

（二）肝静脉流出道梗阻
- 3 区变化
  - ○ 肝窦扩张/淤血
  - ○ 静脉周围和肝窦纤维化
  - ○ 中央静脉变窄或消失

（三）高灌注综合征
- 早期
  - ○ 门静脉和门静脉周围肝窦内皮细胞剥脱
  - ○ 肝窦扩张和淤血
  - ○ 胆汁淤积
  - ○ 缺血性胆管炎
- 晚期
  - ○ 门静脉分支血栓形成
  - ○ 胆道狭窄
  - ○ 结节性再生性增生

（四）胆管狭窄、胆漏、胆泥、胆汁瘤
- 大胆管阻塞的特点
- 胆汁湖和梗阻
- 逆行性胆管炎特征

（五）肝动脉血栓形成
- 胆管坏死
- 肝细胞和门管区结缔组织的坏死
- 持续缺血可以导致胆道狭窄，纤维化和胆管缺失

（六）门静脉血栓形成
- 肝细胞肿胀和坏死

- 出血
- 门静脉分支血栓形成

（七）移植后淋巴增殖性疾病

- 大多数呈 EBV 阳性
- 类型
  - 早期病变
    - 保留肝组织结构
  - 多形性
    - 丧失门管区结构
  - 单形性
  - 经典霍奇金型

四、复发性疾病

（一）自身免疫性肝炎

- 门管区炎症伴多量浆细胞
- 中央静脉炎伴多量浆细胞
- 嗜酸小体
- 肝实质细胞塌陷 / 坏死

（二）脂肪性肝病

- 脂肪变性
- 肝小叶炎症
- 肝细胞损伤
- 中央静脉周围及肝窦纤维化

（三）乙型肝炎病毒

- 早期
  - 轻度小叶性肝炎
  - 散在的嗜酸小体和库普弗细胞
  - 轻微的门管区炎症
- 晚期
  - 慢性肝炎模式
  - 门管区炎
  - 活动性界面 / 小叶炎
  - 进行性纤维化
  - 偶见毛玻璃样肝细胞
- 纤维淤胆性肝炎
  - 快速进展至严重纤维化和移植肝衰竭
  - 高病毒载量

（四）丙型肝炎病毒

- 早期
  - 轻度小叶结构紊乱 / 炎症
  - 库普弗细胞聚集
  - 分散性嗜酸小体
- 晚期
  - 门管区炎（± 淋巴样聚集）伴活动性界面炎和小叶炎
  - 局灶性胆管淋巴细胞浸润
- 纤维淤胆性肝炎
  - 快速进展至严重纤维化和移植肝衰竭
  - 高病毒载量
- 病毒清除后
  - 常见持续的活动性坏死性炎症
  - 某些病例可见纤维化进展

（五）原发性胆汁性胆管炎

- 抗线粒体抗体阳性

- "红色"胆道病变
- 门管区炎症
- 胆管反应

（六）原发性硬化性胆管炎

- 内镜下逆行性胰胆管造影的特征性表现
- 胆管硬化
- 胆管周围纤维化
- 门管区炎伴胆汁性胆管反应

五、感染

（一）腺病毒

- 模糊状核内包涵体
- 坏死区不呈区带性分布

（二）巨细胞病毒

- "猫头鹰眼"样核内包涵体
- 胞质内嗜碱性颗粒
- 小叶炎症与结构紊乱
- 散在性微脓肿

（三）单纯疱疹病毒

- Cowdry A 和 B 型核内包涵体
- 肝细胞坏死灶
- 多核细胞形成

（四）戊型肝炎病毒

- 急性
  - 小叶炎症伴嗜酸性小体和淋巴细胞浸润
- 慢性
  - 淋巴细胞为主的门管区炎和轻度小叶炎
  - 少数进展为肝硬化

（五）Epstein–Barr 病毒

- 门管区单个核细胞浸润
- 肝窦淋巴细胞线性或串珠样浸润
- 轻度小叶紊乱伴灶性肝细胞坏死

（六）真菌感染

- 念珠菌病
  - 最常见的真菌感染
  - 出芽酵母菌和假菌丝
- 曲霉菌病
  - 第二常见的真菌感染
  - 分支分隔菌丝
- 隐球菌病
  - 第三常见的真菌感染
  - 荚膜黏液卡红和 PAS 染色阳性

（王政禄　译　郑　虹　校）

参考文献

[1] Whitcomb E et al: Biopsy specimens from allograft liver contain histologic features of hepatitis C virus infection after virus eradication. Clin Gastroenterol Hepatol. 15(8):1279-1285, 2017

[2] Naini B et al: Liver transplant pathology: review of challenging diagnostic situations. Surg Pathol Clin. 6(2):277-93, 2013

[3] Te HS et al: Hepatitis E virus infection in a liver transplant recipient in the United States: a case report. Transplant Proc. 45(2):810-3, 2013

[4] Banff Working Group et al: Liver biopsy interpretation for causes of late liver allograft dysfunction. Hepatology. 44(2):489-501, 2006

◄▪ 原有衰竭肝脏的大体评估 ▪►

一、术语

定义

● 原有肝脏：移植患者的原有肝脏

二、临床意义

移植常见适应证

● 急性肝衰竭
  ○ 爆发性病毒的病因学
    – 甲型肝炎病毒
    – 乙型肝炎病毒（HBV）
    – 戊型肝炎病毒
    – 自身免疫性肝炎
  ○ 药物毒性（如对乙酰氨基酚）
  ○ 毒素暴露（如食用鬼笔鹅膏蕈）
  ○ 妊娠期急性脂肪肝和 HELLP 综合征
  ○ Wilson 病
  ○ 新生儿铁贮积症
  ○ 脂肪酸氧化缺陷
  ○ 不明病因（占 50% 病例）
● 失代偿性肝硬化
  ○ 慢性病毒性肝炎
    – 乙型肝炎病毒
    – 丁型肝炎病毒
    – 丙型肝炎病毒（HCV）
  ○ 自身免疫性肝炎
  ○ 慢性胆汁淤积性疾病
    – 原发性胆汁性胆管炎
    – 原发性硬化性胆管炎
    – 胆道闭锁

– Alagille 综合征
    – 进行性家族性肝内胆汁淤积症
  ○ 脂肪性肝炎
    – 酒精性肝病
    – 非酒精性脂肪性肝炎
  ○ Wilson 病
  ○ 遗传性血色病
  ○ $α_1$– 抗胰蛋白酶缺乏症
  ○ 结节病
● 肝脏肿瘤
  ○ 肝细胞癌
  ○ 肝母细胞瘤
  ○ 转移性神经内分泌肿瘤
  ○ 上皮样血管内皮瘤
  ○ 胆道乳头状瘤病
  ○ 胆管癌精选病例（罕见）
● 代谢紊乱
  ○ 遗传性淀粉样变性
  ○ 糖原贮积病
  ○ Niemann–Pick 病
  ○ 草酸盐尿症
  ○ 半乳糖血症
  ○ 红细胞生成性原卟啉症
  ○ 尿素循环缺陷
● 血管疾病
  ○ 布 – 加综合征
  ○ 肝小静脉闭塞症
  ○ 肝门静脉硬化症
  ○ 结节性再生性增生
  ○ 缺血性胆道病
● 纤维多囊性疾病累及肝脏

糖原贮积病，肝脏外观正常   小叶中心坏死

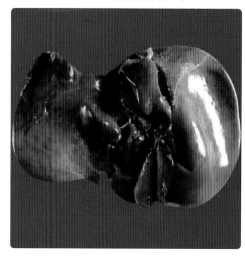
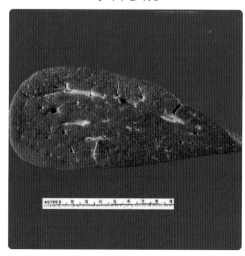

（左图）Ⅲ 型糖原贮积病患者的原有肝脏外观大致正常，这是许多代谢性疾病的典型表现。（右图）尽管肝脏大体正常，但重量仅为 900g，切片显示弥漫性小叶中央肝细胞坏死，原因不明

三、大体特征

（一）原有肝脏的一般性处理

- 遵守安全预防措施
  - 处理每个肝脏，视同 HCV 感染的肝脏
- 拍摄完整肝脏的前侧面和后侧面
- 记录器官的重量和外形尺寸
- 外观描述
  - 肝硬化形态
  - 包膜皱纹
  - 可见的病变
  - 肝静脉通畅性
- 剖检肝门结构
  - 切除或不切除胆囊，实现剖检肝门软组织的连续性
  - 整块清除肝门软组织，通常可游离出肝门结构（肝外胆管、门静脉、肝动脉）
    - 针对特定病例，需独立分离肝动脉，肝外胆管和（或）门静脉分支
  - 采集部位包括：门静脉、肝动脉及肝外胆管
  - 采集具代表性的部分胆囊，并注明是否存在胆结石
- 将整个肝脏（按冠状或矢状位）切成薄片（0.5cm）
  - 标注病灶的位置和大小并取材
  - 胆管腺瘤
    - 一般为白褐色，边界清楚，硬韧
  - 海绵状血管瘤
    - 微红色和海绵状
    - 通常含有白褐色硬化的坚韧区域
  - 小钙化结节通常代表耗竭性肉芽肿
  - 针对特定病例，可取材用于电子显微镜检查
  - 针对特定病例，制备冰冻组织用于诊断性检测
  - 制备冷冻组织用于每项约定方案的研究
  - 从两个肝叶获取多个切片，通常避开肝包膜

（二）切除的原有失代偿性肝硬化肝脏

- 如果有 TIPS 支架，小心移除
- 识别任何小的偶然发现的肝细胞癌
  - 将整个肝脏切成薄片（0.5cm）
    - 每个薄片间完全分离
- 通过辨识部位、测量及取材所有类型病变区域，同肝硬化再生结节进行鉴别（大小、颜色、纹理等）
  - 不典型增生结节通常凸出于肝脏切面

（三）切除的原有急性肝功能衰竭肝脏

- 如果没有确定病因
  - 快速冷冻肝脏用于遗传学和酶学检测
  - 戊二醛中保存用于电子显微镜检查
- 大体描述应包括
  - 说明肝实质损伤的程度和分布
  - 结节性再生的程度和范围（如果有）
- 常规从肝脏左、右两叶取材

（四）因肿瘤切除的原有肝脏

- 查看病历确认预先被消融的肝脏病损
  - 评估移植前被消融的所有肝细胞癌的大体坏死程度
  - 消融部位多量取材，以记录任何具有残存活性的肿瘤
- 恰当的 TNM 分期需要准确测量每个肝细胞癌以及多量取材确认血管侵犯
  - 记录每个病变的大小和位置
  - 估算每个病灶肿瘤坏死的大体百分比
  - 每个病灶应全部或多量取材
- 肝门部可代表肝脏边缘
- 采集所有肝门淋巴结
- 如果肿瘤累及广泛，应检查肝静脉并取材
- 肝被膜情况通常与临床无关

（五）切除的原有代谢性疾病肝脏

- 如果没有确定病因
  - 快速冷冻肝脏用于遗传学和酶学检测
  - 戊二醛中保存用于电子显微镜检查
- 常规自肝脏左右两叶取材

（六）切除的原有血管性疾病的肝脏

- 描述肝实质坏死和（或）脱失的大体程度
- 仔细解剖和取材
  - 肝动脉
  - 门静脉
  - 肝静脉

（七）切除的原有纤维多囊性病变肝脏

- 描述包括肝外胆管在内的大体形态
- 评估肝实质外观
  - 肝脏多个部位取材具有代表性的样本
- 描述并取材肝内各种囊性病变
- 肾脏病理学联系
  - 有助于建立确定诊断

（八）因特殊疾病切除的肝脏

- 原发性硬化性胆管炎
  - 识别所有隐匿性肝门胆管癌至关重要
    - 获取全部肝门部软组织进行组织学检查
  - 针对已知肝门部胆管癌的罕见病例
    - 获取所有肝门部软组织以评估新辅助治疗效果
- 妊娠期急性脂肪肝和 HELLP 综合征
  - 准备冷冻切片用于油红 O 染色或苏丹黑染色

（王政禄　译　郑　虹　校）

参考文献

[1] Kohl CA et al: A new liver explant fixation technique. Arch Pathol Lab Med. 132(12):1859-60, 2008

[2] Ghali P et al: Liver transplantation for incidental cholangiocarcinoma: analysis of the Canadian experience. Liver Transpl. 11(11):1412-6, 2005

[3] Kirimlioglu H et al: Hepatocellular carcinomas in native livers from patients treated with orthotopic liver transplantation: biologic and therapeutic implications. Hepatology. 34(3):502-10, 2001

[4] Ludwig J et al: The preparation of native livers for morphological studies. Mod Pathol. 7(7):790-3, 1994

（**左图**）草药补品引起的爆发性大片状肝坏死。右半肝切面，肝小叶实质全部消失伴小叶萎缩。左侧残存一些有活性的肝实质。（**右图**）来自布－加综合征患者，注意广泛小叶中心坏死和大血栓➡

草药补品导致的大片状肝坏死

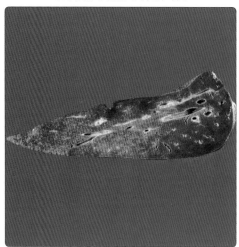

布 - 加综合征

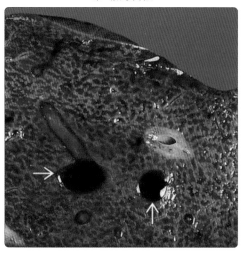

（**左图**）酒精性脂肪性肝炎所致小结节性肝硬化的大体特征。患者移植前 6 个月调整饮食，切面没有发现脂肪变性。（**右图**）此切片来自因原发性硬化性胆管炎导致胆管硬化症的患者，肝脏切面以颜色变绿和细小型硬化为特征

继发于脂肪性肝炎的肝硬化

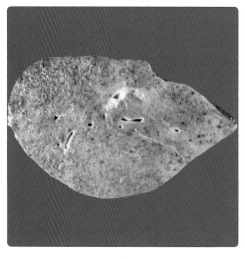

原发性硬化性胆管炎

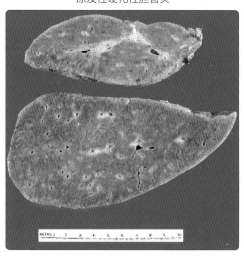

（**左图**）显示原发性硬化性胆管炎所致的胆管硬症化。切面显示扩张的肝内胆管管壁增厚，存在 0.5cm 隐匿性胆管癌➡。（**右图**）显示慢性丙型肝炎所致大结节型肝硬化，伴发一偶然发现的 1.9cm 大小肝细胞癌➡。原有硬化肝脏薄切可以发现隐匿性肝细胞癌，不典型增生结节和大的再生性结节

原发性硬化性胆管炎合并隐匿性胆管癌

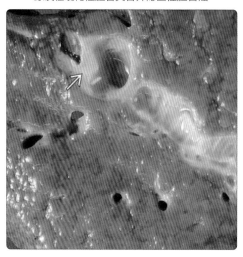

慢性丙型肝炎合并意外性肝细胞癌

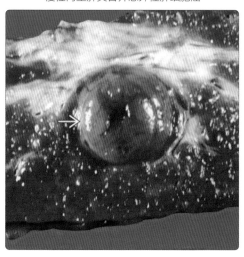

非典型增生结节

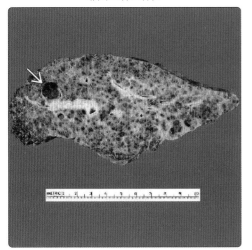

铁沉积性非典型增生结节

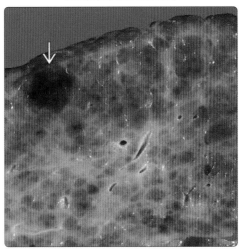

（左图）显示慢性丙型肝炎所致大结节性肝硬化，伴发一个1cm的隐匿性不典型增生结节➔。一个消融的4cm肝细胞癌在肝脏的另一部分（没有显示）。（右图）慢性丙型肝炎所致大结节型肝硬化背景下，显示一隐匿性铁沉积性不典型增生结节（0.8cm）➔这个病变没有临床意义，但需完整送检以排除肝细胞癌

消融的肝细胞癌

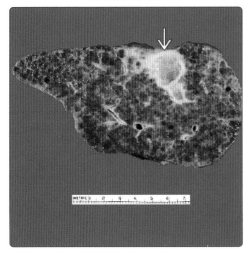

部分消融的肝细胞癌

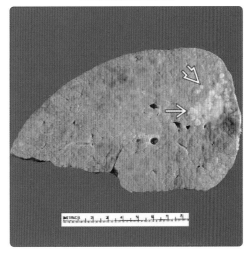

（左图）慢性丙型肝炎所致大结节型肝硬化背景下，显示一个完全消融的肝细胞癌➔，整体病变应送检用于组织学评估，以确定边缘是否存在肿瘤活性。（右图）非酒精性脂肪性肝炎所致小结节型肝硬化背景下，存在已部分被消融肝细胞癌➔。此病例，主要病变完全坏死，但存在多个具有活性的肿瘤卫星结节➔

不典型增生结节

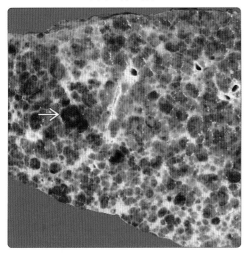

部分消融的肝细胞癌

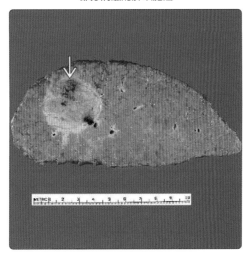

（左图）大体显示不典型增生结节，肝内包含了很多不典型增生结节➔。（右图）显示一部分被消融的肝细胞癌，其发生于慢性丙型肝炎所致大结节型肝硬化的背景下。该病变最大测量直径3.5cm，但大多数"病变"组织为已坏死的硬化性肝实质，实际残留肿瘤最大直径仅1.4cm➔

◀▮▶ 移植肝衰竭的评估 ◀▮▶

一、临床意义

（一）移植肝衰竭是导致再次移植的常见原因

- 原发性无功能
- 外科技术并发症
  - 胆管损伤
    - 坏死
    - 裂开
    - 狭窄
  - 肝动脉血栓形成
  - 门静脉血栓形成
  - 肝静脉流出道梗阻
- 抗体介导性（体液）排斥反应
- 慢性（胆管减少性）排斥反应
- 原发性肝病的复发
  - 慢性丙型肝炎病毒
  - 慢性乙型肝炎病毒
  - 自身免疫性肝炎
  - 原发性胆汁性胆管炎
  - 原发性硬化性胆管炎
  - 脂肪性肝炎
    - 酒精性
    - 非酒精性

（二）临床表现

- 早期移植肝衰竭
  - 移植后紧急发生的肝衰竭宜考虑以下诊断
    - 原发性无功能
    - 肝动脉血栓形成
    - 门静脉血栓形成
    - 抗体介导性排斥反应
  - 原发性无功能相关因素
    - 供者年龄大
    - 供肝呈现严重的大泡性脂肪变性
    - 冷、热缺血时间延长
  - 肝动脉血栓形成
    - 最常见于儿童肝移植和供体动脉解剖异常
  - 门静脉血栓形成
    - 属少见并发症，通常见于儿童患者接受劈离供肝或需要门静脉重建的情况
  - 抗体介导性排斥反应
    - 属罕见并发症，通常见于少数的 ABO 血型不相容肝移植
- 晚期移植肝衰竭
  - 移植后数月至数年发生的衰竭
    - 最常见原因为缺血性胆道并发症或原发病复发所致肝硬化
  - 慢性（胆管减少性）排斥反应所致移植肝衰竭是使用环孢素需要面对的重要问题
    - 发病率不断降低，现已很少见
    - 主要发生在免疫抑制不足的情况下
  - 原发病复发是导致移植肝衰竭的主要原因
  - 缺血性胆管病变仍是晚期移植肝衰竭和移植肝丢失的重要原因
    - 主要成因为各种血管并发症
    - 还可缘于使用 ABO 血型不相容供体器官

二、大体特征

（一）标本处理

- 早期移植肝衰竭
  - 宜详细描述肝实质坏死的程度和分布
  - 仔细解剖肝门结构辨别与取材肝动脉和门静脉
    - 胆管对诊断血管阻塞至关重要

丧失功能的移植肝脏 原发性无功能

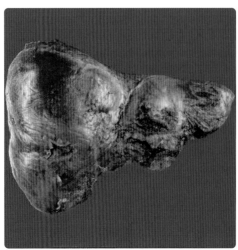 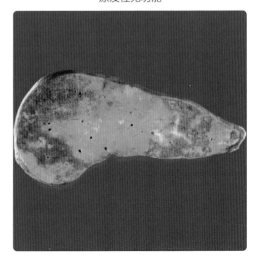

（左图）该移植肝于移植后 4 天被摘除。零时供肝活检显示 60% 的大泡性脂肪变性。再次移植时，所有血管吻合无异常。（右图）诊为原发性无功能的衰竭移植肝切面，显示广泛的新发坏死区域，累及约 75% 的肝实质

- 晚期移植肝衰竭
  - 仔细解剖肝门结构进行辨别与取材
    - 肝动脉用于诊断泡沫细胞性动脉病或血栓形成
    - 门静脉用于诊断门静脉血栓形成
    - 肝外胆管用于诊断缺血性胆管病变

（二）一般要求

- 制作切片
  - 肝动脉
  - 门静脉
  - 胆管
- 从两个肝叶取材坏死和非坏死肝实质，以判别早期移植肝衰竭
- 例如，以下情形宜常规取材硬化肝脏的左叶与右叶
  - 疾病复发
  - 晚期移植物衰竭

三、镜下特征

（一）早期移植物失功

- 原发性无功能时，肝实质坏死区分布情况不尽相同
  - 可见肝内血管血栓形成
- 肝动脉血栓形成
  - 在某些情况下难以识别
  - 通常呈现为广泛的区域性肝实质坏死
  - 与影像学检查相关
    - 尤其在溶栓治疗后
  - 仔细进行肝动脉显微镜检查或可显示内膜剥离或内膜片
    - 在某些病例中可为引起血栓的原因
- 门静脉血栓常容易发现
  - 可能与供体部分静脉血管内膜增生有关
- 抗体介导性排斥反应可仅显示区域性肝实质坏死
  - 免疫荧光或免疫组化证实 C4d 在血管壁中的沉积有助于诊断

- 密集的血浆置换治疗可造成 C4d 阴性
  - 有罕见的动脉炎报道

（二）晚期移植物失功

- 慢性（胆管减少性）排斥反应
  - 广泛取材肝外动脉及肝内大动脉的分支，寻找泡沫细胞性动脉病变
  - 描述肝内胆管丢失和纤维化的程度
- 缺血性胆道病
  - 可能有肝外胆管树的坏死或狭窄或吻合口裂开形成的胆汁瘤
  - 检查门静脉和肝动脉，有时可发现机化性血栓
- 原发病复发所致肝硬化
  - 组织学特征通常与原有的肝脏病变相似

（王政禄 译 郑 虹 校）

参考文献

[1] Ackermann O et al: The long-term outcome of hepatic artery thrombosis after liver transplantation in children: role of urgent revascularization. Am J Transplant. 12(6):1496-503, 2012

[2] Zoepf T et al: Optimized endoscopic treatment of ischemic-type biliary lesions after liver transplantation. Gastrointest Endosc. 76(3):556-63, 2012

[3] Demetris A et al: Update of the International Banff Schema for Liver Allograft Rejection: working recommendations for the histopathologic staging and reporting of chronic rejection. An International Panel. Hepatology. 31(3):792-9, 2000

[4] Bäckman L et al: Causes of late graft loss after liver transplantation. Transplantation. 55(5):1078-82, 1993

[5] Hubscher SG et al: Primary biliary cirrhosis. histological evidence of disease recurrence after liver transplantation. J Hepatol. 18(2):173-84, 1993

[6] Colonna JO 2nd et al: Biliary strictures complicating liver transplantation. Incidence, pathogenesis, management, and outcome. Ann Surg. 216(3):344-50; discussion 350-2, 1992

[7] Ludwig J et al: Ischemic cholangitis in hepatic allografts. Mayo Clin Proc. 67(6):519-26, 1992

[8] Quiroga J et al: Cause and timing of first allograft failure in orthotopic liver transplantation: a study of 177 consecutive patients. Hepatology. 14(6):1054-62, 1991

[9] Ludwig J et al: The acute vanishing bile duct syndrome (acute irreversible rejection) after orthotopic liver transplantation. Hepatology. 7(3):476-83, 1987

门静脉血栓

缺血性胆管病变

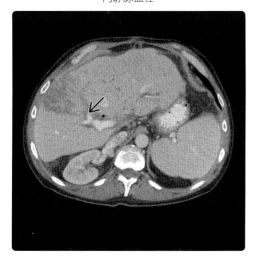

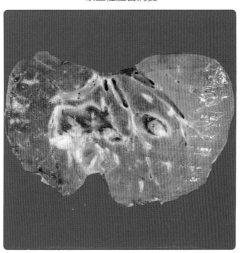

（左图）移植后 4 天行 CT 检查，确证了移植肝实质的坏死区域。门静脉中还呈现出血栓➡。（右图）因肝动脉血栓形成，移植肝于移植后 6 周被切除，移植肝切面显示广泛的胆管坏死（缺血性胆道病）

◀▖▖ 供体肝脏评估 ▗▖▶

一、术语

定义

- 供体活检
  - 植入移植器官前，借助冷冻切片进行活检
  - 主要用于死亡捐献的器官
    - 偶用于亲体捐献的移植物
- "零时"供体活检
  - 在完成供体器官与受者间血管吻合、移植物重启血流时取材
  - 移植手术完成后，借助石蜡切片进行评估
- 扩大的供体适应证
  - 捐献器官患者具有如下特征
    - 年龄＞65岁
    - 心脏死亡后捐献
    - 血清 HCV RNA（＋）
    - 血清 HBV 核心抗体（＋）
    - 嗜人 T 淋巴细胞病毒（＋）
    - 高钠血症
    - 既往恶性肿瘤病史
    - 重症监护病房滞留时间长
    - 冷缺血时间长
  - 用于不大适合得到常规供体器官的患者或急需移植的情况（如暴发性肝衰竭）

二、临床意义

（一）供体器官活检作用

- 评判移植后早期获得足够移植物功能的可能性
- 记录移植物疾病的基线资料（如纤维化程度）
- 评估保存损伤程度
- 诊断团块性病变

（二）供体活检的现状

- 大多数移植中心并没有统一施行
- 在供者无特殊状况和外科医生目测认为器官处于良好状况时，供体活检经常被省略

三、镜下特征

（一）供体器官的冰冻切片评估

- 样本适宜性
  - 送检的样本置于 RPMI 培养液或保存液浸湿的非黏性垫片上
    - 样本浸入盐水中将人为造成肝细胞肿胀和损伤而妨碍组织学评估
  - 穿刺或楔形活检均可采用
    - 楔形活检更易获得高质量切片，但浅表的楔形活检并非总能反映真实的捐献器官状况
- 大泡性脂肪变性
  - 以含大脂滴肝细胞占全部肝细胞的总百分比表示
  - 以完整的评估方式进行整体评价，而非评估活检组织的最差部分
  - 大泡性脂肪变性百分比可能对决定供体器官的使用产生影响，但还没有公认用于评判导致移植物衰退的界值
    - 严重脂肪变性肝脏（＞40%～50%）
      - 移植后早期其功能会更差
      - 可能略提高原发无功能的发生率
      - 已成功用于许多需要紧急移植的患者
  - 气球样变和（或）肿胀的肝细胞不应归属脂肪变性的评价
  - 肝细胞胞质内外观均匀、中等大小的透明空泡代表制作切片中形成的冰晶
    - 可能误认为脂肪变性

冰冻切片的人为假象   对应区域的常规切片

（左图）显示冰冻切片的人为假象，不应与肝细胞坏死混淆。（右图）常规切片显示的冰冻切片中对应的类似肝细胞坏死区

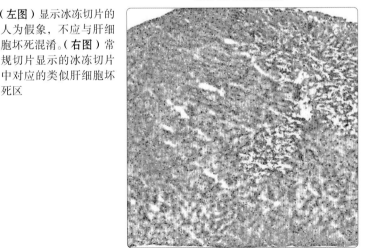
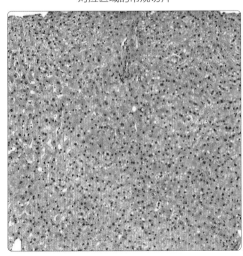

－ 冷冻前小心吸干活检组织可避免出现人为冰晶的产生

○ 活检组织浸没于盐水中将呈现人为的弥漫性肝细胞肿胀，可使活检组织难以用于脂肪变性的评估

○ HE 染色冰冻切片几乎不可能对微泡性脂肪变性进行可重复性识别

－ 其存在与移植后移植物功能无关

－ 不应常规给予评估或报告

● 肝细胞坏死

○ 冰冻切片下，可能难以评估死前或获取中供者低循环灌注所致的极早期小叶中央性坏死

○ 受累肝细胞呈轻度萎缩，胞质呈轻度浓缩，表现为明显的小叶中央性分布

○ 供肝来自接受最大化升压药支持和（或）死前存在高钠血症的捐献者，可呈现散在、随机的单个肝细胞坏死灶

○ 没有禁止将供肝用于移植的肝细胞坏死程度的公认界定

－ 通常不使用肝细胞坏死程度 > 10% 的供肝

● 纤维化

○ 浅层楔形活检可能高估门管区纤维化程度

○ 通常不排除使用存在无法解释的门管区甚至门管区周围轻度纤维化的供肝，但不大可能使用伴有桥接纤维化的供肝

● 炎症

○ 可以忽略无法解释的轻微门管区与小叶的炎症

○ 肝窦淤血伴中性粒细胞浸润可预示合并脓毒症，应与供体团队沟通

○ 禁忌使用存在脓肿的器官

○ 小叶内散在的中性粒细胞簇可能代表所谓的"外科性肝炎"，可以忽略

（二）器官被排除使用的供体冰冻切片发现

● 恶性肿瘤

● 肝硬化

● 肝脓肿

● 肝细胞腺瘤

○ 没有使用此种器官的实际资料

● 累及肝脏的纤维多囊性疾病

● 活动性寄生虫或真菌感染

● 重度脂肪性肝炎

（三）通常不具临床意义的供体冷冻切片发现

● 无法解释的轻微门管区和（或）小叶炎症

● 偶见、散在的嗜酸小体

● 轻度大泡性脂肪变性

● 胆管腺瘤和胆管错构瘤

● 局灶性结节增生

● 海绵状血管瘤

● 孤立性非干酪性肉芽肿

● 透明变性结节 / 肉芽肿

● 轻微、点状中性粒细胞性炎症（即外科性肝炎）

● Kupffer 细胞铁色素沉积

● 遗传性血色素沉着症，无纤维化

● α_1- 抗胰蛋白酶缺乏症，无纤维化

● 轻度小叶中央性肝窦纤维化，无活动脂肪性肝炎

● 任何程度的脂褐素沉积

（四）血清 HCV RNA 或 HBcAg（＋）供肝的评估

● 按各自通用标准分级和分期

● 评估脂肪变性程度

● 通常不使用纤维化 3 或 4 期的供肝

（五）"零时"供体活检的评估

● 保存损伤的程度

○ 与冷、热缺血的时长有关

○ 也可见于亲体移植的供肝

○ 通常仅呈现小叶中央性肝细胞气球样变性和胆汁淤积的特征

● 明显肝细胞坏死常提示死前或器官获取带来的肝损伤

● 评估供者既存的慢性肝病

（王政禄　译　郑　虹　校）

参考文献

[1] Fiorentino M et al: Predictive value of frozen-section analysis in the histological assessment of steatosis before liver transplantation. Liver Transpl. 15(12):1821-5, 2009

[2] Koçbiyik A et al: Role of postreperfusion subcapsular wedge biopsies in predicting initially poor graft function after liver transplantation. Transplant Proc. 41(7):2747-8, 2009

[3] Lo IJ et al: Utility of liver allograft biopsy obtained at procurement. Liver Transpl. 14(5):639-46, 2008

[4] Nikeghbalian S et al: Does donor's fatty liver change impact on early mortality and outcome of liver transplantation. Transplant Proc. 39(4):1181-3, 2007

[5] Alkofer B et al: Extended-donor criteria liver allografts. Semin Liver Dis. 26(3):221-33, 2006

[6] Deshpande R et al: Can non-heart-beating donors replace cadaveric heartbeating liver donors? J Hepatol. 45(4):499-503, 2006

[7] Feng S et al: Characteristics associated with liver graft failure: the concept of a donor risk index. Am J Transplant. 6(4):783-90, 2006

[8] Nocito A et al: When is steatosis too much for transplantation? J Hepatol. 45(4):494-9, 2006

[9] Perez-Daga JA et al: Influence of degree of hepatic steatosis on graft function and postoperative complications of liver transplantation. Transplant Proc. 38(8):2468-70, 2006

[10] Renz JF et al: Utilization of extended donor criteria liver allografts maximizes donor use and patient access to liver transplantation. Ann Surg. 242(4):556-63; discussion 563-5, 2005

[11] Busuttil RW et al: The utility of marginal donors in liver transplantation. Liver Transpl. 9(7):651-63, 2003

[12] Zamboni F et al: Effect of macrovesicular steatosis and other donor and recipient characteristics on the outcome of liver transplantation. Clin Transplant. 15(1):53-7, 2001

[13] Crowley H et al: Steatosis in donor and transplant liver biopsies. Hum Pathol. 31(10):1209-13, 2000

[14] Markin RS et al: Frozen section evaluation of donor livers before transplantation. Transplantation. 56(6):1403-9, 1993

[15] D'Alessandro AM et al: The predictive value of donor liver biopsies for the development of primary nonfunction after orthotopic liver transplantation. Transplantation. 51(1):157-63, 1991

[16] Kakizoe S et al: Frozen section of liver biopsy for the evaluation of liver allografts. Transplant Proc. 22(2):416-7, 1990

[17] Todo S et al: Primary nonfunction of hepatic allografts with preexisting fatty infiltration. Transplantation. 47(5):903-5, 1989

（**左图**）制片产生的冰晶分布均匀，每个肝细胞内出现小泡，冰冻前对组织表面液体吸干可减轻该现象发生。（**右图**）部分组织和切片中冰晶现象导致冷冻切片难以对这个供体进行评估。石蜡切片显示 5% 大泡性脂肪变性

冰晶现象

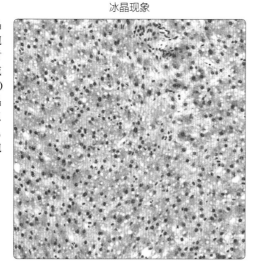

冰冻切片和冰晶现象

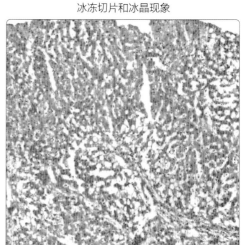

（**左图**）冷冻切片误判为 20% 大泡性脂肪变性。小泡性脂肪变性也存在，但可以忽略。（**右图**）对应活检的石蜡切片活检显示大泡性脂肪变性 10%。移植后移植物功能非常好

脂肪变性

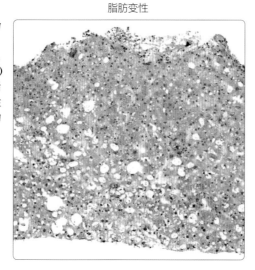

对应的石蜡切片

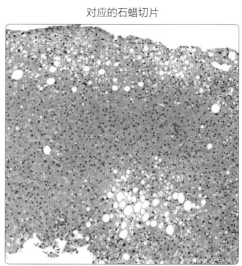

（**左图**）供体楔形活检冷冻切片显示大泡性脂肪变性、微泡性脂肪变性和冰晶混合，使得评价困难，诊断大泡性脂肪变性为 30%。（**右图**）对应活检石蜡切片显示大泡性脂肪变性为 20%。移植后移植物功能非常好

脂肪变性和冰晶

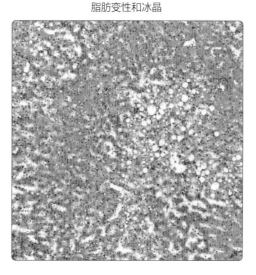

对应的石蜡切片

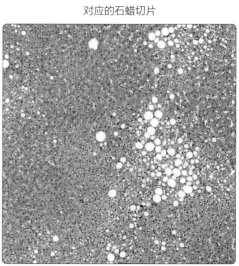

脂肪变性

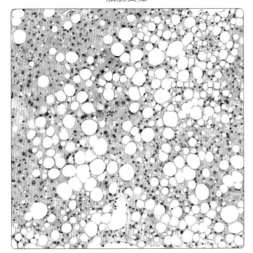

渗透性损伤

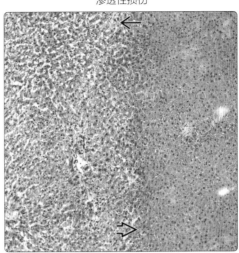

（左图）供体活检冷冻结切片评价大泡性脂肪变性为 40%～50%。移植后器官功能非常好。（右图）该供体楔形活检接收前被浸泡在盐水中。冰冻切片显示左侧 1/2 区域肝细胞渗透性破坏➡，在组织学评估中应排除。部分没有接触过生理盐水的活检组织显示正常➡

肝细胞近期坏死

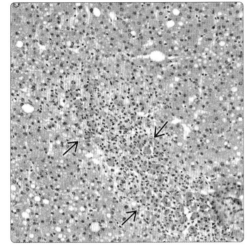

门管区单个核细胞轻度浸润

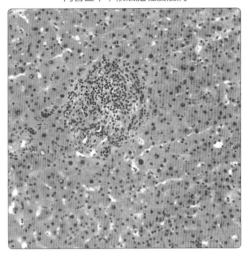

（左图）供体活检冷冻切片显示散在肝细胞坏死的病灶➡。供者脑死亡前应用大剂量升压药物。移植早期血清转氨酶水平立即升高，但最终移植物功能良好。（右图）部分门管区少量单个核细胞浸润是非特异性表现，该器官不应被禁止使用

纤维素样坏死

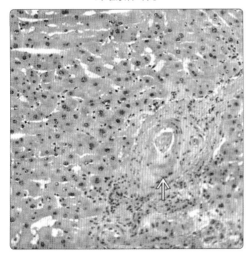

肝窦中性粒细胞浸润

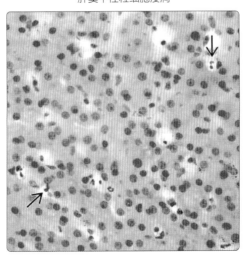

（左图）供体活检显示门管区小动脉纤维样坏死➡。供者脑死亡前曾经长期控制的严重高血压。移植后移植物功能正常。（右图）肝窦内少量散在分布的中性粒细胞➡不是供体器官移植的禁忌

◀▮· 肝移植历史 ·▮▶

一、术语

定义

- 辅助性肝移植
  - 附加同种异体移植物移植，不切除原有肝脏
  - 历史重要性
- 原位肝移植
  - 切除原有肝脏并在肝脏的原始位置植入同种异体移植物

二、年表与演变

（一）时间线

- 跨越近 60 年
  - 肾脏移植的进步助推肝移植的发展

（二）探索时代

- 1955 年
  - C.Stuart Welch, MD
    - 首次施行犬的辅助肝移植
      - 于纽约奥尔巴尼施行
- 1958—1959 年
  - Thomas E.Starzl, MD
    - 首次施行犬的原位肝移植
      - 施行多脏器移植（肝脏，肠）
    - 随后发生排斥反应，导致手术后 5～10 天死亡
      - 放射治疗并未改善预后

（三）早期临床时代

- 1963—1964 年
  - 首次尝试人类肝移植
    - Thomas E. Starzl, MD
      - 在科罗拉多大学进行了 5 次尝试
      - 最长生存期为 23 天
    - Francis D. Moore, MD
      - 完成一次尝试（马萨诸塞州，波士顿，Peter Bent Brigham 医院）
    - J. Demirleau, MD
      - 在法国巴黎完成一次尝试
- 1964—1967 年
  - 暂停了人类肝脏移植
    - 鉴于不良的临床结果与优化外科技术，移植学术团体加强了自身强化
- 1967 年
  - Carl Groth, MD
    - 首次实现存活期达 1 年的人类肝移植
    - 辅加采用三联免疫抑制剂方案
      - 硫唑嘌呤
      - 泼尼松
      - 抗淋巴细胞球蛋白
- 1969 年
  - Thomas Starzl, MD
    - 首次采用肝移植治愈先天性代谢性病（Wilson 病）
- 1969—1973 年
  - Thomas Starzl, MD
    - 黑猩猩肝脏移植给人的异种移植失败
- 1979 年

- Roy Calne, MD
  - 采用以环孢素为基础的免疫抑制剂方案
  - 患者生存获得巨大改善
- 1983 年
  - 承认肝移植是一种可行的治疗选择而不再是实验性措施
  - 移植肝病学作为一门亚学科开始兴起

（四）现代

- 1989 年
  - Russell Strong, MD
    - 首次完成成功的亲体肝移植
      - 使用肝左叶
    - 17 月龄男孩接受 29 岁母亲的肝脏移植
    - 施行于澳大利亚布里斯班
- 1989 年
  - Christoph Broelsch, MD
    - 成功完成美国首例亲体肝移植
      - 利用肝左叶
    - 2 岁女孩接受母亲肝脏
    - 施行于芝加哥大学医学中心
- 1994—1999 年
  - 亲体肝移植
    - 利用右肝叶
- 2010 年
  - 美国完成 6291 例肝移植
- 2015 年
  - 非酒精性脂肪性肝炎超过丙型肝炎成为肝移植的最主要适应疾病

三、器官分配政策

（一）死亡的定义

- 1968 年以前
  - 心跳停止
- 1968 年至今
  - 脑死亡

（二）Child-Pugh 评分

- 用于评估慢性肝病的预后，特别是肝硬化
- C. G.Child 和 J.G.Turcotte, MD 于 1964 年制订（密西根州立大学）
  - R. Pugh,MD 于 1972 年予以修订
- 5 项指标的总和（每个指标赋予 1～3 分，总计 15 分）
  - 血清胆红素
  - 血清白蛋白
  - 凝血酶原时间的国际标准化比率（INR）
  - 腹水
  - 肝性脑病
- 分为 A，B 和 C 级
  - A 级 = 5～6 分
    - 2 年生存率：85%
  - B 级 = 7～9 分
    - 2 年生存率：57%
  - C 级 = 10～15 分
    - 2 年生存率：35%

（三）终末期肝病评分模型（MELD）

- 2002 年引入

肝移植主要里程碑事件

年　代	标志性事件	先驱者
1955	首例犬辅助肝移植	C. Stuart Welch
1958—1959	首例犬全肝肝移植，部分多器官联合移植	Thomas Starzl
1963—1964	首例人肝移植	Thomas Starzl、Francis Moore、J. Demirleau
1967	硫唑嘌呤为基础的免疫抑制方案	Carl Groth
1969	首例采用肝移植治愈先天性代谢性疾病	Thomas Starzl
1979	环孢素为基础的免疫抑制方案	Roy Calne
1989	首例活体肝脏移植	Russell Strong
1995	创建 Banff 肝脏移植病理分类	
2010	美国完成超过 6000 例肝脏移植	
2015	非酒精性脂肪性肝炎超过丙型肝炎成为肝移植最主要适应疾病	

- ○ 联合器官分配网络（UNOS）将其用于确定器官分配的优先次序
- ● 采用以下实验室数据
  - ○ 血清胆红素
  - ○ 血清肌酐
  - ○ INR（基于凝血酶原时间）
- ● MELD 评分 = $9.57 \times \ln[$血清肌酐（mg/dl）$] + 3.78 \times \ln[$血清胆红（mg/dl）$] + 11.2 \times \ln($INR$) + 6.43$
  - ○ 如果患者依赖血液透析，肌酐项自动赋值为 4.0
- ● MELD 评分所对应的 3 个月死亡率
  - ○ ＞ 40：约 70%
  - ○ 30～39：53%
  - ○ 20～29：20%
  - ○ 10～19：6%
  - ○ ＜ 10：2%

（四）儿童终末期肝病评分（PELD）

- ● 用于 12 岁以下儿童的评分系统
- ● 采用以下实验室数据
  - ○ 血清胆红素
  - ○ 血清白蛋白
  - ○ INR
- ● PELD 评分 = $4.8 \times \ln[$血清胆红素（mg/dl）$] + 18.57 \times \ln[$INR$] - 6.87 \times \ln[$白蛋白（g/dl）$] + 4.36$（＜ 1 岁）$+ 6.67$（如果患儿生长障碍，即超出同性别与年龄的 2 倍个标准差时，予以追加此项赋值）

四、肝脏移植病理

时间线

- ● 1968 年
  - ○ A. Porter, MD
    - – 进行了人类同种异体移植肝功能障碍的早期描述，包括同种异体移植肝排斥反应
- ● 1984 年
  - ○ D.Snover, MD 等

- – 系统解析了 T 细胞介导性排斥反应的病理学特征
- ● 1985 年
  - ○ A.J.Demetris, MD 等
    - – 全面描述了同种异体移植肝功能障碍的组织学特征
- ● 1995 年
  - ○ 同种异体肝脏病理的班夫分类
    - – 1999 年更新慢性排斥反应

（王政禄 译 郑 虹 校）

参考文献

[1] Busuttil RW et al: The first report of orthotopic liver transplantation in the Western world. Am J Transplant. 12(6):1385-7, 2012
[2] Vilarinho S et al: Liver transplantation: from inception to clinical practice. Cell. 150(6):1096-9, 2012
[3] Starzl TE et al: Themes of liver transplantation. Hepatology. 51(6):1869-84, 2010
[4] Groth CG: Forty years of liver transplantation: personal recollections. Transplant Proc. 40(4):1127-9, 2008
[5] Otte JB: History of pediatric liver transplantation. where are we coming from? where do we stand? Pediatr Transplant. 6(5):378-87, 2002
[6] Starzl TE: The saga of liver replacement, with particular reference to the reciprocal influence of liver and kidney transplantation (1955-1967). J Am Coll Surg. 195(5):587-610, 2002
[7] Demetris A et al: Update of the International Banff Schema for Liver Allograft Rejection: working recommendations for the histopathologic staging and reporting of chronic rejection. An International Panel. Hepatology. 31(3):792-9, 2000
[8] Banff schema for grading liver allograft rejection: an international consensus document. Hepatology. 25(3):658-63, 1997
[9] Demetris AJ et al: Pathology of hepatic transplantation: a review of 62 adult allograft recipients immunosuppressed with a cyclosporine/steroid regimen. Am J Pathol. 118(1):151-61, 1985
[10] Snover DC et al: Orthotopic liver transplantation: a pathological study of 63 serial liver biopsies from 17 patients with special reference to the diagnostic features and natural history of rejection. Hepatology. 4(6):1212-22, 1984
[11] Penn I et al: Liver transplantation in man. Ann N Y Acad Sci. 170:251-258, 1970
[12] Porter KA: Pathology of liver transplantation. Transplant Rev. 2:129-70, 1969
[13] Starzl TE et al: Clinical and pathologic observations after orthotopic transplantation of the human liver. Surg Gynecol Obstet. 128(2):327-39, 1969
[14] Starzl TE et al: Orthotopic homotransplantation of the human liver. Ann Surg. 168(3):392-415, 1968

移植后外科并发症
Posttransplant Surgical Complications

◀▌・ 保存性损伤 ・▐▶

要点

一、术语
- 在获取、保存、运输和再灌注过程中所遭受的组织损伤

二、病因 / 发病机制
- 冷缺血
  - 长时间置于保存液中
- 热缺血
  - 获取前和获取期间，正常体温时流入肝脏的血流较少
  - 新肝植入后血流恢复

三、临床问题
- 血运重建后 24 ～ 48h 内血清转氨酶升高和胆汁分泌不良
- 如果移植物在损伤中存活，酶学水平通常在几天内逐渐下降
- 大多数情况下完全恢复
- 极少数情况下会发生移植物衰竭（原发性无功能）

四、镜下特征
- 3 区肝细胞肿胀和微泡 / 小泡性脂肪变性，低倍镜下呈现明显苍白外观
- 肝细胞分离，散在嗜酸性小体和点状坏死
- 严重情况下 3 区肝细胞融合坏死，也可累及门管区周围区域
- 肝细胞和毛细胆管胆汁淤积，3 区更为明显
- 肝小叶内不同程度的中性粒细胞浸润
- 通常无明显的门管区炎症

五、主要鉴别诊断
- 抗体介导的排斥反应
- 肝动脉血栓形成
- 肝静脉狭窄和血栓形成
- 胆道梗阻
- "外科肝炎"

3 区肝细胞气球样变

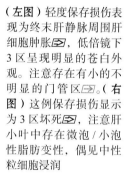
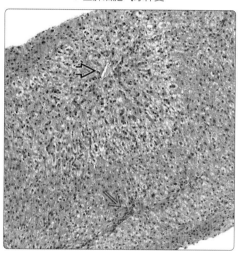

3 区坏死

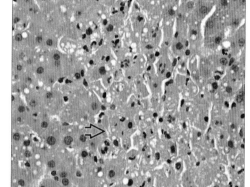

（左图）轻度保存损伤表现为终末肝静脉周围肝细胞肿胀➡，低倍镜下 3 区呈现明显的苍白外观。注意存在有小的不明显的门管区➡。（右图）这例保存损伤显示为 3 区坏死➡，注意肝小叶中存在微泡 / 小泡性脂肪变性，偶见中性粒细胞浸润

凝固性坏死

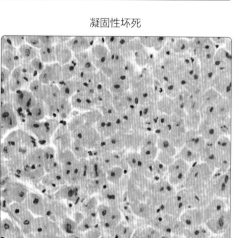

脂肪变性

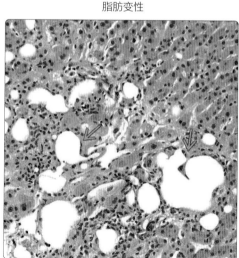

（左图）移植后第一天活检显示严重的保存损伤，肝细胞广泛凝固性坏死。临床上，同种异体移植物表现为原发性无功能，需要再次移植。（右图）移植后第 6 天活检组织显示细胞外间隙中有大量脂滴➡，这些脂肪滴是从受损的脂肪变性肝细胞中释放出来的，继发于保存损伤。注意脂肪滴周围有炎细胞

一、术语

（一）同义词

- 保存/再灌注损伤
- 缺血再灌注损伤
- 获取损伤

（二）定义

- 在获取、保存、运输和再灌注过程中所遭受的组织损伤
- 初始移植物功能障碍的主要原因之一

二、病因/发病机制

缺血性损伤

- 四个阶段
  - 保存前损伤
  - 低温保存
  - 复温中损伤
  - 再灌注损伤
- 两种类型
  - 冷缺血
    - 在保存液中长时间保存（＜12h）
    - 主要损害肝窦内皮细胞
  - 热缺血
    - 获取前和获取期间，正常体温时流入肝脏的血流减少
    - 新肝植入后血流恢复
    - 主要损害肝细胞
- 胆管上皮、Kupffer 细胞和 Ito 细胞对冷缺血和热缺血都敏感
- 损伤的严重程度取决于缺血类型和持续时间
- 供体风险因素
  - 重度大泡性泡脂肪变性（＞30%）
  - 心脏死亡后捐献
  - 较长的重症监护病房停留时间
  - 供体年龄增大

三、临床问题

（一）概述

- 血运重建后 24~48h 内血清转氨酶升高和胆汁分泌减少
  - 如果移植物存活，转氨酶水平通常在几天内逐渐下降
  - 如果损伤严重，肝功能异常可能会持续几个月
- 通常在 1~4 周内出现临床症状

（二）治疗

- 无特效疗法

（三）预后

- 多数情况下可完全恢复
  - 在罕见情况下出现移植物衰竭（原发性无功能）
- 更高的急性和慢性排斥反应发生率
- 更高的胆道并发症（如缺血性胆管病）发生率

四、镜下特征

组织学特征

- 肝细胞损伤，主要在 3 区
  - 肝细胞肿胀和微泡/小泡性脂肪变性
    - 低倍镜下呈现明显的苍白外观
  - 肝细胞分离，散在嗜酸性小体，点状坏死
  - 严重时出现融合坏死
    - 也可累及门管周围区域
  - 受损肝细胞可释放脂肪到细胞外间隙（脂质紫癜）
- 小叶内不同程度中性粒细胞浸润
  - 通常无明显门管区炎症
- 胆汁/淤胆改变
  - 肝细胞胞质和毛细胆管胆汁淤积
    - 3 区更为明显
  - 胆管上皮细胞变性和脱离基底膜
  - 胆管炎症反应，有时伴有胆管胆汁淤积和胆栓形成
  - 多数病例无明显胆管损伤
- 保存损伤引起的肝细胞再生变化
  - 核分裂增强，核增大，双核化多见，细胞板增厚
  - 肝细胞轻度肿胀和汁淤积可能持续数周
  - 3 区可见组织细胞和其他炎细胞

五、鉴别诊断

（一）抗体介导的排斥反应

- 受体中预存供体反应性抗体
- 移植物出血性坏死伴有纤维蛋白性血栓
- 肝动脉分支纤维素样坏死

（二）肝动脉血栓形成

- 多普勒超声和血管造影可诊断
- 块状或 3 区凝固性坏死
- 胆管坏死

（三）肝静脉狭窄和血栓形成

- 多普勒超声和静脉造影可诊断
- 3 区充血、出血和坏死

（四）胆道梗阻

- 胆道造影可诊断
- 门管区水肿、明显的胆管反应和门管区中性粒细胞浸润
- 门管区及周围纤维化可快速进展

（五）"外科肝炎"

- 肝窦内中性粒细胞聚集不伴肝细胞坏死

（谢　炎　译　蒋文涛　王政禄　校）

参考文献

[1] Cannistrà M et al: Hepatic ischemia reperfusion injury: a systematic review of literature and the role of current drugs and biomarkers. Int J Surg. 33 Suppl 1:S57-70, 2016

[2] Ali JM et al: Analysis of ischemia/reperfusion injury in time-zero biopsies predicts liver allograft outcomes. Liver Transpl. 21(4):487-99, 2015

肝动脉血栓形成

要点

一、术语
- 肝动脉和（或）其分支血栓性闭塞
- 缺血性胆管病
  - 胆管缺血
  - 肝动脉血栓形成或其他原因引起的并发症

二、病因 / 发病机制
- 肝移植术后吻合口并发症
  - 在原有肝脏中很少见
- 胆管血供只来源于肝动脉
  - 易受缺血损伤
- 也可能导致肝细胞和门管区结缔组织缺血

三、临床问题
- 肝移植最常见的血管并发症
- 临床表现和预后取决于严重程度和发生时间
- 可导致胆漏或暴发性肝衰竭

- 长期并发症包括胆管狭窄和胆管缺失

四、镜下特征
- 胆管上皮细胞坏死和脱落上皮细胞形成的嗜酸性管型
  - 胆汁渗入门管区结缔组织
- 肝细胞和门管区结缔组织坏死
- 随着时间推移，慢性缺血可导致
  - 胆管狭窄
  - 纤维化
  - 胆管丢失
- 可能出现继发性感染和脓肿

五、诊断清单
- 活检可能不具代表性
  - 表现可能不全面
  - 大胆管样本常常无法获得

肝动脉血栓形成所致的肝梗死边缘

（**左图**）切片清晰显示肝动脉血栓形成后肝实质梗死区域➡。（**右图**）同种异体移植肝在移植后发生肝动脉血栓形成，显示胆管坏死区域和胆漏➡

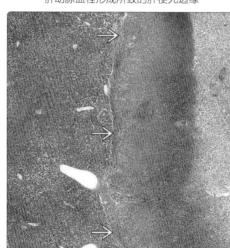

肝动脉血栓形成患者的胆漏

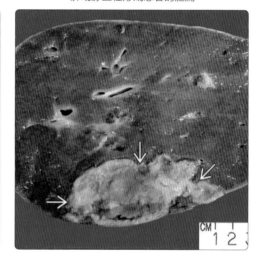

嗜酸性胆汁管型

（**左图**）肝动脉血栓形成显示缺血性胆管损伤和嗜酸性胆汁管型。管型是脱落和坏死的胆管上皮细胞➡。（**右图**）肝动脉血栓形成患者的胆管显示胆管上皮细胞损伤，表现为胆管上皮细胞扁平，间距不均，局灶性空泡化。与急性排斥不同的是胆管无炎症➡

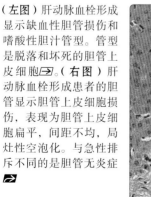

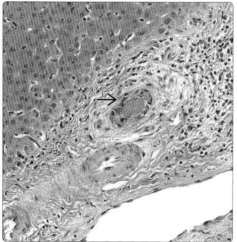

缺血性胆管损伤

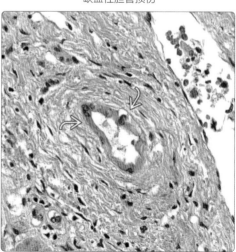

一、术语

（一）缩略词
- 肝动脉血栓形成（HAT）

（二）定义
- 肝动脉和（或）其分支血栓闭塞
- 缺血性胆管病：由于 IIAT 或其他原因引起的胆管缺血性并发症

二、病因／发病机制

（一）HAT 的原因
- 肝移植后吻合口并发症
- 原有肝脏中罕见

（二）缺血性损伤
- 胆管血供只来源于肝动脉
  - 急性缺血导致胆道溃疡、坏死和胆漏
  - 慢性缺血导致瘢痕、狭窄和胆管缺失
- 肝细胞、胆管和门管区结缔组织局部缺血

三、临床问题

（一）流行病学
- 发病率
  - 肝移植失败的第二大常见原因
  - 肝移植最常见血管并发症
  - 肝移植术后早期最常见
    - 同种异体移植物缺乏侧支供血
      - 更依赖动脉血流
    - 由于血管细小和吻合技术难度大，儿童肝移植和劈离式肝移植风险最大

（二）表现
- 随着严重程度和并发症而变化
  - 发热、腹痛和黄疸
  - 胆汁性腹膜炎
  - 暴发性肝衰竭
- 胆汁淤积性肝功能异常
  - 胆红素、碱性磷酸酶、γ-谷氨酰转移酶升高

（三）治疗
- 药物溶栓
- 手术取栓或血管内血运重建
- 肝移植／再次移植

（四）预后
- 取决于严重程度和发生时间
- 可导致胆漏或暴发性肝功能衰竭
- 长期并发症包括胆管狭窄和胆管缺失

四、影像学特征

影像学表现
- 多普勒超声
- CT 血管造影

- 可作为确诊检查

五、大体特征

一般特征
- 外观可能正常
- 肝实质呈花斑样
- 肝实质坏死和胆漏病灶

六、镜下特征

组织学特征
- 胆管坏死
  - 脱落，胆管上皮细胞坏死
  - 由脱落坏死的胆管上皮细胞构成的嗜酸性胆汁管型
  - 胆管周围结缔组织中胆汁渗漏
- 肝脏梗死区内可见肝细胞和门管区结缔组织坏死
- 可继发感染和脓肿
- 持续的缺血性损伤导致胆管狭窄、纤维化和胆管缺失

七、鉴别诊断

（一）原发性硬化性胆管炎复发
- 仅根据组织学可能无法与慢性缺血区分
- 原有肝脏有原发性硬化性胆管炎病史

（二）急性或慢性排斥反应
- 急性排斥反应表现为典型的炎细胞浸润和血管内皮炎
- 慢性排斥反应表现为胆管衰老改变和胆管缺失
  - 与免疫抑制剂不足或多次发生急性排斥反应有关

（三）其他胆道并发症
- 胆道梗阻可能有类似临床表现
- 影像学检查用于排除梗阻

（四）缺血性肝病
- 任何原因的缺血导致的 3 区肝细胞损伤
- 仅在动脉无血供时才会出现胆管缺血

（五）抗体介导排斥反应
- C4d 染色阳性和供体特异性抗体

八、诊断清单

病理学要点
- 组织学检查可能不具有代表性
  - 表现可能不全面
  - 大胆管常常难以进行取样

（谢 炎 译 蒋文涛 王政禄 校）

参考文献

[1] Mourad MM et al: Aetiology and risk factors of ischaemic cholangiopathy after liver transplantation. World J Gastroenterol. 20(20):6159-69, 2014
[2] Bekker J et al: Early hepatic artery thrombosis after liver transplantation: a systematic review of the incidence, outcome and risk factors. Am J Transplant. 9(4):746-57, 2009
[3] Deltenre P et al: Ischemic cholangiopathy. Semin Liver Dis. 28(3):235-46, 2008

◀┅ 门静脉血栓形成 ┅▶

要点

一、术语
- 门静脉和（或）其分支血栓性闭塞
- 门静脉狭窄或阻塞也可导致缺血性损伤

二、病因/发病机制
- 移植后早期或晚期血管并发症

三、临床问题
- 临床表现随临床环境而异
  - 临床上可能无症状或伴有腹水和同种异体移植物功能障碍
- 可能导致严重的肝功能障碍和暴发性肝衰竭
- 治疗包括恢复门静脉血流
  - 溶栓或取栓的血管再通治疗
  - 可能需要再次移植

- 经颈静脉肝内门体分流术缓解门静脉高压
- 在某些情况下可能需要肝移植或再次移植
- 临床上可以无症状或出现同种异体移植物功能障碍

四、镜下特征
- 病变可能分布不均，不能通过穿刺活检取样评估
- 取决于血栓形成的时间、位置和程度
- 肝实质缺血性改变和出血
- 肝细胞肿胀、坏死
- 门静脉分支中可能看到血栓
- 晚期表现包括结节再生性增生

五、主要鉴别诊断
- 感染导致的非区带性（"地图"）坏死
- 肝动脉血栓形成需要借助影像学鉴别

门静脉分支内血栓组织

门管区周围出血和缺血性坏死

（左图）同种异体移植物功能衰竭的 HE 染色显示门静脉血栓延伸到较小的门静脉分支➡，门管区周围胆管胆汁淤积➡。（右图）移植后门静脉血栓形成患者肝组织 HE 染色切片显示明显的门管区及其周围出血➡，还可见门管区周围肝细胞缺血性坏死➡

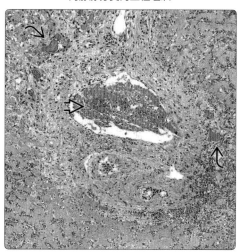

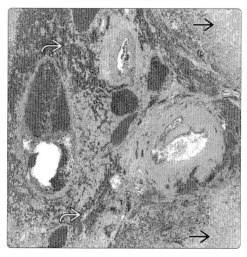

门管区及其周围出血

同种异体移植物功能衰竭后的大面积出血

（左图）移植后门静脉血栓形成患者 HE 染色切片显示门管区➡及相邻小叶出血➡。（右图）HE 染色切片显示同种异体移植物功能衰竭后的大面积出血➡

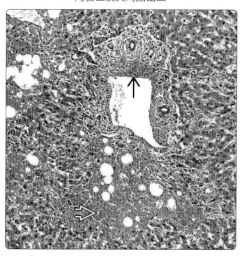

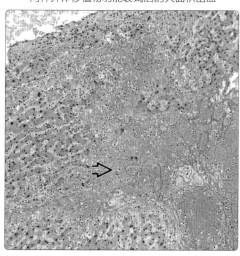

一、术语

（一）缩略语

- 门静脉血栓形成（portal vein thrombosis，PVT）

（二）定义

- 门静脉和（或）门静脉分支血栓性闭塞
- 门静脉狭窄或阻塞也可导致移植物缺血性损伤

二、病因／发病机制

（一）肝移植术后血管并发症

- 可以发生在移植后早期或晚期

（二）原有肝脏引发

- 肝硬化或肝细胞癌常见并发症
- 其他风险因素包括
  - 梗阻
  - 炎症
  - 高凝状态

三、临床问题

（一）流行病学

- 发病率
  - 移植术后门静脉并发症的发生率＜2%
    - 儿童肝移植受者高达12%
    - 与手术技术并发症、门静脉内径小、儿童受体和移植前PVT相关
  - 移植肝在术后早期最易受累

（二）临床表现

- 因临床环境而异
  - 症状与疾病严重程度及相关并发症有关
- 临床上可无症状或表现为同种异体移植物功能障碍
  - 可表现为急性肝衰竭
  - 淤胆型肝酶异常
- 腹水
  - 可能出现大量腹水，并导致血流动力学不稳定
- 门静脉高压
  - 可能进展为门静脉高压相关并发症，如静脉曲张破裂出血

（三）治疗

- 通过溶栓或取栓使门静脉血流恢复再通
  - 采用或不采用支架植入
- 经颈静脉肝内门体静脉分流术
  - 缓解门静脉高压
- 肝移植或再次移植

（四）预后

- 及时识别和治疗可获得良好的移植物存活率和患者生存率
- 可导致大范围肝坏死、同种异体移植物丢失或患者死亡

四、影像学特征

影像学表现

- 多普勒超声
- 血管造影均有诊断价值

五、大体特征

一般特征

- 可能表现得非常正常，尤其是在肝脏表面
- 肝实质斑驳状改变伴点状坏死

六、镜下特征

组织学特征

- 取决于血栓形成的时间、位置和程度
  - 可能分布不均，不能通过穿刺活检取样评价
- 肝实质缺血性改变
  - 肝细胞肿胀、坏死
- 出血
- 门静脉分支内可能见到血栓
- 晚期改变包括结节再生性增生
- 可能出现胆管胆汁淤积

七、鉴别诊断

（一）急性或慢性同种异体移植物排斥反应

- 急性排斥表现为典型的排斥型炎细胞浸润和血管内皮炎
- 慢性排斥反应表现为胆管衰老改变；与顽固性或未经治疗的急性排斥反应有关

（二）胆道并发症

- 胆道梗阻或胆道缺血

（三）缺血性肝炎

- 通常变现为更弥漫的病变和伴3区肝细胞损伤
- 任何原因所致的肝实质缺血

（四）肝动脉血栓形成

- 常导致胆管缺血、坏死
- 可导致肝实质坏死
- 影像学检查有助于PVT的鉴别

（五）感染

- 导致非区带性（"地图样"）坏死
- 疱疹病毒性肝炎和腺病毒感染的肝细胞内有病毒包涵体
- 免疫组化有助于病毒包涵体的鉴定

八、诊断清单

病理学要点

- 穿刺活检结果可能不具有代表性

（谢　炎　译　蒋文涛　王政禄　校）

参考文献

[1] Jensen MK et al: Management and long-term consequences of portal vein thrombosis after liver transplantation in children. Liver Transpl. 19(3):315-21, 2013

[2] Adeyi O et al: Liver allograft pathology: approach to interpretation of needle biopsies with clinicopathological correlation. J Clin Pathol. 63(1):47-74, 2010

[3] Ponziani FR et al: Portal vein thrombosis: insight into physiopathology, diagnosis, and treatment. World J Gastroenterol. 16(2):143-55, 2010

◀▪ 胆管狭窄、胆漏、胆泥、胆汁瘤 ▪▶

要点

一、术语
- 移植后发生的导致肝移植的功能障碍的各种胆管并发症。

二、病因 / 发病机制
- 胆管狭窄
  - 吻合原因（技术并发症）
  - 非吻合原因［缺血和（或）免疫机制］
- 胆漏：发生在吻合口或 T 管插入部位
- 胆泥：浓稠的黏液、碳酸氢钙和胆固醇晶体
  - 如果不治疗会导致铸型和结石形成
- 胆汁瘤：胆道系统外局部胆汁聚集

三、临床问题
- 胆道并发症总体发生率：约 23%
  - 胆管狭窄：约 15%（活体肝移植发生率较高）；胆漏：约 8.5%

- 2/3 的胆道并发症发生于术后前 3 个月
  - 技术原因：通常发生在移植后早期
  - 非技术原因：通常发生较晚

四、镜下特征
- 大胆管阻塞特征
  - 门管区水肿、胆管反应和混合性炎细胞浸润，通常伴有明显的中性粒细胞
  - 小胆管胆汁淤积
  - 门管区及其周围纤维化，部分慢性病例可逐渐进展为胆汁性肝硬化
- 胆漏和胆道梗阻
- 上行性胆管炎特征

五、主要鉴别诊断
- 原发性硬化性胆管炎复发
- 抗体介导的急性排斥反应

大胆管阻塞

门管区及其周围纤维化

（左图）移植后胆管狭窄表现为大胆管阻塞，特征为门管区明显水肿和明显的胆管反应以及轻度混合性炎细胞浸润，并富含中性粒细胞➡，特别注意轻度胆管损伤➡。（右图）移植后因缺血导致胆管狭窄的患者肝活检三色染色显示门管区及其周围纤维化。注意存在小胆管增生➡

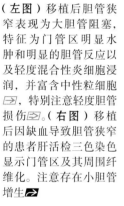
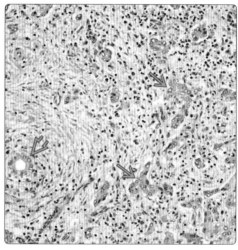
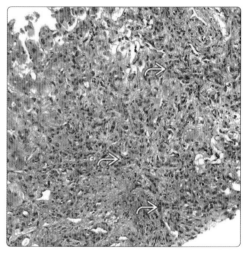

上行性胆管炎

胆管坏死和溃疡

（左图）此病例显示，移植后由于胆道并发症引起细菌感染而致上行性胆管炎。注意在管腔中有中性粒细胞的存在➡。胆管损伤和门管区水肿明显。（右图）显示肝外大胆管吻合部位的溃疡。表现为肉芽组织形成、纤维化和炎细胞浸润导致狭窄。管腔内仅部分衬有胆管上皮细胞➡

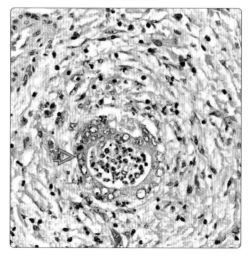
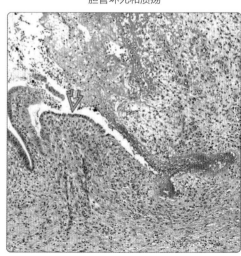

一、术语

（一）同义词

- 大胆管发生阻塞

（二）定义

- 移植后发生的导致肝移植的功能障碍的各种胆管并发症

二、病因／发病机制

（一）胆管狭窄

- 吻合原因（技术并发症）
  - 愈合过程中发生纤维化
  - 使用劈离式、活体或小体积肝脏
  - 外科手术方法不当
  - 胆总管–空肠吻合式胆道重建
- 非吻合原因［缺血和（或）免疫机制］
  - 肝动脉血栓形成或狭窄
  - 慢性排斥反应所致闭塞性动脉病
  - 动脉盗血综合征
  - 使用扩大标准的供肝
  - 使用 ABO 血型不相容的肝脏
  - 冷缺血时间延长
  - 严重的保存损伤

（二）胆漏

- 通常发生在吻合口或 T 管插入部位
- 可能由以下原因导致
  - 胆道吻合口吻合不良或张力过大
  - 获取过程中过度解剖胆管周围组织或过度使用电灼
  - 局部组织缺血
  - T 管移位

（三）胆泥

- 浓稠的黏液、碳酸氢钙和胆固醇晶体
- 由于梗阻、缺血或感染导致胆汁量减少或黏度增加所致
- 如果不治疗会导致铸型和胆石形成

（四）胆汁瘤

- 胆道系统外的局部胆汁聚集

三、临床问题

（一）流行病学

- 胆道并发症总体发生率：约 23%
  - 胆道狭窄：约 15%（活体移植发生率较高）；胆漏：约 8.5%

（二）临床表现

- 2/3 的胆道并发症发生在术后前 3 个月
  - 技术原因：通常发生在移植后早期
  - 非技术原因：通常发生较晚
- 黄疸、瘙痒、陶土样便、尿色加深
- 胆漏、胆管炎以及脓肿的患者会出现发热
- 胆漏患者会表现出腹膜炎征象
  - 如果患者正在使用皮质类固醇激素，可能无明显症状

（三）实验室检查

- 胆红素、γ–谷氨酰转肽酶和碱性磷酸酶水平升高
- 血清转氨酶轻度升高
- 尿胆红素水平升高
- 胆管炎和脓肿患者白细胞增多

（四）治疗

- 利用熊去氧胆酸进行内科治疗
- 狭窄部位可反复球囊扩张并植入支架
- 胆漏的胆汁分流
  - 打开 T 管，经内镜括约肌切开 ± 支架植入，鼻胆管引流
- 去除胆泥、铸型和胆石
- 肝动脉血栓形成的治疗
- 外科手术干预
- 再次移植
  - 适应证：内外科治疗失败，复发性胆管炎、胆汁性肝硬化

四、影像学特征

一般特征

- 超声检查、胆道造影、腹部 CT
  - 定位狭窄或扩张的胆管、胆漏、胆汁瘤、胆泥／管型／胆石、脓肿或 T 管移位
- 多普勒超声，血管造影
  - 显示肝动脉血栓形成或狭窄

五、镜下特征

组织学特征

- 大胆管阻塞特征
  - 门管区水肿、胆管管反应和混合性炎细胞浸润，通常伴有明显的中性粒细胞
  - 小胆管胆汁淤积
  - 门管区及其周围纤维化，部分慢性病例逐渐进展为胆汁性肝硬化
- 胆漏和胆道梗阻
- 上行性胆管炎的特点
  - 胆管上皮和胆管腔内中性粒细胞浸润
  - 胆管坏死和溃疡
  - 脓肿形成

六、鉴别诊断

（一）原发性硬化性胆管炎复发

- 移植术前确切的病史
- 通常发生在移植后 1 年以上

（二）抗体介导的急性排斥反应

- 可能显示与胆管梗阻相似的门管区改变
- 存在抗供者抗体
- C4d 免疫染色可能有助于鉴别

（谢 炎 译 蒋文涛 王政禄 校）

参考文献

[1] Memeo R et al: Management of biliary complications after liver transplantation. World J Hepatol. 7(29):2890-5, 2015
[2] Nemes B et al: Biliary complications after liver transplantation. Expert Rev Gastroenterol Hepatol. 9(4):447-66, 2015

◀▌▶ 肝静脉流出道梗阻 ◀▌▶

要点

一、术语

- 肝脏流出道梗阻引起的肝损伤
- 根据梗阻程度分为三类
  - 心脏：充血性心力衰竭
  - 肝静脉和（或）下腔静脉：布 – 加综合征
  - 终末肝静脉和肝窦：肝窦阻塞综合征，也称为肝小静脉闭塞症

二、病因 / 发病机制

- 肝静脉和下腔静脉吻合口狭窄和（或）血栓形成
  - 在 0.8% ~ 9.5% 的肝移植患者中出现，活体或劈离肝移植的发病率更高
- 移植后布 – 加综合征复发
  - 高达 10% 的患者中可见
- 肝移植中的肝窦阻塞综合征
  - 罕见

三、临床问题

- 疼痛性肝大、腹水、黄疸和肝衰竭。

四、镜下特征

- 3 区（小叶中心）改变
  - 肝窦扩张和充血伴压力升高所致的肝细胞萎缩和脱落
  - 出血和肝细胞坏死
  - 中央静脉周围和肝窦周围纤维化，可能导致终末肝静脉纤维性狭窄或完全闭塞，桥接纤维化和肝硬化
- 可能出现结节再生性增生

五、主要鉴别诊断

- 其他原因所致的肝窦扩张
  - 肝脏移植非特异性表现
  - 移植后门静脉血栓形成
- 肝动脉血栓形成导致的缺血性损伤
- 孤立性中央静脉周围炎

3 区肝窦扩张

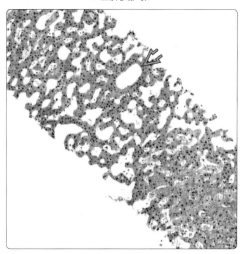

肝窦扩张伴肝细胞萎缩

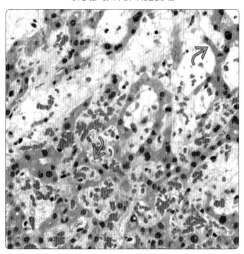

（左图）充血性心力衰竭患者的肝活检显示小叶中心（3 区）肝窦扩张。本例仅发现轻度肝细胞萎缩。终末肝静脉（中央静脉）未见异常➡。（右图）充血性心力衰竭患者的肝活检显示明显的小叶中心肝窦扩张和充血。由于肝窦压力明显增加导致肝细胞萎缩➡

红细胞外渗

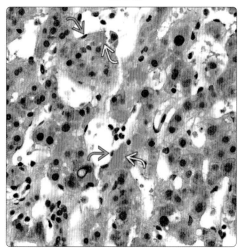

窦周纤维化

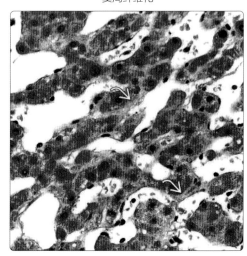

（左图）由于肝窦压力增加导致红细胞外渗➡至肝细胞和窦内皮细胞之间的窦周间隙➡。（右图）三色染色显示充血性心力衰竭患者的肝活检窦周胶原沉积➡。注意肝窦扩张和红细胞

一、术语

（一）缩略语

- 肝静脉流出道梗阻（HVOO）

（二）同义词

- 充血性肝病
- 充血性肝静脉病

（三）定义

- 因流出道阻塞引起的肝损伤
- 根据梗阻水平分为三类
  - 心脏：充血性心衰
  - 肝静脉和（或）下腔静脉：布－加综合征
  - 终末肝静脉和肝窦：肝窦阻塞综合征，原有的静脉闭塞性疾病

二、病因 / 发病机制

（一）充血性心力衰竭

- 右心衰竭，缩窄性心包炎、心脏淀粉样变性等

（二）布－加综合征

- 血栓性病因
  - 骨髓增生性疾病、抗磷脂综合征、妊娠 / 产后、口服避孕药、恶性肿瘤等
  - 凝血因子或抑制剂缺乏
- 非血栓病因
  - 膜性梗阻（纤维网形成）
  - 肿瘤或其他病变压迫或侵袭
  - 特发性：约 10%
- 肝移植吻合口狭窄和（或）血栓形成
  - 约占肝移植患者的 0.8%～9.5%，活体或劈离式肝移植发病率更高
    - 外科吻合口狭窄、扭结或扭转
    - 供体和受体静脉大小不匹配
    - 内膜增生和纤维化或内膜瓣异常
    - 背驼式肝移植吻合技术
- 移植后布－加综合征复发
  - 发生率高达 10%

（三）肝窦阻塞综合征

- 骨髓或造血干细胞移植
- 化疗，特别是大剂量环磷酰胺和白消安方案
- 肝脏放射治疗
- 中草药和灌木茶中的吡咯烷嗪生物碱摄入
- 肝移植中罕见发生
  - 早期文献显示发生率为 1.9%
  - 与硫唑嘌呤（Imuran）的使用和 T 细胞介导的排斥反应相关
- 肝窦内皮细胞和周围肝细胞的直接损伤，主要发生在 3 区
  - 细胞色素 P_{450} 酶能够代谢很多化疗药物，其酶浓度升高
  - 谷胱甘肽耗竭引起肝细胞坏死

三、临床问题

（一）临床表现

- 疼痛性肝大、腹水、黄疸和肝衰竭
- 充血性心力衰竭：通常逐步进展
- 布－加综合征：亚急性（最常见）、暴发性或慢性表现
- 肝窦阻塞综合征：急性或慢性（隐匿）发作

（二）实验室检查

- 血清转移酶水平轻度升高
  - 出现严重的心力衰竭或暴发性布－加综合征可明显升高
- 血清碱性磷酸酶和 γ－谷氨酰转肽酶水平轻度升高
- 高胆红素血症
  - 肝窦阻塞综合征时 > 2mg/dl
- 免疫抑制剂［如他克莫司（FK506）］清除率降低

（三）治疗

- 充血性心力衰竭
  - 潜在病因的治疗
  - 改变生活方式，包括控制钠和液体摄入
  - 改善心功能的药物
  - 心脏移植
- 布－加综合征：减压手术
  - 经颈静脉肝内门体分流术
    - 用于急性发作患者
  - 手术减压
    - 用于非爆发性或慢性者
  - 支架植入血管成形术，用于膜性网状梗阻或短段狭窄者
- 布－加综合征：药物治疗
  - 溶栓和抗凝治疗
  - 腹水治疗
- 肝窦阻塞综合征
  - 纤溶剂，如组织纤溶酶原激活剂
  - 抗血栓药物，如抗凝血酶Ⅲ、肝素、降纤酶肽
  - 肝移植术后 5 年生存率 65%～90%
- 肝窦阻塞综合征
  - 重度患者：死亡率高（> 90%）
  - 轻中度患者：完全缓解，无明显不良反应
  - 经颈静脉肝内门体分流术
  - 支持性治疗
- 肝移植治疗晚期肝损伤
  - 肝硬化
  - 暴发性肝衰竭
  - 晚期肝功能不全的生化证据

（四）预后

- 充血性心力衰竭
  - 取决于潜在疾病的性质、严重程度和患者对药物的反应
  - 肝病很少导致死亡
- 布－加综合征
  - 未经治疗的患者预后差
    - 晚期肝衰竭死亡率高
  - 门体分流术后 5 年生存率为 38%～90%
  - 肝移植术后 5 年生存率为 65%～90%

- 肝窦阻塞综合征
  - 重度患者：死亡率高（＞90%）
  - 轻中度患者：完全缓解，无明显不良反应

四、影像学特征

超声检查

- 超声心动图是充血性心力衰竭的重要诊断方法
- 多普勒超声，肝静脉造影，MR 是诊断布 – 加综合征的重要方法
  - 肝静脉内血流异常
  - 大的肝内侧支血管
    - 可能显示"蜘蛛网样"静脉
- 多普勒超声可用于诊断肝窦阻塞综合征
  - 门静脉反向血流

五、大体特征

一般特征

- 表现为"槟榔肝"，由于 3 区充血 / 出血而导致明 / 暗交替区，周围有相对正常或脂肪变性的肝实质
- 肝大

六、镜下特征

组织学特征

- 3 区（小叶中心）改变
  - 肝窦扩张和充血伴压力升高
    - 肝细胞萎缩脱落
    - 红细胞渗入 Disse 间隙
    - 在严重的情况下可能扩展至 2 区（中间区）
  - 在急性和亚急性病例中出现明显出血和肝细胞坏死
  - 静脉周围和窦周纤维化
    - 慢性病例可出现中央 – 中央的桥接纤维化
    - 以门管区为中心小结节形成（"小叶反转"或"心源性肝硬化"）
    - 长期导致中央 – 门管区桥接纤维化，进而出现肝硬化
  - 终末肝静脉（中央静脉）纤维狭窄或完全闭塞
    - 肝窦阻塞综合征特征性病变
    - 早期病变：内皮下水肿，红细胞外渗，纤维蛋白、胶原沉积
    - 随时间推移，胶原变得更加致密
    - 可发生再通
- 肝细胞出现轻度脂肪变性
- 无明显小叶炎症
- 严重病例可出现胆汁淤积，但不常见
- 门管区通常无明显炎症、胆管损伤或胆管反应
- 可出现结节性再生性增生
  - 布 – 加综合征中可能会形成大再生性结节，类似局灶性结节增生或肝细胞腺瘤

七、鉴别诊断

（一）肝窦扩张的其他原因

- 肝移植的非特异性表现
- 血供改变
- 药物影响
- 移植后门静脉血栓形成
  - 多普勒超声可用于诊断
  - 可显示扩大或突出的门静脉
- 肿物周围肝实质损伤
  - 显示炎细胞浸润和胆管反应
- 全身炎症
  - Castleman 病、克罗恩病、肉芽肿性疾病、类风湿关节炎等
- 肝外肿瘤
  - 肾细胞癌、霍奇金淋巴瘤等

（二）3 区缺血性损伤

- 移植后肝动脉血栓形成
  - 3 区肝细胞肿胀、坏死，胆汁淤积
  - 无明显的肝窦扩张
  - 多普勒超声可用于诊断
- 器官保存性损伤
  - 通常在移植后 2～4 周内痊愈
  - 很少持续长达 3 个月

（三）孤立性中央静脉周围炎

- 中央静脉内皮炎伴内皮下单个核细胞浸润
- 静脉周围肝细胞坏死和脱落
- 无明显肝窦扩张

（四）酒精性肝炎

- 显示透明硬化性坏死，导致中心静脉纤维闭塞和非硬化性门静脉高压症，类似肝窦阻塞综合征
- 饮酒史
- 脂肪变性和 Mallory–Denk 小体
- 无明显的肝窦扩张

（五）药物诱发的急性肝炎伴 3 区坏死

- 对乙酰氨基酚、烟酸、可卡因等
- 吸毒史
- 检测血液或尿液中的药物水平
- 无明显肝窦扩张

（谢 炎 译 蒋文涛 王政禄 校）

参考文献

[1] Valla DC: Budd-Chiari syndrome/hepatic venous outflow tract obstruction. Hepatol Int. ePub, 2017

[2] Chu HH et al: Longterm outcomes of stent placement for hepatic venous outflow obstruction in adult liver transplantation recipients. Liver Transpl. 22(11):1554-1561, 2016

[3] Fulgenzi A et al: Defibrotide in the treatment of hepatic veno-occlusive disease. Hepat Med. 8:105-113, 2016

[4] Writing committee members et al: 2013 ACCF/AHA guideline for the management of heart failure: a report of the American College of Cardiology Foundation/American Heart Association Task Force on practice guidelines. Circulation. 128(16):e240-327, 2013

3 区肝细胞脱落

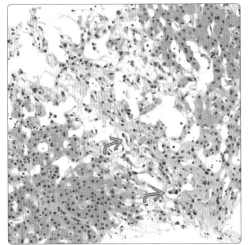

3 区出血性坏死

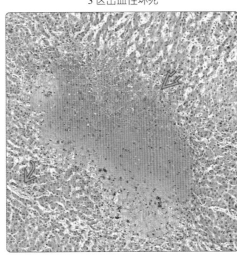

（左图）布 – 加综合征患者的肝活检显示 3 区肝窦扩张，肝细胞萎缩➡️和脱落。该区难以辨别出原有的中央静脉。（右图）一例急性布 – 加综合征病例，可见 3 区的出血和坏死➡️。中央静脉模糊。门管区显示不清晰➡️

桥接纤维化

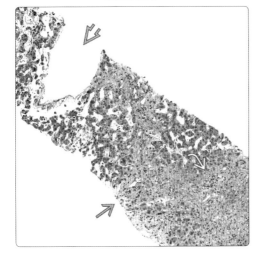

肝窦阻塞综合征

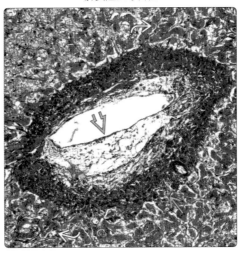

（左图）长期肝静脉流出道梗阻患者的肝活检显示中央静脉➡️至门管区的桥接纤维化➡️（三色染色）。注意在纤维间隔中存在肝窦扩张和胆管反应➡️。（右图）肝窦阻塞综合征患者的三色染色显示中央静脉上皮下水肿➡️和管壁纤维化➡️，导致管腔狭窄。注意静脉周围存在窦性充血和窦周胶原沉积➡️

中央静脉阻塞

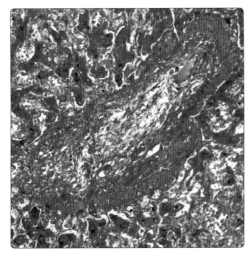

结节性再生性增生

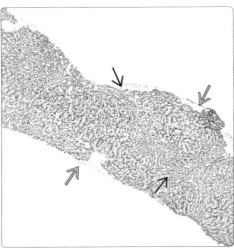

（左图）肝窦阻塞综合征患者，中央静脉完全消失。窦周纤维化很明显。（右图）网状纤维染色显示结节性再生性增生➡️，见于静脉流出道梗阻，特征为由萎缩的细胞板分隔形成小而模糊的实性结节➡️。布 – 加综合征患者中也可以看到较大的再生结节

◄ 高灌注综合征 ►

要点

一、病因 / 发病机制
- 由于移植物体积不足导致门静脉血流量过多而引起的移植物功能障碍（小肝综合征）
  - 劈离或活体肝移植
  - 持续性门静脉高动力循环
  - 肝动脉血流代偿性减少（缓冲效应），导致缺血性损伤
  - 静脉回流不充分
- 诱发因素
  - 冷、热缺血时间延长
  - 移植肝脂肪变性（＞30% 大泡性脂变性）
  - 高龄供肝（＞50岁）
  - 高终末期肝病模型评分（＞20）或 Child-Pugh 为 C 级受者

二、临床问题
- 通常于移植后 2 周内发生

- 持续性高胆红素血症
- 门静脉高压伴顽固性腹水

三、镜下特征
- 早期改变
  - 门静脉和门静脉周围肝窦的内皮剥脱而导致的破裂和出血
  - 保存性损伤明显：肝细胞气球样变、坏死甚至梗死
  - 肝窦扩张、充血
  - 肝细胞再生，易见双核肝细胞和核分裂
  - 小叶中央毛细胆管胆汁淤积
  - 缺血性胆管炎
  - 胆管反应和胆管胆汁淤积
- 晚期改变
  - 门静脉小分支血栓合并闭塞性静脉病变
  - 结节性再生性增生
  - 胆道狭窄

肝窦扩张

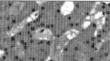

胆汁淤积

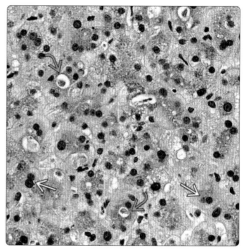

（左图）高灌注综合征（小肝综合征）肝窦扩张和充血➬。注意局灶性肝细胞坏死➔。（右图）高灌注综合征患者，可见明显胆管胆汁淤积➬。注意较多双核肝细胞，符合再生性改变➔

再生性改变

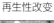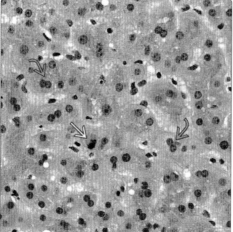

缺血性胆管炎

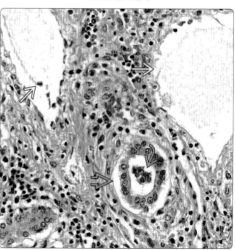

（左图）高灌注综合征表现出肝细胞再生的显著特征：常有双核➬和核分裂➔，毛细胆管胆汁淤积明显。（右图）本例高灌注综合征表现为缺血性胆管炎➬。胆管的损伤表现为上皮细胞与基底膜分离，和管腔内脱落的游离上皮细胞➬。注意门静脉内皮脱落➔

一、术语

（一）同义词

- 小肝综合征（SFSS）

（二）定义

- 由于移植物体积不足，门静脉血流量过多而导致的移植物功能障碍

二、病因 / 发病机制

（一）门静脉血流入移植物过多

- 劈离式或活体肝移植
  - 移植物体积过小：移植物重量 / 受者体重＜ 0.8% 或受者的移植物体积 / 标准肝体积＜ 30% 或＜ 35%
  - SFSS 发生率：5%～20%
    - 肝左叶移植物＞肝右叶移植物
- 受体持续门静脉高动力循环和门静脉高血流量
  - 剪切力导致内皮细胞损伤和微循环障碍
- 肝动脉血流代偿性减少（缓冲效应），导致缺血性损伤

（二）静脉回流不充分

- 常见于肝右叶移植物：肝中静脉或第 5 段和第 8 段静脉未重建

（三）诱发因素

- 冷、热缺血时间延长
- 移植物脂肪变性（＞ 30% 大泡性脂肪变性）
- 高龄供体（＞ 50 岁）
- 终末期肝病模型评分（＞ 20）或 Child–Pugh C 级受者
  - 门静脉持续性高压（≥ 15mmHg）

三、临床问题

（一）临床表现

- 通常于移植后 2 周内发生
  - 可能会在第一个月后发生
- 持续性高胆红素血症
- 合成功能恢复延迟伴凝血功能异常
- 门静脉高压伴顽固性腹水
- 严重患者出现胃肠道静脉曲张破裂出血、酸中毒、肾衰竭、肝性脑病和感染性等并发症

（二）实验室检查

- 血清胆红素水平明显升高（＞ 10mg/dl）

（三）治疗

- 减少门静脉血流和压力
  - 门体分流
  - 脾切除术或脾动脉结扎 / 栓塞术
  - 门静脉结扎
- 药物治疗：试验性治疗
  - 降低门静脉剪切力
  - 促进肝脏再生
- 再次肝移植

（四）预后

- 不进行再次移植，死亡率高

四、影像学特征

一般特征

- 胆道造影可排除胆道阻塞
- 多普勒超声检查和血管造影可显示动脉狭窄，血栓形成和肝脏充盈不良

五、镜下特征

组织学特征

- 早期改变
  - 门静脉和门静脉周围肝窦内皮剥脱，导致破裂和出血
  - 保存性损伤明显：肝细胞气球样变、坏死甚至梗死
  - 肝窦扩张和充血
  - 肝细胞再生，易见双核肝细胞和核分裂
  - 小叶中央毛细胆管胆汁淤积
  - 缺血性胆管炎
  - 胆管反应和胆管胆汁淤积
- 晚期改变
  - 门静脉小分支血栓合并闭塞性静脉病变
  - 结节性再生性增生
  - 胆道狭窄

六、鉴别诊断

（一）原发性无功能

- 血管重建后未立即产生胆汁伴严重凝血异常

（二）抗体介导的超急性排斥反应

- 存在预先形成的供体反应性抗体
  - 主要是 ABO 血型同种凝集素（ABO 不相容移植）
- 门静脉和中央静脉纤维蛋白性血栓

（三）血管内血栓形成或吻合口狭窄

- 可能发生在肝动脉，门静脉或肝静脉
- 多普勒超声和血管造影可诊断

（四）保存性损伤

- 通常在 1～4 周内出现临床痊愈

（五）移植后胆道并发症

- 门管区水肿，胆管反应，富含中性粒细胞的炎性细胞浸润
- 胆道造影具有诊断价值

（谢　炎　译　蒋文涛　王政禄　校）

参考文献

[1] Goldaracena N et al: Small-for-size syndrome in live donor liver transplantation-pathways of injury and therapeutic strategies. Clin Transplant. 31(2), 2017

[2] Rajakumar A et al: Small-for-size syndrome: bridging the gap between liver transplantation and graft recovery. Semin Cardiothorac Vasc Anesth. 21(3):252-261, 2017

[3] Shoreem H et al: Small for size syndrome difficult dilemma: lessons from 10 years single centre experience in living donor liver transplantation. World J Hepatol. 9(21):930-944, 2017

[4] Troisi RI et al: Graft inflow modulation in adult-to-adult living donor liver transplantation: a systematic review. Transplant Rev (Orlando). 31(2):127-135, 2017

同种异体移植物排斥反应
Allograft Rejection

◆┅ T 细胞介导的排斥反应 ┅◆

要点

一、术语
- 因供体与受者遗传学错配导致的以 T 淋巴细胞浸润为特点的免疫介导性炎症和损伤
- 现认识到 T 细胞介导性排斥反应（TCMR）存在早期和迟发两种不同模式

二、临床问题
- 通常无临床症状，但可伴发发热、腹痛或肝脏生化指标的非特异性升高
- 多数 TCMR 病例对大剂量皮质类固醇激素治疗有反应

三、镜下特征
- 门管区混合性炎性细胞浸润
  - 增大、活化或幼稚的淋巴细胞，嗜酸性粒细胞，中性粒细胞，巨噬细胞
- 胆管损伤
  - 淋巴细胞浸润和胆管上皮损伤

- 内皮下静脉炎症（内皮炎）
  - 静脉炎伴内皮细胞隆起和剥脱
- 可用轻度、中度或重度，或排斥活性指数进行分级
- 活检仍是诊断 TCMR 的金标准
- 经典 TCMR 三联征是早期 TCMR 的主要特征
  - 门管区混合性炎性细胞浸润
  - 胆管损伤
  - 内皮炎
  - 诊断早期 TCMR 通常需满足三项特征中的两项

四、主要鉴别诊断
- 抗体介导性排斥反应
- 慢性病毒性肝炎（乙型或丙型肝炎）
- 胆道并发症
- 复发性自身免疫性肝炎
- 移植后淋巴组织增生性疾病

TCMR 中混合性门管区炎细胞浸润

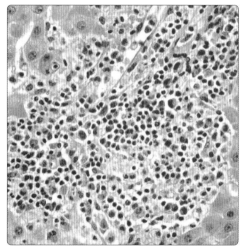

TCMR 中胆管损伤

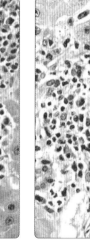
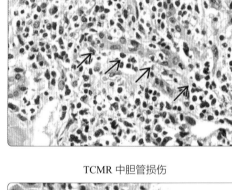

（左图）HE 染色显示早期 T 细胞介导的细胞性排斥反应中（TCMR）混合性门管区炎细胞浸润。浸润细胞包括增大、活化的淋巴细胞，嗜酸性粒细胞，浆细胞和巨噬细胞。（右图）HE 染色显示在一个明显炎症的门管区中的一个明显损伤的胆管。扁平的胆管上皮细胞伴炎细胞浸润 ➡

TCMR 中小叶间静脉内皮炎

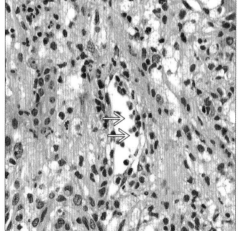

TCMR 中胆管损伤

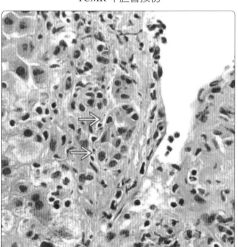

（左图）HE 染色显示静脉内皮炎。静脉管壁炎症伴相应内皮细胞隆起 ➡。（右图）HE 染色显示胆管损伤 ➡。损伤胆管细胞核深染、多形性，间距不等和极性消失

一、术语

（一）缩略语

- T细胞介导性排斥反应（TCMR）

（二）同义词

- 急性排斥反应
- 急性细胞介导性排斥反应
- 急性细胞性排斥反应

（三）定义

- 免疫介导的移植肝炎症和损伤
  - 缘于基因错配
  - 以T淋巴细胞浸润为特征
- 已知TCMR存在早期和迟发两种不同类型
  - TCMR的典型组织学表现公认为早期TCMR的特征
  - 迟发TCMR的不同形态学特征包括
    - 富于浆细胞的排斥反应
    - 中央静脉周围炎
    - 特发性移植后慢性肝炎
  - 早期和迟发两种模式间没有严格时间划分并可重叠
    - 区分早期和迟发的定义有多种，例如移植术后3个月、6个月或12个月

二、病因/发病机制

免疫介导的炎症过程

- 受者免疫系统识别外来的同种异体移植肝脏的供者抗原
- T淋巴细胞介导的胆管和内皮细胞损伤，以及某些情况下的肝细胞损伤

三、临床问题

（一）流行病学

- 发病率
  - 移植后最初2年内，累及12%～15%的肝移植受者
    - 绝大多数发生于术后第1年
  - 所有肝移植受者均可经历
  - 发生TCMR的风险因素
    - 年轻、较健康的患者
    - 供者年龄较大（＞30岁）
    - 冷缺血时间较长

（二）临床表现

- 发热
- 腹痛
- 肝大
- 腹水
- 经常无症状

（三）实验室检查

- 非特异性
- 可出现的增高指标
  - 转氨酶
  - 胆红素
  - 碱性磷酸酶和（或）γ-谷氨酰转移酶（GGT）

（四）自然史

- 可变性经过
- 未治疗或难治性TCMR可导致
  - 快速移植肝衰竭
  - 慢性排斥反应

（五）治疗

- 药物
  - 增强免疫抑制
    - 皮质类固醇激素是标准治疗药物
    - 也可采取调整基线免疫抑制剂的方法进行处理
    - 针对激素抵抗性排斥反应可给予其他类型免疫抑制剂

（六）预后

- 给予治疗的TCMR预后非常好
  - 多数对大剂量皮质类固醇激素有效
- 与慢性排斥反应风险增加有关
  - 难治、未治或复发的TCMR增加慢性排斥反应风险

（七）时间

- 可发生于移植后任何时点
  - 迟发TCMR与药物变换或缺乏依从性有关
- 移植后6周内最常发生

四、镜下特征

（一）主要类型/损伤类型

- 炎症

（二）组织学特征

- 活检仍是诊断TCMR的金标准
- 经典TCMR三联征是早期TCMR的主要特征
  - 门管区混合性炎性细胞浸润
  - 胆管损伤
  - 内皮炎
  - 诊断早期TCMR通常需满足三项特征中的两项
    - 对诊断TCMR而言，上述特征是非特异的
- 门管区混合性炎性细胞浸润
  - 淋巴细胞呈增大、幼稚或活化表现
    - 主要为CD4（+）和CD8（+）T淋巴细胞
  - 与淋巴细胞混合的细胞成分
    - 嗜酸性粒细胞
    - 中性粒细胞
    - 巨噬细胞
    - 浆细胞
  - 迟发型TCMR的门管区炎性浸润更可能是以淋巴细胞为主并缺乏活化表现
- 胆管损伤
  - 小叶间胆管淋巴细胞浸润
  - 胆管上皮细胞损伤

- 嗜酸变性
- 空泡形成
- 细胞形状不规则和管腔欠光滑
- 胞核呈多形性、间距不等
- 内皮下的静脉炎（内皮炎）
  - 静脉炎伴内皮细胞隆起和剥脱
  - 可累及门管区静脉和（或）终末肝静脉
  - 严重 TCMR 可出现静脉周围肝实质坏死
  - 内皮炎很少累及肝小动脉
- 在典型早期 TCMR 的重症病例中，可见中央静脉周围肝实质坏死
- 中央静脉周围炎（静脉周围炎症和肝细胞脱失）
  - 可联合 TCMR 的典型门管区病变，或单独出现
  - 独立出现，更多见于迟发 TCMR
  - 可能出现静脉内皮炎
    - 但不是诊断必需
- 可以进行分级
  - 基于整体严重程度 Banff 总体评估
    - 轻度
      - 排斥反应型炎细胞浸润通常较轻
      - 累及少数门管区或中央静脉周围区域
      - 孤立性中央静脉周围炎，无肝细胞融合性坏死或脱落
    - 中度
      - 排斥反应型炎细胞浸润扩展至多数或全部门管区和（或）中央静脉周围区域
      - 合并少数中央静脉周围区域融合坏死 / 肝细胞脱落
    - 重度
      - 与中度相同，炎细胞累及至门管区周围肝实质伴中度至重度中央静脉周围炎
      - 中央静脉周围肝细胞坏死
  - 排斥活动性指数
    - 半定量评分项
      - 门管区炎
      - 胆管炎和损伤
      - 内皮炎
    - 每项赋予 0～3 分，总分为 9 分

五、鉴别诊断

（一）抗体介导性排斥反应

- 诊断基于组织学特征、C4d 染色及活检时的供者特异性抗体检测
- 可与 TCMR 并存
  - 诊断并非各自独立

（二）慢性病毒性肝炎（乙型或丙型肝炎）

- 新发或复发性慢性病毒性肝炎

- 病毒感染的血清学或分子生物学证据
- 与 TCMR 进行区分可能非常困难，但具重要临床意义
- 在合并慢性病毒性肝炎患者中，宜采用更严格的标准诊断 TCMR
  - 门管区炎症伴 ≥ 50% 的炎症性胆管损伤
  - 或者，单个核细胞静脉周围炎累及 ≥ 50% 的终末肝小静脉
    - 与肝细胞坏死和（或）脱失相关
- 散在的小叶性炎性病灶或嗜酸小体可佐证病毒性肝炎
  - 重度 TCMR 中宜关注肝细胞融合坏死
- 慢性病毒性肝炎更易呈现界面活性和集中于界板的炎症
  - 在 TCMR 中，炎症更集中在门静脉和胆管
- TCMR 表现为混合与活跃的门管区浸润及嗜酸小体
  - 迟发 TCMR 可类似于慢性肝炎，与早期 TCMR 相比表现为，较少的幼稚淋巴细胞，较轻的内皮炎及更明显的小叶炎症

（三）胆道并发症

- 胆道梗阻或胆漏可类似于 TCMR
  - 两者均可呈现胆管损伤及门管区炎症
- 与 TCMR 相比，中性粒细胞浸润更明显
- 门管区水肿不是 TCMR 的特征
- 可能存在胆汁淤积
  - 非特定于胆道并发症
  - 不完全性胆道梗阻可无胆汁淤积
- 慢性胆道梗阻伴门管区周围胆盐沉积
- 急性胆管炎表现为胆管腔内中性粒细胞聚集

（四）复发性自身免疫性肝炎

- 肝移植患者自身免疫性肝炎复发率为 36%～68%
- 常见大量的浆细胞浸润和明显的界面活性

（五）移植后淋巴组织增生性疾病

- 多数移植后淋巴组织增殖异常由 B 淋巴细胞介导
  - 相反，TCMR 主要是 T 淋巴细胞介导

（王政禄 译 沈中阳 郑 虹 校）

参考文献

[1] Demetris AJ et al: 2016 Comprehensive update of the Banff Working Group on liver allograft pathology: introduction of antibody-mediated rejection. Am J Transplant. 16(10):2816-2835, 2016

[2] Banff Working Group on Liver Allograft Pathology: Importance of liver biopsy findings in immunosuppression management: biopsy monitoring and working criteria for patients with operational tolerance. Liver Transpl. 18(10):1154-70, 2012

[3] Hübscher SG: Transplantation pathology. Semin Liver Dis. 29(1):74-90, 2009

[4] Banff Working Group et al: Liver biopsy interpretation for causes of late liver allograft dysfunction. Hepatology. 44(2):489-501, 2006

[5] Demetris AJ et al: Recurrent hepatitis C in liver allografts: prospective assessment of diagnostic accuracy, identification of pitfalls, and observations about pathogenesis. Am J Surg Pathol. 28(5):658-69, 2004

严重的 TCMR 所致肝实质坏死

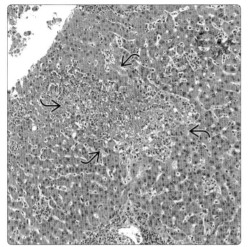

混合性门管区炎症和内皮炎

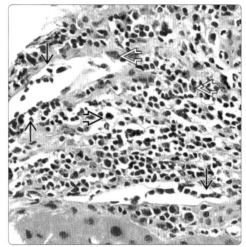

（左图）HE 染色显示严重的 TCMR 中肝细胞融合性坏死区➡。（右图）HE 染色显示门管区扩大伴混合炎性细胞浸润包括淋巴细胞➡和嗜酸性粒细胞➡。该区域内也见到静脉内皮炎➡

混合性门管区炎症和内皮炎

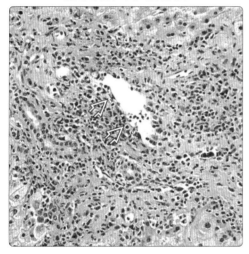

TCMR 中的内皮炎和胆管损伤

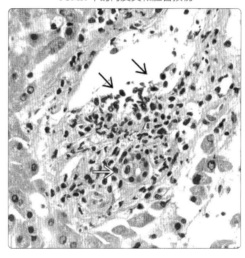

（左图）急性排斥反应的HE 染色显示门管区混合性炎细胞浸润由活化的淋巴细胞、巨噬细胞、嗜酸性粒细胞和其他炎症细胞组织。门静脉可见内皮炎➡。（右图）HE 染色炎症门管区内门静脉分支的内皮炎➡和轻度胆管损伤➡

中央静脉周围炎伴内皮炎

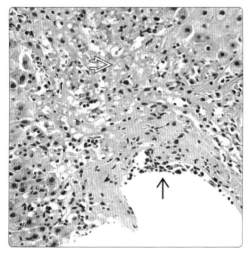

中央静脉周围炎伴内皮炎

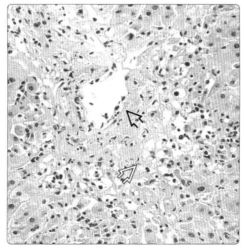

（左图）HE 染色显示在严重的急性排斥反应时，中央静脉周围肝细胞坏死➡和内皮炎➡。（右图）HE 染色显示小叶中央静脉周围炎➡和肝细胞脱失➡。这个现象可能见于单独存在或伴发特征性门管区型急性排斥反应

Liver Transplantation

抗体介导的排斥反应

要点

一、术语
- 供体特异性抗体（DSA）攻击内皮细胞的供体抗原所引发的移植物功能障碍

二、临床问题
- 超急性 AMR
  - 血流重建后数小时至数日出现的严重移植物功能障碍
- 急性 AMR
  - 通常发生于移植后的最初几周
  - 不同程度的移植物功能障碍
- 慢性 AMR
  - 通常由程序性活检发现

三、镜下特征
- 超急性 AMR
  - 肝窦淤血和纤维蛋白沉积
  - 门静脉和中央静脉内纤维素血栓
  - 中性粒细胞性和（或）纤维素样动脉炎

- 斑片状或大范围出血性坏死
- 急性 AMR
  - 门静脉微血管扩张和内皮细胞肥大
  - 门静脉微血管炎
  - 门管区水肿，胆管反应
- 慢性 AMR（提议性特征）
  - 至少可见轻度门管区和（或）静脉周围单个核细胞浸润
  - 至少可见中度门管区、门管区周围、肝窦和（或）中央静脉周围纤维化

四、辅助检查
- DSA 检测
- C4d 免疫组织化学染色

五、主要鉴别诊断
- 胆道梗阻
- T 细胞介导性排斥反应

（**左图**）一例超急性抗体介导性排斥反应病例以全小叶出血性坏死为特征，可见残存的门管区，没有炎症反应➡。（**右图**）一个伴有中央静脉周围炎➡的严重急性排斥反应病例中，免疫组化染色显示肝窦 C4d 沉积，是体液免疫参与所致。这是抗体介导的排斥反应（AMR）中 C4d 沉积模式之一

超急性抗体介导性排斥反应

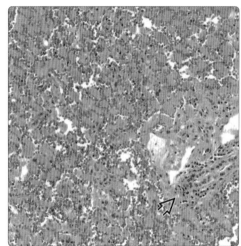

肝窦 C4d 沉积

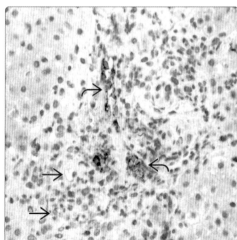

（**左图**）肝移植术后 36 天同种异体移植物活检，显示胆道阻塞所致的胆管反应➡。胆管损伤也要注意➡。然而，影像学检查没有发现胆管阻塞的证据。（**右图**）活检中几乎所有门管区的小叶间静脉➡和微血管➡均发现 C4d 连续的线性沉积。患者 DSA 呈阳性，可以确诊急性 AMR

抗体介导的急性排斥反应

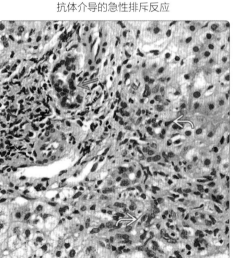

管区微血管 C4d

一、术语

（一）同义词
- 体液性排斥反应

（二）定义
- 供体特异性抗体（DSA）攻击内皮细胞的供体抗原所引发的移植物功能障碍
- 三种形式
  ○ 超急性 AMR
  ○ 急性 AMR
  ○ 慢性 AMR

二、病因／发病机制

（一）预先致敏的供体特异性抗体
- 超急性或急性 AMR
  ○ ABO 血型凝集素
  ○ MHC Ⅰ 类抗原

（二）新发供体特异性抗体
- 急性和慢性 AMR
- 8%～15% 的肝脏移植受者产生新发性 DSA
  ○ MHC Ⅰ 和（或）Ⅱ 类抗体

（三）机制
- DSA 与内皮细胞结合
- 伴或不伴补体活化
- 凝血启动和纤溶级联反应
- 血流减弱和组织损伤

三、临床问题

（一）临床表现
- 超急性 AMR
  ○ 血流重建后数小时至数天内出现的移植物严重功能障碍
    - 见于 ABO 血型不相容性移植
    - 血清肝酶学和胆红素水平迅速升高
    - 血小板减少症和低补体血症
    - 急性肝衰竭的其他征象
- 急性 AMR
  ○ 通常发生于移植后的最初几周
  ○ 不同程度的移植物功能障碍
    - 很少发生快速的移植物功能衰竭
    - 以高胆红素血症为最常见表现
- 慢性 AMR
  ○ 判定模糊
    - 通常表现为轻度或没有肝功能异常
    - 通常由程序性活检发现

（二）治疗
- 取决于损伤的严重程度
  ○ 血浆置换，IVIG，抗 CD20 抗体，脾切除术
  ○ 强化常规免疫抑制
- 再移植

（三）预后
- 移植肝衰竭
- 早期损伤后存活的移植物并发症发生率增加

○ 胆道并发症
○ 肝动脉并发症
○ 急性和慢性排斥反应

四、大体特征

一般特征
- 超急性和严重的急性 AMR
  ○ 在正常灌注后短时间内，移植肝迅速表现为肿胀、发绀、斑驳等
  ○ 大血管内可见到血栓形成

五、镜下特征

组织学特征
- 超急性 AMR
  ○ 肝窦淤血和纤维蛋白沉积
  ○ 门静脉和中央静脉内纤维素血栓
  ○ 中性粒细胞性和（或）纤维素样动脉炎
  ○ 斑片状或大范围出血性坏死
  ○ 门管区水肿、出血、胆管反应和胆管炎
- 急性 AMR
  ○ 门静脉微血管扩张和内皮细胞肥大
  ○ 门静脉微血管炎（单核细胞，嗜酸性粒细胞和中性粒细胞）
  ○ 门管区水肿和胆管反应
- 慢性 AMR（建议性特征）
  ○ 至少可见轻度门管区和（或）中央静脉周围单个核细胞浸润
  ○ 界板和（或）中央静脉周围活动性坏死性炎症
  ○ 至少可见中度门管区、门管区周围、肝窦和（或）静脉周围纤维化

六、辅助检查

免疫组织化学染色
- C4d 阳性
  ○ 肝窦
  ○ 门静脉微血管
  ○ 门管区间质（ABO 不相容性移植）

七、鉴别诊断

（一）血管血栓形成
- 多普勒超声和血管造影的典型表现
- 3 区肝细胞损伤

（二）胆道梗阻
- 胆管造影的典型表现
- 缺乏微血管炎及扩张

（三）T 细胞介导性排斥反应
- 特征性内皮炎和胆管损伤
- 缺乏 C4d 沉积

（王政禄 译 沈中阳 郑 虹 校）

参考文献

[1] Demetris AJ et al: 2016 Comprehensive update of the Banff Working Group on Liver Allograft Pathology: introduction of antibody-mediated rejection. Am J Transplant. 16(10):2816-35, 2016

[2] O'Leary JG et al: Proposed diagnostic criteria for chronic antibody-mediated rejection in liver allografts. Am J Transplant. 16(2):603-14, 2016

急性 AMR Banff 标准 2016

确定的 AMR（满足全部 4 条标准）	注 释
(1) 符合急性 AMR 损伤的组织病理学模式， 　包括门管区微血管内皮细胞肥大，门管区毛细血管和流入小静脉扩张，单核细胞、嗜酸性粒细胞和中性粒细胞性微血管炎，门管区水肿，胆管反应 　程度不等的胆汁淤积 　程度不等的活动性淋巴细胞和（或）坏死性动脉炎 　ABO 不相容移植中常见 / 明显门管区水肿和门管区周围肝细胞坏死在	h（组织病理学）评分 (1) 累及大多数门管区的微血管内皮细胞增大（小叶间静脉，毛细血管和流入小静脉）和轻微的微血管炎，定义为毛细血管边缘和（或）管腔内 3～4 个单核细胞，中性粒细胞或嗜酸性粒细胞浸润，通常毛细血管轻度扩张。 (2) 单核细胞，嗜酸性或中性粒细胞微血管炎 / 毛细血管炎，定义为毛细血管边缘和（或）管腔内 5～10 个白细胞浸润，累及大多数的门管区静脉和（或）肝窦微血管明显的内皮细胞增大，程度不等但明显的门管区毛细血管和流入小静脉扩张和门管区水肿。 (3) 同上，显著的毛细血管扩张，明显的微血管炎症 [在最严重的血管中 ≥ 10 个边缘性和（或）腔内白细胞浸润]，至少发生局灶性微血管破坏并伴有纤维素沉积和红细胞外溢至门管区间质和（或）Disse 间隙（肝窦下间隙）
(2) 血清学 DSA 阳性	通常 ≥ 5000 MFI，但不是已确定的标准
(3) 冷冻或甲醛固定石蜡包埋的组织中弥漫性（C4d 评分 =3）微血管 C4d 沉积见于 ABO 血型相容肝移植，门管区基质 C4d 沉积见于 ABO 血型不相容肝移植。	C4d 评分（甲醛固定，石蜡包埋） (0) 门管区微血管中无 C4d 沉积 (1) 轻微（＜ 10% 门静脉区）：C4d 沉积 ＞ 50% 门管区微血管周长的内皮细胞（门静脉和毛细血管） (2) 局灶（10%～50% 门管区）：C4d 沉积 ＞ 50% 门管区微血管周长的内皮细胞（门静脉和毛细血管）未累及门管区周围肝窦 (3) 弥漫（＞ 50% 的门管区）C4d 沉积 ＞ 50% 门管区微血管周长的内皮细胞（门静脉和毛细血管），累及流入静脉或门管区周围肝窦
(4) 合理的排除可能导致类似损伤模式的其他损害	大多数情况见于 C4d 评分 +h 评分 =5 或 6 分
可疑 AMR（满足以下 2 条标准）	
(1) 血清学 DSA 阳性	
(2)h 评分 ＞ 0 和 C4d+h 评分 =3～4	
不确定 AMR（满足 1+2 和 3 或 4）	
(1)C4d+h 评分 ≥ 2	
(2) 血清学 DSA 检测结果没有、可疑或阴性	
(3)C4d 染色结果没有、可疑或阴性	
(4) 存在可能导致损伤的其他病变	

C4d 染色中甲醛固定、石蜡包埋比冷冻组织着色弱，但冷冻组织由于背景 / 非特异性染色及形态学结构不清，导致结果解释可能更加困难。肝窦着色应定位于肝窦内皮细胞
肝脏的纤维结缔组织和肝窦纤维化可能出现假阳性着色
特殊的染色可以帮助识别毛细血管，例如 CD31、CD34 和（或）PAS 可以帮助识别门管区内毛细血管
纤维素沉积和红细胞淤积见于早期，更常见于 ABO 血型不相容的移植物中
供体特异性抗体 =DSA；抗体介导的排斥反应 =AMR；平均荧光强度 =MFI

慢性 AMR Banff 标准 2016

很有可能的慢性 AMR（满足全部 4 条标准）
(1) 符合慢性 AMR 的组织病理学损伤模式；满足以下两条 　(a) 无法解释的至少轻度的门管区和（或）中央静脉周单个核炎细胞浸润并伴有界面和（或）中央静脉周围坏死性炎症 　(b) 至少中度门管区 / 门管区周围，肝窦和（或）中央静脉周围纤维化
(2) 最近（例如，在活检 3 个月内检测）血清中 HLA DSA
(3) 至少灶性 C4d（＋）（＞ 10% 门管区毛细血管内皮细胞）
(4) 合理的排除可能导致类似损伤模式的其他损害
可能的慢性 AMR
同上，但 C4d 染色结果低于上述标准或阴性

急性 AMR

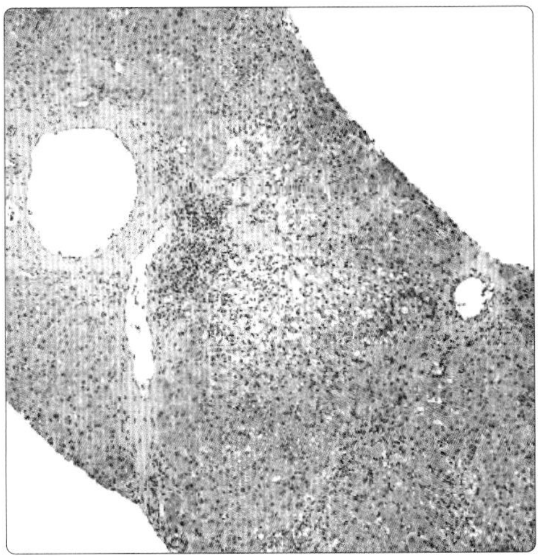

动脉内膜炎

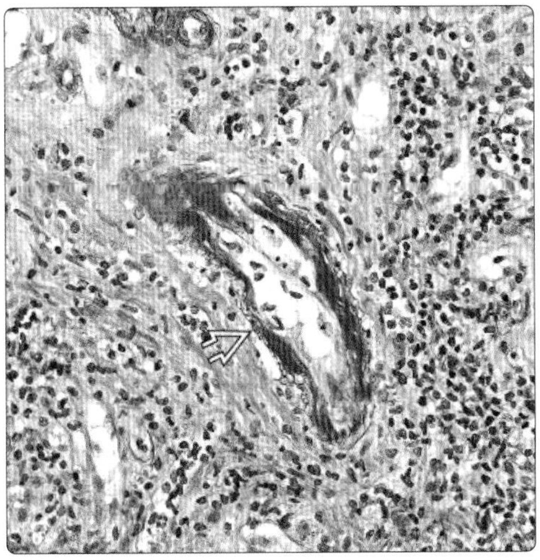

（**左图**）移植 6 个月后同种异体物活检显示急性 AMR。门管区门静脉单个核细胞浸润伴微血管扩张，微血管炎和门管区周围肝细胞坏死。DSA 阳性。活检也呈现了 T 细胞介导的排斥反应的特征。（**右图**）一位 DSA 阳性伴 C4d 沉积的患者肝动脉分支中可见动脉炎➡，也存在细胞介导的排斥反应的特征

急性 AMR

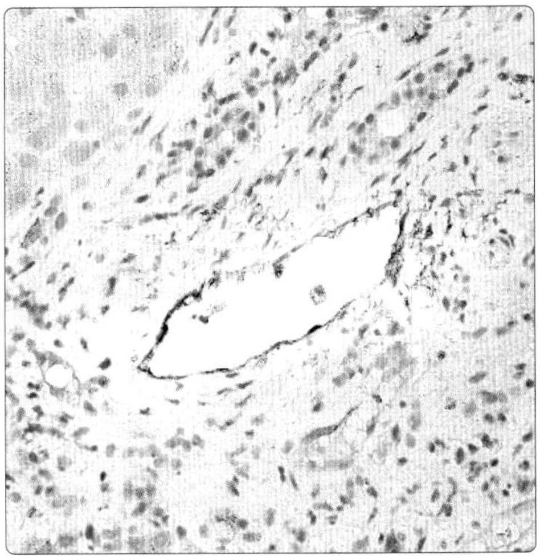

急性 AMR

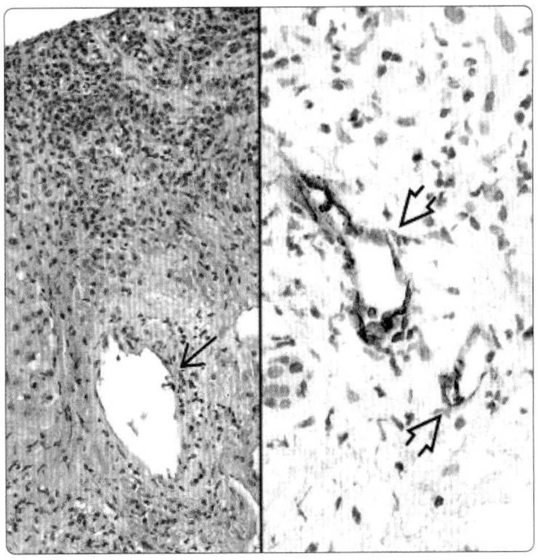

（**左图**）移植后 6 个月 DSA 阳性患者门管区微血管呈现 C4d 沉积。（**右图**）移植 1 年后，移植物活检显示急性 AMR。门管区以密集的浆细胞为主的炎细胞和微血管炎➡以及门管区微血管内皮细胞 C4d 沉积➡。DSA 阳性

慢性 AMR

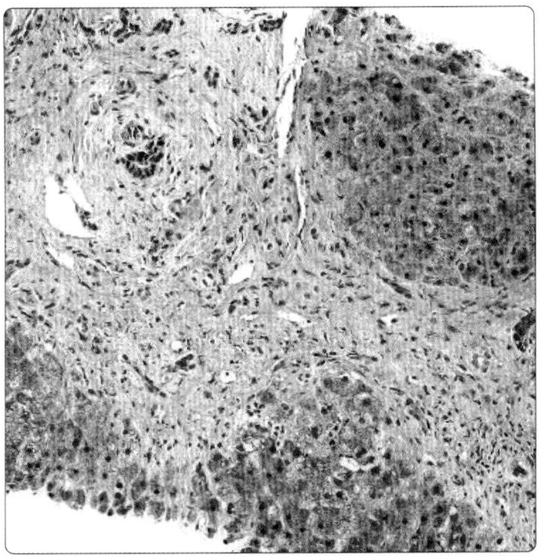

慢性 AMR 中 C4d 沉积

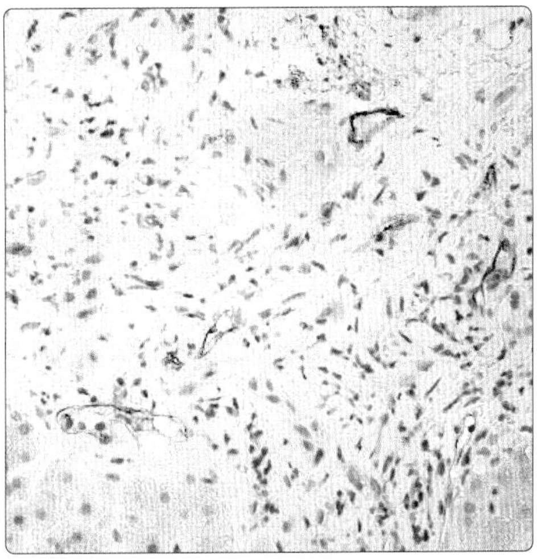

（**左图**）移植后 1 年零 1 个月活检诊断为急性 AMR，再次行移植物活检进行复查。门管区炎症明显减少，但出现门管区及门管区周围纤维化。（**右图**）活检中显示门管区微血管内皮细胞 C4d 沉积及门管区明显纤维化

◀▮▶ 慢性（胆管缺失性）排斥反应 ▮▶

要点

- **一、术语**
  - 慢性排斥（CR）
  - 呈现两种形式
    - 胆管减少
      - 移植物活检中最常见出现
    - 闭塞性（泡沫细胞）动脉病
      - 仅在大中型动脉中出现
- **二、显微镜下**
  - 早期 CR
    - 胆管上皮细胞非典型性，类似发育不良
    - 中央静脉周围肝细胞脱失
  - 晚期 CR
    - 泡沫细胞动脉病
      - 血管内膜下泡沫细胞形成导致管腔变窄

- 小叶间胆管丢失
- 胆管缺失性排斥反应
  - 检查 20 个门管区，> 50% 的门管区没有小叶间胆管
  - D-PAS 染色或 CK7 或 CK19 免疫组化染色可帮助鉴定胆管
- **三、主要鉴别诊断**
  - 缺血性胆道病
  - 复发性原发性胆汁性胆管炎
  - 复发性原发性硬化性胆管炎
  - 药物性肝病所致的胆管缺失综合征
- **四、诊断清单**
  - 以往发生严重或持续性 T 细胞介导的（急性细胞）排斥反应。

胆管减少

泡沫细胞动脉病

（**左图**）慢性胆管缺失性排斥反应病例的门管区内包含肝动脉➡和门静脉➡但没有小叶间胆管。（**右图**）慢性排斥反应中显示一个中等大小的肌性动脉内膜下泡沫细胞动脉病➡

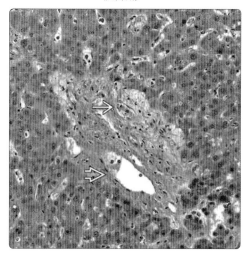
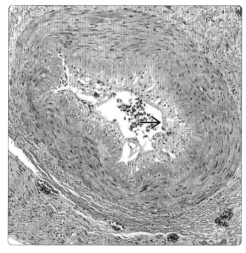

胆管减少

CK7

（**左图**）慢性排斥反应中D-PAS 染色显示小动脉➡和门静脉➡，但没有小叶间胆管。（**右图**）CK7 免疫组化染色门管区周围肝脏干细胞着色➡，但无小叶间胆管

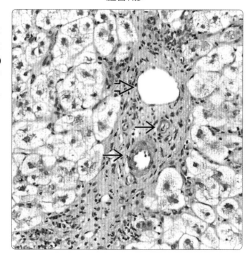
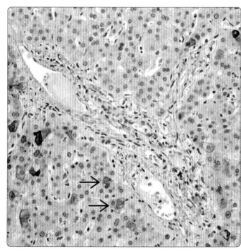

一、术语

（一）缩略语
- 慢性排斥（chronic rejection，CR）

（二）同义词
- 胆管缺失性排斥

（三）定义
- 呈现两种形式
  - 闭塞性（泡沫细胞）动脉病
    - 仅在大中型动脉中出现
  - 胆管减少
    - 移植物活检中最常见出现

二、病因 / 发病机制

免疫介导的同种异体移植物损伤
- 可能由严重或反复发作的 T 细胞介导（急性细胞）排斥反应进展形成
  - 导致小叶间胆管和（或）静脉和动脉血管内皮不可逆性损伤

三、临床问题

（一）表现
- 进行性黄疸和胆汁淤积型酶学升高
- 通常发生于移植后第 1 年
- 发生时间晚于 T 细胞介导的排斥反应

（二）治疗
- 早期 CR 可能会对强力的免疫抑制剂产生反应，如他克莫司、OKT3、霉酚酸酯或西罗莫司

（三）预后
- 通常对免疫抑制治疗无反应
- 经常需要再移植

四、镜下特征

组织学特征
- 早期 CR
  - 淋巴细胞性胆管炎
  - 胆管上皮细胞非典型性；类似于发育不良
  - 中央静脉周围肝细胞脱失
- 晚期 CR
  - 小叶间胆管缺失
  - 小叶间动脉消失
  - 血管内膜下泡沫细胞形成导致泡沫细胞动脉病伴管腔变窄
  - 门管区炎症通常会随着时间延长而减轻
  - 常见中央静脉周围肝细胞坏死或脱落
- 胆管缺失性排斥
  - ＞ 50% 的门管区内没有小叶间胆管
  - 需要对活检中＞ 20 门管区进行评估
    - 如果标本中门管区数量＜ 20 个，则可能需要进行连续活检
  - D–PAS 染色或 CK7 或 CK19 免疫组化染色可能有助于鉴定胆管缺失
  - 显著的胆汁淤积
  - 无胆管反应和门管区纤维性扩大
  - 晚期 CR 出现中央静脉周围纤维化并可进展至桥接纤维化

五、鉴别诊断

（一）缺血性胆道病
- 影像学检查可能会有帮助
- CR 通常缺乏继发性胆管变化，例如
  - 胆管反应
  - 铜染色阳性

（二）复发性原发性胆汁性胆管炎
- 小胆管病变，门管区炎和胆管反应
- 抗线粒体抗体阳性（AMA）

（三）复发性原发性硬化性胆管炎
- ERCP 的特征性表现
- 胆管硬化，胆管周围纤维化
- 门管区炎症伴胆管反应

（四）药物导致的胆管缺失综合征
- 已知会导致胆道减少的药物
  - 阿莫西林 / 克拉维酸盐（Augmentin）
  - 氯丙嗪
  - 苯妥英钠

六、诊断清单

（一）临床相关的病理特征
- 以往发生严重或持续的 T 细胞介导的（急性细胞）排斥

（二）病理学要点
- 多次活检发现小叶中央坏死和（或）胆汁淤积
  - 被认为是慢性排斥反应的警告信号
- 泡沫细胞动脉病
  - 通常发生在中动脉或大动脉
  - 移植物活检未累及时，很少会见到该病变

（王政禄 译 沈中阳 郑 虹 校）

参考文献

[1] Demetris AJ et al: 2016 comprehensive update of the Banff Working Group on Liver Allograft Pathology: introduction of antibody-mediated rejection. Am J Transplant. ePub, 2016

[2] Lefkowitch JH: Diagnostic issues in liver transplantation pathology. Clin Liver Dis. 6(2):555-70, ix, 2002

[3] Demetris A et al: Update of the International Banff Schema for Liver Allograft Rejection: working recommendations for the histopathologic staging and reporting of chronic rejection. An International Panel. Hepatology. 31(3):792-9, 2000

[4] Jones KD et al: Interpretation of biopsy findings in the transplant liver. Semin Diagn Pathol. 15(4):306-17, 1998

[5] Noack KB et al: Severe ductopenic rejection with features of vanishing bile duct syndrome: clinical, biochemical, and histologic evidence for spontaneous resolution. Transplant Proc. 23(1 Pt 2):1448-51, 1991

[6] van Hoek B et al: Recurrence of ductopenic rejection in liver allografts after retransplantation for vanishing bile duct syndrome. Transplant Proc. 23(1 Pt 2):1442-3, 1991

[7] Ludwig J et al: Persistent centrilobular necrosis in hepatic allografts. Hum Pathol. 21(6):656-61, 1990

移植肝复发性疾病
Recurrent Diseases in Liver Allograft

◀▪ 复发性乙型肝炎 ▪▶

一、临床问题
- 当前复发风险＜10%
- 由于建立了抗病毒治疗方案，供体肝脏极少进展至肝硬化
- 与暴发性乙型肝炎相比，移植术后慢性乙型肝炎引起的肝硬化复发率较低
- 移植时高病毒载量是复发的风险因素
- 目前治疗方案的预后良好

二、镜下特征
- 2～6周：组织学无显著特征
- 6周至6个月
  - 轻度急性小叶性肝炎伴散在嗜酸小体
  - 小叶炎症
  - Kupffer 细胞聚集

- ＞6个月
  - 慢性肝炎伴门管区炎症
  - 界面活性
  - 可能存在毛玻璃样肝细胞

三、辅助检查
- 抗 HBsAg 免疫组化染色显示感染病毒的细胞胞质阳性

四、主要鉴别诊断
- T 细胞介导的排斥反应
  - T 细胞介导的排斥反应门管区炎症伴有
    - 明显的嗜酸性粒细胞
    - 胆管损伤
    - 内皮炎
  - 除中央静脉周围外通常无明显的小叶炎症或坏死

早期复发性乙型肝炎

慢性复发性乙型肝炎

（左图）本病例是早期的复发性活动性乙型肝炎，以突出的小叶炎症为特征伴多量肝细胞凋亡 ➡，门管区炎症相对不明显 ➡。（右图）本病例表现为典型的复发性慢性乙型肝炎特征以密集的门管区炎和界板活性为特征 ➡

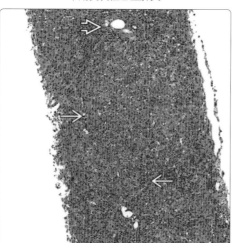
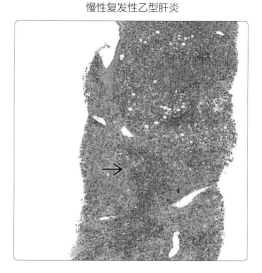

毛玻璃样肝细胞

HBsAg 免疫组化

（左图）在 HBV 感染中，细胞质细颗粒状伴外周空晕是毛玻璃样肝细胞的特征。（右图）HBsAg 免疫组织化学染色可用于凸显病毒感染的细胞

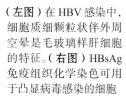
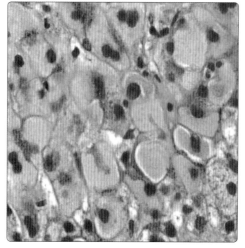
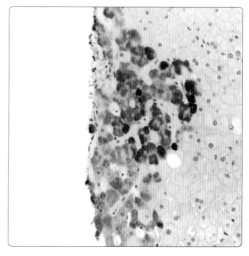

一、术语

缩略语

- 乙型肝炎病毒（HBV）
- 乙型肝炎病毒表面抗原（HBsAg）
- 乙型肝炎病毒核心抗原（HBcAg）

二、病因／发病机制

致病原

- 乙型肝炎病毒
  - 环状 DNA 病毒

三、临床问题

（一）流行病学

- 发生率
  - 20 世纪 80—90 年代，感染复发风险为 50%
  - 目前复发感染风险 < 10%
  - 与慢性乙型肝炎引起的肝硬化相比，暴发性乙型肝炎移植术后感染复发率较低
  - 移植时高病毒载量是复发的风险因素
  - 复发的其他风险因素包括：肝细胞癌，病毒前核心区和前 S 区突变，HBV 基因型为 C 和 D 型，以及高免疫抑制状态

（二）表现

- 通常无症状，常规实验室评估时发现肝功能检测指标升高

（三）治疗

- 药物
  - 移植前抗病毒治疗（替诺福韦、恩替卡韦、拉米夫定，阿德福韦等）± 抗乙肝免疫球蛋白
  - 移植后的抗病毒治疗用于预防复发

（四）预后

- 目前治疗方案的预后极佳

四、镜下特征

组织学特征

- 移植术后 2～6 周
  - 组织学特征不明显
  - 罕见肝细胞的胞质和胞核表达 HBcAg
- 移植术后 6 周至 6 个月
  - 轻度急性小叶性肝炎和散在嗜酸小体，小叶炎症、Kupffer 细胞聚集、轻微门管区炎症
  - 急性期少见毛玻璃样肝细胞
- 移植术后 > 6 个月
  - 慢性肝炎损伤模式，表现为门管区炎症、界板和小叶炎性活性以及进行性纤维化
  - 可见毛玻璃样肝细胞
  - 分级和分期系统可以使用，但没有移植相关的证据
- 弥漫性肝细胞水肿和脂肪变性见于极少数病毒高复制状态（脂肪性乙型肝炎）
- 罕见的纤维化胆汁淤积性肝炎具有显著的肝细胞气球样变性、胆管反应、胆汁淤积和纤维化

五、辅助检查

免疫组化染色

- HBsAg 证明病毒感染细胞内的细胞质阳性
- HBcAg（细胞核和细胞质着色）可以凸显病毒复制活跃的细胞

六、鉴别诊断

（一）T 细胞介导的排斥反应

- T 细胞介导的排斥反应表现为门管区炎症伴显著的嗜酸性粒细胞浸润、胆管损伤和静脉内皮炎
- 除中央静脉周围区域以外，通常无明显的小叶炎症或坏死

（二）其他类型的慢性肝炎

- 需进行血清学检测以排除其他类型的慢性病毒性肝炎或自身免疫性肝炎（浆细胞性肝炎）

七、诊断清单

（一）临床相关的病理特征

- 通常引起轻度的移植物功能障碍；纤维化胆汁淤积性肝炎会导致移植物快速纤维化和移植物衰竭

（二）病理学要点

- 移植后的移植物活检时间对于移植后乙型肝炎病毒复发的评估至关重要
- 对活动性 HBV 的复制血清学证据有帮助
- 毛玻璃样肝细胞是慢性 HBV 感染的特征，但也见于少数使用某些药物治疗的病例中

（王政禄 蔡文娟 译 沈中阳 宋红丽 校）

参考文献

[1] Terrault NA et al: AASLD guidelines for treatment of chronic hepatitis B. Hepatology. 63(1):261-83, 2016

[2] Yataco M et al: Long term survival and complications after liver transplantation in patients with chronic hepatitis B. Ann Transplant. 15(2):27-34, 2010

[3] Beckebaum S et al: Predictive factors of outcome in patients transplanted for hepatitis B. Transplantation. 87(6):872-81, 2009

[4] Mani H et al: Liver biopsy findings in chronic hepatitis B. Hepatology. 49(5 Suppl):S61-71, 2009

[5] Papatheodoridis GV et al: Current management of hepatitis B virus infection before and after liver transplantation. Liver Int. 29(9):1294-305, 2009

[6] Faria LC et al: Hepatocellular carcinoma is associated with an increased risk of hepatitis B virus recurrence after liver transplantation. Gastroenterology. 134(7):1890-9; quiz 2155, 2008

[7] Gane EJ et al: Lamivudine plus low-dose hepatitis B immunoglobulin to prevent recurrent hepatitis B following liver transplantation. Gastroenterology. 132(3):931-7, 2007

[8] Thung SN: Histologic findings in recurrent HBV. Liver Transpl. 12(11 Suppl 2):S50-3, 2006

[9] Phillips MJ et al: Post-transplant recurrent hepatitis B viral liver disease. viralburden, steatoviral, and fibroviral hepatitis B. Am J Pathol. 140(6):1295-308, 1992

[10] Demetris AJ et al: Recurrent hepatitis B in liver allograft recipients. Differentiation between viral hepatitis B and rejection. Am J Pathol. 125(1):161-72, 1986

◀▣▶ 复发性丙型肝炎 ◀▣▶

一、临床问题
- 移植前应用抗病毒药物可显著降低丙型病毒性肝炎复发率
  - 未经治疗的患者，移植后普遍存在移植物再感染
    - 预后与许多因素有关，包括供体 / 受体的年龄、供体肝脏是否存在脂肪变性、术后 12 个月纤维化、T 细胞介导的排斥反应、免疫抑制和病毒基因型

二、镜下特征
- HCV 复发的典型表现
  - 2～6 个月：轻度急性肝炎的特征
  - > 6 个月：慢性肝炎伴门管区炎症和界板及小叶炎症活动性
- 丙型病毒性肝炎伴 T 细胞介导的排斥反应

- 大多数 HCV 复发病例只有轻微的排斥反应特征
  - 至少出现中度排斥反应的应考虑进行治疗
- 丙型病毒性肝炎中浆细胞性肝炎
  - 浆细胞浸润 > 30%
  - 可能是变异的 T 细胞介导的排斥反应或新发自身免疫性肝炎
- 丙型病毒性肝炎的治疗
  - 尽管取得了持续的病毒学应答，但 HCV 肝炎的组织学特征（坏死性炎症活动）会持续存在
  - 部分患者会出现肝组织进行性纤维化

三、主要鉴别诊断
- T 细胞介导的排斥反应
  - > 50% 的胆管和（或）中央静脉损伤
  - 静脉周围炎症不是丙型病毒性肝炎复发的特征

丙型病毒性肝炎复发早期

门管区淋巴细胞浸润

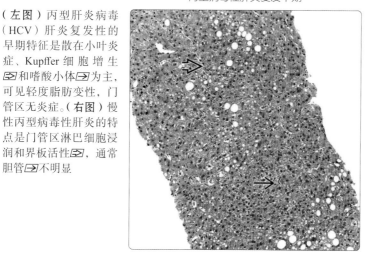
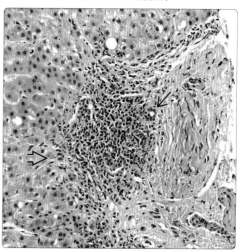

（左图）丙型肝炎病毒（HCV）肝炎复发性的早期特征是散在小叶炎症、Kupffer 细胞增生➡和嗜酸小体➡为主，可见轻度脂肪变性，门管区无炎症。（右图）慢性丙型病毒性肝炎的特点是门管区淋巴细胞浸润和界板活性➡，通常胆管➡不明显

基因 3 型 HCV 中脂肪变性

门管区周围纤维化（三色染色法）

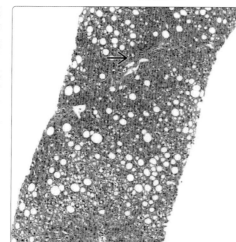
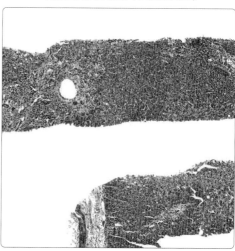

（左图）因基因 3 型 HCV 导致丙肝肝硬化的移植患者，在发展为慢性肝炎前，往往存有明显的脂肪变性，注意此处门管区模糊➡。（右图）移植 1 年后肝脏活检显示门管区周围纤维化。尽管使用干扰素和利巴韦林治疗，患者还是在术后第三年发展成肝硬化

一、术语

(一)缩略语
- 丙型肝炎病毒(HCV)
- 直接抗病毒药(DAA)
- 持续病毒学应答(SVR)

(二)同义词
- T细胞介导的排斥反应(TCMR),急性细胞性排斥反应(ACR)

(三)定义
- SVR
  - 抗病毒治疗12~24周后,血清中未检测出 HCV RNA

二、病因/发病机制

致病原
- 丙型肝炎病毒
  - 单链 RNA 病毒

三、临床表现

(一)特点
- 未经处理的患者,移植后普遍存在移植物再感染
  - 大多数患者术后1年内无症状
  - 转氨酶水平升高
    - 通常为再感染的首要指征

(二)自然史
- 大部分中心通过常规肝脏活检监测 HCV 复发
  - 标准检测方案为术后6个月、1年以及随后的每年进行肝脏活检
  - 若肝功能检查出现异常升高需进行肝脏活检
- 患者纤维化程度差异很大
  - 治疗方法的确定取决于诸多因素

(三)治疗
- 药物
  - 目前大多数患者在移植前已接受 DAA 治疗
    - 移植后也普遍应用 DAA 治疗
  - 以往移植前、后应用利巴韦林和干扰素治疗丙型病毒性肝炎

(四)预后
- 接受 DAA 治疗患者90%以上获得 SVR
- 未经治疗或治疗失败则预后不同,并且与诸多影响因素有关
  - 临床因素
    - 供者与受者的年龄
    - 移植前 HCV RNA 水平
    - HCV 基因型
    - 免疫抑制剂的类型和浓度
    - 肝脏的保存损伤
    - 重叠代谢综合征
    - 巨细胞病毒感染
  - 病理因素

- 供肝脂肪变性
- 炎症坏死程度
- 移植后1年肝脏纤维化程度
- 发生 TCMR 的严重程度和次数
- 肝组织铁含量
- 胆汁淤积/肝细胞气球样变
- 复发性 HCV 在移植后可能更具侵袭性
  - 20%~30%的未经治疗患者在移植后五年(快速进展)出现进展的纤维化(桥接或肝硬化)
  - 50%~70%的未经治疗患者在移植后10年发生为肝硬化

四、镜下特征

组织学特征
- 典型 HCV 复发
  - 移植后2~6个月(移植物再感染)
    - 急性肝炎的特征
      - 少量或轻度门管区炎症
      - 轻度小叶结构紊乱
      - 散在嗜酸小体
      - Kupffer 细胞聚集
      - 轻度小叶炎症
    - 肝细胞轻度脂肪变性
    - 此阶段 HCV RNA 水平可能很高
    - 移植前丙型肝炎病毒载量高,有证据表明移植后1周就可出现复发
  - 移植后6个月(慢性移植物损伤)
    - 门管区炎(±淋巴细胞聚集)为特征,伴界面活性和小叶炎症
    - 灶性胆管淋巴细胞浸润(Poulsen 病变)
      - 避免与 TCMR 混淆
    - 肝细胞轻度脂肪变性
    - 丙型肝炎慢性期,可能需要谨慎评估分级和分期
      - 在移植后这些分级和分期标准系统没有得到验证
    - 慢性丙型肝炎进展过程中 HCV RNA 水平降低
- HCV 基因3型
  - 进展为慢性肝炎之前可能出现明显的脂肪变性甚至脂肪性肝炎的特点
- 纤维化胆汁淤积性肝炎
  - 快速进展的严重纤维化和移植物衰竭
  - 高病毒 HCV RNA 载量
  - 组织学特点类似肝外胆管梗阻
- 丙型肝炎和 TCMR
  - TCMR 合并 HCV 很难诊断
  - 大多数病例表现为复发性 HCV 特征伴轻度排斥反应特征,包括
    - 轻度胆管损伤
    - 局灶性内皮炎
    - 典型的慢性肝炎可有灶性小胆管淋巴细胞浸润
      - 不应被解释为排斥反应的特征
  - 出现中度以上 TCMR 特征可考虑增加免疫抑制剂
  - 一些病例存在丙肝病毒门管区特点和中央静脉周围

HCV 复发和 T 细胞介导排斥反应的组织学特征

特　征	复发性丙型肝炎	T 细胞介导排斥反应
门管区炎症	单个核细胞：淋巴细胞、淋巴细胞聚集	混合性炎细胞：嗜酸性粒细胞、淋巴细胞、中性粒细胞
胆管损伤	罕见淋巴细胞浸润胆管	混合性炎细胞浸润胆管
小叶间静脉内皮炎	罕见	常见
界面活性	常见	少见
嗜酸小体	常见	少见，中重度病例除外
中央静脉炎	少见	与特征性门管区病变合并，见于小叶中央性排斥反应
脂肪变性	常见，多见于基因 3 型	少见
纤维化	可见 / 常见	通常没有纤维化

炎（小叶中央型 TCMR）
- 两者同时存在时，＞ 50% 的中央静脉出现明确的静脉内皮炎时考虑为排斥反应
- HCV 感染中的浆细胞性肝炎
  ○ 定义为浸润炎细胞中浆细胞比例 ≥ 30% 的肝炎
  ○ 表现为门管区丰富的浆细胞浸润伴显著界面活性
  ○ 常见中央静脉周围炎伴肝细胞坏死和显著的浆细胞浸润
  ○ 见于接受 HCV 治疗（干扰素和利巴韦林）和血清 HCV RNA 阴性患者
    - 提示 HCV 治疗可引起肝炎
  ○ 部分病例与缺乏 HCV 治疗相关
  ○ 与自身抗体（ANA、ASMA 等）有关，免疫球蛋白升高，免疫抑制不佳
  ○ 强化免疫抑制治疗（避免使用类固醇）可改善效果
- 治疗的丙型病毒性肝炎
  ○ 尽管在应用直接抗病毒药后可表现持续病毒学应答，但丙型病毒性肝炎的组织学特征常持续存在
    - 常见活动的坏死性炎症
    - 一些患者出现进展性纤维化

五、鉴别诊断

（一）T 细胞介导的排斥反应
- 丙型肝炎复发和 TCMR 的鉴别诊断是肝脏移植病理学的主要挑战
- 有利于 TCMR 的特征
  ○ 门管区活化淋巴细胞和嗜酸性粒细胞混合性炎细胞浸润
  ○ 显著的小叶间静脉内皮炎和胆管炎细胞浸润
  ○ 中央静脉周围炎伴肝细胞损伤不是 HCV 感染的特征
- 典型的排斥反应表现为组织损伤更广泛
  ○ 轻度排斥反应表现为 50% 的胆管应受到损伤，或大于 50% 的中央静脉应有炎症和肝细胞水肿
  ○ 中度和重度排斥反应会引起更严重的肝脏损伤
- TCMR 通常出现低病毒 RNA 载量

（二）胆道梗阻
- 门管区水肿和胆管中性粒细胞浸润为特征
- 更常见混合性细胞浸润，偶有小叶间静脉内炎和胆管损伤，类似于 TCMR

六、诊断清单

（一）临床相关的病理特征
- 炎性坏死和纤维化程度可预测 HCV 复发的严重程度
- 肝活检在区分 HCV 复发和其他原因的移植物功能障碍中起关键作用
- 病理学家在 HCV 感染中诊断 TCMR 时应谨慎
  ○ 严重的 HCV 复发患者增加免疫抑制会导致移植失败

（二）病理学要点
- 早期 HCV 复发缺乏以门管区为主的炎症
  ○ 通常只有散在的嗜酸小体
- HCV RNA 高载量背景下诊断 TCMR 需特别谨慎

（王政禄　蔡文娟　译　沈中阳　宋红丽　校）

参考文献

[1] Whitcomb E et al: Biopsy specimens from allograft liver contain histologic features of hepatitis C virus infection after virus eradication. Clin Gastroenterol Hepatol. ePub, 2017

[2] Rahimi RS et al: Post-liver transplant hepatitis C therapy. Curr Treat Options Gastroenterol. 13(2):249-58, 2015

[3] Pearlman BL et al: Sustained virologic response to antiviral therapy for chronic hepatitis C virus infection: a cure and so much more. Clin Infect Dis. 52(7):889-900, 2011

[4] Demetris AJ: Evolution of hepatitis C virus in liver allografts. Liver Transpl. 15 Suppl 2:S35-41, 2009

[5] Demetris AJ et al: Plasma cell hepatitis in liver allografts: Variant of rejection or autoimmune hepatitis? Liver Transpl. 14(6):750-5, 2008

[6] Banff Working Group et al: Liver biopsy interpretation for causes of late liver allograft dysfunction. Hepatology. 44(2):489-501, 2006

[7] Demetris AJ et al: Recurrent hepatitis C in liver allografts: prospective assessment of diagnostic accuracy, identification of pitfalls, and observations about pathogenesis. Am J Surg Pathol. 28(5):658-69, 2004

[8] Greenson JK et al: Histologic progression of recurrent hepatitis C in liver transplant allografts. Am J Surg Pathol. 20(6):731-8, 1996

轻度复发性丙型病毒性肝炎

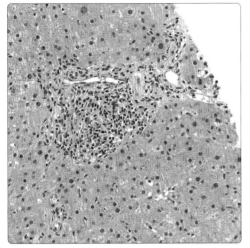

叠加的 T 细胞介导排斥反应

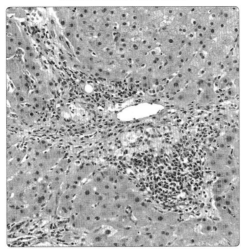

（左图）移植后 15 个月，因肝功能指标升高而进行肝活检显示，门管区炎症（门管区淋巴细胞浸润，轻度界面活性）是轻度丙型病毒性肝炎复发的特点。（右图）然而，同样的活检也有叠加了 T 细胞介导的排斥反应特征，因为全部中央静脉有静脉周围炎伴肝细胞损伤。浸润物中混杂有淋巴细胞、嗜酸性粒细胞和散在的浆细胞

治疗后丙型病毒性肝炎

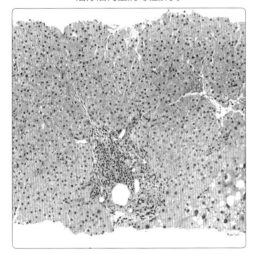

治疗后丙型病毒性肝炎

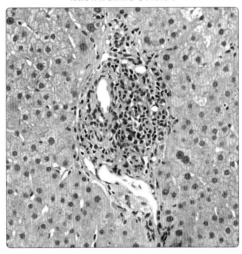

（左图）应用直接抗病毒药治疗后获得持续病毒学应答的 HCV 感染患者的肝活检，显示持续门管区轻度淋巴细胞浸润。（右图）另一例慢性丙型肝炎抗病毒治疗患者肝活检显示门管区轻度炎症，无纤维化

浆细胞性肝炎

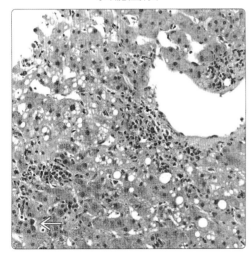

浆细胞性肝炎

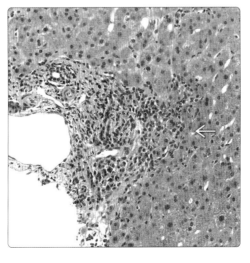

（左图）肝脏活检来自一位丙型肝炎肝移植术后早期的患者。尽管病毒载量较低，但患者 AST 和 ALT 水平开始上升。显示几乎所有中央静脉都存在以浆细胞为主的炎细胞浸润（浆细胞性肝炎）并伴有肝细胞损伤➡。（右图）来自同一活检组织的门管区有丰富的浆细胞浸润，也存在轻度的界面活动性炎症➡

Liver Transplantation

◀▐▶ 纤维化胆汁淤积型乙型或丙型肝炎 ◀▐▶

要点

一、病因 / 发病机制
- 认为是由于免疫反应受损所致的病毒直接细胞毒性效应

二、临床问题
- 通常发生在移植后 1 年内
- 由于先前发生 T 细胞介导的排斥反应，可发生在免疫抑制增加的情况下
- 实验室检测结果
  - 胆汁淤积特征，通常胆红素＞5mg/dl
  - AST/ALT 水平＞正常上限的 3～4 倍
  - 高病毒载量
- 预后不良：1 年内移植失败率＞90%

三、镜下特征
- 明显的毛细胆管和肝细胞胆汁淤积伴胆管反应

- 肝细胞气球样变性
- 门管区纤维化伴纤细的纤维间隔伸入窦腔
- 肝炎侵袭性评分系统可能有助于预测肝炎复发的侵袭性

四、主要鉴别诊断
- 胆管梗阻
  - 门管区水肿明显
  - 较轻的胆汁淤积和门静脉周围肝窦纤维化
  - 必须结合临床排除胆道梗阻
- 严重复发性丙型肝炎病毒（HCV）感染
  - 胆汁淤积通常不明显
  - 典型复发性 HCV 中很少见的门管区周围肝窦纤维化
  - 纤维化胆汁淤积性肝炎很难与活动性肝炎复发合并胆道梗阻进行鉴别

肝细胞气球样变和胆汁淤积

胆管反应

（左图）活检可见纤维化胆汁淤积型肝炎（FCH）的常见表现，包括肝细胞气球样变➡和胆汁淤积➡。（右图）门管区没有发炎；但在门管区周围有明显的胆管反应。注意肝细胞气球 / 肿胀的存在➡

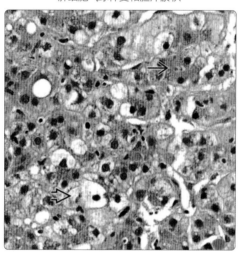
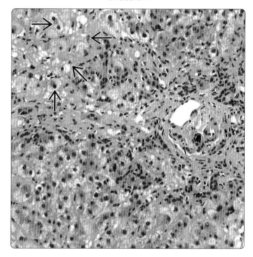

门管区炎症和胆管反应

门管区周围窦性纤维化

（左图）丙型肝炎病毒所致 FCH 患者的门管区显示门静脉炎症，伴有界面活动➡和胆管反应➡。（右图）三色染色显示 FCH 的纤维化与门管区周围窦性纤维化相当独特

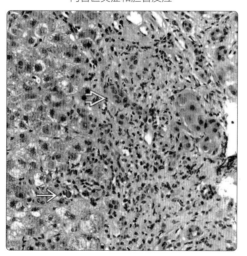
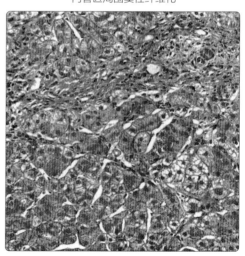

一、术语

（一）缩略语

- 纤维化胆汁淤积性肝炎（fibrosing cholestatic hepatitis，FCH）

（二）同义词

- 纤维性溶血性肝衰竭
- 纤维病毒性肝炎

（三）定义

- 严重的病毒相关胆汁淤积综合征与移植物快速衰竭相关

二、病因/发病机制

（一）致病原

- 乙型肝炎病毒
  - 目前由于有效的预防措施，很少发生
- 丙型肝炎病毒

（二）发病机制和关联

- 认为是由于免疫反应受损所致的病毒直接细胞毒性效应
- 与供者年龄有关
- 与病毒准种的差异有关

三、临床表现

（一）流行病学

- 相对罕见：丙型肝炎移植患者的发生率 < 2%
- 通常发生在移植术后 1 年内

（二）表现

- 可能发生在由于 T 细胞介导排斥反应而加强免疫抑制的背景下
- 可出现黄疸、肝性脑病、凝血功能障碍
- 实验室检测结果
  - 胆汁淤积，常伴胆红素 > 5mg/dl
    - 与其他 HCV 复发患者相比，碱性磷酸酶水平无差异
  - AST/ALT 水平 > 正常上限的 3～4 倍
  - 高病毒载量

（三）治疗

- 降低免疫抑制
- 抗病毒治疗
- 再次移植
  - 由于效果不佳通常不选择

（四）预后

- 较差：1 年内 > 90% 移植物衰竭

四、镜下特征

组织学特征

- 可见明显的毛细胆管和肝细胞胆汁淤积
- 肝细胞气球样变性
- 胆管反应
- 门管区周围纤维化，形成纤细的纤维间隔延展至肝窦内
- 有些病例仅有轻度的门管区炎症
- 肝炎侵袭性评分系统可能有助于预测肝炎复发的侵袭性
  - 特征

- 与胆道梗阻的胆管反应类似
- 大多数出现显著的肝细胞肿胀和气球样变性伴肝小叶结构紊乱
- 任何程度的胆汁淤积（包括至少局灶性毛细胆管胆汁淤积）
- 汇管区周围肝窦纤维化
  - 评分
    - 无以上四个特征：无活动性肝炎
    - 1～2 个特征：活动性 HCV 肝炎
    - 3～4 个特征：FCH
  - 肝炎活动性评分与生存率和移植物丢失有关

五、鉴别诊断

（一）胆道梗阻

- 显著的门管区水肿和轻度胆汁淤积以及少见的门管区周围肝窦纤维化
- 诊断纤维化胆汁淤积性肝炎之前，必须结合临床排除胆道梗阻

（二）重度 HCV 感染复发

- 可存在胆管反应和小叶结构紊乱
- 胆汁淤积通常不明显
- 在典型的 HCV 复发中，很少见轻度的汇管区周围肝窦纤维化
- 纤维化胆汁淤积性肝炎很难与活动性肝炎复发合并胆道梗阻进行鉴别

六、诊断清单

（一）临床相关的病理特征

- FCH 的诊断与移植物和患者生存率密切相关
- 与胆道梗阻的鉴别至关重要，需要结合临床和影像学

（二）病理学要点

- 肝细胞和毛细胆管胆汁淤积可能是 FCH 的早期特征，但容易被忽略
- 移植后超过 1 年，很少诊断 FCH
- HCV 复发时，过度诊断 T 细胞介导的排斥反应可能导致发生 FCH

（王政禄 蔡文娟 译 沈中阳 宋红丽 校）

参考文献

[1] Moreira RK et al: The Hepatitis Aggressiveness Score (HAS): a novel classification system for post-liver transplantation recurrent hepatitis C. Am J Surg Pathol. 37(1):104-13, 2013

[2] Verna EC et al: Cholestatic hepatitis C following liver transplantation: an outcome-based histological definition, clinical predictors, and prognosis. Liver Transpl. 19(1):78-88, 2013

[3] Gane EJ: The natural history of recurrent hepatitis C and what influences this. Liver Transpl. 14 Suppl 2:S36-44, 2008

[4] Xiao SY et al: Fibrosing cholestatic hepatitis: clinicopathologic spectrum, diagnosis and pathogenesis. Int J Clin Exp Pathol. 1(5):396-402, 2008

[5] Dixon LR et al: Early histological changes in fibrosing cholestatic hepatitis C. Liver Transpl. 13(2):219-26, 2007

[6] Taga SA et al: Cholestatic hepatitis C in liver allografts. Liver Transpl Surg. 4(4):304-10, 1998

[7] Davies SE et al: Hepatic histological findings after transplantation for chronic hepatitis B virus infection, including a unique pattern of fibrosing cholestatic hepatitis. Hepatology. 13(1):150-7, 1991

Liver Transplantation

◀▌· 复发性自身免疫性肝炎 ·▐▶

要点

一、临床特点
- 因自身免疫性肝炎（AIH）而肝移植的患者中 12% ～ 46% 复发
- 大多在移植后的 1 ～ 6 年复发
- 因复发性 AIH 而引发的移植物失功少见（约 6%）
- 复发的组织学表现早于临床和生化指标改变

二、镜下特征
- 门管区
  - 大量单个核细胞浸润
  - 丰富的浆细胞
  - 显著的界面活动
- 中央静脉
  - 中央静脉往往有炎症且伴有多量浆细胞
- 肝实质
  - 炎细胞（含浆细胞）簇状聚集

三、主要鉴别诊断
- 浆细胞肝炎（新发 AIH）
  - 组织学表现与 AIH 相似
  - 认为是排斥的一种形式
  - 常见于 HCV 而非 AIH 移植患者
  - 移植物丢失和（或）死亡高风险因素
- 慢性病毒性肝炎
  - 门管区大量炎细胞浸润伴界面炎
  - HBV 和 HCV 中浆细胞不明显
  - HBV 和 HCV 中界面活动不明显
- T 细胞介导的排斥反应
  - 混合性炎细胞浸润
  - 显著的胆管损伤
  - 显著的内皮炎

界面活动和嗜酸性小体

浆细胞浸润

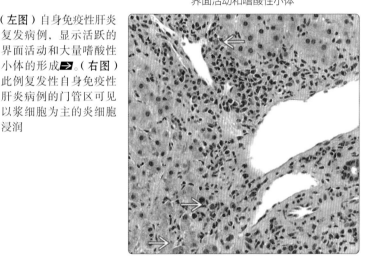
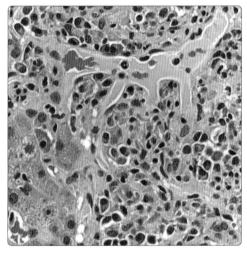

（左图）自身免疫性肝炎复发病例，显示活跃的界面活动和大量嗜酸性小体的形成➡。（右图）此例复发性自身免疫性肝炎病例的门管区可见以浆细胞为主的炎细胞浸润

肝实质塌陷

肝实质塌陷（三色染色）

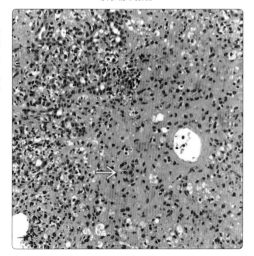
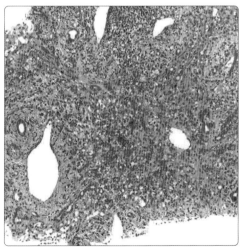

（左图）严重的复发性自身免疫性肝炎可见肝小叶性坏死，在塌陷的肝实质内可见簇状聚集的浆细胞➡。（右图）三色染色可以很好地区别肝实质的塌陷和纤维化

一、术语

缩略语

- 自身免疫性肝炎（AIH）
- T 细胞介导的排斥反应（TCMR），以往称为细胞性排斥反应

二、临床问题

（一）流行病学

- 因自身免疫性肝炎（AIH）行肝移植的患者中约 12%～46% 复发
  - 儿科病例更常见复发
- 复发的风险因素
  - 免疫抑制不足
  - 1 型 AIH
  - 移植前高 IgG 水平
  - 原有肝脏中 AIH 具有显著坏死性炎反应
    - 然而，因 AIH 引发的爆发性肝衰患者的复发风险较低

（二）表现

- 多数在术后 1～6 年内复发
- 复发的组织学表现早于临床和生化指标改变
- 诊断需要以下条件
  - 因 AIH 行肝移植
  - 转氨酶升高
  - 免疫球蛋白升高
  - 出现自身抗体：抗核抗体（ANA）、抗平滑肌抗体（ASMA）和（或）抗肝/肾微粒体抗体
    - 在肝移植术后患者，自身抗体出现相对不重要
  - 临床和组织学表现对加强免疫抑制剂有反应
  - 除外引发移植物失功的其他原因
  - 肝活检可见界面炎

（三）治疗

- 药物
  - 加强免疫抑制，包括皮质醇和硫唑嘌呤

（四）预后

- 因复发性 AIH 而引发的移植物失功少见（约 6%）
- 复发性 AIH 增加了发生急性/慢性排斥反应的风险

三、镜下特征

组织学特点

- 门管区
  - 多量单个核细胞浸润和丰富的浆细胞
  - 显著的界面活动
  - 可能出现内皮炎
  - 没有明确的胆管损伤
- 常见中央静脉炎和显著浆细胞浸润
- 肝实质
  - 包括浆细胞的炎细胞聚焦
  - 嗜酸性小体
  - 肝实质塌陷/坏死

- 未治疗可出现进展性纤维化
- 移植后没有适用的分期分级系统
  - 分期分级应慎重

四、鉴别诊断

（一）浆细胞性肝炎（新发自身免疫性肝炎）

- 组织学与 AIH 相似
- 界板炎和显著的浆细胞浸润
- 考虑为一种排斥类型
- 好发于非 AIH 行肝移植的患者，好发于儿童和使用干扰素-利巴韦林治疗 HCV 的患者
- 自身抗体滴度通常较高
- 公认是移植物丢失和患者死亡的高风险因素

（二）慢性病毒性肝炎

- 大量的门管区炎伴界面活动
- HBV 和 HCV 中浆细胞不显著
- HBV 和 HCV 中界面活动一般不显著
- 临床上，HBV 和 HCV 血清学阳性

（三）T 细胞介导的排斥反应

- 混合性炎细胞浸润，包括淋巴细胞、巨噬细胞、中性粒细胞和嗜酸性粒细胞
- 显著的胆管损伤
- 显著的内皮炎
- 可能出现小叶中央坏死伴淋巴细胞浸润
- 轻微小叶炎
- 无纤维化

五、诊断清单

病理学要点

- 肝活检对于诊断常常是必要的
- 丰富的浆细胞浸润有助于 AIH 复发和其他引发移植物失功原因的鉴别
- 组织学的复发要早于移植物功能障碍和临床症状
- 常常发生在移植后 1 年

（王政禄 蔡文娟 译 沈中阳 宋红丽 校）

参考文献

[1] Kerkar N et al: 'De novo' and 'recurrent' autoimmune hepatitis after liver transplantation: a comprehensive review. J Autoimmun. 66:17-24, 2016

[2] Fiel MI et al: Plasma cell hepatitis (de-novo autoimmune hepatitis) developing post liver transplantation. Curr Opin Organ Transplant. 17(3):287-92, 2012

[3] Liberal R et al: Autoimmune hepatitis after liver transplantation. Clin Gastroenterol Hepatol. 10(4):346-53, 2012

[4] Schreuder TC et al: Autoimmune liver diseases and recurrence after orthotopic liver transplantation: what have we learned so far? Transpl Int. 22(2):144-52, 2009

[5] Tripathi D et al: Autoimmune hepatitis and liver transplantation: indications, results, and management of recurrent disease. Semin Liver Dis. 29(3):286-96, 2009

[6] Banff Working Group et al: Liver biopsy interpretation for causes of late liver allograft dysfunction. Hepatology. 44(2):489-501, 2006

[7] Duclos-Vallée JC et al: A 10 year follow up study of patients transplanted for autoimmune hepatitis: histological recurrence precedes clinical and biochemical recurrence. Gut. 52(6):893-7, 2003

复发性原发性胆汁性胆管炎

要点

一、临床特征
- 移植后患病率逐年增加
- 30% ~ 50% 在 10 年内复发
- 常常在程序性活检中发现疾病复发
- 抗线粒体抗体阳性对 PBC 复发诊断意义不大
- 复发的风险因素
  - 男性供体
  - 免疫制剂减量
  - 活体供体
  - 预后极好，很少进展为肝硬化

二、镜下特征
- 与原有肝组织学相似
- 穿刺活检中特征性病变分布不均，存在正常门管区
- 胆管周围可见上皮样非坏死性肉芽肿
  - 如果出现是疾病复发的最佳证据

- 淋巴细胞性胆管炎
- 胆管逐渐消失可出现胆汁淤积

三、主要鉴别诊断
- T 细胞介导的排斥反应
  - 多数门管区受累
    - 与 PBC 复发不同
  - TCMR 常为混合性炎细胞浸润，可见明显的嗜酸性粒细胞
  - TCMR 中无肉芽肿性胆管损伤
- 慢性排斥反应
  - 常见于多次 TCMR 后
  - 慢性排斥反应中常见胆管发育不良
  - 淋巴细胞介导的胆管损伤不明显
  - 慢性排斥中无肉芽肿性胆管损伤

淋巴细胞性胆管炎

淋巴细胞性胆管炎，胆管周围肉芽肿

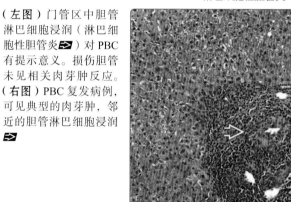
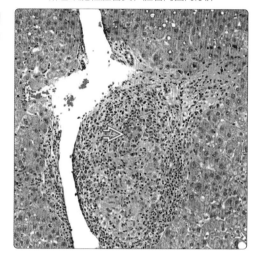

（左图）门管区中胆管淋巴细胞浸润（淋巴细胞性胆管炎➡）对 PBC 有提示意义。损伤胆管未见相关肉芽肿反应。（右图）PBC 复发病例，可见典型的肉芽肿，邻近的胆管淋巴细胞浸润➡

门管区混合性炎细胞浸润

小叶内肉芽肿

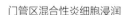
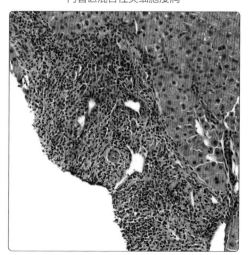
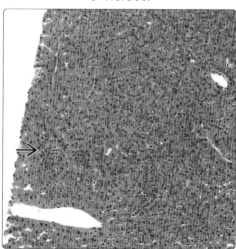

（左图）本例复发性原发性胆管炎未见肉芽肿，浸润炎细胞中可见散在的嗜酸性粒细胞。提示可能是 T 细胞介导的排斥反应；然而，患者完成移植手术已有 8 年，其他门管区未显示混合性炎细胞浸润。（右图）除了在邻近损伤胆管可见门管区肉芽肿外，肝小叶内可见到散在的小叶肉芽肿➡

一、术语

（一）缩略语

- 原发性胆汁性胆管炎（PBC）
  - 以往称为原发性胆汁性肝硬化

（二）定义

- 复发性自身免疫性疾病，小叶间胆管、间隔胆管受累

二、临床特点

（一）流行病学

- 随移植后时间发病率逐渐增加
  - 移植后 1 年内复发少见
  - 5 年内 10%～30% 复发
  - 10 年内 30%～50% 复发

（二）临床表现

- 大多数疾病复发是在程序性活检中发现
- 疾病进展可导致慢性胆汁淤积
  - 黄疸
  - 皮肤瘙痒
  - 黄色瘤
- 复发的风险因素
  - 男性供体
  - 免疫抑制剂减量
  - 亲体肝移植
    - 提示与供体遗传因素有关

（三）实验室检查

- 轻度胆汁淤积性生化改变（例如，碱性磷酸酶、谷氨酰转移酶和胆红素升高）
- 抗线粒体抗体阳性对诊断意义不大

（四）治疗

- 药物
  - 熊去氧胆酸

（五）预后

- 预后极好，很少进展为肝硬化

三、镜下特征

组织学特征

- 组织学表现与原有肝脏表现一致
  - 病变可能分布不均，存在正常门管区
- 门管区炎程度不等的淋巴浆细胞浸润
- 淋巴细胞性胆管炎
- 胆管周围上皮样非坏死性肉芽肿
  - 可能局灶发生
  - 出现高度考虑疾病复发
- 多灶性小叶炎
- 肝小叶内罕见肉芽肿
- 胆管逐渐消失可出现胆汁淤积

- 门管区周围肝细胞肿胀
- 可见 Mallory-Denk 小体
- 组织化学染色显示铜沉积
  - 罗丹宁染色
  - 地衣红染色
- 可见胆管反应
  - 免疫组化染色显示 CK7 阳性

四、鉴别诊断

（一）T 细胞介导的排斥反应

- 淋巴细胞介导的胆管损伤
- 累及多数门管区
  - 与 PBC 斑驳分布不同
- TCMR 中炎细胞更混杂，常见嗜酸性粒细胞
- TCMR 中无肉芽肿性胆管损伤
- PBC 患者碱性磷酸酶逐渐升高
  - TCMR 患者升高更为迅速

（二）慢性排斥反应

- 复发性 PBC 和慢性排斥反应均导致胆管丢失
  - 两者鉴别相对容易
- 常伴有多次发生的 TCMR
- 胆管发育不良更为突出
- 淋巴细胞介导的胆管损伤不显著
- 无肉芽肿性胆管损伤

五、诊断清单

（一）临床病理学特点

- PBC 复发必须与其他引起胆汁淤积生化指标变化的疾病鉴别，特别是慢性排斥反应
- PBC 复发对移植物存活率影响有限
  - 预后极好

（二）病理学要点

- 肉芽肿性胆管损伤在适当的临床背景下具有诊断意义

（王政禄 蔡文娟 译 沈中阳 宋红丽 校）

参考文献

[1] Carbone M et al: Liver transplantation in PBC and PSC: indications and disease recurrence. Clin Res Hepatol Gastroenterol. 35(6-7):446-54, 2011

[2] Adeyi O et al: Liver allograft pathology: approach to interpretation of needle biopsies with clinicopathological correlation. J Clin Pathol. 63(1):47-74, 2010

[3] Silveira MG et al: Recurrent primary biliary cirrhosis after liver transplantation. Am J Transplant. 10(4):720-6, 2010

[4] Hytiroglou P et al: Recurrence of primary biliary cirrhosis and development of autoimmune hepatitis after liver transplant: a blind histologic study. Hepatol Res. 39(6):577-84, 2009

[5] Li KK et al: Recurrent nonviral liver disease following liver transplantation. Expert Rev Gastroenterol Hepatol. 3(3):257-68, 2009

[6] Abraham SC et al: Histologic abnormalities are common in protocol liver allograft biopsies from patients with normal liver function tests. Am J Surg Pathol. 32(7):965-73, 2008

[7] Banff Working Group et al: Liver biopsy interpretation for causes of late liver allograft dysfunction. Hepatology. 44(2):489-501, 2006

[8] Neuberger J: Recurrent primary biliary cirrhosis. Liver Transpl. 9(6):539-46, 2003

◄◄ 复发性原发性硬化性胆管炎 ►►

要点

一、临床特征
- PSC 发病率在 6% ～ 60%
- 多数病例发生在移植 1 年以后
- 常有反复发作的胆管炎
- 风险因素
  - 移植时患有活动性炎性肠病
  - 移植时患有克罗恩病
  - 预后良好，5 年生存率 > 80%

二、影像学特征
- MRCP 或 ERCP 显示多灶性非吻合口胆管狭窄

三、镜下特征
- 特征性慢性胆管梗阻
  - 中性粒细胞性胆管反应
  - 胆汁淤积
    - 显著的门管区周围肝细胞浊肿 / 气球样变（黄色

瘤样改变 / 羽毛样变性）
    - 铜沉积
  - 胆管消失
  - 进展性纤维化
- "洋葱皮样"纤维化、纤维闭塞性病变少见
  - 出现则支持为 PSC

四、主要鉴别诊断
- 慢性排斥反应
  - 特征性胆管发育不良
  - 常见胆汁淤积
  - 胆管反应不常见
- 手术后胆管狭窄
  - 手术术后晚期出现吻合口以外的胆管狭窄，支持 PSC 复发

中性粒细胞性胆管反应

胆管丢失和胆汁淤积

（左图）PSC 受累区域中可见显著胆管反应伴中性粒细胞浸润，此特征提示胆管梗阻。（右图）随时间延长，该区域胆管消失伴胆汁淤积，特征性的肝细胞浊肿 ± Mallory–Denk 小体 ➡

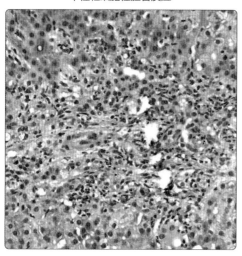
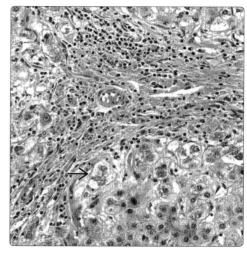

纤维闭塞性病变

"洋葱皮"样纤维化

（左图）PSC 中，纤维化结节是纤维闭塞性损伤的特征➡，提示为一个闭塞的胆管。（右图）PSC 中罕见的中等大小胆管洋葱皮样改变➡，这种病变高度提示 PSC 复发

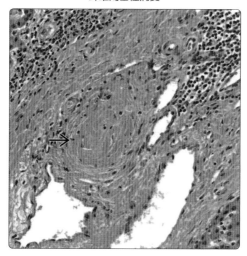
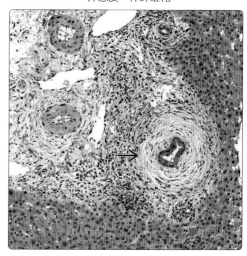

一、术语

（一）缩略语
- 原发性硬化性胆管炎（PSC）

（二）定义
- 先天性胆管树破坏，常常伴发炎性肠病

二、临床特征

（一）流行病学
- PSC 复发率
  - 约 25%，范围 6%～60%
- 常发生在移植后 1 年
  - 中位时间：移植后 4.6 年

（二）表现
- 反复发作的胆管炎
- 胆道狭窄和与其相关的胆汁淤积性生化表现
  - 最常见于移植后 90 天
- PSC 复发高危因素
  - 移植时活动性炎性肠病
  - 移植时存在克罗恩病
  - CMV 感染
  - 男性
  - 扩大标准的供体
  - 高水平的免疫抑制

（三）治疗
- 12% 需要再次移植，高于 PBC 复发

（四）预后
- 通常较好
  - 与非 PSC 患者相比，PSC 复发不影响患者生存
  - 移植后 5 年生存率为 80%
- 复发加重炎性肠病

三、影像学特征

放射影像发现
- MRCP 或 ERCP
  - 多灶性非吻合口狭窄
    - 肝内肝外胆管均可受累
    - 正常和扩张段胆管交替出现

四、镜下特征

组织学特征
- 慢性胆道梗阻特征
  - 胆管反应伴中性粒细胞浸润
    - 中性粒细胞胆管腔内聚集（急性胆管炎）提示细菌感染（逆行性胆管炎）
  - 胆汁淤积
    - 显著门管区周围肝细胞肿胀 / 气球样变（假黄色瘤样病变 / 羽毛状变性）
    - 可有 Mallory-Denk 小体
    - 铜沉积
  - 胆管缺失

- 进展性纤维化
  - 胆管型纤维化所致不规则结节
    - 活检中分布不均，取决于涉及的胆管
- 罕见"洋葱皮"样纤维化及纤维闭塞性病变
  - 出现高度提示 PSC 复发
  - 很少见于其他病变，例如肝动脉血栓形成
- 大胆管（移植肝）显示
  - 溃疡
  - 胆泥
  - 淋巴细胞质细胞浸润
- 微小胆管胆汁淤积见于晚期

五、鉴别诊断

（一）慢性排斥
- 移植后 1 年内发生
- 常见于先前发生过急性排斥反应
- 常出现胆汁淤积
- 胆管反应不常见
- 特征表现 – 胆管发育不良
  - 细胞质嗜酸变性
  - 细胞核增大，多核细胞
  - 细胞核间距不均一
  - 细胞失去极相
- 慢性排斥反应很少出现进展性纤维化，除中央静脉周围

（二）手术后胆道现狭窄
- 远离手术吻合口部位的胆管狭窄提示 PSC
- 术后晚期出现胆道狭窄提示 PSC 复发
- 纤维闭塞性病变和"洋葱皮"样病变在术后胆道狭窄中不出现

（三）肝动脉血栓形成
- 导致胆管坏死和狭窄
- 常见小叶中央肝细胞气球样变 / 坏死

（四）小肝综合征
- 门静脉血流增加，肝动脉血流减少
- 由于动脉血流减少导致胆管受损
- 常见门管区周围肝细胞坏死

（王政禄 蔡文娟 译 沈中阳 宋红丽 校）

参考文献

[1] Fosby B et al: Recurrence and rejection in liver transplantation for primary sclerosing cholangitis. World J Gastroenterol. 18(1):1-15, 2012

[2] Adeyi O et al: Liver allograft pathology: approach to interpretation of needle biopsies with clinicopathological correlation. J Clin Pathol. 63(1):47-74, 2010

[3] Alabraba E et al: A re-evaluation of the risk factors for the recurrence of primary sclerosing cholangitis in liver allografts. Liver Transpl. 15(3):330-40, 2009

[4] Banff Working Group et al: Liver biopsy interpretation for causes of late liver allograft dysfunction. Hepatology. 44(2):489-501, 2006

[5] Demetris AJ: Distinguishing between recurrent primary sclerosing cholangitis and chronic rejection. Liver Transpl. 12(11 Suppl 2):S68-72, 2006

[6] Maheshwari A et al: Long-term outcome of liver transplantation in patients with PSC: a comparative analysis with PBC. Am J Gastroenterol. 99(3):538-42, 2004

[7] Vera A et al: Risk factors for recurrence of primary sclerosing cholangitis of liver allograft. Lancet. 360(9349):1943-4, 2002

[8] Graziadei IW et al: Recurrence of primary sclerosing cholangitis following liver transplantation. Hepatology. 29(4):1050-6, 1999

复发性脂肪性肝病

要点

一、临床问题
- 酒精性肝硬化肝移植患者中有 10% ～ 30% 的患者恢复饮酒
  - 但很少进展为严重疾病
- 非酒精性脂肪性肝病的复发在不同的研究中差异很大
  - 术后 1 年内有 15% ～ 60% 的患者出现复发性脂肪性肝病
- 预后良好
  - 仅有 5% ～ 10% 的复发患者进展为肝硬化

二、显微镜下
- 脂肪变性＞ 5% 是诊断脂肪性肝病的重要依据
  - 脂肪变性可以是大泡状或小泡状
  - 微泡状脂肪变性不计入总体脂肪变性的百分比
- 诊断脂肪性肝炎通常需要
  - 脂肪变性＞ 5%
  - 小叶炎症
  - 气球样变性

三、主要鉴别诊断
- 复发性基因 3 型丙型肝炎（HCV）
  - 可能出现明显脂肪变性
  - 与病毒载量和 HCV 基因分型相关
- 新发脂肪性肝炎
  - 组织学与复发性脂肪肝病没有区别
  - 必须了解移植前的肝病情况

（左图）复发性脂肪性肝病病例，可见大泡状和小泡状脂肪变性→，未见肝细胞气球样变性。**（右图）**复发性脂肪性肝炎的病例中有显著的气球样变性→

脂肪变性

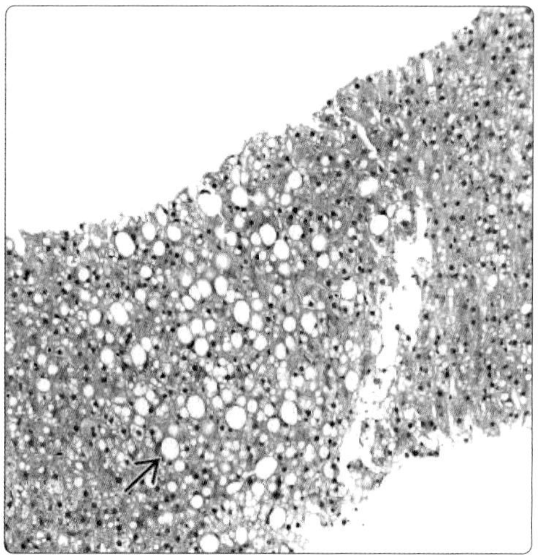

气球样变性

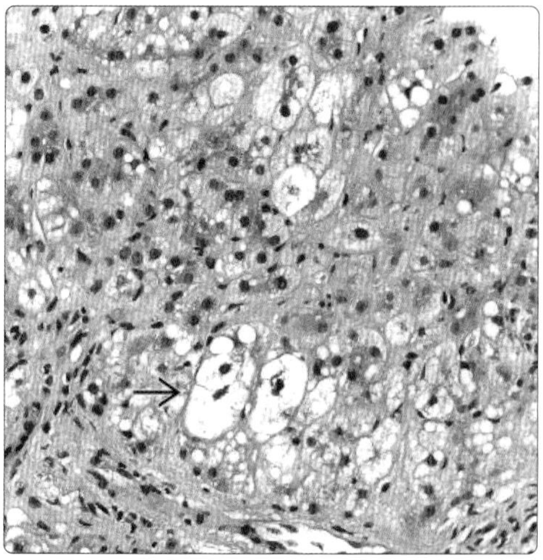

（左图）一些反复发作的脂肪性肝炎会出现轻度的门管区炎症，不要误认为慢性肝炎或急性排斥反应。**（右图）**在这个复发性脂肪性肝病中，纤维化比较明显并围绕气球样变性的肝细胞，其内可见一些 Mallory-Denk 小体→

轻度门管区炎症

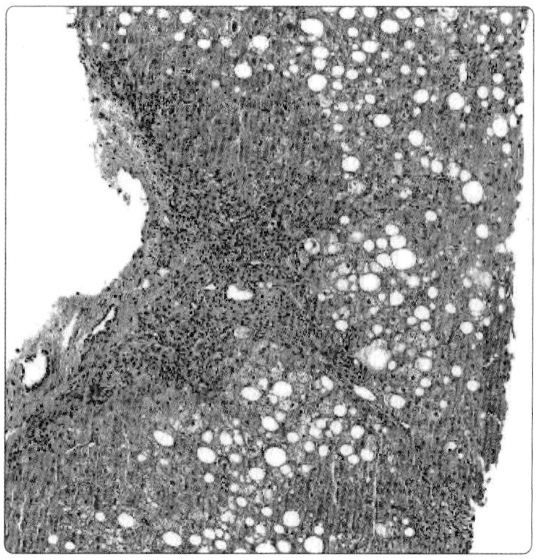

肝窦纤维化（三色染色）

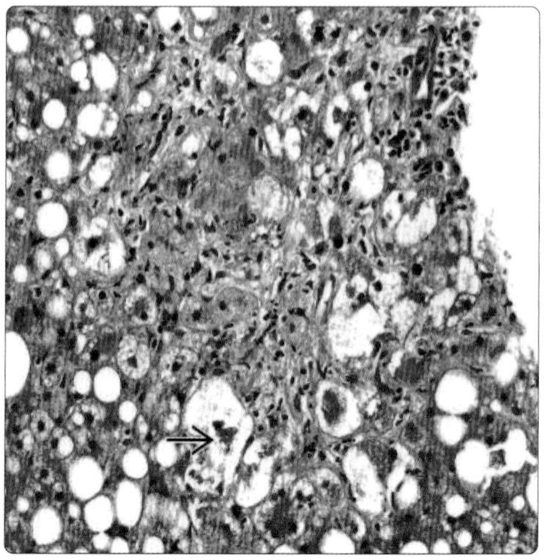

一、术语

（一）缩略语
- 非酒精性脂肪肝（NAFLD）
- 非酒精性脂肪性肝炎（NASH）
- 酒精性肝病（ALD）
- 酒精性脂肪性肝炎（ASH）
- 丙型肝炎病毒（HCV）

（二）定义
- 慢性肝病的特征
  - 脂肪变性
  - 肝细胞气球样变性
  - 进行性纤维化

二、病因／发病机制

风险因素
- 酒精
- 代谢综合征
- 肥胖
- 药物

三、临床问题

（一）流行病学
- 发病率
  - ALD
    - 酒精性肝硬化 LT 患者中有 10%～30% 的患者恢复饮酒
  - 非酒精性肝病
    - 在不同研究中复发率差异很大
      - 术后 1 年内有 15%～60% 的患者出现复发性脂肪性肝病
    - NASH 的复发率差异也很大
      - 术后 1 年内复发率为 5%～15%
  - 移植后可能会发生由于免疫抑制剂引起代谢紊乱导致的新发脂肪性肝炎
    - 药物可加重复发性 NASH

（二）临床表现
- 经常无临床表现
- 常规随访中发现某些患者肝酶升高（ALT 和 AST）

（三）治疗
- 复发性 ALD 患者需要戒酒
- 减少 NAFLD 进展的风险因素
  - 减肥
  - 控制糖尿病
  - 控制血脂

（四）预后
- 良好
  - 仅有 5%～10% 会进展为复发肝硬化

四、镜下特征

组织学特征
- 诊断脂肪性肝炎通常需要
  - 脂肪变性＞ 5%
  - 小叶炎症
  - 肝细胞损伤
    - 通常呈气球样肝细胞
      - 束状大肝细胞（Large hepatocytes with wispy），清晰的胞质和中心细胞核
      - 有些气球样肝细胞可能含有 Mallory-Denk 小体，但不是必需
- 区分 ALD 和 NAFLD 需要结合临床
  - 对于 ALD，以下特点更常见
    - 气球状变性
    - Mallory-Denk 小体
    - 中性粒细胞炎症，包括卫星灶（中性粒细胞围绕气球样变性的肝细胞）
- 可见，但不是必需的病变包括
  - 线粒体
  - 门管区炎症
  - 小泡性脂肪变性
  - 糖原贮积病
- 起始于中央静脉周围的肝窦纤维化
  - 随着疾病的进展，出现中央 - 中央或门管区 - 中央的桥接纤维化
  - 门管区最终会扩大和纤维化
  - 肝硬化常为小结节
  - 在 ASH 中，中央静脉可能会闭塞（中央透明硬化）

五、鉴别诊断

（一）复发性丙型肝炎，基因 3 型
- 可以出现明显的脂肪变性
- 与病毒载量和 HCV 的基因型至关重要

（二）新发脂肪性肝炎
- 从组织学上与复发性脂肪性肝病没有区别
- 了解移植前肝脏疾病是必要的

（王政禄 蔡文娟 译 沈中阳 宋红丽 校）

参考文献

[1] Charlton M: Evolving aspects of liver transplantation for nonalcoholic steatohepatitis. Curr Opin Organ Transplant. 18(3):251-8, 2013
[2] Friman S: Recurrence of disease after liver transplantation. Transplant Proc. 45(3):1178-81, 2013
[3] Patil DT et al: Evolution of nonalcoholic fatty liver disease recurrence after liver transplantation. Liver Transpl. 18(10):1147-53, 2012
[4] Yalamanchili K et al: Nonalcoholic fatty liver disease after liver transplantation for cryptogenic cirrhosis or nonalcoholic fatty liver disease. Liver Transpl. 16(4):431-9, 2010
[5] Malik SM et al: Recurrent disease following liver transplantation for nonalcoholic steatohepatitis cirrhosis. Liver Transpl. 15(12):1843-51, 2009
[6] Ayata G et al: Cryptogenic cirrhosis: clinicopathologic findings at and after liver transplantation. Hum Pathol. 33(11):1098-104, 2002
[7] Charlton M et al: Frequency of nonalcoholic steatohepatitis as a cause of advanced liver disease. Liver Transpl. 7(7):608-14, 2001
[8] Contos MJ et al: Development of nonalcoholic fatty liver disease after orthotopic liver transplantation for cryptogenic cirrhosis. Liver Transpl. 7(4):363-73, 2001

感　染
Infections

◀▪ 巨细胞病毒 ▪▶

一、临床问题
- 巨细胞病毒（CMV）在肝移植中的作用
  - 与死亡、移植物丢失、再移植、胆道并发症和严重复发性丙型肝炎病毒的风险增加有关
  - ＞ 50% 的巨细胞病毒病累及肝脏
- 在没有预防措施的情况下，实体器官移植患者的 CMV 感染发生在移植后早期，此时免疫抑制最为强烈
- 同种异体肝移植最易感染巨细胞病毒
  - ＞ 50% 的巨细胞病毒感染会影响肝脏
- 预防延迟感染
  - 不能完全抑制／阻止

二、镜下特征
- 观察细胞病变
  - 肝细胞
  - 内皮细胞
  - 胆管上皮
  - Kupffer 细胞
- 特征性巨噬细胞以及胞质和细胞核内病毒包涵体
  - 病毒所致的细胞病变并不常见
- 中性粒细胞微脓肿高度提示 CMV 肝炎
  - 细胞病变也可能出现在没有 CMV 感染的情况

三、辅助检查
- HE 染色容易显示病毒细胞病变
  - 免疫组织化学染色有助于确认是否存在病毒

四、主要鉴别诊断
- 移植物排斥反应
- 移植物缺血
- 胆道梗阻
- 其他感染

（左图）中性粒细胞簇（微脓肿）中可以见到感染病毒的肝细胞出现细胞核和胞质内病毒包涵体。尽管微脓肿的出现并非完全指向巨细胞病毒（CMV）感染，这种情况很好地说明微脓肿的存在与肝细胞病毒感染的关系。（右图）免疫组织化学染色显示病毒包涵体（此例显示细胞核内包涵体）

微脓肿和 CMV 感染的肝细胞

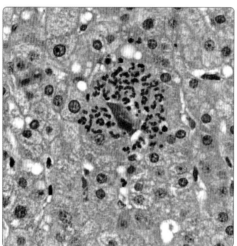

CMV 免疫组织化学染色

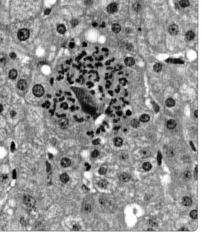

（左图）被 CMV 感染的肝细胞▷表现出胞质肿大，毛玻璃状核内包涵体和胞质内包涵体。与其他病毒不同，CMV 引起核内和胞质内包涵体。（右图）肝活检显示轻度门静脉炎症。在门静脉周围，有 CMV 感染的肝细胞，细胞质病毒包涵体及核内病毒包涵体▷

CMV 感染的肝细胞（一）

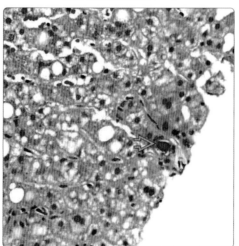

CMV 感染的肝细胞（二）

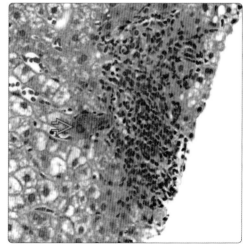

一、术语

（一）缩略语
- 巨细胞病毒（cytomegalovirus，CMV）

（二）定义
- 巨细胞病毒感染：分离巨细胞病毒或检测任何体液或组织标本中的病毒蛋白质或核酸
- 巨细胞病毒病：在血液或组织中检测到巨细胞病毒，伴有发热、中性粒细胞减少或血小板减少

二、病因／发病机制

致病原
- DNA 病毒，疱疹病毒科病毒
- CMV 具有直接的免疫抑制作用，增加了其他机会性感染的风险
  - 可能导致丙型肝炎病毒载量增加，并加剧移植肝中丙型肝炎病毒（HCV）复发

三、临床问题

（一）临床表现
- 在没有预防措施的情况下，实体器官移植患者的 CMV 感染发生在移植后早期（通常在前 3 个月内），此时免疫抑制最为强烈
- 可出现肝炎、发热等症状
- 移植肝最易发生 CMV 感染；＞ 50% 的 CMV 疾病影响肝脏
- 迟发性肝外感染，尤其是胃肠道感染
- 与死亡、移植物丢失、再次移植、胆道并发症和严重 HCV 复发的风险增加相关
- 风险因素
  - 免疫抑制增加
  - 抗淋巴细胞抗体或细胞毒性药物

（二）治疗
- 预防：给予 3～6 个月或更长时间
- 更昔洛韦或伐昔洛韦治疗 CMV 疾病风险
  - ↑在强烈免疫抑制期间(例如治疗急性排斥反应时)，CMV 再激活的风险需要重新开始预防
- 抢先治疗
  - 基于在临床症状出现前检测 CMV 的再激活
  - 更昔洛韦或伐昔洛韦 – 更昔洛韦主要推荐用于中等或低风险患者，如 CMV 血清阳性患者
- 巨细胞病毒病的抗病毒治疗：静脉注射更昔洛韦

（三）预后
- 使用抗病毒药物预防可减少巨细胞病毒的直接和间接作用
  - 晚期原发感染可能使移植后病程复杂化
- 预防延迟感染，但不能完全抑制／预防感染
  - 一旦停止预防，巨细胞病毒的感染风险就会恢复

（四）诊断性检测
- 组织活检是金标准
- PCR

四、镜下特征

组织学特征
- 肝实质发现
  - 肝实质内分散的中性粒细胞聚集体（微脓肿）
  - 也可看到微肉芽肿
  - 可见典型的病毒性肝炎表现（小叶炎症和小叶紊乱）
- 细胞病变效应
  - 影响肝细胞、内皮细胞、胆管上皮、Kupffer 细胞
  - 核内和细胞质包涵体
    - 核内包涵体：细胞核增大，含有圆形玻璃状聚集体，周围有透明晕，核膜增厚
    - 胞质内包涵体：细胞质中的嗜碱性颗粒

五、辅助试验

免疫组织化学染色
- 如果存在 CMV 抗原，则可确认存在 CMV

六、鉴别诊断

（一）移植物排斥反应
- 与移植物排斥一样，巨细胞病毒肝炎可表现出轻微的门管区炎症，包括胆管和小静脉炎症
- 移植物排斥反应不会有病毒包涵体或 CMV 免疫组化阳性

（二）其他感染，移植物缺血，胆道梗阻
- 在这些情况下也可能出现实质性中性粒细胞微脓肿
- 一份报告称活检内大量微脓肿（＞ 9 个）与 CMV 感染相关；没有其他组织学特征，包括微脓肿的大小，与微脓肿的病因相关

七、诊断清单

病理学要点
- 特征性核内和细胞质病毒包涵体，以及细胞增大

（翟丽丽 孙 燕 译 郑 虹 刘懿禾 校）

参考文献

[1] Lautenschlager I: CMV infection, diagnosis and antiviral strategies after liver transplantation. Transpl Int. 22(11):1031-40, 2009
[2] Lautenschlager I et al: Cytomegalovirus infection of the liver transplant: virological, histological, immunological, and clinical observations. Transpl Infect Dis. 8(1):21-30, 2006
[3] Limaye AP et al: Late-onset cytomegalovirus disease in liver transplant recipients despite antiviral prophylaxis. Transplantation. 78(9):1390-6, 2004
[4] Lamps LW et al: The significance of microabscesses in liver transplant biopsies: a clinicopathological study. Hepatology. 28(6):1532-7, 1998

单纯疱疹病毒

要点

一、临床问题
- 单纯疱疹病毒（HSV）所致肝炎不常见
- 单纯疱疹性肝炎最早可在移植后 5 天发生
  - 肝移植患者多在术后早期出现
- 患者皮肤黏膜病变多不明显
- 临床怀疑和早期诊断至关重要
- 风险因素包括对预防性抗病毒治疗的不依从性或不耐受性
- 等待诊断评估的经验性抗病毒治疗可能挽救生命

二、镜下特征
- 凝固性坏死
- 3 M 征：成型，多核，染色质边集：坏死边缘的肝

- 细胞核中可见病毒包涵体
  - Cowdry A 型：包涵体位于细胞核内
  - Cowdry B 型：染色质边集的毛玻璃样核
  - 仅有核内包涵体
- 随机分布的肝细胞凝固性坏死灶的中心包含中性粒细胞和巨噬细胞

三、主要鉴别诊断
- 肝酶学升高可能是最初表现
- 巨细胞病毒可同时具有核和细胞质内病毒包涵体
  - HSV 只有核内病毒包涵体
- 与腺病毒感染相似
- 免疫组织化学染色可以区分 HSV 和腺病毒

HSV 感染的肝细胞显示多核

单纯疱疹性肝炎染色质边集的核内包涵体

（左图）单纯疱疹病毒（HSV）感染的肝细胞显示出多核，核成型以及染色质边集（图片由 C. Fligner, MD and M. Lawless, MD 提供）。（右图）Cowdry ➡A 型核内包涵体是中央的核内的嗜酸性包涵体；Cowdry ➡B 型染色质边集的毛玻璃样核（图片由 C. Fligner, MD 和 M. Lawless, MD 提供）

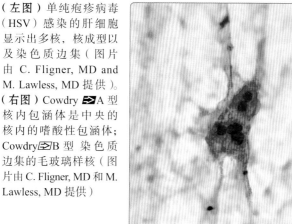

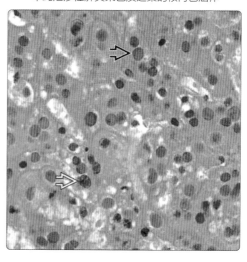

凝固性坏死

HSV Ⅰ/Ⅱ 免疫组织化学染色

（左图）该活检取自移植患者单纯疱疹性肝炎。图片显示了一个圆形的凝固性坏死区域 ➡ 及感染病毒的肝细胞 ➡。（右图）HSV Ⅰ/Ⅱ 免疫组织化学染色显示 HSV 感染肝细胞的汇合区域

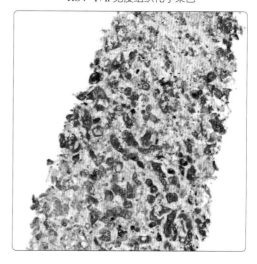

一、术语

缩略语

- 单纯疱疹病毒（herpes simplex virus，HSV）

二、病因／发病机制

（一）致病原

- HSV1 和 HSV2 可导致肝炎

（二）风险因素

- 肝移植受者免疫功能低下，易受病毒再激活、再感染或原发感染
  - 单纯疱疹性肝炎的总发生率在实体器官移植类型之间没有差异
  - 可从供体器官获得病毒

三、临床问题

（一）流行病学

- 发病率
  - 单纯疱疹性肝炎罕见发病
    - 目前报道的病例 < 150 例
    - 报道的因单纯疱疹病毒性肝炎患者中有 10 例接受了肝移植
    - 30% 已发表的单纯疱疹性肝炎病例发现于器官移植受者

（二）临床表现

- 在肝移植中，多见于术后早期
  - 最早可在移植后 5 天发生
- 黏膜皮肤损伤常不存在

（三）治疗

- 药物
  - 早期使用阿昔洛韦治疗可能挽救生命
    - 在等待肝活检和其他检查结果之前，静脉注射阿昔洛韦可能受益

（四）预后

- 在报告的原有肝脏单纯疱疹性肝炎病例中，10 例接受肝移植患者中有 6 例在 1 年内死亡
  - 只有 1 例死亡报道被认为与复发性 HSV 感染有关
- 肝移植治疗单纯疱疹病毒性肝炎前、后，儿童的恢复情况均好于成人
- 肝脏弥漫性受累情况与高死亡率相关
- 局部受累可进行抗病毒治疗
- 肝酶升高与死亡率增加无关

四、镜下特征

组织学特征

- 含有中性粒细胞和巨噬细胞的肝细胞凝固性坏死灶
  - 可能发展为融合性坏死
- 坏死区边缘的肝细胞可见核内包涵体
  - Cowdry A 型：嗜酸性－嗜碱性核内包涵体，周围有空晕

- Cowdry B 型：模糊的，毛玻璃状核内包涵体占据核的大部分，边缘为聚集的染色质
- 多核体形成

五、辅助检查

免疫组织化学

- 针对 HSV1 和 HSV2 的免疫组织化学染色可以明确诊断

六、主要鉴别诊断

（一）缺血

- 出血性坏死分布于 3 区（中央静脉）
- 无病毒内含物

（二）腺病毒

- 包涵体可能类似
- 未发现多核体
- 免疫组织化学可以区分单纯疱疹病毒和腺病毒
- 其他诊断研究包括
  - 腺病毒抗原检测
  - 聚合酶链反应分析
  - 病毒分离
  - 血清学

（三）巨细胞病毒

- 两者通常发生在移植后早期
  - 巨细胞病毒（CMV）肝炎不见于移植后 1 个月内（移植后 30～40 天达到高峰）
  - 单纯疱疹性肝炎发生较早［（20±12）天］
- 明显的临床表现
  - 罕见暴发性巨细胞病毒肝炎
- CMV 与微脓肿相关
  - HSV 与坏死区域相关，无炎症
- 巨细胞病毒可以有核内和细胞质包涵体；单纯疱疹病毒只有核内包涵体

七、鉴别诊断

（一）临床相关病理特征

- 单个病灶形成与弥漫性累及

（二）病理学要点

- 寻找肝细胞凝固性坏死的病灶和病毒包涵体

（翟丽丽 孙 燕 译 郑 虹 刘懿禾 校）

参考文献

[1] Côté-Daigneault J et al: Herpes simplex hepatitis after liver transplantation: case report and literature review. Transpl Infect Dis. 16(1):130-4, 2014

[2] Ambrosioni J et al: Herpes simplex virus load to monitor antiviral treatment after liver transplantation for acute herpetic hepatitis. Antivir Ther. 17(2):401-4, 2012

[3] Basse G et al: Disseminated herpes simplex type-2 (HSV-2) infection after solid-organ transplantation. Infection. 36(1):62-4, 2008

[4] Norvell JP et al: Herpes simplex virus hepatitis: an analysis of the published literature and institutional cases. Liver Transpl. 13(10):1428-34, 2007

[5] Kusne S et al: Herpes simplex virus hepatitis after solid organ transplantation in adults. J Infect Dis. 163(5):1001-7, 1991

◀▪ 腺病毒 ▪▶

要点

一、临床问题

- 腺病毒（AdV）感染与移植失败率、发病率和死亡率的增高相关
- 儿童腺病毒性肝炎最常见的易感条件是肝移植
- 儿童肝移植患者和严重免疫抑制、天冬氨酸转氨酶（AST）/丙氨酸转氨酶（ALT）显著升高患者的鉴别诊断应包括腺病毒感染
- 血清肝转氨酶（AST、ALT）可能显著升高，其中 AST > ALT
- 减少免疫抑制
  ○ 可考虑使用西多福韦

二、影像学特征

- 肝脏腺病毒感染区域可能表现为局灶性，需要靶向活检

三、镜下特征

- 肝内小面积或大面积的凝固性肝细胞坏死随机（非区带性）分布
- 外观浑浊，染色质边集的病毒包涵体
- 免疫组织化学染色可以证实
- 可能伴有轻微炎症反应

四、主要鉴别诊断

- 单纯疱疹病毒
- 水痘带状疱疹病毒
- 巨细胞病毒
- 药物性肝炎

五、诊断清单

- 活检时凝固性坏死伴有核内浑浊的包涵体
- 腺病毒免疫组化染色阳性

腺病毒肝炎随机分布的坏死

核内病毒包涵体

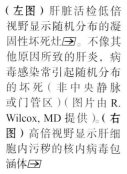

（左图）肝脏活检低倍视野显示随机分布的凝固性坏死灶➡️。不像其他原因所致的肝炎，病毒感染常引起随机分布的坏死（非中央静脉或门管区）（图片由 R. Wilcox, MD 提供）。**（右图）**高倍视野显示肝细胞内污秽的核内病毒包涵体➡️

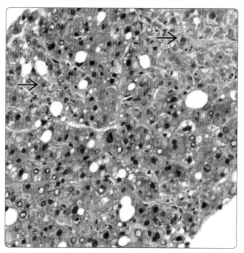

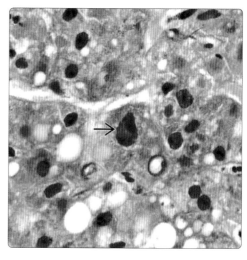

腺病毒免疫组织化学染色

腺病毒免疫组织化学染色

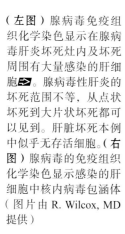

（左图）腺病毒免疫组织化学染色显示在腺病毒肝炎坏死灶内及坏死周围有大量感染的肝细胞➡️。腺病毒性肝炎的坏死范围不等，从点状坏死到大片状坏死都可以见到。肝脏坏死本例中似乎无存活细胞。**（右图）**腺病毒的免疫组织化学染色显示感染的肝细胞中核内病毒包涵体（图片由 R. Wilcox, MD 提供）

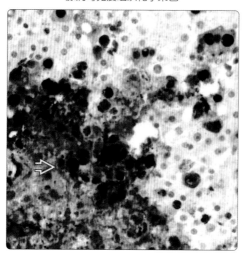

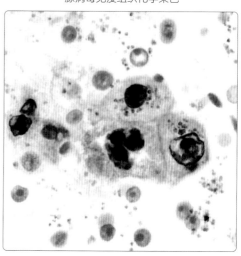

一、术语

缩略语

● 腺病毒（AdV），天冬氨酸转氨酶（AST），丙氨酸转氨酶（ALT）

二、病因 / 发病机制

（一）致病原

● 无包膜双链 DNA 病毒
　○ 分为 6 个主要基因型
　○ 血清型 1、2、5 常与肝病相关

（二）风险因素

● 儿童
　○ 最近接触所致
　　－ 成人病例更有可能因再激活引发
● 近距离居住（即宿舍、军营）
● 免疫功能低下患者
　○ 肝移植受者易受新发 AdV 感染和潜在感染再激活的影响
● 通过直接接触受感染组织或血液、雾化液滴、口腔－粪便途径传播
● 潜伏期：2～14 天

三、临床问题

（一）流行病学

● 发病率
　○ 儿童感染率为 2%～5%

（二）临床表现

● 无症状到非特异性发热、皮疹、上呼吸道感染、膀胱炎、肝炎
● 肝移植患者以肝炎为主要表现
　○ 在鉴别诊断中，AST 和 ALT 明显升高提示可能感染 AdV
　　－ 尤其是使用莫罗单抗或多克隆抗胸腺细胞球蛋白
　　－ 也见于免疫抑制增强的急性排斥反应治疗

（三）治疗

● 撤回或减少免疫抑制是首选治疗
● 没有 FDA 批准的药物可用
● 有西多福韦治疗成功的报告，尤其是儿童移植受者
　○ 西多福韦具有肾毒性
● 也有利巴韦林和静脉注射免疫球蛋白治疗成功的报告

（四）预后

● 肝移植患者发生腺病毒性肝炎通常是致命的
　○ 死亡率 > 50%

四、镜下特征

组织学特征

● 凝血坏死（小面积或大面积），无特异性区域分布特点
● 炎症细胞反应轻微
● 活检组织中凝固性坏死伴核内模糊的病毒包涵体

● 胆管上皮细胞也可能被感染

五、辅助检查

（一）免疫组织化学

● 抗腺病毒抗体可以确诊

（二）其他

● 聚合酶链反应检测病毒 DNA，病毒抗原检测，AdV 的分离培养，血清学检测

六、鉴别诊断

（一）巨细胞病毒

● 巨细胞病毒（CMV）和 AdV 均在移植术后早期发生
● 与 CMV 感染相关的是微脓肿
　○ AdV 感染常没有明显炎症反应的坏死
● 被感染的细胞呈巨噬细胞状
● CMV 感染可以出现细胞核和胞质病毒包涵体
　○ 免疫组织化学染色证实 CMV 感染

（二）单纯疱疹病毒

● AdV 和单纯疱疹病毒（HSV）感染都会出现凝固性坏死和核内病毒包涵体
● 免疫组织化学对鉴别诊断有帮助
● HSV 感染病灶中有多核细胞，AdV 中没有

（三）水痘－带状疱疹病毒

● 与 HSV 相似：凝固性坏死和核病毒包涵体

（四）药物性肝炎

● 相关药物用药史
● 胆汁淤积和（或）脂肪变性可能更大
● 无病毒包涵体

七、诊断清单

（一）病理学要点

● 活检组织中凝固性坏死伴核内模糊的病毒包涵体
● 免疫组织化学染色 AdV 阳性

（二）临床表现

● 免疫抑制的肝移植受体出现血清 AST / ALT 升高和肝衰竭
● PCR（＋），AdV 培养呈阳性

（翟丽丽　孙　燕　译　郑　虹　刘懿禾　校）

参考文献

[1] Schaberg KB et al: Adenovirus hepatitis: clinicopathologic analysis of 12 consecutive cases from a single institution. Am J Surg Pathol. 41(6):810-819, 2017

[2] Ronan BA et al: Fulminant hepatitis due to human adenovirus. Infection. 42(1):105-11, 2014

[3] Cimsit B et al: Treatment of adenovirus hepatitis with cidofovir in a pediatric liver transplant recipient. Pediatr Transplant. 16(3):E90-3, 2012

[4] Perez D et al: Successful outcome of severe adenovirus hepatitis of the allograft following liver transplantation. Transpl Infect Dis. 9(4):318-22, 2007

[5] Ison MG: Adenovirus infections in transplant recipients. Clin Infect Dis. 43(3):331-9, 2006

[6] Saad RS et al: Adenovirus hepatitis in the adult allograft liver. Transplantation. 64(10):1483-5, 1997

◀◆◀ 戊型肝炎病毒 ◆▶

要点

一、病因 / 发病机制
- 主要通过粪便途径传播

二、临床问题
- 免疫抑制患者中无法解释的非特异性肝炎应及时进行戊型肝炎病毒（HEV）IgM 和 IgG 抗体及 HEV RNA 水平检测，并要注意诊断检测方法的局限性
- 在肝移植患者（与免疫功能正常的患者不同）中，急性 HEV 可能不是自限性
  - 可以发展为慢性肝炎
- 在 2 ～ 6 周的潜伏期内发现抗 HEV IgM，随后出现抗 HEV IgG
- 在肝移植患者中，可能从不会发生 HEV 抗体的血清学转化
  - 如果临床怀疑，应检测 HEV RNA 水平
- 实验室之间的 HEV 抗体和 RNA 水平检测准确性差异很大

- 10% 的患者可进展至肝硬化

三、镜下特征
- HEV 感染通常是自限性的
  - 在免疫力低下的患者中可能持续存在并引起慢性肝炎
- 免疫抑制患者中 HEV 感染的表现最初可能是细微的或非特异性病理改变，这使得早期临床诊断具有挑战性
- 急性戊型肝炎
  - 伴有嗜酸性小体和淋巴细胞浸润的小叶炎
  - 胆汁淤积性改变，但无胆管周围 / 门管区水肿
  - 免疫活性正常相比于免疫功能低下的患者会更易出现肝炎和胆汁淤积
- 慢性戊型肝炎
  - 门管区淋巴细胞为主的炎症和轻度小叶炎症
  - 少数可发展为肝硬化

戊型肝炎病毒感染（门管区）

急性戊型肝炎的小叶炎症

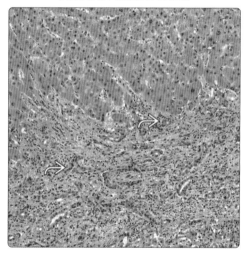
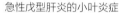
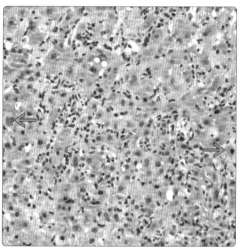

（左图）戊型肝炎病毒感染患者的移植肝显示门管区胆管反应。小胆管增生➡️以及中性粒细胞浸润和轻度间质水肿（图片由 J.Hooper, MD 提供）HEV 肝炎的特征包括肝炎和胆汁淤积。（右图）急性戊型肝炎出现广泛的小叶炎症，以及凋亡和嗜酸性变的肝细胞➡️。肝小叶结构紊乱明显，类似于其他类型的急性肝炎（图片由 H. Appelman, MD 提供）

慢性戊型肝炎

慢性戊型肝炎肝纤维化

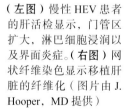
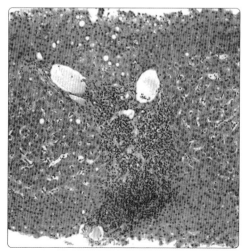
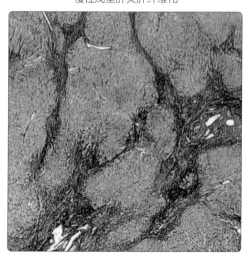

（左图）慢性 HEV 患者的肝活检显示，门管区扩大，淋巴细胞浸润以及界面炎症。（右图）网状纤维染色显示移植肝脏的纤维化（图片由 J. Hooper，MD 提供）

一、术语

缩略语

- 戊型肝炎病毒（HEV）

二、病因/发病机制

（一）致病原

- 无包膜单链 RNA 病毒
  - 全部 4 种主要基因型都可以感染人类
    - 基因型 3 和 4 可以感染其他物种（可能是人畜共患疾病）
    - 食用受 HEV 污染的未煮熟的肉类
      - 发展中国家是 HEV 感染的主要来源
      - 可以解释器官移植后的一些情况

（二）风险因素

- 免疫抑制：报道肝移植受者易原发戊型肝炎感染
- 主要通过粪 - 口途径传播
  - 输血、实体器官移植、食用未煮熟的肉类可以感染

三、临床问题

（一）流行病学

- 欧洲国家，有 1%～1.5% 的肝移植患者感染 HEV，在日本为 0.1%
  - 在英国的研究中，每 2848 名献血者中有 1 人感染 3 型 HEV
    - 有证据表明在免疫抑制患者中有约 42% 存在感染和持续感染
  - 血浆产品可能是 HEV 感染的特殊病因
- 潜伏期
  - 范围：2～8 周（平均为 6 周）

（二）临床表现

- 非特异性疲劳和不适最常见
- 肝脏酶学的非特异性升高（除外其他原因引起的肝炎）
- 在肝移植受者中，尚未报告严重肝损伤或暴发性肝衰竭

（三）实验室检查

- 在 2～6 周的潜伏期内发现抗 HEV IgM，其次是抗 HEV IgG
  - 在 LT 患者中，HEV 抗体血清转化可能从不会发生，因此，如果临床怀疑时应进行病毒 RNA 的 PCR 检测
- 病毒 RNA 的 PCR 检测
  - 症状发作后数周内，血清和粪便中无法检测到 HEV RNA
- 移植患者诊断要基于 HEV RNA 检测结果
  - 抗体检测灵敏度低

（四）预后

- 约 60% 感染者无法清除 HEV 感染
- 10% 的患者可进展为肝硬化

四、镜下特征

组织学特征

- 戊型肝炎患者移植肝脏
  - 小叶性肝炎
  - 胆管反应（小胆管增生伴中性粒细胞浸润和间质水肿以及胆管上皮细胞反应性改变）
  - 毛细胆管胆汁淤积常见
- 器官移植患者急性戊型肝炎的特征主要为小叶炎，无肝细胞肿胀和散在的嗜酸小体
  - 在疾病早期阶段，病变不明显，诊断具有挑战性
    - 在一项回顾性研究中，组织 RNA 检测显示在诊断之前 HEV 已经存在于同种异体肝组织中数月
  - 门管区轻度到中度扩大，淋巴细胞细胞浸润
  - 移植肝胆汁淤积不是 HEV 感染的特征
  - 在 HEV 感染的非移植肝中小叶内浆细胞浸润更明显
- 进展为慢性肝炎（一个肝移植急性 HEV 系列报道中发生率为 57%）门管区密集的炎细胞浸润，界板炎，纤维化以及轻度至中度小叶炎

五、鉴别诊断

（一）甲、乙和丙型肝炎

- 仅凭组织学很难区分急性或慢性病毒性肝炎的病因
  - 急性 HEV 的诊断依据血清或粪便 HEV IgM（+）；确认 HEV 感染需要 HEV RNA 的检测
  - 排除 HAV、HBV、HCV

（二）CMV、EBV、HSV 和 VZV

- HEV 病例无病毒包涵体
- 在 CMV 和 HSV 中可以看到病毒感染所致的细胞改变

六、诊断清单

病理学要点

- 急性病毒性肝炎的特征，如小叶炎症和坏死
- 进展的戊型肝炎，表现为慢性病毒性肝炎的特征，包括轻度至中度的门管区淋巴细胞浸润和界板肝炎
- PCR 检测 HEV RNA 显示阳性

（翟丽丽　孙　燕　译　郑　虹　刘懿禾　校）

参考文献

[1] Lenggenhager D et al: Visualization of hepatitis E virus RNA and proteins in the human liver. J Hepatol. 67(3):471-479, 2017

[2] Prost S et al: Detection of viral hepatitis E in clinical liver biopsies. Histopathology. 71(4):580-590, 2017

[3] Behrendt P et al: The impact of hepatitis E in the liver transplant setting. J Hepatol. 61(6):1418-29, 2014

[4] Pischke S et al: Hepatitis E virus infection as a cause of graft hepatitis in liver transplant recipients. Liver Transpl. 16(1):74-82, 2010

[5] Kamar N et al: Hepatitis E virus and chronic hepatitis in organ-transplant recipients. N Engl J Med. 358(8):811-7, 2008

[6] Malcolm P et al: The histology of acute autochthonous hepatitis E virus infection. Histopathology. 51(2):190-4, 2007

◀▮· EB 病毒 ·▮▶

一、临床问题
- EB 病毒与下列疾病相关
  - 肝炎
  - 移植后淋巴组织增生性疾病（PTLD）
- EBV 阴性的小儿肝移植患者和处于严重免疫抑制状态且肝脏酶学升高的患者应在鉴别诊断时除外 EBV 感染
- 大多数 PTLD 在移植术后约 2 年内出现
- 降低免疫抑制是首要的治疗策略
- 局限于同种异体移植肝脏的 PTLD 肿块可出现胆道梗阻的特点

二、镜下特征
- EB 病毒性肝炎的特点
  - 门管区单个核细胞浸润
  - 肝窦内浸润的淋巴细胞呈串珠样排列
  - 轻度小叶结构紊乱
  - 局灶性肝细胞坏死

- 散在分布轻度异型淋巴细胞
- 4 个主要的 PTLD 类型
  - 早期病变
    - 保留肝脏结构
  - 多形性 PTLD
    - 门管区结构破坏
  - 单形性 PTLD
    - 符合免疫功能正常患者淋巴瘤的诊断标准，即淋巴细胞浸润并破坏肝脏结构
  - 经典霍奇金淋巴瘤型 PTLD（最少见）
    - 必须符合经典霍奇金淋巴瘤的诊断标准
- 并非所有 PTLD 都存在 EBV 阳性

三、辅助检查
- 组织中 EBER 原位杂交检测
- PCR 检测免疫球蛋白重链或 T 细胞受体重排，可以确定 PTLD 患者淋巴细胞的克隆性增殖

EB 病毒肝炎

EB 病毒肝炎

（**左图**）低倍视野显示突出的门管区炎细胞浸润 ➩。（**右图**）EB 病毒性肝炎的病理特征是门管区和肝血窦内淋巴细胞为主的炎细胞浸润，图片主要显示肝窦内浸润的淋巴细胞

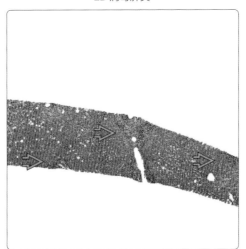
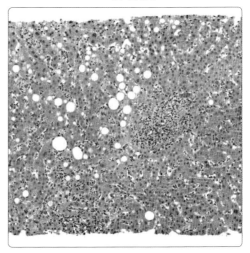

EB 病毒性肝炎肝窦内淋巴细胞浸润

EBER 原位杂交检测

（**左图**）高倍视野显示 EB 病毒性肝炎肝窦内淋巴细胞呈串珠样排列。（**右图**）EBER 原位杂交显示门管区淋巴细胞浸润中早期 EBVRNA 阳性 ➩

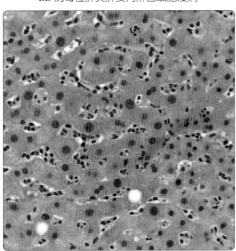
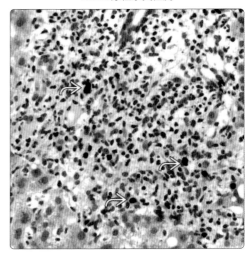

一、术语

（一）缩略语

- Epstein-Barr 病毒（EBV）

（二）同义词

- 人疱疹病毒 4 型

二、病因 / 发病机制

（一）传染性致病原

- 具有包膜的双链 DNA 病毒
  - 1 型和 2 型
- 移植后淋巴组织增生性疾病（PTLD）
  - EBV 游离基因存在于潜伏感染的 B 细胞中
  - 免疫抑制导致 T 细胞功能不足，致使其对 B 细胞的监控作用削弱→发生 EBV 所致的 B 细胞失控性增殖→发展为 PTLD

（二）风险因素

- 供者和受者的 EBV 感染情况
  - EBV 阴性受者接受 EBV 阳性器官，患儿更易感
    - 无法控制原发性 EBV 感染、限制 EBV 复制和预防 PTLD
  - 通过直接接触被感染的组织或接触唾液传播
  - 通过雾化液滴或血液传播
  - 移植后原发 EBV 感染也是 PTLD 的重要危险因素
- 小儿肝移植受者
- 免疫抑制的强度和持续时间
  - 免疫抑制使肝移植受体易受原发性 EBV 感染，复发或再感染
- 移植后发展成 PTLD 的风险因素
  - 慢性丙型肝炎
  - 酒精性肝硬化
  - 年龄 > 50 岁

三、临床问题

（一）流行病学

- 人类最流行的病毒之一，影响全世界 90%～95% 的人群
- 潜伏期 4～6 周
- 最常见于肝肾联合移植，其次是心脏、肝脏、肺脏和肾脏移植
- 3% 的成人和 15% 的小儿 LT 患者会发生 PTLD

（二）临床表现

- 发热
- 淋巴结肿大
- 身体不适
- 胃肠道和呼吸道症状
- 移植后与 EBV 相关的疾病包括 EBV 肝炎和 PTLD
- 严重或暴发性肝衰竭罕见
  - 多数发生在移植后或免疫抑制的 HIV 患者以及接受化疗的患者
- 大多数 PTLD 在移植术后 2 年内出现
- 局限于移植肝脏的 PTLD 肿块，可能具有胆道阻塞的特征

（三）实验室检查

- EBV 病毒载量上升提示可能存在 EBV 相关的 PTLD
  - 必要时通过活检确诊

（四）治疗

- 无特定的治疗方法
  - 对症治疗，休息并充分补充水分
- 减少免疫抑制是首选的治疗方案
  - 在 < 50% 的患者中可以观察到治疗反应
  - 缓解常常不能持续
- 更昔洛韦和阿昔洛韦等抗病毒治疗可减少病毒复制，但不会改变临床过程
- 利妥昔单抗，联合化疗和过继免疫疗法也可用于 PTLD 的治疗

（五）预后

- 肝移植中 PTLD 死亡率高达 50%

四、镜下特征

组织学特征

- EBV 肝炎
  - 门管区单个核细胞为主的炎症
    - 轻微的胆管损伤
    - 局灶性门静脉和中央静脉内皮炎
  - 肝窦淋巴细胞串珠状浸润
  - 小叶结构紊乱伴局灶性肝细胞坏死
  - 散在非典型淋巴细胞
  - 可见到肉芽肿
- PTLD
  - 四大类型
    - 早期病变（浆细胞增生性和传染性单核细胞增多症样 PTLD）
    - 多形性 PTLD
    - 单形性 PTLD
    - 经典霍奇金淋巴瘤型 PTLD
  - 大多数 PTLD 病例都是 B 细胞起源的
    - T 细胞或 T/NK 细胞起源的仅占 5%
  - 并非所有的 PTLD 病例都与 EBV 相关
    - EBV 阴性与晚期 PTLD、单形性 PTLD 和 T/NK 细胞淋巴瘤相关
    - 60%～70% 的 B 细胞 PTLD 与 EBV 相关，而 < 10% 的 T 细胞 PTLD 与 EBV 相关
  - 肝脏早期病变的特征
    - 混合性淋巴细胞、浆细胞主要浸润门管区
    - 多克隆性 B 细胞
    - 组织结构保留
  - 多形性 PTLD 是主要表现为门管区多克隆或单克隆性淋巴样细胞浸润，破坏门管区结构
    - 淋巴样细胞包括免疫母细胞、浆细胞和中小淋巴细胞（全阶段的成熟淋巴细胞）
    - 可能显示 κ 或 λ 轻链限制
    - 通过基因检测可证明免疫球蛋白基因重排
    - 小儿患者中最常见的类型
      - 与原发性 EBV 感染有关

- 单形 PTLD 单克隆增殖符合非移植人群淋巴瘤诊断标准
  - 肿块形成并破坏肝脏结构
  - 最常见弥漫性大 B 细胞亚型
  - 在 B 细胞 PTLD 中，EBV 阳性与 MUM1 / IRF4 表达、非生发中心表型相关
    - LT 中 PTLD 更可能是生发中心表型［CD10（+/-）、Bcl-6（+）、MUM-1 / IRF4（-）、CD138（-）］
  - 尽管有 T 细胞或 T- / NK 细胞单形性 PTLD，但绝大多数是 B 细胞来源，具有 EBV 阳性和 Ig 基因克隆重排
- 其他类型包括
  - 伯基特淋巴瘤
  - 浆细胞骨髓瘤
  - 周围 T 细胞淋巴瘤（非特指）
  - 肝脾 T 细胞淋巴瘤
- 经典霍奇金淋巴瘤是 PTLD 最少见的形式
  - 必须符合经典霍奇金淋巴瘤的标准
  - 在其他类型的 PTLD 中可见 Reed-Sternberg 样细胞
    - EBV 感染的细胞可能显示出 Reed-Sternberg 样特征
    - 缺乏 CD15 表达
    - 通常 CD20（+）和 CD45（+），而经典霍奇金淋巴瘤主要是 CD15（+）、CD45（-）

五、辅助检查

（一）免疫组织化学

- 对于 PTLD：可以用一组抗体，如 CD20、CD3、MUM1 / IRF4、Bcl-6、CD10、CD138、Bcl-2 和免疫球蛋白轻链 κ 和 λ
  - CD15、CD30、pax-5、CD3、CD45 用于霍奇金淋巴瘤

（二）原位杂交检测

- 检测 EBV 编码 RNA 确认存在病毒

（三）PCR 检测

- PTLD 患者中检测免疫球蛋白重链或 T 细胞受体，确认淋巴样增殖的克隆性

六、鉴别诊断

（一）T 细胞介导的排斥反应

- 可能与 EBV 感染同时发生
- 排斥反应和 EBV 感染均可出现血管内皮炎和胆管损伤
  - EBV 肝炎较少出现胆管损伤
  - 排斥反应有更显著的胆管损伤，与炎细胞浸润严重程度成正比
- EBV 感染主要是单个核细胞，嗜酸性粒细胞较少
- 排斥反应中 EBER 原位杂交呈阴性或是偶见阳性细胞，而 EBV 相关疾病中有较多细胞呈阳性
- EBV 感染中肝窦淋巴细胞浸润更为突出

（二）复发性丙型病毒性肝炎

- 门管区纤维化

- 肝窦内淋巴细胞较少
- EBER 原位杂交呈阴性或是偶见阳性细胞

（三）巨细胞病毒

- 两者都发生在移植后
- 巨细胞病毒（CMV）感染常见微脓肿，可见核内和胞质病毒包涵体
- CMV 免疫组织化学染色阳性

（四）单纯疱疹病毒

- 位于坏死灶边缘的肝细胞核中可见病毒包涵体
- 单纯疱疹病毒（HSV）免疫组织化学染色阳性

（五）水痘带状疱疹病毒

- 皮肤损伤
- 类似于 HSV 感染的肝活检结果

七、诊断清单

（一）临床病理学特点

- 位于移植肝的肝门部的 PTLD 肿块可表现为胆道梗阻的特点

（二）病理学要点

- EBV 肝炎中肝窦内淋巴细胞浸润
- 原位杂交检测 EBV 编码 RNA
- PTLD：早期病变肝脏组织结构尚存
  - 多形性 PTLD 可以是多克隆也可以单克隆性
  - 单形性 PTLD 破坏肝脏结构
    - 最常见弥漫性大 B 细胞亚型

（翟丽丽　孙　燕　译　郑　虹　刘懿禾　校）

参考文献

[1] Soriano-López DP et al: A scheduled program of molecular screening for Epstein-Barr Virus decreases the incidence of post-transplantation lymphoproliferative disease in pediatric liver transplantation. Transplant Proc. 48(2):654-7, 2016

[2] Al-Mansour Z et al: Post-transplant lymphoproliferative disease (PTLD): risk factors, diagnosis, and current treatment strategies. Curr Hematol Malig Rep. 8(3):173-83, 2013

[3] Lo RC et al: Post-transplant lymphoproliferative disorders in liver transplant recipients: a clinicopathological study. J Clin Pathol. 66(5):392-8, 2013

[4] Centers for Disease Control. http://www.cdc.gov/ncidod/diseases/ebv.htm. Accessed August 21, 2012

[5] Izadi M et al: Hepatic involvement by lymphoproliferative disorders post liver transplantation: PTLD.Int. Survey. Hepatol Int. 5(3):759-66, 2011

[6] Kamdar KY et al: Posttransplant lymphoproliferative disease following liver transplantation. Curr Opin Organ Transplant. 16(3):274-80, 2011

[7] Kim RD et al: Adult post-transplant lymphoproliferative disease in the liver graft in patients with recurrent hepatitis C. Eur J Gastroenterol Hepatol. 23(7):559-65, 2011

[8] Végso G et al: Lymphoproliferative disorders after solid organ transplantation-classification, incidence, risk factors, early detection and treatment options. Pathol Oncol Res. 17(3):443-54, 2011

[9] Swerdlow et al. WHO Classification of Tumours of Haematopoietic and Lymphoid Tissues. Lyon, France: IARC Press, 2008

[10] Crum NF: Epstein Barr virus hepatitis: case series and review. South Med J. 99(5):544-7, 2006

[11] Johnson LR et al: Impact of Epstein-Barr virus in monomorphic B-cell posttransplant lymphoproliferative disorders: a histogenetic study. Am J Surg Pathol. 30(12):1604-12, 2006

[12] Randhawa PS et al: Epstein-Barr virus-associated syndromes in immunosuppressed liver transplant recipients. Clinical profile and recognition on routine allograft biopsy. Am J Surg Pathol. 14(6):538-47, 1990

EBV 肝炎肉芽肿

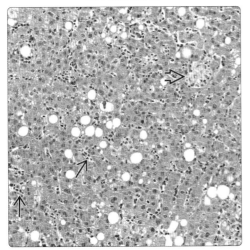

EBV 肝炎中 EBER 原位杂

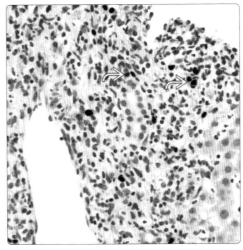

（左图）此例 EBV 肝炎显示肝窦内淋巴细胞浸润➡和小的肉芽肿病变⟱。（右图）EBER 原位杂交显示门管区散在阳性淋巴细胞➯

单形性 PTLD

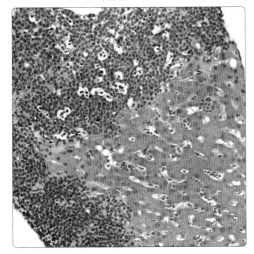

EBV 感染相关的 单形性 PTLD 中 CD20 染色

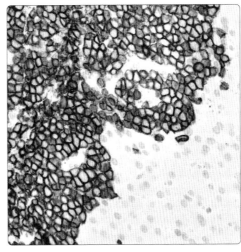

（左图）肝活检显示EBV 感染相关的单形性PTLD，归类为 Burkitt 淋巴瘤。该区域显示非典型单一类型的淋巴样细胞和巨噬细胞内可染小体，背景呈"星空"现象。（右图）CD20染色显示肿瘤性 B 细胞。EBER 原位杂交阳性（未显示），Ki-67 增殖指数＞ 95%（图片由 J. LaPointe, MD 提供）

EBV 感染相关的 PTLD

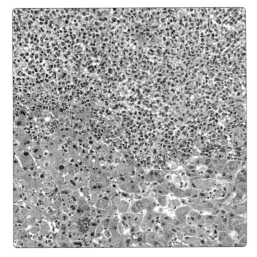

EBER 原位杂交

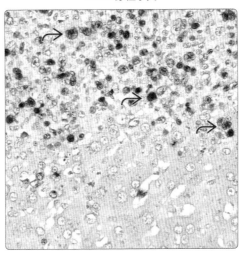

（左图）EBV 相关的PTLD 病例显示具有异型的淋巴样细胞浸润导致门管区扩大并浸润到周围肝实质。（右图）EBER 原位杂交许多浸润性淋巴细胞阳性➡（图片由 J. LaPointe, MD提供）

真菌感染

一、病因 / 致病机制
- 念珠菌病是移植患者真菌感染的最常见原因
  - 其次是曲霉病（第二常见原因）和隐球菌病（第三常见原因）
- 在某些研究中，非白色念珠菌为主要菌种
- 定植在胃肠道并播散到其他组织

二、临床问题
- 风险因素包括
  - 再次移植
  - 巨细胞病毒感染
  - 多次输血
  - 念珠菌定植
- 高死亡率通常归因于诊断和治疗的延迟

- 预防性治疗可减少真菌感染的发生
  - 总体死亡率没有改善
- 组织学通过真菌形态进行鉴别，或对组织块进行 PCR 检测
- 感染后 30 天内最易检测出

三、镜下特征
- 肝脏坏死
- 念珠菌芽生孢子，假菌丝和真菌丝混合
- 曲霉菌菌丝呈杆状，有分支和间隔
- GMS，PAS 染色阳性

四、辅助检查
- PCR 可用于菌种分型或从临床标本中检测真菌 DNA

真菌感染肝脏活检

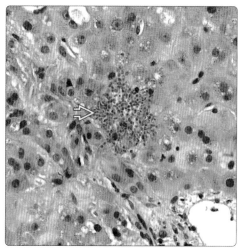

肝脏活检 GMS 特殊染色

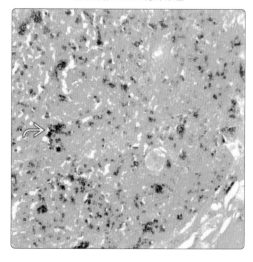

（左图）肝移植患者的肝活检标本中白色念珠菌芽生孢子➡。在这个病例中有轻度的炎症。（右图）特殊染色显示许多芽生孢子➡

组织胞浆菌病

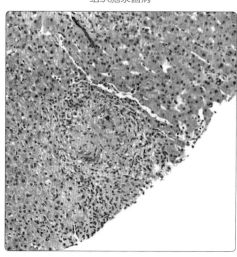

组织胞浆菌病的 GMS 特殊染色

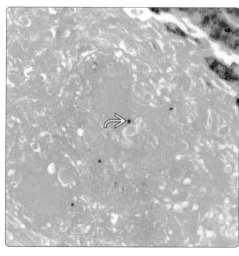

（左图）组织胞浆菌病病例中，门管区显示无干酪坏死性肉芽肿，周围有轻度炎症反应（图片由 J. Lin,MD 提供）。（右图）六胺银染色显示小的圆形酵母样菌体➡，其大小为 3～5μm。直径与组织胞浆菌相符

一、术语

缩略语

- 侵袭性真菌感染（IFI）

二、病因／发病机制

（一）致病原

- 最常见念珠菌（60%～80%）
  - 白色念珠菌＞光滑念珠菌＞热带念珠菌
- 曲霉菌种（10%～15%）
- 新型隐球菌（10%～15%）
- 组织胞浆菌（＜5%）

（二）风险因素

- 移植受者免疫抑制容易感染原发性 IFI
- 巨细胞病毒感染，念珠菌定植
- 术前住院时间延长和手术时间延长

（三）感染机制

- 胃肠道定植并扩散到其他脏器
- 从环境中吸入雾化的孢子

三、临床问题

（一）流行病学

- 5%～42% 的患者在移植后发生真菌感染
- 移植术后前 30 天最常见
  - 最新数据表明，移植后 90 天以上会发生 IFI 的转变
- 现代外科和医学技术降低了念珠菌感染风险，但不能降低曲霉菌的感染风险

（二）临床表现

- 疲劳和不适以及轻微的非特异性症状，通常会导致诊断延迟
- 非特异性肝酶学升高

（三）治疗

- 高危患者可以考虑接受预防抗真菌治疗
  - 氟康唑或其他抗真菌药的一级预防可将感染转为非念珠菌菌种
  - 可以减少真菌感染的发生
    - 死亡率没有改善
    - 有些报告显示即使预防性治疗也未显示真菌感染减少
- 延长使用两性霉素和（或）伊曲康唑或卡泊芬净时间可治疗曲霉菌、隐球菌和组织胞浆菌

（四）预后

- 死亡率为 25%～70%
- 曲霉病在延迟诊断或未经治疗的患者中死亡率接近 100%

（五）诊断

- 由于致病原生长缓慢和环境中真菌的污染，实验室难以分离真菌
  - 对感染和定植很难进行区分，尤其是当样品来自有菌场所时
- 念珠菌和隐球菌的培养和显微镜分析
- 隐球菌血清抗原和组织胞浆菌尿抗原或血清抗原敏感性有限
- 胸部和腹部的 CT 检查可以帮助识别曲霉菌感染
  - 曲霉菌 PCR 检测，半乳甘露聚糖或 β - 葡聚糖检测
- 组织学鉴定真菌形态，组织块或其他临床标本进行 PCR 检测

四、镜下特征

组织学特征

- 念珠菌病
  - 白色念珠菌最常见
  - 可以表现为
    - 腹腔内脓肿
    - 胆道狭窄伴迁延性胆管炎
    - 腹膜炎
    - 肝动脉血栓形成
  - 芽生孢子、菌丝和假菌丝（但光滑念珠菌仅有孢子）
  - 与真菌感染有关的肝坏死
  - 可能存在胆汁淤积
  - 肝动脉狭窄后继发的胆道感染可能是念珠菌感染
- 曲霉菌病
  - 移植患者真菌感染中第二常见致病菌
  - 以中央坏死为特征的脓肿，脓肿周围有巨细胞反应和纤维化的脓肿壁
  - 菌丝分支，有分隔
- 隐球菌病
  - 隐球菌是移植患者真菌感染中第三常见致病菌
  - 圆形或卵圆形酵母样细胞，芽基狭窄，大小变化很大（2～20μm）

五、辅助检查

（一）PCR

- 鉴别菌种形态或从临床标本中检测真菌 DNA

（二）特殊染色

- GMS 和 PAS 阳性

（翟丽丽　孙　燕　译　郑　虹　刘懿禾　校）

参考文献

[1] Raghuram A et al: Invasive fungal infections following liver transplantation: incidence, risk factors, survival, and impact of fluconazole-resistant Candida parapsilosis (2003-2007). Liver Transpl. 18(9):1100-9, 2012

[2] Liu X et al: Invasive fungal infections in liver transplantation. Int J Infect Dis. 15(5):e298-304, 2011

[3] Rosenhagen M et al: A risk profile for invasive aspergillosis in liver transplant recipients. Infection. 37(4):313-9, 2009

[4] Fung JJ: Fungal infection in liver transplantation. Transpl Infect Dis. 4 Suppl 3:18-23, 2002

移植晚期功能障碍
Late-Graft Dysfunction

◀▐▶ 富于浆细胞性排斥反应 ◀▐▶

一、术语
- 一种免疫介导性移植物损伤形式
  - 伴有明显的浆细胞浸润
  - 患者固有肝脏没有罹患自身免疫性肝炎的病史
- 既往被描述为
  - "新发自身免疫性肝炎"
  - "移植后浆细胞肝炎"
- 依据定义，受累患者的固有肝脏没有罹患自身免疫性肝炎的病史

二、临床问题
- 提升免疫抑制治疗

三、镜下特征
- 富于浆细胞的门管区和（或）中央静脉周围炎细胞浸润
  - 估算浆细胞占比 > 30%

- 易于识别的门管区周围 / 界面和（或）中央静脉周围的活动性坏死性炎症

四、辅助检查
- 在 20% ～ 74% 的儿童受者和 60% ～ 70% 的成人受者中，被报道存在自身抗体

五、诊断清单
- (1) 门管区和（或）中央静脉周围浆细胞集聚性（估算 > 30%）浸润
  - 伴发易于识别的门管区周围 / 界面和（或）中央静脉周围的活动性坏死性炎症
    - 通常累及大多数门管区和（或）中央静脉
- (2) 经常出现淋巴细胞性胆管炎
- (3) 原有肝脏疾病排除自身免疫性肝炎
- 诊断需要满足以上标准的第 1 项和第 3 项

门管区多量浆细胞浸润

中央静脉周围炎症和损伤

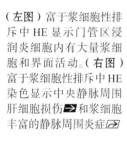

（左图）富于浆细胞性排斥中 HE 显示门管区浸润炎细胞内有大量浆细胞和界面活动。（右图）富于浆细胞性排斥中 HE 染色显示中央静脉周围肝细胞损伤 ➡ 和浆细胞丰富的静脉周围炎症 ➡

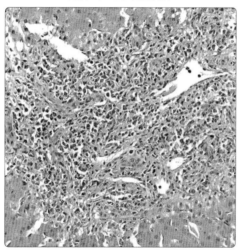

门管区多量浆细胞浸润

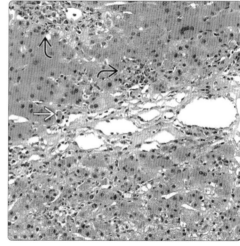

浆细胞和肝细胞坏死

（左图）肝移植受者富于浆细胞性排斥反应。HE 染色显示门管区富于浆细胞的门管区炎症伴界板活性 ➡。（右图）移植受者富于浆细胞的排斥反应。HE 染色显示肝实质坏死 ➡ 伴浆细胞簇状聚集 ➡

一、术语

（一）同义词

- 移植后浆细胞肝炎
- 新发自身免疫性肝炎

（二）定义

- 既往被描述为
  - "新发自身免疫性肝炎"
  - "移植后浆细胞肝炎"
- 伴有明显浆细胞浸润的免疫介导性移植物损伤形式
- 患者固有肝脏没有罹患自身免疫性肝炎的病史

二、病因／发病机制

免疫介导

- 考虑为同种异体排斥反应模式
- 发病机制尚不清楚
- 呈现出急性 T 细胞介导性排斥反应、抗体介导性排斥反应及自身免疫性的特征
  - 患者可能表现出供体特异性抗体和门静脉微血管 C4d 沉积
- 与谷胱甘肽硫转移酶 θ1（GSTT1）抗体相关

三、临床问题

（一）流行病学

- 发病率
  - 发生于 3%～5% 的肝移植受者中

（二）临床表现

- 通常发生于移植后晚期（＞6 个月）
- 常有移植物功能异常的生化学证据
  - 转氨酶升高
- 可表现出类似 T 细胞介导性排斥反应的特征
  - 发热
  - 疲劳
  - 移植物触痛
  - 肝大
- 某些患者并没有症状

（三）治疗

- 加强免疫抑制治疗
  - 皮质类固醇 ± 硫唑嘌呤

（四）预后

- 如果接受治疗，预后良好
- 未经治疗的患者可出现慢性排斥反应的表现
  - 可导致门静脉高压、移植功能衰竭及死亡

四、镜下特征

组织学特征

- 富于浆细胞的门管区和（或）中央静脉周围炎性细胞浸润
  - 炎性细胞中浆细胞占比 ＞ 30%
  - 累及大多数门管区和（或）中央静脉
- 易于识别的门管区周围／界面和（或）中央静脉周围

的活动性坏死性炎症
- 通常存在淋巴细胞性胆管炎

五、辅助检查

（一）自身抗体

- 20%～74% 的儿童受者
- 60%～70% 的成人受者
- 患病率随移植后时间延长而增加
- 常见抗平滑肌抗体
  - 也可出现其他抗体
    - 抗核抗体
    - 抗线粒体抗体
    - 抗肝肾微粒体抗体

（二）其他检查

- 常出现高丙种球蛋白血症

六、鉴别诊断

（一）复发性自身免疫性肝炎

- 根据原有肝脏的自身免疫性肝炎病史进行区分

（二）T 细胞介导性排斥反应

- 伴有少数浆细胞的更为混合性的门管区炎性细胞浸润
- 往往在移植后早期发生（前 6 个月）

（三）慢性肝炎

- 应排除复发或新发乙型肝炎和丙型肝炎

（四）其他感染

- 甲型肝炎病毒和巨细胞病毒感染也可表现为明显的浆细胞浸润

七、诊断清单

诊断标准

- (1) 门管区和（或）中央静脉周围浆细胞（30%）浸润
  - 伴发易于识别的门管区周围／界面和（或）中央静脉周围的活动性坏死性炎症
    - 通常累及大多数门管区和（或）中央静脉
- (2) 淋巴细胞性胆管炎
  - 有益于诊断但非绝对必需
- (3) 原有肝脏疾病不是自身免疫性肝炎
- 诊断需要满足以上标准的第 1 项和第 3 项

（翟丽丽　译　郑　虹　王政禄　校）

参考文献

[1] Demetris AJ et al: 2016 comprehensive update of the Banff working group on liver allograft pathology: introduction of antibody-mediated rejection. Am J Transplant. 16(10):2816-2835, 2016

[2] Castillo-Rama M et al: "Plasma cell hepatitis" in liver allografts: identification and characterization of an IgG4-rich cohort. Am J Transplant. 13(11):2966-77, 2013

[3] Fiel MI et al: Plasma cell hepatitis (de-novo autoimmune hepatitis) developing post liver transplantation. Curr Opin Organ Transplant. 17(3):287-92, 2012

[4] Ward SC et al: Plasma cell hepatitis in hepatitis C virus patients post-liver transplantation: case-control study showing poor outcome and predictive features in the liver explant. Liver Transpl. 15(12):1826-33, 2009

◀▣▶ 移植物抗宿主病 ◀▣▶

要点

一、术语
- 免疫活性攻击所致，供体来源的 T 淋巴细胞攻击受体组织
- 通常发生在造血细胞移植受者
  - 实体器官移植后少见，偶见于输血
- 急性和慢性形式的移植物抗宿主病（GVHD）为临床定义
- "迟发性 / 持续性急性" GVHD 发生于移植后 100 天且无慢性 GVHD
- "经典慢性" GVHD：发生移植后 > 100 天
- "重叠综合征"：急性和慢性 GVHD 特征并存
- 急性和慢性 GVHD 在肝脏组织学中两者没有明确的区分

二、病因 / 发病机制
- 供体来源的 T 淋巴细胞针对免疫缺陷受体的上皮发生的免疫反应

- 免疫抑制的受体不能破坏供体细胞

三、临床问题
- 造血干细胞移植后的主要肝脏并发症

四、镜下特征
- 造血干细胞移植后的主要肝脏并发症
  - 细胞质空泡化和萎缩
  - 核增大和多形性
  - 少量淋巴细胞浸润
  - 慢性 GVHD 进展可见进行性胆管进缺失
- 在某些情况下会出现血管内皮炎
- 非特异性改变，包括门管区炎或小叶炎、胆汁淤积或肝细胞肿胀
- 25% 的患者可见急性肝炎
  - 明显的小叶炎症和较密集的门管区炎细胞浸润
- 纤维化伴慢性疾病

（左图）HE 染色显示移植物抗宿主病（GVHD）门管区稀疏的炎性细胞浸润➡和胆管上皮损伤。胆管上皮细胞排列不规则，间距不等，细胞质空泡化➡，胆管管腔不规则➡。（右图）HE 染色显示 GVHD 门管区特征，轻度门管区炎症，一个胆管的上皮细胞异常，包括核多形性，极性丧失，间距不等➡

胆管损伤

胆管异常

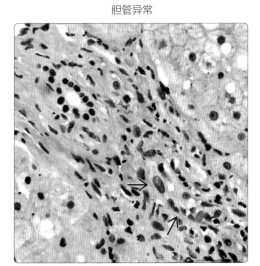

（左图）HE 染色显示轻度门管区炎症和胆管上皮损伤➡，核间距不等，细胞质空泡化➡。造血干细胞移植受者常看到铁沉积➡。（右图）HE 染色显示 GVHD 出现的非特异性小叶改变，包括胆汁淤积➡轻度炎细胞浸润和肝细胞肿胀

门管区炎

胆汁淤积

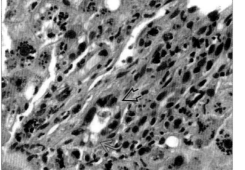

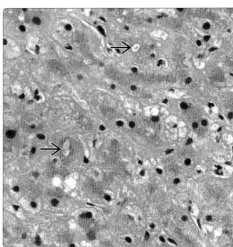

一、术语

（一）缩略语

● 移植物抗宿主病（GVHD）
● 造血干细胞移植（HCT）

（二）同义词

● 胆管缺失综合征
  ○ 指的是慢性 GVHD 中胆管丢失

（三）定义

● 免疫能力强的供体 T 淋巴细胞攻击受体组织
  ○ 通常在 HCT 受者中发生
  ○ 实体器官移植后罕见
  ○ 输血后少见
● 急性和慢性 GVHD 是临床定义
  ○ 在肝组织学中不存在明确的上述分类
  ○ 经典的急性 GVHD
  ○ 持续性或迟发性急性 GVHD
    － 移植后＞ 100 天发生
    － 缺乏慢性 GVHD 特征
  ○ "经典慢性" GVHD 可发生在任何时间
  ○ "重叠综合征"表现为急性和慢性 GVHD 的共同特征
● 诊断类别已经达成共识
  ○ 不是 GVHD
  ○ 可能的 GVHD
  ○ 很可能的 GVHD

二、病因／发病机制

免疫介导

● 由于宿主和受体之间的抗原不相容所致
  ○ 可以发生在自体移植
    － 通常具有自限性，对治疗反应良好
● 供体来源的 T 淋巴细胞对受体组织的反应并导致组织损伤
● 免疫抑制的受体不能破坏供体细胞

三、临床问题

（一）流行病学

● HCT 后的主要肝脏并发症
  ○ 影响多达 70% 的 HCT 受者

（二）临床表现

● 黄疸
● 肝酶学升高
  ○ 血清碱性磷酸酶和胆红素升高
  ○ 也可能出现单纯的转氨酶升高
● 慢性 GVHD 常常表现为广泛的消耗性疾病
  ○ 受累包括唾液腺、口腔、眼、肌肉和骨骼
● 晚期伴有肝衰竭和凝血障碍

（三）治疗

● 药物
  ○ 全身类固醇激素治疗是主要方法

（四）预后

● 50% 的患者对治疗有反应，但只有少数患者治疗后完全缓解
● 死亡率为 20%～75%
● 胆管丢失是预后不良的因素

四、镜下特征

组织学特征

● 胆管上皮细胞损伤
  ○ 核增大和多形性
  ○ 细胞质空泡化和萎缩
  ○ 淋巴细胞浸润
  ○ 随疾病慢性化出现进行性胆管进缺失
● 可有静脉内皮炎，但不常见
● 非特异性病变
  ○ 轻度的门管区炎或小叶炎
  ○ 胆汁淤积，细胞凋亡或肝细胞肿胀
  ○ 纤维化伴慢性疾病
● 多达 25% 的患者出现急性肝炎特征
  ○ 明显的小叶炎和门管区炎

五、鉴别诊断

（一）药物引起的肝损伤

● 环孢素通过抑制小胆管胆汁转运引起轻度高胆红素血症
● 可引起胆红素升高，但通常不进行活检

（二）迁延性胆管炎

● 高胆红素血症见于中性粒细胞减少和发热的患者
● 由于结合胆红素在肝细胞滞留
● 受感染的患者可能有败血病或局部感染

（三）感染（真菌、细菌、病毒）

● 临床上有差异，组织学通常不同
● 通过血清学检测、免疫组织化学或原位杂交进行排除

（四）胆道梗阻

● 主要依据影像学诊断
● 门管区水肿，中性粒细胞浸润和胆道坏死有助于胆道梗阻诊断
● GVHD 中胆管增生通常不明显

（五）移植后淋巴组织增生性疾病

● 更多的淋巴细胞浸润

（翟丽丽 译 郑 虹 王政禄 校）

参考文献

[1] Matsukuma KE et al: Diagnosis and differential diagnosis of hepatic graft versus host disease (GVHD). J Gastrointest Oncol. 7(Suppl 1):S21-31, 2016

[2] Salomao M et al: Histopathology of graft-vs-host disease of gastrointestinal tract and liver: an update. Am J Clin Pathol. 145(5):591-603, 2016

[3] Shulman HM et al: NIH Consensus development project on criteria for clinical trials in chronic graft-versus-host disease: II. The 2014 Pathology Working Group Report. Biol Blood Marrow Transplant. 21(4):589-603, 2015

[4] McDonald GB: Hepatobiliary complications of hematopoietic cell transplantation, 40 years on. Hepatology. 51(4):1450-60, 2010

第六篇
心脏移植
Heart Transplantation

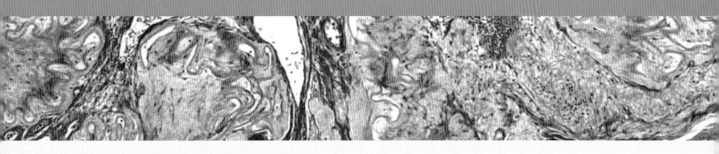

◀▸ 移植心脏疾病的病理学分类 ◂▶

一、术语

（一）病理分类

- 根据主要病因，心脏移植术后疾病可大致分为以下几类及其鉴别诊断
  - 术后并发症
  - 排斥反应
  - 感染
  - 移植后淋巴组织增生性疾病（PTLD）

（二）缩略语

- 急性细胞性排斥反应（acute cellular rejection，ACR）
- 抗体介导的排斥反应（antibody-mediated rejection，AMR）
- 移植心脏血管病（cardiac allograft vasculopathy，CAV）
- Quilty 病变
  - 非浸润性（noninvasive，QA）
  - 浸润性（invasive，QB）

（三）定义

- ACR
  - 活化淋巴细胞介导的移植心脏排斥反应
  - 可能在移植后数天到数年内发生
- AMR
  - 排斥反应主要针对微血管和毛细血管
    - 新生抗体或已有抗体抗移植物
- CAV
  - 排斥反应导致冠状动脉疾病加速
  - 均匀的环周内膜纤维化为特征
- Quilty 病变
  - 小而成熟的淋巴细胞灶性浸润心内膜
    - 可能延伸到心肌
- 先前活检部位
  - 先前在同一部位活检导致的心肌内膜组织学变化
- PTLD
  - 淋巴组织增生，在很多情况下表现为在免疫缺陷的宿主中发生的淋巴瘤

二、临床问题

（一）移植后并发症

- 使用完善的心肌内膜活检方案进行心脏移植术后监测
  - 第一年约完成 13 次活检
    - 大多数在前 3 个月进行
  - 评估诊断急性和慢性排斥反应的类似侵入性方法
- 最常见的治疗问题是 ACR
- ＜ 5% 的受体诊断为 AMR
  - 临床标准包括
    - 同种异体移植物功能
    - 血清抗体
  - 病理标准仍在制定中
  - 根据目前的文献报道，进行 C4d 和（或）C3d 免疫

组化或免疫荧光染色似乎最有诊断价值
  - 增加发生慢性排斥反应（CAV）的风险
  - 与生存率下降相关
- CAV 是最重要的长期并发症
  - 通过冠状动脉成像诊断
  - 由于纤维化的病理改变是均匀的和环形的，故诊断困难
  - 临床表现不同
    - 急性心肌梗死
    - 近期发生心律失常
    - 心力衰竭
    - 猝死
- PTLD 很少累及心脏移植
  - 更多发生在身体其他部位（如胃肠道、淋巴结）
  - 可以是单克隆或多克隆
  - 几乎都是 EBV 感染所致
- 在同种异体移植物中罕见机会性感染；最常见于肺部
  - 细菌
    - 医院获得性
    - 社区获得性
    - 机会性病原体（如诺卡菌）
  - 真菌
    - 肺孢子虫肺炎
      - 因预防治疗而罕见
    - 曲霉菌肺炎
    - 念珠菌病
    - 毛霉病
    - 播散性组织胞浆菌病
  - 原虫
    - 弓形虫病
      - 虽罕见，但可累及移植心脏
  - 病毒
    - 巨细胞病毒感染
      - 肺炎
      - 胃肠道感染
    - 疱疹病毒感染，罕见
    - 人乳头状瘤病毒感染
      - 寻常疣；可能发生多处皮肤损伤
      - 宫颈感染；增加发育不良和患癌风险
      - 口腔和上呼吸道感染

（二）手术并发症

- 因手术技术的改进已罕见
  - 术后出血
  - 急性移植物衰竭
    - 更有可能是因为心脏供体处置不善
  - 伤口感染
  - 纵隔炎
  - 吻合口撕裂
    - 早期并发症

○ 狭窄
　　－ 晚期并发症

（三）自身原有疾病复发

● 心脏移植中罕见
　○ 巨细胞性心肌炎
　　　－ 通常是致命的
　○ 淀粉样变性
　○ 结节病

三、病理学问题

（一）原有心脏检查

● 大体和显微镜检查结果因原发性疾病过程而异
　○ 冠状动脉疾病
　○ 扩张型心肌病
　○ 肥厚型心肌病
　○ 先天性心脏病
　　　－ 通常情况下在移植前进行多次手术
　○ 致心律失常性右心室心肌病
　○ 结节病
● 先前治疗的叠加效应，如
　○ 冠状动脉搭桥手术
　○ 放置心室辅助装置

（二）移植后活检

● 对所有活检组织进行光学显微镜检查
　○ 取材 5 处，每处均包含多个病灶
　○ 1、3 和 5 处取材标本的切片行 HE 染色
　○ 2 和 4 处取材的切片（用黏附载玻片）按需行特殊染色
　　　－ 某些移植中心常规用免疫组织化学法进行 C4d 染色用于评估 AMR
　　　－ 其他中心用免疫组织化学法同时染 C4d 和 C3d
● 根据临床指征，可用 1 或 2 张切片进行免疫荧光染色
　○ 免疫荧光染色的 C4d 和（或）C3d 对诊断 AMR 非常敏感

（三）移植后活检的病理诊断

● 约 70% 的监测性活检并不能显示有诊断价值的病理变化
● 常见的病理结果包括
　○ ACR
　　　－ 最常见于移植后的前 6 个月，但随时可能发生
　　　－ 通常无症状
　　　－ 根据淋巴细胞浸润数量对排斥反应进行分级，及是否有相关的心肌细胞损伤
　　　－ 国际心肺移植学会
　　　　□ 应用最广泛的评分系统
　　　　□ 1990 版分为 0 级、1A 级、1B 级、2 级、3A 级、3B 级和 4 级
　　　　□ 2005 版有部分分级可减少观察者间差异性：0 级、1R 级、2R 级和 3R 级（其中 R 表示"修订版"）
　　　　□ 许多人更常用 1990 年的系统，因为其可提供更多信息，也易于转换成 2005 年评分系统
　○ Quilty 病变

－ 特发性病变
　□ 目前被认为无临床意义
－ 按 1990 年的分类，分为
　□ 浸润性（Quilty A）
　□ 非浸润性（Quilty B）
－ 2005 年的分类标准省略了这一区别
○ 先前活检部位
　－ 根据活检程序，前 3 个月进行数次移植心脏活检
　－ 多在同一区域取样
　－ 与先前活检部位相关的变化包括
　　□ 纤维蛋白
　　□ 肉芽组织
　　□ 轻微炎症
　－ 主要的鉴别诊断是 ACR
● 因 AMR 的 HE 结果是非特异性的，所以用免疫组化法进行 C4d 染色有助诊断
● 移植心脏发生感染和 PTLD 极罕见
　○ 波及其他器官，如
　　－ 肺部（感染）
　　－ 淋巴组织（PTLD）
● 药物反应可见到心肌内嗜酸细胞浸润
● 心内膜心肌活检不能诊断慢性排斥反应
　○ 因慢性排斥反应主要累及心外膜冠状动脉及其分支

（陆剑锋 译 闫 骏 校）

参考文献

[1] Mavrogeni SI et al: Cardiac transplantation: towards a new noninvasive approach of cardiac allograft rejection. Expert Rev Cardiovasc Ther. 15(4):307-313, 2017

[2] Thiene G et al: Diagnostic use of the endomyocardial biopsy: a consensus statement. Virchows Arch. 463(1):1-5, 2013

[3] Kirk R et al: The Registry of the International Society for Heart and Lung Transplantation: fifteenth pediatric heart transplantation report--2012. J Heart Lung Transplant. 31(10):1065-72, 2012

[4] Labarrere CA, Jaeger BR. Biomarkers of heart transplant rejection: the good, the bad, and the ugly! Transl Res. 159(4):238-51, 2012

[5] Leone O et al: 2011 consensus statement on endomyocardial biopsy from the Association for European Cardiovascular Pathology and the Society for Cardiovascular Pathology. Cardiovasc Pathol. 21(4):245-74, 2012

[6] Stehlik J et al: The Registry of the International Society for Heart and Lung Transplantation: 29th official adult heart transplant report--2012. J Heart Lung Transplant. 31(10):1052-64, 2012

[7] Angelini A et al: A web-based pilot study of inter-pathologist reproducibility using the ISHLT 2004 working formulation for biopsy diagnosis of cardiac allograft rejection: the European experience. J Heart Lung Transplant. 30(11):1214-20, 2011

[8] Berry GJ et al: The ISHLT working formulation for pathologic diagnosis of antibody-mediated rejection in heart transplantation: evolution and current status (2005-2011). J Heart Lung Transplant. 30(6):601-11, 2011

[9] Mehra MR et al: International Society for Heart and Lung Transplantation working formulation of a standardized nomenclature for cardiac allograft vasculopathy-2010. J Heart Lung Transplant. 2010 Jul;29(7):717-27. Erratum in: J Heart Lung Transplant. 30(3):360, 2011

[10] Crespo-Leiro MG et al: Heart transplantation. Curr Opin Organ Transplant. 15(5):633-8, 2010

[11] Stewart S et al: Revision of the 1990 working formulation for the standardization of nomenclature in the diagnosis of heart rejection. J Heart Lung Transplant. 24(11):1710-20, 2005

[12] Gallo P et al: Causes of late failure after heart transplantation: a ten-year survey. J Heart Lung Transplant. 16(11):1113-21, 1997

[13] Billingham ME et al: A working formulation for the standardization of nomenclature in the diagnosis of heart and lung rejection: Heart Rejection Study Group. The International Society for Heart Transplantation. J Heart Transplant. 9(6):587-93, 1990

◀▌▶ 自体和移植失功能的心脏评估 ◀▌▶

一、临床意义

（一）移植的常见适应证

- 缺血性心脏病
- 扩张型心肌病
- 慢性排斥反应是再移植的常见病因
  - 急性移植物无功能是再次移植的罕见病因

（二）心肌活检适应证

- 美国心脏协会、美国心脏病学会和欧洲心脏病学会的共识建议对有限数量的临床病例进行心肌活检，结果可能会影响心力衰竭治疗
  - 不明原因新发心力衰竭，持续 2 周之内，左心室正常或扩张
  - 不明原因新发心力衰竭，持续 2 周至 3 个月，左心室扩张和新发心律失常或心脏传导阻滞或对常规治疗无效
- 其他考虑进行心内膜心肌活检的临床情况
  - 不明原因心力衰竭＞ 3 个月，伴左心室扩张、新发心律失常或心脏传导阻滞或对常规治疗无效
    - 尽管敏感性相对较低，但如果发现结节病，使用类固醇可能有效
  - 不明原因性心力衰竭伴有疑似过敏反应和嗜酸性粒细胞增多
  - 不明原因性心力衰竭疑似与蒽环类毒性有关
    - 需要进行电镜检查
    - 活检以决定下一步化疗措施；未完全缓解的患者不适合进行移植
  - 合并限制性心脏病的不明原因心力衰竭
    - 淀粉样变性、血色素沉着症、结节病、代谢性疾病、肥厚型心肌病的评估
  - 儿童不明原因性心肌病
- 在以下情况下，可能考虑进行心肌内膜活检

- 不明原因心力衰竭，左心室扩张＞ 2 周，无相关心脏传导阻滞或心律失常
  - 心力衰竭与不明原因肥厚型心肌病相关
  - 疑似右心室室性心律失常
  - 原因不明的室性心律失常
- 根据指南，20%～25% 的患者活检可得到诊断并因此改变治疗过程

（三）自体心脏的评估

- 除外缺血性心脏病的患者，多达 30% 的患者可能因移植前未经心肌活检而误诊
  - 由于活检对某些疾病的敏感性很低（如淋巴细胞性心肌炎、结节病），即使采用活检，移植前诊断也可能不准确
  - 确诊除特发性扩张型心肌病以外的其他病可能对移植后的监测、治疗、预后和家庭成员的评估有意义

二、大体特征

（一）一般特征

- 获取临床病史和手术史
- 拍摄心脏完整及切面的照片
- 称量心脏，大部分主动脉缺失
- 检查瓣膜是否有增厚、钙化或增生
- 描述任何闭塞的旁路移植血管和左前降支、左回旋支以及右冠状动脉
  - 描述各支架的位置和通畅性
- 描述心外膜脂肪和既往治疗征象
  - 正常心外膜脂肪沿着房室沟和冠状动脉走行
- 对于缺血性心脏病患者的心脏，应从心尖到基底部（止于房室瓣下 1～2cm），以切"面包片"样切开心脏
  - 沿着血流方向打开心脏的剩余部分
- 对于患心肌病的心脏，在确定冠状动脉未受累后，心

缺血性心脏病心脏横断面　　　　　　四腔分割法

（左图）缺血性心脏病的横切面（"面包片样"切开）显示心室病变的分布情况，此例患者的心脏，可见在左心室侧壁和后壁➴有一个大的、已愈合的梗死灶。（右图）移植心脏的四腔切开图来自于一个因加速型移植物血管病变而再次移植的患者。在左心房可见先前手术的缝合线➴

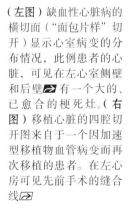
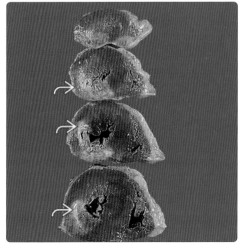
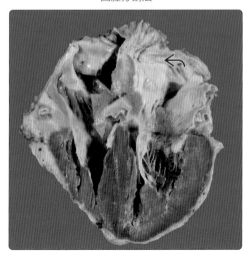

脏可按四腔分割法切开
- 测量左心室（LV）和右心室（RV）的游离心室壁和室间隔厚度
  - 测量厚度不包括心外膜脂肪和肌小梁
- 各腔室可分别描述为正常、扩张或受限
  - 测量不包括乳头肌在内的左心室最大直径
- 测量所有瓣膜的周长
- 描述并测量所有心肌损伤的位置并确定损伤是否具有一致性
- 描述心内膜及心耳的纤维化或血栓
- 需要取材的部位
  - 每根主冠状动脉闭塞最严重区域的代表性断面，通常在脱钙处理后进行
  - 各局灶性病变（如梗死）和未受累心脏的代表性断面
  - 对于患心肌病的心脏，左心室取材数目应≥3个（多数人建议取8～10个），包括近基底部和心尖部的前、后、侧和间隔部分
  - 右心室和室间隔各取≥2个断面
  - 任何异常瓣膜的代表性部位取材

（二）移植心脏
- 对于接受再次移植的患者，心力衰竭的常见原因是加速型血管病变
  - 为确定疾病的严重程度，应增加冠状动脉断面取材数目
- 对于再次移植的心脏或先前进行过手术的心脏，应注意观察缝合线是否完整

（三）标本处理
- 活检
  - 由心脏病专家负责操作，将不同组织分别固定于适当的固定液中
    - 视具体情况而定，通常≥3块，但理想情况下＞5块组织以福尔马林固定，进行光学显微镜检查
    - 对于可能的浸润性或代谢性疾病，≥1块组织以戊二醛固定，进行电镜检查
    - 其余组织可以冷冻或放置于Zeus液中，以进行免疫荧光染色或冰冻病毒基因组检测，但并不常用
    - 经石蜡包埋的组织也可以对某些病毒进行基因组检测
  - HE染色的切片的评估≥3个切面
    - 较多切面观察可用来评估斑片状疾病过程，如心肌炎
  - 根据需要加做其他染色
    - 淀粉样变性染色（刚果红、硫酸化法阿尔新蓝）
    - 铁染色（普鲁士蓝）
    - 糖原染色（PAS）
    - 胶原蛋白染色（三色法）
    - 炎细胞染色（CD3、CD68）

三、镜下特征
（一）活检评估
- 心肌细胞排列

- 通常平行排列
- 正常心脏在心尖、肌小梁和室间隔与心室游离壁交界处可能存在心肌排列杂乱
  - 排列杂乱并不一定意味着发生肥厚型心肌病
- 心肌细胞的大小最好用细胞核大小来评估
- 评估是否存在炎症
  - 确定炎细胞的类型
  - 是否存在相关的心肌细胞损伤
- 是否存在纤维化
  - 可分为间质型或替换型
  - 以三色法染色显示
- 浸润性疾病应采用适当的特殊染色进行评估
- 应报告心外膜情况，因为存在心脏压塞的风险
  - 右心室壁常可以遍布脂肪
    - 心外膜脂肪中的大神经具有提示作用，但不具有诊断意义
  - 间皮细胞可诊断心外膜，其免疫组化染色阳性的标志物包括
    - 核 WT1
    - 钙黄绿素
    - 细胞角蛋白

（二）移植心脏的评估
- 如果没有进行性心脏活检，则按需进行淀粉样变性染色和铁染色等特殊染色

（陈洪磊　译　沈中阳　孔祥荣　校）

参考文献

[1] Rossano JW et al: The Registry of the International Society for Heart and Lung Transplantation: Nineteenth Pediatric Heart Transplantation Report-2016; Focus Theme: Primary Diagnostic Indications for Transplant. J Heart Lung Transplant. 35(10):1185-1195, 2016

[2] Bennett MK et al: Evaluation of the role of endomyocardial biopsy in 851 patients with unexplained heart failure from 2000-2009. Circ Heart Fail. 6(4):676-84, 2013

[3] Mehra LM et al: Preponderance and implications of etiologic misclassification in advanced heart failure: a clinical-pathologic investigation. J Heart Lung Transplant. 32(2):268-9, 2013

[4] Thiene G et al: Diagnostic use of the endomyocardial biopsy: a consensus statement. Virchows Arch. 463(1):1-5, 2013

[5] Stone JR et al: Recommendations for processing cardiovascular surgical pathology specimens: a consensus statement from the Standards and Definitions Committee of the Society for Cardiovascular Pathology and the Association for European Cardiovascular Pathology. Cardiovasc Pathol. 21(1):2-16, 2012

[6] From AM et al: Current status of endomyocardial biopsy. Mayo Clin Proc. 86(11):1095-102, 2011

[7] Luk A et al: Do clinical diagnoses correlate with pathological diagnoses in cardiac transplant patients? The importance of endomyocardial biopsy. Can J Cardiol. 25(2):e48-54, 2009

[8] Cooper LT et al: The role of endomyocardial biopsy in the management of cardiovascular disease: a scientific statement from the American Heart Association, the American College of Cardiology, and the European Society of Cardiology. Circulation. 116(19):2216-33, 2007

[9] Ardehali H et al: Diagnostic approach to the patient with cardiomyopathy: whom to biopsy. Am Heart J. 149(1):7-12, 2005

[10] Society for Cardiovascular Pathology Heart Dissection videos. Published 2011. Reviewed February 14, 2018. Accessed April 16, 2018.

心脏移植史

一、术语

定义

- 同种心脏移植：移植心脏源自同一物种但不同基因型
- 异种心脏移植：移植心脏源自不同物种（跨物种）

二、年表和演化

（一）时间表

- 时间跨度约 100 年
- 外科技术研究的迅速发展，免疫抑制剂的发展及其临床应用

（二）研究阶段（20 世纪初至 60 年代）

- 1890 年晚期
  - Alexis Carrel 博士（芝加哥，伊利诺伊州）
    - 血管及移植手术之父著称
    - 血管吻合技术的发展，无血管腔狭窄或诱发血栓
      - 为实体器官移植铺平道路的重要进展
- 1905 年
  - Alexis Carrel 博士
    - 与 Charles Guthrie 合作完成第一例实验性狗心脏移植
    - 发现同种移植物与异种移植物在生存期之间的差别（但未发现此与排斥反应相关）
    - 组织保存技术的发展及静脉移植物在动脉系统的应用
    - 于 1912 年获得诺贝尔生理学与医学奖
- 1933 年
  - Frank Mann 博士（Mayo 医学中心）
    - 首先描述移植心脏排斥反应的病理变化为心肌的炎细胞浸润
    - 导致供体和受体之间生物不相容的改变，从而提出了心脏同种异体排斥反应的概念来解释移植物衰竭
- 1956 年
  - Frank Mann 博士（伯明翰，英国）
    - 首次描述免疫系统参与移植器官的排斥反应
    - 通过小鼠胚胎接种另一株小鼠细胞引入了获得性免疫耐受的概念
- 1960 年
  - Richard Lower 和 Norman Shumway 博士（斯坦福，加利福尼亚州）
    - 发展了犬的双心房心脏移植技术
      - 迅速应用于人类，并成功地使用到 20 世纪 90 年代
    - 描述了通过体外循环表面冷却，通过深部局部低温和受体保护提供移植物保护的第一种策略
- 1964 年
  - James Hardy 博士（杰克逊，密西西比州）
    - 用黑猩猩的心脏移植给 68 岁的男性，进行了第一次异种心脏移植
      - 患者存活 90min

（三）早期临床阶段（20 世纪 60—80 年代）

- 1966 年
  - Michael DeBakey 博士（休斯顿，德克萨斯州）
    - 第一次成功植入推动泵作为临时辅助装置
- 1967 年
  - Christiaan Barnard 博士（开普敦，南非）
    - 人类第一例成功的心脏移植；患者存活 18 天
      - 3 天后，Adrian Kantrowit 博士成功地将脑死亡供体心脏移植给三尖瓣闭锁和心房交通的 3 周大婴儿
- 1969 年
  - Denton Cooley 博士（休斯顿，德克萨斯州）
    - 第一例人工心脏植入给 47 岁的男子
      - 人工心脏作为桥梁，直到 3 天后找到供体心脏
- 1973 年
  - Philip Caves 博士（斯坦福，加利福尼亚州）
    - 引入了一种经皮经静脉心内膜心肌活检技术
      - 为监测同种异体移植排斥反应提供了可靠的手段
      - 然而，在 20 世纪 80 年代，每个移植中心的病理分类和排斥反应分级都不同

（四）现代（20 世纪 80 年代至今）

- 1980 年
  - 环孢素用于治疗心脏移植排斥反应
- 1981 年
  - Bruce Reitz 博士（斯坦福，加利福尼亚州）
    - 第一次成功的心肺移植
    - 实验性的应用环孢素抗排斥治疗
- 1982 年
  - William DeVries 博士（盐湖城，犹他州）
    - 永久完全人工心脏（Jarvik 7）植入给 61 岁男子
      - 患者存活 112 天
- 1984 年
  - Dento Cooley 博士
    - 对 8 个月大的女孩进行了第一次成功的小儿心脏移植，一直存活至 13 岁
  - 哥伦比亚大学外科医生对 4 岁的男孩进行了心脏移植
    - 在 1989 年接受了第二次移植，并继续过着有质量的生活
  - Leonard Bailey 博士（Loma Linda, California）
    - 通过将狒狒心脏移植到 12 天的女婴，进行第一次婴儿异种心脏移植，存活了将近 1 个月
- 1986 年
  - Leonard Bailey 博士
    - 完成第一例成功的左心室发育不良综合征的小儿心脏移植
- 1989 年
  - 第一例多器官移植（心肝肾），26 岁女性，存活 4 个月

心脏移植里程碑事件

年　代	标志性事件	开拓者
1905	第一例犬实验性心脏移植	Alexis Carrel 博士
1960	双房心脏移植技术应用于人类，直至 20 世纪 90 年代	Richard Lower 和 Norman Shumway 博士
1964	第一例异种心脏移植：黑猩猩心脏移植给人类并存活 90min	James Hardy 博士
1966	成功植入推动泵作为临时辅助装置	Michael DeBakey 博士
1967	第一例人类成功的同种心脏移植	Christiaan Barnard 博士
1973	应用经静脉心内膜活检以检测同种移植物排斥反应	Philip Caves 博士
1982	第一例持久完全人工心脏植入（Jarvik 7）	William DeVries 博士
1990	引入新的细胞排斥和治疗分级系统	Margaret Billingham 博士 /ISHLT
1991	双腔静脉心脏移植技术应用	Hans H. Sievers 博士
2000	第一例左心室辅助装置应用，Jarvik 2000，患者存活近 7 年	Robert Jarvik 博士
2010	外周血标本的基因表达谱显示与心内膜心肌活检结果相关	Hannah Valantine 博士

ISHLT. 国际心肺移植协会

- 1990 年
  - 国际心肺移植协会（ISHLT）
    - 完善细胞性排斥反应分级
    - 建立各种移植病理的统一标准
    - 对移植中心的治疗方案和结果进行详细的沟通和比较
- 1991 年
  - Hans H. Sievers 博士
    - 引入双腔静脉法心脏移植技术；与双心房技术相比，显示了显著的短期优势
- 2000 年
  - Robert Jarvik 博士（纽约，纽约州）
    - 第一例应用左心室辅助装置，Jarvik-2000，男性，63 岁，于植入后存活近 7 年
- 2004 年
  - 由 ISHLT 委托制作的新评分量表，以解决旧评分量表的缺点以及各个评分量表之间的不一致
  - 抗体介导的排斥反应在高达 10% 的心脏移植患者被认为是重要因素
- 2010 年
  - 斯坦福科学家表示外周血基因表象与心内膜活检结果一致
- ISHLT 协商一致准则和声明
  - 2000 年：关于异种移植的共识声明旨在不断努力解决供体短缺问题
  - 2014 年：诊断与护理原发移植物失功能的共识声明
  - 2016 年：更新心脏移植等待标准
    - 心力衰竭预后评分结合心肺运动试验确定预后并指导移植

- 再次移植的指征：发生明显冠状动脉移植物血管病（CAV）伴有顽固心脏移植物功能不全，不伴有持续排斥反应的证据
  - 2016 年：关于抗体介导排斥反应定义、诊断标准及管理的共识声明

三、治疗问题

（一）目前面临的挑战

- 终末期心脏疾病患者数量不断增加
- 国家供体短缺：通过替代外科手术缓解晚期疾病，异种移植和使用次优的供体器官
- 由于人口统计因素导致的不利用于同种异体移植的某些规定并不一定预示着较差的结果

（二）外科技术

- 在过去的数十年内，随着手术技术的不断进步，术后并发症已稳步下降
- 同样，器官保存技术及供体管理的进步同样改善预后

（三）免疫抑制

- 联合用药方案及更有效的药物使临床上严重的急性细胞性排斥反应的发生率显著下降
  - 慢性排斥反应（CAV）仍然是影响心脏移植受者长期生存的最重要因素

（陈洪磊　译　沈中阳　孔祥荣　校）

参考文献

[1] Berry GJ et al: The ISHLT working formulation for pathologic diagnosis of antibody-mediated rejection in heart transplantation: evolution and current status (2005-2011). J Heart Lung Transplant. 30(6):601-11, 2011

移除心脏的评价
Evaluation of Explanted Heart

◀▌·· 缺血性心肌病 ··▐▶

要点

一、临床问题
- 是心力衰竭最常见的原因，也是移植心脏衰竭的第二大原因
- 高于先天性心脏病或瓣膜性心肌病
- 移植术后 5 年生存率（＞ 70%）低于非缺血性心肌病
- 增加 CAD 风险的代谢性危险因素同样是移植术后死亡及 5 年生存率降低的独立危险因素

二、大体特征
- 大面积的纤维化往往存在，并可能是心内膜下或跨壁性，与愈合的心肌梗死相似
  - 分布与冠状动脉病变一致
- 通常为多根冠状动脉的多灶性梗阻
  - 大体和组织学检查通常高估了由于动脉壁重塑和管腔塌陷引起的狭窄程度

三、镜下特征
- 在陈旧性心肌梗死区域，心肌细胞纤维化
- 由于心室血液中的氧气供应，紧邻心内膜的心肌细胞通常不受影响
- 斑片状间质或替代纤维化和心肌细胞肥大常见，但非特异性

四、主要鉴别诊断
- 其他类型心脏疾病（如心肌炎，结节病等）炎症愈合

心内膜下和室间隔纤维化

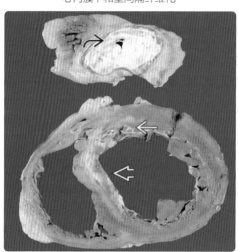

透壁心肌梗死的愈合区

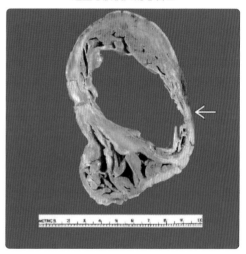

（左图）这些横切面显示心尖部心内膜纤维化 ➡，左心室前壁 ➡ 和室间隔 ➡ 心内膜下片状纤维化。（右图）移除心脏心室横切面显示跨壁性心肌梗死的愈合。心肌缺失，左心室前壁 ➡ 明显变薄

心室壁瘤

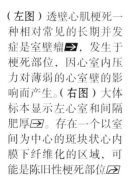

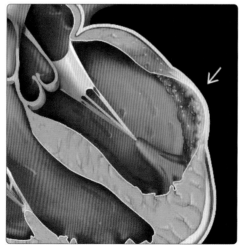

心室肥大伴陈旧性梗死

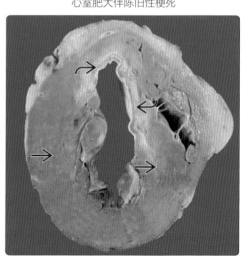

（左图）透壁心肌梗死一种相对常见的长期并发症是室壁瘤 ➡，发生于梗死部位，因心室内压力对薄弱的心室壁的影响而产生。（右图）大体标本显示左心室和间隔肥厚 ➡。存在一个以室间为中心的斑块状心内膜下纤维化的区域，可能是陈旧性梗死部位 ➡

一、术语

（一）同义词

- 缺血性心肌病，冠状动脉疾病，冠心病

（二）定义

- 冠状动脉疾病所致心力衰竭
  - 几乎总是归咎于冠状动脉粥样硬化
  - 很少由于冠状动脉异常或纤维肌肉发育不良所致
- 包括稳定型和不稳定型心绞痛，心肌梗死和心脏性猝死

二、病因学／发病机制

临床危险因素

- 高血压、糖尿病、肥胖、血脂异常和缺乏身体活动
- 冠心病家族史是较强的危险因素
  - 这种多基因特性的具体机制尚未阐明
- 吸烟

三、临床问题

（一）流行病学

- 发病率
  - 心力衰竭的最常见原因
  - 移植心力衰竭第二常见的病因
  - 全世界最主要的死亡原因
- 年龄
  - 通常在中年至老年人
  - 发病率随年龄增长
- 性别
  - 男性更常见，绝经后妇女的风险增加

（二）治疗

- 外科手段
  - 一旦药物治疗、经皮冠状动脉球囊血管成形术与支架及冠状动脉旁路手术失败，患者将适合于原位心脏移植

（三）预后

- 移植术后 5 年生存率（＞ 70%）低于非缺血性心肌病，但高于先天性心脏病或瓣膜性心肌病
- 增加 CAD 风险的代谢性危险因素也是移植术后死亡及 5 年生存率降低的独立性危险因素

四、大体特征

（一）一般特征

- 肥厚伴左心室扩张
- 大面积的纤维化往往存在，并可能是心内膜下或透壁性，与愈合的心肌梗死相似

- 瘢痕区往往变薄，动脉瘤形成以及斑片状心内膜纤维化痕区域
- 通常多灶性冠状动脉阻塞
  - 大体检查时应确定血管和（或）移植物阻塞的程度
  - 显著缺血发生时，横截面积减少 75%（直径减少 50%）
  - 大体和组织学检查迪通常高估狭窄程度（与血管造影方法相比），这是由于整个动脉壁的重塑和管腔塌陷

（二）需要采集的样本

- 左主动脉、左旋动脉和右冠状动脉每 2mm 切片一次（理想情况下是脱钙后）
  - 最严重闭塞的区域
  - 如果存在旁路移植和（或）支架，应进行评估
- 提交纤维化、变色和明确未受累心肌的区域

五、镜下特征

组织学特征

- 冠状动脉
  - 动脉粥样硬化斑块（常钙化）所致的偏心管腔阻塞
    - 简单斑块上覆纤维帽，有下位细胞外脂质（胆固醇晶体）、细胞内脂质（泡沫巨噬细胞）和炎症细胞
    - 复杂斑块可能有多灶性或实体性同心圆状纤维化
  - 再通的血栓可能存在于自身冠状动脉或移植血管中
  - 急性斑块改变（血栓形成，出血）通常不存在于移除标本中
- 在陈旧性梗死区域，心肌细胞纤维化
  - 替代纤维化可能是心内膜下或透壁性
  - 心肌细胞紧邻心内膜，通常由心室血液中获得的氧气供应
- 细胞质空泡变性（肌细胞溶解）是亚致死缺血性改变，可邻近梗死或心内膜下
- 非梗死区的非特异性变化包括间质纤维化和肌细胞肥大

六、鉴别诊断

其他类型心脏疾病（心肌炎、结节病）的炎症愈合

- 无明显冠状动脉闭塞
- 纤维化的位置与血管分布模式不对应

（陈洪磊 译 孔祥荣 王政禄 校）

参考文献

[1] Kilic A et al: Orthotopic heart transplantation in patients with metabolic risk factors. Ann Thorac Surg. 93(3):718-24, 2012
[2] Minicucci MF et al: Heart failure after myocardial infarction: clinical implications and treatment. Clin Cardiol. 34(7):410-4, 2011

冠状动脉阻塞

动脉粥样硬化

（左图）冠状动脉大体照片显示有一部分血管完全闭塞➡。另一根血管严重梗阻，但仍有小的压缩管腔。➡（右图）显示管状动脉粥样硬化的偏心性斑块。富含脂质的中心核➡富含胆固醇晶体和炎症细胞，被纤维帽➡覆盖。管腔➡严重狭窄

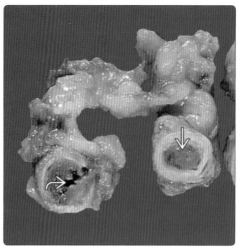

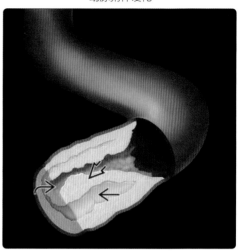

动脉旁路移植物血栓

冠状动脉斑块

（左图）动脉旁路移植物的低倍镜显示血栓形成的终末期改变。有多个再通通道➡，类似于原发血管的再通形式。（右图）冠状动脉低倍镜显示偏心斑块被纤维帽覆盖➡。斑块下的肌层➡变薄、重构。管腔➡塌陷、导致很难评估狭窄的程度

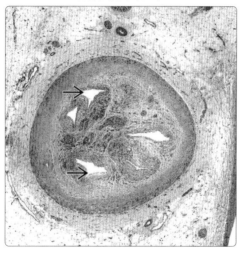

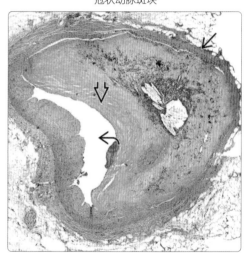

愈合性心肌梗死

胆固醇裂缝

（左图）低倍镜显示心内膜下➡的一束致密的纤维化➡，与愈合的梗死灶相似。紧邻心内膜的心肌细胞➡直接接受心室血液的氧供。（右图）动脉粥样硬化斑块中心的高倍镜显示典型的胆固醇裂缝➡。晶体经过处理后溶解，并穿插泡沫巨噬细胞➡及散在的炎症细胞

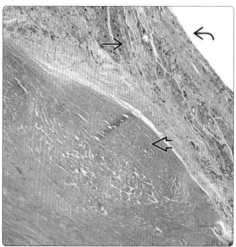

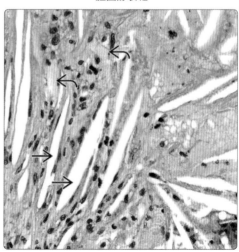

动脉粥样硬化斑块

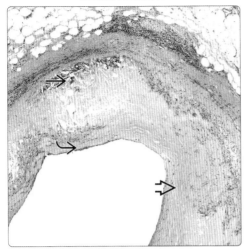

动脉粥样硬化斑块

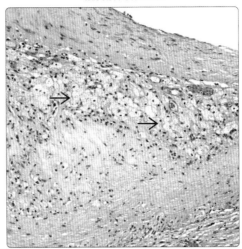

（左图）冠状动脉低倍镜显示血管壁增厚伴明显内膜纤维化➡️，粥样硬化斑块包含胆固醇裂➡️及散在慢性炎症。注意纤维帽➡️。（右图）冠状动脉血管壁的切面显示粥样硬化斑块的脂质负荷区，充满了丰富的泡沫组织细胞➡️。管腔在右上角

梗死组织

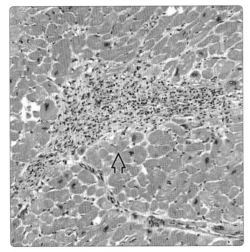

肌细胞溶解

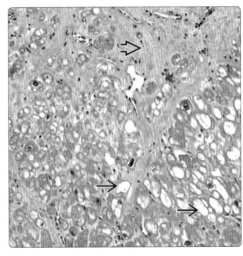

（左图）移除心脏切片的高倍镜显示心肌梗死的微灶➡️，伴有肉芽组织和少量淋巴细胞。（右图）高倍镜显示邻近替代纤维区域➡️心肌细胞广泛的胞质空泡变性➡️。这些存活细胞出现"肌细胞溶解"，是缺血性心肌病特征，邻近于纤维化区域或在心内膜下

心内膜和心内膜下纤维化

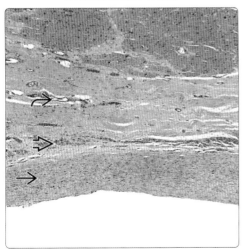

心肌细胞肥大

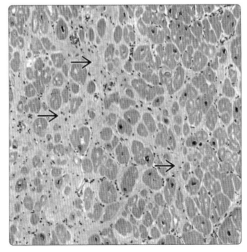

（左图）低倍镜显示心内膜下纤维化➡️，伴有紧邻心内膜孤立的心肌细胞➡️。还有心内膜纤维化➡️，是缺血性心肌病常见但非特异性表现。（右图）缺血性心肌病移除心脏显示心肌细胞肥大及间质纤维化➡️。这些表现是非特异性，常常见于其他病因的心脏疾病

◀❖ 扩张型心肌病 ❖▶

- **一、术语**
  - 左心室心腔扩大及整体收缩功能不全，但不伴
    - 高血压
    - 瓣膜病
    - 冠心病
- **二、病因/发病机制**
  - 多达 30% 的患者有心肌病家族史
  - 50% 的扩张型心肌病患者没有明确的病因
- **三、临床问题**
  - 非缺血性心肌病占成人心脏移植的 > 50%

- 移植后 5 年和 10 年生存率扩张型心肌病优于缺血性心肌病或先天性心脏病
- **四、大体特征**
  - 心脏肿大和心室扩张导致心脏整体球形外观
  - 左心室扩张可以通过测量心室直径来评估
  - 右心室扩张也可能发生
    - 但并不总是存在
  - 虽然发生心室扩张，但心室壁正常或变薄
- **五、镜下特征**
  - 病变呈现非特异性，包括肌细胞肥大和间质纤维化

扩张型心肌病

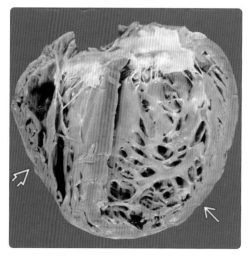

扩张型心肌病的横切面

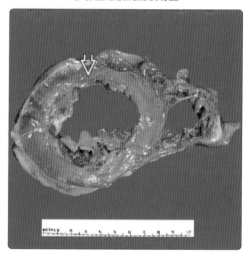

（左图）移除心脏呈球形。左➡、右➡心室扩张，不伴有室壁增厚。左心室壁小梁增多。（右图）扩张型心肌病的心脏左心室轻度扩张➡，左心室直径大于 4cm

扩张型心肌病

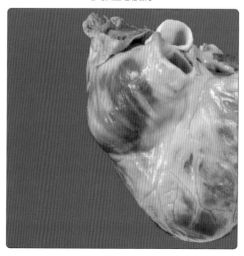

扩张型心肌病的镜下表现

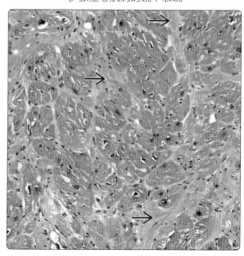

（左图）扩张型心肌病移除的心脏整体呈圆形形状，尤其左心室增大。（右图）扩张型心肌病的显微镜表现不具有特异性。常有间质纤维化➡和心肌细胞肥大。病变可能轻微，特别是在活检中

一、术语

（一）缩略语

● 扩张型心肌病（dilated cardiomyopathy，DCM）

（二）同义词

● 非特异性扩张性心肌病
● 非缺血性心肌病

（三）定义

● DCM
  ○ 在没有高血压、瓣膜病或冠状动脉疾病的情况下，左心室内径增加和整体收缩功能障碍
  ○ 不同系统性疾病中病理结果相同
    – 应该临床上进行排除
  ○ 家族 DCM 是指在两个一级家庭成员发生 DCM
  ○ 围产期定义为 DCM 在妊娠最后一个月至分娩后 5 个月之间发生

二、病因／发病机制

（一）环境暴露

● 许多因素与 DCM 有关，但在发病机制中的作用尚不清楚，大多数没有特异性表现
  ○ 酗酒
  ○ 化疗药物，特别是蒽环类药物（阿霉素，柔红霉素）
    – 风险与累积剂量有关
    – 治疗后数月至数年出现
  ○ 微量矿物质缺乏（硒）或积累（砷，钴）
  ○ 血色素沉着症

（二）感染性因素

● 细小病毒 B19、人类疱疹病毒 6、柯萨奇病毒、流感病毒、腺病毒、艾柯病毒、巨细胞病毒、人类免疫缺陷病毒、伯氏疏螺旋体、白喉杆菌
  ○ 均与心肌炎有关
  ○ 可引起炎症后 DCM
● 美洲锥虫病是南美 DCM 的主要病因

（三）炎症

● 结缔组织疾病，如
  ○ 系统性红斑狼疮
  ○ 硬皮病

（四）遗传学

● 高达 30% 的患者有心肌病家族史
  ○ 不同程度的功能障碍
● 最常见的常染色体显性遗传，但任何模式都可能出现
  ○ 表现性和外显率变化很大
● 突变发生于 50 多个基因中，且大多数具有家族特异性
  ○ 肌细胞基因突见（35%～40%）
    – 铁蛋白（TTN）基因是最常见的突变
      □ 约 25% 的家族性病例
  ○ 肌细胞膜、细胞骨架和核包膜蛋白（层粘连蛋白 A/C）中的突变也很常见
    – DCM 常伴有肌营养不良综合征
  ○ 代谢和线粒体疾病

（五）围产期心肌病

● 妊娠与 DCM 关系不明确
  ○ 可能涉及激素、炎症、家族性或血流动力学因素

（六）特发性

● 约 50% 的 DCM 没有明确原因

三、临床问题

（一）流行病学

● 发病率
  ○ 非缺血性心肌病占成人心脏移植的 > 50%
● 年龄
  ○ 最常见于青壮年
    – 可见儿童和老年人

（二）表现

● 心力衰竭最常见
● 心律失常常见于某些遗传亚型（LMNA 突变）

（三）预后

● 移植前存活取决于功能状态和射血分数
● 高达 45% 的儿童 DCM 患者可能恢复正常功能
● 围产期 DCM 的患者进行移植有较高的排斥率和较低的移植物和整体生存率

（四）并发症

● 常见并发症包括心律失常和止血引起的血栓栓塞

四、影像学特征

超声心动图

● 左心室室壁变薄或正常，左心室球形扩张，常伴其他心腔扩张
● 左心室收缩功能受损

五、大体特征

（一）一般特征

● 与年龄和大小匹配的对照组相比，心脏肥大
● 心室扩张导致心脏整体呈球状（而不是尖型）
● 左心室扩张可以通过测量心室直径（不包括乳头肌）来评估
  ○ 正常成人，心室直径 < 4cm
● 右心室扩张也可能发生
  ○ 正常成人，心室周长 < 13cm
  ○ 可以通过三尖瓣周长的增加来评估
● 虽然发生肥大，但心腔扩张导致心室壁正常或变薄
● 通常心房扩张
  ○ 很少见于移除的心脏

- 凝血导致血栓形成
  - 可能会导致片状的心内膜纤维化
- 可能出现斑块状的心内膜纤维化
  - 与冠状动脉狭窄不一致

（二）需要采集的样本

- 冠状动脉以排除缺血性心肌病
- 左、右心室广泛取样，以评估肥大、纤维化和炎症
- 室间隔取样优良可以排除终末期肥厚型心肌病

六、镜下特征

组织学特征

- 需要排除其他原因的心肌病，包括心肌炎、淀粉样变性或血色素沉着症
  - 无炎症、淀粉样变性及铁沉积应当记录
    - 任何铁沉积都是异常的
- 非特异性改变包括心肌细胞肥大及间质性纤维化
  - 心肌细胞大小各异
    - 有增大的、深染、无异常排列的核
    - 可见多核
  - 在有限的组织中，肥大可以轻微甚至无
    - 与预后无关
- 增加的脂褐素色素常存在于肌细胞中
- 可见小灶的淋巴细胞浸润，无心肌细胞坏死

七、辅助检查

电子显微镜

- 可以排除其他原因所致的扩张性心肌病
- 常出现肥厚或退化的非特异性改变，包括
  - 肌原纤维紊乱或丢失
  - T 小管扩张
  - Z 带异常
  - 线粒体异常
  - 闰盘开裂
- 因蒽环类药物毒性引起的 DCM 与以下表现相关
  - 肌浆网扩张所致的空泡变性
  - 肌纤维的片状排列紊乱及缺失

八、鉴别诊断

（一）缺血性心肌病

- 引起收缩功能障碍和左心室扩张
  - 有冠状动脉闭塞、内皮下纤维化或透壁梗死
- 与冠状动脉分布区域一致的纤维化和梗死

（二）肥厚型心肌病

- 患者可经历扩张—失代偿的演变
- 大体观，肥厚型心肌病扩张期常可见室间隔和左心室瘢痕
- 如果完整取样，出现肌纤维紊乱，特别是在室间隔

（三）血色素沉着症

- 心脏的任何铁沉积都是异常的
- 外层心肌可见严重的铁沉积
  - 可能不见于心内膜活检中

（四）心肌炎

- 往往临床上出现近期病毒感染的病史，并伴有 DCM 的影像学表现
- 典型的心肌细胞坏死病灶，但心内膜心肌活检由于局灶性缺乏敏感性
  - 在没有心肌炎组织学证据的患者中，行 PCR 检测病毒病原体
  - 即使在评估心肌炎的专业病理学家中，观察者间也有很高的变异性

（五）致心律失常性右心室心肌病

- 通常比 DCM 更容易出现心律失常
- 心外膜下纤维化
- 一些以左心室为主或双室形式的心律失常性右心室心肌病（ARVC），纤维化多于脂肪
  - 与 DCM 类似
- DCM 与 ARVC 之间的明确区别，不一定建立在形态学基础上
  - 鉴别诊断应该通过针对性的基因检测

（陈洪磊　译　孔祥荣　王政禄　校）

参考文献

[1] Lee TM et al: Pediatric cardiomyopathies. Circ Res. 121(7):855-873, 2017
[2] McNally EM et al: Dilated cardiomyopathy: genetic determinants and mechanisms. Circ Res. 121(7):731-748, 2017
[3] Dipchand AI et al: The registry of the International Society for Heart and Lung Transplantation: eighteenth official pediatric heart transplantation report--2015; focus theme: early graft failure. J Heart Lung Transplant. 34(10):1233-43, 2015
[4] Lund LH et al: The registry of the International Society for Heart and Lung Transplantation: thirty-second official adult heart transplantation report-2015; focus theme: early graft failure. J Heart Lung Transplant. 34(10):1244-54, 2015
[5] McNally EM et al: Genetic mutations and mechanisms in dilated cardiomyopathy. J Clin Invest. 123(1):19-26, 2013
[6] Herman DS et al: Truncations of titin causing dilated cardiomyopathy. N Engl J Med. 366(7):619-28, 2012
[7] Pietra BA et al: Early predictors of survival to and after heart transplantation in children with dilated cardiomyopathy. Circulation. 126(9):1079-86, 2012
[8] Rasmusson K et al: Peripartum cardiomyopathy: post-transplant outcomes from the United Network for Organ Sharing Database. J Heart Lung Transplant. 31(2):180-6, 2012
[9] Matsumura Y et al: Long-term prognosis of dilated cardiomyopathy revisited: an improvement in survival over the past 20 years. Circ J. 70(4):376-83, 2006
[10] Felker GM et al: Underlying causes and long-term survival in patients with initially unexplained cardiomyopathy. N Engl J Med. 342(15):1077-84, 2000
[11] Rose AG et al: Dilated (congestive) cardiomyopathy: a syndrome of severe cardiac dysfunction with remarkably few morphological features of myocardial damage. Histopathology. 9(4):367-79, 1985

Heart Transplantation

左心室内膜纤维化

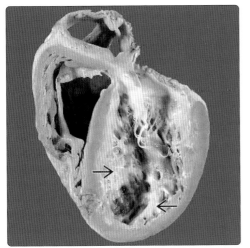

扩张型心肌病

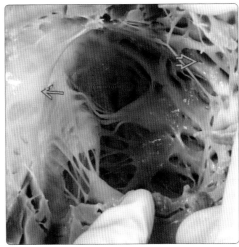

（左图）移除的心脏，左心室明显扩张伴心内膜广泛纤维化 ➡️，导致心内膜表面白色斑块样增厚。（右图）左心室心内膜增厚 ➡️，小梁比正常情况更明显 ➡️

左心室附壁血栓

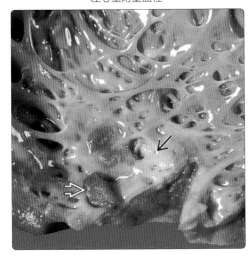

伴有脂肪浸润的扩张性心肌病

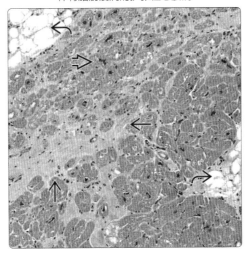

（左图）扩张型心肌病患者的左心室壁显示心内膜纤维化 ➡️，可见白色增厚斑块，以及近期形成的附壁血栓 ➡️。（右图）扩张型心肌病患者的左心室的高倍镜显示典型非特异性改变，包括心肌细胞间间质纤维化 ➡️，一些心肌细胞细胞核明显增大 ➡️。也有局灶性脂肪 ➡️ 浸润及替代

扩张型心肌病的心内膜纤维化

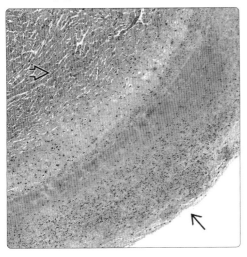

伴有铁沉积的心肌细胞

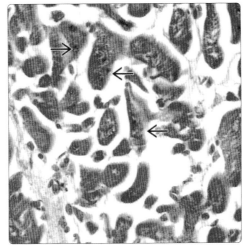

（左图）移除的扩张型心肌病的心脏左心室游离壁显示心内膜明显纤维化 ➡️，覆盖于其下的心肌 ➡️。（右图）普鲁士蓝染色显示一些心肌细胞可见铁沉积 ➡️。铁沉积主要在心脏的外层，任何的铁沉积都是异常的。对于扩张型心肌病的标本，应该排除血色素沉着症

◀▮· 肥厚型心肌病 ·▮▶

要点

一、病因 / 发病机制
- 大多数确定的突变涉及编码收缩蛋白基因，其中心肌肌凝蛋白结合蛋白C（*MYBPC3*）和肌凝蛋白重链（*MYH7*）是最常受影响。

二、大体特征
- 左心室壁增厚，通常伴间隔突出，但也可对称
- 主动脉瓣下肌肉突入左心室可能会引起流出道梗阻
  - 室壁与二尖瓣前叶的异常接触导致心内膜纤维化形成明确尖锐的斑块，伴有二尖瓣扭曲和纤维化。
- 室间隔取材应垂直于长轴采集多段。

三、镜下特征
- 肌纤维紊乱和心肌细胞肥大是诊断所必需的，可能相当局灶（5%）或更广泛
- 冠状动脉壁内常表现为内膜纤维化或内侧肥大
- 抗中性粒细胞胞质抗体（ANCA）

四、主要鉴别诊断
- 心肌细胞"无序排列"通常发生在细胞锐角相交处（室间隔与前、后游离壁和小梁处）和纤维化边缘
- 多种代谢紊乱可能表现为肥厚型心肌病，应当排除，特别是在年轻患者中。

肥厚型心肌病

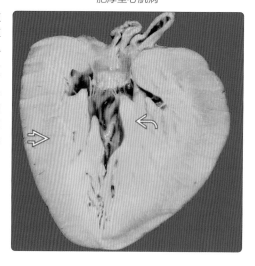

肌细胞紊乱

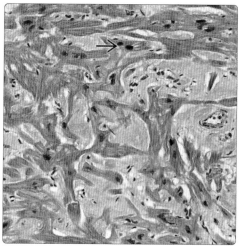

（左图）移除的心脏左心室室壁明显增厚。左心室游离壁➙和前乳头肌➘（图片由 B.M. Shehata, MD 提供）。（右图）显微镜下肥厚型心肌病心肌细胞紊乱、间质纤维化，以及心肌细胞肥大伴有肿大、深染的细胞核➔

壁内动脉内膜纤维化

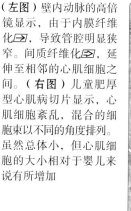
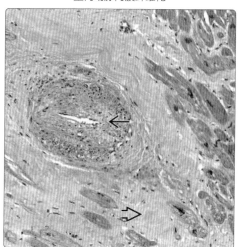

儿童肥厚型心肌病

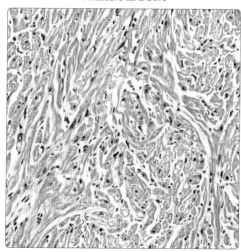

（左图）壁内动脉的高倍镜显示，由于内膜纤维化➔，导致管腔明显狭窄。间质纤维化➔，延伸至相邻的心肌细胞之间。（右图）儿童肥厚型心肌病切片显示，心肌细胞紊乱，混合的细胞束以不同的角度排列。虽然总体小，但心肌细胞的大小相对于婴儿来说有所增加

一、术语

（一）缩略语

- 肥厚型心肌病（hypertrophic cardiomyopathy，HCM）

（二）同义词

- 特发性肥厚型主动脉瓣下狭窄

（三）定义

- 心室室壁增厚
  - 不是由于结构性心脏病（瓣膜或先天性心脏病），高血压或运动所致
  - 一些分类还包括代谢紊乱

二、病因／发病机制

遗传基础

- 约 50% 的患者中发现突变
  - 通常为常染色体显性，但具有不同的表现型和年龄相关的外显率
- 大多数编码收缩蛋白［心肌钙蛋白、肌球蛋白轻链、心脏肌球蛋白结合蛋白 C（MYBPC3）、心脏肌球蛋白重链、心脏 α- 肌动蛋白、α- 肌球蛋白、肌联蛋白］的突变基因已确定
  - *MYBPC3* 和 β- 肌球蛋白重链（*MYH7*）是最常受累的基因
  - 基因型与表型之间相关性不可靠

三、临床问题

（一）流行病学

- 发病率
  - 普通人群中 1/500 受累，但严重程度不同
  - 儿童，青少年和运动员猝死的最常见原因
- 年龄
  - 通常见于青少年或年轻人，但可以见于儿童或老年人

（二）临床表现

- 胸痛，呼吸困难，疲劳或心律失常引起晕厥致心脏性猝死
- 通过家庭筛查发现的携带突变的个体可能无症状，无肥厚表型，并且影像学上没有变化或仅呈现细微的变化

（三）自然病程

- 高度变异性：许多患者有正常的寿命
  - 大多数患者临床上长期稳定
- < 20% 的患者出现不良表现，包括收缩或舒张功能障碍，动脉瘤或严重的微血管疾病
- 约 5% 进展至终末期疾病
  - 迅速恶化
  - 特征类似于扩张型心肌病

（四）治疗

- 选择，风险，并发症
  - 用于预防高危患者猝死的植入式除颤器
- 外科手术
  - 室间隔肌肉切除术或乙醇间隔消融术可在严重流出道梗阻的情况下进行

（五）预后

- 因猝死、心力衰竭或血栓栓塞性脑卒中，导致的年死亡率 < 1%

四、影像学特征

（一）MR 表现

- 左心室肥大和流出道异常
- 可用于家族性筛查

（二）超声心动图

- 左心室肥大（> 15mm），常伴小的心室腔

五、大体特征

（一）一般特征

- 左心室室壁增厚
  - 通常具有间隔突出，但可以是对称的
  - 左心室心腔可小或正常
  - 晚期失代偿可伴心室壁变薄和左心室扩张
- 右心室肥大少见
- 主动脉瓣下室间隔肌肉突入左心室可能导致流出梗阻
  - 室间隔壁与二尖瓣前叶接触，可导致明显的心内膜纤维化斑块，伴有二尖瓣扭曲和纤维化
    - 典型特征见于 < 1/3 的病例

（二）大小

- 心脏重量经常明显增加

（三）需要采集的样本

- 室间隔切片应垂直于长轴多处取材
- 左心室和右心室后部的切片也可能显示紊乱

六、镜下特征

组织学特征

- 心肌纤维紊乱和心肌细胞肥大，无特异性
  - 可能灶性（5%）或更广泛
  - 核大小和心肌细胞直径在有和没有混乱的区域具有较大差异
  - Ⅰ型紊乱：单个细胞或成束的肌细胞排列成斜角或直角
  - Ⅱ型紊乱：横向肌细胞由细的纵向的肌细胞束分隔
- 纤维化常见
  - 可能呈零散和间质或透壁
- 冠状动脉壁内常表现为内膜纤维化或内侧肥大

七、辅助检查

（一）基因检测

- 肌蛋白突变的检测可以用于遗传筛查，但不能用于诊断
- 约50%的患者不会发现突变
- 对于有严重表现的年轻患者，应考虑进行代谢/贮积异常的遗传检测

（二）电子显微镜

- 可能有助于评估贮积症

（三）代谢检测

- 可能有助于评估贮积症

八、鉴别诊断

（一）肥厚型心肌病的继发病变

- 更常表现为向心性肥大，并可能有心肌细胞空泡化
- 可能存在心外表现
- 可能需要基因、代谢或电子显微镜来诊断
- 溶酶体贮积症（Fabry病、Hurler病）
  - Fabry病
    - 与X相关的α半乳糖苷酶A缺乏
    - 导致糖磷脂在溶酶体中的积累
    - 电镜层体（细胞质内，同心、电子致密的层状结构），但可见于其他贮积症
- 糖原贮积病（Pompe、PRKAG2、Danon）
  - LAMP-2缺陷（Danon病）
    - 溶酶体相关膜蛋白-2的X相关缺陷
    - 心肌病的表现类似于严重的典型HCM
    - 电子显微镜显示自噬空泡充满糖原，退化线粒体和碎片
    - 肌病和智力残疾经常出现
  - 蛋白激酶AMP活化γ2（PRKAG2）缺陷
    - 非催化亚基突变的常染色体显性遗传
    - 通常伴有心律失常，特别是Wolff-Parkinson-White综合征
    - 心脏糖原积累，表现为细胞PAS阳性
    - 没有肌纤维紊乱或纤维化
    - 细胞质内糖原积累可以用电子显微镜观察到
- 线粒体细胞病变
- 综合征（Noonan综合征、Leopard综合征、家族性遗传性共济失调）
- 脂肪酸代谢紊乱

（二）淀粉样变性

- 淀粉样蛋白可优先沉积在室间隔
- 间质淀粉样蛋白包围单个心肌细胞
- 刚果红染色阳性

（三）高血压相关肥厚

- 高血压病史

- 典型表现为向心性左心室肥大
- 室壁肥厚通常会引起左心室腔的明显缩小
- 如果严重的陈旧性梗死或心力衰竭，可能会导致心腔扩张
- 在正常心脏的某些部位出现心肌细胞"紊乱"
  - 细胞以锐角相交（室间隔与前、后游离壁交界处）
  - 心肌小梁
  - 纤维化边缘

（四）扩张型心肌病

- HCM亚型患者可能进展为扩张型，类似于扩张型心肌病
- 扩张型HCM常有弥漫性或透壁纤维化，而不是典型的扩张型心肌病的零散、间质纤维化
- 扩张型心肌病缺乏心肌细胞紊乱和冠状动脉壁内受累

（五）运动员心脏

- 肥厚性改变在临床诊断时需要鉴别，但不见于移除的心脏
- 更易出现轻度、向心性肥大伴轻度左心室扩张，但重叠存在
- 正常心脏可能出现心肌细胞"紊乱"

（六）糖尿病母亲的婴儿

- 不对称肥厚和心室流出梗阻可能作为全身器官肥大的一部分
- 临床上在婴儿期缓解

（陈洪磊　译　孔祥荣　王政禄　校）

参考文献

[1] Ellepola CD et al: Genetic testing in pediatric cardiomyopathy. Pediatr Cardiol. ePub, 2017

[2] Lloyd DF et al: Cardiac manifestations of inherited metabolic disease in children. Pediatr Int. 59(5):525-529, 2017

[3] Marian AJ et al: Hypertrophic cardiomyopathy: genetics, pathogenesis, clinical manifestations, diagnosis, and therapy. Circ Res. 121(7):749-770, 2017

[4] Sen-Chowdhry S et al: Update on hypertrophic cardiomyopathy and a guide to the guidelines. Nat Rev Cardiol. 13(11):651-675, 2016

[5] D'souza RS et al: Danon disease: clinical features, evaluation, and management. Circ Heart Fail. 7(5):843-9, 2014

[6] Frustaci A et al: Diagnostic contribution of left ventricular endomyocardial biopsy in patients with clinical phenotype of hypertrophic cardiomyopathy. Hum Pathol. 44(1):133-41, 2013

[7] Maron BJ et al: Genetics of hypertrophic cardiomyopathy after 20 years: clinical perspectives. J Am Coll Cardiol. 60(8):705-15, 2012

[8] Frey N et al: Mechanisms of disease: hypertrophic cardiomyopathy. Nat Rev Cardiol. 9(2):91-100, 2011

[9] Maron BJ et al: Clinical outcome and phenotypic expression in LAMP2 cardiomyopathy. JAMA. 301(12):1253-9, 2009

[10] Hughes SE: The pathology of hypertrophic cardiomyopathy. Histopathology. 44(5):412-27, 2004

[11] Lamke GT et al: Surgical pathology of subaortic septal myectomy associated with hypertrophic cardiomyopathy. A study of 204 cases (1996-2000). Cardiovasc Pathol. 12(3):149-58, 2003

[12] Nishino I et al: Primary LAMP-2 deficiency causes X-linked vacuolar cardiomyopathy and myopathy (Danon disease). Nature. 406(6798):906-10, 2000

[13] Davies MJ et al: Hypertrophic cardiomyopathy--pathology and pathogenesis. Histopathology. 26(6):493-500, 1995

心肌细胞紊乱及间质纤维化

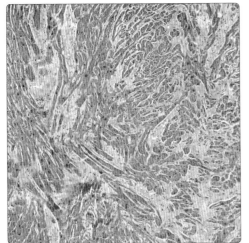

交错的肌细胞方向

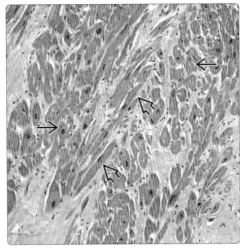

（**左图**）肥厚型心肌病低倍镜可见心肌细胞紊乱及间质纤维化。（**右图**）高倍镜可见心肌细胞紊乱。虽然大部分纤维是横向排列➡️，但是嵌入的心肌细胞纵向排列➡️

心内膜纤维化和心肌细胞紊乱

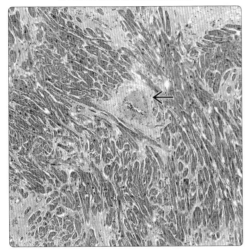

心肌细胞排列紊乱

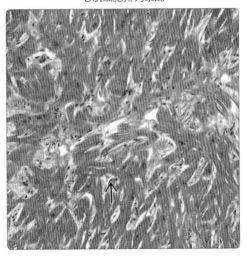

（**左图**）低倍镜显示心肌细胞紊乱及微血管改变。动脉内壁增厚➡️。间质纤维化，并且心肌细胞排列在无规则的间质纤维束之间。（**右图**）青少年肥厚型心肌病高倍镜显示肌细胞核增大，轻度间质纤维化，排列紊乱➡️

心肌细胞排列紊乱

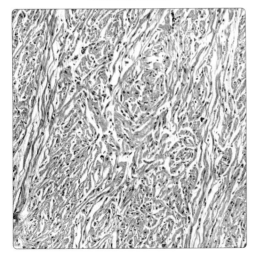

Danon 病

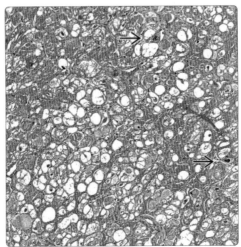

（**左图**）来自一位 9 周龄肌小节基因突变的婴儿，显示心肌细胞束相交。虽然细胞小，但是细胞核相对于同龄婴儿偏大。（**右图**）来自一名 Danon 病的肥大心脏，可见心肌细胞核增大➡️，许多心肌细胞空泡化

◆❚▶ 先天性心脏病 ◆❚▶

要点

一、临床问题
- 移植的适应证包括严重心力衰竭、生长受限或心力衰竭引起的严重活动受限、顽固性心律失常和不可逆肺血管疾病的风险
- 移植预后比心肌病或缺血性心脏病的预后差
- 移植后第一年风险最高
- 最常见需要移植的类型是单心室病变、D-或L-大动脉转位和右心室(RV)流出道病变(如法洛四联症)
- 56% 的婴儿移植 < 1 岁
- 占成人心脏移植的 3%
- 是需要心脏移植的先天性心脏病最常见类型

二、大体特征
- 法洛四联症：肺动脉狭窄、室间隔缺损、主动脉骑跨、右心室肥大

- 大动脉转位：主动脉起自形态学上的右心室，肺动脉(PA)起自形态学上的左心室
  - 大动脉转位：主动脉起自肺动脉的前侧和右侧
- 先天性矫正型大动脉转位：主动脉起自肺动脉的前侧和左侧
  - 非发绀型：氧合血流从左心房、右心室左侧至主动脉
- 移除的心脏，如果不结合临床病史，由于既往手术导致的大部分心房和大血管缺失，可能使某些畸形不能识别
- 确定心室结构，房室瓣正常、狭窄、闭锁或跨骑

三、镜下特征
- 特征为非特异性的，包括心肌细胞肥大、间质纤维化和心内膜纤维化

法洛四联症

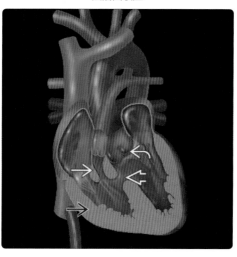

CC-大动脉转位

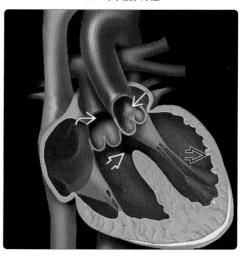

（左图）图中显示法洛四联症，有肺动脉狭窄➡️，室间隔缺损➡️伴主动脉骑跨➡️，继发的右心室肥大。**（右图）**先天的矫正型大动脉转位，主动脉➡️至肺动脉➡️左侧，起源于形态学上的右心室（粗小梁）。因为形态学上的右心室在左侧，并与左心房相连，这是非发绀型的（先天性矫正）。此心脏有一个相关联的室间隔缺损➡️

D-大动脉转位

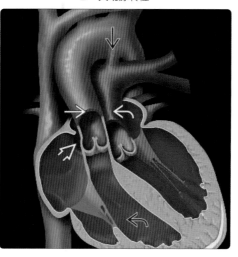

D-大动脉转位的 Senning 型心房调转

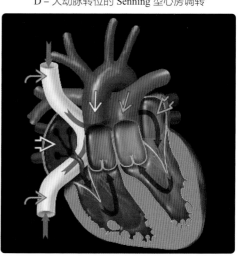

（左图）D-大动脉转位，主动脉➡️起自前侧，至肺动脉➡️右侧，形态学右心室➡️位于右侧。这是发绀型心脏病：混合血通过房间隔缺损➡️、室间隔缺损（VSD）或动脉导管➡️以保证存活。**（右图）**"心房转换"手术，一个挡片➡️将血液从腔静脉转移到左心房➡️。未氧合的血液经过左心室流向肺动脉➡️。肺静脉以一个挡片➡️引导至右心房，氧合血流至右心室及主动脉➡️

一、术语

缩略语

- 先天性心脏病（congenital heart disease，CHD）

二、病因 / 发病机制

（一）发育异常

- 约 12% 有染色体异常
  - 三体 13、18 及 21；DiGeorge 综合征、Noonan 综合征、Turner 综合征、Marfan 综合征、CHARGE 综合征、VACTERL/VATER 综合征
- 家族性先天性心脏病很罕见，可能是常染色体显性遗传，隐性遗传或 X 连锁遗传，具有可变的外显率和表现型
- 已确定 > 30 种单个基因
  - 心脏转录因子
  - 信号分子
  - 纤毛蛋白
  - 染色质修饰基因
- 大拷贝数的变异导致 10%～15% 的冠心病，通常伴有其他发育异常

（二）环境暴露

- CHD 与环境毒素或母体药物、吸烟、糖尿病或肥胖有关

（三）感染因素

- 与早期先天性感染有关（风疹）

三、临床问题

（一）流行病学

- 发病率
  - 0.8% 的婴儿，许多可以外科修复无须移植
  - 需要移植的最常见的先天性心脏病的类型：
    - 单心室姑息手术后
    - D- 大动脉转位（D-TGA）（12%）
    - 右心室流出道病变（最常见的为法洛四联症）
    - 室间隔缺损（VSD）/ 房间隔缺损（ASD）
    - 左心室流出道病变
    - 先天性矫正型大动脉转位（CC-TGA）
    - 完全房室通道缺损

（二）表现

- 通常是产前诊断
- 发绀型心脏病
  - 右向左分流（TOF、肺动脉狭窄 / 闭锁、三尖瓣闭锁、三尖瓣下移畸形）
  - D-TGA
  - 完全性肺静脉异位引流
  - 永存动脉干
  - 左心发育不良综合征
- 非发绀型心脏病
  - 左向右分流（房间隔缺损、室间隔缺损、房室间隔缺损、主肺动脉窗）
  - 主动脉缩窄 / 狭窄 / 离断
  - CC-TGA：血液从 LA 流向左侧 RV 流向主动脉

（三）治疗

- 外科手术
  - 左心发育不良综合征分期重建
    - Norwood 手术（1 期）
      - 主动脉与肺动脉（PA）近端吻合，使右心室（RV）泵血到全身循环
      - Blalock-Taussig 分流连接全身血液供应（无名动脉）到远端肺动脉
      - 房间隔切除术使得肺静脉血返回右心房
    - Glenn/Hemi-Fontan 手术（2 期）
      - Blalock-Taussig 分流
      - 上腔静脉与左肺动脉吻合
    - Fontan 手术（3 期）将静脉血绕过心室直接转移到肺动脉
  - TGA 行 Mustard/Senning 手术
    - 将静脉回流引入到对侧心室
    - 右心室发挥左心室的功能
    - 现在被动脉调转手术取代

（四）预后

- 成年 CHD 的移植后效果在第一年比心肌病要差
- 婴儿早期死亡率增加，但移植后总体生存率最好（中位生存时间 > 20 年）
  - 心脏移植血管病变进展缓慢

四、大体特征

（一）一般特征

- 与临床病史相关，包括既往的手术
- 通常单一心脏出现多种畸形
- 描述主要冠状动脉的起源和走行
- 可以用顺序节段分析来描述心房、心室和大血管的形态
- 形态上，右心耳呈三角形，基部宽，左心耳较小，手指状，基部窄
- 确定心室结构固定，房室瓣被描述为正常的、狭窄的、闭锁的或跨骑
  - 单心室应描述为形态上的左心室（细小梁，间隔表面光滑），右心室（粗小梁），或不确定
  - 最常见的 VSD 是膜状的
- 主动脉应出现在肺动脉的后侧和右侧

（二）大动脉转位：又称为心室动脉不协调（Ventriculoarterial Discordance）

- 主动脉来自形态学上的右心室，肺动脉来自形态学上的左心室
  - 相关 ASD 或 VSD 允许混合
- 冠状动脉解剖可能异常
- 可能任何一血管会有流出道阻塞
- D-TGA：主动脉起自肺动脉右侧及前侧

五、镜下特征

组织学特征

- 非特异性心肌细胞肥大及间质和心内膜纤维化

（陈洪磊　译　孔祥荣　王政禄　校）

（**左图**）左心室发育不全综合征，最常见的单心室缺损，合并二尖瓣和（或）主动脉瓣狭窄、闭锁或关闭不全，伴有左心室缩小➡和升主动脉发育不良➡。依靠动脉导管和房间隔缺损➡存活。（**右图**）肺动脉➡近端切断，与发育不良的主动脉吻合，并植入移植物➡增强。血液经过 Blalock–Taussig 分流➡流向结扎的 PA➡远端。房间隔切除术➡确保氧合血液返回单心室

左心发育不全综合征（HLHS）

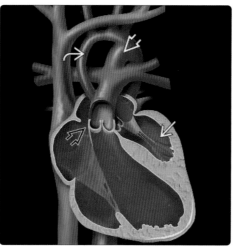

Norwood 步骤（第一阶段）HLHS 修复

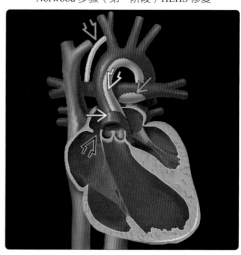

（**左图**）在 Glenn 手术（也称为半 Fontan 式手术）中，通过 Blalock–Taussig 分流术引流血液➡。血液通过上腔静脉与右肺静脉➡的吻合进入肺。下腔静脉的缺氧血继续流到右心室➡。（**右图**）该下腔静脉通过导管与右肺动脉➡相连，并绕过右心房。如果肺动脉压力高，导管开放➡允许未氧合的血液返回右心室

双向 Glenn 步骤（第二阶段）HLHS 修复

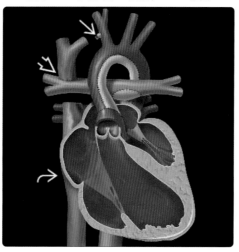

Fontan 步骤（第二阶段）HLHS 修复

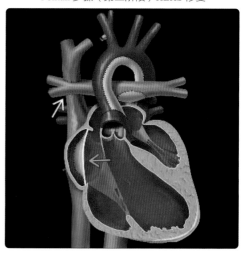

（**左图**）三尖瓣闭锁➡常伴有房间隔缺损➡和右心室发育不全➡，也常伴有室间隔缺损➡和肺流出道阻塞。（**右图**）在右心室双出口中，主动脉➡和肺动脉➡完全或部分来自右心室。需要利用 VSD➡混合血液，VSD 的位置决定氧合血液还是未氧合血液导入血管

三尖瓣闭锁

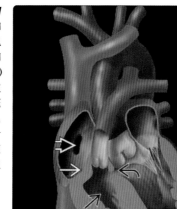

右心室双出口

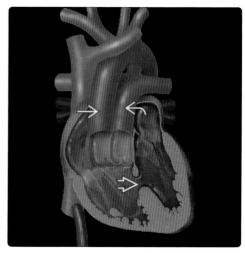

膜性室间隔缺损

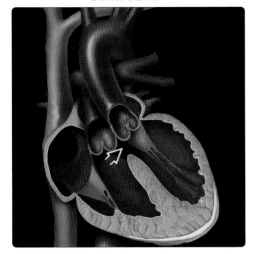

肌性室间隔缺损

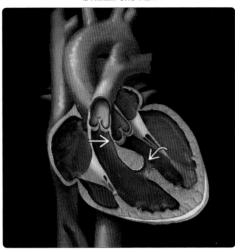

（左图）室间隔缺损是最常见的先天性心脏病，可能单独发生或合并其他畸形。膜性缺损是最常见的类型，常见于主动脉瓣下方➡。小的缺陷可以自发闭合。（右图）肌性室间隔缺损➡比膜部缺损少见，此例具有完成的膜部➡。肌性缺损往往自发闭合

三尖瓣下移畸形

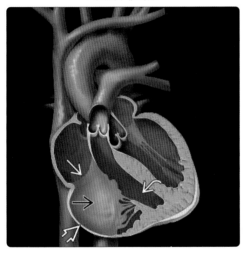

三尖瓣下移畸形

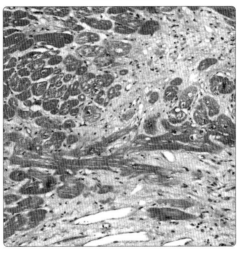

（左图）在三尖瓣下移畸形中，三尖瓣畸形部分附着在正常瓣膜上➡，部分附着在右心室的心内膜上（向下位移）➡，导致右心室远端➡扩大（功能性）及近端➡缩小（心房化）。（右图）来自三尖瓣下移畸形移除心脏，显示右心室间质纤维化和心肌细胞肥大。这些发现是非特异性的，可见于所有类型的先天性心脏病

动脉干

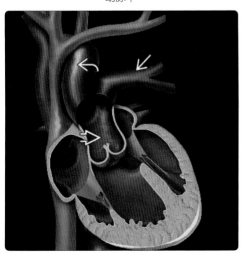

肺动脉闭锁

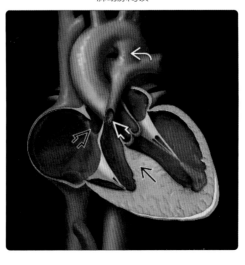

（左图）在动脉干中，主动脉➡和肺动脉➡起源于室间隔缺损上方近端的单一大血管➡。主动脉通常是异常的。（右图）肺动脉闭锁➡合并室间隔完整➡，右心室流出道完全阻塞，右心室发育不全，常伴有三尖瓣发育不全。右心室发育不全与室间隔缺损不明显。如果有卵圆孔未闭或ASD➡，心房之间会存在血液流动。肺动脉血流依赖于动脉导管未闭➡

心脏结节病

要点

一、术语
- 非干酪性肉芽肿引起的病因不明的全身性疾病

二、临床问题
- 血管紧张素转换酶水平经常升高，但既不敏感也不特异
- 1,25–二羟维生素 D 过度产生可能引起症状性高钙血症
- 皮质类醇是一线治疗药物
- 安装起搏器治疗传导异常

三、影像学特征
- 超声心动图显示左心室扩张或功能障碍伴区域室壁运动异常

四、大体特征
- 纤维化区域不遵循典型的缺血模式，冠状动脉是未闭的

- 病变最常见于左心室游离壁和近心脏基底部的室间隔
- 扩张型心肌病：常见

五、镜下特征
- 形态良好，非干酪样肉芽肿伴上皮样组织细胞，通常伴有巨细胞和少量的淋巴细胞
- 病变最常见于心肌
- 特殊染色未见传染性微生物（PAS、GMS）
- 无坏死和急性炎细胞
- 晚期病变可能有更突出的纤维化（随机分布）和少数肉芽肿

六、主要鉴别诊断
- 巨细胞性心肌炎
- 感染性心肌炎
- 缺血性心肌病

心外膜和心肌肉芽肿

多核巨细胞

（左图）低倍镜显示心肌和心外膜➡多发肉芽肿⬌。肉芽肿最常见于心肌，也可见于心外膜。（右图）心脏切片的中倍镜显示多发性肉芽肿，通常与多核巨细胞➡和相对较少的淋巴细胞

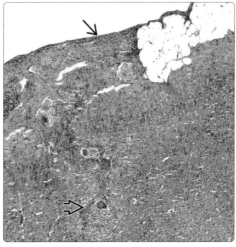

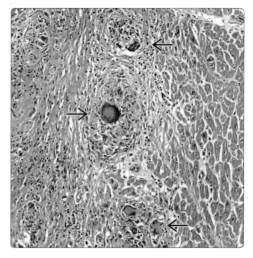

晚期纤维化

心脏结节病（大体）

（左图）心脏切片的低倍镜显示一个陈旧结节区伴纤维化⬌。附近有残留肉芽肿➡。（右图）心脏的切面显示，左心室➡、室间隔⬌和乳头肌⬌散在的斑片状、浅褐色区域

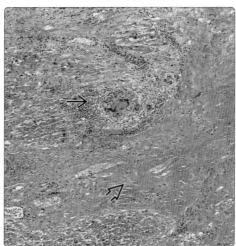

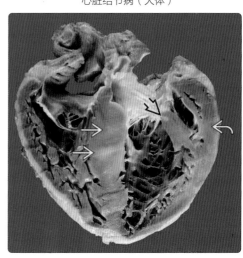

一、术语

定义

- 病因不明的全身疾病，以非干酪性肉芽肿为特征

二、病因／发病机制

（一）环境暴露

- 多种环境因素，包括
  - 花粉
  - 杀虫剂
  - 粉尘

（二）感染因素

- 以前感染分枝杆菌或丙酸杆菌是触发因素

（三）遗传背景

- 尽管有关病因的理论丰富，但几乎所有的致病机制都与遗传有关
- 家族性病例可能与特殊的 HLA Ⅱ 类等位基因或 TNF-α 多态性有关

三、临床问题

（一）流行病学

- 发病率
  - 在尸检中，25% 的患者心脏受累（第三常见受累器官），但临床上通常是无症状
- 年龄
  - 年轻人和中年人
- 性别
  - 常见于女性
- 种族
  - 非裔美国人和北欧人发病率最高
  - 日本人心脏受累率最高

（二）表现

- 症状取决于肉芽肿的部位
  - 传导异常和心脏阻滞最常见
- 其他表现包括收缩期或舒张期心力衰竭、心脏性猝死和（很少）心包炎

（三）实验室检查

- 血管紧张素转换酶水平经常升高，但既不敏感也不特异
- 由巨噬细胞产生的 1,25- 二羟维生素 D 产物（理论上反调控）可能会引起症状性高钙血症

（四）治疗

- 皮质类固醇是一线用药
- 植入起搏器治疗传导异常
- 心脏结节病移植不常见

（五）预后

- 取决于心衰的严重程度

四、影像学特征

超声表现

- 左心室扩张或功能障碍伴区域室壁运动异常

五、大体特征

（一）一般特征

- 可见扩张型心肌病
- 非干酪性肉芽肿可能非常明显，表现为黄色或褐色肿瘤样浸润，或仅显微镜下可见
- 纤维化区域不遵循典型的缺血模式
- 冠状动脉未闭

（二）需要获取的样本

- 病变多见于左心室游离壁和靠近心脏基部的室间隔
- 心内膜心肌活检诊断率低（敏感性为 30%），这是由于肉芽肿的不均匀分布性质和相对很少累及右心室

六、镜下特征

组织学特征

- 形成良好的非干酪性肉芽肿伴上皮样组织细胞，通常是巨细胞
  - 肉芽肿的淋巴细胞相对较少
- 病变最常见于心肌，但可见于心内膜或心外膜
- Schaumann 小体（片状、钙化蛋白）或星状小体（多核巨细胞中星状、丝状聚集体）有提示性，但对结节既不敏感也不具有特异性
- 晚期病变可能有更突出的纤维化（随机分布）和少数肉芽肿
- 无坏死和急性炎细胞
- 特殊染色未见传染性微生物（PAS、GMS、AFB）

七、鉴别诊断

（一）巨细胞性心肌炎

- 没有良好的肉芽肿和纤维化
- 巨细胞伴邻近肌细胞坏死
- 嗜酸性粒细胞可能明显，中性粒细胞和浆细胞较少

（二）感染性心内膜炎

- 肉芽肿往往坏死，很少聚集
- 微生物特殊染色阳性

（三）缺血性心肌病

- 纤维化通常在心内膜下，而不是随机分布
- 出现冠状动脉粥样硬化

（陈洪磊　译　孔祥荣　王政禄　校）

参考文献

[1] Hulten E et al: Cardiac sarcoidosis-state of the art review. Cardiovasc Diagn Ther. 6(1):50-63, 2016

[2] Lagana SM et al: Cardiac sarcoidosis: a pathology-focused review. Arch Pathol Lab Med. 134(7):1039-46, 2010

[3] Zaidi AR et al: Outcome of heart transplantation in patients with sarcoid cardiomyopathy. J Heart Lung Transplant. 26(7):714-7, 2007

◀️ 致心律失常性右心室心肌病 ▶️

要点

一、病因 / 发病机制
- 常见桥粒基因突变相关，并影响细胞与细胞之间的黏附作用

二、临床问题
- 结合临床、影像学、基因学和病理学标准进行诊断

三、大体特征
- 典型的，右心室壁的大部分被纤维脂肪组织所取代
  - 导致心室扩张及心室壁半透明
- 发育不良最常见的区域包括
  - 心尖部
  - 右心室下侧 / 膈面
  - 漏斗部前侧
- 右心室取样应包括
  - 心室流出道

- 心室后壁
- 标准切面

四、镜下特征
- 脂肪浸润心室壁
  - 伴局灶性纤维化和残存心肌细胞肥大
- 纤维化和脂肪浸润始于心外膜下，并向心内膜延伸

五、主要鉴别诊断
- 正常右心室脂肪
  - 最明显的是前侧和外侧
    - 后壁则异常
  - 脂肪组织在肌细胞之间均匀浸润，从而可以区分心肌的原始外边界
  - 无纤维化、炎症或肌细胞坏死

移除心脏

右心室，低倍镜

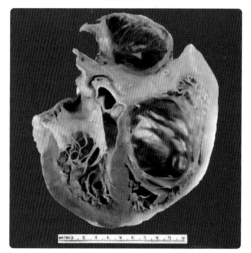
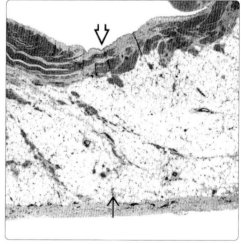

（左图）由于纤维脂肪组织替换了大部分右心室心肌组织，右心室心肌病的心脏可能会形成透光表现。（右图）右心室游离壁显示心肌组织被纤维脂肪组织取代，从心外膜➡️下向心内膜➡️延伸，心内膜仍有残余的心肌细胞

右心室心内膜，高倍镜

残余的心肌细胞，高倍镜

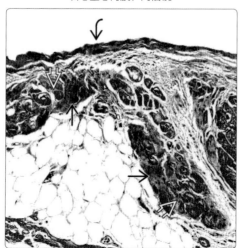
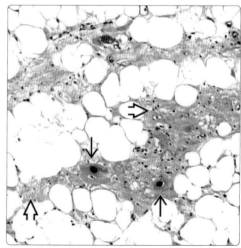

（左图）经过三色染色，高倍镜显示纤维化➡️包围了心内膜下➡️残余的心肌细胞➡️。（右图）高倍镜显示残余的心肌细胞➡️被包围在浅粉色纤维组织➡️中，脂肪中散在的小淋巴细胞取代右心室游离壁

一、术语

（一）缩略语

- 致心律失常性右心室心肌病（arrhythmogenic right ventricular cardiomyopathy，ARVC）

（二）同义词

- 心律失常性心肌病
- 心律失常性右心室发育不良（ARVD）

（三）定义

- 心肌纤维脂肪浸润，通常累及右心室（RV）或两个心室
- 基于临床、心电图、影像学、基因学和病理学特征进行诊断
- 国际工作组制定的主要和次要标准

二、病因 / 发病机制

（一）遗传学

- 桥粒基因突变常见，影响细胞黏附
  - 在 50% 的患者中检测到
  - 最常见的常染色体显性遗传，具有不同的表现型
  - Plakophilin 2（*PKP2*）突变最常见（高达 45%）
  - Desmoplakin（*DSP*）突变占 10%～15%
    - 左心室改变可能特别突出
    - Carvajal 综合征
      - 具有 DSP 突变的 ARVC 常染色体隐性遗传
      - ARVC，羊毛状毛发，掌跖角化性皮损
  - Naxos 综合征
    - 常染色体隐性遗传 Plakoglobin（*JUP*）突变
    - ARVC，羊毛状毛发，掌跖角化病
  - Desmoglein2（*DSG2*）和 Desmocollin2（*DSC2*）是可能有突变的其他桥粒基因
  - 有些有一种以上突变
    - 与更严重的表型有关
- 非桥粒蛋白突变罕见，包括
  - 人兰尼碱受体 2
  - 转化生长因子 β_3
  - 跨膜蛋白 43 编码基因
  - 核纤层蛋白 A/C
  - 磷脂
  - 结蛋白
  - 肌连蛋白
  - αT- 连环蛋白
  - 其中一些基因更常见于其他心肌病表型（扩张型或肥厚型）

（二）病理生理学

- 包括与细胞死亡和炎症有关的假说和与间充质细胞转分化有关的假说
  - 细胞黏附的缺陷可能导致细胞分离和死亡，取而代之的是纤维脂肪组织
  - 桥粒蛋白的错义突变可能导致蛋白定位异常，影响细胞内信号通路，导致肌细胞转化为脂肪细胞
- 心律失常被认为是由于桥粒连接异常部位或纤维脂肪组织部位的传导异常引起

三、临床问题

（一）流行病学

- 发病率
  - 约 1/5000
    - 如果轻度 / 临床未发现的病例包括在内会更高
  - 在流行率较高的地区（如意大利），可能占年轻人猝死的 20%
- 年龄
  - 通常出现在年轻人身上，但也有老年病例的报道
  - 由于是进行性疾病，儿童病例更难诊断
- 性别
  - 男性更常见，尽管是常染色体遗传
- 种族
  - 最常见于欧洲的各区域，但也可发生在世界各地

（二）临床表现

- 心悸、晕厥或猝死
- 几乎总是伴有室性心律失常
- 可能会进展为心力衰竭

（三）实验室检查

- 基因检测可以证实原发患者
  - 对家庭成员咨询有帮助
  - 大量具有不确定意义的变体
  - 健康对照的频繁突变会使遗传解释具有挑战性

（四）自然病程

- 当患者有心脏猝死危险的无症状阶段
  - 可继发症状性心律失常、右心室衰竭或双心室衰竭
- 剧烈的体力活动加速疾病进展

（五）治疗

- 推荐运动限制预防无症状遗传携带者的临床疾病和症状患者的缓慢进展
- 心律失常可以用抗心律失常药物、导管消融瘢痕或植入式心脏复律除颤器治疗
- 进展为心力衰竭类似扩张型心肌病可能需要移植

四、影像学特征

MR 表现

- 磁共振成像是检查右心室的首选方式
- 右心室脂肪组织和纤维化增加
- 右心室壁运动异常及扩张

五、大体特征

（一）一般特征

- 典型表现为右心室壁的大部分被纤维脂肪组织所取代
  - 导致心室扩张和室壁半透明

－ 可能会形成动脉瘤
○ "发育不良"最常见的区域包括
－ 心尖部
－ 右室下／膈面
－ 肺动脉漏斗部前表面
● 右室或两个心室可能累及
○ 罕见以左心室为主的疾病
○ 左心室疾病是斑块状的心内膜下纤维化

（二）需要获取的样本

● 对右心室进行广泛的取样，除标准取材外，还包括流出道和后壁
○ 脂肪通常不存在于正常右心室的后部

六、镜下特征

组织学特征

● 脂肪浸润心室壁伴局灶性纤维化和残存肌细胞肥大
○ 脂肪浸润开始于心外膜下，并进展到心内膜
－ 在右心室中，浸润可能是透壁性
－ 左心室受累通常是局灶性和心内膜下
□ 由纤维化 ± 脂肪组成
－ 浸润脂肪组织不规则
－ 需要大量的取材来识别纤维化
● 可能存在单个肌细胞坏死和轻度淋巴细胞炎症
● 右心室游离壁纤维替代者＞心肌细胞损失患者估计为50%（ ± 脂肪替代）是主要的诊断标准
○ 心内膜心肌活检可能由于心内膜下区域的取材而具有较低的敏感性

七、鉴别诊断

（一）正常右心室脂肪

● 右心室脂肪组织随着年龄和体重的增加而增加
● 女性中更为突出
● 最常见于侧壁和前壁
● 通常在后壁或流出道中脂肪相对较少，即便伴有病态肥胖
● 通常在心外膜下，但可能是透壁性
○ 条纹状渗透在心肌细胞间（大理石样）
○ 与纤维化、炎症或肌细胞坏死无关

（二）扩张型心肌病

● 一些左心室为主或双心室形式的 ARVC 可以类似扩张型心肌病
● 与扩张型心肌病相比，ARVC 伴更多的心律失常
● 扩张型心肌病通常不存在心外膜下纤维化

● 明确的鉴别不一定总是基于形态学
○ 鉴别诊断应该行基因检测

（三）右心室透壁梗死

● 右心室壁变薄为局灶性
● 较厚的带状纤维化
● 相应的冠状动脉疾病

（陈洪磊 译 孔祥荣 王政禄 校）

参考文献

[1] Corrado D et al: Arrhythmogenic right ventricular cardiomyopathy. N Engl J Med. 376(15):1489-90, 2017

[2] Pilichou K et al: Large genomic rearrangements of desmosomal genes in Italian arrhythmogenic cardiomyopathy patients. Circ Arrhythm Electrophysiol. 10(10), 2017

[3] Bhonsale A et al: Impact of genotype on clinical course in arrhythmogenic right ventricular dysplasia/cardiomyopathy-associated mutation carriers. Eur Heart J. 36(14):847-55, 2015

[4] Corrado D et al: Treatment of arrhythmogenic right ventricular cardiomyopathy/dysplasia: an international task force consensus statement. Eur Heart J. 36(46):3227-37, 2015

[5] Lazzarini E et al: The ARVD/C genetic variants database: 2014 update. Hum Mutat. 36(4):403-10, 2015

[6] McGregor SM et al: A brief review and update of the clinicopathologic diagnosis of arrhythmogenic cardiomyopathy. Arch Pathol Lab Med. 139(9):1181-6, 2015

[7] Rizzo S et al: The changing spectrum of arrhythmogenic (right ventricular) cardiomyopathy. Cell Tissue Res. 348(2):319-23, 2012

[8] Azaouagh A et al: Arrhythmogenic right ventricular cardiomyopathy/dysplasia: a review and update. Clin Res Cardiol. 100(5):383-94, 2011

[9] Basso C et al: Pathophysiology of arrhythmogenic cardiomyopathy. Nat Rev Cardiol. 9(4):223-33, 2011

[10] Quarta G et al: Familial evaluation in arrhythmogenic right ventricular cardiomyopathy: impact of genetics and revised task force criteria. Circulation. 123(23):2701-9, 2011

[11] Marcus FI et al: Diagnosis of arrhythmogenic right ventricular cardiomyopathy/dysplasia: proposed modification of the Task Force Criteria. Eur Heart J. 31(7):806-14, 2010

[12] Sen-Chowdhry S et al: Arrhythmogenic cardiomyopathy: etiology, diagnosis, and treatment. Annu Rev Med. 61:233-53, 2010

[13] El Demellawy D et al: An updated review on the clinicopathologic aspects of arrhythmogenic right ventricular cardiomyopathy. Am J Forensic Med Pathol. 30(1):78-83, 2009

[14] Tansey DK et al: Fat in the right ventricle of the normal heart. Histopathology. 46(1):98-104, 2005

[15] d'Amati G et al: Arrhythmogenic right ventricular cardiomyopathy: clinicopathologic correlation based on a revised definition of pathologic patterns. Hum Pathol. 32(10):1078-86, 2001

[16] Burke AP et al: Arrhythmogenic right ventricular cardiomyopathy and fatty replacement of the right ventricular myocardium: are they different diseases? Circulation. 97(16):1571-80, 1998

[17] McKenna WJ et al: Diagnosis of arrhythmogenic right ventricular dysplasia/cardiomyopathy. Task Force of the Working Group Myocardial and Pericardial Disease of the European Society of Cardiology and of the Scientific Council on Cardiomyopathies of the International Society and Federation of Cardiology. Br Heart J. 71(3):215-8, 1994

左心室心内膜下纤维化

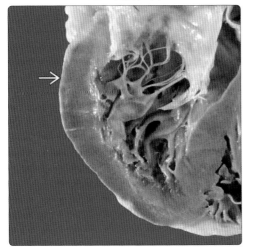

左心室心内膜下纤维化

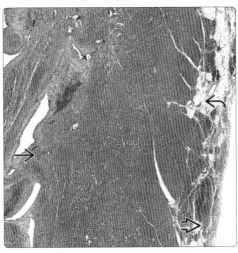

（左图）移除的致心律失常性心肌病的左心室游离壁显示，心外膜下有小的淡黄色纤维脂肪替换灶➡。（右图）左心室低倍镜显示典型的心内膜下区受累，心外膜下浅表脂肪➡浸润和淡粉红色纤维化➡。心内膜下心肌➡相对较少

左心室心内膜下，高倍镜

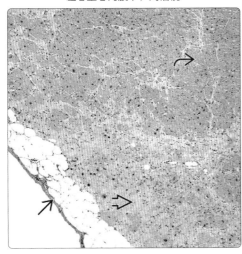

右心室正常脂肪分布

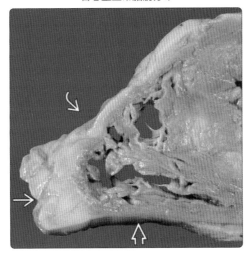

（左图）左心室游离壁显微镜显示心外膜下方➡有大量苍白、致密的纤维化➡。较深的室壁中有相对少的心肌➡。（右图）来自一名肥胖患者的正常RV显示，大多数正常脂肪分布在RV的前部➡和外侧➡部分，后部➡表面较少

右心室正常脂肪分布

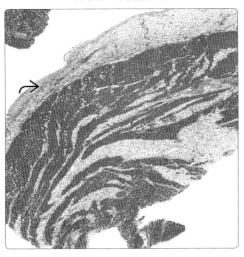

正常脂肪分布，高倍镜

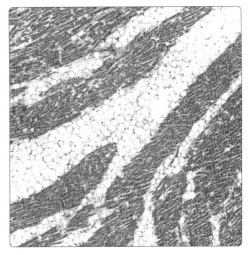

（左图）肥胖女性尸检心脏的右心室游离壁显示出从心外膜延伸到心内膜➡的广泛室壁脂肪浸润，甚至带状脂肪将心肌细胞分隔成条带状。没有纤维化。（右图）正常RV内脂肪的高倍镜观显示在正常右心室中，脂肪和心肌细胞在相对均匀的条带中交替排列，没有纤维化或心肌损伤

◀▶ 其他原因所致的终末期心脏病 ◀▶

要点

一、临床问题
- 心脏内 β- 淀粉样蛋白沉积通常表现为限制性心脏病
  - 遗传性淀粉样变性最常见的原因是由甲状腺素运载蛋白突变引起
  - 移植治疗效果是有争议的，取决于淀粉样蛋白类型
- 铁沉积可能是原发性（遗传性血色素沉着症）或继发于铁过载
  - 通常表现为限制性心肌病进展为扩张性心肌病
- 化疗诱导心肌病最常见的致病药物是蒽环类药物
  - 可能在治疗期间或数十年后出现扩张性心肌病或限制性心肌病
  - 完全缓解的长期存活者可选择移植治疗

二、镜下特征
- 淀粉样蛋白沉积通常呈现弥漫性和间质性，活检敏感性最高
  - 淀粉样蛋白刚果红染色呈红色，偏振光观察为苹果绿色
  - 免疫组化染色对淀粉样蛋白类型的鉴定灵敏度相对较低
  - 激光捕获显微切割和质谱对淀粉样蛋白类型的鉴定具有极高的灵敏度
- 在血色素沉着症中，心外膜下区铁积聚最严重，活检不敏感
  - 铁沉积异常
- 随时间的推移，会出现间质或替代性纤维化和心肌细胞肥大的慢性损伤
  - 在电子显微镜下可能没有诊断结果

系统性淀粉样变性

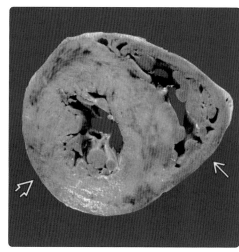

心脏淀粉样变性

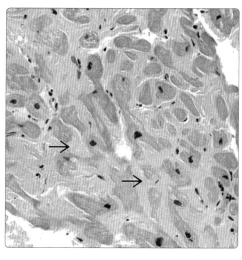

（左图）系统性淀粉样变性患者尸检的心室横切面上，左心室壁➡和右心室壁➡明显增厚，心室腔较小。心脏具有橡胶般的硬度。（右图）心脏淀粉样变性活检的高倍镜，淀粉样变性表现为围绕单个心肌细胞的典型、相对弥漫的间质➡模式

心脏淀粉样变性

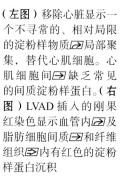
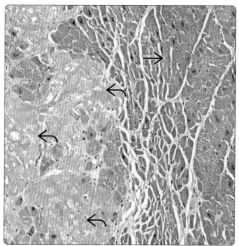

淀粉样变性：刚果红染色

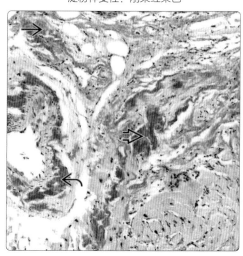

（左图）移除心脏显示一个不寻常的、相对局限的淀粉样物质➡局部聚集，替代心肌细胞。心肌细胞间➡缺乏常见的间质淀粉样蛋白。（右图）LVAD 插入的刚果红染色显示血管内➡及脂肪细胞间质➡和纤维组织➡内有红色的淀粉样蛋白沉积

一、临床问题

（一）淀粉样变性

- 心脏内 β- 淀粉样蛋白沉积通常表现为限制性心脏病
- 超声心动图显示双心室肥大和"颗粒状"回声
  - 通常是同心状，但偶尔也有间隔突出
- 移植后存活率低于其他限制性心肌病
  - 结果可能取决于淀粉样蛋白类型
- 在适当的临床环境下，皮下脂肪抽吸术可在无心脏活检的情况下确诊淀粉样变性
- 确定心脏淀粉样蛋白亚型对判断预后和治疗很重要
  - 血清学和尿液检测病变蛋白可能会出现假阳性或假阴性结果
    - 可能检测不到低水平的循环轻链
- 轻链（原发性全身性）淀粉样变性
  - 与潜在的浆细胞紊乱有关
    - 化疗治疗，有时进行干细胞移植
  - 通常其他器官系统也受到影响
  - 未经治疗患者的中位生存期 < 1 年
  - 心脏移植是一种罕见且有争议的治疗选择
- 遗传性淀粉样变性
  - 肝脏合成的许多不同蛋白质的突变
    - 甲状腺素运载蛋白突变是最常见的
  - 受累器官通常包括心脏、肝脏和周围神经
  - 患者可能选择肝移植或心肝联合移植
- 野生型甲状腺素运载蛋白淀粉样变性
  - 以前成为"老年性系统性淀粉样变性"
  - 老年男性患者（通常 > 70 岁）
  - 主要影响心脏
- 继发性淀粉样变性
  - 淀粉样蛋白相关蛋白，急性期反应物
  - 见于慢性炎症性疾病
  - 很少影响心脏
- 孤立性心房淀粉样变性
  - 心房钠尿肽
  - 主要见于老年妇女
  - 通常在心耳切除术中确诊

（二）血色素沉着症

- 铁沉积可能是原发（遗传性血色素沉着症）或继发于铁负荷过重
- 通常表现为限制性心肌病并进展为扩张性心肌病
- 继发性铁负荷过重的诊断往往较为明确，无须活检或移植
- 遗传性血色素沉着症的治疗是静脉切开放血术
  - 有报道心肝联合移植，但极罕见

（三）瓣膜性心脏病

- 相对罕见的移植指征
  - 大多数人都曾接受过外科手术
  - 移植最常用于慢性风湿性心脏病

（四）药物诱导性心肌病

- 通常是由于蒽环类药物导致，但也有烷化剂、曲妥珠单抗及酪氨酸激酶抑制剂
  - 取决于累积剂量、使用多种药物和给药时间
  - 也可能受到局部放射治疗的影响
  - 终末期心肌病患者占 1%～5%
  - 可能于治疗期间发病，或数年后出现扩张性或限制性心肌病
- 在原发疾病治愈的长期存活者，移植是一种治疗选择
  - 最常见于乳腺癌、白血病或肉瘤

（五）心内膜弹性纤维增生症

- 发病率明显下降，现在非常罕见
  - 既往可能出现过子宫内病毒感染
- 出现在婴儿和儿童身上
  - 最初描述为先天性心脏病（最常见的是左心发育不良综合征）的原发性或继发性改变
  - 不再包括在最近的美国心脏协会心肌病分类中
    - 在许多其他类型的心脏病中可见类似的灶性病变
    - 很少继发于其他明确的心肌疾病，包括病毒感染和代谢性疾病
  - 通常零星发病（10% 家族性）
- 由于心力衰竭而死亡，通常在几周至几个月内，但偶尔转为慢性

（六）先天性代谢的异常

- 超过 40 种代谢异常可能合并心肌病
  - 常见类型包括线粒体疾病、糖原或脂肪酸代谢紊乱、溶酶体贮积症
- 多数常染色体隐性，X 染色体相关或有线粒体突变的产妇遗传
- 多数为多器官受累，限制了移植的可行性
  - 心脏表现可能对预后最重要
    - 伴有心律失常，瓣膜病，或者肥厚型、扩张性或限制性心肌病
  - 虽然移植相对较少，但如果心脏以外器官受累有限可以考虑，或可以考虑行心肝移植
- 诊断通常基于临床表现和代谢物、酶活性的测定

二、大体特征

（一）淀粉样变性

- 通常双心室室壁增厚
- 蜡状或橡胶状

（二）血色素沉着症

- 可能会扩张或受限
- 铁可能导致心肌比正常有更深的棕色

（三）慢性瓣膜疾病

- 心内膜炎愈合的瓣膜是橡胶状的，并伴有腱索增厚

（四）药物诱导心肌病

- 心脏可能扩张或收缩受限

- 特征无特异性

（五）原发性心内膜纤维增生症

- 可能与左心室扩张（更常见）或收缩有关
- 通常左心室和心房受影响最大，但往往累及右心
- 心内膜弥漫性增厚、变白
- 二尖瓣和主动脉瓣可能受累和扭曲
  - 腱索往往增厚
  - 乳头肌小，左心室壁附着点高于正常

（六）先天性代谢异常

- 表现为肥厚型或扩张性心肌病
- 线粒体缺陷表现为组织细胞样心肌病，伴有心内膜呈淡黄色片状增厚

三、镜下特征

（一）淀粉样变性

- 淀粉样蛋白的沉积通常是均匀的，导致活检的高灵敏度（接近100%）
  - 淀粉样蛋白沉积呈弥漫性和间质性
- 淀粉样蛋白应被刚果红染为红色，偏振时为苹果绿色
  - 间质胶原纤维不红染，偏振时为白色
  - 大多数而非所有淀粉样蛋白会偏振
- 淀粉样蛋白硫酸阿尔新蓝染色呈绿色
- 在少数情况下，沉积可能因为太少以至于特殊染色不能检测出来，但是能够通过电子显微镜确认
  - 淀粉样纤维是无规则排列、没有分支的直径 $8\sim10nm$ 的细丝
  - 通常是包绕心肌细胞
- 免疫组化对于确定淀粉样蛋白类型敏感性相对较低
- 激光捕获显微切割石蜡包埋组织中淀粉样蛋白，然后用质谱法对淀粉样蛋白类型鉴定具有极高的灵敏度
  - 无论免疫组化染色是否成功，可以识别任何类型的淀粉样蛋白

（二）血色素沉着症

- 铁最多沉积在心外膜下区域
  - 在此情况下心内膜活检的灵敏度受限
- 心肌细胞内任何铁沉积都是异常的
- 铁经过普鲁士蓝染色呈现蓝色

（三）慢性瓣膜疾病

- 新生血管形成见于愈合后的心瓣膜炎
  - 正常心脏瓣膜没有血管
- 无急性风湿性心脏病的典型特征（风湿小体）

（四）药物诱导性心肌病

- 在急性蒽环类损伤，电镜可能用于蒽环类毒性分级
  - 空泡化
  - 肌原纤维脱失
  - 坏死

- 随着时间的推移，出现慢性损伤伴有间质或替代性纤维化及肌细胞肥大
  - 电子显微镜检查结果没有很好的描述

（五）心内膜纤维化

- 弹性纤维和胶原平行排列导致心内膜增厚

（六）先天性代谢异常

- 光镜常表现为非特异性退行性改变，包括细胞肥大和空泡变性
  - PAS染色很少显示糖原阳性
- 电子显微镜可能显示
  - 线粒体异常
  - 空泡化
  - 代谢异常所致包涵体
  - EM很少表现为特定遗传缺陷
- 组织细胞样心肌病有组织细胞样肌细胞，胞质呈泡沫状，形成心内膜下结节
  - 心肌细胞标志物（desmin）阳性，组织细胞标志物阴性

四、鉴别诊断

心内膜纤维增生症 vs. 扩张性心肌病的局灶性心内膜纤维化

- 心内膜弹力纤维增生症（EFE）在心内膜纤维增生中更厚、更加弥漫
- 间质纤维化和肌细胞溶解可能存在于两者中
- 在原发性EFE未发现替代性纤维化

（陈洪磊 译 孔祥荣 王政禄 校）

参考文献

[1] Muchtar E et al: Restrictive cardiomyopathy: genetics, pathogenesis, clinical manifestations, diagnosis, and therapy. Circ Res. 121(7):819-837, 2017
[2] El-Hattab AW et al: Mitochondrial cardiomyopathies. Front Cardiovasc Med. 3:25, 2016
[3] Gertz MA et al: Pathophysiology and treatment of cardiac amyloidosis. Nat Rev Cardiol. 12(2):91-102, 2015
[4] Shah S et al: Advanced heart failure due to cancer therapy. Curr Cardiol Rep. 17(4):16, 2015
[5] Shehata BM et al: Exome sequencing of patients with histiocytoid cardiomyopathy reveals a de novo NDUFB11 mutation that plays a role in the pathogenesis of histiocytoid cardiomyopathy. Am J Med Genet A. 167A(9):2114-21, 2015
[6] Gulati V et al: Cardiac involvement in hemochromatosis. Cardiol Rev. 22(2):56-68, 2014
[7] Seki A et al: Primary endocardial fibroelastosis: an underappreciated cause of cardiomyopathy in children. Cardiovasc Pathol. Epub ahead of print, 2013
[8] Bernaba BN et al: Pathology of late-onset anthracycline cardiomyopathy. Cardiovasc Pathol. 19(5):308-11, 2010
[9] Rotela Samaniego JA et al: Clinical evolution of heart transplantation in patients with previous valvular cardiomyopathy. Transplant Proc. 39(7):2355-6, 2007
[10] Mackay B et al: Assessment of anthracycline cardiomyopathy by endomyocardial biopsy. Ultrastruct Pathol. 18(1-2):203-11, 1994

Heart Transplantation

淀粉样变性：偏振光（显微镜）刚果红染色

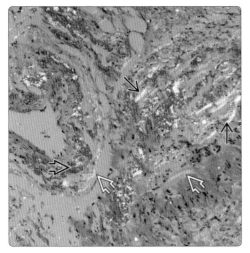

淀粉样变性：电子显微镜

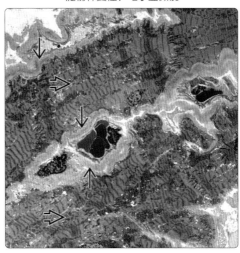

（左图）用偏振光显微镜观察刚果红染色呈现苹果绿双折射➡。注意到不是所有红染➡的淀粉样蛋白出现偏振。胶原➡也出现偏振，但呈现白色，不应该被误认为是淀粉样蛋白。（右图）心脏淀粉样变性的电子显微镜标本显示淀粉样蛋白➡的苍白灰色条带，仅仅包绕心肌细胞➡。低倍镜下，淀粉样纤维状结构不明显

电子显微镜下的淀粉样蛋白

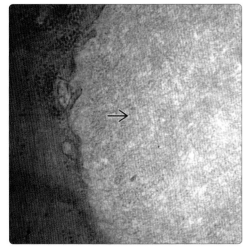

遗传性血色素沉着症

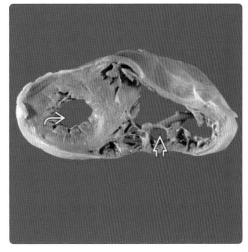

（左图）电子显微镜观察淀粉样蛋白显示凌乱、无分支的细纤维➡，典型的尺寸在8～10mm。（右图）遗传性血色素沉着症患者的心室横断面标本显示细微的棕色。左心室➡心腔变小类似于限制性心肌病，而右心室室壁变薄、心腔➡扩张

血色素沉着症

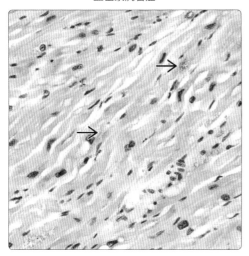

血色素沉着症：普鲁士蓝

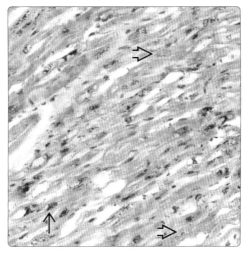

（左图）血色素沉着症高倍镜显示心肌细胞➡内棕黄色铁色素，鉴别诊断包括脂褐素色素。该表现在外层心肌最明显，但可能取材时未获取。（右图）同一病例进行普鲁士蓝染色显示铁阳性染色（蓝），在一些细胞中非常明显➡，而在其他细胞中淡染➡。在心肌细胞内任何程度的铁沉积都是异常的

人工合成二尖瓣

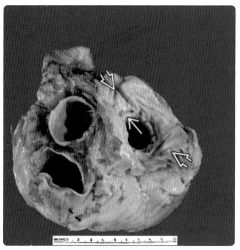

愈合的瓣膜炎症

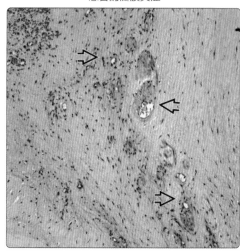

（**左图**）移除的心脏（上面观），残留的左心房组织➜被拉开露出人工合成二尖瓣生物瓣缝合线➜。大体检查应该包括缝合线是否完整及瓣叶是否有赘生物。（**右图**）此例治愈的瓣膜炎患者出现一些小血管➜。这些是在正常瓣膜中不会出现肌性小动脉。此处急性炎症及赘生物

风湿性心脏病

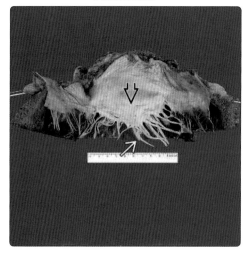

风湿性心脏病

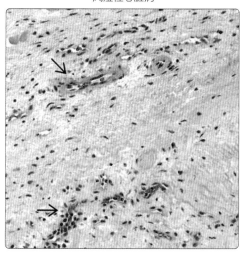

（**左图**）移除的心脏伴有慢性风湿性心脏病表现为二尖瓣扩张且明显增厚，瓣叶硬化➜，腱索增厚➜。（**右图**）慢性风湿性心脏病患者的二尖瓣有明显的神经血管化➜伴有小的肉芽组织，但炎症细胞极少。这些表现可能见于任何病因导致的已愈合的瓣膜炎症

阿霉素毒性

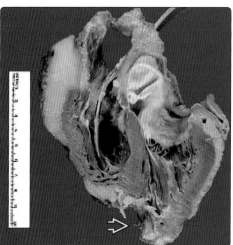

阿霉素毒性

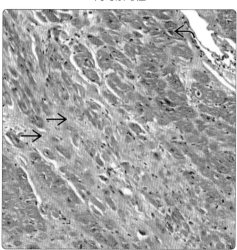

（**左图**）多柔比星中毒所致限制性心肌病患者的移除心脏。左心室小伴有透壁缺损➜，是因放置心室辅助装置所致。（**右图**）多柔比星中毒患者心脏轻度扩张，可见间质纤维化➜和轻度心肌细胞肥大➜的非特异性变化

心内膜弹力纤维增生症

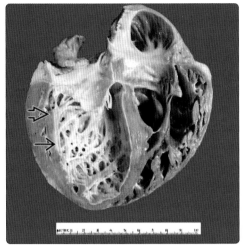

心内膜弹力纤维增生症

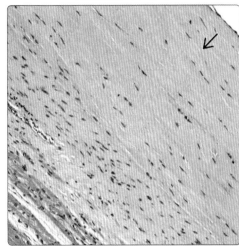

（左图）在 1 例心内膜弹力纤维增生症患儿的移除心脏，左心室➡的整个心内膜表面增厚并纤维化。乳头肌➡高出心室壁，二尖瓣和腱索增厚。（右图）心内膜弹力纤维增生症患儿心脏切片显示增厚的胶原性心内膜➡

心内膜弹力纤维增生症

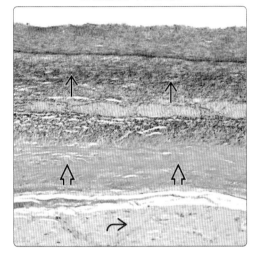

组织细胞样心肌病

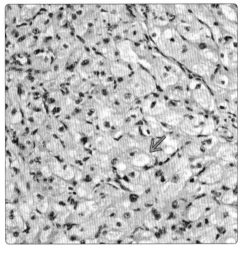

（左图）心内膜弹力纤维增生症心内膜增厚的 Verhoeff-van Gieson 弹性染色显示，在覆盖心肌➡的心内膜胶原层➡上方有多个平行的厚弹性层➡。心室腔在顶部。（右图）组织细胞样心肌病中，心肌细胞有大量淡嗜酸性至透明的细胞质，有时呈泡状或空泡状➡，可被误认为是巨噬细胞

线粒体肌病

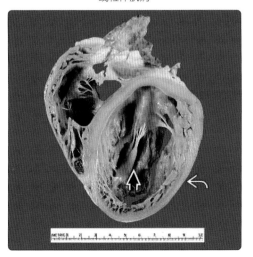

线粒体肌病

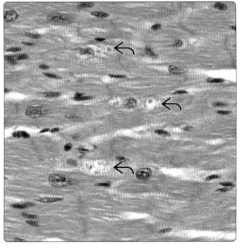

（左图）线粒体肌病 Kearns-Sayre 综合征患者的移除心脏显示扩张型心肌病，左心室腔大➡，左心室壁变薄➡。（右图）线粒体肌病 Kearns-Sayre 综合征患者的心脏切片高倍镜显示非特异性退行性变和心室空泡化➡的肥大心肌细胞

同种异体移植物排斥反应
Allograft Rejection

◀▮▮ 急性细胞性排斥反应 ▮▮▶

要点

一、术语
- 活化淋巴细胞介导的移植心脏排斥反应；可能在移植后几天到几年内发生

二、临床问题
- 最常见于移植后的前6个月，但可随时发生（晚期急性排斥反应通常是由于不遵从使用免疫抑制剂所致）
- 许多患者无症状，排斥反应最常在监测心内膜心肌活检（EMB）时诊断
- 只治疗中重度排斥反应
  - 轻度排斥反如有症状者才需要治疗
- 大多数患者对增强的免疫抑制反应良好
- ACR反复发作易导致移植物血管病变（慢性排斥反应）的反复发作

三、镜下特征
- 可根据国际心肺移植学会指南（2005年）对EMB进行排斥分级
  - 某些移植中心更习惯使用1990年的分级标准，因为它提供了更详细的数据，并可以转换为2005年的分级标准

四、主要鉴别诊断
- Quilty病变
  - 心内膜淋巴细胞浸润，常延伸至下层心肌
  - 成熟的小淋巴细胞及毛细血管
- 先前活检部位
  - 机化的纤维蛋白和肉芽组织、反应性内皮细胞、吞噬含铁血黄素的巨噬细胞、罕见的炎性细胞

局灶性中度排斥反应 局灶性中度排斥反应

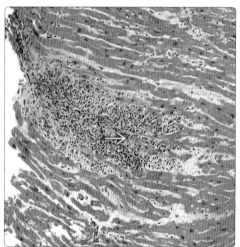

（左图）心内膜心肌活检显示淋巴细胞灶性浸润，在低倍镜下明显（2级排斥反应）。心肌细胞的分离和替代以及心肌细胞损伤➡。（右图）高倍镜下心内膜心肌活检显示淋巴细胞和心肌细胞损伤（2级/1R急性细胞性排斥反应）。淋巴细胞大且活化。心肌细胞边缘破损、不规则➡

多灶性中度排斥反应 严重急性排斥反应

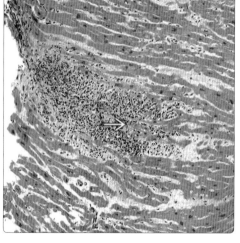
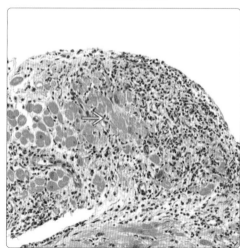

（左图）活检显示急性排斥反应多发灶。淋巴细胞大且活化⬈，存在心肌细胞损伤➡。（右图）活化的淋巴细胞和嗜酸性粒细胞广泛浸润至表层心内膜。心肌细胞损伤很明显➡

一、术语

（一）缩略语

- 急性细胞性排斥反应（acute cellular rejection，ACR）

（二）同义词

- 急性排斥反应（AR）

（三）定义

- 活化淋巴细胞介导的移植心脏排斥反应，可能在移植后几天到几年内发生

二、临床问题

（一）临床表现

- 最常见于移植后的前 6 个月，但可能随时发生
  - 晚期 AR 通常是由于不遵从使用免疫抑制剂所致
- 许多患者无症状，排斥反应最常在监测心内膜心肌活检（EMB）时诊断
- 约 5% 的患者出现症状
  - 非特异性症状（如不适、发热、疲劳、恶心）
  - 可能是与右心室或左心室功能不全相关的特殊症状

（二）治疗

- 药物
  - 仅对中度至重度排斥反应进行治疗
    - 轻度排斥反应患者有症状或有血流动力学损害征象才需治疗
  - 在基线三联用药之外增加免疫抑制
    - 针对更高级别的排斥反应，应增加额外的免疫抑制剂
    - 具体治疗方案各移植中心不同

（三）预后

- 大多数患者对增强免疫抑制反应良好
- ACR 反复发作易导致移植物血管病变（慢性排斥反应）

三、镜下特征

组织学特征

- 可根据国际心肺移植学会指南（2005 年）对 EMB 进行排斥反应分级
- 最初的评分由 7 级系统（1990 年）组成，随后在 2005 年进行了更新，以减少观察者之间和观察者内部的差异
  - 一些人更习惯使用 1990 年的评分，因为它提供了更多的数据并可以转换为 2005 年的评分系统
- 局灶性轻度排斥反应：小血管周围淋巴细胞浸润
- 弥漫性轻度排斥反应：心肌细胞之间有少量活化的淋巴细胞
- 灶性中度排斥反应：单个较大的淋巴细胞浸润灶（有或无嗜酸性粒细胞）常伴有心肌细胞损伤

- 多灶中度排斥反应：中度排斥反应 ≥ 2 个病灶
- 弥漫性中度排斥反应：广泛间质炎细胞浸润
- 严重排斥反应：弥漫性炎细胞浸润伴心肌细胞坏死 / 损伤

四、主要鉴别诊断

（一）Quilty 病变

- 心内膜淋巴细胞浸润，常延伸至下层心肌
- 成熟的小淋巴细胞及数条毛细血管
- CD21 在较大的 Quilty 病变中突出显示滤泡树突网，具有诊断价值

（二）先前活检部位

- 机化的纤维蛋白和肉芽组织、反应性内皮细胞、吞噬含铁血黄素的巨噬细胞、罕见炎性细胞

（三）感染

- 巨细胞病毒和弓形虫；极其罕见

（四）围术期缺血性损伤

- 心肌细胞损伤和坏死与细胞浸润不成比例，出现明显的凝固性坏死，而非心肌细胞溶解

（五）移植后淋巴组织增生性疾病

- 大而非典型的淋巴细胞，常为 EB 病毒阳性

五、诊断清单

病理学要点

- 主要是活化 T 淋巴细胞和巨噬细胞，伴有或不伴有嗜酸性粒细胞浸润
- 不同于凝固性坏死，心肌细胞溶解是心肌细胞损伤的显著特征
- 需要对不同级别进行评价，以确定适当的等级，并与类似级别进行区分

（陆剑锋　译　闫　骏　校）

参考文献

[1] Ishibashi-Ueda H et al: Significance and value of endomyocardial biopsy based on our own experience. Circ J. 81(4):417-426, 2017

[2] Andrew J et al: Latest developments in heart transplantation: a review. Clin Ther. 37(10):2234-41, 2015

[3] Patel JK et al: Cardiac allograft rejection. Surgeon. 9(3):160-7, 2011

[4] Tan CD et al: Update on cardiac transplantation pathology. Arch Pathol Lab Med. 131(8):1169-91, 2007

[5] Sattar HA et al: The presence of a CD21+ follicular dendritic cell network distinguishes invasive Quilty lesions from cardiac acute cellular rejection. Am J Surg Pathol. 30(8):1008-13, 2006

[6] Stewart S et al: Revision of the 1990 working formulation for the standardization of nomenclature in the diagnosis of heart rejection. J Heart Lung Transplant. 24(11):1710-20, 2005

[7] Billingham ME et al: A working formulation for the standardization of nomenclature in the diagnosis of heart and lung rejection: Heart Rejection Study Group. The International Society for Heart Transplantation. J Heart Transplant. 9(6):587-93, 1990

（**左图**）心脏移植受者的心内膜活检显示没有急性排斥反应。可见明显的内皮细胞➡和罕见淋巴细胞。（**右图**）局灶性轻度急性细胞性排斥反应（1A/1R级）的特征是淋巴细胞浸润相对较少，无相关性心肌细胞损坏。此种浸润是非侵袭性的，仅位于血管周围，并不浸润心肌细胞之间，并于较深的部分消失

无排斥反应的心脏活检
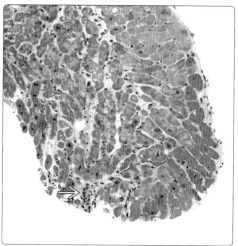

局灶性轻度排斥反应
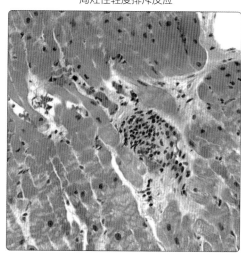

（**左图**）轻度（弥漫性）急性细胞性排斥反应（1B/1R级）的特征是所有活检中心肌细胞间➡可见淋巴细胞弥漫性轻度浸润，无心肌细胞损伤。（**右图**）心脏移植活检中可见局灶性中度急性细胞性排斥反应（2/1R级）。其中一张活检显示一个淋巴细胞浸润区域，在所有5个层面都可以看到。心肌边缘破损证实心肌细胞损伤/损害➡

弥漫性轻度排斥反应
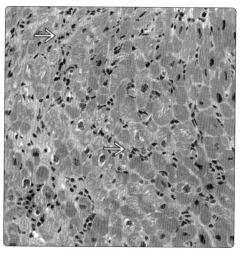

局灶性中度排斥反应
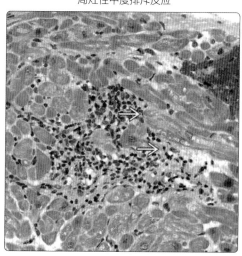

（**左图**）多灶中度排斥反应的心肌活检中，有明显的炎症灶与心肌细胞损伤。浸润涉及心内膜➡，但这并不意味着它是Quilty病变，因为炎症的特征与排斥反应的区域相同。（**右图**）弥漫性中度排斥反应（3B/3R级）可见大量活化的淋巴细胞和数个嗜酸性粒细胞➡

多灶性中度排斥反应
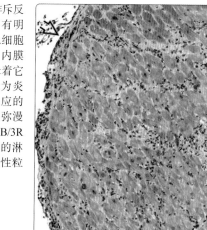

弥漫性中度排斥反应
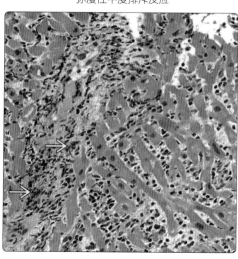

先前活检部位

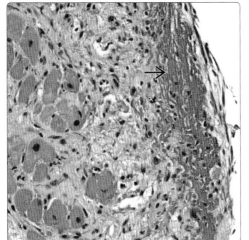

淋巴管内淋巴细胞

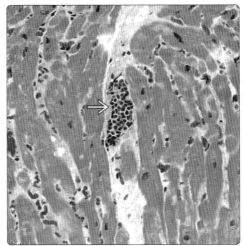

（左图）先前的心脏活检显示心内膜表面有纤维蛋白➡。早期有肉芽组织和纤维化。炎症轻微，有少量分散的单核细胞。（右图）心脏移植患者的监测活检中可以看到淋巴管内淋巴细胞➡。淋巴管很难被发现，但成熟的小淋巴细胞集合很好地将其与急性细胞性排斥反应区分开来

收缩带

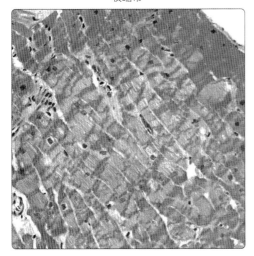

嗜酸性药物反应

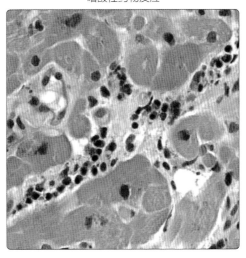

（左图）收缩带常出现在心肌内膜活检中，认为是活检的继发损伤。横纹的存在与细胞核的保存，区别于梗死。（右图）虽然嗜酸性粒细胞通常出现在更高级别的急性细胞性排斥反应中，但当出现与淋巴细胞成比例的线性浸润时，如图所示，没有相关的心肌细胞损伤，表明有药物反应

Quilty 病变

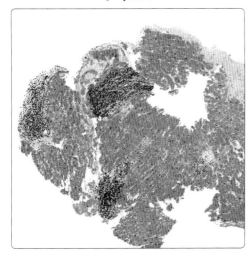

Quilty 病变

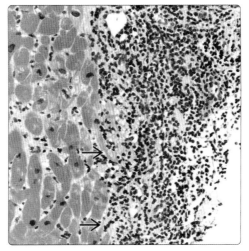

（左图）多灶性病变，大量密集的淋巴细胞浸润。未受累区域的肌细胞表现不明显和局部浸润有助于与急性排斥反应相鉴别。（右图）高倍镜显示浸润性病变由成熟的小淋巴细胞组成，浸润到下层心肌。有局灶性心肌细胞损伤➡，这种损伤的存在不会导致排斥反应

◄► 抗体介导的排斥反应 ◄►

要点

一、术语
- 由于新生成或已有的抗心肌移植物抗体引起的排斥反应

二、临床问题
- 不同医疗中心的发病率差异显著
  - 取决于检测方案和程序性活检所用标准的严格性
- 1 个月内最常见
  - 可能在数月至数年后发生
- AMR 治疗包括抑制抗体产生和增强抗体清除的方式
- C4d/C3d 沉积与移植物丢失和心脏移植物血管病风险增加相关

三、镜下特征
- 目前还没有达成共识的评分系统
- 组织损伤的表现包括：
  - 毛细血管内皮肿胀或脱落

- 间质水肿，轻度毛细血管周围中性粒细胞浸润，有或无出血
- 血管内血栓、中性粒细胞或巨噬细胞
- AMR 的免疫学证据包括：
  - 对冰冻组织进行 C4d 和（或）C3d 免疫荧光（IF）染色显示＞50% 毛细血管内皮呈弥漫阳性
  - 福尔马林固定、石蜡包埋组织进行 C4d 和（或）C3d 免疫组化（IHC）染色显示弥漫强阳性
  - 间质和血清染色不被视为阳性

四、鉴别诊断
- 弥漫性轻度细胞性排斥反应

五、诊断清单
- HE 染色的表现是非特异性的，诊断通常需要 IF 或 IHC 染色

AMR 的组织学特点

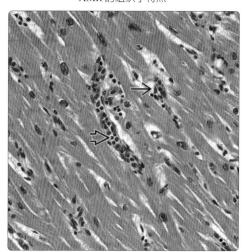

C4d 免疫组化染色

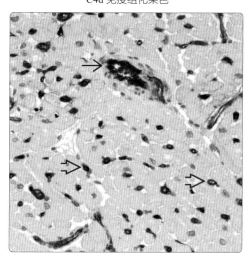

（左图）AMR 的组织学改变很细微，包括内皮细胞肿胀 ➡、血管内淋巴细胞和巨噬细胞 ➡。心肌细胞坏死和出血通常不存在。（右图）C4d 的免疫组化染色显示所有毛细血管的内皮细胞染色强烈且弥漫 ➡。应注意到小动脉染色也呈阳性 ➡，其染色线性排列于血管上

C4d 免疫荧光染色

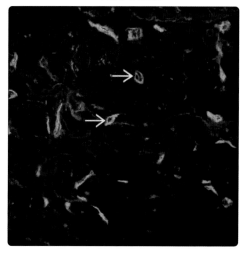

C4d 免疫组化染色背景

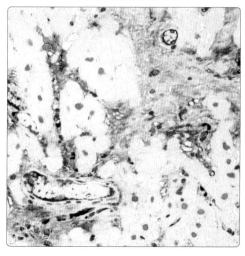

（左图）在心脏活检中 C4d 的免疫荧光染色也显示为内皮细胞染色强阳性 ➡，与相应的 IHC 染色相似。（右图）C4d 的免疫组化染色显示间质广泛的背景染色和血清染色，应视为阴性

一、术语

（一）缩略语
- 抗体介导的排斥反应（antibody-mediated rejection，AMR）

（二）同义词
- 体液排斥反应

（三）定义
- 新生或预先存在的抗同种异体心脏移植的抗体，以微血管和毛细血管为靶点的排斥反应
- AMR 引起的超急性排斥反应

二、病因与发病机制

可能的机制
- 同种抗体在移植冠状动脉血管内沉积，然后激活补体
- 针对 I 类和 II 类主要组织相容性抗原（MHC 或 HLA）的同种抗体
  - 毛细血管和大血管内皮上的靶向 MHC 分子，随后激活补体、内皮损伤和细胞死亡
  - 也能激活凝血级联反应，导致微血管血栓
  - 也可能涉及其他非 HLA 抗原

三、临床问题

（一）流行病学
- 不同医疗中心的发病率差异显著
  - 取决于检测方案和程序性活检所用标准的严格性
- 在具有高群反应性抗体、交叉配型阳性或存在供者特异性抗体的致敏个体中更常见
- 致敏的危险因素包括
  - 女性（因怀孕，尤其是经产妇）
  - 多次输血史
  - 左心室辅助装置（LVAD）放置
  - 既往有器官移植病史
  - 巨细胞病毒血清学检测阳性（触发产生抗内皮抗体）

（二）临床表现
- 最常见于术后 1 个月内；可能在数小时内（超急性排斥反应）至 7 天内出现在致敏个体中
  - 移植后数月至数年不常见
- 可能无症状（称为"亚临床 AMR"）
- 常有右/左心室功能不全和（或）血流动力学损害的表现

（三）治疗
- 对大多数免疫抑制治疗（主要针对细胞介导的排斥反应）反应不佳
- 抑制 B 细胞和浆细胞抗体的产生
  - 类固醇、利妥昔单抗、硼替佐米、脾切除术
- 清除/抑制抗体
  - 血浆置换，静脉注射免疫球蛋白（IVIg）

（四）预后
- C4d/C3d 沉积与移植物丢失和心脏移植物血管病风险增加相关
- AMR 与死亡率增加相关
  - 显示内皮细胞 C4d 或 C3d 染色强阳性

四、大体特征

一般特征
- 水肿，心脏肿胀，伴有心肌变色和出血
  - 少见于尸检或再次移植

五、镜下特征

组织学特征
- 目前对分级系统尚未形成共识，但 ISHLT 根据组织学和（或）免疫病理学发现的存在/缺失进行分级
- 组织损伤的组织学征象包括
  - 毛细血管内皮肿胀或脱落
  - 间质水肿，轻度毛细血管周围中性粒细胞浸润，有或无出血
  - 血管内血栓形成，中性粒细胞、巨噬细胞浸润
- AMR 的免疫学证据包括
  - 对冰冻组织进行 C4d 和（或）C3d 免疫荧光染色，染色显示＞50% 毛细血管内皮呈弥漫阳性
  - 对福尔马林固定石蜡包组织进行 C4d 和（或）C3d 染色，显示弥漫性强阳性
  - 间质和血清染色不被视为阳性
    - 注意背景染色
    - 80%～90% 的移植后心脏活检中可见
  - 治疗后，大多数后续活检仍呈阳性，但较弱且呈局灶性，可持续 3 周
- 心肌活检时抗 HLA 抗体的证据
- AMR 极少与急性细胞性排斥反应相关

六、鉴别诊断

弥漫性轻度细胞性排斥反应
- C4d 和 C3d 染色阴性

七、诊断清单

病理学要点
- HE 染色表现为非特异性，诊断通常需要进行 IF 或 IHC 染色
- 仅内皮强而弥漫性染色视为阳性

（陆剑锋　译　闫　骏　校）

参考文献

[1] Husain AN et al: Routine C4d immunohistochemistry in cardiac allografts: long-term outcomes. J Heart Lung Transplant. 36(12):1329-1335, 2017
[2] Colvin MM et al: Antibody-mediated rejection in cardiac transplantation: emerging knowledge in diagnosis and management: a scientific statement from the American Heart Association. Circulation. 131(18):1608-39, 2015
[3] Berry GJ et al: The ISHL1 working formulation for pathologic diagnosis of antibody-mediated rejection in heart transplantation: evolution and current status (2005-2011). J Heart Lung Transplant. 30(6):601-11, 2011

◀▮▶ 慢性移植物血管病 ◀▮▶

要点

- **一、术语**
  - 加速型冠状动脉疾病，以均匀的环状内膜纤维化为特征
- **二、病因 / 发病机制**
  - 发病率与急性细胞性排斥反应的严重程度和频率相关
  - 抗体介导的排斥反应中风险增加
    - 尤其是儿童患者
  - 其他危险因素包括高龄、血脂异常或供体动脉粥样硬化
- **三、临床问题**
  - 发病率随移植后时间延长而增加
  - 见于成人和儿童患者
  - 由于移植心脏失去神经支配，患者通常不会出现心绞痛症状，因此临床表现出现较晚

- 虽有多种治疗方式，但最终仍需再次移植
- **四、镜下特征**
  - 影响较大的心外膜动脉和较小的心外膜动脉和心肌内动脉
  - 以平滑肌细胞和梭形成肌纤维细胞呈向心性增生为特征
  - 弹力纤维染色显示弹力板相对稀疏
- **五、主要鉴别诊断**
  - 动脉粥样硬化性冠状动脉疾病
    - CAV 除了影响较大的动脉外，还影响较小的动脉和静脉
      - 更多呈环形
      - 完整的内弹力板
      - 通常缺乏胆固醇结晶和钙化

内膜和中膜硬化

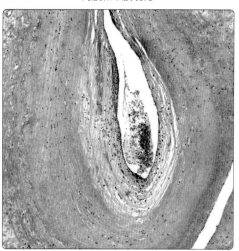

慢性排斥反应（弹力蛋白）

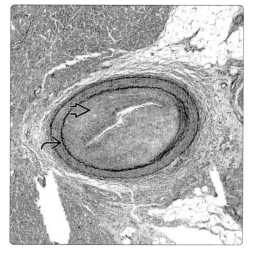

（左图）这名 68 岁因慢性排斥反应接受再次移植的患者的心外膜冠状动脉切片显示明显的内膜和中膜纤维化。（右图）另一侧慢性反应的标本，弹力蛋白染色显示明显的内膜纤维化➡和完整的内弹力膜➡

冠状动脉血管病

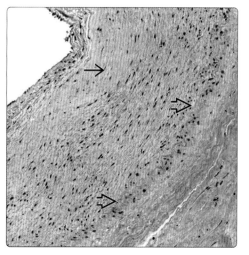

冠状动脉血管病

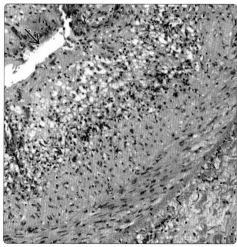

（左图）冠状动脉血管病中倍镜下可见内膜致密纤维化➡和中膜变薄➡。注意缺乏炎症细胞。（右图）死于慢性排斥反应的患者的切片，镜下可见内膜纤维化伴慢性炎细胞浸润，在一些 CAV 病例中可见。动脉管腔位于左上角➡

一、术语

（一）缩略语

- 心脏移植物血管病变（cardiac allograft vasculopathy，CAV）

（二）同义词

- 慢性排斥反应（CR）

（三）定义

- 导致加速型冠状动脉疾病的排斥反应，特征表现为均匀的环周内膜纤维化和随后的管腔闭塞

二、病因／发病机制

（一）免疫危险因素

- 发病率与急性细胞性排斥反应的严重程度和频率相关
- 抗 HLA 和抗内皮抗体与 CAV 风险增加相关
- 抗体介导的排斥反应增加了 CAV 的风险
  - 尤其是儿童患者

（二）非免疫危险因素

- 年龄：与儿童相比，成人的风险更高
  - 婴儿的风险最低
- 供者高龄、血脂异常或动脉粥样硬化

三、临床问题

（一）流行病学

- 发病率随着移植时间的延长而增加
  - 儿童发病率：在移植后 1 年、5 年和 10 年分别为 2%、9% 和 17%
  - 成人发病率：在移植后 1 年、5 年和 10 年分别为 8%、30% 和 50%

（二）临床表现

- 由于移植心脏失去神经支配，患者通常不会出现心绞痛症状
- 其他表现包括心律失常、充血性心力衰竭、无症状心肌梗死，甚至猝死

（三）治疗

- 若早期发现则预防性使用他汀类药物或血管扩张剂以阻止其进展
- 抗病毒控制 CMV 感染（引起内皮炎性浸润）
- 免疫抑制增强
- 经皮冠状动脉介入或搭桥手术
- 尽管结果通常不理想，但最终治疗方法仍然是再次移植

（四）预后

- 再次移植的主要指征，预后不良
- 仍然是移植后 1 年死亡的主要原因

四、影像学特征

影像学表现

- 因病变导致动脉管腔均匀狭窄，故冠状动脉造影常难以显示
  - 仍然广泛使用

- 血管内超声被认为是诊断 CAV 最敏感的工具，但其具有侵入性，且缺乏评估整个冠状动脉血管的能力
- 多巴酚丁胺负荷超声心动图是一种有效、敏感，无创的诊断筛查方法

五、镜下特征

组织学特征

- 影响较大的心外膜动脉和较小的心外膜动脉和心肌内动脉
- 静脉也受到影响，但影响程度轻微
- 以细胞外基质内平滑肌细胞和成纤维细胞同心性内膜增生为特征
  - 大的心外膜冠状动脉全长呈均匀受累
  - 心脏内和心外膜分支最明显的是同心性内膜纤维化
- 由淋巴细胞和泡沫巨噬细胞组成的炎性浸润
  - 有或无内皮炎和血管炎
- 远端心肌可能出现缺血或梗死迹象（纤维化、凝固性坏死的斑块状区域）
- 上述特征均非特异性

六、辅助检查

免疫组化染色

- 三色及弹力纤维染色能更好地显示内膜纤维化和增厚
  - 弹力纤维染色也显示弹力板的相对稀疏

七、鉴别诊断

动脉粥样硬化性冠状动脉疾病

- 偏心斑块（由纤维化、胆固醇结晶和泡沫状巨噬细胞构成）导致狭窄伴或不伴有钙化
- 内弹力板断裂，中膜变薄

八、诊断清单

病理学要点

- 主要鉴别诊断为动脉粥样硬化
- CAV 除了影响较大的动脉外，还影响较小的动脉和静脉
  - 更多呈环形
  - 内弹力板完整
  - 通常缺乏胆固醇结晶和钙化

（陆剑锋　译　闫　骏　校）

参考文献

[1] Merola J et al: Recent advances in allograft vasculopathy. Curr Opin Organ Transplant. 22(1):1-7, 2017

[2] Prada-Delgado O et al: Prevalence and prognostic value of cardiac allograft vasculopathy 1 year after heart transplantation according to the ISHLT recommended nomenclature. J Heart Lung Transplant. 31(3):332-3, 2012

[3] Savasta M et al: Immunology insights into cardiac allograft rejection. Rev Cardiovasc Med. 12(2):e68-76, 2011

[4] Mehra MR et al: International Society for Heart and Lung Transplantation working formulation of a standardized nomenclature for cardiac allograft vasculopathy-2010. J Heart Lung Transplant. 29(7):717-27, 2010

非感染性病变
Noninfectious Lesions

◀▪ Quilty 病变 ▪▶

要点

一、术语
- 成熟的小淋巴细胞的心内膜浸润，可能延伸到下层心肌

二、病因 / 发病机制
- 病因不明

三、临床问题
- 在移植术后 1 年内进行监测性心肌活检的患者中有 10% ～ 20% 可偶然发现
- 自限性病变通常在诊断后数周或数月内消失
- 因为与急性细胞性排斥反应（ACR）的表现非常相似，也为病理学家提出难题

四、镜下特征
- Quilty A 型：成熟的小淋巴细胞灶性聚集并局限于心内膜的多个毛细血管内
- Quilty B 型：淋巴细胞呈灶性排列或穿过心肌细胞

- 浸润至下层心肌
- 轻微的心肌细胞损伤
- 偶见纤维化、浆细胞、嗜酸性粒细胞

五、辅助检测
- 在较大范围病变中，CD21 显示中央滤泡树突状细胞网
- CD20（＋）B 细胞和 CD3（＋）T 细胞的混合

六、主要鉴别诊断
- 急性细胞性排斥反应
- 先前活检部位
- 心脏移植血管病变

七、诊断清单
- 毛细血管通常以心内膜为中心
- 在诊断困难的病例中，连接多层切片（以证明侵袭性病变与心内膜表面的连续性）和 CD21 免疫组化染色可与 ACR 区分开来

Quilty 病变 A 型

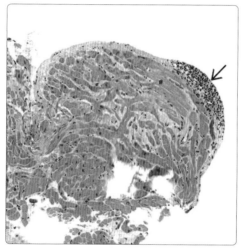

Quilty 病变 B 型

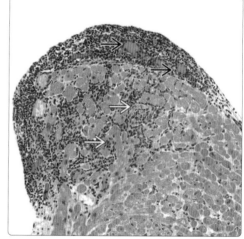

（左图）右心室活检显示在心内膜有一处非浸润性的 Quilty 病变➡。病变是由成熟的小淋巴细胞组成的，这些淋巴细胞不会浸润至下一层心肌。（右图）在浸润性 Quilty 病变中，成熟淋巴细胞从心内膜延伸到下层心肌。注意观察多病灶内的毛细血管➡及小而受损的心肌细胞➡

Quilty 病变 B 型伴纤维化

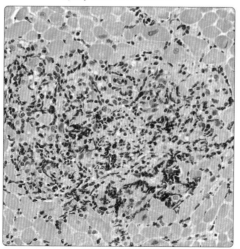

Quilty 病变 B 型（CD21 染色阳性）

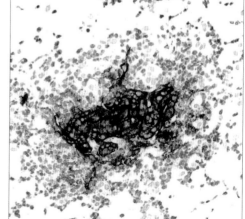

（左图）高倍镜显示浸润性 Quilty 病变呈灶性浸润，由成熟的淋巴细胞组成，伴纤维化，但无毛细血管。（右图）CD21 免疫组化染色显示滤泡树突状细胞在浸润性 Quilty 病变中形成中央网络

一、术语

（一）缩略语

- 非浸润性 Quilty 病变 A 型（noninvasive Quilty type A，QA）
- 浸润性 Quilty 病变 B 型（invasive Quilty type B，QB）

（二）同义词

- Quilty 效应（QE）

（三）定义

- 移植心脏内小而成熟淋巴细胞的灶性心内膜浸润
  - 可能延伸到下层心肌
- 是偶然发现的，很难与同种异体排斥反应的形态学改变进行区分

二、病因 / 发病机制

机制未明

- Quilty 病变的分子表型与左心室射血分数受损相关
  - 可能是急性排斥反应的表现形式
  - 未证实与感染、药物反应或排斥反应有关
  - 需要进一步研究

三、临床问题

（一）临床表现

- 在移植术后 1 年内进行心肌监测活检患者中有 10%～20% 偶然发现
- 随后的活检中可发现病变持续几周或几个月
- 根据活检部位不同，可能在随后的活检中看不到病变，但可能以后会再次出现病变

（二）治疗

- 无须治疗或按需进行免疫抑制

（三）预后

- 自限性病变
  - 通常在诊断后数周内消失
- 有研究表明，可以预示急性排斥反应的发生

四、镜下特征

组织学特点

- 在程序性和症状性心脏活检中发现成熟的小淋巴细胞心内膜浸润
  - 局限于心内膜而不进入心肌属于 QA 病变
  - 当病变浸润到下层心肌，有或无心肌细胞损伤者属于 QB 病变
    - 浸润性 QB 可在肌细胞间呈结节性或浸润性
    - 可能与纤维化有关
  - 低倍镜下特征明显，并见于多个切面
- 浆细胞罕见，嗜酸性粒细胞偶见
- 通常可见数个小的毛细血管
- 轻微的心肌细胞损伤
  - 可以通过是否存在不规则和（或）小的肌细胞来识别

- 在移植移除和尸检的心脏中，Quilty 病变可位于深部心肌和心外膜
  - 可以是单个，但通常是多个

五、辅助检查

免疫组化染色

- Quilty 病变由 CD20（+）的 B 细胞和 CD3（+）的 T 细胞混合而成
  - 大多数 B 细胞分布在病变中央，T 细胞分布在病变外围
  - B 和 T 细胞的免疫组化染色对区分类似的细胞没有帮助
- 在较大的 Quilty 病变中，CD21 染色显示中央滤泡树突状细胞网，具有诊断意义

六、鉴别诊断

（一）急性细胞性排斥反应

- 由较大的活化淋巴细胞组成
- 更可能与嗜酸性粒细胞有关
- 毛细血管较少
- 免疫染色显示大量 CD68（+）的巨噬细胞、CD3（+）的 T 细胞和稀疏 CD20（+）的 B 细胞
- 缺乏 CD21（+）的滤泡树突状细胞网
- QB 病变常与 ACR 混淆
  - 如果切片未能显示 QB 与心内膜表面的关系
  - 进一步深切可显示 QB 是否与心内膜相连续
- 同一活检中可同时出现 Quilty 病变和 ACR
  - 在这种情况下，Quilty 病变不会提高排斥反应分级

（二）先前活检部位

- 机化的纤维蛋白和肉芽组织中含有炎细胞和巨噬细胞

（三）心脏移植物血管病变

- 在心外膜冠状动脉中淋巴细胞浸润通常与心脏移植物血管病变有关
- 不应与 Quilty 病变相混淆

七、诊断清单

病理学要点

- 通常以心内膜为中心，伴随丰富的毛细血管
- 在疑难病例中，多层面显示心内膜侵袭性病变的连续性和免疫染色显示 CD21（+）树突状细胞网络可区别于 ACR

（闫　骏　译　王政禄　校）

参考文献

[1] Mozaffari K et al: Quilty effect: its definition and significance, in post-cardiac transplant endomyocardial biopsies with focus on our experience. Multidiscip Cardio Annal. 8(1):e9615, 2017
[2] Sattar HA et al: The presence of a CD21+ follicular dendritic cell network distinguishes invasive Quilty lesions from cardiac acute cellular rejection. Am J Surg Pathol. 30(8):1008-13, 2006

先前活检部位

要点

一、术语
- 同一部位先前活检引起的变化

二、病因 / 发病机制
- 在一段时间内进行多次心内膜活检，作为移植后监测内容的一部分

三、临床问题
- 活检偶然发现，无临床意义

四、镜下特征
- 检查结果取决于距上次活检的时间
  - 距离先前活检1周内，纤维蛋白通常出现在心内膜表面
  - 肉芽组织既可见于心内膜，也可见于心肌下层
  - 内皮细胞常见于肉芽组织中的毛细血管
- 无须特殊分析或染色
  - 根据组织学诊断

- 较深的组织切片可能有助于揭示先前活检部位的特征性表现

五、主要鉴别诊断
- 急性细胞性排斥反应
  - 不应含有纤维蛋白、肉芽组织或含铁血黄素
  - 发生排斥反应后，先前活检部位（SOPB）处的淋巴细胞更多
- Quilty 病变
- 抗体介导的排斥反应
  - 纤维蛋白和坏死心肌细胞的 C3d 和 C4d 免疫荧光或免疫组化染色呈阳性
- 活检所致的穿孔

六、诊断清单
- 评估远离 SOPB 的组织是否有细胞性排斥反应

纤维蛋白

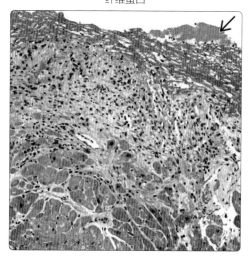

纤维蛋白、肉芽组织与纤维化

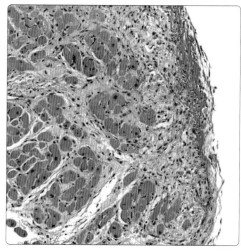

（左图）监测活检显示先前活检部位的典型组织学表现，纤维蛋白覆盖心内膜表面➡，纤维蛋白和心肌之间存在肉芽组织。（右图）右侧的心内膜表面有一层纤维蛋白，下层肉芽组织和少量炎性细胞。注意，纤维化轻微延伸至心肌

愈合的活检部位

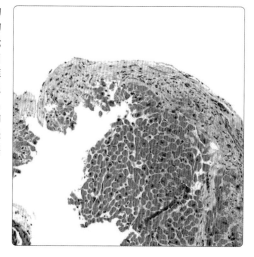

活检部位愈合伴慢性炎症

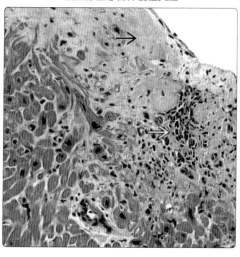

（左图）心内膜活检的低倍镜显示先前活检的部位比先前图更为老化。注意缺乏纤维蛋白和心内膜表面有纤维化。（右图）高倍镜显示表面致密纤维化➡。一小簇成熟淋巴细胞和毛细血管➡的存在，提高了与 Quilty 病变的鉴别能力

一、术语

（一）缩略语
- 先前活检部位（site of previous biopsy，SOPB）

（二）同义词
- 活检部位改变

（三）定义
- 同一部位先前活检引起的心肌内膜组织学改变

二、病因／发病机制

（一）移植监测
- 作为心脏移植后监测内容的一部分，术后长期进行多次心内膜心肌活检
- 心肌活检倾向于向右心室间隔的相同路径
  ○ 因此可能对同一部位再次进行活检
- 由于移植后前几周活检更频繁（通常每周进行 1 次），活检部位可出现愈合表现

（二）随访活检
- 发生严重排斥反应后，通常在 1 周后进行随访活检，并可能出现 SOPB 变化

三、临床问题

（一）临床表现
- 活检偶然发现，无临床意义

（二）治疗
- 无

（三）预后
- 无意义

四、镜下特征

组织学特征
- 检查结果取决于上次活检后的时间
- 距离先前活检 1 周内，纤维蛋白通常出现在心内膜表面
  ○ 肉芽组织既可见于心内膜，也可见于心肌下层
  ○ 内皮细胞常见于肉芽组织中的毛细血管
  ○ 肉芽组织中有巨噬细胞和少量炎症细胞
    – 通常可见少量散在淋巴细胞
    – 其他细胞罕见，如嗜酸性粒细胞或浆细胞
- 既往活检部位改变包括更多的纤维化和更少的肉芽组织
  ○ 也可能存在含铁血黄素
    – 有助于区分 SOPB 和急性细胞性排斥反应
- 无须特殊分析或染色
  ○ 基于组织学诊断
- 较深的组织切片可能有助于揭示先前活检部位的特征性表现
- 通常 1 个活检切片有先前活检部位改变，而其他切片没有
  ○ 偶尔出现＞ 1 个切片的变化
- 移植后数月至数年内常见非特异性心内膜心肌纤维化
  ○ 不能与愈合的活检部位区分

五、鉴别诊断

（一）急性细胞性排斥反应
- 无纤维蛋白、肉芽组织或含铁血黄素
- 比 SOPB 具有更多淋巴细胞
- 排斥反应级别较高时会出现嗜酸性粒细胞

（二）Quilty 病变
- 心内膜有灶性成熟的淋巴细胞，常伴有小毛细血管
- 可延伸至下层心肌
- 较大的病灶通常有中央树突状细胞网络（CD21 阳性）

（三）抗体介导的排斥反应
- C4d 毛细管沉积
  ○ 纤维蛋白和坏死心肌细胞的 C3d 和 C4d 免疫荧光或免疫组化染色呈阳性
    – 解释染色结果时应谨慎
    – 不要将先前活检部位的阳性染色结果与抗体介导的排斥反应中的强内皮染色混淆
- 活检过程中发生穿孔时可见反应性间皮细胞和成纤维细胞
- 仅凭组织学不足以区分间皮细胞和 SOPB 的修复性改变，免疫组化染色有助于鉴别诊断
  ○ 染色应包括至少 1 个间皮标志物（钙结合蛋白、WT-1 或细胞角蛋白 5/6）和 1 个内皮标志物（CD31 或 CD34）

六、诊断清单

病理学要点
- 肉芽组织和纤维蛋白是提示 SOPB 的关键发现
- 评估远离 SOPB 的组织是否有细胞性排斥反应

（闫　骏　译　王政禄　校）

参考文献

[1] Thiene G et al: Diagnostic use of the endomyocardial biopsy: a consensus statement. Virchows Arch. 463(1):1-5, 2013
[2] From AM et al: Current status of endomyocardial biopsy. Mayo Clin Proc. 86(11):1095-102, 2011
[3] Stewart S et al: Revision of the 1990 working formulation for the standardization of nomenclature in the diagnosis of heart rejection. J Heart Lung Transplant. 24(11):1710-20, 2005
[4] Veinot JP: Diagnostic endomyocardial biopsy pathology--general biopsy considerations, and its use for myocarditis and cardiomyopathy: a review. Can J Cardiol. 18(1):55-65, 2002
[5] Winters GL: The challenge of endomyocardial biopsy interpretation in assessing cardiac allograft rejection. Curr Opin Cardiol. 12(2):146-52, 1997
[6] Rose AG et al: Endomyocardial biopsy site morphology. an experimental study in baboons. Arch Pathol Lab Med. 110(7):622-5, 1986

感　染
Infections

◄►· 心肌炎 ·◄►

一、术语

- 按病理学分为
  - 淋巴细胞性心肌炎
  - 嗜酸粒细胞性心肌炎
  - 巨细胞性心肌炎
  - 肉芽肿性心肌炎

二、病因／发病机制

- 在发达国家，病毒是导致淋巴细胞性心肌炎的最常见原因

三、镜下特征

- 由于心肌内浸润局灶性的存在，使心内膜心肌活检的敏感性较低
- 根据 Dallas 标准，心肌内浸润的组织学证据为心肌炎性细胞浸润，并伴有邻近的心肌细胞变性和坏死，以便诊断淋巴细胞性心肌炎

- 交界性心肌炎无心肌细胞损伤，炎症较轻
- 嗜酸性心肌炎主要是间质和血管周围混合炎细胞浸润
  - 过敏导致的心肌细胞损伤或纤维化通常很少
- 巨细胞心肌炎通常为弥漫性多灶性巨细胞、淋巴细胞和嗜酸性粒细胞混合浸润
  - 巨细胞通常位于炎症边缘
  - 可发现明显的嗜酸性粒细胞
  - 显著坏死和组织损伤

四、主要鉴别诊断

- 正常心脏淋巴细胞 < 5 个 /HPF
- 不应将成纤维细胞或内皮细胞的横截面误认为是炎症细胞
- 水肿可能是活检伪像，并不代表心肌细胞受损
- 结节病为结构良好、非干酪样肉芽肿，炎症浸润轻微

移除心脏伴有扩张型心肌病

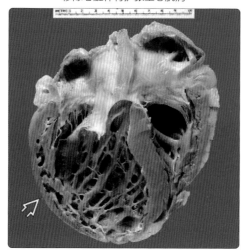

（左图）淋巴细胞性心肌炎患者的心脏显示左心室明显扩张，心室游离壁较薄➋。此例临床诊断为扩张型心肌病的患者，将接受心脏移植。（右图）淋巴细胞性心肌炎患者的心脏高倍镜显示存在明显的淋巴细胞浸润，心肌细胞局部侵犯➋

淋巴细胞性心肌炎

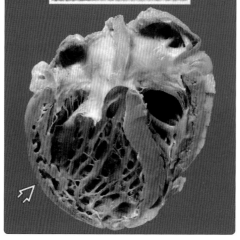

巨细胞性心肌炎

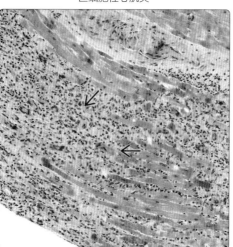

（左图）巨细胞性心肌炎患者的心内膜活检显示心肌广泛破坏，伴有混合性炎症细胞浸润，包括巨细胞➋和淋巴细胞。（右图）移植后复发性巨细胞性心肌炎的高倍镜显示存在多个巨细胞➋、嗜酸性粒细胞➋及心肌细胞损伤➋

复发性巨细胞心肌炎

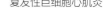
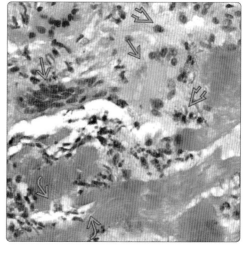

一、术语

定义

- 心肌炎性疾病
- 按病理学分为
  - 淋巴细胞性心肌炎
  - 嗜酸粒细胞性心肌炎
  - 巨细胞性心肌炎
  - 肉芽肿性心肌炎
- 不同心肌炎亚型的临床相关性

二、病因／发病机制

（一）病原体

- 在发达国家，病毒是导致淋巴细胞性心肌炎的最常见原因
  - 柯萨奇 B 病毒是最常见的病毒之一
  - 在最近病例系列中，细小病毒 B19、HHV 6 和腺病毒是 PCR 检测到的最常见病原体
  - 在无心肌炎组织学证据的新发扩张型心肌病中，PCR 可检测病毒遗传物质，但其意义存在争议
  - 新生儿和免疫抑制患者发展为病毒感染性心肌炎的风险较高
  - 疑似发病机制包括
    - 直接病毒损伤
    - 持续病毒复制
    - 病毒清除后的自身免疫反应
- 南美地区的常见病因是美洲锥虫病
- 免疫抑制患者或血清阴性的心脏移植患者接受血清阳性供者的心脏时，弓形体病可能导致心肌炎
  - 移植患者的其他感染通常影响其他器官系统或有严重的系统性疾病，不能通过活检或移植物诊断
- 细菌性心肌炎和真菌性心肌炎很少见
- 寄生虫感染与嗜酸性粒细胞性心肌炎有关

（二）结缔组织病

- 最常伴发系统性红斑狼疮、皮炎或多发性肌炎
  - 通常为淋巴细胞性心肌炎
  - 可能为巨细胞性心肌炎

（三）过敏

- 与多巴胺、多巴酚丁胺、磺胺类和氯氮平等药物有关
  - 常见于服用多种药物的心力衰竭患者
  - 可能无法确定具体由哪一种药物诱发
- 与药物剂量无关
- 对真菌抗原或其他器官过敏有关的过敏原没有反应

（四）嗜酸性粒细胞增多综合征

- 与嗜酸性粒细胞性心肌炎和广泛的心肌细胞损伤有关

（五）特发性

- 某些病例的病因可能无法确定

三、临床问题

（一）流行病学

- 发病率
  - 淋巴细胞性心肌炎约占新发心功能不全患者的 10%
    - 是 5%～10% 成年人心脏性猝死的原因
    - 许多是亚临床病毒性心肌炎
  - 移除心脏过敏性心肌炎 < 7%
    - 引发嗜酸性粒细胞性心肌炎的其他原因（寄生虫、嗜酸性粒细胞增多综合征、嗜酸性白血病、Churg-Strauss 综合征）极为罕见
  - 巨细胞性心肌炎极为罕见
    - 通常影响年轻人和中年人，但有报道见于儿童和老年人

（二）临床表现

- 病毒性心肌炎常为亚临床性
  - 最常见的表现为急性心力衰竭
  - 心外膜受累可引起胸痛和心包积液
  - 急性（数周）可转变为慢性扩张型心肌病
    - 通常在感染性疾病晚期出现，常伴有自身免疫因素
  - 暴发性淋巴细胞性心肌炎定义为
    - 病毒感染 2 周内出现严重的血流动力学障碍
- 过敏性心肌炎
  - 可能与药物使用相关
    - 初次用药后数天到数月
  - 在已经患有心力衰竭的患者中很难鉴别
  - 可能伴有发热、外周血嗜酸性粒细胞增多或皮疹
    - 症状可能不存在或短暂存在
- 巨细胞性心肌炎最常见表现为心力衰竭、心律失常或心脏传导阻滞
  - 快速进展
    - 症状出现后数周内即可诊断

（三）治疗

- 避免运动
- 病毒性心肌炎
  - 主要支持疗法
    - 病毒性心肌炎的免疫抑制治疗尚有争议
    - 抗病毒治疗通常无效
- 过敏性心肌炎
  - 类固醇治疗和停用药物可能有帮助
    - 通常无法确定单一致敏药物
- 巨细胞性心肌炎和结缔组织病相关心肌炎
  - 免疫抑制治疗有帮助

（四）预后

- 暴发性病毒性心肌炎
  - 大多数患者可以存活，并在几周内恢复
  - 功能和组织学表现完全恢复
- 急性病毒性心肌炎

- ○ 恢复情况取决于血流动力学损伤程度
- ○ 可恢复或进展为扩张型心肌病
- 过敏性心肌炎不影响移植后存活情况
  - ○ 尽管继续用药，但在移植后活检中不常见过敏反应
    - – 可能是移植后免疫抑制所致
- 巨细胞性心肌炎
  - ○ 未经治疗，平均存活率＜ 6 个月
  - ○ 在免疫抑制的情况下，移植后的平均生存期＞ 1 年
    - – 心脏移植患者复发率为 20%
    - – 复发通常无症状，仅在监测活检中发现

四、影像学特征

（一）超声检查

- 超声心动图是非特异性
  - ○ 典型表现为左心室功能不全 ± 心包积液

（二）MR 检查

- 心肌水肿和损伤可表现为局灶性或全身性增强、T2 信号强度增加或晚期钆增强

五、大体特征

一般特征

- 通常为非特异性
- 终末期心肌炎与扩张型心肌病的其他病因相似

六、镜下特征

组织学特征

- 由于心肌的局灶性炎细胞浸润，心内膜活检的敏感性较低
  - ○ 淋巴细胞性心肌炎的假阴性率为 55%
    - – 针对 MR 异常区域的活检可能会增加敏感性
    - – 活检阴性不能排除诊断
  - ○ 活检对巨细胞性心肌炎的敏感性为 68%～85%
    - – 高度怀疑时再次活检会增加敏感性
- 根据 Dallas 标准，心肌内浸润的组织学证据为心肌炎性细胞浸润，并伴有邻近的心肌细胞损伤，可以诊断淋巴细胞性心肌炎
  - ○ 心肌细胞损伤包括坏死、肌细胞溶解（空泡化）或淋巴细胞浸润导致的不规则/扇形边界
  - ○ 解释淋巴细胞浸润时观察者间存在高度变异性
    - – 正常心肌平均淋巴细胞＜ 5 个
    - – 免疫组化染色显示，淋巴细胞或巨噬细胞＜ 15 个/mm² 为正常
  - ○ 根据 Dallas 标准，临界性心肌炎定义为不伴有心肌细胞破坏的轻微炎症
- 嗜酸性粒细胞性心肌炎
  - ○ 显著的嗜酸性细胞浸润，主要出现在间质和血管周围
    - – 通常是淋巴细胞、浆细胞和中性粒细胞混合浸润
    - – 程度变化包括轻微、局灶、弥漫和显著
  - ○ 在典型的过敏性心肌炎中，很少有心肌细胞损伤或纤维化
    - – 当存在时，心肌细胞损伤通常表现为心肌细胞溶

解，并与更严重的炎症有关
  - – 可出现无坏死的血管炎
  - ○ 感染相关的嗜酸性心肌炎或嗜酸性粒细胞增多综合征（坏死性嗜酸性心肌炎）中心肌细胞坏死和纤维化可能显著
  - ○ 如果嗜酸性粒细胞伴巨细胞或明显坏死，考虑诊断为巨细胞性心肌炎
- 巨细胞性心肌炎通常是弥漫性和多灶性
  - ○ 淋巴细胞和巨细胞混合浸润
    - – 巨细胞通常位于炎症边缘
    - – 可见明显的嗜酸性粒细胞
  - ○ 坏死和组织损伤明显
  - ○ 可能存在形态不良的肉芽肿，但形态良好的肉芽肿不是巨细胞性心肌炎的表现
  - ○ 除非患者接受治疗，否则通常不会出现纤维化

七、鉴别诊断

（一）正常心脏

- 淋巴细胞＜ 5 个/HPF
  - ○ 不应将成纤维细胞或内皮细胞的横截面误认为是炎症细胞
- 水肿可能是活检伪像
  - ○ 并不代表心肌细胞受损

（二）心肌梗死

- 组织梗死边缘的活检可能会发现散在的淋巴细胞和受损的心肌细胞
  - ○ 通常存在含铁血黄素、淋巴细胞、组织细胞、浆细胞和肉芽组织的混合
- 通常保留心内膜和紧邻的心肌

（三）先前活检部位

- 需要有活检史
- 肉芽组织伴炎症
  - ○ 还包括纤维蛋白、组织细胞和纤维化

（四）结节病（与巨细胞性心肌炎相比）

- 结节病形成良好、非干酪样肉芽肿，炎症浸润轻微
  - ○ 肉芽肿中心通常有多核巨细胞
- 结节病纤维化明显，坏死少
- 嗜酸性粒细胞在结节病中不显著

（五）肉芽肿性多血管炎（韦格纳肉芽肿）和其他血管炎

- 除血管炎外，还应出现明显的组织坏死和栅栏状肉芽肿
- p-ANCA 或 c-ANCA 血清学检测可能呈阳性

（六）急性风湿热

- Aschoff 结节
  - ○ 见于血管周围和间质，主要由胶原、巨噬细胞和淋巴细胞组成
  - ○ 可出现多核巨细胞
  - ○ 形成良好的肉芽肿，心肌细胞坏死不典型

心肌炎的感染性病因

病　毒	细　菌	真　菌	螺旋菌	立克次体	蠕　虫	原　虫
腺病毒	衣原体	放线菌	莱姆病螺旋菌	Q热立克次体	棘球绦虫	利什曼原虫
柯萨奇病毒B	霍乱弧菌	曲霉属真菌	钩端螺旋体	立氏立克次体（落基山斑疹热）	肺吸虫	疟疾
艾柯病毒	白喉	芽生菌属	回归热螺旋体	斑疹伤寒立克次体	血吸虫属	弓形虫
EB病毒	支原体	念珠菌	梅毒螺旋体		猪肉绦虫	
丙型肝炎病毒	奈瑟菌属	球孢子菌属			旋毛虫	
人类疱疹病毒6型	沙门氏菌	隐球酵母属			吴策线虫	
艾滋病病毒（HIV）	葡萄球菌属	组织胞浆菌属				
流行性腮腺炎病毒	链球菌	毛霉菌				
细小病毒B19	破伤风					
脊髓灰质炎病毒	结核分枝杆菌					
狂犬病毒						
风疹病毒						
麻疹病毒						
水痘带状疱疹病毒						
黄热病病毒						

心肌炎的非感染性病因

过　敏	全身性疾病	中毒/其他
抗生素（青霉素、头孢菌素、磺胺类、四环素）	系统性红斑狼疮	酒精
氯氮平	多发性肌炎	蒽环类药物
利尿药	皮肌炎	砷
昆虫和蛇咬伤	类风湿关节炎	儿茶酚胺
锂	结节病	重金属
破伤风类毒素	肉芽肿性血管炎	辐射
多巴胺/多巴酚丁胺	巨细胞性心肌炎	
	变应性肉芽肿血管炎	
	乳糜泻	
	嗜伊红性白细胞增多症	
	炎症性肠病	
	川崎病	
	硬皮病	
	甲状腺功能亢进症	

（孙　燕　陆剑锋　译　刘懿禾　闫　骏　校）

参考文献

[1] Lazaros G et al: Established and novel treatment options in acute myocarditis, with or without heart failure. Expert Rev Cardiovasc Ther. 15(1):25-34, 2017

[2] Trachtenberg BH et al: Inflammatory cardiomyopathic syndromes. Circ Res. 121(7):803-818, 2017

[3] Rose NR: Viral myocarditis. Curr Opin Rheumatol. 28(4):383-9, 2016

[4] Xu J et al: Giant cell myocarditis: a brief review. Arch Pathol Lab Med. 140(12):1429-1434, 2016

[5] Kindermann I et al: Update on myocarditis. J Am Coll Cardiol. 59(9):779-92, 2012

[6] Baughman KL: Diagnosis of myocarditis: death of Dallas criteria. Circulation. 113(4):593-5, 2006

[7] Mills RM et al: Endomyocardial biopsy: a procedure in search of an indication. Am Heart J. 147(5):759-60, 2004

[8] Takkenberg JJ et al: Eosinophilic myocarditis in patients awaiting heart transplantation. Crit Care Med. 32(3):714-21, 2004

[9] Okura Y et al: A clinical and histopathologic comparison of cardiac sarcoidosis and idiopathic giant cell myocarditis. J Am Coll Cardiol. 41(2):322-9, 2003

[10] Aretz HT et al: Myocarditis. a histopathologic definition and classification. Am J Cardiovasc Pathol. 1(1):3-14, 1987

淋巴细胞性心肌炎

淋巴细胞性心肌炎

（左图）淋巴细胞性心肌炎患者的左心室低倍镜显示存在明显的淋巴细胞浸润➡和心肌细胞束纤维化➡。（右图）高倍镜显示心内膜下➡，心肌细胞间有淋巴细胞浸润➡。病灶不存在明确的肌细胞损伤，这就凸显了在小组织活检上做出诊断的困难

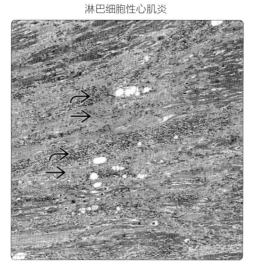

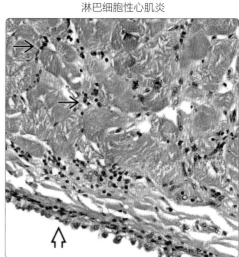

心肌炎 CD3

心肌炎 CD8

（左图）心肌组织的 CD3 免疫组化染色显示在心肌细胞之间有大量阳性 T 细胞浸润。（右图）CD8 免疫组化染色显示淋巴细胞性心肌炎患者中大部分 T 细胞是细胞毒性 T 细胞

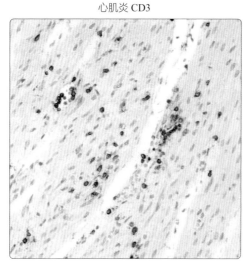

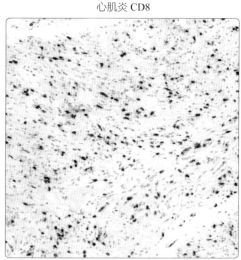

淋巴细胞性心肌炎

过敏性心肌炎

（左图）新发心力衰竭患者的心内膜活检的高倍镜显示间质淋巴细胞增多➡。一些淋巴细胞可能侵入心肌细胞➡，但观察者之间对心肌细胞损伤的反应一致性很低。（右图）用多种药物治疗的扩张型心肌病患者的移除心脏显示间质炎症➡淋巴细胞和嗜酸性粒细胞混合浸润，与过敏性心肌炎一致

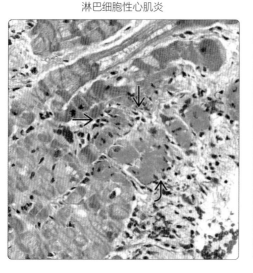

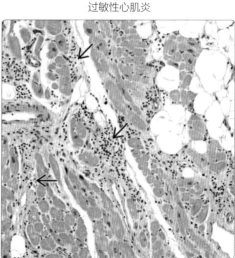

过敏性心肌炎

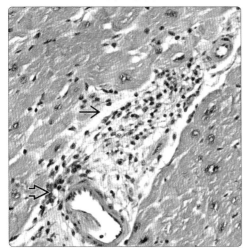

过敏性心肌炎

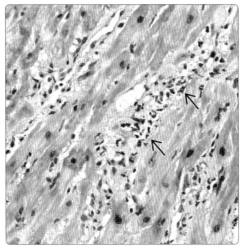

（左图）过敏性心肌炎患者高倍镜显示，除了间质➡️外，浸润通常发生在血管周围➡️，不常出现心肌细胞损伤。（右图）过敏性心肌炎高倍镜显示嗜酸性粒细胞增多，淋巴细胞较少。炎症主要是间质性，可见侵犯邻近的心肌细胞，心肌细胞损伤轻微➡️

巨细胞性心肌炎

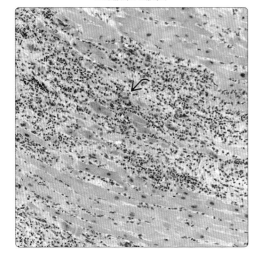

巨细胞性心肌炎

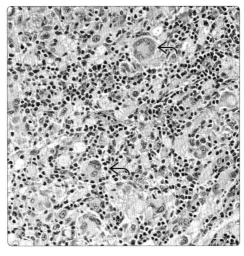

（左图）巨细胞性心肌炎的活检显示明显的炎性浸润并破坏了心肌。少量的巨细胞➡️位于浸润边缘，未能形成边界清楚的肉芽肿。（右图）巨细胞性心肌炎的高倍镜显示心肌细胞完全被混杂着淋巴细胞和嗜酸性粒细胞的多巨细胞➡️所取代。另见单核细胞、巨噬细胞和少量浆细胞

巨细胞性心肌炎

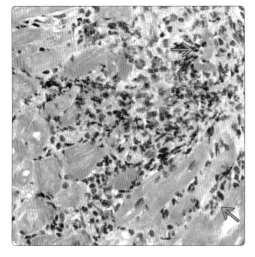

弓形虫病

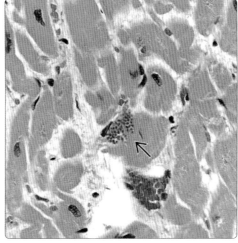

（左图）图示巨细胞性心肌炎，未见巨细胞。有广泛的心肌细胞损伤➡️。大量嗜酸性粒细胞与淋巴细胞混合浸润是淋巴细胞性心肌炎的非典型表现。活检显示有巨细胞存在可证实诊断。（右图）免疫功能低下患者（干细胞移植）尸检心脏显示心肌内有弓形虫➡️。在可疑病例中，免疫组化染色也可用于识别微生物

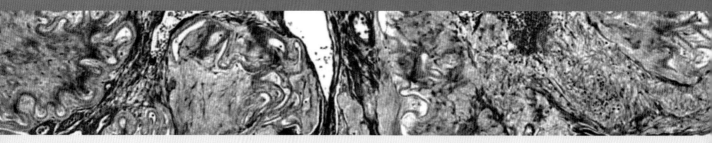

第七篇
肺 移 植
Lung Transplantation

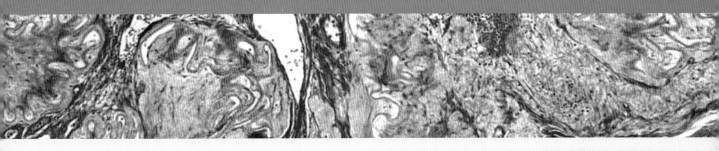

◀▪ 移植肺疾病的病理学分类 ▪▶

一、术语

（一）病理分类
- 基于发病机制，分为同种免疫和非同种免疫两类

（二）缩略语
- 急性细胞性排斥反应（cute cellular rejection，ACR）
- 抗体介导的排斥反应（antibody-mediated rejection，AMR）
- 闭塞性细支气管炎（bronchiolitis obliterans，BO）
- 闭塞性细支气管炎综合征（bronchiolitis obliterans syndrome，BOS）

（三）定义
- 单肺移植
  - 切除一侧几乎没有功能的病肺，用异体移植肺替代
- 序贯式双肺移植
  - 切除双侧病肺，异体移植肺替代，分别进行气道吻合
- 肺叶移植
  - 一侧病肺切除，用活体供者的肺下叶进行移植替代
- 心肺移植
  - 整体切除病心和双侧病肺，同种异体心肺整体移植
- 病肺
  - 手术中从受者体内切下的病肺，作为外科切除的病理标本进行检查
- 移植肺或同种异体肺
  - 移植入患者体内的肺，可以在再次移植时或死亡后进行病理检查
- 切除肺
  - 外科切除的自体肺或同种异体移植肺
- ACR
  - T 淋巴细胞介导的累及肺实质的血管和（或）小气道的排斥反应
  - 可发生于移植几天至几年后
- 慢性排斥反应
  - 亦称 BO
  - T 淋巴细胞介导的累及大气道或血管的排斥反应
  - 可见于移植 3 周至数年后
- AMR
  - 针对微血管和毛细血管的同种异体抗体
- BOS
  - 临床上与慢性气道排斥反应有关

二、同种免疫应答

（一）急性细胞性排斥反应
- A 级：血管周围炎症
  - 由活化淋巴细胞和嗜酸性粒细胞构成
- B 级：小气道炎症［淋巴细胞性细支气管炎（LB）］
  - 能否从组织学上与气道炎症相区别存在争议
  - LB 呈现带状单核细胞浸润

- 诊断的重复性较低（但正在改善）
- 排斥反应的特征是炎症细胞呈现多样化
- 从临床和病理诊断上来讲，最重要的鉴别诊断是感染
  - 感染时，以中性粒细胞为主
- 支气管相关淋巴组织（bronchial-associated lymphoid tissue，BALT），常误诊为排斥反应
  - BALT 为结节状，多由淋巴细胞构成
  - BALT 中的滤泡树突状细胞网以 CD21 阳性为主要特征
- 患者移植后存活时间超过 1 年的，如果发生死亡，往往与慢性排斥反应有关

（二）慢性排斥反应
- C 级：慢性气道排斥反应（BO）
  - 与 FEV$_1$ 下降有关
  - 通常是临床诊断
  - 经支气管活检其敏感性较差，需楔形切除活检
- D 级：慢性血管排斥反应
  - 楔形切除活检更有利于诊断

（三）抗体介导的排斥反应
- 体液排斥反应
  - 肺移植患者少见
- 组织学特征多变，但可见中性粒细胞性毛细血管炎
- 基于移植物功能障碍和供体特异性抗体，临床诊断 AMR
- C3d 和 C4d 沉积
  - 见于同种异体肺移植及其他实体器官移植
  - 可通过免疫组化和免疫荧光染色识别
  - 由于背景着色和整体的特异性较差，可能无助于临床诊断
    - 感染、肺泡出血和间隔损伤等也有可能出现类似沉积

三、非同种免疫的疾病

（一）原发性移植肺功能障碍
- 与缺血再灌注损伤、活性氧和炎症有关
- 由于移植肺保存技术的改进，该病的发生风险降低

（二）支气管吻合狭窄
- 吻合部位的纤维化和狭窄
- 移植后几个月内发生

（三）急性移植肺功能衰竭
- 原因未明的移植肺功能丧失
- 排除性诊断

（四）病毒感染（部分列出）
- 巨细胞病毒（CMV）
  - 可促进 ACR
  - 由于 CMV 检测手段、预防措施和病毒负荷监控方法的改善，CMV 肺炎发生率已经降低
- 单纯疱疹病毒

○ 由于预防措施到位，较为少见

（五）真菌感染（只列出部分）

- 黄曲霉菌
- 念珠菌
- 卡氏肺孢子肺炎，由于预防措施到位，较为少见
- 真菌感染见于 15%~35% 的肺移植受者
- 总死亡率高达 40%~80%

（六）细菌感染（只列出部分）

- 耐万古霉素的肠球菌
- 耐甲氧西林的金黄色葡萄球菌
- 约 70% 的细菌感染在移植后 1 年内发生
- 至少半数的肺移植患者死于感染并发症
- 感染并发症是 BO 患者的最主要死因

（七）机化性肺炎

- 远端气道和肺泡内成纤维细胞和肌成纤维细胞可逆性增生
  ○ 导致特征性 Masson 小体形成
- 可见于 ACR 消退期、感染或移植后
  ○ 对损伤的非特异反应
  ○ 代表任何纤维素性渗出物的机化

（八）微吸入

- 胃内容物的微量吸入通常与胃食管反流有关
  ○ 可导致外源性脂性肺炎
- 肺泡和间质内可见多核巨细胞
- 引起 ACR

（九）原发病复发

- 结节病
  ○ 通常复发无症状
  ○ 诊断见非坏死性肉芽肿
- 淋巴管肌瘤病
  ○ 有复发病例报道

（十）肿瘤

- 移植后淋巴组织增生性疾病（PTLD）
  ○ 多由 EB 病毒诱发和 B 淋巴细胞源性
  ○ 风险与免疫抑制水平增高相关
  ○ 半数以上发生 PTLD 的肺移植患者病变累及移植肺
    – 胃肠道、肝脏和淋巴结也可受累
- 发生皮肤非色素细胞性恶性肿瘤的概率增加
  ○ 鳞状细胞癌多于基底细胞癌
  ○ 通常比患同类型癌的一般人群预后差
- 原发性肺癌
  ○ 移植肺约有 6% 的肺癌发生率

四、肺移植适应证

（一）常见成人适应证

- 慢性阻塞性肺疾病 / 肺气肿（与 α$_1$– 抗胰蛋白酶缺乏无关）
- 特发性肺纤维化

- 囊性纤维化
- 其他
  ○ α$_1$– 抗胰蛋白酶缺乏
  ○ 结缔组织相关性肺疾病
  ○ 结节病
  ○ 肺动脉高压
- 罕见疾病
  ○ 淋巴管肌瘤病
  ○ 表面活性物质异常类疾病
  ○ 肺泡蛋白沉积症
  ○ 医源性并发症
  ○ 朗格汉斯组织细胞增生症
  ○ 造血干细胞移植后 BO
  ○ 原发或继发性肿瘤
- 自 1996 年，美国每年单肺移植数量稳定
  ○ 双肺移植数量稳步增加

（二）常见儿科适应证

- 6—17 岁
  ○ 囊性纤维化
- 1—5 岁
  ○ 特发性肺动脉高压
  ○ 特发性肺纤维化
- 小于 1 岁
  ○ 表面活性蛋白 B 缺乏
  ○ 先天性心脏病
  ○ 特发性肺动脉高压

（翟丽丽 译 章明放 校）

参考文献

[1] Husain AN et al: Lung transplantation: the state of the airways. Arch Pathol Lab Med. 140(3):241-4, 2016

[2] Troxell ML et al: Practical applications in immunohistochemistry: evaluation of rejection and infection in organ transplantation. Arch Pathol Lab Med. ePub, 2016

[3] Goldfarb SB et al: The Registry of the International Society for Heart and Lung Transplantation: eighteenth official pediatric lung and heart-lung transplantation report--2015; focus theme: early graft failure. J Heart Lung Transplant. 34(10):1255-63, 2015

[4] Verleden GM et al: Current views on chronic rejection after lung transplantation. Transpl Int. 28(10):1131-9, 2015

[5] Yusen RD et al: The Registry of the International Society for Heart and Lung Transplantation: thirty-second official adult lung and heart-lung transplantation report--2015; focus theme: early graft failure. J Heart Lung Transplant. 34(10):1264-77, 2015

[6] Berry G et al: Pathology of pulmonary antibody-mediated rejection: 2012 update from the Pathology Council of the ISHLT. J Heart Lung Transplant. 32(1):14-21, 2013

[7] Bhorade SM et al: Interobserver variability in grading transbronchial lung biopsy specimens after lung transplantation. Chest. 143(6):1717-24, 2013

[8] Gordon IO et al: SaLUTaRy: survey of lung transplant rejection. J Heart Lung Transplant. 31(9):972-9, 2012

[9] Stewart S et al: Revision of the 1996 working formulation for the standardization of nomenclature in the diagnosis of lung rejection. J Heart Lung Transplant. 26(12):1229-42, 2007

[10] Yousem SA et al: Revision of the 1990 working formulation for the classification of pulmonary allograft rejection: Lung Rejection Study Group. J Heart Lung Transplant. 15(1 Pt 1):1-15, 1996

◀▮· 病肺和移植肺的检查 ·▮▶

要点

一、术语
- 病肺：移植时从患者自身切下的肺，作为外科标本进行检查
- 移植肺：植入患者体内的供体肺（不管移植进入患者体内多长时间）
  ○ 可以在再次移植或尸检时检查

二、临床问题
- 回顾临床信息和影像学资料

三、大体特征
- 很可能存在粘连
  ○ 需要仔细剖解，以保护周围肺组织和纵隔的结构
- 检查吻合的部位
  ○ 记录是否完整或破裂
- 冠状截面
- 收集肺组织和血液进行培养
- 每个肺叶至少有 3 张切片

四、镜下特征
- 切下的病肺：发现的情况有赖于原发肺部疾病
- 可能存在
  ○ 多重感染
  ○ 炎症
  ○ 弥漫性肺泡损伤
  ○ 微量误吸
  ○ 机化性肺炎
- 移植肺：发现的情况有赖于死亡是肺还是肺外原因
- 原发疾病复发鲜有报道
- 其他的发现可能取决于尸检过程，类似于上述病肺的检查

五、辅助检查
- 如果存在或怀疑有感染，应在多个部位处进行适当的染色来判断不同的微生物

移植后肺纤维化　　　　　　　　　移植后肺纤维化

（**左图**）病肺的大体照片显示内侧（肺门）➔ 注意标记的胸膜鹅卵石状改变➔，为肺纤维化造成。（**右图**）同一肺固定后的切面照片。注意斑片状但大范围纤维化➔和牵引性支气管扩张➔。切片应从中心到外周取材

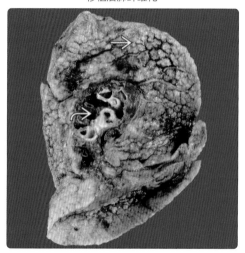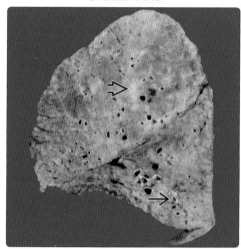

肺结节病　　　　　　　　　　　囊性纤维化

（**左图**）终末期结节病患者肺切面显示不规则瘢痕和扩张的气道➔。为寻找肉芽肿需要广泛的取材。（**右图**）囊性纤维化患者切下的肺显示明显扩张的支气管➔，支气管内充满黄绿色脓性物

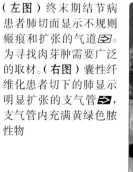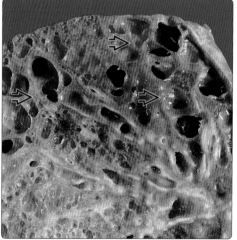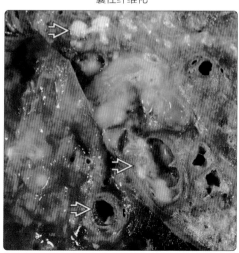

一、术语

定义

- 病肺：移植时从患者受者切下的肺，作为外科标本进行检查
- 移植肺：植入患者体内的供体肺（不管移植进入患者体内多长时间）
  - 可以在再移植时或尸检时检查
- 同种异体移植肺：与移植肺同义
- 切除肺：外科切除的病肺或同种异体移植肺

二、临床问题

（一）临床表现

- 从医疗记录里回顾临床信息和影像学资料
  - 任何支架植入
  - 局部或广泛的损伤
  - 怀疑肺栓塞
  - 先前的外科病史
  - 任何感染的病史

（二）预后

- 肺移植后早期的死亡率由于
  - 未诊断出的急性排斥
  - 感染
  - 肺血栓栓塞
  - 外科并发症
  - 弥漫性肺泡损伤
- 肺移植后晚期死亡率
  - 多数由于感染
  - 少数由于急、慢性排斥反应或其他情况造成的并发症

三、大体特征

（一）一般特征

- 很可能存在粘连
  - 需要仔细解剖以保护周围肺组织和纵隔结构
- 记录任何支架植入
- 检查吻合部位，记录是否完整或破损
- 检查胸膜和肺门
  - 仔细解剖淋巴结
- 如临床标明，可打开气道、动脉和静脉
- 冠状面截面
- 拍摄大体标本
- 按照研究机构的方案和标准收集用于研究的冷冻组织
- 如果必要，收集组织进行电子显微镜检查，特别是儿童患者
- 收集肺组织和血液进行培养
  - 病毒
  - 真菌
  - 需氧和厌氧细菌

（二）需提交的切片

- 每个肺叶至少 3 张切片
  - 中央的包括大气道
  - 中间的包括中等大小的气道
  - 周边的包括胸膜
- 其他需要关注的区域
- 从单肺移植的病肺中取得足够的标本，特别是左肺，因只有两个肺叶
- 肺门的支气管和血管边缘
- 标本中的淋巴结样本包括肺门和支气管周围

四、镜下特征

组织学特征

- 切下的病肺：发现的情况有赖于原发肺部疾病
  - 肺气肿
  - 囊性纤维化
  - 特发性肺纤维化
  - 结缔组织病相关的肺病
  - 结节病
  - 肺动脉高压
  - 可存在多重感染、炎症、弥漫性肺泡损伤、微量误吸或机化性肺炎
- 移植肺：证实移植术后的死因是源于肺还是肺外
  - 同种异体排斥反应
  - 感染
  - 移植后的淋巴增殖异常
  - 原发疾病复发鲜有报道
    - 结节病：肉芽肿的存在与移植肺功能障碍无关
    - 淋巴管平滑肌瘤：育龄女性平滑肌细胞异常结节样增生并形成囊肿
    - 朗格汉斯组织细胞增多症：成年吸烟者朗格汉斯细胞的结节样增殖
  - 其他发现可能取决于尸检过程，类似于上述的病肺的检查

五、辅助检查

特殊染色

- 如果存在或怀疑有感染，应在多个部位上进行适当的染色来判断不同的微生物
  - GMS 染色（为鉴别真菌）
  - AFB 染色（Ziehl-Neelsen 染色为鉴别分枝杆菌，Fite 染色为鉴别诺卡菌）
  - 根据形态学提示行病毒免疫组化染色

六、诊断清单

病理学要点

- 结合病理、临床和放射学表现
- 提供多张切片，以满足诊断需要

（王旭晖　译　张卫东　校）

参考文献

[1] Ofek E et al: Restrictive allograft syndrome post lung transplantation is characterized by pleuroparenchymal fibroelastosis. Mod Pathol. 26(3):350-6, 2013

[2] Akindipe OA et al: Discrepancies between clinical and autopsy diagnoses in lung transplant recipients. Clin Transplant. 24(5):610-4, 2010

[3] Burns KE et al: Pulmonary embolism on postmortem examination: an underrecognized complication in lung-transplant recipients? Transplantation. 77(5):692-8, 2004

◀▪ 肺移植史 ▪▶

一、术语

定义

- 单肺移植：单侧切口切除几乎没有功能的病肺，然后用供体肺植入
- 双肺序贯移植：切除两侧病肺均用供肺植入，分别缝合肺门处气道
- 心肺移植：整块切除病心和两侧病肺，用整块供体心肺植入
- 肺叶移植：单侧切口切除病肺，用从活体供体取来的下叶肺植入代替病肺

二、肺移植历史上的标志性事件

时间轴（大事年表）

- 19世纪90年代后期
  - Alexis Carrel 医生（芝加哥）
    - 血管缝合技术的发展使功能性血管吻合得以实施
    - 1912：获得诺贝尔奖以表彰他在血管吻合和血管移植及器官移植方面的工作
- 1947年
  - Vladimir Demikov 医生（莫斯科）
    - 第一次在犬身上做单肺移植
      □ 实验犬死于支气管断裂
- 1963年
  - James D. Hardy 医生（密西西比）
    - 第一次成功进行了人体肺移植，供肺由因循环衰竭死亡的患者捐赠
      □ 免疫抑制采用的方法是术前胸腺放疗，术后应用硫唑嘌呤和泼尼松
      □ 患者18天后死于尿毒症，但是尸检显示移植肺是正常的
- 1964—1965年
  - Otto Gago 医生和 William E. Adams 医生（芝加哥）
    - 第一次在30只无亲缘犬上成功进行了肺叶移植的实验
- 1971年
  - F. Derom 医生（比利时）
    - 第一个成功地为特发性肺纤维化（IPF）的患者进行了单肺移植
    - 患者是第一个从医院出院的肺移植患者
      □ 存活了10个半月
- 1971—1974年
  - 最早描述了对移植肺的急性细胞性排斥反应
- 1972—1973年
  - Frank J. Veith 医生（纽约）
    - 人和犬移植肺排斥反应的诊断（用X线检查和支气管镜活检）和逆转（使用糖皮质激素）
- 1974年
  - John R. Benfield 医生（威斯康星）

- 建立了肺活检的金标准，以鉴别移植排斥和感染
- 20世纪70年代后期
  - 美国卫生研究院（NIH）暂停肺移植的资助
    - 当时的主要死亡原因：排斥、感染、支气管狭窄、支气管吻合的不完全愈合（气道裂开）
- 1981年
  - Bruce Reitz 医生（加利福尼亚）
    - 第一次成功地进行了人的心肺移植
  - 国际心肺移植协会（ISHLT）成立
    - 多学科组织致力于通过研究、教育和宣传来发展移植技术、机械支持技术及创新性治疗策略，从而提升晚期心肺疾病患者的生存质量
- 1981—1983年
  - Joel Cooper 医生（多伦多）
    - 证明支气管吻合并发症与泼尼松的使用相关，换用环孢素后可以降低此并发症
- 1983年
  - Joel Cooper 医生
    - 第一次将一个特发性肺纤维化的患者行单肺移植术并于术后成功地长期存活，患者存活了6年
- 1985年
  - Axel Haverich 医生（加利福尼亚）
    - 通过研究灵长类动物肺移植中的气道纤维化，介绍了同种异体肺移植慢性排斥反应的概念
- 1986年
  - Joel Cooper 医生
    - 第一次为肺气肿的患者成功进行了双肺移植，存活了14年
    - 为2例肺纤维化患者进行了单肺移植
    - 当时对单肺移植是有顾虑的，因为当时的理念认为患者的气肿肺有过度膨胀的风险，并且囊性纤维化的肺有感染播散的风险
- 1988年
  - Joel Cooper 医生
    - 首次成功地为肺囊性纤维化的患者进行了双肺移植
- 1989年
  - Hervé Mal 医生（法国）
    - 为2例终末期肺气肿患者进行了单肺移植，原以为会出现通气灌注失衡并伴有余肺过度膨胀的情况实际上并没有发生
- 1990年
  - Elbert Trulock 医生（密苏里）
    - 首次描述了临床双侧序贯双肺移植
      □ 分别进行支气管吻合，减少了缺血性气道并发症
      □ 完全不需要体外循环支持
  - Vaughn Starnes 医生（加利福尼亚）
    - 首次描述了临床活体来源的肺叶移植
      □ 尤其适用于儿童患者
  - 器官获取和移植网络（OPTN）根据等待时间和合适的大小、血型匹配情况开展肺源分配

肺移植重要事件时间表

年 份	标志性事件	先 驱
1946—1947	第一次在狗身上进行实验性肺移植	Vladimir Demikov 医生
1963	第一次描述了人体肺移植	James D. Hardy 医生
1971	第一次成功进行了单肺移植	F, Derom 医生
1981	第一次成功进行了心肺移植	Bruce Reitz 医生
1986	第一次整体双肺移植	Joel Cooper 医生
1987	第一次儿童肺移植	Joel Cooper 医生
1990	第一次双肺序贯移植	Elbert Trulock 医生
1990	第一次活体供肺的肺叶移植	Vaughn Starnes 医生
1990	介绍了排斥反应的病理分级系统	国际心肺移植协会
2001	第一次进行体外肺灌注的肺移植	Stig Steen 医生
2005	介绍了肺分配评分方法	器官获取和移植网
2005	介绍了移植前后 ECMO 的使用	—

- 对于临床紧急情况未给予特殊关注
- 1995 年
  - Hiroshi Date 医生（密苏里）
    - 报告了 229 例患者气道并发症的改善：从 10.9%（1988）降低到 4.0%（1994）
  - Robert J. Keenan 医生（宾夕法尼亚）
    - 报道他克莫司作为肺移植术后的主要免疫抑制剂比环孢霉素有优势，因他克莫司可以降低闭塞性细支气管炎综合征（BOS）的风险
- 1999—2001 年
  - 卫生和公众服务组织颁布最终规则
    - 要求将临床紧急情况纳入器官分配的主要决定因素
    - 不鼓励使用等候时间
- 2000—2001 年
  - Evan S. Garfein 医生（纽约）
    - 证实端端支气管吻合优于望远镜式支气管吻合
- 2005 年
  - 体外膜肺氧合（ECMO）作为移植前后的支持
  - OPTN 实施新的肺源分配评分方案
    - 整合了等待名单紧急情况和移植后存活情况的评估
- 2006 年
  - Shaf Keshavjee 医生（多伦多）
    - 采用新的介入性肺辅助装置作为移植过程中的桥梁
- 2011 年
  - 使用无细胞常温体外肺灌注证实可以改善供肺切下后的保存
  - 正在进行的研究将会确定新的免疫疗法（如贝拉西普 belatacept）在肺移植中对钙调神经磷酸酶抑制剂失效的患者的疗效
- 受体问题
  - 1995—2013 年肺移植最常见的主要适应证是慢性阻塞性肺疾病，其次是间质性肺疾病，然后是囊性纤

维化
  - 原发性移植肺失功（PGD）：根据 ISHLT，PGD 是移植后 1 个月内最常见的死亡原因（约 25%）
    - 接受或不接受肺体外灌注的受体移植肺失功的结果相似
  - 抗生素的预防使用得到改善
    - 肺炎仍是顽疾
  - 阿奇霉素治疗改善了 BOS 患者的肺功能
  - 供受者的配型得到改善
    - 仍是一个需要长期面对的问题
- 供体问题
  - 目前的主要限制是缺乏捐献者和器官
  - 由于供体处理的标准化，器官利用率提高
- 生存情况
  - 中位生存时间明显改善
    - 6.1 年（2004—2011 年）vs. 5.3 年（1996—2003 年）和 3.9 年（1988—1995 年）
  - 目前生存率：1 年生存率为 79%；5 年生存率为 53%
  - 双肺生存率优于单肺
  - 平均分别为 6.7 年和 4.6 年
  - 年轻患者比老年患者大约多活 3 年

（王旭晖 译 张卫东 校）

参考文献

[1] Vigneswaran et al: Lung Transplantation: Principles and Practice, Vol. 243. 2nd edition CRC Press, 2015

[2] Yusen RD et al: The registry of the International Society for Heart and Lung Transplantation: thirty-second official adult lung and heart-lung transplantation report--2015; focus theme: early graft failure. J Heart Lung Transplant. 34(10):1264-77, 2015

[3] Yusen RD et al: The registry of the International Society for Heart and Lung Transplantation: thirteenth adult lung and heart-lung transplant report-2013; focus theme: age. J Heart Lung Transplant. 32(10):965-78, 2013

[4] Kotloff RM et al: Lung transplantation. Am J Respir Crit Care Med. 184(2):159-71, 2011

自体病肺的评估
Evaluation of Failed Native Lung

◀▪ 肺气肿 ▪▶

要点

一、术语
- 慢性阻塞性肺病（COPD）
- 不可逆的肺泡壁破坏和过度膨胀的慢性阻塞性肺病，但没有严重纤维化
- 腺泡中央型肺气肿累及近端腺泡（呼吸性细支气管），不波及远端腺泡（终末细支气管），与吸烟有关
- 全腺泡型肺气肿影响呼吸性和终末细支气管，并与遗传性 α_1- 抗胰蛋白酶缺乏有关
- 两种类型都可以见到肺大泡

二、病因／发病机制
- 升高的蛋白酶水平和降低的抗蛋白酶水平导致整个肺组织破坏
- 肺泡弹性组织的破坏导致肺泡径向牵引力减少和呼气时呼吸性细支气管塌陷（功能性气流阻塞）

三、临床问题
- COPD 肺移植的生存率与肺减容手术相当

四、大体特征
- 腺泡中央型肺气肿
  - 在肺腺泡中央部分形成扩张的气体空腔；病变以两肺上叶为多见
- 全腺泡型肺气肿
  - 病变累及肺腺泡的各个部位，从终末呼吸细支气管直至肺泡囊和肺泡均呈弥漫性扩张，遍布于肺小叶内；病变以两肺下叶为多见

五、镜下特征
- 扩张的气体空腔
- 自由浮动的肺泡间隔
- 肺泡间隔末端呈结节状
- 可见斑片状非特异性间质纤维化
- 继发性肺动脉高压的改变

肺气肿，镜下观

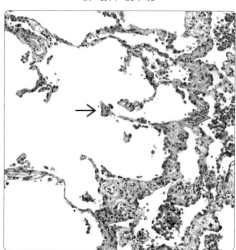

伴有煤尘肺的肺气肿

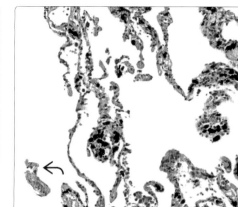

（左图）肺气肿低倍镜显示大而不规则的腺泡。可见肺泡内浅着色的"吸烟者"的巨噬细胞 ➡️，此在肺气肿和结节尖的肺泡间隔中常见 ➡️。（右图）肺气肿中倍镜显示大的气腔。有大量的黑色炭末着色和轻微纤维化。注意自由浮动的肺泡间隔 ➡️

伴有周围纤维化的肺气肿

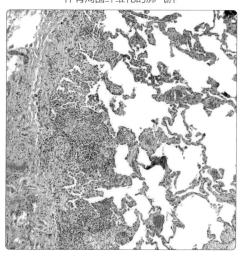

继发性肺动脉高压

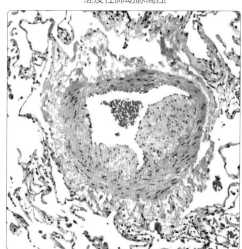

（左图）在一些肺气肿患者中，可有局灶性纤维化和慢性炎症，低倍镜下可见多位于肺部周围，如图所示的图像。（右图）此例肺气肿患者还伴有肺动脉高压改变。伴有不规则的内膜纤维化

一、术语

（一）同义词

- 慢性阻塞性肺病（COPD）

（二）定义

- 肺气肿
  - 伴有不可逆肺泡壁破坏和过度膨胀的慢性阻塞性肺病，但没有严重纤维化
- 腺泡中央型肺气肿累及近端腺泡（呼吸性细支气管），不累及远端腺泡（终末细支气管），与吸烟有关
- 全腺泡型肺气肿累及呼吸性和终末细支气管，并与遗传性 α_1- 抗胰蛋白酶缺乏有关

二、病因／发病机制

（一）蛋白酶—抗蛋白酶失衡和活性氧

- 烟草烟雾中的尼古丁和活性氧（自由基）可导致肺泡巨噬细胞的积聚
- 肺泡巨噬细胞分泌细胞因子（如 TNF）和趋化因子（如 IL-8），募集中性粒细胞到肺泡间隙
- 被激活的中性粒细胞释放蛋白酶（如弹性蛋白酶和蛋白酶 3），破坏肺泡壁
- 氧化损伤导致 α_1- 抗胰蛋白酶失活
  - 中性粒细胞分泌抗蛋白酶
- 在约 1% 的肺气肿患者中存在 α_1- 抗胰蛋白酶基因缺陷（纯合子 PiZZ）
- 基质金属蛋白酶（MMP）和 MMP 的组织抑制因子失衡，导致组织损伤
- 升高的蛋白酶水平和降低的抗蛋白酶水平导致整个组织的破坏

（二）病理生理学

- 肺泡弹性组织的破坏导致
  - 径向牵引的减少
  - 呼气时呼吸性细支气管塌陷（功能性气流阻塞）

三、临床问题

（一）临床表现

- 活动时出现呼吸困难
- 咳嗽、咳痰
- 晚期出现休息时呼吸困难和乏力
- 急性加重时伴有喘息、咳嗽、呼吸困难和发热
- 肺功能检查显示气流受阻
- α_1- 型抗胰蛋白酶缺乏症，通常见于青年和中年患者
  - 可能有慢性肝病和脂膜炎
- 新生儿支气管肺发育不良的成年幸存者可发生肺部过度膨胀和肺气肿

（二）治疗

- 外科方法
  - 严重慢性肺气肿或因急性加重住院者可考虑肺移植
  - 肺减容手术（LVRS）也有一定的优势
- 药物治疗
  - 支气管扩张剂和吸入糖皮质激素

（三）预后

- 肺移植
  - 患者 1 年存活率 78%，5 年存活率 50%
  - 移植前诊断为 α_1- 抗胰蛋白酶缺乏的患者，长期生存率优于 COPD
  - COPD 肺移植的生存与肺减容术（LVRS）相当

四、影像学特征

CT 表现

- 腺泡中央型肺气肿主要累及上叶肺
- 全腺泡型肺气肿主要发生在肺基底部

五、大体特征

一般特征

- 肺脏增大、过度膨胀，重量低于正常
- 肺尖部出现小泡或大泡
- 腺泡中央型肺气肿：肺腺泡中央部分扩张成气体空腔
- 全腺泡型肺气肿：病变累及肺腺泡的各个部位，从终末呼吸细支气管直至肺泡囊和肺泡均呈弥漫性扩张，遍布于肺小叶内

六、镜下特征

组织学特征

- 扩大的气体空腔
- 自由浮动的肺泡间隔
- 肺泡间隔末端呈结节状
- 支气管化生
- 吸烟者肺部细支气管内可见着色的肺泡巨噬细胞
- 可能存在胸膜下纤维化
- 可见斑片状非特异性间质纤维化
- 无明显炎症
- 继发性肺动脉高压改变

七、鉴别诊断

福尔马林灌注造成的过度膨胀伪影

- 肺泡囊增大但无游离间隔（无肺泡损伤）

八、诊断清单

病理学要点

- 扩大的气体空腔
- 自由浮动的肺泡间隔
- 肺泡间隔末端呈结节状

（王旭晖　译　张卫东　章明放　校）

参考文献

[1] Hogg JC et al: The contribution of small airway obstruction to the pathogenesis of chronic obstructive pulmonary disease. Physiol Rev. 97(2):529-552, 2017

[2] Berg K et al: The pathology of chronic obstructive pulmonary disease: progress in the 20th and 21st centuries. Arch Pathol Lab Med. 140(12):1423-1428, 2016

肺囊性纤维化

要点

一、术语
- 由于任何 > 2000 的囊性纤维化跨膜电导调节 *CFTR* 基因常染色体隐性突变原因引起的多系统失调

二、病因/发病机制
- 最常见的突变是 ΔF508（约 70% 的患者）
- 基因突变导致上皮细胞氯离子通道异常
- 黏稠的痰液会损害黏液纤毛的活动
- 反复的感染导致气道炎症、坏死、纤维化，并最终导致不可逆的扩张（支气管扩张）

三、临床问题
- 因气道阻塞梗阻引起的慢性咳嗽咳痰和喘息
- 不典型微生物的持续定植和感染
- 随着近年来治疗的进步，包括恢复 CFTR 功能的新

药，肺囊性纤维化（CF）患者的总生存期提高到平均 50 岁

四、大体特征
- 扩张气道中的稠厚的脓性黏液

五、镜下特征
- 支气管扩张到近胸膜表面
- 密集的急性和慢性气道炎症
- 气道黏液通常含有中性粒细胞和炎性碎屑
- 气道上皮的损伤导致鳞状上皮化生、溃疡，坏死伴脓肿
- 晚期肺气肿改变、气道纤维化和闭塞性细支气管炎

六、主要鉴别诊断
- 原发性纤毛运动障碍（Kartagener 综合征）

囊性纤维化

囊性纤维化的支气管扩张

（**左图**）切除肺的大体照片显示增厚的左侧胸膜和右侧肺实质的切面。支气管扩张的气道充满大量的黄绿色黏液。（**右图**）囊性纤维化低倍镜显示扩张、炎性的支气管。与邻近肺动脉分支相对照，肺动脉分支有不规则的内膜纤维化(肺动脉高压)

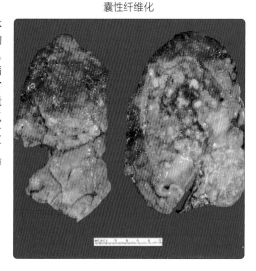

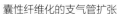

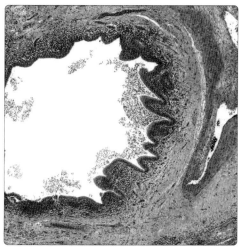

囊性纤维化的支气管扩张

囊性纤维化中的闭塞性细支气管炎

（**左图**）囊性纤维化气道的高倍镜显示腔内急性炎症➡，完整的黏膜➡，明显的黏膜下慢性炎症➡伴支气管周围纤维化。（**右图**）在囊性纤维化的老年患者中，有细支气管的纤维性闭塞➡（注意残存的平滑肌➡）和肺气肿性改变➡

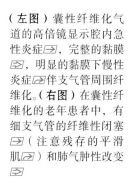

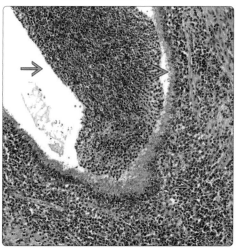

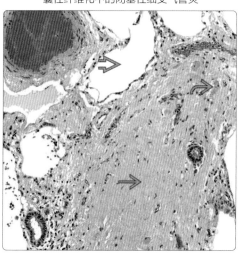

一、术语

（一）缩略语

- 囊性纤维化（cystic fibrosis，CF）

（二）同义词

- 黏液黏稠病

（三）定义

- 囊性纤维化跨膜电导调节基因（CFTR）常染色体隐性突变引起的多系统紊乱

二、病因/发病机制

> 2000 已知基因突变

- 临床表现变化多样，其中非 CFTR 因素发挥重要作用
- 导致上皮细胞氯离子通道异常和其他离子转运体和细胞进程的异常调控
- 最常见的突变是 ΔF508（约 70% 的患者）
- 离子转运缺陷导致气道黏液脱水和黏稠
  - 黏稠的痰液会损害黏液纤毛的活动
- 分泌物积聚并感染
- 反复的感染导致气道炎症、坏死、纤维化，并最终导致不可逆的扩张（支气管扩张）

三、临床问题

（一）临床表现

- 临床表现多变，随不同的基因型—表型的关系而变化
- 肺部症状
  - 因气道阻塞引起慢性咳嗽咳痰和喘息
  - 不典型微生物的持续定植和感染
- 其他表现包括胎粪性肠梗阻、胰腺功能不全和复发性胰腺炎、胆汁性肝硬化、营养不良、梗阻性精子缺乏症

（二）治疗

- 双侧肺移植治疗 Ⅰ 型、Ⅱ 型呼吸衰竭和肺动脉高压
- 由于自体病肺的感染通常不采用单肺移植

（三）预后

- 由于患者管理的进步，移植年龄增加 > 10 岁
- 在所有肺移植前诊断的患者中，肺移植术后最长中位存活时间为 6.4 年
- 随着近年来治疗的进步，包括恢复 CFTR 功能的新药，囊性纤维化（CF）患者的总生存年龄提高到平均 50 岁
- 感染和慢性排斥是移植术后最重要的并发症

四、影像学特征

CT 表现

- 过度膨胀，渗出，肺不张，支气管扩张

五、大体特征

一般特征

- 气道扩张延伸到肺周边
- 气道中存在黏稠的黏液
- 感染引起肺实质脓肿
- 胸膜增厚

六、镜下特征

组织学特征

- 邻近胸膜表面可见扩张的支气管
- 密集的急性和慢性气道黏膜下炎症
- 气道黏液通常含有中性粒细胞和炎性碎屑
- 支气管腺体、杯状细胞增生
- 气道上皮受损导致鳞状上皮化生、脱屑、溃疡和伴有脓肿的坏死
- 肺气肿改变、气道纤维化和闭塞性细支气管炎发生在晚期
- 继发性肺动脉高压改变

七、鉴别诊断

（一）支气管扩张

- 原发性纤毛运动障碍（Kartagener 综合征）
- 感染后支气管扩张通常是可逆的和局部的
- 肺叶内隔离症、肿瘤或异物相关支气管扩张是局部的

（二）免疫缺陷病

- 反复感染

八、诊断清单

临床相关病理特征

- 扩张的充满黏液的气道，并延伸到胸膜表面
- 密集的急性和慢性气道黏膜下炎症
- 闭塞性细支气管炎

（王旭晖 译 张卫东 章明放 校）

参考文献

[1] Castellani C et al: Cystic fibrosis: a clinical view. Cell Mol Life Sci. 74(1):129-140, 2017

[2] Cribbs SK et al: Microbiome in the pathogenesis of cystic fibrosis and lung transplant-related disease. Transl Res. 179:84-96, 2017

[3] Chaparro C et al: Lung transplantation for cystic fibrosis: an update. Expert Rev Respir Med. 10(12):1269-1280, 2016

[4] Morrell MR et al: Lung transplantation for cystic fibrosis. Clin Chest Med. 37(1):127-38, 2016

[5] Lobo LJ et al: Respiratory infections in patients with cystic fibrosis undergoing lung transplantation. Lancet Respir Med. 2(1):73-82, 2014

[6] Cohen TS et al: Cystic fibrosis: a mucosal immunodeficiency syndrome. Nat Med. 18(4):509-19, 2012

[7] Lobo J et al: Recent advances in cystic fibrosis. Clin Chest Med. 33(2):307-28, 2012

[8] Lubamba B et al: Cystic fibrosis: Insight into CFTR pathophysiology and pharmacotherapy. Clin Biochem. Epub ahead of print, 2012

◀▮· 特发性肺纤维化 ·▮▶

要点

一、病因 / 发病机制
- 遗传易感性导致随年龄增加的肺周边弹性的损伤

二、临床问题
- 吡非尼酮和尼达尼布（抗纤维化药物）降低特发性肺纤维化的进展速度
- 肺移植是目前唯一确定的治疗方法
- 中位生存期：诊断后 3 年（如果没有进行移植）
  - 移植后 4.5 年

三、影像学特征
- 斑片状胸膜下纤维化，主要分布于肺下叶
- 双肺基底部呈网状、毛玻璃样浑浊影，蜂窝状和支气管扩张牵引征

四、镜下特征
- 各区域的异质性：有片状的损害

- 下叶为主的纤维化逐渐进展到上叶
- 纤维化开始于胸膜下和间隔旁区域，并向肺叶中心发展
- 时间异质性：是一个不断演变为成纤维细胞灶的动态过程，形成新的胶原基质，最终形成纤维化
  - 成纤维细胞灶位于纤维化区交界，肺实质受累较少
  - 镜下蜂窝样改变逐渐形成纤维化
- 无透明膜、机化性肺炎、肉芽肿、间质炎性浸润，或以气道为中心的改变

五、主要鉴别诊断
- 慢性过敏性肺炎
- 结缔组织病相关的间质性肺病

普通间质性肺炎

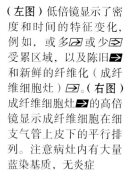
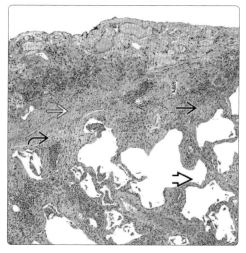

（左图）低倍镜显示了密度和时间的特征变化，例如，或多➚或少➙受累区域，以及陈旧➙和新鲜的纤维化（成纤维细胞灶）↗。（右图）成纤维细胞灶➙的高倍镜显示成纤维细胞在细支气管上皮下的平行排列。注意病灶内有大量蓝染基质，无炎症

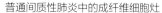
普通间质性肺炎中的成纤维细胞灶

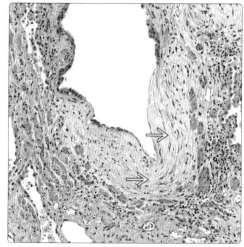

普通间质性肺炎的蜂窝状改变

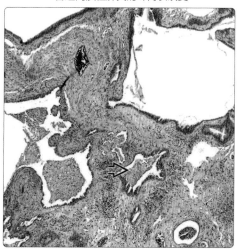

（左图）蜂窝状区域内有不成形的碎屑和黏液的聚集↙，这使特发性肺纤维化（IPF）患者容易发生重复感染。（右图）继发性肺动脉高压常出现在 IPF/ 普通间质性肺炎中，可见小动脉的中膜肥大和外膜胶原沉积➙

伴有普通间质性肺炎的肺动脉高压

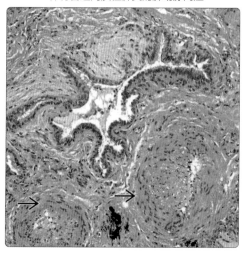

一、术语

（一）缩略语

- 特发性肺纤维化（idiopathic pulmonary fibrosis，IPF）

（二）同义词

- IPF 的组织病理学特征基本同普通型间质性肺炎（UIP）
- 隐源性纤维化肺泡炎

（三）定义

- 慢性进行性双侧间质性肺病，以部位和时间异质性为特征，并有成纤维细胞灶和镜下的蜂窝表现

二、病因/发病机制

（一）特发性

- 病因尚不清楚，但发病机制可能与遗传易感性及其环境因素有关
- 大多数患者是吸烟者；暴露于各种环境物质后也增加了风险

（二）弹性损伤

- 遗传易感性导致老年后肺部周边弹性的损伤
  - 缩短 II 型肺泡细胞的存活时间
  - 延长活化肌成纤维细胞的存活时间
- 反复损伤上皮 - 间质界面，导致成纤维细胞灶形成
- 纤维化由肺外周向肺中心延伸

（三）炎症

- 发病机制中的其他因素
  - 涉及 IL-13 和 M2 巨噬细胞应答的异常损伤修复过程

三、临床问题

（一）临床表现

- 通常年龄 > 50 岁
- 劳力时呼吸困难和干咳
- 肺功能测试显示限制性通气障碍

（二）治疗

- 吡非尼酮和尼达尼布（抗纤维化药物）减缓特发性肺纤维化的进展
- 肺移植是目前唯一确定的治疗方法

（三）预后

- 中位生存期：诊断后 3 年（如果没有进行移植）或者移植后 4.5 年
- 双侧肺移植和单侧肺移植的存活率相似

四、影像学特征

高分辨率 CT（HRCT）

- 下叶为主的斑片状胸膜下纤维化
- 双肺基底部呈网状、毛玻璃样浑浊影、蜂窝状和支气管扩张牵引征
- 以上特征被认为具有很高的特异性，肺活检对特发性肺纤维化（IPF）的诊断并不重要

五、大体特征

一般特征

- 与 HRCT 表现有很好的相关性
- 胸膜下间质纤维化和蜂窝样改变

六、镜下特征

组织学特征

- 区域异质性：有片状的损害
  - 下叶为主的纤维化逐渐进展到上叶
  - 纤维化开始于胸膜下和间隔旁区域，并向肺叶中心发展
  - 有尚存的肺实质区域
- 时间异质性：是一不断演变为成纤维细胞病灶的动态过程，形成新的胶原基质，最终形成纤维化
  - 成纤维细胞灶位于纤维化区交界，肺实质受累较少
    - 间质成纤维细胞，灰色/蓝色间质，平行于肺泡或细支气管壁，在被覆上皮下面
  - 镜下蜂窝样改变逐渐形成纤维化
    - 失去正常的肺泡间隙
    - 被囊性空间代替，内衬细支气管上皮化生，充满黏液（黏液凝固）
- 无透明膜、机化性肺炎、肉芽肿、间质炎性浸润、或以气道为中心的改变（提示交错转变的病理特征）
- 其他表现
  - 平滑肌增生
  - 轻度至中度慢性炎症
  - 继发性肺动脉高压改变
- 急性加重
  - 肺泡损伤，有透明膜
  - 机化性肺炎
  - 在 UIP 下特征可能被掩盖

七、鉴别诊断

（一）慢性过敏性肺炎

- 小叶周围纤维化，但伴有肉芽肿和局部机化性肺炎的小叶中央和交界处纤维化对过敏性肺炎更有特异性

（二）结缔组织病相关的间质性肺病

- 通常为混合型 UIP 和非特异性间质性肺炎，常伴有生发中心

八、诊断清单

病理学要点

- 斑片状纤维化伴成纤维细胞灶和镜下蜂窝表现

（王旭晖　译　张卫东　章明放　校）

参考文献

[1] Noble PW et al: Pirfenidone for idiopathic pulmonary fibrosis: analysis of pooled data from three multinational phase 3 trials. Eur Respir J. 47(1):243-53, 2016

结缔组织疾病相关的肺部疾病

一、术语
- 结缔组织病（CTD）患者的肺实质及肺血管病

二、临床问题
- 约 40% 的系统性硬化症患者合并间质性肺疾病（ILD）
- 约 10% 的系统性硬化症（SSc）患者发生肺动脉高压（PAH）（在其他 CTD 中较少见）
- 对内科治疗无效的终末期肺疾病患者行肺移植

三、镜下特征
- CTD–ILD
  ○ 常表现为混合性 UIP 和非特异性间质性肺炎（NSIP）
    - 两者都可能单独出现，尤其是 NSIP
  ○ 可能有密集的具有生发中心的淋巴细胞和浆细胞的炎症

- 无论是在纤维化区域内还是远离纤维化区域
  ○ 存在成纤维细胞灶
    - 较少发生，也较特发性 ILD 小
- CTD—肺动脉高压（PAH）
  ○ 无肺间质纤维化的肺动脉高压改变
- 其他 CTD 相关的肺部疾病
  ○ 慢性误吸
  ○ 肺泡出血
- 寻找病毒或真菌感染
  ○ CTD 治疗导致免疫抑制

四、主要鉴别诊断
- 特发性肺纤维化
  ○ UIP 分型与 CTD 无关
- PAH
  ○ 特发性 PAH 与 CTD 无关

非特异性间质性肺炎

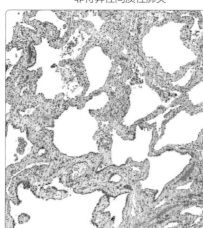

普通型间质性肺炎

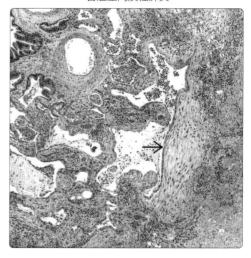

（左图）切除肺的许多切面显示非特异性间质性肺炎。肺泡壁相对均匀增厚，伴轻度纤维化和慢性炎症。（右图）同一切除肺的其他切面有更广泛的纤维化，伴有肺结构扭曲和成纤维细胞灶➡（普通型间质性肺炎）

淋巴浆细胞性炎症

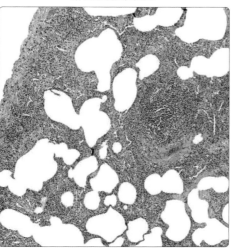

肺动脉高压

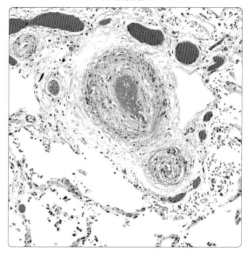

（左图）系统性红斑狼疮相关肺部疾病患者的楔形切除活检显示慢性间质炎症（淋巴细胞和浆细胞）和淋巴聚集物。（右图）在硬皮病相关的肺部疾病中，可见肺动脉分支的同心圆状内膜纤维化和中膜肥厚

一、术语

（一）缩略语

- 结缔组织病（connective tissue disease，CTD）

（二）同义词

- CTD 相关性肺间质性疾病（CTD-ILD）
- CTD 相关性肺动脉高压（CTD-PAH）

（三）定义

- CTD 患者发生肺实质和肺血管疾病

二、病因／发病机制

（一）CTD-ILD 的病理学

- 循环系统和免疫系统的异常
  - 纤维化伴有微血管损伤
  - 炎症应答反应上调，包括 B 淋巴细胞

（二）CTD-PAH 的病理学

- 内皮损伤、血管生成和自身免疫均起作用

三、临床问题

（一）流行病学

- 发生率
  - 约 40% 的系统性硬化症（SSc）患者有 ILD
  - 约 10% 的 SSc 患者发展为 PAH（在其他 CTD 中较少见）
  - 最常见的 CTD-ILD 是非特异性间质性肺炎（NSIP），其次是普通间质性肺炎（UIP）
  - UIP 型最常见于类风湿关节炎

（二）临床表现

- 劳力后呼吸困难和干咳

（三）治疗

- 外科方法
  - 对内科治疗无效的终末期肺疾病患者行肺移植
- 药物治疗
  - 抗炎药物
  - 抗纤维化药物

（四）预后

- CTD-ILD 预后优于特发性 ILD
- CTD-PAH 的预后较特发性 PAH 差
- ILD 是 SSc 患者死亡的主要原因
- 移植后生存率与特发性肺纤维化或特发性 PAH 移植患者相似

四、影像学特征

CT 表现

- 高分辨率 CT 显示肺纤维化呈网状结节型和毛玻璃样浑浊

五、镜下特征

组织学特征

- CTD-ILD

  - 常表现为混合性 UIP 和非特异性间质性肺炎（NSIP）
    - 两者都可能单独出现，尤其是 NSIP
  - 与特发性 ILD 相比，成纤维细胞灶较少且较小
  - 可有显著的和具有生发中心的淋巴细胞和浆细胞炎症
    - 无论是在纤维化区域内还是远离纤维化区域
  - 胸膜纤维化和炎症
  - 常出现继发性肺动脉高压改变
    - 中膜和内膜肥厚
    - 中膜黏液变性
- CTD-PAH
  - 无间质纤维化的肺动脉高压改变
    - 中膜肥厚
    - 同心圆状的内膜纤维化
    - 存在丛样损害，但比特发性 PAH 少
- 其他 CTD 相关的肺部疾病
  - 除了 ILD 或 PAH 外，还会有其他发现
  - 慢性误吸
    - 含有吸入物的异物巨细胞肉芽肿
    - 肺泡内泡沫状巨噬细胞
  - 肺泡出血
    - 肺泡内有：含铁血黄素的巨噬细胞和红细胞
  - 腺癌，尤其是在系统性硬化症（SSc）
  - 肺血栓栓塞和梗死，特别是系统性红斑狼疮
  - 滤泡性细支气管炎，尤见于类风湿关节炎
- 寻找病毒或真菌感染，因患者由于接受 CTD 治疗通常会有免疫抑制

六、鉴别诊断

（一）特发性肺纤维化

- UIP 分型与 CTD 无关
- 炎症局限于纤维化区域

（二）肺动脉高压 PAH

- 特发性 PAH 与 CTD 无关

七、诊断清单

病理学要点

- CTD-ILD 呈混杂的 UIP-NSIP 模式，伴有生发中心和微小的成纤维细胞灶
- CTD-PAH 的组织学与特发性 PAH 相似

（王旭晖　译　张卫东　章明放　校）

参考文献

[1] Rosenbaum JT et al: The microbiome: a revolution in treatment for rheumatic diseases? Curr Rheumatol Rep. 18(10):62, 2016

[2] Vandecasteele EH et al: The heart and pulmonary arterial hypertension in systemic sclerosis. Acta Clin Belg. 71(1):1-18, 2016

[3] Wallace B et al: Management of connective tissue diseases associated interstitial lung disease: a review of the published literature. Curr Opin Rheumatol. 28(3):236-45, 2016

◀┇┇ 肺结节病 ┇┇▶

要点

一、临床问题
- 在非裔美国人中更常见
- 通常可以用药物治疗来缓解症状
- 肺移植后大部分会无症状复发
  ○ 不影响生存
- 移植后平均存活 6 年

二、影像学特征
- 肺部改变包括淋巴管周围分布的结节样改变
- 肺门淋巴结增大

三、镜下特征
- 多发性黏膜下和间质肉芽肿，沿支气管血管和淋巴管分布
- 边界清晰的非坏死性肉芽肿，含上皮样组织细胞、多核巨细胞（常见）和淋巴细胞

- 肉芽肿性血管炎，累及动脉中膜和外膜，无血管坏死
- Schaumann 或星状小体可能存在于多核巨细胞内，但对诊断结节病敏感性和特异性不高

四、辅助检查
- 抗酸杆菌和嗜银染色阴性

五、主要鉴别诊断
- 分枝杆菌或真菌感染
- 慢性过敏性肺炎
- 肉芽肿性血管炎（Wegener 肉芽肿）
- 慢性铍中毒

六、诊断清单
- 肉芽肿性血管炎和间质纤维化导致肺动脉高压
- 沿淋巴血管分布的形态良好的非坏死性黏膜下肉芽肿，可经支气管活检评估

肺结节病   治疗后的肺结节病

（左图）黏膜下肉芽肿由上皮样组织细胞、多核巨细胞和少量淋巴细胞组成。注意结节病中偶见的小灶性坏死➡。（右图）术后的肺可看到治疗后肺结节病表现，如图所示，可能只显示残存的多核巨细胞。注意巨细胞内有各种包涵体，如 Schaumann 小体 ➡

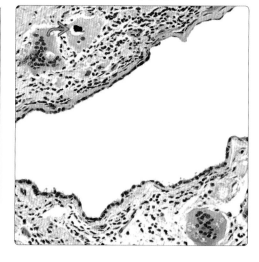

肺结节病   肺结节病的淋巴结

（左图）高倍镜下可见肺结节病进展性纤维化➡。一个小星状体➡存在于一个多核巨细胞内，这是结节病的特征，但不具诊断意义。（右图）几乎所有因结节病行肺移植的患者都广泛累及肺门淋巴结，如图低倍镜下所示。肉芽肿几乎完全取代了淋巴结的结构

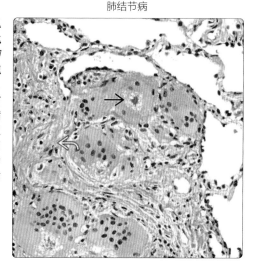

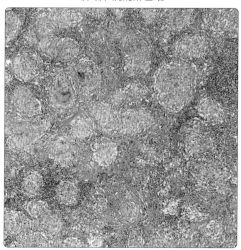

一、术语

定义

● 病因不明的多器官肉芽肿性疾病，常累及肺部

二、病因／发病机制

（一）环境暴露

● 接触土壤、霉菌、杀虫剂和从事农业会轻微增加患病风险
● 减少接触烟草和灰尘、羽毛这类过敏原会降低患病风险

（二）病理生理学

● 具体发病机制不明；需排除性诊断
● 基因易感的宿主暴露于未知抗原导致辅助性 T 淋巴细胞 1（Th1）应答反应，导致细胞因子释放和肉芽肿形成

三、临床问题

（一）流行病学

● 在非洲裔美国人中更常见

（二）临床表现

● 无症状者（在胸部影像学或肺功能检查中偶然发现）约占 50%
● 呼吸困难或咳嗽
● 肺功能检查显示肺气体弥散功能下降和限制性或阻塞性特征

（三）治疗

● 药物
  ○ 皮质类固醇是对有症状患者的一线治疗
  ○ 甲氨蝶呤和英夫利昔单抗（抗 TNF 单克隆抗体）用于难治性患者
● 肺移植
  ○ 用于进展性难治性的纤维化患者（少数患者）和肺动脉高压患者

（四）预后

● 药物治疗通常能缓解症状
● 出现肺动脉高压死亡率增高（肺移植指征）
● 大多数移植肺会无症状复发，但不影响生存率
● 移植后中位生存期为 6 年

四、影像学特征

影像学发现

● Scadding 胸部放射影像学分期系统
  ○ 肺门淋巴结增大
  ○ 肺部改变包括淋巴管周围分布的结节样改变
  ○ 肺纤维化及牵引型支气管扩张

五、大体特征

一般特征

● 沿着小叶间隔和支气管血管束周围的黄色结节
● 弥漫性纤维化和蜂窝肺（晚期）

六、镜下特征

组织学特征

● 多发性黏膜下和间质肉芽肿
  ○ 沿支气管血管和淋巴管分布（晚期为弥漫性纤维化和蜂窝肺）
● 边界清晰的非坏死性肉芽肿，含上皮样组织细胞，多核巨细胞（常见）和淋巴细胞
  ○ 经典的非坏死性肉芽肿
    - 镜下可见中央坏死灶
● Schaumann 小体或星状小体可能存在于多核巨细胞内
  ○ 对结节病诊断的敏感性或特异性不高
● 肉芽肿性血管炎，累及动脉中膜和外膜
  ○ 无血管坏死
  ○ 进行性肺动脉高压的改变
    - 由于血管和间质纤维化
● 广泛累及肺门淋巴结
● 坏死性结节病（不同的亚型）
  ○ 融合性肉芽肿伴大面积非化脓性坏死；邻近区域更典型的非坏死性肉芽肿

七、辅助检查

组织化学

● 抗酸杆菌和嗜银染色阴性
  ○ 如果出现坏死，可在多个区域存在

八、鉴别诊断

（一）分枝杆菌或真菌感染

● 分枝杆菌：典型的坏死性肉芽肿
  ○ AFB 染色或组织 PCR 阳性
● 组织胞浆菌病：银染色或血清学阳性

（二）慢性过敏性肺炎

● 形态不良的细支气管中心和间质肉芽肿，并伴有间质纤维化
● 未累及淋巴结

（三）肉芽肿性多血管炎（Wegener 肉芽肿）

● 区域性坏死性肉芽肿与血清 c-ANCA 阳性相关

（四）慢性铍中毒

● 相似的组织学表现，需要相关的临床支持

（五）药物反应或静脉注射药物滥用

● 嗜酸性粒细胞或异物肉芽肿，需要相关的临床支持

（六）常见的变异性免疫缺陷病

● 肉芽肿常伴有淋巴细胞浸润、低丙种球蛋白血症和反复感染

（王旭晖 译 张卫东 章明放 校）

参考文献

[1] Sawahata M et al: An epidemiological perspective of the pathology and etiology of sarcoidosis. Sarcoidosis Vasc Diffuse Lung Dis. 33(2):112-116, 2016
[2] Rossi G et al: Pathology of sarcoidosis. Clin Rev Allergy Immunol. 49(1):36-44, 2015

肺动脉高压

要点

一、术语
- 肺动脉高压的临床分型（肺动脉高压1型）包括影响肺动脉的多种疾病
- 可能是特发性、遗传性、药物或毒素引起的，或与先天性心脏病或结缔组织病（CTD）有关

二、病因/发病机制
- 细胞凋亡和增殖的失衡导致血管内皮细胞和平滑肌细胞的增生
- 血管收缩、血管壁重塑和血栓形成会增加肺血管阻力

三、临床问题
- 不进行移植的平均寿命为3年
- 移植后5年生存率在52%～75%，10年生存率在

45%～66%

四、影像学特征
- 超声心动测量肺动脉压和右心室大小

五、镜下特征
- 肺动脉可有内膜增厚伴同心圆状内膜纤维化、丛状病变、中膜肥厚或血管周围（外膜）胶原沉积
- 肺小动脉可能肌化，有明显的血管周围淋巴细胞浸润
- 肺泡实质正常（或CTD相关性肺间质性疾病的表现）

六、主要鉴别诊断
- 继发性肺动脉高压
- 血栓栓塞性疾病

中膜肥厚

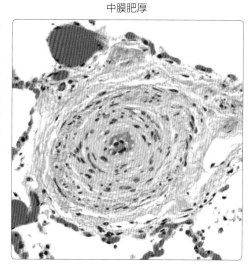

丛状病变

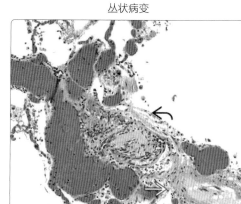

（左图）小动脉实质显示明显的高血压性变化，由内膜和中膜增生引起。几乎全管腔狭窄。可见正常实质内毛细血管充血。（右图）动脉内皮细胞增生形成多发血管腔➛，如图所示的丛状病变。注意肺动脉分支的典型位置及邻近的扩张血管➡

丛状病变

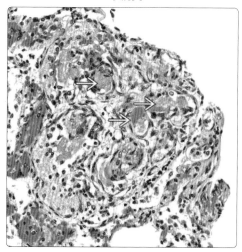

丛状病变（弹性蛋白）

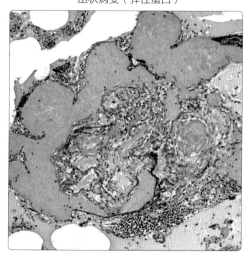

（左图）一名29岁、死于严重肺动脉高压的女性患者，高倍镜下显示肺部丛状病损。病变内由内皮排列的血管间隙内有多个纤维蛋白血栓➡。（右图）弹性染色，特别有助于突出显示血管结构，显示丛状病损和邻近扩张的血管

一、术语

（一）缩略语

- 肺动脉高压（pulmonary arterial hypertension，PAH）
- 肺高压（pulmonary hypertension，PH）

（二）定义

- 起源于肺动脉循环的肺部血管疾病
- 静止时平均肺动脉压≥25mmHg

（三）分型

- 目前 Dana Point 2008 临床分型：5 种主要的 PH 类型，其中 PAH 为 1 型
  - 特发性
    - 为 PAH（1 型）病例的大多数
  - 遗传或家族性
    - *BMPR2*、*ALK1*、*END*、*SMAD9*、*CAV1* 突变
  - 药物或毒素诱导的
    - 厌食症，甲基苯丙胺，各种化疗药物
  - 相关情况
    - 先天性心脏病
    - 结缔组织病（CTD），最常见的是系统性硬化症
    - 人类免疫缺陷性病毒（HIV）
    - 门静脉高压
  - 新生儿持续肺高压
    - 胎粪吸入，感染
  - 肺静脉阻塞性疾病和（或）肺毛细血管血管瘤（PVOD/PCH）
    - 特发性、药物 / 毒素诱导，或者与 CTD、HIV 感染或 *EIF2AK4* 突变相关
- 病理特征与临床分型不相关

二、病因 / 发病机制

病理生理学

- 由于凋亡减少，出现血管内皮细胞和平滑肌细胞的积聚
- 血管收缩、血管壁重塑和血栓形成导致肺血管阻力增加
- 右心室通过增加收缩压来维持心输出量
- 右心室功耗的增加最终导致缺血和右心衰竭

三、临床问题

（一）临床表现

- 原因不明的劳力性呼吸困难
- 右心衰的症状
- 可无症状

（二）治疗

- 对保守治疗和药物治疗失败的患者进行肺移植
  - 大多数患者接受双侧肺移植，其心脏功能会逐渐改善
    - 血流动力学不稳定是术后常见的问题
- 严重右心室功能障碍或室间隔缺损的患者可以接受心肺联合移植

（三）预后

- 不进行肺移植的平均生存期为 3 年
- PVOD/PCH 预后最差，其次是 CTD 相关性 PAH、特发性 PAH 和先天性心脏病相关性 PAH 预后最好
- 移植后 5 年生存率 52%～75%，10 年生存率 45%～66%

四、影像学特征

超声发现

- 超声心动测量肺动脉压和右心室大小

五、大体特征

一般特征

- 大的肺动脉的动脉粥样硬化斑块
- 联合心肺切除标本可见右心室肥大

六、镜下特征

组织学特征

- 肺动脉可能有
  - 中膜平滑肌肥大、内膜（"洋葱皮"样）纤维化及外膜增厚
  - 丛状病变可见于特发性、遗传性、药物诱导、HIV 相关，以及一些 CTD 相关的 PAH
    - 由动脉内皮细胞和基质细胞增生形成的多种血管通道
- 可能有肺动脉肌化和明显的血管周围淋巴细胞浸润
- 正常的肺泡实质（或 CTD 相关性肺间质性疾病的表现）
- PVOD/PCH：肺静脉纤维性闭塞被充血的肺泡毛细血管包围

七、鉴别诊断

（一）继发性肺动脉高压

- 肺组织本身的病因，如肺间质性疾病

（二）血栓栓塞性疾病

- 再通血管可以看起来像丛状病变

八、诊断清单

（一）临床相关病理特征

- 丛状病变是不可逆的

（二）病理学要点

- 肺动脉同心圆状内膜纤维化和中膜肥厚
- 丛状病变是 PAH 的特异性指标

（王旭晖 译 张卫东 章明放 校）

参考文献

[1] Nazzareno G et al: 2015 ESC/ERS Guidelines for the diagnosis and treatment of pulmonary hypertension. Eur Respir J. 46(6):903-975, 1855-6, 2015

[2] Price LC et al: Inflammation in pulmonary arterial hypertension. Chest. 141(1):210-21, 2012

其他原因造成的终末期肺疾病

要点

一、术语
- 此节讨论的疾病包括
  - 肺移植的罕见适应证
  - 其他实体器官移植或造血干细胞移植（HSCT）患者的肺部表现

二、镜下特征
- 表面活性物质功能障碍和肺泡蛋白沉积：肺泡腔内 PAS 染色阳性、黏蛋白胭脂红染色阴性的嗜酸性颗粒物质
- 淋巴管平滑肌瘤病：薄壁囊肿伴斑片状结节状平滑肌细胞增生
- 朗格汉斯组织细胞增多症：囊性扩张小气道周围的朗格汉斯细胞结节性增殖；晚期进展为朗格汉斯细胞少的纤维化（蜂窝状），伴少量朗格汉斯细胞
- 医源性的
  - 胺碘酮毒性：泡沫样巨噬细胞，肺泡细胞和内皮细胞中的脂质空泡
  - 博来霉素：下叶为主的为弥漫性肺泡损伤或机化性肺炎；晚期为 UIP 型间质纤维化
  - 甲氨蝶呤：非特异性间质肺炎的重叠型间质性纤维化
- HSCT：慢性移植物抗宿主病可表现为闭塞性细支气管炎，或者（较少）临床表现为无法分类的间质性肺炎
- 放射性肺炎：急性：弥漫性肺泡损伤和间质淋巴细胞；慢性：泡沫状巨噬细胞的间质 / 肺泡纤维化和内膜纤维化

三、主要鉴别诊断
- 肺气肿，类脂性肺炎

四、诊断清单
- 临床病理的联系很重要，因为许多组织学特征是非特异性的，经常重叠

表面活性物质缺乏症

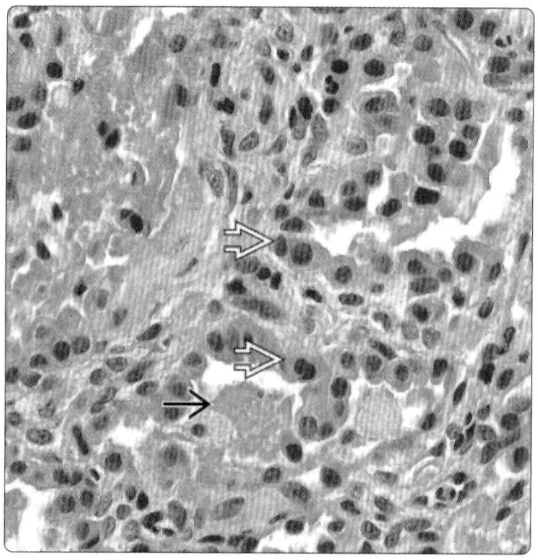

肺泡蛋白沉积症

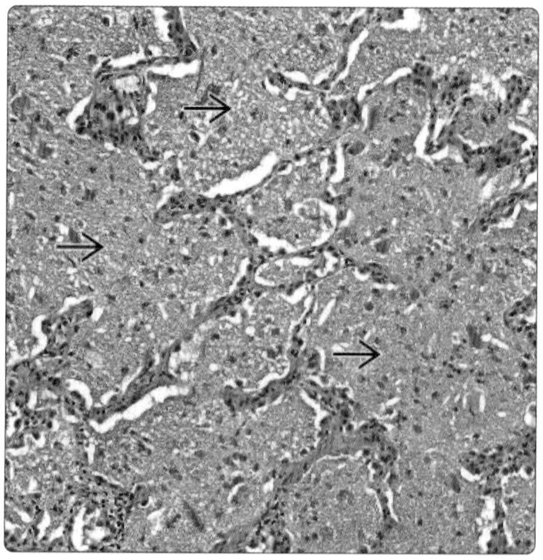

（左图）1 月龄婴儿的肺楔形切除活检显示肺泡内嗜酸性物质➡和反应性Ⅱ型肺泡细胞➡，提示表面活性物质功能障碍。**（右图）**长期肺泡蛋白沉积症患者肺切片 PAS 染色显示特征性的肺泡内颗粒状物质 PAS 阳性➡。可见微小的肺泡壁改变

淋巴管肌瘤增生症

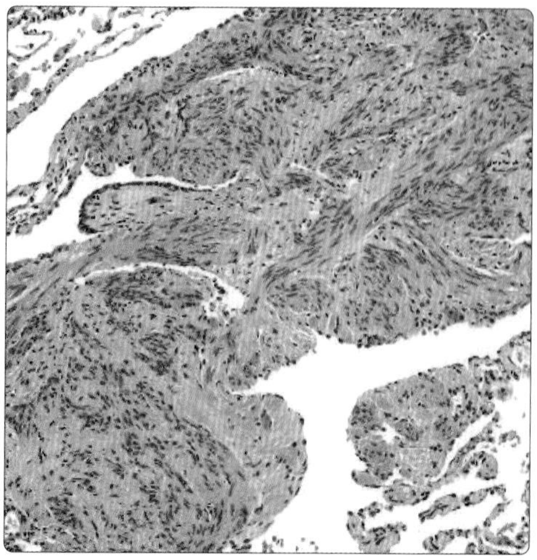

博来霉素毒性

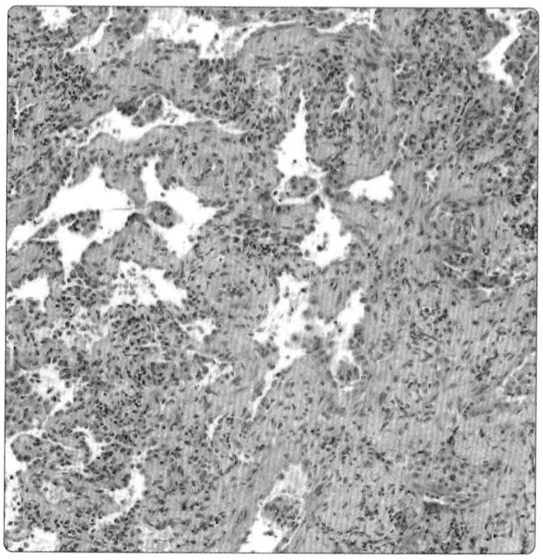

（左图）38 岁女性患有淋巴管平滑肌瘤病的肺 HE 染色，显示异常平滑肌增生，累及细支气管壁和肺泡间隔。肌细胞有丰满的纺锤形细胞核。**（右图）**一名 25 岁伴有博来霉素导致的肺纤维化的患者，11 岁时因横纹肌肉瘤接受治疗，切除肺显示存在广泛间质纤维化和轻度慢性炎症

一、术语

定义

- 罕见病因所致急性或慢性肺损伤，可导致呼吸衰竭
- 此节讨论的病种包括
  - 肺移植罕见的适应证
  - 其他实体器官移植或造血干细胞移植（HSCT）患者的肺部表现

二、病因／发病机制

（一）表面活性剂功能障碍

- 由于表面活性蛋白先天缺陷或生成分解失衡引起的肺生理异常

（二）肺泡蛋白沉积症

- 自身免疫：削弱巨噬细胞对表面活性蛋白的清除能力
  - 粒细胞－巨噬细胞集落刺激因子（GM-CSF）中和抗体
- 其次：巨噬细胞数量和功能下降
  - 与某些恶性肿瘤有关（如血液病）
- 遗传性：巨噬细胞功能受损和表面活性蛋白清除能力降低
  - GM-CSF 受体基因突变

（三）淋巴管平滑肌瘤病

- 染色体 9p 和 16p 杂合性缺失
- 结节性硬化症复合基因突变

（四）朗格汉斯组织细胞增生症

- 朗格汉斯细胞的反应性增殖可能是由于对烟草抗原的异常免疫反应引起的
- 某些 *BRAF* V600E 突变可能代表克隆增殖

（五）博来霉素

- 肺内低水平的博来霉素代谢水解酶导致这种细胞毒药物局部的浓度升高

（六）胺碘酮

- 通过在溶酶体中积聚和阻止内源性磷脂的转变而产生直接毒性

（七）放射性肺炎

- 电离辐射具有直接剂量依赖性的细胞毒性作用，包括影响脂质代谢
- 危险因素：老年、女性、不吸烟者、已有肺部疾病、特定的个体基因

（八）慢性移植物抗宿主病导致闭塞性细支气管炎

- 移植的造血细胞攻击宿主肺细胞的同种免疫反应涉及先天免疫系统和遗传因素

三、临床问题

（一）流行病学

- 表面活性蛋白 B 缺乏是 1 岁以内儿童肺移植最常见的适应证（16.7%）
- 在国际心肺移植协会的登记中，淋巴管平滑肌瘤病（LAM）占成人肺移植的 1.1%
  - 腺癌占 0.1%
- 化疗相关的肺纤维化是罕见的
  - 影响少数暴露患者
- 闭塞性细支气管炎（BO）发生在约 6% 的造血干细胞移植患者（HSCT）中，但也可能有未被诊断的
  - 慢性移植物抗宿主病（GVHD）是造血干细胞移植患者（HSCT）中 BO 的主要危险因素，患病率为 14%

（二）临床表现

- 通常为呼吸困难、咳嗽、发热
- 表面活性剂功能障碍（SDD）：新生儿呼吸窘迫；有些类型出现在童年后期或青春期
- 淋巴管平滑肌瘤病（LAM）：有呼吸困难或气胸的育龄妇女；可能与结节性硬化症有关
- 朗格汉斯组织细胞增多症（LCH）：成年吸烟者慢性咳嗽；也可能无症状
- 化疗相关的肺纤维化通常有不易察觉的症状征象
- 放射性肺炎：急性发作发生在治疗后 6 个月内；慢性发作在 6 个月后

（三）预后

- 腺癌
  - 如果减少免疫抑制剂用量，I 期患者预后良好
  - 如果诊断或移植时是晚期肺癌，预后差、疾病进展迅速
  - 患有慢性阻塞性肺疾病（COPD）或特发性肺纤维化的单肺移植患者
    - 自体肺有 2%～4% 的肺癌发病率
- 造血干细胞移植患者（HSCT）的闭塞性细支气管炎（BO）
  - 肺移植术后 1 年生存率 90%，5 年生存率 75%
- 关于移植后其他疾病的预后资料很少

四、影像学特征

CT 表现

- SDDs（表面活性物质功能障碍）
  - 毛玻璃样浑浊和周围囊肿
  - ABCA3 突变者间隔增厚，但 SFPTC 突变者没有
- PAP（肺泡蛋白沉积症）
  - 弥漫性毛玻璃样浑浊伴间隔增厚导致特征性的铺路石样改变
- LAM（淋巴管平滑肌瘤病）
  - 双侧弥漫性薄壁囊性病变
- LCH（朗格汉斯组织细胞增生症）
  - 儿童患者所有肺叶都有结节和囊性改变
  - 成人患者的下叶不被累及
- 造血干细胞移植患者（HSCT）出现慢性移植物抗宿主病（GVHD）导致闭塞性细支气管炎（BO）

○ 马赛克样衰减和支气管壁增厚，及基底胸膜处的呼气相气体陷闭征象

五、镜下特征

（一）组织学特征

- SDDs（表面活性物质功能障碍）
  ○ 肺泡腔内 PAS- 阳性、黏蛋白胭脂红—阴性嗜酸性颗粒物质
  ○ 肺间质纤维化伴肺泡扩张和Ⅱ型肺泡细胞增生
- PAP（肺蛋白沉积症）
  ○ 肺泡腔内 PAS- 阳性、黏蛋白胭脂红—阴性嗜酸性颗粒物质
  ○ Ⅱ型肺泡细胞增生，肺结构保留（无纤维化）
  ○ 肺泡内可有巨噬细胞、脱落的肺泡细胞和胆固醇结晶
- LAM（淋巴管平滑肌瘤病）
  ○ 薄壁囊肿（2～5mm，但有时更大），斑片状平滑肌细胞结节状增生
  ○ 结节发生在气道、淋巴管和血管周围
  ○ 淋巴管增生：裂隙样（在肌肉结节内）或扩张
- LCH（朗格汉斯组织细胞增生症）
  ○ 早期细胞阶段：小气道周围朗格汉斯细胞的结节状增生
    - 气道可呈囊性扩张
    - 嗜酸性粒细胞很常见，但不是诊断必需的
    - 朗格汉斯细胞的典型特征是有核沟的大核
  ○ 晚期纤维化阶段：终末期纤维化（蜂窝状），朗格汉斯细胞少
- 腺癌
  ○ 分化程度从高分化到低分化，有多种组织学类型
  ○ 远离癌灶的部分可有慢性阻塞性肺病（COPD）或普通间质性肺炎（UIP）的表现
- 医源性
  ○ 化疗相关的肺纤维化
    - 博来霉素：下叶为主的弥漫性肺泡损伤（DAD）或机化性肺炎（OP）
      □ 晚期为 UIP 型间质纤维化
    - 环磷酰胺：UIP 型间质纤维化或非特异性间质性肺炎（NSIP）型；胸膜增厚和纤维化
    - 甲氨蝶呤：NSIP 重叠型间质纤维化、过敏性肺炎（嗜酸性粒细胞、肉芽肿）、OP、DAD
  ○ 胺碘酮毒性
    - 泡沫状巨噬细胞，肺细胞和内皮细胞中的脂质空泡、OP、机化性 DAD
  ○ 放射性肺炎
    - 急性：DAD、间质淋巴细胞
    - 慢性：间质和肺泡纤维化；有泡沫状巨噬细胞的内膜纤维化
  ○ 非典型性肺泡细胞和成纤维细胞：增大的细胞，核大，染色质丰富，但核浆比不变

○ 免疫抑制剂
  - 西罗莫司：肺泡出血、肺泡蛋白沉积症（PAP）、OP、BO、间质纤维化
  - 他克莫司：BO
- HSCT：慢性移植物抗宿主病临床表现为 BO，很少表现为无法分类的间质性肺炎

（二）细胞学特征

- PAP：可通过巴氏染色的支气管肺泡灌洗液（BAL）来诊断，为带有明显绿色边缘的橙色小体
- 胺碘酮毒性：BAL 呈泡沫细胞，磷脂含量增加

六、辅助检查

（一）免疫组化

- SDD：确认表面活性物质 B 或 C 免疫组化染色缺失（或不足）
- PAP：免疫组化表面活性物质 A、B、C 阳性
- LAM：增生的平滑肌细胞中连接蛋白、平滑肌肌动蛋白、HMB45（局灶 / 微弱）、雌激素受体、孕酮受体阳性
- LCH：朗格汉斯细胞 S100、CD1a 和 langerin 阳性

（二）电子显微镜

- SDD：表面活性物质功能障碍引起的层状体异常

七、鉴别诊断

（一）肺气肿

- 囊性空腔性疾病
- 放射学上可能与 LAM 和 LCH 相似

（二）类脂质肺炎

- 肺泡泡状巨噬细胞积聚
- 组织学上类似胺碘酮的毒性

八、诊断清单

病理学要点

- 必须确定临床病理联系，因为许多组织学特征是非特异性的，经常重叠出现

（王旭晖　译　张卫东　章明放　校）

参考文献

[1] Benden C et al: The Registry of the International Society for Heart and Lung Transplantation: sixteenth official pediatric lung and heart-lung transplantation report--2013; focus theme: age. J Heart Lung Transplant. 32(10):989-97, 2013

[2] Bergeron A et al: Bronchiolitis obliterans syndrome after allogeneic hematopoietic SCT: phenotypes and prognosis. Bone Marrow Transplant. 48(6):819-24, 2013

[3] Holm AM et al: Lung transplantation for bronchiolitis obliterans syndrome after allo-SCT. Bone Marrow Transplant. 48(5):703-7, 2013

[4] Christie JD et al: The Registry of the International Society for Heart and Lung Transplantation: 29th adult lung and heart-lung transplant report-2012. J Heart Lung Transplant. 31(10):1073-86, 2012

朗格汉斯细胞组织细胞增生症

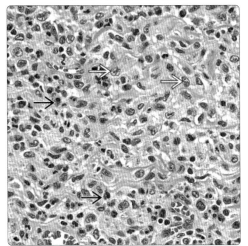

朗格汉斯组织细胞增生症

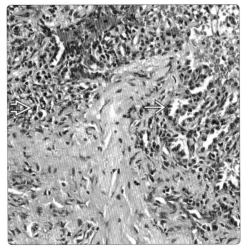

（左图）切除肺的朗格汉斯组织细胞增多，显示结节状的朗格汉斯细胞增生，偶见核不规则和核沟➡，伴丰富的嗜酸性粒细胞➡（右图）切除肺的朗格汉斯组织细胞增多，广泛纤维化，仅有少数可诊断的朗格汉斯细胞➡。注意纤维化是可变的，有反应性肺泡细胞➡

朗格汉斯组织细胞增生症（朗格汉斯凝集素）

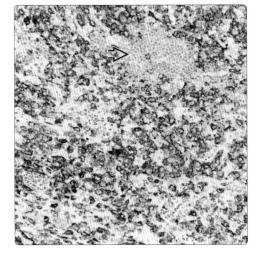

朗格汉斯组织细胞增生症（S100）

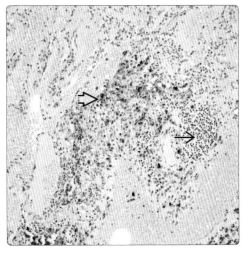

（左图）朗格汉斯凝集素免疫组化染色显示病变细胞的细胞质和细胞膜强阳性。邻近的淋巴细胞簇呈阴性➡（右图）用免疫组化方法S100阳性证实朗格汉斯组织细胞增多症诊断。注意只有小面积的阳性细胞➡。邻近淋巴细胞呈阴性➡。注意图像左图上方未受累的肺组织

放射性肺炎的非典型性改变

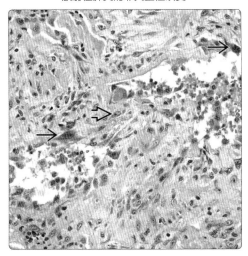

慢性移植物抗宿主病

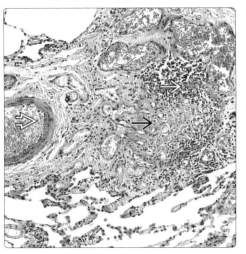

（左图）慢性放射性肺炎可见广泛的间质纤维化和局灶性非典型肺泡细胞伴增大的细胞核➡。注意成纤维细胞也会增大且不典型➡。（右图）切除肺可见慢性移植物抗宿主反应。正常的肺动脉分支➡及被纤维化和慢性炎症➡所完全阻塞的气道（BO，闭塞性细支气管炎），可通过残余的肌层识别➡

外科并发症
Surgical Complications

◀▶ 肺移植手术和并发症 ◀▶

要点

一、术语
- 单肺移植：单侧切口切除几乎没有功能的病肺，然后用供体肺代替
- 双侧序贯肺移植：切除两侧病肺均用供肺代替，分别缝合肺门周围气道
- 心肺移植：整块切除病心和两侧病肺，用整块供体心肺代替
- 肺叶移植：单侧切口切除病肺，用从活体供体取来的下叶肺代替病肺

二、病因 / 发病机制
- 胸膜腔并发症（血胸、气胸、积液、脓胸）
- 原发性移植肺功能障碍（PGD）
- 血管吻合口缺陷
- 急性移植肺衰竭

- 吻合口狭窄
- 血栓栓塞
- 移植肺感染

三、临床问题
- 在美国最常见的是单肺移植
  - 其次是双侧肺移植
- 自 20 世纪 90 年代以来，手术并发症逐步减少
- 原发性移植肺功能障碍（PGD）影响 10% ～ 25% 的肺移植受者，是移植后早期死亡的主要原因

四、镜下特征
- PGD 的弥漫性肺泡损伤和急性移植肺衰竭
- 纤维素性脓性碎屑
  - 有或无细菌菌落
  - 有或无脓性的胸膜组织

肺静脉狭窄

支气管吻合口狭窄

（左图）肺移植术后放射学图像的三维重建显示肺静脉吻合口狭窄➡（图片由 W. Vigneswaran, MD 提供）。（右图）大体照片显示尸体解剖时左图肺移植后患者的心脏—肺标本的后视图。注意支气管吻合口狭窄➡，已植入支架

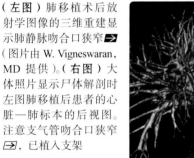
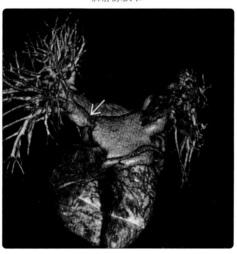

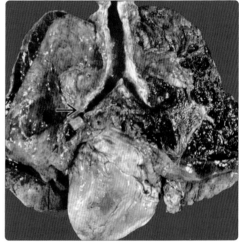

急性移植物衰竭

支气管吻合口狭窄部位

（左图）弥漫性肺泡损伤，见于移植 3 天后急性移植肺衰竭的患者。可见局灶性透明膜➡、反应性的肺泡细胞➡和间质水肿➡。（右图）支气管吻合口部位的软骨坏死➡，见于血供不足或气道裂开时，可在狭窄前出现

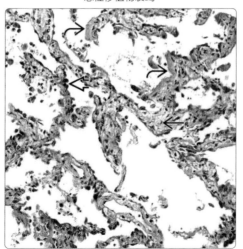
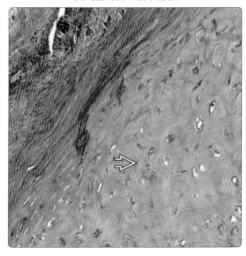

一、术语

定义

- 单肺移植：单侧切口切除几乎没有功能的病肺，然后用供体肺代替
- 双侧序贯肺移植：切除两侧病肺均用供肺代替，分别缝合肺门周围气道
- 心肺移植：整块切除病心和两侧病肺，用整块供体心肺代替
- 肺叶移植：单侧切口切除病肺，用从活体供体取来的下叶肺代替病肺

二、病因 / 发病机制

（一）24h 到 1 周

- 胸膜腔并发症（血胸、气胸、积液、脓胸）
  - 双侧肺移植受者，分隔左、右胸膜间隙的正常解剖屏障消失
    - 导致出血或积液范围扩大
- 原发性移植肺功能障碍（PGD）
  - 一般在 72h 内
  - 与缺血 – 再灌注损伤、活性氧和炎症有关

（二）8 天到 2 个月

- 血管吻合口缺陷
  - 由于血管损伤造成的血流动力学异常
  - 可能是外科手术造成的医源性问题
  - 可能与愈合过程有关，如局部水肿造成的血管压迫
- 急性移植肺衰竭
  - 在排除供肺保存损伤 /PGD、超急性排斥反应 / 抗体介导的排斥反应、急性呼吸窘迫综合征、心力衰竭后可诊断，病因不明

（三）4 个月内

- 吻合口狭窄
  - 血管或气道吻合口的过多瘢痕，导致狭窄
  - 可出现在坏死之前
- 血栓栓塞
  - 肺动脉栓塞或其他血管栓塞与术后的高凝状态相关

（四）移植后的任何时间

- 移植物感染
  - 移植后多方面因素导致感染风险增加：免疫抑制、咳嗽反射减弱、供肺去神经支配引起的黏膜纤毛功能障碍、淋巴流动情况的改变

三、临床问题

（一）流行病学

- 在美国最常见的是单肺移植
  - 其次是双侧肺移植
- 心肺移植在美国并不常见
- 随着时间的推移，手术并发症明显减少
- 肺静脉狭窄或完全闭塞比肺动脉狭窄（PAS）更常见

- 原发性移植肺功能障碍（PGD）影响 10%～25% 的肺移植受者

（二）治疗

- 气道狭窄可以通过支气管镜置入支气管内支架来治疗
- 气道破裂可以通过支气管镜下放置支架或外科手术治疗
- 肺静脉狭窄 / 闭塞常需要肺叶切除
- 肺动脉狭窄（PAS）需要手术干预
- 脓胸可能需要手术剥除纤维板

（三）预后

- 移植肺支气管动脉血运重建的缺乏与气道缺氧和慢性排斥反应有关
- 原发性移植肺功能障碍（PGD）是早期死亡的主要原因
  - 长期的移植肺功能损伤，增加闭塞细支气管炎综合征的风险
- 血管吻合口的并发症需紧急修复，否则其死亡率会较高

四、影像学特征

CT 表现

- 肺静脉狭窄 / 闭塞可见单个肺叶内的明显渗出
- 气道破裂时支气管周围气体积聚的影像
- 原发性移植肺功能障碍（PGD）可见间隔增厚、明显的毛玻璃样影和实变

五、大体特征

（一）吻合口狭窄

- 吻合口狭窄；有或无支架；伴有或不伴有坏死

（二）胸膜并发症（血胸）

- 肺和支气管表面出血和血栓

（三）血栓栓塞

- 附着于血管壁的血管血栓；一个或多个

（四）吻合口血流不足

- 吻合口浅黄色坏死组织

（五）移植物感染

- 细菌性：弥漫性或局灶性实变
- CMV：肺实质实变伴出血性结节

六、镜下特征

（一）脓胸

- 纤维素脓性碎屑，有或无细菌菌落，有或无胸膜组织

（二）原发性移植肺功能障碍和急性移植肺衰竭

- 弥漫性肺泡损伤

（王旭晖　译　张卫东　校）

参考文献

[1] Krishnam MS et al: Postoperative complications of lung transplantation: radiologic findings along a time continuum. Radiographics. 27(4):957-74, 2007

同种异体排斥反应
Allograft Rejection

◄► 排斥反应的病理学分类 ◄►

一、术语

定义

- 同种免疫应答：受体识别供体抗原
- 国际心脏和肺移植学会（ISHLT）在 2007 年发布了有关急性排斥反应的病理分级的最新指南
  - 分级反映最新的模式，而非最主要的病变
  - 血管周围炎和小气道炎症可同时存在
    - 应规范报告（如 A_2 伴 B_2R）

二、临床特征

流行病学

- 发病率
  - 2004—2012 年间，有 33% 的成人肺移植受者在 1 年内出现过 ≥ 1 次急性排斥反应
  - 急性排斥反应在小儿肺移植受者中较少见，在移植第 1 年内有 4.5% 的受者发生急性排斥反应
  - 在 5 年内约 50% 的肺移植受者发生闭塞性细支气管炎综合征（BOS），10 年内有 75% 的患者发生了 BOS

三、病因 / 发病机制

肺移植排斥反应的免疫学基础

- 受者 T 细胞识别供体主要组织相容性复合体（MHC）或人白细胞抗原（HLA）
  - HLA 肽最初由供体抗原呈递细胞（APC）呈递，之后由受者 APC 呈递
    - 直接途径：供体 APC 将供体 MHC 复合物呈递给受体 T 细胞
    - 间接途径：受者 APC 将供体 MHC 呈递给受者 T 细胞
  - 受者 T 细胞通过 T 细胞受体将这些抗原识别为外来抗原，触发免疫应答
    - 宿主免疫系统靶向破坏供体异体移植细胞，导致移植物损伤
    - 活检标本中血管周围 CD4（＋）和 CD8（＋）T 细胞呈袖套样浸润，诊断为 A 级急性细胞排斥（ACR）
- 局部先天免疫亦被激活，导致同种异体移植物损伤
  - 先天免疫系统激活的机制包括
    - 与移植过程相关的组织损伤
    - 在缺血 / 再灌注损伤期间有可能出现针对自身抗原的自身免疫反应
    - 感染
- 肺移植不进行常规 HLA 匹配检测
- 肺被认为是 T 细胞活化初始部位

- 急性排斥反应可在术后即刻发生
  - 淋巴系统尚未发挥作用，未将供体 APC 输送给淋巴结
  - 肺淋巴组织或支气管伴随淋巴组织（BALT）的功能类似于淋巴结 T 细胞活化部位
- 在抗体介导的排斥反应（AMR）中，同种抗体沉积在移植物血管内，导致补体激活，进而造成内皮细胞损伤和细胞死亡
- 在 BOS 中，对气道上皮抗原的免疫反应导致 Th17/IL-17 活化
  - 在淋巴细胞性细支气管炎（LB）的炎症浸润中也发现 IL-17（＋）和 CD8（＋）T 细胞增加

四、临床意义

（一）预后

- 急性排斥反应的发生频率和严重程度是发生 BOS 的最重要危险因素之一
- 移植 1 年后，BOS 是所有肺移植受者最常见的死亡原因

（二）临床表现

- ACR 的体征和症状通常无特异性
- 常规监控活检以识别 ACR 和 AMR
  - 组织学评估是诊断排斥反应的金标准
- BOS 可以在移植后的任何时间发生，并表现为肺功能下降，呼吸困难和咳嗽

（三）ISHLT 指南和面临的挑战

- 1990 年发表第一版；1996 年和 2007 年进行了修订
  - 大多数移植中心使用 2007 年修订版，仍有一些中心使用 1996 年版
- 2007 年修订版与 1996 年版相比主要变更如下
  - B 级
    - 1996 年诊断分类中的 B_1 级和 B_2 级合并为 B_1R 级
    - 1996 年诊断分类中的 B_3 级和 B_4 级合并为 B_2R 级
    - 1996 年诊断分类中考虑将 LB 分为 5 个等级（$B_0 \sim B_4$）或只是说明是否存在 LB，具体取决于移植临床医生的意向
  - C 级
    - 2007 年诊断分类无须报告与 BO 相关的炎症
    - 仍按照 1996 年诊断分类报告为 C1a 级（活动性）或 C1b 级（无炎症）
- 因为 B1R 级（ISHLT 2007 年诊断分类与分级体系）标准较宽泛，包括 B_1 级和 B_2 级（ISHLT 1996 年诊断分类与分级体系），所以可能会导致这些患者的后续治疗存在差异
- 需要阐明有关 AX 级和 BX 级的术语的使用标准，因为病理医生和肺科医生可能会有不同的解读

- ○ 中性粒细胞增多可见于 ACR 中较严重 A 级和 B 级
  - 由于可能有潜在感染,不应将活检低估为无法分级
- 肺移植的活检分级在不同的观察者之间存在差异
  - ○ 在 1996 年分类与分级体系修订后,A 级和 B 级排斥反应的诊断标准适度一致
- 与肺移植活检解读相关的许多问题仍未解决
  - ○ B 级排斥反应中的炎症程度
  - ○ 大气道黏膜下炎症
  - ○ 与 BO 有关的炎症
  - ○ AX 和 BX 级的特异性界定
  - ○ AMR 的组织学特征
  - ○ 感染征象的辨别
  - ○ BALT 的辨别特征

五、大体检查

(一)样本的充足性

- 经支气管活检样本中,带肺泡的肺组织 ≥ 5 块

(二)标本处理

- 轻轻搅动福尔马林以确保肺泡膨胀
- 避免使用镊子以最大程度减少组织挤压

六、镜下特点

(一)分级

- ACR:急性排斥反应
  - ○ A 级:血管周围炎
    - A_0 级:无排斥反应
    - A_1 级:轻微的急性排斥反应
      - □ 稀疏的单个核炎细胞袖套状浸润
    - A_2 级:轻度急性排斥反应
      - □ 常常是密集或疏松的血管周单个核细胞浸润,可含有嗜酸性粒细胞或巨噬细胞
    - A_3 级:中度急性排斥反应
      - □ 炎细胞浸润扩展到血管内皮下(内皮炎),也扩散到邻近的间质和肺泡
      - □ 浸润的炎细胞可含有中性粒细胞
    - A_4 级:重度急性排斥反应(相对罕见)
      - □ 单个核细胞弥漫性浸润在血管周围、间质和肺泡并伴有肺泡上皮细胞损伤和局部坏死
    - AX 级:因标本取材、切片不佳或感染而不适宜诊断分级
      - □ 样本不足(< 5 块移植肺组织),人为挤压变形,无小动脉/小静脉可供评估
  - ○ B 级:小气道炎症(LB)
    - B_0 级:无气道炎症
    - B_1R 级:轻微的小气道炎症
      - □ 在细支气管黏膜下或沿管周围有散在分布的单个核细胞浸润,可含嗜酸性粒细胞
    - B_2R 级:重度小气道炎症
      - □ 支气管黏膜下单个核细胞浸润,伴有嗜酸性粒

细胞和中性粒细胞浸润,并有呼吸道上皮坏死或溃疡形成,并见纤维素性脓性渗出物
  - BX 级:因标本取材、切片不佳或感染而不适宜诊断分级
    - □ 并发感染(不成比例的嗜中性或嗜酸性粒细胞浸润可以提示)
- 慢性气道排斥反应:C 级(BO)
  - ○ 细支气管黏膜下层偏心或环形纤维化透明变,导致管腔闭塞和气道结构破坏
  - ○ BOS 与临床相关
  - ○ 需要进行楔形活检(非经支气管)
- 慢性血管性排斥反应:D 级(加速的移植血管硬化)
  - ○ 移植肺内动脉和静脉内膜增生、增厚及透明变硬化
  - ○ 需要进行楔形活检(非经支气管)
- AMR:体液排斥
  - ○ 同种抗体对微血管和毛细血管的损伤
  - ○ 对于 AMR 的组织学诊断标准尚无共识
  - ○ 与较差的移植物存活相关,但总体上少见

(二)样本的充足

- 至少 3 张不同层面 HE 染色切片
- 结缔组织染色(三色胶原纤维染色,弹性纤维染色等)有助于与下述鉴别
  - ○ BO 中气道黏膜下纤维化(C 级)
  - ○ 慢性血管排斥反应中的小动脉硬化(D 级)
- 银染可能有助于识别真菌感染
- 如果样品不足,难以做出分级诊断,则可能会报告 AX 和(或)BX 级
  - ○ ≤ 100 个肺泡
  - ○ ≤ 1 细支气管
  - ○ 存在斜切和(或)加工伪影

(三)报告

- 活检结果为非排斥反应时应报告:
  - ○ 感染
    - 存在大量中性粒细胞、病毒包涵体、真菌菌丝或酵母
  - ○ 微量误吸物
    - 外源性类脂性肺炎和多核巨细胞
  - ○ 机化性肺炎
    - 可能是亚急性感染、缺血再灌注损伤或急性排斥反应治疗中

(翟丽丽 译 章明放 张卫东 校)

参考文献

[1] Husain AN et al: Lung transplantation: the state of the airways. Arch Pathol Lab Med. 140(3):241-4, 2016

[2] Bhorade SM et al: Interobserver variability in grading transbronchial lung biopsy specimens after lung transplantation. Chest. 143(6):1717-24, 2013

[3] Verleden SE et al: Involvement of interleukin-17 during lymphocytic bronchiolitis in lung transplant patients. J Heart Lung Transplant. 32(4):447-53, 2013

[4] Stewart S et al: Revision of the 1996 working formulation for the standardization of nomenclature in the diagnosis of lung rejection. J Heart Lung Transplant. 26(12):1229-42, 2007

肺移植的抗体介导的排斥反应

要点

一、术语
- 抗体介导的排斥反应（AMR）
  - 同义词：体液排斥或超急性排斥
  - 定义：同种抗体主要攻击微血管和毛细血管的排斥反应

二、临床问题
- 在肺移植受者中非常罕见

三、镜下特点
- AMR 的组织学特征总体上还没有达成共识
- 可以看到肺毛细血管炎和毛细血管损伤，但属于非特异性的
- 至少 2 个相邻（背对背）毛细血管内见中性粒细胞
- 无法解释的弥漫性肺泡损伤

四、主要鉴别诊断
- 原发性移植物功能障碍：补体沉积可伴发缺血再灌注损伤

- 感染
  - 两者的活检组织中均可见中性粒细胞
  - 两者均可见 C4d 染色阳性
- 急性细胞性排斥反应（ACR）
  - 关键的组织学特征是血管周炎细胞袖套样浸润（A 级）和气道炎症（B 级）
  - 严重 ACR 中可能会出现中性粒细胞
  - ACR 患者可能会发现供体特异性抗体

五、诊断清单
- 免疫组化（IHC）染色只有连续的血管内皮强阳性着色才能解读为阳性
- 由于弹力纤维 IHC 背景着色，难以区分肺泡间隔和血管管壁
- HE 染色表现是非特异性的
- 必须建立临床与病理的联系

抗体介导的排斥

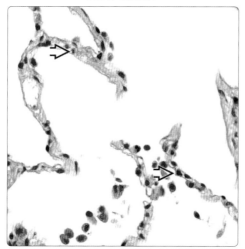

肺炎 C4d IHC 染色

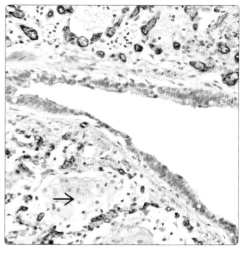

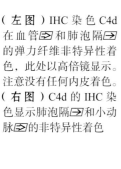

（左图）肺泡毛细血管中见中性粒细胞➡，如果在肺移植患者活检中看到的这样的情况，应引起对抗体介导排斥（AMR）的怀疑。此病例 C4d 的免疫荧光为阳性。（右图）在这例同种异体移植肺中，毛细血管 C4d 染色（+）不属于 AMR，因为存在肺炎。注意肺泡中中性粒细胞和泡沫状巨噬细胞➡

C4d IHC 陷阱

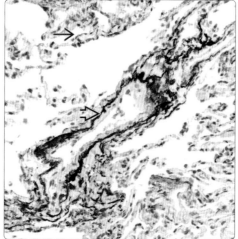

C4d IHC 陷阱

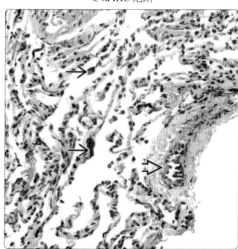

（左图）IHC 染色 C4d 在血管和肺泡隔➡的弹力纤维非特异性着色，此处以高倍镜显示。注意没有任何内皮着色。（右图）C4d 的 IHC 染色显示肺泡隔➡和小动脉➡的非特异性着色

一、术语

（一）缩略语
- 抗体介导的排斥反应（antibody-mediated rejection，AMR）

（二）同义词
- 体液排斥反应
- 超急性排斥肺炎

（三）定义
- AMR：同种抗体靶向攻击微血管和毛细血管的排斥反应
- 同种抗体：同种异体移植物中先前存在或新形成的针对靶分子的抗体
  - 同种抗体也称为供者特异性抗体（DSA）

二、病因和发病机制

可能机制
- 异体抗体在移植物血管系统中沉积，随后激活补体，进而导致内皮损伤和细胞死亡
  - 还可以激活凝血系统发生级联反应，导致微血管血栓形成
- 异体抗体通常针对：
  - Ⅰ和Ⅱ类主要组织相容性抗原或人白细胞抗原（HLA），但也可能涉及非 HLA 抗原

三、临床问题

（一）流行病学
- 在肺移植受者中非常罕见
- 风险因素（敏感性）
  - 术后需要机械通气的天数增加
  - 先前的移植史
  - 输血史
  - 怀孕史

（二）临床表现
- 发生在移植后的第一个月、几个月至几年内
- 表现为快速进展的移植物功能障碍
  - 表现为"原发性移植物功能障碍"
    - 缺氧或强制呼气量在 1 秒内显著下降

（三）治疗
- 药物
  - 抑制抗体产生
    - 静脉输入免疫球蛋白（IVIg）
    - 利妥昔单抗
  - 清除血循环中的抗体
    - 血浆置换，免疫吸附

（四）预后
- 缺乏良好的数据
  - 有个别特例可恢复
- 与闭塞性细支气管炎综合征发展有关

四、镜下特点

组织学特征
- 尚未达成共识

- 最近的国际心脏和肺移植学会对文献进行了全面回顾并做出总结
- 建议对中性粒细胞浸润评分，在 AMR 中至少发现≥ 2 个毛细血管中见中性粒细胞
  - 定义为至少 2 个相邻（背对背）毛细血管内见中性粒细胞
  - 在 AMR 中也可见弥漫性肺泡损伤
- 与已有的同种异体抗体相关的超急性排斥
  - 肺泡壁毛细血管中的纤维素性血栓
  - 肺泡壁的纤维素性坏死
  - 肺泡出血

五、鉴别诊断

（一）原发性移植物功能障碍
- 由于供体保存不良
- 两者均可见弥漫性肺泡损伤
- 补体沉积可伴发缺血再灌注损伤

（二）感染
- AMR 可伴发
- 两者的活检组织中均可见中性粒细胞
- 易发生的感染
  - 支气管肺泡灌洗液培养阳性
  - 病毒血清学阳性
  - 临床怀疑
- 两者 C4d 染色均可阳性

（三）急性细胞性排斥
- AMR 可伴发
- 关键的组织学特征是血管周炎细胞袖套状浸润（A 级）和气道炎症（B 级）
- 严重的急性细胞性排斥反应（ACR）中可见中性粒细胞
- ACR 患者可能会出现 DSA

（翟丽丽 译 章明放 张卫东 校）

参考文献

[1] Roden AC et al: Diagnosis of acute cellular rejection and antibody-mediated rejection on lung transplant biopsies: a perspective from members of the Pulmonary Pathology Society. Arch Pathol Lab Med. 141(3):437-444, 2017

[2] Basha HI et al: Critical role for IL-17A/F in the immunopathogenesis of obliterative airway disease induced by Anti-MHC I antibodies. Transplantation. 95(2):293-300, 2013

[3] Berry G et al: Pathology of pulmonary antibody-mediated rejection: 2012 update from the Pathology Council of the ISHLT. J Heart Lung Transplant. 32(1):14-21, 2013

[4] Daoud AH et al: Diagnosis and treatment of antibody mediated rejection in lung transplantation: a retrospective case series. Transpl Immunol. 28(1):1-5, 2013

[5] DeNicola MM et al: Pathologic findings in lung allografts with anti-HLA antibodies. J Heart Lung Transplant. 32(3):326-32, 2013

[6] Glanville AR: Antibody-mediated rejection in lung transplantation: Turning myth into reality. J Heart Lung Transplant. 32(1):12-3, 2013

[7] Lobo LJ et al: Donor-specific antibodies are associated with antibodymediated rejection, acute cellular rejection, bronchiolitis obliterans syndrome, and cystic fibrosis after lung transplantation. J Heart Lung Transplant. 32(1):70-7, 2013

[8] Yousem SA et al: The histopathology of lung allograft dysfunction associated with the development of donor-specific HLA alloantibodies. Am J Surg Pathol. 36(7):987-92, 2012

◀▪◀ A 级急性细胞性排斥反应 ▶▪▶

要点

一、术语
- 血管周排斥
- 从血管周淋巴细胞为主的炎细胞浸润

二、临床问题
- 呼吸困难，咳嗽，痰液增多
- 与闭塞性细支气管炎综合征（慢性排斥反应）的进展有关

三、镜下特点
- A₀级：无急性排斥反应
- A₁级：轻微急性排斥反应
  - 肺泡实质血管周少许单个核细胞浸润
  - 单个核细胞浸润包括
    - 小圆形或浆细胞样淋巴细胞
    - 较大的转化淋巴细胞
  - 血管周炎细胞袖套状浸润（2～3个细胞厚度）

- A₂级：轻度急性排斥反应
  - 血管周较多炎细胞浸润
    - 血管周炎细胞袖套状浸润（4～8个细胞厚度）
  - 肺泡实质血管周较多炎细胞浸润
  - 低倍镜下显而易见
- A₃级：中度急性排斥反应
  - 血管周围单个核细胞密集浸润，延伸至肺泡隔和气道管腔内
  - 常伴发血管内皮炎
- A₄级：重度急性排斥反应
  - 肺组织内血管周围、肺泡间隔、肺间质内弥漫性单个核细胞浸润
  - 肺泡上皮细胞损伤

四、诊断清单
- AX级 用于不合格的标本，例如无间质血管的标本

A₁ 级轻微急性排斥反应

A₂ 级轻度急性排斥反应

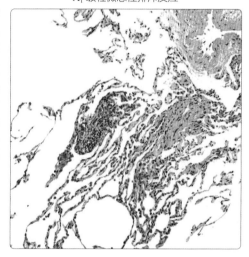
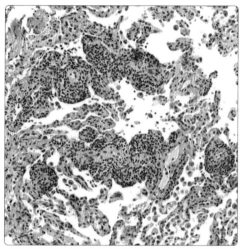

（左图）移植后支气管活检标本低倍镜显示血管周相对较少炎细胞袖套状浸润（A₁级排斥）。（右图）在该移植患者的支气管活检标本低倍镜显示多个血管周围明显的炎细胞袖套状浸润，袖套口完整且＞3个细胞厚度，排斥反应为 A₂ 级

轻度急性血管周排斥反应

A₃ 级中度急性排斥反应

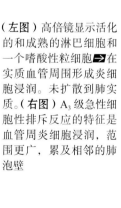
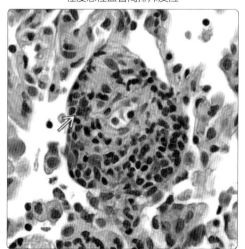
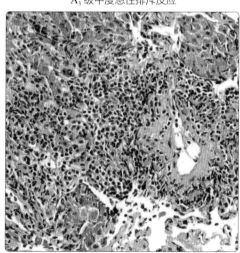

（左图）高倍镜显示活化的和成熟的淋巴细胞和一个嗜酸性粒细胞➡在实质血管周围形成炎细胞浸润。未扩散到肺实质。（右图）A₃ 级急性细胞性排斥反应的特征是血管周炎细胞浸润，范围更广，累及相邻的肺泡壁

一、术语

（一）缩略语

- 急性细胞性排斥反应（acute cellular rejection，ACR）

（二）同义词

- 血管周排斥反应

（三）定义

- 血管周围炎细胞浸润，主要是淋巴细胞

二、临床问题

（一）临床症状

- 可能无症状
- 呼吸困难，咳嗽，痰液，发热或缺氧

（二）治疗

- 增加或改变免疫抑制剂方案
- 他克莫司常用于复发性急性排斥反应

（三）预后

- 与闭塞性细支气管炎综合征（慢性排斥反应）的进展有关

三、镜下特征

组织学特征

- A$_0$级：无急性排斥反应
  - 正常肺实质，无单个核细胞浸润
- A$_1$级：轻微急性排斥反应
  - 肺泡壁血管周围少许单个核细胞浸润
  - 单个核细胞浸润包括
    - 小圆形或浆细胞样淋巴细胞
    - 较大的转化淋巴细胞
  - 血管周炎细胞袖套状浸润
    - 2～3层细胞厚度的血管周围浸润
    - 袖套不完整或环绕状
  - 通常无嗜酸性粒细胞，亦无血管内皮炎
- A$_2$级：轻度急性排斥反应
  - 血管周围炎细胞浸润较多见
    - 小动脉，小静脉和淋巴管周围
  - 浸润炎细胞包括
    - 小圆形和较大的活化淋巴细胞
    - 浆细胞样淋巴细胞和巨噬细胞
    - 很少的嗜酸性粒细胞和稀少的中性粒细胞
  - 血管周炎细胞袖套状浸润
    - 低倍镜下易见
    - ≥4个细胞厚度
  - 可能出现血管内皮炎
    - 血管内皮下单个核炎细胞浸润
    - 内皮增生或再生
  - 可能并发淋巴细胞性细支气管炎（即B级急性排斥反应）
    - 小气道黏膜下炎症
  - 炎细胞浸润不会扩展到肺泡隔或气道腔
- A$_3$级：中度急性排斥反应
  - 血管周围单个核细胞密集浸润
    - 经常伴有相关的血管内皮炎（炎细胞浸润致内皮层上抬）
    - 浸润以单个细胞或片状的形式扩散到肺泡间隔和气道管腔
    - 血管周围和间质之间炎细胞浸润具有连续性
    - 可能看到肺泡巨噬细胞聚集和Ⅱ型肺泡上皮细胞增生
  - 浸润细胞包括
    - 淋巴细胞、嗜酸性粒细胞和偶见的中性粒细胞
  - 血管周炎细胞袖套状浸润
    - 低倍镜下易于识别
- A4级：重度急性排斥反应
  - 在目前应用的免疫抑制方案中非常罕见
  - 肺组织内血管周围、肺间质和肺泡内弥漫性单个核细胞浸润
  - 存在肺泡上皮细胞损伤
  - 常见血管内皮炎
  - 肺泡腔内可见
    - 坏死脱落的肺泡上皮细胞和巨噬细胞
    - 透明膜和出血
    - 中性粒细胞浸润

四、鉴别诊断

（一）原发性移植物功能障碍

- 常出现弥漫性肺泡损伤
- 由于缺乏血管周围和间质单个核细胞浸润可与ACR区分

（二）抗体介导的排斥

- 毛细血管炎或毛细血管损伤伴中性粒细胞浸润，缺乏单个核细胞浸润
- 可与ACR同时发生

五、诊断清单

病理学要点

- A$_2$级与A$_1$级区分的特征病变
  - A$_2$中单个核细胞的血管周炎细胞袖套状浸润细胞层次较厚
  - A$_2$中存在血管内皮炎和（或）嗜酸性粒细胞
  - 均可合并淋巴细胞性细支气管炎
- A$_3$级与A$_2$级区分的特征病变
  - A$_3$中炎细胞浸润从血管周围连续扩散至肺泡间隔
  - A$_3$中更常见中性粒细胞
- A4级与A$_3$级区别的特征病变
  - A4中肺泡上皮明显损伤，肺泡腔内有明显坏死脱落的肺泡上皮
  - A4出现透明膜和肺泡出血
- AX级用于不合格的样品，如那些没有血管的组织

（翟丽丽　译　章明放　张卫东　校）

参考文献

[1] Roden AC et al: Diagnosis of acute cellular rejection and antibody-mediated rejection on lung transplant biopsies: a perspective from members of the Pulmonary Pathology Society. Arch Pathol Lab Med. 141(3):437-444, 2017

[2] Stewart S et al: Revision of the 1996 working formulation for the standardization of nomenclature in the diagnosis of lung rejection. J Heart Lung Transplant. 26(12):1229-42, 2007

[3] Yousem SA et al: Revision of the 1990 working formulation for the classification of pulmonary allograft rejection: Lung Rejection Study Group. J Heart Lung Transplant. 15(1 Pt 1):1-15, 1996

◀▌▷ B 级急性细胞性排斥反应 ◁▐▶

要点

一、镜下特点
- B_0 级：无气道炎症
- B_1R 级：低级别小气道炎症
  - 细支气管黏膜下炎症，无纤维化
  - 炎症不累及气道上皮
  - B_1R 级：由 1996 年 ISHLT 分类中 B_1 级和 B_2 级合并而成
- B_2R 级：重度气道炎症
  - 细支气管黏膜下炎症伴上皮损伤
  - 黏膜下层因炎细胞浸润而扩大
  - 可见嗜酸性粒细胞和浆细胞浸润
  - 上皮细胞化生，凋亡和坏死
  - B_2R 级：由 1996 年 ISHLT 分类中 B_3 和 B_4 级合并而成
- BX 级：难以评价的小气道炎症

- 因标本问题，切片不佳或感染，人工假象而不适宜诊断分级

二、主要鉴别诊断
- 感染
  - 气道黏膜下层和上皮中浸润的中性粒细胞多于单个核细胞
- 支气管黏膜伴随淋巴组织
  - 黏膜下淋巴细胞和少量的嗜酸性粒细胞在结节状聚集浸润，无上皮损伤
  - CD21 免疫组化染色显示特征性滤泡树突状细胞网

三、诊断清单
- B_1R 级：2007 年 ISHLT 术语合并了 1996 ISHLT 分类中的 B_1 和 B_2 级
- B_2R 级：2007 年 ISHLT 术语合并了 1996 ISHLT 分类中的 B_3 和 B_4 级

（左图）黏膜下层有混合性炎性浸润，呈带状，不损伤上覆的呼吸上皮。
（右图）炎性浸润比轻度排斥反应要严重得多，炎性浸润延伸到并部分破坏覆盖的上皮细胞 ▷

轻度急性排斥反应（B_2/B_1R 级）

中度急性排斥反应（B_3/B_2R 级）

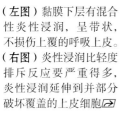
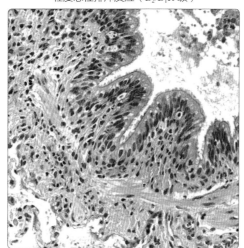
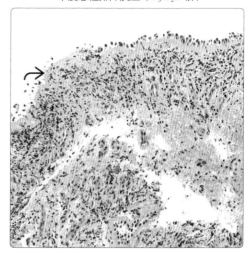

（左图）如图所示，少量成熟淋巴细胞聚集不应解释为急性排斥反应（既不见于气道处，也不见于血管周围）。不存在活化的淋巴细胞或嗜酸性粒细胞。（右图）CD21 染色突出了中央的树突状细胞网，证实此病例是 BALT，而非急性排斥反应

支气管伴随淋巴组织

支气管伴随淋巴组织

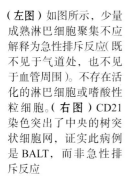
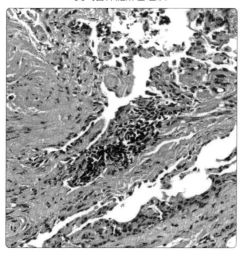
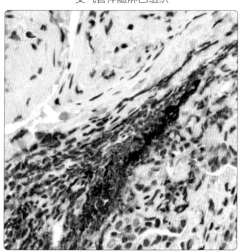

一、术语

（一）缩略语

- 急性细胞性排斥反应（acute cellular rejection，ACR）

（二）同义词

- 气道炎症
- 淋巴细胞性细支气管炎（LB）

（三）定义

- 细支气管（小气道）周围炎细胞浸润，代表气道急性排斥反应，经支气管活检可确诊

二、病因和发病机制

环境暴露

- 有研究显示，空气污染与 LB 风险增加相关

三、临床问题

预后

- 与慢性排斥反应（BOS）的风险增加相关

四、镜下特征

组织学特征

- B_0 级：无气道炎症
  - 无细支气管炎症
- B_1R 级：轻度小气道炎症
  - 细支气管黏膜下炎症
    - 不常见，散在的单个核细胞浸润和偶见的嗜酸性粒细胞
    - 可在细支气管周围形成不完整或环绕的带状浸润
  - 炎症不累及气道上皮
    - 气道上皮没有破坏
    - 气道上皮可能显示轻度增生
  - B_1R 级是 1996 年国际心肺移植协会（ISHLT）分类的 B_1 级和 B_2 级合并而成
    - B_1 级（轻微的气管炎症）：气道黏膜下散在少许单个核细胞浸润
    - B_2 级（轻度气管炎症）：单个核细胞，偶见的嗜酸性粒细胞环绕气道黏膜下带状浸润，但无上皮细胞坏死或凋亡
- B_2R 级：重度气管炎症
  - 支气管黏膜下炎细胞浸润并伴有上皮细胞坏死
    - 黏膜下因炎细胞浸润而变厚
    - 单个核细胞增大（活化的淋巴细胞），通常累及上皮
    - 可见嗜酸性粒细胞和浆细胞浸润
    - 上皮细胞化生，凋亡和坏死
    - 非常严重的情况可形成溃疡，可见中性粒细胞、纤维素性化脓性渗出物和脱落的细胞碎屑
    - 单个核细胞多于中性粒细胞；如出现更多的中性

粒细胞浸润，可能是感染
  - B_2R 级是 1996 ISHLT 分类中 B_3 级和 B_4 级合并而成
    - B_3 级（中度气管炎症）：与 B_2 级相似，但强度更高且有上皮细胞的坏死和凋亡
    - B_4 级（重度气管炎症）：B_3 级合并上皮坏死脱落形成含有化脓性坏死物和中性粒细胞的溃疡
- BX 级：难以评价的小气道炎症
  - 因标本取材，切片不佳或人工假象而不适宜诊断分级
  - 证实感染

五、鉴别诊断

（一）慢性排斥反应（闭塞性细支气管炎）

- 往往存在气道纤维化病变，可抑制炎细胞浸润

（二）感染

- 持续存在气道纤维化，可见炎细胞浸润
- 相较于单个核细胞，气道黏膜下和上皮有更多的中性粒细胞浸润
- 嗜酸性粒细胞多于单个核细胞也应引起怀疑
- 支气管肺泡灌洗与培养有助于识别病因

（三）支气管黏膜伴随淋巴组织

- 淋巴细胞和少许嗜酸性粒细胞环绕在黏膜下结节状聚集，无上皮损伤
- 位于气道附近，通常含有炭末色素颗粒
- CD21 免疫组化染色显示特征性滤泡树突状细胞网

（四）急性细胞性排斥反应，A 级

- 可与 B 级 ACR 共存

六、诊断清单

病理学要点

- B_1R 级：2007 年 ISHLT 的分类将 1996 ISHLT 分类中的 B_1 和 B_2 级合并
- B_2R 级：2007 年 ISHLT 的分类将 1996 年 ISHLT 分类中的 B_3 和 B_4 级合并

（翟丽丽 译 章明放 张卫东 校）

参考文献

[1] Husain AN et al: Lung transplantation: the state of the airways. Arch Pathol Lab Med. 140(3):241-4, 2016
[2] Bhorade SM et al: Interobserver variability in grading transbronchial lung biopsies after lung transplantation. Chest. 143(6): 1717-24, 2013
[3] Gordon IO et al: SaLUTaRy: survey of lung transplant rejection. J Heart Lung Transplant. 31(9):972-9, 2012
[4] Verleden SE et al: Lymphocytic bronchiolitis after lung transplantation is associated with daily changes in air pollution. Am J Transplant. 12(7):1831-8, 2012
[5] Hodge G et al: Lymphocytic bronchiolitis is associated with inadequate suppression of blood T-cell granzyme B, IFN-gamma, and TNF-alpha. Transplantation. 89(10):1283-9, 2010
[6] Stewart S et al: Revision of the 1996 working formulation for the standardization of nomenclature in the diagnosis of lung rejection. J Heart Lung Transplant. 26(12):1229-42, 2007

慢性移植肺功能障碍

一、术语
- 临床：闭塞性细支气管炎综合征（BOS）
- 最近定义的慢性移植肺功能障碍（CLAD）涵盖了所有慢性移植物功能障碍，包括限制性和阻塞性类型
- BOS
  - 进行性加重的阻塞性改变
  - 第一秒末用力呼气量永久丧失
  - 病理特征为闭塞性细支气管炎（BO）
- 移植物限制性障碍综合征表现为
  - 影像学上进行性加重的纤维化导致限制性通气障碍
  - 常与BOS共存
- 主要病理变化为胸膜肺纤维化

二、临床问题
- 可在移植后数周至数月或数年发生

- CLAD是成年和小儿肺移植受者术后1年内最常见的死亡原因

三、镜下特征
- 在BO中，小气道黏膜下的不对称或同心圆性纤维化
  - 导致管腔部分或完全阻塞
  - 可见相关的气道黏膜下和细支气管周炎症
- 慢性血管排斥反应的特征是
  - 寡细胞透明样变性硬化导致静脉和动脉血管内膜纤维性增厚
- 活检难以诊断慢性排斥反应的原因为
  - 病理变化分散不均的特性
  - 标本量不足
- RAS：肺实质和胸膜大面积纤维化
- 几乎所有患者合并BO

正常肺组织

闭塞性细支气管炎

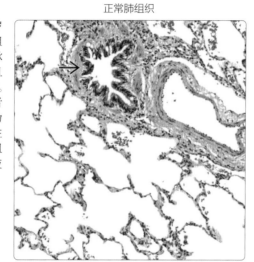
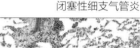

（左图）来自一个13岁死于枪伤的孩子的肺组织，细支气管和肺动脉的直径大致相同，并且黏膜下纤维成分很少⊡。（右图）该肺移植受者的慢性排斥反应表现为闭塞性细支气管炎。注意黏膜下纤维化部分阻塞管腔➡，无炎症反应（Cb级）

慢性移植肺功能障碍

慢性血管性排斥反应

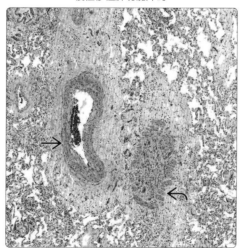
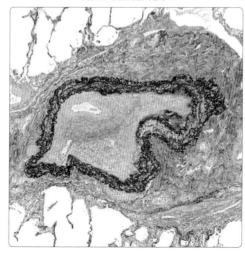

（左图）纤维化致气道腔完全闭塞。管壁可通过不连续的肌层识别⊿，相邻为与其伴行的正常肺动脉➡。（右图）弹力纤维染色证实内膜纤维化导致肺动脉管腔的部分阻塞。易见动脉壁弹性纤维

一、术语

（一）同义词

- 慢性排斥反应

（二）定义

- 最近定义的慢性移植肺功能障碍（CLAD）涵盖所有慢性移植物功能障碍，包括阻塞性和限制性类型
- 闭塞性细支气管炎综合征（BOS）
  - 进行性加重的阻塞性通气障碍
  - 第一秒用力呼气量永久丧失
  - 病理特征表现为闭塞性细支气管炎（BO）
- 限制性通气障碍综合征（RAS）表现为
  - 影像学上进行性加重的纤维化导致限制性通气障碍
  - 主要病理改变是肺胸膜纤维化
  - 常与 BOS 共存

二、病因 / 发病机制

（一）多种因素

- 增加 BO 的风险因素包括
  - 急性血管周排斥反应
  - 淋巴细胞性支气管炎和细支气管炎（急性气道排斥反应）
  - 感染，尤其是病毒或真菌
  - 胃食管反流疾病 / 微量误吸及胃轻瘫
  - 再灌注损伤和移植物缺血时间延长
- 纤维增生过程中的重要分子包括
  - 血小板衍生生长因子 B
  - 转化生长因子 β
  - 趋化因子受体 2（CXC 基序）

（二）免疫系统在闭塞性细支气管炎中的作用

- 对气道上皮自身抗原的自身免疫反应导致 Th17/IL-17 通路激活
  - 由对供体人类白细胞抗原的同种免疫反应诱导
- 具有遗传多态性
  - 在先天免疫系统受体中
  - 在其他免疫途径分子中
- 与囊性纤维化患者中供者特异性抗体的存在相关

三、临床问题

（一）流行病学

- 发病率
  - BOS 在术后 5 年内的发生率为 50%，在 10 年内的发生率为 76%
  - RAS 发生在少数患者中

（二）临床表现

- 可能在移植术后数周至数月或数年发生
- 呼吸困难，咳嗽
- 肺功能检查恶化

（三）治疗

- 专注于通过治疗已知的危险因素进行预防
- 免疫抑制疗法无效
- 淋巴细胞耗竭疗法可能会减缓已发生的 BOS 的进程
- 再次移植取得了一些成功，5 年生存率约为 50%

（四）预后

- CLAD 是成年和小儿肺移植受者术后 1 年内最常见的死亡原因

四、镜下特征

组织学特征

- BO：小气道黏膜下不对称或环状纤维化
  - 导致管腔部分或完全阻塞
  - 可伴有气道平滑肌和弹力组织的断裂和破坏
  - 相关的梗阻性改变包括黏膜炎症和（或）末梢气道的泡沫状巨噬细胞
  - 早期病变显示黏膜下纤维化形成的息肉状突起长入管腔
  - BO 中可存在相关的气道黏膜下和细支气管周炎
  - 炎症的有无在 2007 年国际心肺移植学会分类中并未做出界定
- 慢性血管性排斥反应的特征是
  - 寡细胞透明样变性硬化导致静脉和动脉血管纤维内膜增厚，伴有或不伴有炎症
- 活检难以对慢性排斥做出诊断的原因在于病理变化的分散不均特性和缺乏足够的气道组织
  - 可见到相关的黏膜炎症和（或）泡沫状巨噬细胞，提示存在 BO
- RAS：肺实质和胸膜大面积纤维化
  - 几乎所有患者都有 BO

五、诊断清单

临床病理特征

- BO 的气道黏膜下纤维化导致管腔变窄并导致阻塞性通气障碍的体征和症状
- 肺实质纤维化通常会导致快速进展的限制性肺疾病
- CLAD 是临床诊断；通常不需要活检

（瞿丽丽 译 章明放 张卫东 校）

参考文献

[1] Ruttens D et al: An association of particulate air pollution and traffic exposure with mortality after lung transplantation in Europe. Eur Respir J. 49(1), 2017

[2] Husain AN et al: Lung transplantation: the state of the airways. Arch Pathol Lab Med. 140(3):241-4, 2016

[3] Goldfarb SB et al: The Registry of the International Society for Heart and Lung Transplantation: eighteenth official pediatric lung and heart-lung transplantation report--2015; focus theme: early graft failure. J Heart Lung Transplant. 34(10):1255-63, 2015

[4] Verleden SE et al: Linking clinical phenotypes of chronic lung allograft dysfunction to changes in lung structure. Eur Respir J. 46(5):1430-9, 2015

[5] Yusen RD et al: The Registry of the International Society for Heart and Lung Transplantation: thirty-second official adult lung and heart-lung transplantation report--2015; focus theme: early graft failure. J Heart Lung Transplant. 34(10):1264-77, 2015

[6] Verleden GM et al: A new classification system for chronic lung allograft dysfunction. J Heart Lung Transplant. 33(2):127-33, 2014

非感染性损伤
Noninfectious Lesions

◄◆·· 机化性肺炎 ··◆►

要点

一、术语
- 可逆的远端气道和肺泡内成纤维细胞和肌成纤维细胞的增生
- 伴机化性肺炎的闭塞性细支气管炎
  ○ 旧称，现不推荐使用

二、病因和发病机制
- 发病四阶段：损伤、增生、成熟、消退
- 移植中发生与感染、急性排斥和（或）药物毒性有关

三、镜下特征
- 肺泡和远端气道内结节形成，浅灰色基质中成纤维细胞和肌成纤维细胞旋涡状排列（Masson 小体）
  ○ Masson 小体内可见毛细血管、巨噬细胞和少许炎细胞

- II 型肺泡上皮增生，间质轻度慢性炎症，肺泡腔可见巨噬细胞
- 散在分布，肺泡结构仍存，无间质纤维化
- 肺结构仍存，无间质纤维化
- 如果远离机化性肺炎（OP）的区域异常，考虑与其他病变叠加或共存

四、主要鉴别诊断
- 普通型间质性肺炎
  ○ 位于气道壁内的成纤维细胞结节（间质内）
    - 可与 OP 的 Nasson 小体混淆，尤其是出现结节的上皮样分化时
- 弥漫性肺泡损伤机化
  ○ 间质机化时的成纤维细胞增生常伴肺泡 II 型上皮的增生

Masson 小体   Masson 小体

（左图）吸入性肺炎低倍镜下见肺泡内数个圆形➰或长圆形➔纤维化小体（Masson 小体），推挤相邻较为正常的肺组织。（右图）高倍镜下，Masson 小体由成纤维细胞➔和丰富的细胞间基质➔构成。注意Masson 小体内可见慢性炎细胞➔

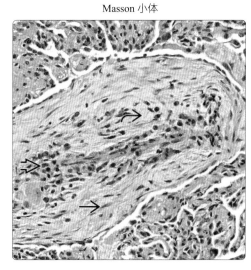

隐源性机化性肺炎   细支气管内 Masson 小体

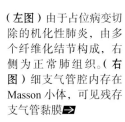

（左图）由于占位病变切除的机化性肺炎，由多个纤维化结节构成，右侧为正常肺组织。（右图）细支气管腔内存在Masson 小体，可见残存支气管黏膜➔

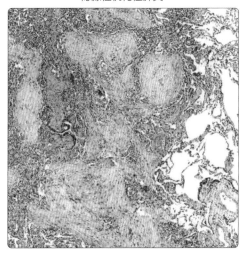
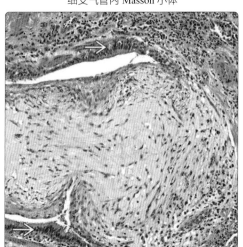

一、术语

（一）缩略语

- 机化性肺炎（organizing pneumonia，OP）

（二）同义词

- OP 模式
- 伴 OP 的闭塞性细支气管炎
  - 旧称，现不推荐使用

（三）定义

- 可逆的远端气道和肺泡内成纤维细胞和肌成纤维细胞的增生

二、病因和发病机制

（一）感染因素

- 感染性支气管肺炎消退时可通过 OP 阶段形成

（二）药物中毒

- 对肺泡上皮的直接细胞毒反应

（三）急性排斥

- 轻至重度的急性排斥（AR）或反复发作的轻微 AR 作用可致肺泡上皮损伤

（四）隐源性

- 未知原因致肺泡上皮损伤
- 肺移植中未想到
  - 通常可识别原因

（五）分期

- 损伤期
  - 肺泡上皮的损伤导致 I 型上皮的坏死和剥脱
  - 血浆蛋白进入肺泡
  - 凝血机制活化，纤维素沉积
  - 急性和慢性炎细胞向腔内迁移
- 增生期
  - 炎细胞浸润，包括吞噬纤维素碎屑的巨噬细胞
  - 活化的成纤维细胞进入肺泡腔，增生并分化为肌成纤维细胞
  - 成纤维细胞、肌成纤维细胞和富于胶原的疏松结缔组织取代纤维素和炎细胞
  - 肺泡基底膜重新上皮化
- 成熟期
  - 成纤维细胞和肌成纤维细胞及胶原基质同心圆层状排列
- 消退期
  - 肺泡内结节消退，正常细胞和组织结构恢复
  - 肺泡基底膜的保持完好是完全的消散的关键

三、临床问题

（一）临床表现

- 咳嗽，呼吸困难，流感样症状

（二）治疗

- 糖皮质激素
- 感染应用抗生素或抗病毒药物
- 如与药物毒性有关，停用或减少诱发的药物剂量

四、影像学特征

CT 表现

- 典型图像：支气管周围散在分布的融合空腔
- 弥漫病变：弥漫模糊浸润或网状结节图像

五、镜下特征

组织学特征

- 浅灰色基质中成纤维细胞和肌成纤维细胞旋涡状排列的结节（Masson 小体）
  - 位于肺泡管和肺泡内
    - 可累及远端气道（细支气管）
  - 散在和明显的细支气管中心分布
- 肺结构仍存，无间质纤维化
- 可有轻度炎细胞浸润
- 常见 II 型上皮增生
- 可见空腔内巨噬细胞增多
- 未受累肺组织正常
  - 如远离 OP 的肺组织异常，考虑与其他病变重叠或共存
- 上皮化可发生在单个结节上，识别困难

六、鉴别诊断

（一）普通型间质性肺炎

- 位于气道壁内成纤维细胞灶（间质内）
  - 可与 OP 的 Masson 小体混淆，尤其结节发生上皮化时
- 普通型间质性肺炎内可见 OP 区域

（二）弥漫性肺泡损伤的机化

- 成纤维细胞增生的间质机化常伴广泛的 II 型上皮增生
- 向机化阶段转化时，可见急性阶段的残存病变 [透明膜和（或）血管内纤维素血栓]

（三）过敏性肺炎

- OP 的病变可以是过敏性肺炎的主要组成部分
- 也可见到肉芽肿、间质纤维化和慢性炎细胞浸润

（四）嗜酸性肺炎

- OP 病变可以是嗜酸性肺炎的主要组成部分
- 也可见到嗜酸性粒细胞、吞噬嗜酸性颗粒的巨噬细胞和肺泡内纤维素

（章明放 译 张卫东 校）

参考文献

[1] Zare Mehrjardi M et al: Radio-pathological correlation of organizing pneumonia (OP): a pictorial review. Br J Radiol. 90(1071):20160723, 2017
[2] Tabaj GC et al: Histopathology of the idiopathic interstitial pneumonias (IIP): a review. Respirology. 20(6):873-83, 2015

◀▪ 微量误吸 ▪▶

要点

一、术语
- 胃内容物的微量吸入
  - 通常与胃食管反流症状相关（GERD）

二、临床问题
- GERD 常见于儿童和成人肺移植患者
- 也可无症状，或表现出以下症状
  - 反复的急性细胞性排斥（ACR）
  - GERD 症状
    - 胃灼热
    - 反流
    - 恶心
    - 呼吸困难
- 诱发 ACR
- 有报道与 BOS 相关
  - 含回顾性分析和前瞻性研究

三、镜下特征
- 外源性脂性肺炎
  - 巨噬细胞胞质内单个或多个的脂肪空泡
- 肺泡内或间质内多核巨细胞
  - ± 外来颗粒（如变性食物颗粒、片剂中的纤维素、钡晶体等）

四、主要鉴别诊断
- 排斥反应
  - ACR 或慢性气道排斥
- 人工假象
  - 组织内气泡，非细胞内圆形空泡
- 大量吸入（吸入性肺炎）
  - 异物吸入性肺炎
  - 临床是阻塞性患者

（（左图）微量吸入在组织学改变中不易觉察和易错过。如图示，肺泡腔内两个胞质内含大空泡➡的巨噬细胞。（右图）不是所有的空泡都是脂质吸入所致。图示空泡➡很可能是人工假象，位于细胞外，易被误诊为外源性脂性肺炎

微量吸入伴巨细胞

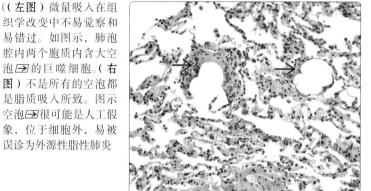

气泡伪影

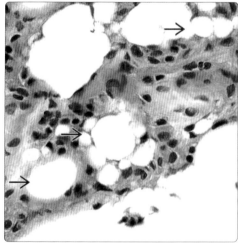

（左图）间质内小的多核巨细胞➡，纤维化和含嗜酸性粒细胞的炎性反应增多。（右图）明确的微量吸入性肺炎，可见大量中性粒细胞和口腔鳞状上皮细胞

微量吸入伴纤维化

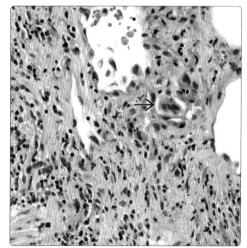

多量吸入的肺炎

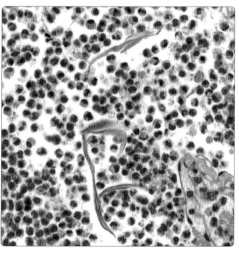

一、术语

（一）同义词

- 外源性类脂肺炎

（二）定义

- 胃内容物的微量吸入
  - 通常伴有胃食管反流病（GERD）症状

二、病因／发病机制

胃食管反流病（GERD）的多种易感基因

- 咳嗽反射减弱
  - 移植手术中支气管神经横断
- 迷走神经近端的手术创伤
- 术后胃轻瘫
- 免疫抑制剂可能导致食管下括约肌压力降低
- 结缔组织病患者的食管功能障碍
- 肥胖和阻塞性睡眠呼吸暂停

三、临床问题

（一）流行病学

- 年龄
  - GERD 常见于儿童和成人肺移植患者

（二）临床表现

- 可能无症状
- 反复发生急性细胞性排斥反应（ACR）
- 咳嗽、呼吸急促
- 胃食管反流病症状
  - 胃灼热
  - 反流
  - 恶心
  - 吞咽困难

（三）治疗

- 手术入路
  - 尼森胃底折叠术（Nissen fundoplication）
    - 肺移植后成人和儿童患者的护理操作标准
- 药物
  - GERD 质子泵抑制剂
- 临床
  - 抬起床头
  - 空腹睡觉

（四）预后

- 诱发 ACR
- 与 BOS 报告的相关性
  - 回顾性分析和若干前瞻性研究
- 总体生存率可能不会受到影响

四、影像学特征

（一）影像学表现

- 肺部磨玻璃样表现

（二）CT 表现

- 弥漫性基底小叶中央结节

- 树芽型，气道和间质增厚

五、镜下特征的

组织学特征

- 外源性类脂肺炎
  - 巨噬细胞内单个或多个大脂肪空泡，可将细胞核推向一侧
  - 巨噬细胞是肺泡内或间质的
  - 经支气管活检可见
- 肺泡或间质内的多核巨细胞 ± 异物（如变质的食物颗粒、片剂中的纤维素、钡晶体）
- 淋巴细胞和中性粒细胞的少量炎细胞浸润
- 纤维蛋白渗出物和机化性肺炎
- 可以看到 ACR 的特征
  - 气道黏膜下 ± 上皮内炎症
  - 血管周围炎细胞围绕

六、辅助检查

细胞学

- 定量评估支气管肺泡灌洗标本中油红 O 染色的肺泡巨噬细胞，以检测吸入的脂质

七、鉴别诊断

（一）急性细胞性排斥反应

- 可能合并发作

（二）感染

- 病毒或真菌
- 支气管炎

（三）慢性气道排斥反应

- 黏膜下小气道纤维化 ± 炎症

（四）大量误吸（吸入性肺炎／肺炎）

- 支气管炎伴异物吸入
- 昏迷的患者
- 不常进行活检；尸检时可见

（五）内源性类脂肺炎／阻塞后

- 小脂泡
- 无异物型多核巨细胞

（六）人工制品

- 气泡是圆形空泡，但不是细胞内的

（章明放　译　张卫东　校）

参考文献

[1] Lo WK et al: Both pre-transplant and early post-transplant antireflux surgery prevent development of early allograft injury after lung transplantation. J Gastrointest Surg. 20(1):111-8; discussion 118, 2016

[2] Patti MG et al: The intersection of GERD, aspiration, and lung transplantation. J Laparoendosc Adv Surg Tech A. 26(7):501-5, 2016

[3] Cardasis JJ et al: The spectrum of lung disease due to chronic occult aspiration. Ann Am Thorac Soc. 11(6):865-73, 2014

[4] Fisichella PM et al: Aspiration, localized pulmonary inflammation, and predictors of early-onset bronchiolitis obliterans syndrome after lung transplantation. J Am Coll Surg. 217(1):90-100; discussion 100-1, 2013

感　染
Infections

◄━ 细菌感染 ━►

一、发病机制
- 耐万古霉素肠球菌（VRE）
- 耐甲氧西林金黄色葡萄球菌（MRSA）
- 肺炎链球菌
- 流感嗜血杆菌
- 铜绿假单胞菌
- 分枝杆菌
  - 结核和非结核分枝杆菌
- 耐碳青霉烯的革兰阴性菌
- 艰难梭状芽孢杆菌

二、临床特点
- ＞50% 肺移植受者死于感染性并发症
  - 多为细菌感染
- 约 70% 感染发生在移植术后第 1 年内
  - 细菌感染最多见于肺移植术后 2 周到 1 个月内

- 在 1 ～ 6 个月内
  - 机会性感染最常见
- 6 个月之后
  - 主要是社区获得性肺炎和尿路感染

三、镜下特征
- 气道黏膜下层和气道内皮见中性粒细胞提示细菌感染
- 肺泡腔内可见纤维蛋白
- 缺乏对细菌生长的炎症反应

四、主要鉴别诊断
- 以淋巴细胞为主的气道炎症反应。

五、诊断清单
- 诊断主要取决于临床和病理的协作，并强调微生物培养。

气道感染

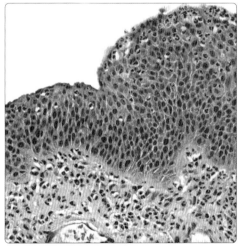
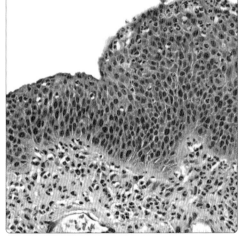

细菌性肺炎

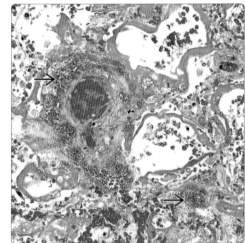

（左图）支气管活检显示上皮内和黏膜下中性粒细胞浸润，高度提示感染细菌的可能，需要结合细菌培养。（右图）肺移植受者常免疫功能抑制，细菌易于在血管周围生长 ➡，而肺组织内无任何炎症反应，如本图尸检所见

坏死性肺炎

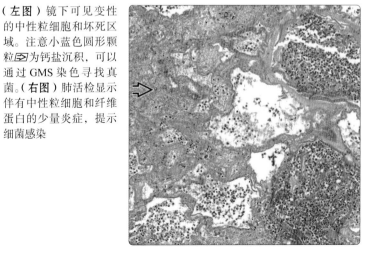

细菌性肺炎

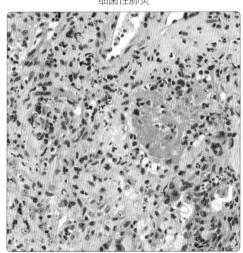

（左图）镜下可见变性的中性粒细胞和坏死区域。注意小蓝色圆形颗粒 ➡ 为钙盐沉积，可以通过 GMS 染色寻找真菌。（右图）肺活检显示伴有中性粒细胞和纤维蛋白的少量炎症，提示细菌感染

一、术语

定义

- 肺、胸膜、纵隔、血、尿路、皮肤或胃肠道的细菌感染

二、病因学／发病机制

（一）感染病原体

- 耐万古霉素肠球菌
- 耐甲氧西林金黄色葡萄球菌
- 肺炎链球菌
- 流感嗜血杆菌
- 铜绿假单胞菌
- 分枝杆菌：结核（TB）和非结核分枝杆菌（NTM）
- 耐碳青霉烯的鲍曼不动杆菌和肺炎克雷伯菌
- 艰难梭状芽孢杆菌

（二）感染途径

- 同种异体移植肺，被保留的自体肺
- 医院感染或社区感染

（三）微量误吸

- 胃食管衔接处功能损伤伴反流，伴有咳嗽反射受损
- 插管致口腔定植菌进入肺
- 口腔定植菌在一些免疫抑制患者可以成为致病菌

三、临床特点

（一）流行病学

- 约 70% 感染发生在移植术后第 1 年内
  - 细菌感染最多见于肺移植术后 2 周到 1 个月内
  - VRE 和 MRSA 是第 1 个月内最常见的
  - 机会性感染常发生在 1～6 个月
  - 社区获得性肺炎和尿路感染发生在 6 个月之后
    - 据报道，如果没有抗生素预防，肺炎链球菌感染在移植后 1.3 年间的发生率为 6.4%
- 铜绿假单胞菌定植增加移植术后 2 年内闭塞性细支气管炎综合征的发生率
- 结核的发生率在 2.5%～10%
- 非结核分枝杆菌年发病率为 1.1%，主要来自鸟分枝杆菌复合体
- 肺移植受者金黄色葡萄球菌脓毒症的发生率 10%～30%
- 尿路感染发生率 3%
- 由于抗生素暴露导致艰难梭菌感染，在肺移植受者中占 7.4%
- 葡萄球菌引起的皮肤感染约占 5.5%

（二）预后

- ＞50% 肺移植受者死于感染性并发症
- 细菌感染最多
- 感染性并发症是闭塞性细支气管炎最常见的死因
- 非结核分枝杆菌感染增加肺移植受者的死亡风险

- 供体来源的耐碳青霉烯细菌感染有致死性感染的报道

（三）预防

- 推荐移植前和移植后规律使用肺炎链球菌疫苗
- 儿童受者推荐使用流感嗜血杆菌 B 疫苗
- 推荐每年注射流感疫苗
- 在其他实体器官移植受者中，接种疫苗未显示会增加排斥反应的发生风险

四、大体特征

尸检结果

- 黄绿色渗出物和肺实变

五、镜下特征

组织学特点

- 活检见气道黏膜下层及气道上皮内中性粒细胞，提示细菌感染
- 可见纤维蛋白
- 革兰阴性菌感染可能缺乏明显的肺部炎症
- 严重的免疫抑制患者常缺乏炎症反应，特别是尸检中
- 由于免疫抑制状态，需要寻找多种来源和类型的感染

六、辅助检查

微生物培养

- 支气管活检获取组织，送细菌培养和药敏分析
- 对明确诊断是必要的

七、鉴别诊断

B 级急性细胞性排斥反应

- 以淋巴细胞为主的气道炎症
- 上皮内可存在少量中性粒细胞
  - 支气管镜检查的非特异性反应
  - 细菌或其他感染并存

八、诊断清单

病理学要点

- 组织学通常只能提示细菌感染
- 诊断取决于临床和病理的协作，强调微生物培养

（孙　燕　王静文　译　刘懿禾　章明放　校）

参考文献

[1] Troxell ML et al: Practical applications in immunohistochemistry: evaluation of rejection and infection in organ transplantation. Arch Pathol Lab Med. 140(9):910-25, 2016

[2] Martin-Gandul C et al: The impact of infection on chronic allograft dysfunction and allograft survival after solid organ transplantation. Am J Transplant. 15(12):3024-40, 2015

[3] Witt CA et al: Pulmonary infections following lung transplantation. Thorac Surg Clin. 22(3):403-12, 2012

◆┅ 病毒感染 ┅◆

要点

一、术语
- 肺移植受者病毒感染累及肺，肝脏和其他器官

二、病因学 / 发病机制
- 巨细胞病毒（CMV）
  - 血清学阳性的供者传播病毒，病毒潜伏于供器官的淋巴细胞
  - 血清学阳性受者可能由于免疫抑制剂使用而发生病毒再激活

三、临床特点
- 有症状的 CMV 肺炎较 20 世纪 80 年代明显减少，降低了 50%
- 肺移植后 EBV 相关 PTLD（不一定累及肺）的总体风险，在术后 1 年是 1%，术后 5 年是 1.5%

四、镜下特征
- 巨细胞病毒性肺炎

- 感染的细胞变大
  - 单个、有空晕的核内包涵体（鹰眼）
  - 颗粒状双嗜性胞质包涵体
- EB 病毒相关的 PTLD
  - 淋巴细胞性血管炎伴纤维坏死
  - 伴单个和局灶凝固性坏死
  - 含有免疫母细胞，大淋巴样细胞和小圆形淋巴细胞
  - 核分裂活跃
- 由于免疫抑制，同时感染多种病原体并非罕见，必须在鉴别中予以关注，因在组织学（以及放射和临床上）的特征经常重叠

五、辅助检查
- 巨细胞病毒（CMV）、单纯疱疹病毒（HSV）、腺病毒、EB 病毒（EBV）

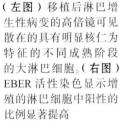

（左图）移植后淋巴增生性病变的高倍镜可见散在的具有明显核仁为特征的不同成熟阶段的大淋巴细胞。（右图）EBER 活性染色显示增殖的淋巴细胞中阳性的比例显著提高

肺移植后淋巴增生性疾病

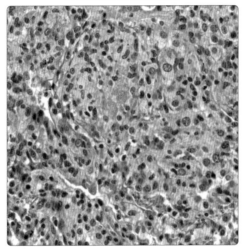

移植后淋巴增殖性疾病（EBER）

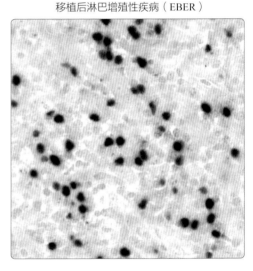

（左图）死于快速进展肺炎的患者，在肺坏死灶内，发现多个毛玻璃样核内包涵体➡，符合单纯疱疹病毒（HSV）。（右图）对 HSV1 和 HSV2 免疫组化染色证实了 HE 染色切片发现的病毒

单纯疱疹病毒（HSV）性肺炎

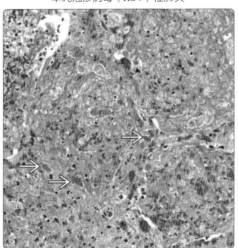

单纯疱疹病毒 HSV1 和 HSV2（IHC，红色着色）

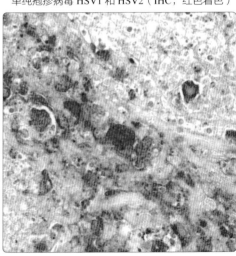

一、术语

定义

● 肺移植受者的病毒感染累及肺，肝脏和其他器官

二、病因学／发病机制

感染病原体

● 巨细胞病毒（CMV）
  ○ 血清学阳性的供者传播病毒，病毒潜伏于供器官的淋巴细胞
  ○ 血清学阳性的受者发生 CMV 感染的途径可能有
    － 新生感染
    － 由于免疫抑制剂使用而发生病毒再激活
● 单纯疱疹病毒（HSV）和水痘带状疱疹病毒（VZV）
  ○ 最主要的发病机制是病毒再激活
● 人类疱疹病毒 6 和 7（HHV-6 和 HHV-7）
  ○ 经常会因为再激活而被检测到
● EBV 感染导致 PTLD
  ○ 血清学阳性供者将潜伏的病毒传播给受者，或受者体内潜伏的病毒再激活
    － 伴随免疫抑制剂使用，B 淋巴细胞脱离调节性 T 细胞控制，发生单克隆增殖
● 呼吸道合胞病毒（RSV）
  ○ 是儿童社区获得性感染的病因
● 腺病毒
  ○ 腺病毒感染如果在移植术后早期就迅速出现，并且很严重，一般可能是由受者上呼吸道获得的，或者是供肺内的病毒再激活
● 其他社区获得性呼吸道病毒
  ○ 流感、副流感、鼻病毒、冠状病毒、偏肺病毒
● 细小病毒 19
  ○ 儿童期获得
● 乙型肝炎病毒
  ○ 受者乙肝病毒表面抗原阳性
  ○ 接受了乙肝表面抗原阴性，但核心抗体阳性的供体
● 丙型肝炎病毒
  ○ 受者有潜在丙肝感染

三、临床特点

（一）流行病学

● 发病率
  ○ 有症状的 CMV 肺炎较 20 世纪 80 年代明显减少，几乎减少了 50%。得益于
    － 供受者 CMV 血清学匹配
    － 适度的预防和病毒负载监测
  ○ HSV 感染在不采取预防措施的年代，伴有明显的发病率和病死率，现在的移植受者中已经罕见
  ○ VZV 再激活，在肺移植受者占 12%～15%
  ○ HCV 血清学阳性者在肺移植受者中约 2%
  ○ 肺移植后 EBV 相关 PTLD（不一定要累及肺）的总体风险，在术后 1 年是 1%，术后 5 年是 1.5%

● 肺移植患者的易感因素
  ○ 免疫抑制状态
  ○ 吞噬功能降低
  ○ 移植物去神经导致咳嗽反射和黏膜纤毛运动功能受损
  ○ 淋巴液减少

（二）临床表现

● CMV 和 HSV：发热、咳嗽、呼吸困难
● RSV：上呼吸道感染（咳嗽、咽炎），或下呼吸道感染（呼吸急促、喘息）
● 细小病毒 19：隐匿性顽固性贫血、单纯红细胞缺乏、网织红细胞计数低
● HBV 和 HCV：肝炎和肝硬化
● 腺病毒：急性呼吸衰竭伴上呼吸道症状（扁桃体炎／咽喉红肿）

（三）治疗

● 药物
  ○ CMV 和 HSV：更昔洛韦或缬更昔洛韦。CMV 可能存在耐药
  ○ HBV：拉米夫定、恩替卡韦、阿德福韦
  ○ HCV：利巴韦林和 α 长效干扰素（派罗欣）
  ○ RSV：利巴韦林雾化
  ○ 腺病毒：支持治疗同时使用西多福韦可以改善儿童移植受者的生存率
  ○ EBV 相关的 PTLD：对降低免疫抑制剂反应良好
● 支持治疗：流感、副流感、鼻病毒、冠状病毒、偏肺病毒
● 监测
  ○ 在治疗中监测 CMV 病毒负载很重要，可以预测早期复发

（四）预后

● 尚不清楚 CMV 或 RSV 感染是否增加闭塞性细支气管炎综合征的发生风险

（五）移植术后早期发生感染的危险因素

● 供器官条件不佳（缺血时间长，动脉氧分压 < 350mmHg）
● 受者年龄 > 40 岁
● 长时间机械通气
● 气道分泌物过多

四、大体特征

一般特征

● 巨细胞病毒性肺炎
  ○ 伴结节性坏死灶和伴有出血的严重肺实变
● 单纯疱疹病毒性肺炎
  ○ 气道为中心的坏死，伴有渗出和假膜的气道溃疡
● 腺病毒性肺炎
  ○ 双侧支气管为中心的坏死性肺炎有或无急性出血

- EB 病毒相关的 PTLD
  - 双侧肺实质内见灰褐色至黄色边界清楚、质韧的坏死结节
  - 网状内皮系统弥漫性受累，伴有或无肝脏、胃肠道、肾脏、中枢神经系统的受累

五、镜下特征

组织学特征

- 肺移植患者肺部感染的特征如下
- 巨细胞病毒性肺炎
  - 粟粒性炎性坏死病变
    - 肺泡壁炎性坏死，伴有中央出血和纤维蛋白沉积的小结节
    - 区域性坏死
  - 弥漫性肺泡损伤
  - 微小非特异性炎症
  - 弥漫性间质性肺炎伴肺泡壁炎性浸润
  - 特征性细胞病变
    - 增大的感染细胞：上皮细胞、内皮细胞、成纤维细胞和巨噬细胞
    - 伴有核周空晕的单个核内包涵体（"鹰眼"）
    - 小颗粒状双嗜色性胞质内包涵体
- 单纯疱疹病毒性（HSV）肺炎
  - 粟粒状炎症伴坏死
  - 弥漫性肺泡损伤
  - 气道溃疡
  - 特征性细胞病变
    - 含有染色质边集的核内不规则包涵体
    - 伴多核细胞
- 呼吸道合胞病毒性肺炎
  - 细支气管炎：气道扩张伴黏液、炎细胞和坏死上皮碎屑
    - 细支气管周围慢性炎症
    - 细支气管上皮溃疡和坏死
    - 特征性细胞病变难以察觉（多核、胞质内包涵体）
- 腺病毒性肺炎
  - 弥漫性肺泡损伤
  - 支气管中心性坏死伴出血和中性粒细胞 / 核碎片
  - 特征性细胞病变
    - 累及肺泡细胞、支气管上皮细胞和组织细胞
    - 毛玻璃样嗜碱性核内包涵体
- 肺 EB 病毒相关的 PTLD
  - 软骨性支气管糜烂 / 溃疡
  - 淋巴细胞性血管炎伴纤维素样坏死
  - 伴单个和局灶性凝固性坏死的细胞巢
  - 含有免疫母细胞、大淋巴细胞到小圆形淋巴细胞
  - 核分裂活跃
- 由于免疫抑制，同时感染多种病原体并非罕见，必须在鉴别诊断中予以关注，因为组织学（包括影像学和临床表现）特征经常重叠

六、辅助检查

（一）免疫组织化学

- CMV、HSV、腺病毒、EBV

（二）PCR

- 血液中病毒 DNA 的定量检测
- 使用咽拭子或抽吸液进行社区获得性病毒核酸扩增测试（NAAT）

（三）基因检测

- 杂交捕获 CMV DNA 检测：定量
- 基于核酸序列的 CMV RNA 扩增：定量
- pp65 的巨细胞病毒抗原血清学检测：半定量

（四）培养

- 常规或快速培养低敏感性和密集检测

（五）血清学

- 用于乙肝病毒和丙肝病毒的检测和监测

七、诊断清单

病理学要点

- 与临床协作是必要的，因个体肺部病毒感染的许多组织学特征是重叠的

（孙　燕　王静文　译　刘懿禾　章明放　校）

参考文献

[1] Almaghrabi RS et al: Cytomegalovirus infection in lung transplant recipients. Expert Rev Respir Med. 11(5):377-383, 2017

[2] Green M et al: Epstein-Barr virus infection and posttransplant lymphoproliferative disorder. Am J Transplant. 13 Suppl 3:41-54; quiz 54, 2013

[3] Sayah DM et al: Rhinovirus and other respiratory viruses exert different effects on lung allograft function that are not mediated through acute rejection. Clin Transplant. 27(1):E64-71, 2013

[4] Uhlin M et al: Update on viral infections in lung transplantation. Curr Opin Pulm Med. 18(3):264-70, 2012

[5] Weigt SS et al: CXCR3 chemokine ligands during respiratory viral infections predict lung allograft dysfunction. Am J Transplant. 12(2):477-84, 2012

[6] Kwakkel-van Erp JM et al: Mannose-binding lectin deficiency linked to cytomegalovirus (CMV) reactivation and survival in lung transplantation. Clin Exp Immunol. 165(3):410-6, 2011

[7] Paraskeva M et al: Cytomegalovirus replication within the lung allograft is associated with bronchiolitis obliterans syndrome. Am J Transplant. 11(10):2190-6, 2011

[8] Vu DL et al: Respiratory viruses in lung transplant recipients: a critical review and pooled analysis of clinical studies. Am J Transplant. 11(5):1071-8, 2011

[9] Kumar D et al: A prospective molecular surveillance study evaluating the clinical impact of community-acquired respiratory viruses in lung transplant recipients. Transplantation. 89(8):1028-33, 2010

[10] Gottlieb J et al: Community-acquired respiratory viral infections in lung transplant recipients: a single season cohort study. Transplantation. 87(10):1530-7, 2009

[11] Hakim FA et al: Severe adenovirus pneumonia in immunocompetent adults: a case report and review of the literature. Eur J Clin Microbiol Infect Dis. 27(2):153-8, 2008

巨细胞病毒包涵体

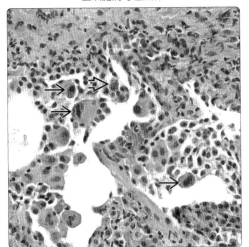

巨细胞病毒性肺炎

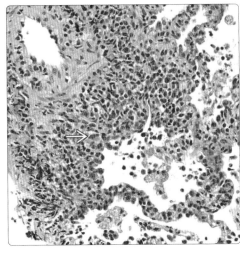

（左图）移植受者的肺活检中存在诊断为巨细胞病毒（CMV）的多个包涵体。感染的细胞核增大➡。注意多个颗粒状细胞质内含物➡。（右图）肺移植受者的经支气管活检显示血管周围炎症延伸至肺泡隔，如果不是CMV包涵体➡，则为中度急性排斥反应

巨细胞病毒（IHC）

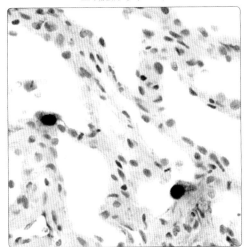

腺病毒细胞病变效应

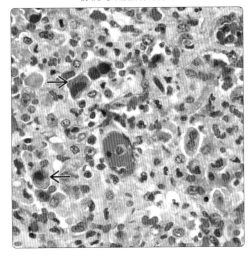

（左图）肺活检中CMV的IHC染色在2个细胞核中呈阳性，只有轻微增大的细胞，相应的HE上没有明显的包涵体。IHC染色在这种情况下非常有用。（右图）在炎性纤维蛋白和出血性渗出物中是腺病毒特有的"毛玻璃样"嗜碱性核内包涵体➡

冰冻切片腺病毒

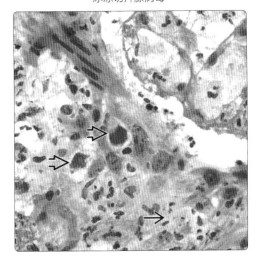

腺病毒（IHC）

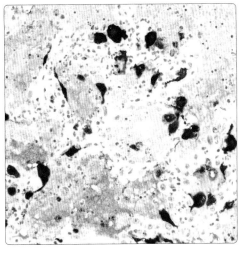

（左图）此幅高倍图像来自术中会诊，显示细胞核增大的细胞和轮廓不清的"毛玻璃样"核内含物➡，应引起对腺病毒感染的关注（冰冻报告为腺病毒感染）。注意周围的炎症渗出物和核碎片➡。（右图）腺病毒的免疫组化染色凸显了脱落的上皮细胞和巨噬细胞中不规则的核包涵体

◀▶ 真菌感染 ◀▶

要点

一、临床特点
- 曲霉菌感染临床表现可以为定植或感染
- 总病死率高达 40% ～ 80%

二、影像学特征
- 团块影和（或）肺部小结节

三、镜下特征
- 曲霉菌
  - 有隔菌丝，具有增厚平行的胞壁和锐角分支
- 肉芽肿、坏死性肺炎和血管侵犯可见于肺曲霉病
  - 严重感染时可无组织反应
- 念珠菌
  - 含假菌丝的出芽酵母
  - 含多核巨细胞的肉芽肿和急性支气管肺炎
- 组织学特征可提示 NAMF

    - 难与曲霉菌明确区分
- 隐球菌
  - 大小不一酵母菌，2 ～ 10μm，厚胞壁

四、辅助检查
- 微生物培养并不能完全证实感染，因为可定植产生假阳性结果
- 如组织学证实的情况下，需进行种属培养
- 六铵银染色（GMS）：最敏感
- 高碘酸 – 希夫染色（PAS）：肺孢子虫不着色

五、主要鉴别诊断
- 外源性类脂性肺炎
- 肺孢子菌性肺炎
- 细菌性或其他非真菌性肺炎

真菌性肺炎

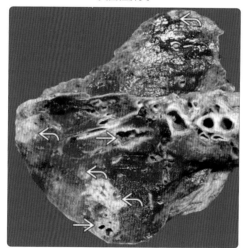

（左图）死于真菌性肺炎的移植患者尸检时肺切面显示多处实变➔，可见空洞➔，脓肿形成。（右图）肺移植患者发生吻合口感染并行支气管内清创术。软骨➡和软组织➡坏死，应做 GMS 或 PAS 染色

吻合口曲霉菌感染

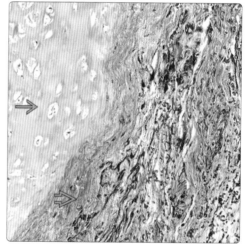

吻合口曲霉菌感染

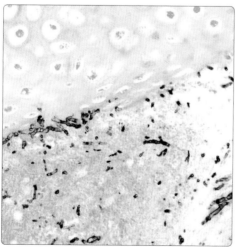

（左图）如图所示，GMS 染色明确显示了前图中吻合口坏死软骨和软组织中的真菌菌丝。（右图）肺内出现肿块的移植患者显示伴色素沉着的具有分生孢子的黑曲霉菌菌团。注意此病变罕见

黑曲霉菌

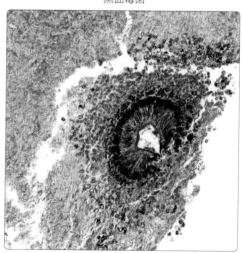

一、病因／发病机制

（一）传染源

- 曲霉菌：最常见烟曲霉
- 念珠菌：最常见白色念珠菌
- 非曲霉菌丝真菌（NAMF）
  - 接合菌：根霉、毛霉、根毛霉、犁头霉
  - 镰刀菌属，尤其是茄镰刀菌
  - 尖端赛孢（Scedosporium apiospermum）或多育赛多孢（Scedosporium prolificans）
- 隐球菌：主要是新型隐球菌（A 血清型）或新生隐球菌变种
- 组织胞浆菌病：荚膜组织胞浆菌（Histoplasma capsulatum）

（二）免疫抑制

- 预防排斥反应的必要条件
  - 允许机会性和低毒力生物的生长

（三）感染途径

- 既往进行的移植
- 外科手术后感染
- 社区获得

二、临床问题

（一）流行病学

- 发病率
  - 真菌感染发生在 15%～35% 的肺移植受者
    - 移植后 1 年内为 2.4%
    - 大多数发生在移植后第 1 年
  - 80% 为曲霉属和念珠菌属
    - 侵袭性念珠菌病发病率近期有所下降
- 感染曲霉菌的危险因素
  - 巨细胞病毒感染
  - 慢性排斥反应
  - 囊性纤维化
  - 儿童患者的其他危险因素包括
    - A2 级排斥反应
    - 多次急性排斥反应
    - CMV 阳性供体
    - 应用他克莫司
- 念珠菌感染的危险因素
  - 长期糖皮质激素、广谱抗生素的使用，营养不良
- 感染 NAMF 的危险因素
  - 丝孢菌属：单肺移植和囊性纤维化
  - 接合菌：广谱抗生素的使用，糖尿病，酮症酸中毒，中性粒细胞减少

（二）临床表现

- 曲霉病可能以几种不同的方式表现出来
  - 定植：进展至侵袭性感染＜ 20%
  - 吻合口感染
    - 咳嗽、呼吸困难、咯血
    - 可能发生吻合口坏死和裂开
    - 过多的肉芽组织会造成阻塞

  - 侵袭性肺部感染
  - 播散性感染，罕见
- 念珠菌感染可表现为定植、黏膜性皮肤病或播散性疾病
- NAMF 可表现为局部传播或播散性传播
- 隐球菌感染可表现为定植，肺炎，脑膜炎或播散性疾病

（三）预后

- 总体死亡率较高，为 40%～80%
- 支气管吻合感染死亡率为 23%
- 播散性感染的死亡率为 90%～100%
- NAMF 更容易传播，死亡率高

三、镜下特征

组织学特征

- 曲霉菌丝中有隔膜，有较厚且平行的菌丝壁和锐角分支
  - 可能存在双折射草酸盐晶体
  - 分生孢子在微生物暴露于空气的空洞病变内，较为罕见
  - 肺内可见肉芽肿、坏死性肺炎、血管侵袭
- 念珠菌属是带有假菌丝的出芽酵母菌
  - 肉芽肿伴多核巨细胞和急性支气管肺炎
- 组织学特征可以提示 NAMF，但不能可靠与曲霉菌区别
  - 菌丝壁不平行，带状菌丝
- 隐球菌，大小可变的酵母，2～10μm，厚荚膜
  - 组织细胞性肺炎伴大量巨噬细胞和酵母菌
  - 黏液性肺炎伴肺泡酵母菌和少量炎症反应
- 播散性组织胞浆菌病的巨噬细胞中充满小的、椭圆形荚膜组织胞浆菌

四、辅助检查

（一）微生物培养

- 菌属形成的必要条件
- 不能确定是否感染，因为定植可以产生阳性培养结果

（二）真菌组织染色

- 哥氏亚甲胺银染色（GMS）：最敏感
- 高碘酸 – 希夫染色（PAS）：肺孢子虫不着色

五、鉴别诊断

（一）外源性类脂肺炎

- 类似隐球菌肺炎或播散性组织胞浆菌病

（二）肺孢子虫肺炎

- 绒毛状粉红色肺泡渗出物伴稀疏炎症

（三）细菌性或其他非真菌性肺炎

- 真菌成分未鉴定

（孙　燕　王静文　译　刘懿禾　章明放　校）

参考文献

[1] Pasupneti S et al: Aspergillus-related pulmonary diseases in lung transplantation. Med Mycol. 55(1):96-102, 2017
[2] Danion F et al: Mucormycosis: New developments into a persistently devastating infection. Semin Respir Crit Care Med. 36(5):692-705, 2015

真菌性肺炎

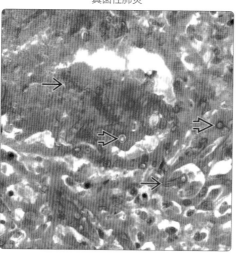

曲霉菌属感染

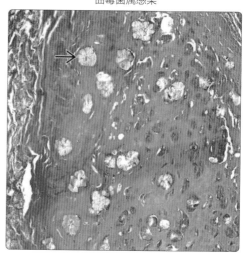

（左图）术中评估（冰冻切片）对鉴定真菌菌丝非常有帮助，真菌菌丝可以纵向切割➡️，也可以在横切面上看到圆形结构➡️。切片取 6μm，用苏木精复染使真菌更容易被看到。Giemsa 染色也能突出菌丝。（右图）坏死软骨内可见淡黄色草酸晶体➡️，对曲霉感染的诊断很有帮助

曲霉病的草酸晶体

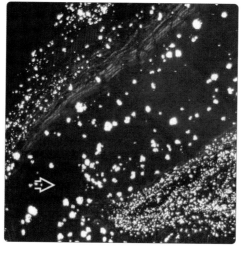

曲霉病的草酸晶体

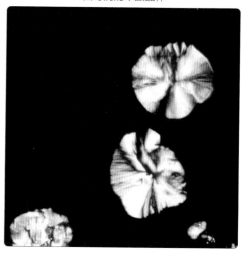

（左图）偏振光显微镜显示，侵袭性曲霉菌病的移植后患者出现强烈双折射草酸晶体图像，累及支气管软骨➡️和邻近气道软组织。晶体大小可变。（右图）高倍镜显示了偏振光下的草酸盐晶体。注意其特征是明亮的外观，圆润的风车状，颜色以黄色为主（但有少许其他颜色）

曲霉菌肺炎

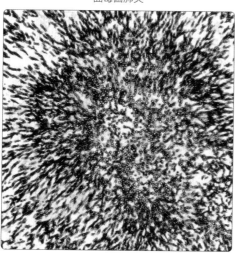

曲霉菌肺炎

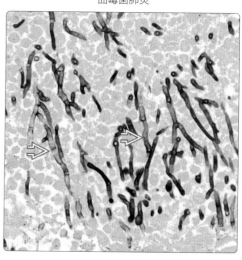

（左图）GMS 染色显示侵袭性曲霉菌的特征性放射生长模式。以肺动脉分支为中心，并延伸到邻近的肺实质。注意两支分叉，使其呈现放射状外观。（右图）GMS 染色高倍镜下可见锐角分支，分隔菌丝壁平行➡️，呈直线状。上述表现具有提示性，但不能诊断曲霉菌病

毛霉菌病

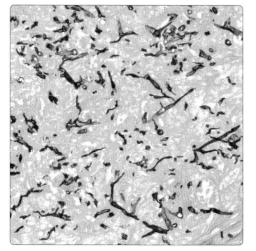

念珠菌病

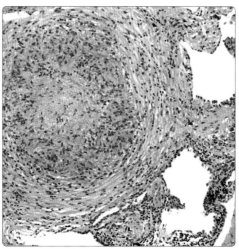

（左图）GMS 染色显示根霉菌菌丝宽而不规则。与曲霉菌相比，菌丝壁不平行，呈扭曲带状。（右图）偶尔可以看到肉芽肿反应（伴或不伴坏死），如侵袭性念珠菌病患者。高度免疫抑制的患者不会形成肉芽肿。在这种情况下，特殊染色应使用 GMS 和抗酸性染色

念珠菌病

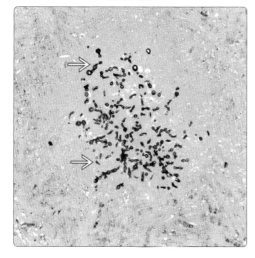

播散性组织胞浆菌病

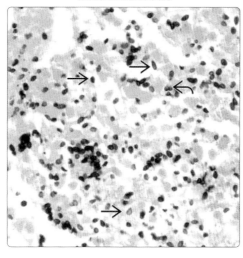

（左图）GMS 染色凸显了假丝酵母菌的假菌丝。注意连续出芽形成的真菌壁⊅挤压。（右图）此例患有播散性疾病的移植患者可见大量组织胞浆菌的卵圆形小酵母菌（细胞内）。酵母的大小有些不同，一端呈尖形，另一端呈圆形（梨形）⊅，偶尔出现芽殖⊅

隐球菌肺炎

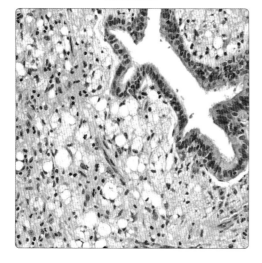

隐球菌肺炎

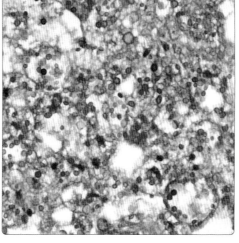

（左图）播散性隐球菌病表现为空泡状组织细胞，易被误诊为类脂性肺炎。每个巨噬细胞都充满了酵母菌，将细胞核推到一边（印戒外观）。注意常不伴有中性粒细胞炎性浸润。（右图）PAS 染色凸显酵母壁，但不染色黏液囊。酵母菌比组织胞浆菌稍大一些，但仅凭形态学很难区分。黏蛋白染色并不总表现为阳性结果

第八篇
肠 移 植
Intestinal Transplantation

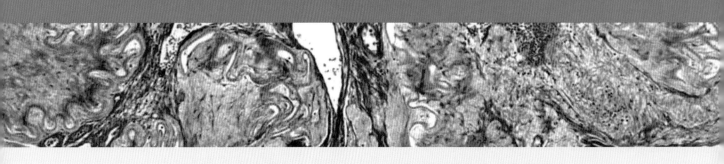

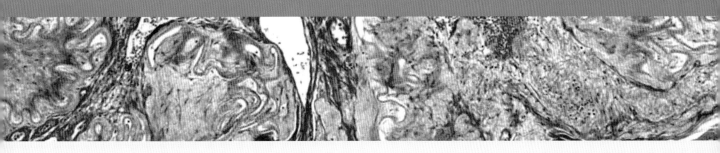

移植肠疾病的病理学分类

一、术语

缩略语

- 急性细胞性排斥反应（acute cellular rejection，ACR）
- 急性抗体介导的排斥反应（acute antibody-mediated rejection，AMR）
- 巨细胞病毒（cytomegalovirus，CMV）
- EB 病毒（epstein-Barr virus，EBV）
- 移植后淋巴组织增殖性疾病（posttransplant lymphoproliferative disorder，PTLD）

二、定义

（一）再灌注损伤

- 移植肠的缺血性损伤
  - 源于器官移植后的再灌注损伤
- 供者因素引起的再灌注损伤
- 增加后续排斥反应的风险

（二）急性细胞性排斥反应

- T 细胞介导的肠黏膜损伤
  - 由于移植肠抗原负荷大而发生
- T 细胞对供者抗原的同种免疫反应
  - 主要为主要组织相容性复合物（HLA）
- 其他细胞也可能发挥作用，例如
  - 巨噬细胞
  - 浆细胞

（三）急性抗体介导的排斥反应

- 表达供体抗原细胞受到同种抗体介导所致的损伤
  - 主要是 HLA Ⅰ 和 Ⅱ 类抗原
  - 常见的 IgG 淋巴细胞毒性抗体
  - 预先形成的供体特异性抗体易引发 AMR

（四）肠炎

- 由于感染引起的任何涉及移植肠或受者自身肠道的炎症过程
- 通常诱导炎细胞浸润
  - 主要是中性粒细胞和淋巴细胞
  - 活检中可能看不到病原体

（五）慢性排斥反应

- 长时间排斥反应的最终结果
  - 细胞介导或抗体介导的损伤
- 通常血管损伤的最终结果导致移植物血管功能不全

（六）肠移植的类型

- 单独小肠移植
  - 移植肠分别与自体空肠、结肠吻合
- 小肠和结肠联合移植，包含或不包含肝脏移植
  - 空肠和直肠 / 乙状结肠吻合

- 器官簇移植
  - 小肠，结肠，胃，十二指肠，胰腺和肝脏的器官簇
  - 改良器官簇移植，不包括肝脏
  - 肝肠联合胰腺移植

三、免疫反应

细胞介导的排斥反应

- ACR
  - 通常固有层细胞成分增多，包括淋巴细胞和浆细胞
  - 隐窝损伤表现为隐窝上皮细胞凋亡
  - 严重损伤常发生溃疡
  - 分为以下等级
    - 不确定
    - 轻度
    - 中度
    - 重度
  - 如果排斥反应持续，会导致剥脱性排斥反应
  - 活检组织内部或不同活检部位间，排斥反应可呈不均匀分布
- 慢性排斥反应
  - 表现为慢性不愈合的黏膜溃疡
  - 黏膜活检难以诊断
    - 可能需要连续活检
  - 线索包括持续的结构破坏和固有层纤维化
  - 可能会出现纤维化性腹膜炎（仅在切除的移植物中）
  - 特征性肠系膜和穿透性血管内膜损伤有炎症或血管腔明显变窄
  - 仅在切除标本上可见血管变化
    - 需要仔细检查每一节段切除标本中的血管变化
- 抗体介导的排斥反应
  - 急性损伤
    - 在数天到数周内
  - 毛细血管扩张，内皮细胞活化和血管内出现中性粒细胞
  - 严重情况下会有黏膜溃疡形成
  - C4d 显示固有层毛细血管弥漫性沉积
  - C4d 和 AMR 之间没有一致的相关性
  - 存在循环供体特异性抗体
- 移植物抗宿主病
  - 大量供体淋巴组织存在导致移植物抗宿主病
  - 累及多器官的多种病理表现；致命
  - 受者器官受累
  - 移植物不受累

四、非免疫因素的疾病

（一）再灌注损伤

- 移植的最初几小时内即刻发生的损伤
- 特点

- ○ 黏膜出血
- ○ 隐窝损伤
- ○ 缺血性坏死伴中性粒细胞浸润

（二）细菌感染
- 肠道细菌最常见
- 儿童会有艰难梭菌感染
- 中性粒细胞浸润

（三）真菌感染
- 通常是免疫抑制过度所致
- 早期念珠菌感染可引起术后伤口感染

（四）病毒感染
- 腺病毒
  - ○ 术后早期发生
  - ○ 更常见于儿童
- 巨细胞病毒（CMV）
- 疱疹病毒
- 轮状病毒
- 杯状病毒
- 移植物活检中可见腺病毒和CMV的包涵体
  - ○ 很少有疱疹
- EB病毒（EBV）
  - ○ 小儿患者的术后早期感染
  - ○ 病毒再激活见于成年人
  - ○ EBER染色有助于评估病毒定植程度

（五）移植后肿瘤
- 典型的淋巴组织增生性疾病
- 更常发生于移植肠
- 多形性或单形性
- 多与EBV相关
  - ○ 一些与EBV不相关
  - ○ 一些为T细胞性PTLD
- 可在移植物手术切除标本中偶然发现

五、多器官移植问题
胃和结肠排斥反应
- 与小肠排斥反应并不一定同时发生
- 腺体或隐窝细胞凋亡
- 凋亡程度低于小肠移植
- 肝/小肠联合移植预后优于单独小肠移植

六、原发肠道疾病的复发
病因
- 克罗恩病
- 罕见的腹部肿瘤（如硬纤维瘤）

七、再次移植
移植物失功的原因
- 严重的ACR，包括剥脱性排斥反应
- 慢性排斥反应或硬化性肠系膜炎
- PTLD
- 腹腔粘连和移植物运动功能障碍

（翟丽丽 译 闫 骏 校）

参考文献

[1] Bharadwaj S et al: Current status of intestinal and multivisceral transplantation. Gastroenterol Rep (Oxf). 5(1):20-28, 2017
[2] Liu L et al: Sequential histologic changes in the healing process in small bowel allografts treated for acute cellular rejection. Transplant Proc. 45(2):643-8, 2013
[3] Swanson BJ et al: Histologic analysis of chronic rejection in small bowel transplantation: mucosal and vascular alterations. Transplantation. 95(2):378-82, 2013
[4] Tsuruyama T et al: Histology of intestinal allografts: lymphocyte apoptosis and phagocytosis of lymphocytic apoptotic bodies are diagnostic findings of acute rejection in addition to crypt apoptosis. Am J Surg Pathol. 37(2):178-84, 2013
[5] Mangus RS et al: Multivisceral Transplantation: expanding Indications and improving outcomes. J Gastrointest Surg. 17(1):179-86, 2012
[6] Remotti H et al: Small-bowel allograft biopsies in the management of smallintestinal and multivisceral transplant recipients: histopathologic review and clinical correlations. Arch Pathol Lab Med. 136(7):761-71, 2012
[7] Tsai HL et al: Association between donor-specific antibodies and acute rejection and resolution in small bowel and multivisceral transplantation. Transplantation. 92(6):709-15, 2011
[8] Gupta A et al: Elevated myeloid: plasmacytoid dendritic cell ratio associates with early acute cellular rejection in pediatric small bowel transplantation. Transplantation. 89(1):55-60, 2010
[9] Vianna RM et al: Current status of small bowel and multivisceral transplantation. Adv Surg. 42:129-50, 2008
[10] Ruiz P et al: Histological criteria for the identification of acute cellular rejection in human small bowel allografts: results of the pathology workshop at the VIII International Small Bowel Transplant Symposium. Transplant Proc. 36(2):335-7, 2004
[11] Klaus A et al: Diffuse mesenteric sclerosis: a characteristic feature of chronic small-bowel allograft rejection. Virchows Arch. 442(1):48-55, 2003
[12] Parizhskaya M et al: Chronic rejection of small bowel grafts: pediatric and adult study of risk factors and morphologic progression. Pediatr Dev Pathol. 6(3):240-50, 2003
[13] Adams DH: Immunologic aspects of small bowel transplantation. Transplant Proc. 30(6):2557-9, 1998
[14] Mueller AR et al: Differentiation between preservation reperfusion injury and acute rejection after small bowel transplantation. Transplant Proc. 30(6):2657-9, 1998
[15] Banner B et al: Transplantation of the small intestine: the pathologist's perspective. Am J Surg Pathol. 14 Suppl 1:109-16, 1990

◀▪ 适应证和评估 ▪▶

一、术语

定义

- 小肠移植（ITx）
  - 包括单独小肠移植及小肠大肠联合移植
- 肝 – 小肠联合移植（L–ITx）
- 器官簇移植（MVT）
  - 肝 – 小肠联合移植及胃移植
  - 十二指肠移植
  - 胰腺移植
  - 脾脏移植
- 改良器官簇移植（MMVT）
  - MVT 的一些特例

二、流行病学

（一）年龄范围

- ＜1 岁至＞65 岁

（二）发病率

- 器官获取和移植网（OPTN）数据
- 来源
  - 1990—2012 年
    - 所有小肠移植病例数：2232 例
  - 发病高峰在 1—5 岁年龄组
    - 60% 的移植术发生在小儿组
    - 40% 发生在成年人组
  - 在过去 3 年内，各年龄组的小肠移植数量均略有降低

三、病因 / 发病机制

（一）适应证

- 小儿：单独小肠移植或肝 – 小肠联合移植
  - 腹裂畸形

- 先天性腹壁缺损
  - 导致腹腔内小肠等脏器持续存在于大型腹腔外囊状结构中
- 可能包括
  - 肝脏
  - 胃
  - 小肠
  - 胰腺
  - 脾脏
- 腹壁缺损处的狭窄可导致
  - 肠管频繁扭转
  - 缺血性肠损伤
  - 需手术切除小肠
- 进行小肠移植时通常尚能切除的残余小肠极少
  - 可表现为浆膜面粘连
  - 也可正常
- 肠旋转不良
- 坏死性小肠结肠炎
  - 短肠综合征（SGS）的常见病因
    - 度过急性期而存活下来的儿童
  - 常见于早产儿
    - 尤其是出生后前几周内的严重早产儿
  - 在足月儿中较为少见
  - 可能与炎性介质有关
    - 继发于肠缺血部位的细菌增殖
  - 新生儿经常需多次手术，切除肠管，从而导致短肠综合征
  - 植入体可见浆膜面粘连和部分肠壁纤维化
  - 该疾病活动期内不可行移植术
- 肠闭锁
  - 通常多发小肠闭锁需多次手术切除肠管，导致短肠综合征
  - 潜在原因可能是囊性纤维化

微绒毛肠病

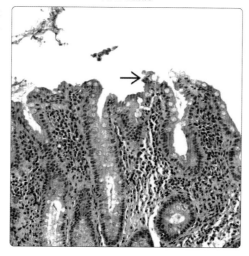

微绒毛肠病：MOC31 免疫组化染色

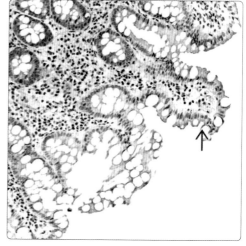

（左图）小肠活检显示表面上皮有细微变化，偶尔出现上皮细胞"堆积"（微绒毛肠病）➡。（右图）MOC31 免疫组化染色的微绒毛肠病，由于涉及 EPCAM 的基因缺陷➡，表面上皮细胞膜染色完全丧失

▫ 建议进行囊性纤维化相关检查
- 该疾病可单独累及小肠，也可同时累及小肠和大肠

○ 先天性巨结肠（HSCR）
- 仅较长肠段受累才会导致短肠综合征
- 无神经节细胞症可不同程度地从直肠延伸到小肠
  ▫ 可累及空肠
- 无神经节细胞症者大多需行造口术
- 在实施小肠移植时，部分无神经节细胞的肠管可能仍然与移植肠并存
  ▫ 见于该部分肠管未早期切除
  ▫ 但很少通过术中冰冻病理检查来决定究竟采取直接吻合或是造口术

○ 假性肠梗阻
- 包括多种病变，例如
  ▫ 线粒体疾病
  ▫ 神经肌肉疾病
  ▫ 部分空腔脏器平滑肌病
- 可在婴儿期早期出现，且与先天性巨结肠相类似
  ▫ 需通过经直肠活检术，与先天性巨结肠相鉴别
- 该疾病经常导致短肠综合征，需依赖全肠外营养（TPN）

○ 微绒毛包涵体病
- 可导致婴儿顽固性腹泻
- 通常在婴儿期早期出现发育不良和分泌性腹泻
- 诊断该疾病的组织学金标准是小肠无刷状缘
  ▫ 可通过 PAS、CD10、碱性磷酸酶染色证实
- 近期发现 *MYO5B* 基因突变与之相关
- 部分儿童因小肠刷状缘缺失而出现肝功能不全
- 小肠或器官簇移植是目前唯一的治疗方式

○ 微绒毛肠病
- 表现为婴儿顽固性腹泻
  ▫ 为分泌性腹泻
  ▫ 导致发育不良
- 组织学诊断标准为小肠及大肠黏膜表面的簇状物
- *EPCAM* 基因突变
  ▫ 已确定为该病病因
- 需行包含部分结肠的小肠移植术
  ▫ 常需器官簇移植

○ 家族性腺瘤性息肉病
- 较少导致需小肠移植或器官簇移植的情况
- 通常在预防性或治疗性回结肠切除术后，需行小肠或器官簇移植

○ 肿瘤：合并肠粘连的纤维瘤病
- 较少导致需小肠移植的情况
- 通常在腹腔内肿瘤累及肠系膜时，需行小肠移植
  ▫ 可引起明显的肠粘连和肠梗阻
- 通常为家族性腺瘤性息肉病 ± 肠息肉

○ 导致再次移植的原因包括
- 超急性或严重抗体介导的排斥反应

- 表皮剥脱性排斥反应
- 移植物缺血或血管内血栓形成
- 移植后淋巴增生性肿瘤
  ▫ 累及移植物和肠系膜
- 慢性排斥反应

● 儿童：器官簇移植或改良器官簇移植
○ 先天性巨结肠病累及胃
○ 假性肠梗阻累及胃
○ 家族性腺瘤性息肉病
○ 克罗恩病
- 少见于儿童
- 常见于成年人

● 成年人：单纯小肠移植或肝-小肠联合移植
○ 克罗恩病
- 成年人小肠移植的第二大常见病因
  ▫ 占总数的 14%
- 较长肠段切除导致短肠综合征，并需依赖全肠外营养支持
  ▫ 需要行小肠移植术
- 该疾病在同种异体小肠移植术后可复发
○ 肿瘤
- 累及肠系膜根部的上皮性肿瘤
- 胰腺肿瘤
- 纤维瘤病
- 转移性神经内分泌肿瘤
○ 假性肠梗阻/肠蠕动障碍
○ 缺血性肠病是最常见病因
○ 家族性腺瘤性息肉病/遗传性肠息肉综合征和纤维瘤病
○ 外伤
○ 导致再次移植的原因与儿童类似

（二）小肠移植的禁忌证

● 儿童和成年人
○ 严重神经系统异常或多系统疾病
○ 危及生命或不能治愈的胃肠道疾病
○ 严重的先天性或获得性免疫功能障碍
○ 不能切除的恶性肿瘤

四、临床意义

（一）小肠移植后移植物存活率

● 短期移植物和患者存活率显著提高（80%～90%）
○ 肝-小肠联合移植及器官簇移植的存活率稍低（约 70%）
● 免疫抑制方案的进步显著提高了存活率
● 长期存活率仍然较低
○ 1997—2006 年，患者的 5 年和 10 年生存率分别只有 54% 和 43%，移植物的生存率较低

（二）移植物失功的原因

● 慢性同种异体排斥反应

- 血管危象（无论急性或慢性）均可导致移植物功能衰竭
- 严重的剥脱性排斥反应
- 移植后肿瘤，导致需停用免疫抑制剂的时长超过移植物耐受排斥反应的极限
- 严重全身性感染，影响保障移植物存活的免疫抑制剂的使用
- 上述部分病因可成为再次移植的指征
  - 其他情况可能是致命性的

五、大体特征

移植肠标本的观察

- 标本可以是自小肠移植术后常规行造口闭合术取得的标本，也可以是被全部切除的移植小肠
- 经造口处获取的标本较易于评估
  - 大体评估结节或溃疡
  - 于肠黏膜、浆膜及肠系膜血管充分取材
  - 偶然发现
    - 溃疡
    - 移植后肿瘤小结节
    - 慢性排斥反应导致的动脉内膜改变
- 同种异体移植物切除标本的评估
  - 可能因多发肠粘连及缺少必要的肠系膜附着而变得困难
  - 确定吻合部位很重要
  - 注意查找所有变色的部位
    - 在这些部位取肠壁和肠系膜标本
  - 无论移植物因何指征切除均需寻找结节（偶发或可预期的）
  - 如有必要，对肿瘤标本进行分类，以便后续研究或进行基因检测
  - 寻找肠系膜血管壁增厚或血栓形成的证据
  - 沿长轴方向切开，以评估穿过肌肉层的血管，查找慢性排斥反应的证据
  - 切开肠黏膜充分取材（包括溃疡和邻近正常黏膜），以评估排斥反应
  - 评估所有单独送检的肠段是否发生改变，并采集相应的样本进行切片
  - 审慎的选择部分样本进行评估

六、镜下特征

（一）造口改变

- 可用于评估：
  - 排斥反应的证据
  - 慢性排斥反应所致浆膜及浆膜下血管的变化
  - 早期慢性排斥反应的细微迹象
    - 神经元增生
    - 幽门腺化生
  - 有病毒感染/包涵体的证据
  - 移植后肿瘤的证据
- 在有征象处应用 EBER 染色，以除外 EB 病毒所致的病变
- 对比本次组织学检查与此前活检的结果，以更好地理解其变化

（二）移植物改变

- 可用于评估
  - 急性细胞性排斥反应
  - 肠黏膜表皮剥脱性排斥反应的证据
  - 透壁及浆膜/系膜血管
    - 血管内皮增生
    - 慢性排斥反应改变
  - 浆膜
    - 硬化性肠系膜炎（慢性排斥反应的改变）
    - 纤维化
  - 所有 PTLD 的瘤体和结节
  - 传染性病原体
  - 切缘的严重排斥反应
    - 如果实施的是同种异体移植物的部分切除
- 当怀疑抗体介导的排斥反应是导致移植物功能衰竭的原因时，进行 C4d 免疫组化染色

（杨　涛　译　王政禄　校）

参考文献

[1] Mangus RS et al: Multivisceral transplantation: expanding indications and improving outcomes. J Gastroint Surg. 17(1):179-87, 2013
[2] Tzakis AG et al: Intestinal and multivisceral autotransplantation for tumors of the root of the mesentery: long-term follow-up. Surgery. 152(1):82-9, 2012
[3] Cruz RJ Jr et al: Modified multivisceral transplantation with spleenpreserving pancreaticoduodenectomy for patients with familial adenomatous polyposis "Gardner's Syndrome". Transplantation. 91(12):1417-23, 2011
[4] Mazariegos GV et al: Current status of pediatric intestinal failure, rehabilitation, and transplantation: summary of a colloquium. Transplantation. 92(11):1173-80, 2011
[5] Cruz RJ Jr et al: Modified "liver-sparing" multivisceral transplant with preserved native spleen, pancreas, and duodenum: technique and long-term outcome. J Gastroint Surg. 14(11):1709-21, 2010
[6] Millar AJ et al: Intestinal transplantation for motility disorders. Semin Pediatr Surg. 18(4):258-62, 2009
[7] Kato T et al: Intestinal and multivisceral transplantation in children. Ann Surg. 243(6):756-64; discussion 764-6, 2006
[8] Grant D et al: 2003 report of the intestine transplant registry: a new era has dawned. Ann Surg. 241(4):607-13, 2005
[9] Bond GJ et al: Intestinal transplantation for total/near-total aganglionosis and intestinal pseudo-obstruction. Semin Pediatr Surg. 13(4):286-92, 2004
[10] Parizhskaya M et al: Chronic rejection of small bowel grafts: pediatric and adult study of risk factors and morphologic progression. Pediatr Dev Pathol. 6(3):240-50, 2003
[11] Tzakis AG et al: Intestinal transplantation: advances in immunosuppression and surgical techniques. Transplant Proc. 35(5):1925-6, 2003
[12] Wu T et al: A schema for histologic grading of small intestine allograft acute rejection. Transplantation. 75(8):1241-8, 2003
[13] Nishida S et al: Ninety-five cases of intestinal transplantation at the University of Miami. J Gastrointest Surg. 6(2):233-9, 2002
[14] Noguchi Si S et al: Pediatric intestinal transplantation: the resected allograft. Pediatr Dev Pathol. 5(1):3-21, 2002
[15] Starzl TE et al: Multivisceral and intestinal transplantation. Transplant Proc. 24(3):1217-23, 1992

排斥的移植物：慢性排斥反应

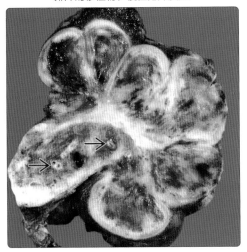

微绒毛包涵体病

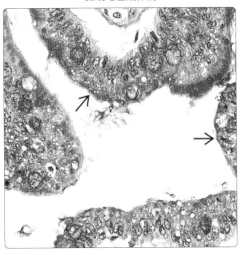

（左图）同种异体移植肠切除标本，切面可见广泛充血和出血，肠壁增厚和肠襻间粘连，肠系膜内可见一些管壁增厚的动脉➡。（右图）PAS 染色显示微绒毛包涵体病中没有刷状缘➡。值得注意的是在细胞顶端的肠上皮细胞质可见粉色染色区域，提示溶酶体积聚

微绒毛包涵体病

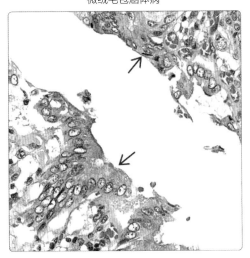

微绒毛包涵体病

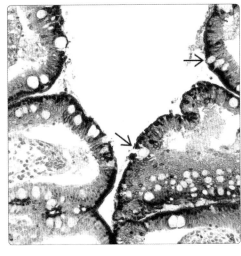

（左图）微绒毛包涵体病（MID）的小肠绒毛高倍镜显示：表面无刷状缘➡，有反应性上皮细胞，无明显炎症。（右图）MID 病例的 CD10 免疫组化染色显示小肠上皮细胞表面没有刷状缘➡，相应的表层肠上皮细胞胞质染色与 PAS 染色相似

先天性巨结肠病

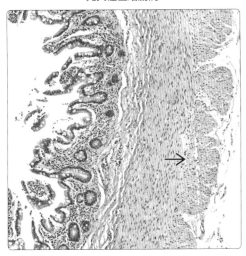

先天性巨结肠病

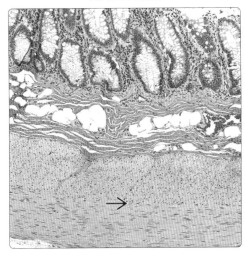

（左图）小肠低倍镜显示：这是一例累及全小肠的先天性巨结肠病，两肌层紧密贴合➡，但未形成肌间神经丛。肥大的神经干可能常不明显。（右图）全结肠无神经节细胞症患者的结肠切片显示：肌间神经丛发育不良，肌层间无间隙➡

再灌注损伤

要点

一、术语
- 保存损伤

二、病因 / 发病机制
- 可能与尸体供体器官炎症介质增多有关
  - 目前尚不明确
- 可能与供体器官冷保存时长有关
- 初步数据显示移植术后即刻，受体血液中炎症基因表达上调

三、临床问题
- 再灌注损伤于移植即刻，或移植术后 1 周内发生
- 导致肠蠕动障碍
- 临床表现不典型
  - 需要组织学诊断
- 与移植物急性细胞性排斥反应风险增加有关

四、镜下特征
- 上皮隆起
- 绒毛水肿
- 绒毛变钝
- 表面剥脱
- 隐窝上皮再生和核分裂
- 严重缺血损伤时少数小肠隐窝出现细胞凋亡
- 严重者移植物内出现中性粒细胞和单核细胞浸润
- 更严重者直接出现溃疡和出血

五、主要鉴别诊断
- 抗体介导的排斥反应
- 急性细胞性排斥反应
- 细菌 / 病毒感染

轻度缺血 / 再灌注损伤

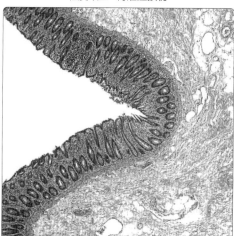

重度缺血 / 再灌注损伤

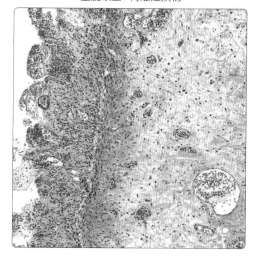

（左图）灌注后即刻活检的样本显示表层上皮和隐窝轻度反应性改变，伴绒毛变钝及轻度黏膜充血。（右图）严重再灌注损伤导致上皮剥脱、黏膜出血及上皮缺失，以及隐窝固有层反应性间质改变

缺血 / 再灌注损伤

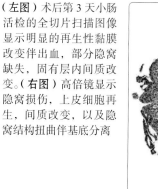
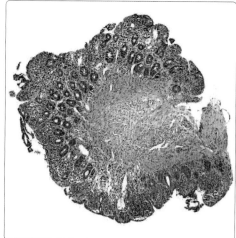

缺血 / 再灌注损伤：第 3 天

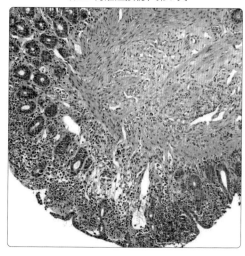

（左图）术后第 3 天小肠活检的全切片扫描图像显示明显的再生性黏膜改变伴出血，部分隐窝缺失，固有层内间质改变。（右图）高倍镜显示隐窝损伤，上皮细胞再生，间质改变，以及隐窝结构扭曲伴基底分离

一、术语

（一）缩略语

- 缺血／再灌注损伤（ischemia/reperfusion injury，IRI）

（二）同义词

- 保存损伤

（三）定义

- 已发生缺血损伤的冷保存移植物，在恢复血液灌注后即刻发生炎症反应，引起再灌注损伤

二、病因／发病机制

（一）供体器官的状态及保存情况

- 可能与死亡供体器官中炎症介质增多有关
- 供体死亡前肠道炎症状况
- 可能与供体器官低温保存时长有关

（二）手术时期

- 手术操作可导致炎症介质释放
- 初步数据显示移植术后即刻，受体血液中炎症基因表达上调
  - 炎症介质，如 T-bet 和 TLR9
- 氧自由基也与损伤有关
- 低温保存后，移植物血运重建导致炎症介质释放
- 在一些再灌注肠移植中，移植物内 CD14（＋）单核细胞增多

三、临床问题

（一）临床表现

- 再灌注损伤于移植即刻，或移植术后 1 周内发生
- 导致肠蠕动障碍
- 与细菌移位和脓毒症相关的感染和发热有关
- 手术结束后立即出现移植物充血和出血并变色的病例较为罕见
- 临床表现不典型，需要组织学诊断

（二）治疗

- 采取预处理方案，以预防损伤
- 甘氨酸治疗可能会减少器官受者的炎症介质
- 近期发现 UW 器官保存液注氧法可减少再灌注损伤

（三）预后

- 再灌注损伤在 1～2 周内可缓解者总体预后良好
- 与发生急性细胞性排斥反应的风险增加有关

四、影像学特征

影像学检查结果

- 肠梗阻伴肠襻扩张

五、镜下特征

组织学特征

- 绒毛上皮隆起及水肿
- 绒毛变钝伴表层剥脱
- 固有层毛细血管充血

- 隐窝上皮再生与核分裂
- 平滑肌挛缩伴嗜酸性粒细胞增多
- 固有层无明显炎细胞增多
- 严重者：
  - 明显出现溃疡和出血
  - 缺血性损伤呈透壁性
  - 严重缺血损伤时少数小肠隐窝出现细胞凋亡
  - 移植物内中性粒细胞和单核细胞浸润
  - 黏膜剥脱伴隐窝缺失
- 病情恢复的表现
  - 再生现象通常在再灌注后第 5～7 天显现
  - 通常在第 14 天消退
  - 可能与第 7 天或第 14 天活检时的急性细胞性排斥有关
  - 绒毛的高度可能需要更长时间才能恢复正常
  - 反应性间质增生可能是未被发现的再灌注损伤的唯一证据

六、鉴别诊断

（一）抗体介导的排斥反应

- 通常在术后第 1 周发生，但也可延迟发生
- 镜下特征，可见黏膜充血或剥脱
- 黏膜毛细血管扩张，内皮细胞肿胀，边缘有中性粒细胞（该情况在 IRI 中罕见）
- 毛细血管内皮细胞 C4d 染色呈强阳性

（二）急性细胞性排斥反应

- 可在术后第 1 周发生
- 隐窝细胞凋亡现象显著
- 严重急性细胞性排斥反应导致移植物溃疡形成，伴隐窝细胞凋亡和淋巴细胞浸润
- 由于治疗方法不同，需要与 IRI 鉴别
- 绒毛改变可能是两者的共同特点

（三）细菌／病毒感染

- 较少发生，第 1 周最有可能是细菌感染
- 通常伴有广泛的中性粒细胞渗出和浸润伴溃疡形成
- 无出血或隐窝再生
- 隐窝处无细胞凋亡现象
- 艰难梭菌感染所致肠炎病例可见假膜

七、诊断清单

病理学要点

- 移植后 7 天内活检发现黏膜充血和间质增生
- 在严重病例中可见黏膜剥脱、隐窝再生，但隐窝处无细胞凋亡现象
- 在严重病例中出现明显出血和黏膜剥脱者，需与 AMR 相鉴别

（杨　涛　译　王政禄　校）

参考文献

[1] Glowka TR et al: Oxygen Insufflation in University of Wisconsin Solution Ameliorates Reperfusion Injury in Small Bowel after Cold Storage and Reperfusion. Ann Transplant. 20:469-77, 2015

[2] Lee RG et al: Pathology of human intestinal transplantation. Gastroenterology. 110(6):1820-34, 1996

（左图）低倍镜显示灌注后当天肠绒毛改变伴浅表出血，上皮和隐窝有明显反应性改变。隐窝呈正常分布，呈拉长状。（右图）高倍镜显示绒毛扁平，上皮细胞核深染，表层上皮杯状细胞丢失，提示再生改变➡️

轻度缺血 / 再灌注损伤

轻度缺血 / 再灌注损伤

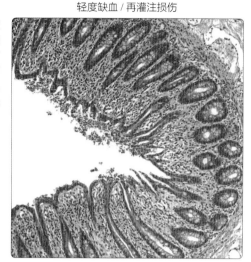

（左图）高倍镜显示，隐窝再生改变，隐窝内偶见的凋亡细胞➡️，以及固有层轻度炎症反应。（右图）重度缺血 / 再灌注损伤导致移植后即刻移植物功能低下。注意黏膜出血，上皮细胞和隐窝缺失及充血

缺血 / 再灌注损伤

重度缺血 / 再灌注损伤

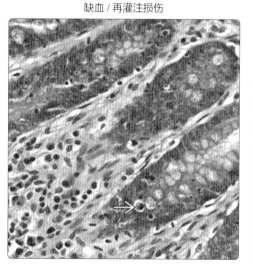

（左图）灌注后标本的高倍镜显示上皮脱落和隐窝缺失，仅有 1 个残余的隐窝➡️，上皮损伤和管腔内炎性浸润。需要注意充血和出血。（右图）高倍镜显示上皮剥脱、隐窝缺失和残存的含坏死细胞残骸的隐窝，以及管腔内的脱落细胞➡️。固有层充血。未见细胞凋亡或病毒包涵体

重度缺血 / 再灌注损伤

重度缺血 / 再灌注损伤

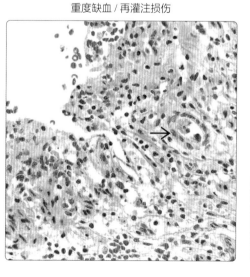
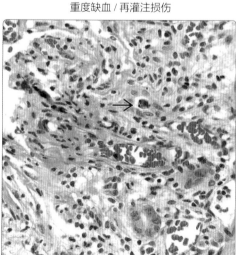

鉴别诊断：ACR/AMR

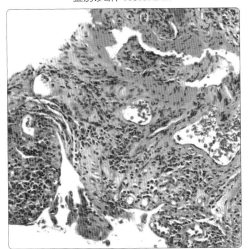

鉴别诊断：AMR

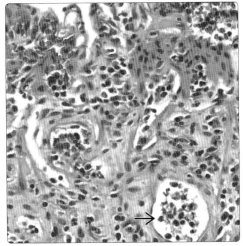

（左图）活检标本显示上皮细胞剥脱，毛细血管扩张，固有层肉芽组织出现，伴隐窝缺失。这种表现增加了急性细胞性排斥反应（ACR）或抗体介导的排斥反应（AMR）的可能性，而不是缺血/再灌注损伤。（右图）另一切片显示固有层扩张的毛细血管，其中充满了炎细胞，包括中性粒细胞➡，血管壁内皮细胞清晰可见。需通过 C4d 免疫染色，以鉴别 AMR

鉴别诊断：ACR

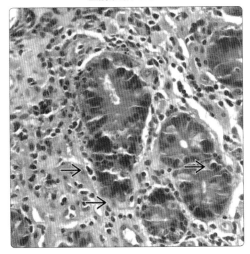

鉴别诊断：ACR

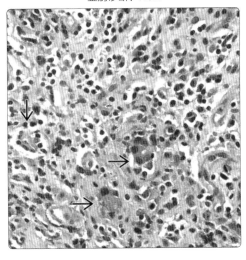

（左图）显示上皮细胞剥落，但隐窝处可见多发凋亡细胞➡，这有助于活检标本 ACR 的诊断。但 ACR 可能与缺血/再灌注损伤并存。（右图）重度 ACR 标本中，镜下显示明显的隐窝损伤，多个隐窝呈爆裂状，并呈现环状凋亡➡。同时注意固有层淋巴细胞浸润增加

鉴别诊断：AMR

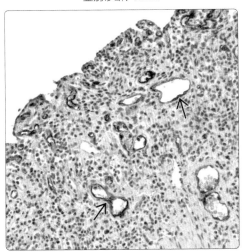

鉴别诊断：AMR

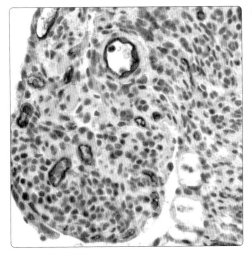

（左图）即使在低倍镜下，C4d 免疫组化染色仍能在移植小肠溃疡性病变活检标本中显示毛细血管内皮染色呈弥漫性阳性➡。因此高度疑诊 AMR。需要检测循环供体特异性抗体，以协助诊断。（右图）高倍图像显示明显的 C4d 内皮细胞染色，胞质染色呈颗粒状。肥大的绒毛表面上皮剥脱

◀▉▶ 小肠移植及多器官联合移植的历史 ◀▉▶

一、术语

（一）缩略语

- 小肠移植（intestinal transplantation，ITx）
- 器官簇移植（multivisceral transplantation，MVT）

（二）移植的类型

- 单纯小肠移植
- 肝—小肠联合移植（最常见的类型）
- 小肠移植作为器官簇移植的一部分，包括结肠、胃、十二指肠，或肝脏、胰腺等脏器的各种组合

二、年代学与演进

（一）时间轴

- 1902 年
  - Carrel
    - 首次尝试犬小肠移植
- 1959 年
  - Lillehei 等
    - 发展单独小肠移植技术
- 1960 年
  - Starzl 和 Kaupp
    - 首次成功完成犬类器官簇移植
- 1962 年
  - 认识到小肠移植作为器官簇移植的一部分，其转归优于单独小肠移植
- 1962 年
  - Lillehei
    - 自体低温保存小肠移植
- 1968 年
  - Dudrick 等
    - 阐述全肠外营养（TAN）
- 1972 年
  - Fortner 等
    - 环孢素应用前，小肠移植最长生存时间记录：76 天
  - 硫唑嘌呤，类固醇及抗淋巴细胞球蛋白（ALG）免疫抑制方案
- 1986 年
  - Cohen 等
    - 于多伦多大学首次在移植术后应用环孢素
- 1987 年
  - Starzl 等
    - 于匹兹堡开展首例儿童器官簇移植，生存期＞6 个月
- 1987 年
  - Grant 等
    - 于伦敦开展首例肝 – 小肠联合移植
- 1986—1990 年
  - 全球共开展 13 例小肠移植，成功率 15%
- 1988 年
  - Deltz 等
    - 活体供体单纯小肠移植
    - 保持营养功能达 56 个月
- 1989 年
  - FK506（又称他克莫司或普乐可复）引入临床移植

- 1990 年
  - Starzl
  - 于匹兹堡首次于临床试验中应用 FK506
    - 成功率显著提高
- 1995 年
  - White 等
    - 小儿小肠移植的病理学研究
- 1996 年
  - Lee 等
    - 建立小肠移植排斥反应分级系统
- 1996 年
  - Fujisaki 等
    - 大鼠小肠移植抗体介导排斥反应的病理学描述
- 2004 年
  - Garcia 等
    - 胃移植急性细胞性排斥反应的分级研究
- 2006 年
  - Wu 等
    - 胸腺球蛋白或阿仑单抗预处理患者的病理学研究
- 2009 年
  - Abu–Elmagd 等
    - 报道了单中心 500 例小肠和器官簇移植经验
- 2009 年
  - Sindhi 等
    - CD15（＋）T 细胞毒性细胞作为急性细胞性排斥反应标志物在小儿小肠移植中的应用
- 2015 年
  - Grant 等
    - 人类和小鼠组织工程小肠均具有消化和吸收功能
      - 尝试为短肠综合征患者制备"类器官"并替代传统移植物
- 2016 年
  - Sindhi 等
    - 复合免疫血液试验预测移植排斥反应的研究

（二）其他具有历史意义的移植里程碑

- 1943 年
  - Medawar 等
    - 发现组织排斥反应是免疫反应
- 1953 年
  - Billingham 等
    - 成年供者免疫活性脾组织接种诱导小鼠皮肤移植耐受性的研究
- 1958 年
  - Dausset
    - 因首次发现人类白细胞抗原获得 1980 年诺贝尔奖
- 1959 年
  - Merrill 和 Murray
    - 完成第 1 例存活时间较长的双胞胎间肾移植
- 1959 年
  - Billingham
    - 定义移植物抗宿主病发生的 3 个先决条件
- 1960 年
  - Goodwin
    - 甲氨蝶呤联合环磷酰胺，用于肾移植术后的免疫抑制
- 1960 年

小肠移植和器官簇移植发展过程中重要事件的时间轴

年　份	里程碑事件	先驱者
1902	首次尝试犬小肠移植	Carrel
1959	发展单纯小肠移植技术	Lillehei
1987	首例儿童器官簇移植	Starzl 等
1990	首次于小肠移植临床试验中应用 FK506，提高生存率	Starzl
1995	小儿小肠移植的病理学研究	White 等
1996	建立小肠移植排斥反应分级系统	Lee 等
1996	大鼠小肠移植抗体介导排斥反应的病理学描述	Fujisaki 等
2004	胃移植急性细胞性排斥反应的分级研究	Garcia 等
2004	预成抗体肠道移植的病理学研究	Wu 等
2006	胸腺球蛋白或阿仑单抗预处理患者的病理学研究	Wu 等
2010	同种异体 CD154（+）B 细胞在小肠移植术后排斥反应中的识别	Ashokkumar 等

- Calne 等
  - 6 - 巯基嘌呤和硫唑嘌呤的临床前研究
- 1963 年
  - Mathe 等
    - 成功实施骨髓移植
- 1963 年
  - Starzl 等
    - 应用泼尼松联合硫唑嘌呤逆转排斥反应
- 1963 年
  - Gowan
    - 首次描述淋巴细胞的功能
- 1964 年
  - Starzl 等
    - 认为肝脏是对排斥反应耐受能力最强的脏器
- 1966 年
  - 抗淋巴细胞球蛋白（ALG）试验开始
- 1967 年
  - Starzl
    - 实施第 1 例肝移植
- 1967 年
  - Starzl
    - 发表影响深远的论文《移植后死亡》
- 1968 年
  - Barnard
    - 实施第 1 例心脏移植
- 1968 年
  - 哈佛委员会定义 "脑死亡"
- 1976 年
  - Dreyfuss 等
    - 发现环孢素 A 和环孢素 C
- 1977 年
  - Kostakis 等和 Calne 等
    - 在动物器官移植试验中应用环孢素
- 1978—1979 年
  - Calne 等
    - 在人体器官移植中应用环孢素
- 1986 年
  - 器官共享联合网络开始保存记录

- 1988 年
  - Belzer 等
    - 发明威斯康星大学器官保存液（UW 液）
- 1992—1993 年
  - Starzl 等
    - 发现器官受体的嵌合体状态
- 2014 年
  - 美国 FDA 批准复合免疫试验（Pleximmune TM test）用于预测儿童肝、小肠移植急性细胞性排斥反应

（杨　涛　译　王政禄　校）

参考文献

[1] Brenner DA: Thomas E. Starzl: Transplantation pioneer. Proc Natl Acad Sci U S A. 114(41):10808-10809, 2017
[2] Sindhi R et al: Profile of the Pleximmune blood test for transplant rejection risk prediction. Expert Rev Mol Diagn. 16(4):387-93, 2016
[3] Grant CN et al: Human and mouse tissue-engineered small intestine both demonstrate digestive and absorptive function. Am J Physiol Gastrointest Liver Physiol. 308(8):G664-77, 2015
[4] Ruiz P: Updates on acute and chronic rejection in small bowel and multivisceral allografts. Curr Opin Organ Transplant. 19(3):293-302, 2014
[5] Ashokkumar C et al: Increased expression of peripheral blood leukocyte genes implicate CD14+ tissue macrophages in cellular intestine allograft rejection. Am J Pathol. 179(4):1929-38, 2011
[6] Nayyar N et al: Pediatric small bowel transplantation. Semin Pediatr Surg. 19(1):68-77, 2010
[7] Abu-Elmagd KM et al: Evolution of the immunosuppressive strategies for the intestinal and multivisceral recipients with special reference to allograft immunity and achievement of partial tolerance. Transpl Int. 22(1):96-109, 2009
[8] Abu-Elmagd KM et al: Five hundred intestinal and multivisceral transplantations at a single center: major advances with new challenges. Ann Surg. 250(4):567-81, 2009
[9] Linden PK: History of solid organ transplantation and organ donation. Crit Care Clin. 25(1):165-84, ix, 2009
[10] Wu T et al: Histopathologic characteristics of human intestine allograft acute rejection in patients pretreated with thymoglobulin or alemtuzumab. Am J Gastroenterol. 101(7):1617-24, 2006
[11] Starzl TE et al: Tolerogenic immunosuppression for organ transplantation. Lancet. 361(9368):1502-10, 2003
[12] Starzl TE et al: Transplantation tolerance from a historical perspective. Nat Rev Immunol. 1(3):233-9, 2001
[13] Groth CG et al: Historic landmarks in clinical transplantation: conclusions from the consensus conference at the University of California, Los Angeles. World J Surg. 24(7):834-43, 2000
[14] Starzl TE et al: Antigen localization and migration in immunity and tolerance. N Engl J Med. 339(26):1905-13, 1998

移植物排斥反应 / 免疫损伤
Allograft Rejection/Immunological Injury

◀▮▶ 急性抗体介导的排斥反应 ◀▮▶

一、病因 / 发病机制
- 通常由于预存的淋巴细胞毒性抗体引起
  - IgG 型是由于先前的同种致敏作用（群体反应性抗体）
- 与急性细胞性排斥反应经常共存

二、临床问题
- 超急性排斥反应：器官移植再灌注后几分钟内发生
- 抗体介导的排斥反应：通常在 2 周内发生，但可以更迟发生
- 易导致移植失败

三、镜下特征
- 毛细血管扩张，管腔内有中性粒细胞聚集，内皮细胞肥大、突出
- 严重病例会发生溃疡
- 毛细血管纤维蛋白血栓，若深层黏膜下组织受累，则病变会累及动脉

- 隐窝内无明显固有层淋巴细胞增多或细胞凋亡

四、辅助检查
- C4d 染色
  - 通常黏膜层和黏膜下层毛细血管弥漫着色
  - 需要与 DSA 滴度结合，不应该在没有 DSA 结果的情况下进行解释

五、主要鉴别诊断
- 急性细胞性排斥反应
- 严重再灌注损伤
- 感染性肠炎
- 缺血性损伤

六、诊断清单
- 黏膜损伤程度
- 溃疡是否明显存在
- 动脉炎提示损伤更严重

急性抗体介导的排斥反应的溃疡

抗体介导的排斥反应的黏膜

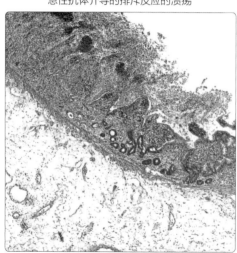 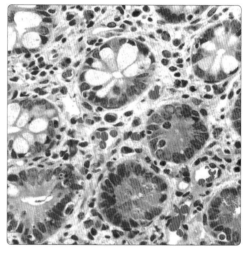

（左图）切除肠标本显示黏膜下层大片区域的溃疡、充血、水肿、很多区域隐窝缺失。缺乏明显的纤维化说明这是急性病变，而不是慢性过程。（右图）黏膜充血，隐窝细胞很少凋亡，毛细血管扩张，内皮细胞显著增生，提示这是抗体介导的排斥反应（AMR）

黏膜毛细血管 C4d 染色

动脉炎

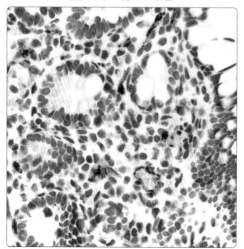 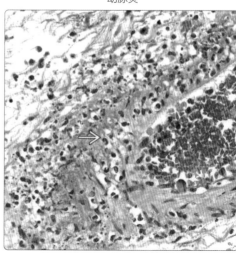

（左图）C4d 免疫组化染色研究显示内皮细胞强而弥漫的着色，典型的阳性反应，提示 AMR 诊断。（右图）动脉炎可以由 AMR 或 T 细胞介导。图示损害严重，透壁性动脉炎伴单核细胞浸润穿透中膜➡

一、术语

（一）缩略语

- 抗体介导的排斥反应（antibody-mediated rejection，AMR）

（二）同义词

- 急性体液排斥反应
- 急性血管排斥反应

（三）定义

- 供体器官由于循环中预先形成的淋巴细胞毒性抗体引起血管损伤和移植物失功的排斥反应
- 文献中病例很少；仍保留争议

二、病因/发病机制

（一）超急性排斥反应

- 通常由于预存的淋巴细胞毒性抗体引起
  - IgG 型是由于先前的同种致敏作用［群体反应性抗体（PRA）］
- 移植前存在高滴度的抗体
  - 由于移植交叉配型的延迟而没有检出
- 在移植后短时即造成供体器官损伤
- HLA Ⅰ类或Ⅱ类抗体或 ABO 血型抗体
- 补体级联反应激活，纤维蛋白和血小板凝集，导致血栓形成

（二）急性抗体介导的排斥反应

- 通常是由于低水平的预存抗体不断增加引起
- 可能由于急性细胞性排斥反应（ACR）导致的新发的致敏反应
- 通常与供体特异性抗体（DSA）升高有关
- 由于肝的保护作用，肝－小肠联合移植时较为少见
- 常见于因第一次移植失败而接受二次移植的患者（高PRA）
- 经常与 ACR 并存

三、临床问题

（一）表现

- 超急性排斥反应：通常在移植器官再灌注后数分钟内发生反应
  - 手术中发生移植物肿胀变色
  - 可在 24～48h 内出现外科急症
  - 由于在移植前交叉配型的有效性和免疫抑制剂他克莫司的使用，现在已经较为少见
- AMR：通常在 2 周内发生，也可更迟发生
- 造口引流增加严重病例中移植物失功伴出血的证据
- 罕见的轻度 AMR 伴 ACR 的病例（活检偶发）

（二）内镜表现

- 黏膜充血和变色
- 黏膜溃疡和出血

（三）治疗

- 血浆置换疗法
  - 减少循环抗体的最好方法
- 类固醇激素
- 抗 CD20 抗体（利妥昔单抗）
- 抗排斥药及抗 CD3 抗体可用于治疗伴随的 ACR
- 很少使用抗 CD138 抗体（硼替佐米）

（四）预后

- 急性排斥反应可导致速发型移植物失功
- 由于缺少资料/文献，所以很难预测
- 易导致移植物失功
- 有病例报道移植物存活时间延长（大于 1 年），但最终结果不清楚

四、大体特征

超急性排斥反应

- 肠道呈紫红色，伴出血
- 透壁性缺血性损害
- 除了超急性排斥反应，很少见到由于 AMR 而切除的标本

五、镜下特征

组织学特征

- 活检黏膜改变
  - 显著充血
  - 黏膜水肿
  - 毛细血管腔扩张伴中性粒细胞浸润，内皮细胞肿胀突出
  - 毛细血管纤维蛋白血栓，若深层黏膜下组织受累，则病变会累及动脉
  - 大动脉通常不会取样，可表现为血管炎和坏死
  - 固有层中性粒细胞浸润
  - 严重病例发生溃疡
  - 隐窝内无明显固有层淋巴细胞增多或细胞凋亡。如果存在隐窝细胞凋亡，则怀疑 ACR
- 超急性排斥反应的肠切除标本
  - 黏膜充血和出血
  - 透壁性缺血和坏死
  - 动脉血栓形成和血管炎，尤其是肠系膜血管

六、辅助检查

（一）免疫组化染色

- C4d
  - 通常黏膜层和黏膜下层毛细血管内皮细胞弥漫着色
    - 正常小肠
      - 未见毛细血管 C4d 着色
      - C4d 可在动脉壁（弹力层）和聚集的淋巴细胞着色
  - 需要结合 DSA 滴度诊断 AMR

○ 与肾移植不同，C4d 用于小肠的诊断资料有限
○ 阳性染色有助于诊断
- 阴性染色不排除 AMR 诊断
○ 只要怀疑 AMR，应检测 C4d
○ 连续进行活检有助于检见 C4d 染色
- 可能与 DSA 无关

（二）血清学检查和组织相容性试验
- T 或 B 淋巴细胞毒性抗体阳性交叉配型
- PRA

七、鉴别诊断

（一）急性细胞性排斥反应
- 以存在隐窝细胞凋亡为特征
- 淋巴浆细胞浸润增加
- 无表面有溃疡形成时，一般无显著中性粒细胞成分
- 没有显著的内皮细胞活化
- 毛细血管没有纤维蛋白血栓
  ○ 如果血栓存在，应考虑合并 AMR
- C4d 可呈阳性，与 PRA 或 DSA 无相关

（二）严重的再灌注损伤
- 通常出现在移植后第 1 周
- 黏膜充血和出血伴有隐窝细胞凋亡和损伤
- 在 1 周内出现黏膜再生，伴有隐窝再生性改变
- C4d（-）
- 无 DSA 或 PRA
- 无毛细血管中性粒细胞边集或内皮细胞活化证据

（三）感染性肠炎
- 细菌性
  ○ 通常伴中性粒细胞渗出
  ○ 艰难梭菌肠炎可有广泛的黏膜溃疡和假膜
- 病毒性
  ○ 通常伴有淋巴浆细胞浸润和溃疡
  ○ 病毒包涵体存在，通常在早期
    - 巨细胞病毒
    - 腺病毒
    - EB 病毒
- 缺乏
  ○ 内皮细胞活化
  ○ 纤维蛋白血栓
  ○ C4d 毛细血管着色

（四）缺血性损伤
- 通常由于机械性因素导致
- 可发生在移植后任何时间，但多见于手术后即刻
- 通常与粘连所致的血管扭结有关
- 通常表现为节段性
- 突发肠变色
- 节段性切除可见肠缺血，可能伴有透壁性坏死
- 无血管内血栓形成或血管炎

八、诊断清单

（一）临床相关的病理学特征
- 黏膜损伤的程度
- 有或无明显溃疡
- 动脉炎的存在，提示更严重的损伤
- 缺血性损伤的程度可预测由于超急性排斥反应所致的移植物失功

（二）病理学要点
- 毛细血管扩张伴中性粒细胞边集
- 水肿伴中性粒细胞浸润，无淋巴浆细胞浸润
- 无隐窝细胞凋亡
- 血管中存在纤维蛋白血栓
- 可与 ACR 共存，凋亡的存在不能排除 AMR
- C4d 染色
  ○ 如果在连续活检中持续存在中性粒细胞浸润，应检测 C4d 毛细血管沉积情况
  ○ C4d 免疫组化染色是可靠的，但研究还在继续
  ○ 只有弥漫性 C4d 毛细血管沉积才可以证明 AMR 的存在
  ○ 在 ACR 病例会有灶性着色
- 供者循环抗体存在有助于诊断 AMR
- 中性粒细胞渗出或假膜形成应排除细菌性肠炎

（李 艳 译 杨 涛 王政禄 校）

参考文献

[1] Fujiwara S et al: Effectiveness of bortezomib in a patient with acute rejection associated with an elevation of donor-specific HLA antibodies after smallbowel transplantation: case report. Transplant Proc. 48(2):525-7, 2016
[2] Koo J et al: Allograft biopsy findings in patients with small bowel transplantation. Clin Transplant. 30(11):1433-1439, 2016
[3] Dick AA et al: Antibody-mediated rejection after intestinal transplantation. Curr Opin Organ Transplant. 17(3):250-7, 2012
[4] Tsai HL et al: Association between donor-specific antibodies and acute rejection and resolution in small bowel and multivisceral transplantation. Transplantation. 92(6):709-15, 2011
[5] Ashokkumar C et al: Allospecific CD154+ B cells associate with intestine allograft rejection in children. Transplantation. 90(11):1226-31, 2010
[6] Ruiz P et al: Immediate antibody-mediated (hyperacute) rejection in smallbowel transplantation and relationship to cross-match status and donorspecific C4d-binding antibodies: case report. Transplant Proc. 42(1):95-9, 2010
[7] de Serre NP et al: Evaluation of C4d deposition and circulating antibody in small bowel transplantation. Am J Transplant. 8(6):1290-6, 2008
[8] Kato T et al: Association of emergence of HLA antibody and acute rejection in intestinal transplant recipients: a possible evidence of acute humoral sensitization. Transplant Proc. 38(6):1735-7, 2006
[9] Troxell ML et al: Evaluation of C4d staining in liver and small intestine allografts. Arch Pathol Lab Med. 130(10):1489-96, 2006
[10] Rifle G et al: Donor-specific antibodies in allograft rejection: clinical and experimental data. Transplantation. 79(3 Suppl):S14-8, 2005
[11] Wu T et al: A clinicopathologic study of isolated intestinal allografts with preformed IgG lymphocytotoxic antibodies. Hum Pathol. 35(11):1332-9, 2004
[12] Ruiz P et al: Mucosal vascular alterations in the early posttransplant period of small bowel allograft recipients may reflect humoral-based allograft rejection. Transplant Proc. 34(3):869-71, 2002

急性抗体介导的排斥反应

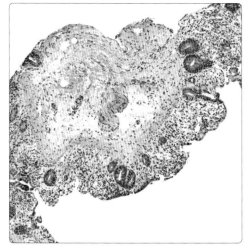

可疑的抗体介导性排斥反应

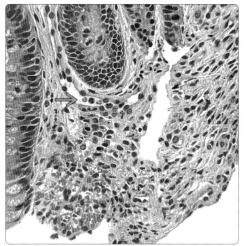

（左图）活检低倍镜显示表面上皮损伤，隐窝缺失，充血，间质突出。隐窝间有空隙提示隐窝缺失。（右图）黏膜活检显示扩张的毛细血管充血，肿胀突出的内皮细胞➡邻近的隐窝未见细胞凋亡，提示应做 C4d 染色

抗体介导的排斥反应，纤维蛋白性渗出

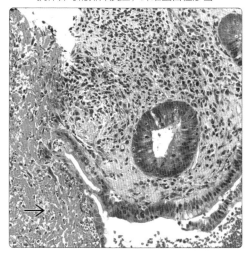

毛细血管 C4d 染色阳性

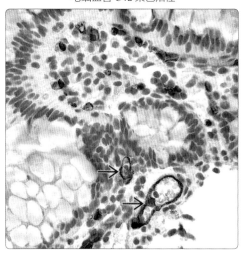

（左图）AMR 患者活检显示在固有层表面出现黏膜溃疡和纤维素性渗出➡及一些隐窝缺失。固有层炎症增加。（右图）C4d 免疫组化染色显示许多毛细血管有强的内皮细胞着色➡，应与循环中存在供者特异性抗体相关联，建立 AMR 的诊断

血栓机化

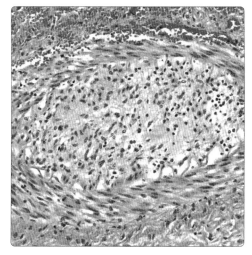

严重的动脉炎症

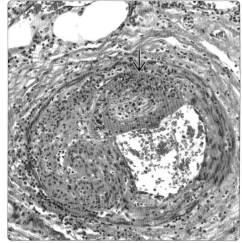

（左图）切除标本的浆膜血管显示血栓机化再通。整个管腔闭塞。血栓中见散在炎细胞。（右图）另一个血管显示管壁偏心性炎症改变伴纤维素性坏死➡管腔狭窄提示急性血管损伤是移植物失功的一个形成机制。这种改变见于 AMR 中的超急性排斥反应

◀ 急性细胞性排斥反应 ▶

要点

一、临床问题
- 最常见的早期并发症
- 通常在移植后 3 天到数年内发生
- 大多数发生在 1 个月内
  - 中位发病时间：2.5 周
- 发热、腹痛、呕吐、恶心和水样腹泻
- 活检应包括至少 2 块，平均 3 块黏膜
- 大多数轻度急性细胞性排斥反应（ACR）可以治愈和恢复正常功能
- 较严重的排斥反应可以改善或进展为慢性排斥反应
- 慢性排斥反应一旦发生移植物失功则无可避免

二、镜下特征
- 细胞凋亡是排斥反应的标志
- 通常与炎细胞浸润相关
  - 淋巴细胞
  - 浆细胞
  - 单核及巨噬细胞
  - 肥大细胞
  - 嗜酸性粒细胞
  - 极少有中性粒细胞
- 评估排斥反应最少要观察 10 个隐窝
- 分级系统包括
  - 不确定
  - 轻度
    - ≥ 6 个凋亡 /10 个隐窝
  - 中度
  - 重度
    - 黏膜溃疡伴渗出和肉芽组织

三、主要鉴别诊断
- 再灌注损伤
- 细菌性感染
- 病毒性感染
- 抗体介导的排斥反应

典型的隐窝上皮凋亡

严重的 ACR

（左图）HE 染色显示隐窝细胞凋亡，可见核碎裂、深染，胞质空泡形成 ➡ 背景中可见淋巴细胞、浆细胞和嗜酸性粒细胞浸润。（右图）重度急性细胞性排斥反应（ACR）的图像，显示黏膜溃疡伴隐窝和绒毛轮廓消失，只见一些残留的隐窝。固有层肉芽组织形成

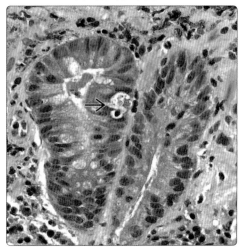
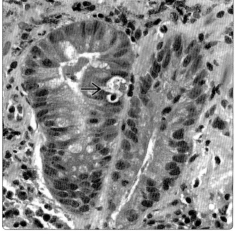

隐窝细胞凋亡

多个隐窝细胞凋亡

（左图）小肠活检显示平行排列的隐窝，基底层有散在凋亡的增大的上皮细胞 ➡。可见核固缩，周围可见嗜酸性粒细胞增多及核碎裂。（右图）HE 染色显示小肠隐窝有大量凋亡小体 ➡。隐窝中横切面偶见相邻的凋亡细胞融合 ➡

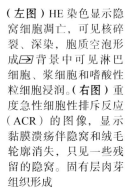

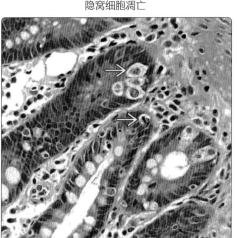
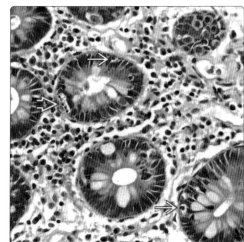

一、术语

（一）缩略语

- 急性细胞性排斥反应（acute cellular rejection，ACR）

（二）同义词

- T 细胞介导的排斥反应

（三）定义

- 在无预存抗体的情况下，宿主免疫反应导致炎细胞浸润和移植物损伤

二、病因 / 发病机制

急性细胞性排斥反应的机制

- T 细胞介导性疾病
  - 由于大量供体淋巴组织的存在，比其他器官更常见
- 其他涉及的细胞
  - 树突状细胞
  - 单核 / 巨噬细胞
  - 可能有嗜酸性粒细胞和肥大细胞
- 单纯小肠移植的发病率高于肝 – 小肠移植
  - 肝脏的保护作用
- Toll 样受体也参与其中
- 使用抗胸腺球蛋白可改善移植物的存活率
  - 由于供体特异性，炎性 CD154（+）T 细胞毒性细胞（Tc）减少
- *NOD2* 基因介导的先天免疫异常可能是发病机制之一

三、临床问题

（一）流行病学

- 发病率
  - 小肠移植中最常见的早期并发症
  - 大多数受体出现 ≥ 1 次的 ACR
  - 大多数发生在移植后第 1 个月
    - 第 1 次发生的中位时间：2.5 周

（二）表现

- 发热
- 腹痛
- 呕吐、恶心
- 水样腹泻
- 造口引流增加
- 腹胀和肠梗阻
- 代谢性酸中毒

（三）内镜发现

- 黏膜水肿
- 黏膜形态消失
- 充血
- 缺血导致黏膜颜色发暗伴溃疡
- 严重病例广泛的黏膜剥离
- 出血和蠕动消失
- 根据症状，早期采用活检，后期根据症状进行内镜检查
- 活检应至少包括 2 块，平均 3 块黏膜

- 取活检应避免吻合部位和盲襻，除非病理怀疑该处有病变

（四）实验室检查

- 粪便钙卫蛋白检测
  - ACR 期间升高，但不特异
- ACR 患者粒酶 B 和穿孔素升高
- 流式细胞仪检测 CD154（+）记忆性 T 细胞
  - 帮助区分有、无排斥反应

（五）治疗

- 依赖于病变的严重性，包括内镜检查和组织学发现
  - 轻度 ACR：激素冲击治疗和调整 FK506
  - 中度 ACR：激素和 FK506，可用或不用阿仑单抗或 OKT6
  - 重度 ACR：多种药物和阿仑单抗治疗

（六）预后

- 大多数轻度 ACR 经过治疗可恢复
- 无排斥反应者维持低剂量免疫抑制剂效果很好
- 高级别排斥反应可能减轻或进展为慢性排斥反应
- 反复发生的排斥反应或重度剥脱性排斥反应预后差
- 一旦发生慢性排斥反应，移植物失功不可避免

四、大体特征

一般特征

- 一般不会收到轻度或中度排斥反应的手术切除标本
- 重度剥脱性排斥反应可导致移植肠切除术
- 黏膜出血，广泛的黏膜脱落
- 由于纤维化而引起肠壁增厚

五、镜下特征

组织学特征

- 凋亡是排斥反应的特征
- 通常伴随炎细胞浸润
  - 淋巴细胞
  - 浆细胞
  - 单核巨噬细胞
  - 肥大细胞
  - 嗜酸性粒细胞
  - 很少有中性粒细胞
- 无感染性致病原或病毒包涵体证据
- 评估排斥反应需要 ≥ 10 个隐窝
- 建议的分级系统包括
  - 不确定性：每 10 个隐窝中有 4～5 个散在的凋亡细胞，且炎症程度轻微
    - 用胸腺球蛋白或阿仑单抗预处理后，黏膜改变先于 ACR
      - 固有层有中性粒细胞，少量淋巴细胞和嗜酸性粒细胞，以及水肿
  - 轻度 ACR
    - 每 10 个隐窝有 ≥ 6 个凋亡细胞
    - 固有层扩大伴混合性炎细胞浸润
    - 无隐窝缺失或溃疡
    - 识别上皮细胞并排除炎细胞凋亡

－ 结构紊乱，绒毛变钝、水肿和充血
○ 中度 ACR
－ 凋亡增多（和轻度 ACR 相比）
－ 许多隐窝有大量融合性凋亡细胞，导致隐窝上皮缺损
－ 隐窝损伤，Paneth 细胞消失，隐窝腔内可见脱落的细胞
－ 隐窝消失的区域有隐窝坏死的轮廓残影
－ 无黏膜溃疡或明显的黏膜纤维化
－ 固有层细胞增多，有许多活化的母细胞样淋巴细胞、小淋巴细胞、浆细胞、嗜酸性粒细胞、巨噬细胞及中性粒细胞
－ 隐窝再生的证据：存在许多核分裂和深染细胞
－ 在愈合过程中，残留的隐窝结构紊乱
○ 重度 ACR
－ 广泛的隐窝破坏脱失，呈斑片或散在的碎片
－ 黏膜溃疡伴渗出和肉芽组织
－ 有时在活检中可见肉芽组织而无隐窝
－ 残留的隐窝伴有凋亡
－ 可持续出现在数次黏膜活检中，可为节段性的局部改变
－ 在长时间发作时，溃疡边缘表面开始有黏膜再生，继而形成隐窝
－ 移植物的下段活检中比上段更常见
－ 在这种情况下，通过上、下活检来更好地评估整体移植物
○ 表皮剥脱性排斥反应
－ 由重度排斥反应累及整个肠管形成
－ 弥漫性黏膜溃疡伴肉芽组织增生
－ 隐窝完全消失，无上皮再生的迹象
－ 如果治疗，随着时间的推移会导致纤维化和结构紊乱
－ 通常进展为慢性排斥反应
－ 症状严重，通常必须进行移植肠切除术

六、鉴别诊断

（一）再灌注损伤

● 黏膜充血和出血，没有炎性浸润
● 隐窝再生，很少凋亡，不同于 ACR（更多凋亡）

（二）细菌感染

● 艰难梭菌感染伴有溃疡和渗出
○ 通常为表浅改变和损伤，伴有大量中性粒细胞浸润
○ 无隐窝细胞凋亡或固有层淋巴浸润
○ 粪便中艰难梭菌毒素阳性

（三）病毒感染

● 轮状病毒
○ 表面上皮再生改变，呈反应性外观
○ 固有层很少中性粒细胞和淋巴细胞浸润
○ 绒毛改变，无病毒包涵体
○ 无明显隐窝细胞凋亡
● 腺病毒
○ 表面上皮反应性改变，细胞增生

○ 无明显的隐窝损伤或凋亡
○ "污秽"细胞：表面上皮细胞可见核内包涵体
○ 上皮细胞核的大小改变，有嗜酸性至双嗜性包涵体，其外周有环状的染色质
○ 腺病毒免疫组化染色
● 巨细胞病毒（CMV）感染
○ CMV 典型包涵体：核内和胞质内嗜酸性颗粒状包涵体
○ 固有层中性粒细胞浸润
○ 无活化淋巴细胞或隐窝细胞凋亡
○ 重度病例有表面溃疡
○ 在同一活检中可与排斥反应共存
● EB 病毒（EBV）肠炎和移植后淋巴组织增生性疾病（PTLD）
○ 显著的淋巴浆细胞浸润
○ 无隐窝细胞凋亡
○ 淋巴结表面有溃疡：怀疑 PTLD
○ EBER 染色大多数可诊断；肠炎或 PTLD

（四）抗体介导的排斥反应

● 移植早期黏膜充血、出血和溃疡
● 毛细血管明显扩张，毛细血管内可见纤维蛋白 / 血小板血栓或中性粒细胞
● 无明显固有层炎性浸润
● 无明显的隐窝细胞凋亡
○ 如果有，考虑同时存在 ACR 和 AMR
● 毛细血管内皮细胞 C4d 阳性沉积
○ 局灶性 C4d 染色视为非特异
● 必须证明有循环供体特异性抗体

七、诊断清单

（一）临床相关的病理学特征

● 活检应包括至少 2 块，平均 3 块黏膜
● 细胞凋亡是排斥反应的特征
● 建议的分级系统包括
○ 不确定性
○ 轻度
○ 中度
○ 重度
－ 需要数周恢复
● 排斥反应病变散在分布
○ 在消化道上部和下部的病变可能不同
● 严重的剥脱性排斥需要移植肠切除术
● 重度排斥反应可进展或促进慢性排斥反应
● 如果排斥反应持续存在应检测供体特异性抗体

（二）病理学要点

● 隐窝细胞凋亡：考虑排斥反应
● 中性粒细胞：如果累及毛细血管考虑感染或 AMR
● 淋巴浆细胞浸润而无凋亡：考虑病毒感染（EBV 等）
● 嗜酸性粒细胞：无明确意义，常伴随于排斥反应，可能为药物反应
● 溃疡：重度排斥反应，AMR，PTLD

急性细胞性排斥反应的组织学分级

分 级	组织学特征
不确定性 ACR	结构相对保存较好
	固有层炎细胞轻度增多，淋巴细胞、活化淋巴细胞、浆细胞和嗜酸性粒细胞
	散在隐窝细胞凋亡＜ 6/10 个隐窝
轻度 ACR	绒毛结构改变，变钝
	细胞增多，活化淋巴细胞，少量浆细胞，单核细胞，嗜酸性粒细胞
	隐窝细胞凋亡≥ 6/10 个隐窝，或偶见融合性凋亡
	无表面溃疡或病毒包涵体
中度 ACR	结构显著紊乱，有些区域隐窝，脱失和绒毛改变
	固有层炎细胞增多：单个核细胞，伴有嗜酸性粒细胞
	明显的隐窝细胞凋亡，大量融合性凋亡，隐窝腔内有细胞碎屑
	无溃疡
重度 ACR	黏膜溃疡形成，伴有渗出和肉芽组织
	广泛的隐窝缺失
	残存的隐窝有显著的凋亡或再生性改变

引自 Wu T et al: A schema for histologic grading of small intestine allograft acute rejection. Transplantation. 75(8):1241-8, 2003 and Ruiz P et al: International grading scheme for acute cellular rejection in small-bowel transplantation: single-center experience. Transplant Proc. 42(1):47-53, 2010.

急性细胞性排斥反应的鉴别诊断：时间轴思路

时间和事件	排斥反应分级	鉴别考虑
第 1 周	轻度排斥反应	再灌注损伤
		细菌感染，脓毒症
	重度排斥反应	重度再灌注损伤
		抗体介导的排斥反应
		排除造口溃疡
第 2 周至数月	轻度排斥反应	艰难梭菌，轮状病毒或腺病毒
		CMV、EBV
	重度排斥反应 / 溃疡	抗体介导的排斥反应
		EBV 或 PTLD
		剥脱性排斥反应
		慢性排斥反应

（李 艳 译 杨 涛 王政禄 校）

参考文献

[1] Ashokkumar C et al: Predicting cellular rejection with a cell-based assay: Preclinical evaluation in children. Transplantation. 101(1):131-140, 2017

[2] Remotti H et al: Small-bowel allograft biopsies in the management of smallintestinal and multivisceral transplant recipients: histopathologic review and clinical correlations. Arch Pathol Lab Med. 136(7):761-71, 2012

[3] Sindhi R et al: Allospecific CD154 + T-cytotoxic memory cells as potential surrogate for rejection risk in pediatric intestine transplantation. Pediatr Transplant. 16(1):83-91, 2012

[4] Tsai HL et al: Association between donor-specific antibodies and acute rejection and resolution in small bowel and multivisceral transplantation. Transplantation. 92(6):709-15, 2011

[5] Ruiz P et al: International grading scheme for acute cellular rejection in smallbowel transplantation: single-center experience. Transplant Proc. 42(1):47-53, 2010

[6] Sindhi R et al: Immune monitoring in small bowel transplantation. Curr Opin Organ Transplant. 15(3):349-56, 2010

[7] Ruiz P et al: Histological criteria for the identification of acute cellular rejection in human small bowel allografts: results of the pathology workshop at the VIII International Small Bowel Transplant Symposium. Transplant Proc. 36(2):335-7, 2004

[8] Ishii T et al: Exfoliative rejection after intestinal transplantation in children. Pediatr Transplant. 7(3):185-91, 2003

[9] Wu T et al: A schema for histologic grading of small intestine allograft acute rejection. Transplantation. 75(8):1241-8, 2003

[10] Lee RG et al: Pathology of human intestinal transplantation. Gastroenterology. 110(6):1820-34, 1996

[11] White FV et al: Pathology of intestinal transplantation in children. Am J Surg Pathol. 19(6):687-98, 1995

[12] Jaffe R et al: Multivisceral intestinal transplantation: surgical pathology. Pediatr Pathol. 9(6):633-54, 1989

（左图）扫描切片显示足够的隐窝可以用来评价排斥反应。注意一些变钝的绒毛和隐窝结构紊乱，提示 ACR 病变。（右图）ACR 的高倍镜显示一个隐窝有 2 个大的上皮细胞凋亡➡️。注意炎细胞浸润，淋巴细胞、活化的淋巴细胞、浆细胞和嗜酸性粒细胞。表面上皮完整

充足的活检

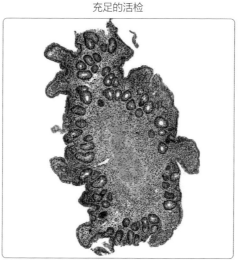

ACR

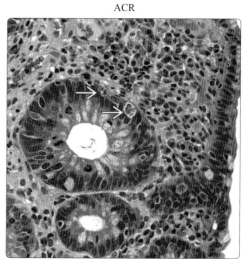

（左图）轻度 ACR 高倍镜显示一个隐窝有融合性凋亡，即 3~4 个相邻的上皮细胞同时凋亡➡️，其他隐窝显示凋亡增加，支持 ACR 的诊断。（右图）中度 ACR 的 HE 染色显示，结构紊乱，一个隐窝有大量坏死碎屑➡️。固有层炎细胞浸润增加，无溃疡，保留绒毛结构

轻度 ACR

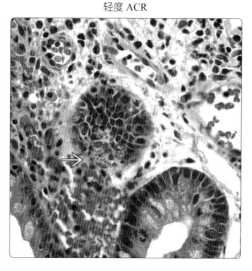

中度 ACR

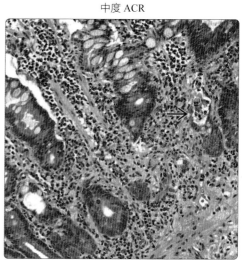

（左图）中度 ACR 高倍镜显示一个隐窝腔，内含有凋亡碎屑➡️。炎症增加，包括淋巴细胞、嗜酸性粒细胞和浆细胞。（右图）显示中度 ACR 的特征。多个隐窝细胞凋亡和许多隐窝腔内的碎片融合的证据。虽然表面上皮细胞受损，但未见溃疡

中度 ACR

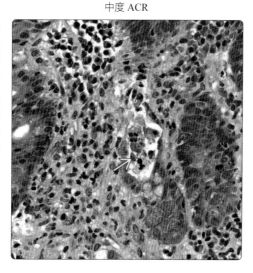

中度 ACR

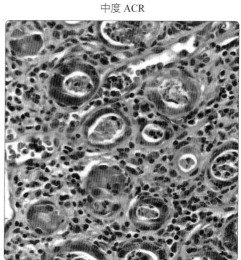

第 0 天活检：再灌注损伤

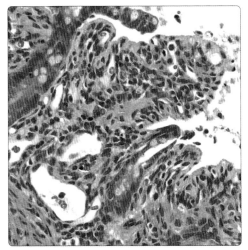

第 5 天活检：轻度 ACR

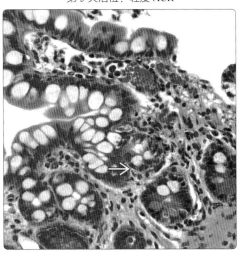

（左图）灌注后当天活检显示内膜脱落伴有充血、扩张的毛细血管，上皮反应性改变，隐窝和固有层炎细胞浸润，均为再灌注损伤的特征。（右图）第 5 天活检显示一个隐窝有凋亡细胞碎屑➡。符合轻度 ACR。再灌注损伤可以增加 ACR 的风险

第 2 周活检：重度 ACR

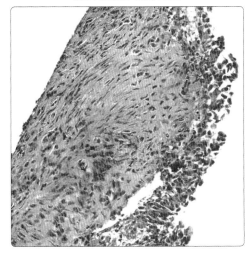

第 3 周活检：重度 ACR

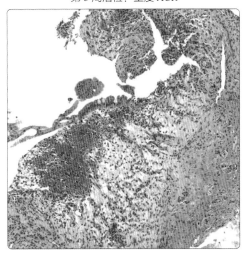

（左图）第 2 周活检显示上皮脱落，隐窝缺失，溃疡，肉芽组织和渗出。这些特征预示重度排斥反应的开始，该病变会在以后几次活检中持续呈现。（右图）第 3 周活检显示持续存在的溃疡伴肉芽组织增生，隐窝完全丢失，表面上皮抬起。这些特征是重度排斥反应持续存在的表现

第 5 周活检：再生

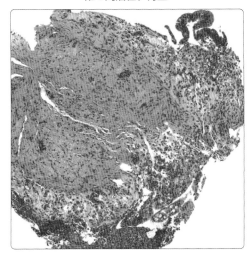

第 6 周活检：出现隐窝

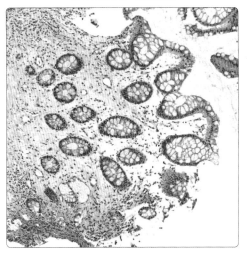

（左图）第 5 周活检显示早期上皮细胞再生从边缘开始。随后隐窝开始生长。固有层仍然是肉芽组织，提示这是重度 ACR 的持续时期。（右图）第 6 周活检显示隐窝上皮细胞内存在许多杯状细胞。固有层基质的改变仍旧明显。活检可见黏膜再生，提示重度 ACR 病程的结束

再灌注损伤

再灌注损伤

（左图）第0天活检显示早期再灌注损伤，表面上皮剥脱，间质改变血管形成，隐窝罕见凋亡（缺血性改变）。**（右图）**再灌注损伤的高倍镜显示一些隐窝损伤，固有层细胞增多，罕见凋亡

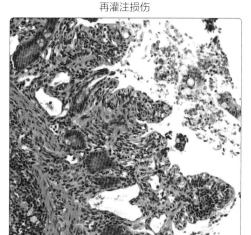

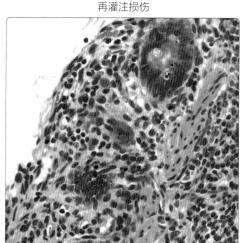

抗体介导的排斥反应

轮状病毒肠炎

（左图）抗体介导的排斥反应第4天活检，显示表面上皮剥脱，基质血管改变，出现肉芽组织，无渗出，类似再灌注损伤。这提示应进行C4d染色。**（右图）**轮状病毒肠炎显示绒毛变钝，上皮呈反应性外观，无病毒包涵体。注意固有层细胞增多，包括一些中性粒细胞。无隐窝细胞凋亡

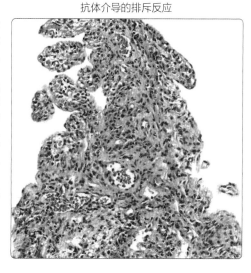

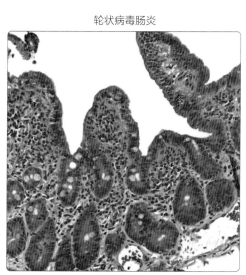

EBV 肠炎

EBV 肠炎

（左图）活检显示固有层细胞增多，有淋巴母细胞，少量浆细胞，罕见嗜酸性粒细胞，无明显凋亡。这证明应排除病毒感染，尤其是EB病毒（EBV）感染。**（右图）**EBER探针原位杂交，固有层淋巴细胞散在阳性，EBER核染色➡，证实为EBV肠炎。此发现总是与血液中PCR检测的高EBV水平相关

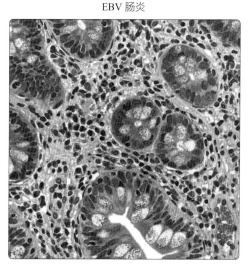

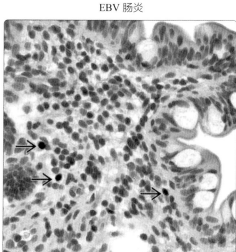

中至重度排斥反应

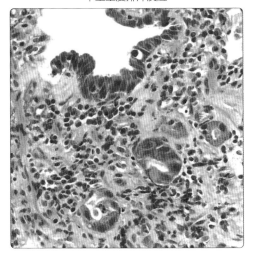

重度排斥反应

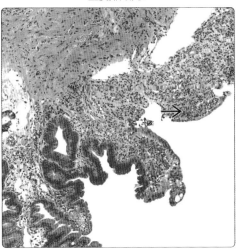

（左图）活检显示固有层有明显的炎细胞浸润和结构紊乱伴隐窝缺失。残存隐窝可见凋亡和腔内碎屑。有明显的血管分布。表面上皮见明显的再生改变，缺少杯状细胞。（右图）活检显示固有层保留绒毛结构及一个溃疡区域➡️突出了重度排斥反应进展的节段性特点

移植的同种异体移植物

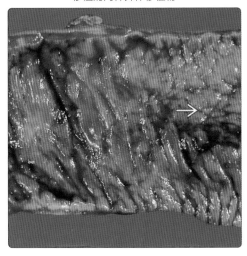

重度剥脱性排斥反应

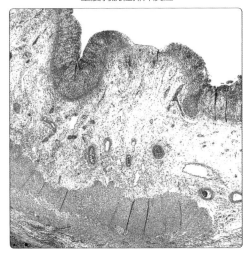

（左图）重度剥脱性排斥反应的肠切除大体图片，显示红斑水肿性黏膜伴溃疡及出血。鹅卵石样区域明显➡️。（右图）扫描切片观察剥脱性排斥反应，显示水肿性黏膜下层和稀疏的固有层，上皮和隐窝完全脱失，伴局限于黏膜的炎细胞浸润。本例可见一些浆膜炎症

重度剥脱性排斥反应

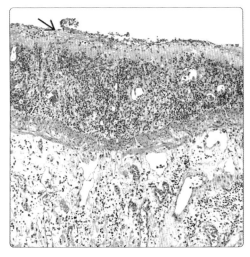

剥脱的黏膜：剥脱性排斥反应

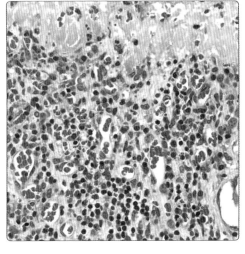

（左图）剥脱性排斥反应HE染色显示黏膜溃疡，伴表面纤维蛋白渗出➡️及炎细胞，缺乏隐窝和表面上皮。在这个区域有些炎症蔓延到黏膜下层。（右图）高倍镜可见浸润的淋巴细胞和浆细胞，有明显的血管和表面渗出

◀▐··慢性排斥反应··▐▶

要点

一、病因学 / 发病机制
- 早期或反复发作的急性细胞性排斥反应，增加慢性排斥反应（CR）的风险
- 在很多病例，重度剥脱性排斥反应可以进展为 CR
- 进行性血管损伤导致移植物血管病变和缺血性损伤

二、临床问题
- 腹泻或造口引流增加
- 便血
- 总是导致移植物失功

三、大体特征
- 广泛的溃疡
- 肠襻粘连增厚
- 肠壁和浆膜明显纤维化

四、镜下特征
- 溃疡伴肉芽组织增生
- 隐窝结构紊乱伴幽门腺化生
- 隐窝缺失
- 肠壁纤维化伴肌细胞肥大 / 萎缩
- 纤维化 / 硬化性腹膜炎
  - 浆膜下和浆膜纤维化有或无炎症
- 穿孔和肠系膜血管内膜增厚，肠腔狭窄 / 闭塞

五、主要鉴别诊断
- 重度急性细胞性排斥反应
- 血管损伤
  - 动脉血栓形成或粘连
- 病毒感染

慢性排斥反应

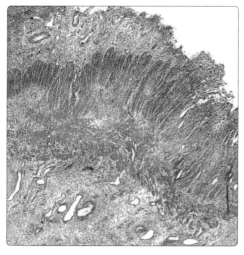

移植物血管病

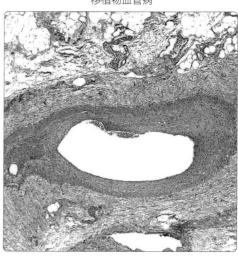

（左图）低倍镜显示同种异体移植物的溃疡，有显著的结构紊乱和广泛的纤维化。注意黏膜与黏膜下层界限不清，隐窝完全消失。（右图）典型的慢性排斥反应，肠系膜动脉内膜增生，肠腔狭窄，这些变化会有不同程度的存在，只能在肠切除时看到

慢性排斥反应：大体标本

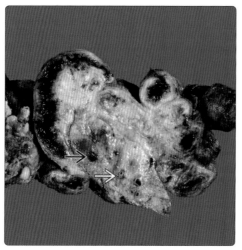

慢性移植物血管

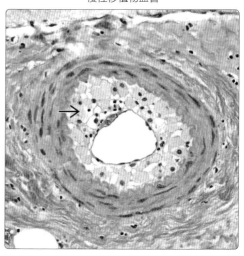

（左图）慢性排斥反应标本，可见肠襻广泛粘连，肠壁增厚和肠系膜血管扩张➡。注意偶见肠系膜动脉管壁增厚➡。（右图）肠系膜动脉分支显示泡沫细胞在内膜聚集，管腔狭窄（泡沫细胞动脉病）➡。注意混杂的淋巴细胞

一、术语

（一）缩略语

● 慢性排斥反应（chronic rejection，CR）

（二）定义

● 由免疫因素和缺血引起的进行性损伤，导致不可逆的血管损伤和移植物失功

二、病原学／发病机制

一般性质

● 增加 CR 风险的因素
  ○ 冷缺血时间延长和供体年龄过大
  ○ 早期或反复发作急性细胞性排斥反应（ACR）
● 严重的剥脱性排斥反应可以促进 CR

三、临床问题

（一）临床表现

● 腹泻或肠造口排出量增加，便血

（二）治疗

● 用类固醇和他克莫司（FK506）冲击治疗
● 严重的 ACR 用抗体治疗（如阿仑单抗）
● 移植肠切除术用于病变已不可逆的病例

（三）预后

● 一旦 CR 发生，预后较差；导致移植物失功

四、大体特征

（一）一般特征

● 显著的黏膜充血
● 广泛的溃疡
● 粘连所致的肠襻增厚
● 扩张突出的肠系膜血管伴肠壁增厚

（二）切面观察

● 肠溃疡区域中心及邻近的保留黏膜多切面观察
● 肠系膜多切面观察血管
  ○ 对不怀疑慢性排斥的病例，一般采用经造口取得标本进行观察
● 肠壁全层切面
● 肠壁的纵切面观察穿孔的动脉
● 切面或解剖时偶然发现结节

五、镜下特征

组织学特征

● 活检
  ○ 溃疡伴肉芽组织增生
  ○ 隐窝缺失
  ○ 显著的基质改变和表面上皮的修复及再生
  ○ 隐窝结构紊乱伴幽门腺化生
● 切除标本
  ○ 黏膜改变
    − 广泛的溃疡和黏膜剥离
    − 大量隐窝消失
    − 特征性隐窝结构扭曲
    − 固有层肉芽组织增生和基质改变
    − 幽门腺和（或）神经细胞化生
  ○ 浆膜下和浆膜纤维化，有或无炎症；纤维化／硬化性腹膜炎
  ○ 穿孔和肠系膜血管内膜增厚，泡沫细胞浸润，肌组织增生，以及管腔狭窄／闭塞
  ○ Masson 三色染色可见明显的肠壁纤维化
  ○ 如果有增大的结节，可能呈现移植后淋巴组织增生性疾病或平滑肌肿瘤

六、鉴别诊断

（一）重度急性细胞性排斥反应

● 重度 ACR 伴溃疡（尤其是表皮剥脱性排斥反应）相似于 CR
● 活动性溃疡中残余腺体的大量的凋亡有利诊断 ACR
● 再生肠组织无结构紊乱
● 可与 CR 共存或进展为 CR

（二）动脉血栓形成或粘连

● 活检中很难区分
● 影像学检查可以呈现血管闭塞，以解释活检的发现
● 通常为急性，但可导致持续的黏膜溃疡
● 通常为节段性，可通过手术切除标本诊断

（三）病毒感染

● 巨细胞病毒可导致溃疡伴隐窝结构紊乱和再生性改变

七、诊断清单

病理学要点

● 连续活检有结构紊乱，尤其是继 ACR 之后
  ○ 对诊断 CR 表现至关重要
● 活检发现隐窝缺失和持续性溃疡
● 三色染色见固有层纤维化或透壁性纤维化
● 肠系膜血管内膜增生和管腔狭窄，但无血栓形成
● 硬化性腹膜炎／系膜炎与 CR 相关

（李 艳 译 杨 涛 王政禄 校）

参考文献

[1] Nayyar N et al: Pediatric small bowel transplantation. Semin Pediatr Surg. 19(1):68-77, 2010
[2] Ramos E et al: Chronic rejection with sclerosing peritonitis following pediatric intestinal transplantation. Pediatr Transplant. 11(8):937-41, 2007
[3] Klaus A et al: Diffuse mesenteric sclerosis: a characteristic feature of chronic small-bowel allograft rejection. Virchows Arch. 442(1):48-55, 2003
[4] Parizhskaya M et al: Chronic rejection of small bowel grafts: pediatric and adult study of risk factors and morphologic progression. Pediatr Dev Pathol. 6(3):240-50, 2003
[5] Noguchi Si S et al: Pediatric intestinal transplantation: the resected allograft. Pediatr Dev Pathol. 5(1):3-21, 2002
[6] Demetris AJ et al: Chronic rejection. A general overview of histopathology and pathophysiology with emphasis on liver, heart and intestinal allografts. Ann Transplant. 2(2):27-44, 1997
[7] Langrehr JM et al: Clinical course, morphology, and treatment of chronically rejecting small bowel allografts. Transplantation. 55(2):242-50, 1993

（**左图**）活检显示明显的结构紊乱伴隐窝缺失、纤维化和固有层缺乏炎细胞浸润。黏膜肌层有些间隙。（**右图**）慢性排斥反应活检显示明显的结构紊乱，基质改变和隐窝缺失。表面上皮再生，黏膜肌层增厚，黏膜下层出现炎症

慢性排斥反应

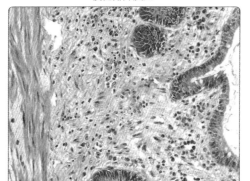

慢性排斥反应

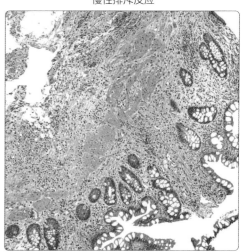

（**左图**）进展为慢性排斥反应的病例，表面上皮消失，固有层淋巴细胞、浆细胞增加，及隐窝缺失。注意隐窝➩伴凋亡，提示伴有急性细胞性排斥反应。（**右图**）隐窝结构紊乱伴幽门腺化生➩，提供了诊断慢性排斥反应的线索

严重的急性细胞性排斥反应

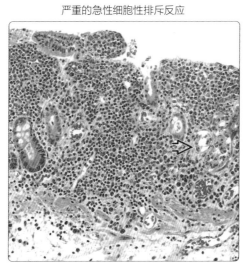

慢性排斥反应

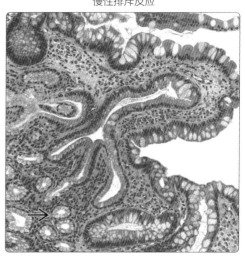

（**左图**）慢性排斥反应的肠切除标本低倍镜，显示黏膜结构紊乱，隐窝➩与黏膜肌层均匀分离，黏膜下层血管增生，固有肌层增厚➩，浆膜水肿。（**右图**）三色染色显示肠系膜动脉内膜增生的特征➩伴炎细胞浸润，导致管腔狭窄。这是慢性排斥反应的特征

慢性排斥反应

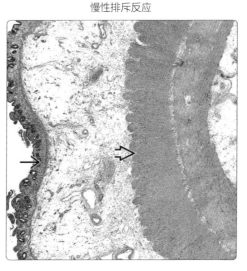

慢性移植物血管病

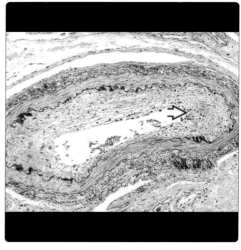

慢性排斥反应

慢性排斥反应

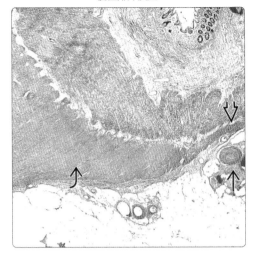
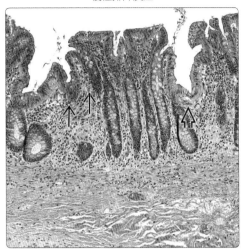

（左图）小肠同种异体移植物，因慢性排斥反应而切除标本，显示不规则增厚的肠壁，黏膜下层纤维化和肌组织肥大➡️相萎缩➡️。注意浆膜一根闭塞的动脉➡️。（右图）显示了慢性排斥反应的黏膜改变。绒毛结构紊乱➡️，高度变化，基底与黏膜肌层分离➡️。未见细胞凋亡

慢性排斥反应：移植物血管病

慢性排斥反应

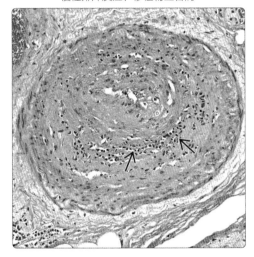
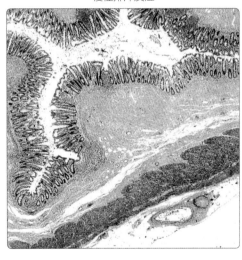

（左图）慢性排斥反应的血管改变为几乎向中心的内膜增生和管腔的闭塞，与炎细胞浸润有关，主要是淋巴细胞（动脉内膜炎）➡️。这种改变可偶然见于浆膜动脉。（右图）低倍镜下弹力纤维三色染色显示黏膜下层纤维化，保存黏膜和增厚的浆膜动脉

慢性排斥反应

慢性移植物血管病

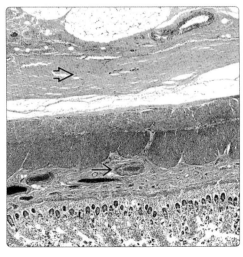
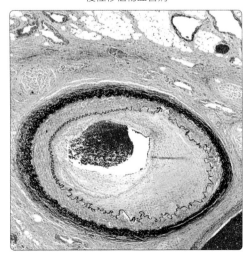

（左图）同种异体移植物三色染色低倍镜下，显示黏膜下动脉增厚➡️浆膜肠系膜处也有纤维化区域（硬化性腹膜炎）➡️。（右图）三色染色显示明显排斥反应的特征性病变。肠系膜处一个大动脉偏心性内膜增生，导致管腔渐进性狭窄继发缺血

◀▮ 胃排斥反应 ▮▶

要点

一、临床问题
- 腹痛
- 造口引流量增加
- 发热
- 多发生在多器官联合移植的儿童
- 受者移植胃排斥反应通常和移植肠的排斥反应同时发生
- 内镜检查可能出现发红和糜烂
  - 移植物的其他部分可以见到

二、镜下特征
- 与小肠的移植物排斥反应的组织学特征相似
- 凋亡的活跃程度与肠活检不同，但具有相关性

三、主要鉴别诊断
- 自体胃疾病

- 幽门螺旋杆菌相关性胃炎或反应性胃病
- EB 病毒性胃炎
  - 在自体胃或移植胃发生
- 移植物抗宿主病
  - 自体胃发生

四、诊断清单
- 细胞凋亡程度比小肠黏膜轻
- 炎症程度比小肠轻
- 其他原因的胃炎与排斥反应相似，可能干扰排斥反应的诊断
- 重要的是证实胃黏膜呈现的病变是移植物来源而不是自体胃来源，因为病理改变不同

先天性巨结肠长段胃壁标本   先天性巨结肠长段胃壁标本

（左图）先天性巨结肠（HSCR）的胃壁低倍镜，显示固有层缺乏神经节细胞，肌层无分隔➡️提示肌间神经丛发育。（右图）一个先天性巨结肠儿童的胃固有层高倍镜，显示肥大的神经干➡️和神经节细胞➡️，证实胃内存在一个移行区

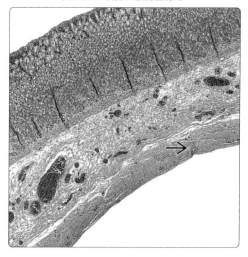
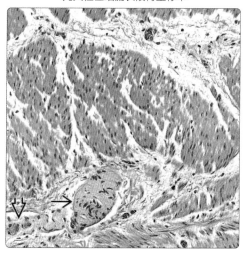

不确定性 ACR   不确定性 ACR

（左图）胃活检切片示很少的炎症和一些腺体损害➡️没有明显的凋亡，不确定的急性细胞性排斥反应（ACR）。（右图）胃活检切片显示一个腺体中孤立的凋亡➡️，没有明显的炎症，支持不确定性 ACR 的诊断

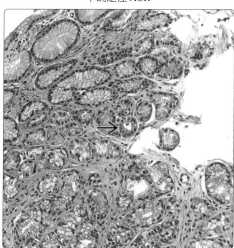
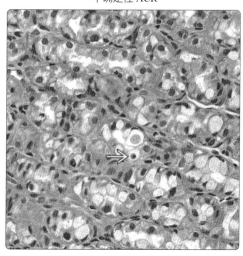

一、临床问题

（一）流行病学

- 胃移植通常是多器官联合移植的组成一部分
- 最常见的胃移植适应证
  - 长段型先天性巨结肠（HSCR）
  - 假性肠梗阻

（二）临床表现

- 腹痛，造口引流量增加，发热
- 若不存在十二指肠或肠排斥反应，孤立性胃排斥反应不常见

二、镜下特征

组织学特征

- 与小肠移植物排斥反应相似
  - 程度更轻
- 排斥反应程度分级依据
  - 凋亡程度
  - 炎细胞浸润
  - 表浅溃疡
  - 固有层和腺上皮改变
  - 严重病例有显著的结构改变和更明显的细胞凋亡及腺体消失
- 炎细胞浸润
  - 主要是淋巴细胞、浆细胞
    - 有嗜酸性粒细胞和中性粒细胞
- 凋亡活跃程度经常与肠活检有区别，但有相关性
- 胃的腺体凋亡不如肠的明显
  - 与肠相比，容易被忽视
- 造口纤维化，如果存在，提示持续性或慢性排斥反应

三、鉴别诊断

（一）自体胃疾病

- 慢性活动性胃炎有或无幽门螺杆菌感染
- 化学性或反应性胃病
  - 浅表性胃炎的反应性上皮改变和腺体螺旋形的外观
- 急性糜烂性胃炎，药物诱导，伴表浅糜烂和中性粒细胞浸润

（二）EB 病毒胃炎

- 可以累及自体胃或移植胃
- 固有层炎细胞浸润增加，伴有活化的淋巴细胞存在
- 若怀疑 EB 病毒感染，应进行 EBER（EB 病毒编码 RNA）检测
- 凋亡罕见，除非与 ACR 共存

（三）移植物抗宿主病

- 仅涉及自体胃
- 腺体内凋亡增加
- 固有层炎细胞浸润增加，包括淋巴细胞和中性粒细胞

四、诊断清单

病理学要点

- 胃黏膜改变细微
- 凋亡程度比小肠轻
- 炎细胞浸润程度比小肠轻
- 反应性黏膜改变如散在凋亡可能是主要发现
- 严重病例表现
  - 隐窝脱失
  - 大量细胞凋亡
  - 黏膜溃疡
- 其他原因所致的胃炎与排斥反应很相似，容易影响排斥反应的诊断
- 重要的是证实胃黏膜呈现的病变是移植物来源而不是自体胃来源，因为病理改变不同

（李 艳 译 杨 涛 王政禄 校）

参考文献

[1] Lee E et al: Multivisceral transplantation for abdominal tumors in children: a single center experience and review of the literature. Pediatr Transplant. 21(5), 2017

[2] Kubal CA et al: Intestine and multivisceral transplantation: current status and future directions. Curr Gastroenterol Rep. 17(1):427, 2015

[3] Abu-Elmagd KM et al: Five hundred intestinal and multivisceral transplantations at a single center: major advances with new challenges. Ann Surg. 250(4):567-81, 2009

[4] Takahashi H et al: Analysis of acute and chronic rejection in multiple organ allografts from retransplantation and autopsy cases of multivisceral transplantation. Transplantation. 85(11):1610-6, 2008

[5] Kato T et al: Intestinal and multivisceral transplantation in children. Ann Surg. 243(6):756-64; discussion 764-6, 2006

[6] Tzakis AG et al: 100 multivisceral transplants at a single center. Ann Surg. 242(4):480-90; discussion 491-3, 2005

[7] Garcia M et al: Acute cellular rejection grading scheme for human gastric allografts. Hum Pathol. 35(3):343-9, 2004

胃移植排斥反应分级

等 级	组织学特征
0（无排斥反应）	缺乏炎症表现，无明显凋亡或表浅损伤，无固有层改变
1（不确定性 ACR）	LP 轻度炎细胞浸润，伴上皮改变，无明显凋亡
2（轻度 ACR）	混合性炎细胞浸润伴腺体单个细胞凋亡；结构轻度紊乱
3（中度 ACR）	LP 炎细胞浸润增多伴腺体破坏，融合性凋亡，结构混乱
4（重度 ACR）	大量凋亡，腺体脱失，结构紊乱，混合性炎性浸润，溃疡形成

LP. 固有层；ACR. 急性细胞性排斥反应。修改自 Garcia M et al：Hum Pathol. 35(3):343-9, 2004.

（左图）胃活检切片显示黏膜被纤维素性渗出物侵蚀，下面可见散在的腺体丢失和再生。固有层结构紊乱和炎细胞增多，提示重度ACR。（右图）胃黏膜切片显示腺体破坏，凋亡明显，在腺腔内可见凋亡碎片➡。此例重度ACR中可见变细的、部分呈线状的上皮细胞

重度 ACR

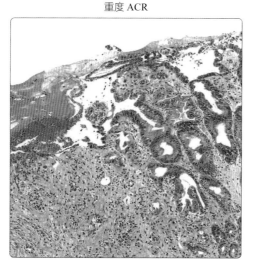

重度 ACR

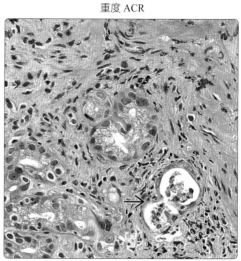

（左图）胃切片显示炎细胞浸润固有层和腺体凋亡➡，提示为中度ACR。（右图）另一例中度ACR切片显示明显的腺上皮反应性改变和细胞凋亡➡和固有层炎症

中度 ACR

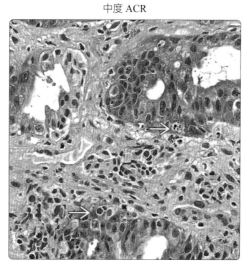

中度 ACR

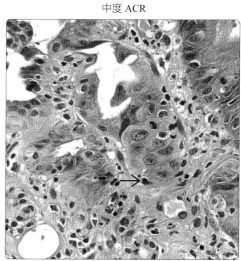

（左图）胃黏膜活检显示腺体损伤，腺腔内有细胞凋亡碎屑➡，部分上皮细胞丢失。提示轻度ACR，但注意与反应性胃病有重叠。（右图）胃活检显示急性炎细胞渗出伴有大量出芽酵母➡偶见念珠菌属假菌丝➡

胃排斥反应

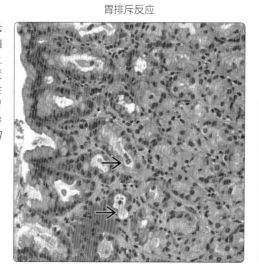

念珠菌性胃炎

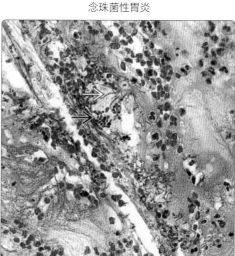

急性缺血性溃疡

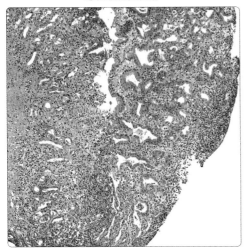

动脉血栓形成作用

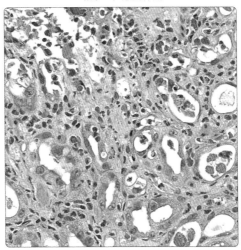

（左图）低倍显示黏膜糜烂和表面腺体脱落、出血和纤维蛋白渗出，与动脉血栓形成所致的急性缺血性改变相同。（右图）胃的急性缺血性损伤的高倍图像，由于动脉血栓形成所致，显示腺体破坏、纤维蛋白渗出和上皮细胞坏死，固有层充血和出血

反应性胃病

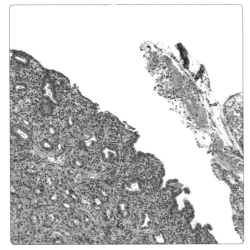

反应性胃病

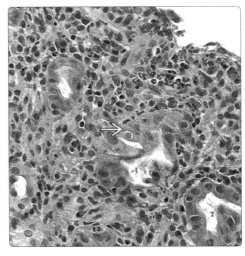

（左图）急性反应性胃病的低倍镜显示，自体胃的黏膜糜烂，上皮细胞再生和炎症，与移植物ACR相似。注意表面的纤维蛋白渗出。（右图）急性反应性胃病的高倍镜显示表面糜烂伴中性粒细胞浸润和反应性腺上皮细胞改变➡。注意固有层嗜酸性粒细胞的存在

EBV 胃炎

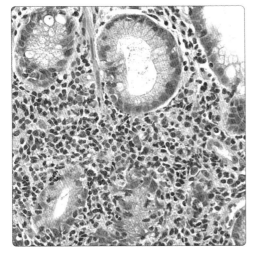

EBV 胃炎

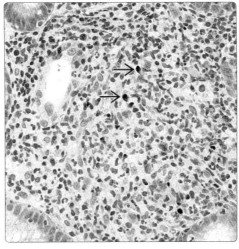

（左图）移植胃活检显示固有层淋巴细胞密集浸润，包括一些活化的细胞，腺体增生性改变，不伴细胞凋亡。这些特征提示应进行EBER原位杂交检测以排除EB病毒（EBV）胃炎。（右图）EB探针显示很多阳性淋巴细胞➡，提示细胞核内有EBV编码RNA，此例为EBV胃炎累及移植胃

◀▐ 结肠排斥反应 ▐▶

一、病因 / 发病机制
- 通常是多脏器移植（MVT）或改良多脏器移植的组成部分
- 增加结肠移植不会增加移植并发症

二、临床特点
- 类似于小肠排斥反应
  - 与小肠急性细胞性排斥反应共存
  - 造口排出量增加
  - 预后通常取决于小肠 ACR 的严重程度

三、大体特征
- 严重的剥脱性排斥反应或慢性排斥反应引起粘连和肠壁增厚

四、镜下特征
- 隐窝细胞凋亡为重要标志

- 排斥反应分级：轻度、中度和重度
  - 类似于小肠急性细胞性排斥反应

五、主要鉴别诊断
- EB 病毒性结肠炎和移植后淋巴组织增生性疾病
- 非 EB 病毒感染所致的病毒性结肠炎
- 艰难梭菌结肠炎（假膜性结肠炎）
- 霉酚酸酯结肠炎
  - 与急性细胞性排斥反应形态学类似

六、诊断性检查
- 黏膜溃疡
  - 严重排斥反应的标志
- 浆膜血管内膜增生
  - 慢性排斥反应的标志

结肠假性梗阻

结肠假性梗阻：三色染色

（左图）结肠假性梗阻的结肠切除标本：HE 染色显示，黏膜完整，黏膜下层扩张，固有肌层不规则增厚➡和变薄➡。（右图）结肠假性梗阻患者，三色染色显示黏膜下层纤维化，固有肌层不规则，尤其是最外层

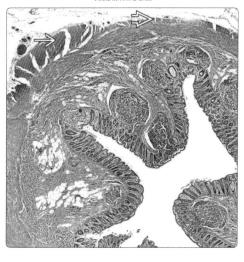
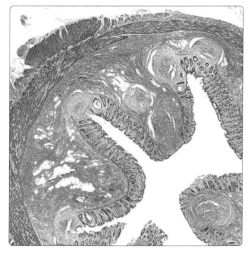

腺瘤性结肠息肉病

结肠细胞凋亡

（左图）腺瘤性结肠息肉病➡患者的全结肠切除术标本，其小肠和胃广泛受累，为多器官移植的适应证。（右图）结肠同种异体移植物，活检显示两个隐窝的大的上皮细胞凋亡➡，而无急性炎症或隐窝炎。与小肠类似，结肠上皮细胞凋亡是急性细胞性排斥反应的标志

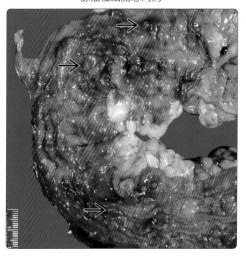
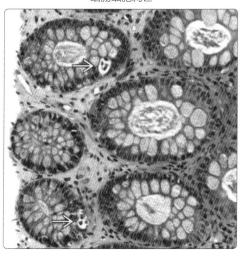

一、病因 / 发病机制

结肠移植的适应证

- 长段型先天性巨结肠（HSCR）和结肠假性梗阻，包括巨膀胱 – 小结肠 – 肠蠕动不良综合征
- 缺血性疾病和短肠综合征
- 炎症性肠病，尤其是克罗恩病
- 累及结肠和结肠系膜的家族性息肉病或恶性肿瘤
- 绒毛状肠病（结肠受累）
- 常属于多器官移植的组成部分
  - 由于并发症发生率高，最初移植范围通常不包括小肠、结肠
  - 增加结肠移植并不增加并发症的发生率

二、临床特点

（一）症状

- 与小肠排斥反应相似，与小肠急性细胞性排斥反应（ACR）并存
- 造口排出量增加
- 如果造口关闭，会出现水样便
- 发热

（二）预后

- 预后通常取决于小肠 ACR 的严重程度
  - 结肠排斥反应的改变不能预测移植物的预后
- 慢性排斥反应和严重的剥脱性排斥反应可累及结肠
- 移植物原发疾病罕见复发
  - 尤其是克罗恩病

三、大体特征

一般特征

- 严重的剥脱性排斥反应或慢性排斥反应会引起粘连和肠壁增厚
- 可见广泛的黏膜脱落伴红斑

四、镜下特征

组织学特点

- 标志性病变：隐窝细胞凋亡
- 固有层细胞增多
- 急性细胞性排斥反应（ACR）分级：轻度、中度、重度
  - 类似于小肠排斥反应分级
  - 严重的排斥反应以糜烂和溃疡为特征
- 在浆膜血管中寻找慢性排斥反应的证据
  - 内膜增生伴管腔狭窄
- 抗体介导的排异反应（AMR）与小肠排斥反应有相似的特征
  - 黏膜糜烂
  - 毛细血管扩张，毛细血管内皮细胞增生和中性粒细胞增多
  - 毛细血管血栓
  - 与循环供体特异性抗体相关
- 黏膜再生，特征为 Paneth 细胞及小肠化生（绒毛化生）

五、辅助检查

免疫组化染色

- 对疑似 AMR 行 C4d 免疫组化染色

六、鉴别诊断

（一）FRV 肠炎

- 固有层活化的淋巴细胞浸润和上皮内淋巴细胞浸润，但无隐窝细胞凋亡
- EBER 固有层内呈弥漫性核阳性
  - 无 EBV 阳性细胞构成的结节性病变

（二）移植后淋巴组织增生性疾病

- 当 EBV 阳性细胞聚集形成肿块或浸润时，应怀疑为 PTLD

（三）病毒性肠炎，非 EBV 病毒

- 腺病毒结肠炎上皮细胞增生，其内可见核内包涵体，呈"污秽样"
  - 腺病毒免疫染色鉴定包涵体
- 巨细胞病毒结肠炎常伴有固有层内中性粒细胞浸润和上皮损伤，包括溃疡
  - 巨细胞病毒包涵体通常存在于内皮细胞中

（四）艰难梭菌（假膜性）结肠炎

- 以由脱落细胞和中性粒细胞组成的假膜为特征
- 通常引起伴有中性粒细胞浸润的急性结肠炎和溃疡

（五）霉酚酸酯结肠炎

- 与急性细胞性排斥反应形态学上有重叠

（六）移植物抗宿主病

- 类似于急性细胞性排斥反应，但累及自体结肠而不是异体结肠

（七）再灌注损伤

- 反应性黏膜改变、再生、糜烂、出血和隐窝缺失

七、诊断清单

病理学要点

- 隐窝细胞凋亡，类似于小肠急性细胞性排斥反应
- 排斥反应分为轻度、中度和重度
- 黏膜溃疡：严重排斥反应的标志
- 浆膜血管内膜增生：慢性排斥反应

（曹凯悦 译 杨 涛 闫 骏 校）

参考文献

[1] Huard G et al: Comparative incidence of rejection occurring in small intestinal and colonic mucosal biopsies of patients undergoing intestinal transplantation. Histopathology. 69(4):600-6, 2016
[2] Ruiz P: How can pathologists help to diagnose late complications in small bowel and multivisceral transplantation? Curr Opin Organ Transplant. 17(3):273-9, 2012
[3] Selbst MK et al: Spectrum of histologic changes in colonic biopsies in patients treated with mycophenolate mofetil. Mod Pathol. 22(6):737-43, 2009
[4] Kato T et al: Inclusion of donor colon and ileocecal valve in intestinal transplantation. Transplantation. 86(2):293-7, 2008
[5] Sauvat F et al: Factors influencing outcome after intestinal transplantation in children. Transplant Proc. 38(6):1689-91, 2006
[6] Sigurdsson L et al: Anatomic variability of rejection in intestinal allografts after pediatric intestinal transplantation. J Pediatr Gastroenterol Nutr. 27(4):403-6, 1998

（**左图**）移植后（第0天）部分结肠黏膜，可见黏膜表面剥蚀、反应性上皮损伤和隐窝细胞凋亡碎片➡️，均为再灌注损伤的特征。（**右图**）移植后（第0天）黏膜活检，高倍镜显示隐窝损伤伴细胞凋亡➡️，腺体管腔内细胞碎片，代表中度再灌注损伤

结肠再灌注损伤

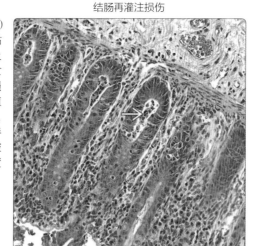

结肠再灌注损伤

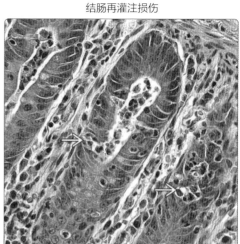

（**左图**）移植后（第0天）结肠黏膜活检显示严重再灌注损伤，黏膜糜烂伴渗出、出血和坏死性碎片。（**右图**）结肠急性细胞性排斥反应的特征是隐窝细胞凋亡，相邻上皮细胞核碎裂➡️和典型的空泡化凋亡细胞

严重的结肠再灌注损伤

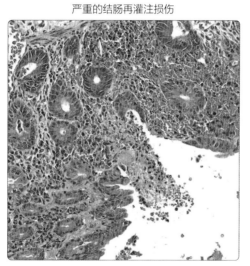

结肠急性细胞性排斥反应

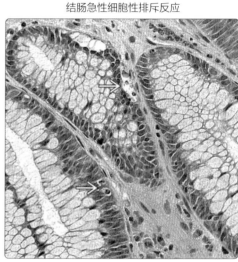

（**左图**）结肠活检显示结构扭曲，固有层水肿，隐窝缺失，残余隐窝中散在细胞凋亡➡️，与中度急性细胞性排斥反应一致。（**右图**）另一例中度急性细胞性排斥反应的结肠活检显示，包括隐窝缺失和残余隐窝伴多个融合性细胞凋亡区域➡️。注意固有层内炎症浸润的增加

结肠急性细胞性排斥反应

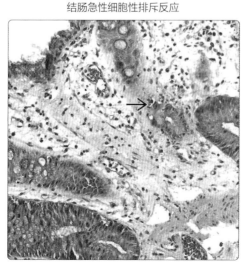

结肠中度急性细胞性排斥反应

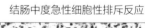

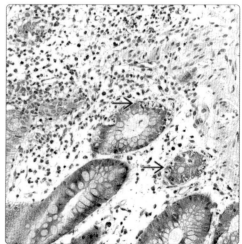

严重结肠剥脱性排斥反应

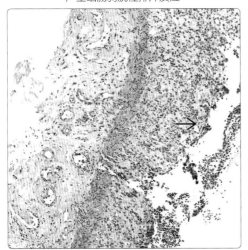

结肠抗体介导的排斥反应

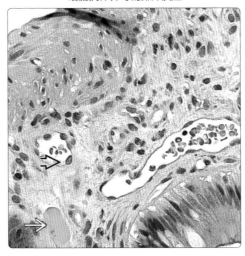

（左图）急性严重剥脱性排斥反应使结肠黏膜完全脱落➡️，固有层的肉芽组织增生伴炎细胞浸润，未见残余隐窝（右图）固有层毛细血管扩张，内皮细胞肿胀➡️，偶见血栓➡️，以上均提示抗体介导的排斥反应的特征

结肠抗体介导的排斥反应

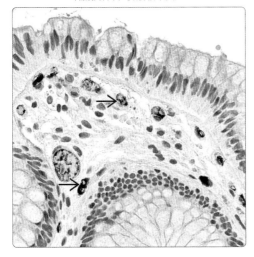

巨细胞病毒性结肠炎

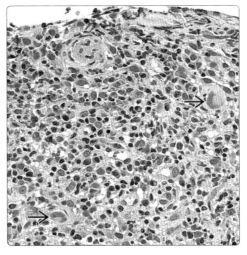

（左图）C4d 免疫组化染色显示毛细血管内皮细胞内强阳性，呈颗粒状沉积➡️，此标本来自血液中有循环供体特异性抗体的患者，抗体介导的排斥反应涉及结肠和小肠（未显示）。（右图）结肠移植后巨细胞病毒性结肠炎，结肠活检显示溃疡伴肉芽组织增生，内皮细胞内可见特征性巨细胞病毒包涵体➡️

EBV 结肠炎

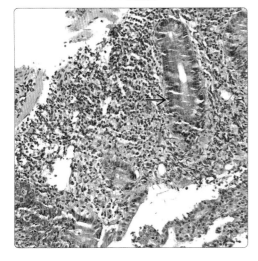

EBV 结肠炎：EBER 染色

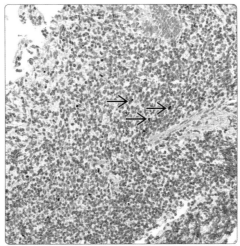

（左图）EBV 结肠炎的结肠活检显示，黏膜脱落，固有层细胞增多，主要是由于隐窝内活化的淋巴细胞和上皮内淋巴细胞增多所致➡️，未见细胞凋亡。（右图）同种异体结肠移植 EBV 结肠炎，黏膜活检 EBER 原位杂交显示核阳性➡️，EBV 阳性细胞未聚集成结节性病变，可排除 PTLD

移植物抗宿主病

要点

一、术语
- 同种异体移植物中，同种异体反应性 T 细胞针对宿主细胞和组织产生细胞免疫反应的过程

二、病因 / 发病机制
- 供体和移植物之间存在免疫不匹配
- 小肠移植可能引起大量免疫原性细胞的迁移

三、临床症状
- 可引起多系统症状，如
  - 胃肠道
  - 肝脏
  - 肺
  - 皮肤
  - 骨髓
- 排斥反应和移植物抗宿主病（GVHD）通常不能同时存在
- 预后不良

- 大多数病例因早期诊断困难而死亡

四、镜下特征
- 自体结肠或十二指肠可出现黏膜溃疡和肉芽组织
- 特征：残存隐窝可能存在凋亡细胞
- 肝：胆管损伤，淋巴细胞浸润胆管
- 骨髓抑制，全血细胞减少
- 疱疹性皮炎伴
  - 淋巴细胞渗出
  - 空泡变性
  - 上皮隆起
  - 明显的溃疡

五、主要鉴别诊断
- 肠道感染
- 药物性小肠结肠炎
- 急性细胞性排斥反应

GVHD3 级：皮肤

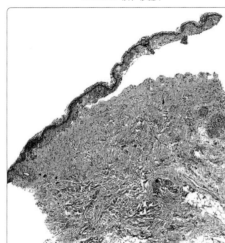

GVHD 累及皮肤附属器

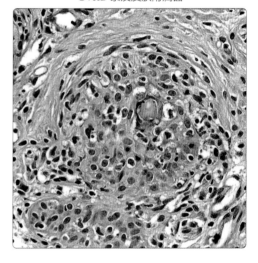

（左图）小肠移植患者皮肤活组织切片扫描切片显示皮下大水泡伴破裂，少数皮肤附件亦受累及。（右图）皮肤活检，高倍镜显示皮肤附件结构，内有多个坏死的角质形成细胞，细胞质呈嗜酸性，核呈圆形深染。其他细胞亦可能出现凋亡

GVHD2 级：皮肤

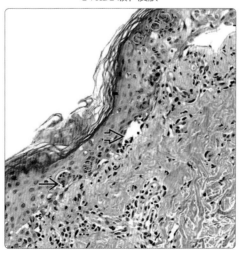

GVHD2 级：食管

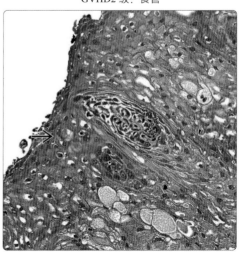

（左图）皮肤活检显示沿表皮基底层有多个上皮细胞凋亡➡，在真皮—表皮交界处有空泡形成➡，真皮浅表可见血管周围轻度淋巴细胞浸润，表皮内也有淋巴细胞浸润。（右图）自体食管活检显示，棘细胞层水肿，散在坏死的角质形成细胞或角化不良细胞➡，提示移植物抗宿主病（GVHD）

一、术语

（一）缩略语

- 移植物抗宿主病（graft-vs.-host disease，GVHD）

（二）定义

- 在同种异体移植物中，同种异体反应性 T 细胞针对宿主细胞和组织产生细胞免疫反应的过程
- 急性或慢性
  - 小肠移植后大多数是急性移植物抗宿主病

二、病因 / 发病机制

机制

- 受体和供体之间需要存在免疫不匹配
- 在一定时间内，宿主不能对同种异体移植物产生免疫反应，从而使移植物对宿主产生免疫反应
- 同种异体移植物内必须有足够数量的淋巴组织以产生对宿主的反应
- 与其他实体器官移植相比，小肠移植涉及大量免疫原性细胞
- 更新的免疫耐受方案减少了维持所需的免疫抑制剂的剂量
  - 增加 GVHD 的可能性
- 正常的移植过程导致局部混合淋巴细胞嵌合（供体和受体），3 周后消失
  - 嵌合现象的持续存在可能引起对宿主的免疫应答

三、临床症状

（一）部位

- 可累及多系统，包括
  - 胃肠道
    - 上消化道受累可表现为
      - 口腔和食管溃疡
      - 胃糜烂或溃疡
      - 如症状严重，可形成十二指肠溃疡
    - 自体小肠广泛溃疡形成
    - 不影响移植小肠
      - 无移植物功能障碍
  - 肝脏
    - 胆汁淤积变绿，无肝硬化
  - 肺
    - 如出现弥漫性肺泡损伤，肺脏可能变重
  - 皮肤
    - 终末期可出现广泛的剥脱
  - 骨髓

（二）症状

- 可出现在移植后的任何时间
  - 最早可出现于移植后一个月
- 临床表现取决于器官受累，包括
  - 恶心、呕吐
  - 腹泻、便血
  - 黄疸
  - 溶血性贫血
  - 呼吸窘迫
  - 发热
  - 皮疹
- 必须与器官移植排斥反应相鉴别
- 排斥反应和 GVHD 不能同时存在

（三）内镜检查

- 红斑或小的糜烂
- 严重的病例有深部溃疡

（四）实验室检查

- 胆汁淤积时肝酶可能升高
  - GGT 升高
  - 碱性磷酸酶升高
  - 胆红素升高

（五）治疗

- 类固醇类是一线药物，对常规免疫抑制治疗有耐药性
- 移植肠切除术可能是唯一的治疗选择
  - 早期，可去除移植物内主要的淋巴细胞群

（六）预后

- 不良
  - 大多数患者死亡与早期诊断困难有关

四、大体特征

一般特征

- 标本罕见
  - 除尸体解剖外
- 可表现为胃肠道广泛溃疡和出血
- 由于胆汁淤积，肝脏可能呈现绿色
- 由于弥漫性肺泡损伤，肺部可能会变重、黏着

五、镜下特征

组织学特征

- 受者自体结肠或十二指肠
  - 可形成黏膜溃疡和肉芽组织
  - 特征：残存隐窝可能存在凋亡
  - 固有层内多种炎细胞浸润
  - 长期受累可出现
    - 固有层纤维化
    - 隐窝缺失
      - 该特征提示慢性 GVHD
    - 上皮再生
- 受者自体胃或食管
  - 可出现糜烂或溃疡
  - 腺体可出现明显的细胞凋亡
  - 食管可出现
    - 棘细胞层水肿
    - 上皮细胞凋亡

- 基底层空泡化，上皮隆起
- 溃疡
- 移植小肠
  - 可能无排斥或炎症的表现
  - 可能显示淋巴细胞聚集
  - 荧光原位杂交（FISH）检测异体移植物的 X 和 Y 染色体探针可以确定供体的淋巴群来源
    - 供者和受者必须是不同性别
- 肝脏
  - 胆管损伤伴淋巴细胞浸润
  - 胆管上皮进行性损伤伴上皮细胞重叠及进行性丢失
  - 长时间可出现胆管萎缩
    - 较少见，因为 GVHD 进展迅速
- 骨髓
  - 骨髓抑制伴全血细胞减少，骨髓细胞减少
- 肺
  - 可表现为急性弥漫性肺泡损伤，肺泡内有透明膜形成
- 累及皮肤，通常为Ⅲ或Ⅳ级疾病
  - 伴有淋巴细胞增多的海绵状皮炎
  - 空泡变性
  - 上皮隆起
  - 明显的溃疡
  - 累及附件，常见上皮细胞的凋亡
  - 慢性 GVHD 表现为致密的真皮硬化，硬皮病样外观

六、鉴别诊断

（一）肠道感染

- 腹泻提示细菌或病毒感染，包括
  - 艰难梭菌性肠炎
    - 大量中性粒细胞伴假膜形成
      - 无 GVHD 时常见的溃疡形成及隐窝细胞凋亡
  - 巨细胞病毒（CMV）感染
    - 巨细胞病毒性肠炎显示溃疡伴肉芽组织增生及病毒包涵体
    - 可与 GVHD 共存
  - 其他细菌感染

（二）药物性小肠结肠炎

- 有些药物如霉酚酸酯，可以出现类似于 GVHD 的组织学变化
- 随着细胞凋亡的出现，隐窝可显示再生性改变

（三）急性细胞性排斥反应

- 隐窝细胞凋亡是急性细胞性排斥反应的标志
- 异体肠受累而非自体肠

（四）肺部感染

- 任何细菌性或真菌性肺炎都可能需要进行鉴别诊断
  - 血培养，必要时行支气管肺泡灌洗液培养排除感染性病因
- 呼吸衰竭的快速发作可能影响对病因的判断

（五）皮肤病变

- 皮疹可类似于多形性红斑、病毒性皮疹或葡萄球菌性烫伤皮肤综合征
  - 通常不累及皮肤附件
  - 可表现为海绵状皮炎伴血管周围淋巴组织细胞浸润
  - 可有葡萄球菌性烫伤皮肤综合征中的中性粒细胞脓肿形成
  - 如果怀疑为药物性皮疹，可能有显著的嗜酸性粒细胞浸润
- 如果引起水泡，可能会出现疱疹包涵体

七、诊断清单

病理学要点

- 移植后多器官受累是诊断的线索
- 皮肤受累最常见
  - 有全身皮疹和组织学证据
- 细胞凋亡，基底层空泡形成，可累及皮肤附件，是皮肤 GVHD 的线索
- 活检显示溃疡病变常提示胃肠道受累
- 在非移植物活检中出现隐窝细胞凋亡应除外移植物抗宿主病的诊断
  - 首先排除霉酚酸毒性反应
- 警惕合并感染，特别是巨细胞病毒
- 用 FISH X 和 Y 探针检测
  - 供者和受者性别不同
- 胆汁淤积性肝病应警惕伴有胆管损伤的肝脏 GVHD
- 骨髓受累，细胞减少，可能导致全血细胞减少
- 慢性 GVHD 在小肠移植中不常见
  - 由于急性 GVHD 可导致患者迅速致死

（曹凯悦 译 杨 涛 闫 骏 校）

参考文献

[1] Cromvik J et al: Graft-versus-host disease after intestinal or multivisceral transplantation: A Scandinavian single-center experience. Transplant Proc. 48(1):185-90, 2016

[2] Green T et al: Graft-versus-host disease in paediatric solid organ transplantation: A review of the literature. Pediatr Transplant. 20(5):607-18, 2016

[3] Quirós-Tejeira RE: Immunological complications beyond rejection after intestinal transplantation. Curr Opin Organ Transplant. 17(3):268-72, 2012

[4] Shin CR et al: Incidence of acute and chronic graft-versus-host disease and donor T-cell chimerism after small bowel or combined organ transplantation. J Pediatr Surg. 46(9):1732-8, 2011

[5] Wu G et al: Graft-versus-host disease after intestinal and multivisceral transplantation. Transplantation. 91(2):219-24, 2011

[6] Andres AM et al: Graft-vs-host disease after small bowel transplantation in children. J Pediatr Surg. 45(2):330-6; discussion 336, 2010

[7] Mawad R et al: Graft-versus-host disease presenting with pancytopenia after en bloc multiorgan transplantation: case report and literature review. Transplant Proc. 41(10):4431-3, 2009

[8] Mazariegos GV et al: Graft versus host disease in intestinal transplantation. Am J Transplant. 4(9):1459-65, 2004

[9] Tryphonopoulos P et al: Epithelial and hematopoietic cell chimerism in intestinal allografts. Transplant Proc. 36(2):359-60, 2004

严重的移植物抗宿主病：胃

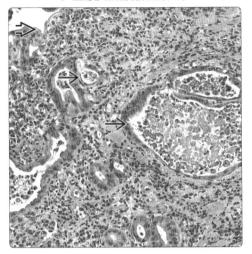

移植物抗宿主病：十二指肠

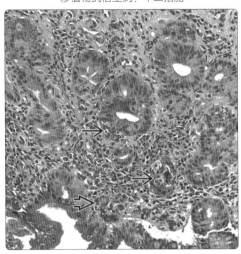

（左图）自体胃活检显示广泛的腺体破坏，管腔内有凋亡碎片➡，固有层内混合炎细胞浸润，上皮损伤伴上皮隆起及再生。（右图）自体十二指肠显示隐窝细胞凋亡，管腔内有坏死碎片➡，固有层内伴嗜酸性粒细胞的混合炎细胞浸润。上皮下可见一单独的形态良好的巨细胞病毒包涵体➡，提示合并感染，诊断时应警惕

移植物抗宿主病：十二指肠

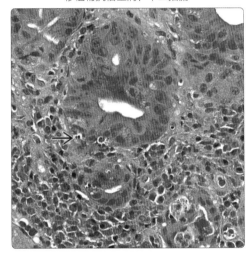

移植物抗宿主病：肝

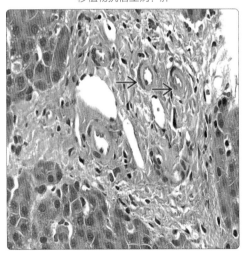

（左图）十二指肠活检显示隐窝细胞凋亡➡一些隐窝腔内可见坏死。自体十二指肠中凋亡的存在是诊断线索。（右图）小肠移植患者肝活检显示门管区内无胆管伴随的动脉➡，胆管消失可能是GVHD的最终结果

移植物抗宿主病：肝

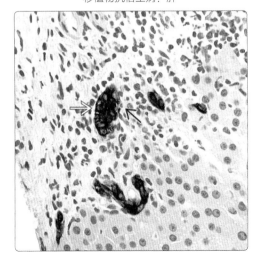

霉酚酸酯损伤：结肠

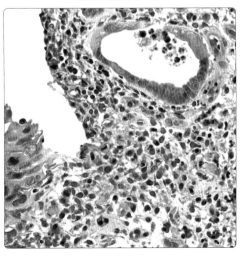

（左图）细胞角蛋白CK7免疫组化染色可见胆道损伤，胆管不规则➡，无管腔，胆道上皮细胞核排列不规则➡。有时可见淋巴细胞邻近和浸润胆管➡。（右图）结肠活检显示黏膜糜烂，固有层细胞增多，隐窝损伤，管腔内有中性粒细胞、嗜酸性粒细胞和坏死碎片。除一侧明显的损伤外，隐窝还显示出明显的再生性改变

感　染
Infections

◀▮▶ 细菌和真菌感染 ◀▮▶

要点

一、病因／发病机制
- 最常见的病原体
  - 肠球菌
  - 葡萄球菌
  - 肠杆菌
  - 克雷伯菌
- 艰难梭菌感染可表现为假膜性结肠炎
- 严重的全身真菌感染通常是致命的
  - 病原体包括
    - 曲霉菌
    - 念珠菌
    - 隐球菌、接合菌和肺孢子菌不常见

二、临床问题
- 可在移植后的任何时间出现（几天到几周）

三、镜下特征
- 通常表现为固有层炎细胞增多
- 主要由中性粒细胞组成，也有淋巴细胞和浆细胞
- 绒毛肿胀，可能含有炎细胞
- 由纤维蛋白和细胞碎片组成的假膜，包括中性粒细胞，在罕见的难辨的菌感染病例中可能很明显
- 如果肉芽肿存在，应通过培养和 PPD 检查寻找抗酸杆菌
- 肠道活检中从未发现过真菌感染

四、主要鉴别诊断
- 病毒感染
- 急性细胞性排斥反应
- 抗体介导的排斥反应

细菌性肠炎

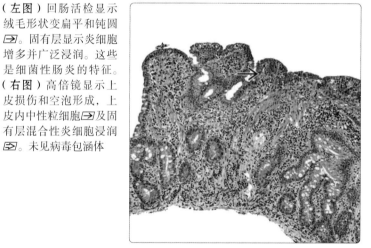

细菌性肠炎

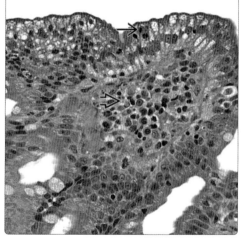

（左图）回肠活检显示绒毛形状变扁平和钝圆➡。固有层显示炎细胞增多并广泛浸润。这些是细菌性肠炎的特征。（右图）高倍镜显示上皮损伤和空泡形成，上皮内中性粒细胞➡及固有层混合性炎细胞浸润➡。未见病毒包涵体

接合菌感染

接合菌感染

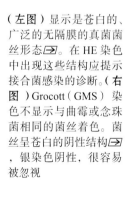
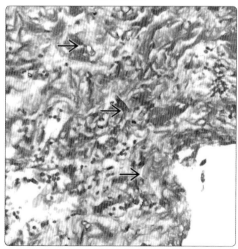
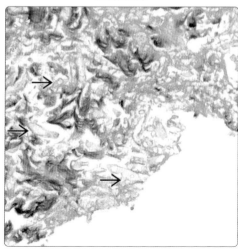

（左图）显示是苍白的、广泛的无隔膜的真菌菌丝形态➡。在 HE 染色中出现这些结构应提示接合菌感染的诊断。（右图）Grocott（GMS）染色不显示与曲霉或念珠菌相同的菌丝着色。菌丝呈苍白的阴性结构➡，银染色阴性，很容易被忽视

一、术语

定义

- 移植术后患者小肠或多脏器移植后发热和肠造口排出量增加的患者
  - 通过细菌和真菌培养或艰难梭菌毒素检测证实

二、病因 / 发病机制

病原体

- 细菌感染
  - 长期免疫抑制的结果
  - 也可能是再灌注损伤后细菌移位的影响
    - 最常见的传染源：肠球菌、葡萄球菌、肠杆菌和克雷伯菌
  - 艰难梭菌感染可表现为假膜性结肠炎
  - 罕见的大肠埃希菌感染病例，表现为软化斑
- 真菌感染
  - 通常是严重免疫抑制的结果，例如在排斥反应之后
  - 可能表现为口腔鹅口疮或念珠菌性食管炎
  - 病原体
    - 曲霉菌和念珠菌
    - 较少见隐球菌、接合菌和肺孢子菌
  - 严重的全身真菌感染通常致命

三、临床问题

（一）症状

- 可以在移植后的任何时间（几天到几周）出现
- 可能会出现多种症状
- 症状包括
  - 发热
  - 易怒
  - 不适
  - 食欲下降
  - 伤口裂开或引流
    - 伤口感染是早期和重要的并发症，可导致多个需要立即手术问题
  - 引流量增加
- 更多的系统性感染可导致脓毒症和多器官功能障碍
- 全身真菌感染可表现为肺部症状、中枢神经系统症状或严重的腹部症状，如疼痛、腹膜炎迹象、引流量增加或伤口分泌物
- 血行感染是系统性细菌和真菌感染的常见来源

（二）治疗

- 细菌培养和药物敏感性试验后全身应用抗生素和抗真菌药物
- 对抗真菌药物的反应较差
  - 可能需要停用免疫抑制剂
- 有时需要手术切除病变肠道或造口

- 出现软化斑可能需要停用免疫抑制剂

（三）预后

- 通常对细菌和大多数念珠菌感染预后较好
- 全身真菌感染如果系统性传播且不积极治疗，常会导致患者死亡

四、影像学特征

影像学检查结果

- 腹部 X 线片可能显示腹膜炎
- 在全身感染时，肺部可能出现肺炎迹象
- 真菌感染很少表现为肺脓肿，可见肺囊性病变
- 由感染的移植物或血行感染引起的血管血栓可能显示异常的血液流动模式

五、大体特征

一般特征

- 由于细菌或真菌感染而进行手术切除的病例很少见
- 罕见情况下，真菌感染所致的瘘口部位可以切除
  - 黏膜坏死、溃疡
- 在切除严重感染的异体移植回肠或结肠中，可看到节段性或弥漫性溃疡

六、镜下特征

（一）形态特征

- 细菌感染
  - 通常表现为固有层炎细胞增多
    - 浸润炎细胞主要由中性粒细胞组成
    - 还可以有淋巴细胞和浆细胞
  - 肠绒毛肿胀，可能有炎症细胞浸润
  - 中性粒细胞经常浸润并损伤上皮细胞
    - 固有层散在中性粒细胞
    - 要求进行培养和细菌感染检查
  - 除艰难梭菌外，糜烂或溃疡可能很明显，但不常见
    - 由纤维蛋白和细胞碎片（包括中性粒细胞）组成的假膜，在罕见的易被忽视的艰难梭菌感染病例中可能较明显
  - 由于细菌定植，盲目的反复活检常出现中性粒细胞
    - 隐窝细胞凋亡提示同时存在排斥反应，而不是定植的特征
    - 表面上皮细菌定植可能很明显
  - 分枝杆菌感染不常见，但可能很重要，这取决于患者数量的统计
    - 如果存在肉芽肿，需要通过菌培养和 PPD 试验寻找抗酸杆菌
- 真菌感染
  - 在同种异体肠道活检中未发现
  - 食管念珠菌病可能在小肠移植患者的上消化道内镜检查中较明显
  - 移植物真菌感染总是与患者死亡相关，并在尸检时

确诊

- ○ 移植术后早期伤口感染可由真菌引起，特别是念珠菌
- ○ 伤口清创后的组织进行银染色，以寻找真菌生物
- ○ 伤口感染会引起血管血栓和移植物缺血性损伤
- ○ 真菌性腹膜炎表现为浆膜渗出伴少许炎症，但有许多真菌微生物
- ○ 尸检可能会发现真菌存在于其他器官，如肺和心脏瓣膜的赘生物
- ○ 尸验诊断时必须进行真菌培养

（二）细胞学特征

- 腹水很少进行细胞学检查
  - ○ 如果是腹膜炎，可显示大量中性粒细胞
  - ○ 用革兰染色法检测细菌和真菌
  - ○ 应常规送去进行微生物培养

七、辅助检查

聚合酶链反应

- 16s 核糖体 RNA 或 PCR 检测真菌分型
- 有必要利用 PCR 确认分枝杆菌

八、鉴别诊断

（一）病毒感染

- 巨细胞病毒（CMV）和腺病毒可类似细菌感染，中性粒细胞浸润固有层
- 内皮细胞中巨细胞病毒包涵体和上皮细胞中腺病毒的存在，将有助于诊断
- 轮状病毒也能引起固有层炎细胞增多和反应性上皮改变，但没有病毒包涵体
- 轮状病毒和腺病毒的粪便培养对诊断有帮助，PCR 检测对巨细胞病毒诊断有帮助
- 巨细胞病毒和腺病毒的免疫组化染色也有助于确诊

（二）急性细胞性排斥反应

- 急性细胞性排斥反应（ACR）在同种异体肠活检中很常见
- 可以与感染共存
- 认识到这点很重要，因为治疗策略必须要平衡
- 可导致固有层炎细胞增多，包括中性粒细胞和嗜酸性粒细胞
- 隐窝细胞凋亡是 ACR 的标志

（三）抗体介导的排斥反应

- 抗体介导的排斥反应（AMR）通常出现在移植后早期，由于免疫抑制，可能同时存在感染
- 可导致毛细血管扩张充血，伴有中性粒细胞浸润和纤维素性血栓
- 固有层可出现中性粒细胞
- 严重的病例会导致类似感染溃疡
- C4d 染色及相关的循环供体特异性抗体有助于 AMR 的

诊断

九、诊断清单

（一）临床相关的病理特征

- 内镜检查发现糜烂或溃疡时，应检查感染的病因
- 内镜下可见的渗出物可能是由于感染所致
- 固有层或上皮内中性粒细胞增多的组织学证据应引起重视
- 活检不常用于的细菌感染
  - ○ 患者使用经验性抗生素治疗或粪便培养，而没有进行活检
- 需要与病毒病原学区分，同时寻找病毒包涵体
- ACR 可以与感染共存

（二）病理学要点

- 固有层中性粒细胞浸润
- 形成假膜的溃疡应与艰难梭菌毒素相关
- 隐窝炎不是细菌感染的常见特征
  - ○ 有必要寻找其他病因，如病毒或 ACR
- 出现肉芽肿应检查分枝杆菌，通常肠道活检中不常见
- 真菌感染会导致严重的炎症，如深层溃疡和腹膜炎
- 伤口感染可导致腹膜炎和真菌感染的传播
- 任何早期的血管疾病，如血栓形成，都应该寻找引起血栓的真菌

（孙　燕　王静文　译　刘懿禾　闫　骏　校）

参考文献

[1] Suhr MJ et al: Epidemiological investigation of Candida species causing bloodstream infection in paediatric small bowel transplant recipients. Mycoses. 60(6):366-374, 2017

[2] Silva JT et al: Infectious complications following small bowel transplantation. Am J Transplant. 16(3):951-9, 2016

[3] Timpone JG Jr et al: Infections in intestinal and multivisceral transplant recipients. Infect Dis Clin North Am. 27(2):359-77, 2013

[4] Akhter K et al: Six-month incidence of bloodstream infections in intestinal transplant patients. Transpl Infect Dis. 14(3):242-7, 2012

[5] Florescu DF et al: Bloodstream infections during the first year after pediatric small bowel transplantation. Pediatr Infect Dis J. 31(7):700-4, 2012

[6] Florescu DF et al: Incidence and outcome of fungal infections in pediatric small bowel transplant recipients. Transpl Infect Dis. 12(6):497-504, 2010

[7] Pappas PG et al: Invasive fungal infections among organ transplant recipients: results of the Transplant-Associated Infection Surveillance Network (TRANSNET). Clin Infect Dis. 50(8):1101-11, 2010

[8] Guaraldi G et al: Outcome, incidence, and timing of infectious complications in small bowel and multivisceral organ transplantation patients. Transplantation. 80(12):1742-8, 2005

[9] Cicalese L et al: Bacterial translocation in clinical intestinal transplantation. Transplantation. 71(10):1414-7, 2001

[10] Kusne S et al: Infectious complications after small bowel transplantation in adults. Transplant Proc. 26(3):1682-3, 1994

[11] Reyes J et al: Infectious complications after human small bowel transplantation. Transplant Proc. 24(3):1249-50, 1992

[12] Shabtai M et al: Malakoplakia in renal transplantation: an expression of altered tissue reactivity under immunosuppression. Transplant Proc. 21(4):3725-7, 1989

急性肠炎

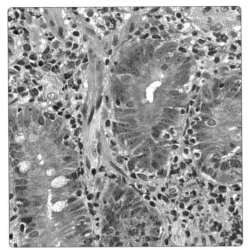

艰难梭菌感染

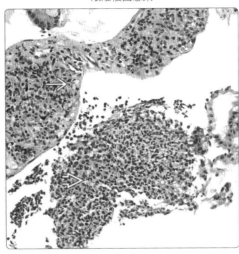

（左图）诊断肠炎的重要线索是没有明显的隐窝损伤，如图所示，未见隐窝细胞凋亡或上皮内中性粒细胞，固有层显示炎细胞增多。（右图）小肠移植活检低倍镜显示溃疡、肉芽组织➡及浅表渗出物和细胞碎片组成假膜⇒。应该高度怀疑被艰难梭菌感染

艰难梭菌肠炎

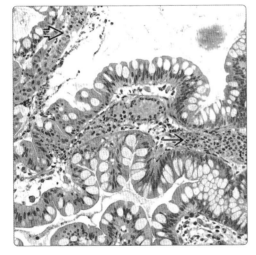

艰难梭菌肠炎

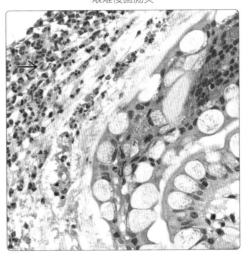

（左图）一例艰难梭菌肠炎的小肠活检显示固有层毛细血管扩张伴中性粒细胞浸润➡以及上皮内中性粒细胞灶性➡浸润。（右图）高倍镜显示假膜➡含有纤维素，大量中性粒细胞，黏液物质，细胞碎片，没有明显的细菌菌落，均是艰难梭菌感染的特征

真菌感染

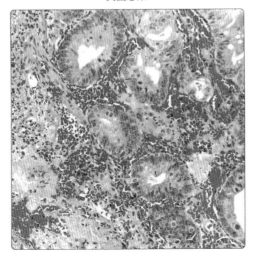

真菌感染

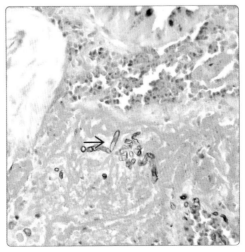

（左图）术后1个月因伤口感染切除的小肠移植物坏死段显示再生的隐窝出血和固有层纤维蛋白沉着。真菌很难识别，但应该寻找。（右图）Grocott（GMS）特殊染色突出真菌菌丝，似有隔膜和狭窄的分枝➡，提示曲霉菌种属，伤口处菌培养为曲霉菌阳性

◀▦ 腺病毒感染 ▦▶

要点

一、病因 / 发病机制
- 腺病毒包括不同血清型
  - 40 型和 41 型血清型与胃肠道疾病相关
- 免疫抑制患者的播散性疾病

二、临床问题
- 儿童移植患者中更常见
- 感染通常发生在移植后约 25 天
  - 高峰期延长至 45 天
- 引流量增加
- 通常具有自限性

三、镜下特征
- 绒毛结构变钝、变平

- 表面上皮细胞核"堆积"或多层
- 病毒感染导致细胞核嗜碱性增强、核模糊
- 嗜酸性核内包涵体，染色质沿着核膜聚集，细胞核增大

四、辅助检查
- 腺病毒免疫组化染色对感染细胞和包涵体敏感
- 粪便培养可确诊腺病毒肠炎

五、主要鉴别诊断
- 其他细菌或病毒感染
- 急性细胞性排斥反应
- 缺血 / 再灌注损伤

小肠腺病毒感染

腺病毒肠炎

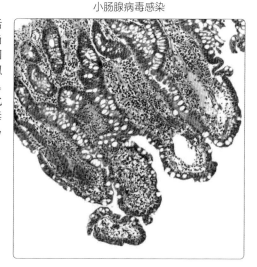
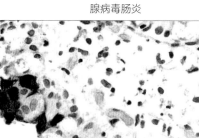

（**左图**）同种异体小肠活检低倍镜下显示绒毛尚存，杯状细胞减少，固有层炎细胞增多，类似正常或类似肠炎改变。（**右图**）腺病毒免疫组化染色有助于显示腺病毒核包涵体➡️，光镜下易被忽略

磨玻璃样包涵体

上皮细胞核内包涵体

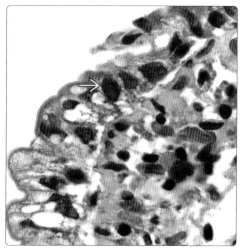
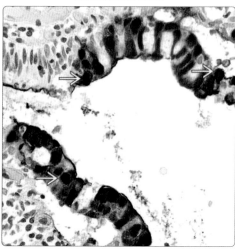

（**左图**）高倍镜可见表面上皮细胞核内腺病毒包涵体➡️，周围染色质排列，细胞核中央有均匀的嗜酸性包涵体。（**右图**）腺病毒免疫组化染色显示许多上皮细胞核内包涵体➡️，细胞核增大并多层

一、术语

定义

● 腺病毒感染引发感染性肠炎的特征是上皮损伤，导致发热、腹泻或肠造口排出增加

二、病因 / 发病机制

腺病毒

● 双链 DNA 病毒
● 多种血清型
  ○ 40 型和 41 型血清型与胃肠道疾病相关
  ○ 其他亚型引起肺部疾病
● 免疫抑制患者的播散性疾病

三、临床问题

（一）流行病学

● 发病率
  ○ 感染通常发生在移植后约 25 天
    – 高峰期延长可达 45 天
  ○ 可于移植后任何时间发生
  ○ 可随同所就诊移植中心或者学校等发生季节性感染和集群感染
● 年龄
  ○ 儿童移植患者中更常见
    – 儿童年龄组发病率为 9%～50%
    – 低移植年龄可能是危险因素

（二）部位

● 同种异体肠
● 受者自身原有空肠或结肠
● 可看到肝脏受累
● 全身感染中小肠受累的罕见病例

（三）表现

● 发热
● 腹泻
● 肠造口排出量增加
  ○ 严重的播散性感染可伴有肺炎和气管支气管炎
  ○ 肝脏受累可能与酶升高有关，包括 GGTP，取决于感染类型
    – 逆行性胆管感染与伴有实质坏死病灶的全身性疾病

（四）治疗

● 常采用非手术治疗和免疫抑制治疗
● 严重感染可能需要使用西多福韦或其他抗病毒药物

（五）预后

● 通常具有自限性
● 可表现为季节性复发或因聚集性而在医院环境中复发
● 播散性可导致死亡
  ○ 儿童罕见死因

四、影像学特征

影像学检查结果

● 胃肠道疾病通常无明显影像学表现
● 肺部感染可能表现为肺炎

五、大体特征

尸检发现

● 胃肠道
  ○ 广泛的黏膜溃疡
● 肺
  ○ 可能合并出血、坏死病灶
● 肝
  ○ 可表现为充血或坏死灶

六、镜下特征

一般特征

● 固有层淋巴细胞、浆细胞和中性粒细胞增多
● 绒毛状结构变钝、变扁平
● 表面上皮细胞核"重叠"或多层
● 反应性的表层肠上皮细胞
  ○ 可能被误认为再生黏膜
● 细肥核嗜碱性增强，核模糊
● 嗜酸性核内包涵体，染色质沿核膜聚集，胞核变大
  ○ 通常偶然发现
  ○ 需要高度怀疑并进行识别—经常被忽视
  ○ 包涵体数量不等
  ○ 连续活检数量可逐渐增多
  ○ 表面上皮脱落伴包涵体
  ○ 在感染早期基质细胞内有包涵体的病例比较罕见
● 除了严重感染外，隐窝受累不常见
  ○ 隐窝细胞凋亡少见
    – 通常局限于表层上皮和隐窝表面
  ○ 血行感染主要累及隐窝，伴有隐窝损伤和细胞凋亡
● 黏膜溃疡罕见，但在严重感染中可见
  ○ 可能会被误认为是排斥反应

七、辅助检查

（一）免疫组化染色

● 腺病毒
  ○ 检测腺病毒感染细胞和包涵体敏感
    – 即使在尸检样本中也能敏感地确定疾病的传播
  ○ 既往活检诊断为腺病毒性肠炎的患者应进行免疫染色，以确定疾病持续时间

（二）原位杂交

● 腺病毒
  ○ 与免疫组化染色相比，技术上更具有挑战性

（三）PCR

- 可用粪便标本或血液检测
- 不能区分急性感染和潜伏感染
- 血液培养阳性预示疾病有传染性，需要积极治疗

（四）微生物学

- 粪便培养可确认腺病毒肠炎的诊断
- 血液培养阳性提示疾病传染性

八、鉴别诊断

（一）细菌感染

- 可能具有与腺病毒感染相同的炎症成分和活检表现
- 细菌感染常通过粪便培养进行诊断
  - 可显示表面渗出物和假膜
  - 没有包涵体

（二）病毒感染

- 可能具有与腺病毒相同的炎症成分和活检表现
- 上皮细胞内包涵体的存在具有病理诊断价值
- 上皮多层是诊断线索
- 与轮状病毒类似，但没有包涵体
  - 诊断通常基于粪便培养
  - 具有季节性
- 巨细胞病毒包涵体通常存在于内皮细胞而非上皮细胞中
  - 通常伴有溃疡和肉芽组织
  - 巨细胞病毒可与腺病毒共存，定植在溃疡黏膜
- 杯状病毒感染在儿童患者中很少报道
  - 可表现上皮细胞堆积和绒毛形状改变
  - 无包涵体
  - 固有层以淋巴浆细胞浸润为主
    - 没有中性粒细胞
  - PCR 检测可确定诊断

（三）急性细胞性排斥反应

- 两者均可见混合性炎症细胞浸润
- 急性细胞性排斥反应（ACR）的中性粒细胞较少，除非出现溃疡
- 无典型腺病毒肠炎的核内包涵体
- 隐窝细胞凋亡，包括多量大的细胞凋亡可诊断 ACR
  - 在同一活检中，ACR 可能与感染共存
  - 疑似病毒感染病例可通过腺病毒免疫组化染色证实

（四）缺血／再灌注损伤

- 通常发生在移植早期
  - 腺病毒最常出现在前 2 周内的活检中，而不是后来（1 个月）的表现
- 反应性改变：小的上皮细胞，两者都有
- 再灌注损伤中出血和隐窝坏死／凋亡增多
- 细胞损伤导致上皮细胞核嗜酸性

- 腺病毒免疫组化染色阴性，有助于排除疑难病例的病毒感染

九、诊断清单

（一）临床相关病理特征

- 腺病毒肠炎在儿童中更为常见
  - 成年小肠移植受者少见
- 感染可以与其他感染或 ACR 共存
- 大量的包涵体表明病毒载量较大
  - 可能需要抗病毒治疗
- 免疫抑制调节不当可导致疾病播散
  - 连续几次活检，表现为进行性肠炎
- 腺病毒感染的复发可能具有季节性

（二）病理学要点

- 绒毛改变需要寻找感染性病因
- 固有层见中性粒细胞可能提示感染
- 表层上皮细胞的堆积应及时寻找是否有病毒包涵体，以及（或）利用免疫组化染色
- 除罕见的早期感染，光学显微镜很容易识别包涵体
- 特征性的磨玻璃样细胞或核内包涵体
- 隐窝细胞凋亡提示 ACR 共存
- 播散性感染（血行性）主要表现为隐窝损伤和包涵体

（孙　燕　王静文　译　刘懿禾　闫　骏　校）

参考文献

[1] Mehta V et al: Adenovirus disease in six small bowel, kidney and heart transplant recipients; pathology and clinical outcome. Virchows Arch. 467(5):603-8, 2015

[2] Timpone JG Jr et al: Infections in intestinal and multivisceral transplant recipients. Infect Dis Clin North Am. 27(2):359-77, 2013

[3] Florescu DF et al: Adenovirus infections in pediatric small bowel transplant recipients. Transplantation. 90(2):198-204, 2010

[4] Adeyi OA et al: Posttransplant adenoviral enteropathy in patients with small bowel transplantation. Arch Pathol Lab Med. 132(4):703-5, 2008

[5] Hoffman JA: Adenoviral disease in pediatric solid organ transplant recipients. Pediatr Transplant. 10(1):17-25, 2006

[6] Ozolek JA et al: Adenovirus infection within stromal cells in a pediatric small bowel allograft. Pediatr Dev Pathol. 9(4):321-7, 2006

[7] Humar A et al: A surveillance study of adenovirus infection in adult solid organ transplant recipients. Am J Transplant. 5(10):2555-9, 2005

[8] Morotti RA et al: Calicivirus infection in pediatric small intestine transplant recipients: pathological considerations. Hum Pathol. 35(10):1236-40, 2004

[9] McLaughlin GE et al: Adenovirus infection in pediatric liver and intestinal transplant recipients: utility of DNA detection by PCR. Am J Transplant. 3(2):224-8, 2003

[10] Pinchoff RJ et al: Adenovirus infection in pediatric small bowel transplantation recipients. Transplantation. 76(1):183-9, 2003

[11] Kaufman SS et al: Discrimination between acute rejection and adenoviral enteritis in intestinal transplant recipients. Transplant Proc. 34(3):943-5, 2002

[12] Parizhskaya M et al: Enteric adenovirus infection in pediatric small bowel transplant recipients. Pediatr Dev Pathol. 4(2):122-8, 2001

[13] Berho M et al: Adenovirus enterocolitis in human small bowel transplants. Pediatr Transplant. 2(4):277-82, 1998

[14] Levy MF et al: Adenovirus infection of the human intestinal allograft: a case report. Transplant Proc. 28(5):2786-7, 1996

腺病毒肠炎

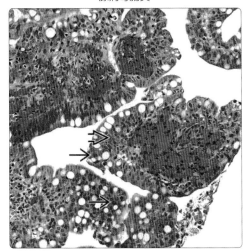

腺病毒肠炎

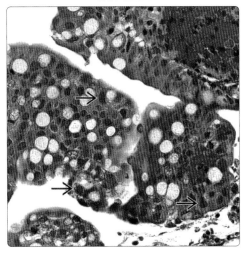

（左图）回肠活检的典型形态学特征包括明显的表层上皮反应性改变和上皮细胞核层集⊋，出现嗜酸性或双嗜性核内包涵体⊟。这种变化不应被误认为是肠道黏膜的再生。（右图）高倍镜显示上皮细胞内大量核内包涵体➡使细胞核呈磨玻璃样，同时注意细胞核的重叠

腺病毒包涵体

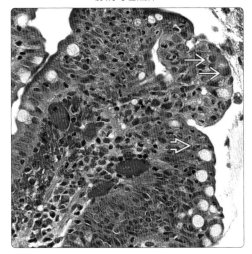

腺病毒染色

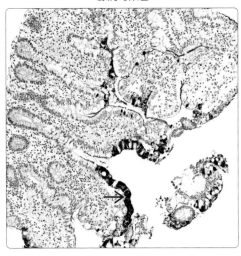

（左图）小肠移植病例显示上皮内许多中性粒细胞⊋，如果没有寻找核内包涵体➡，可能误诊为细菌感染。（右图）腺病毒免疫组化染色低倍镜显示了表面上皮内大量的包涵体➡，如果较多可延伸至隐窝。通常，包涵体只见于表层上皮细胞或管腔内的脱落细胞

播散性感染累及隐窝

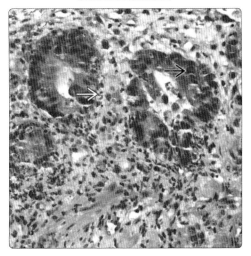

明显的隐窝内包涵体

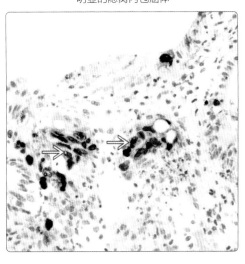

（左图）高倍镜显示隐窝破裂，细胞层集，凋亡明显➡，细胞核模糊⊟。此患者死于腺病毒广泛累及肺部的肺炎。（右图）同一病例的腺病毒免疫组化染色证实广泛的隐窝浸润，注意广泛的隐窝损伤和大量的核内包涵体➡，在 HE 染色时不明显

Intestinal Transplantation

轮状病毒、巨细胞病毒和单纯疱疹病毒感染

要点

一、术语
- 巨细胞病毒（CMV）
- 单纯疱疹病毒（HSV）

二、临床问题
- 轮状病毒：可在移植后的任何时间感染，数月至数年
  - 儿童腹泻最常见的原因
    - 具有自限性
- 巨细胞病毒：最常见的发病和死亡原因
  - 肠造口排出量增加
  - 腹泻
  - 发热
- HSV：小肠移植后最不常见的病毒感染源
  - 可显示为
    - 皮疹
    - 口腔病变

- 食管炎伴发溃疡

三、镜下特征
- 轮状病毒感染
  - 轻度至中度绒毛变钝
  - 固有层和表层上皮细胞增多
- 巨细胞病毒感染
  - 表层上皮内中性粒细胞浸润
  - 侵蚀
  - 溃疡
  - 固有层血管内皮细胞肥大伴巨细胞病毒包涵体
  - 细胞核和（或）胞质内典型的包涵体
  - 结合 PCR 或免疫组化染色对诊断具有帮助
- HSV 感染
  - 引起黏膜溃疡
  - 嗜酸性核内包涵体或多核细胞

轮状病毒感染 轮状病毒肠炎

（左图）异体移植小肠活检显示轮状病毒性肠炎，绒毛变钝，上皮反应性改变➡，固有层炎细胞数量增加，未见隐窝细胞凋亡。（右图）轮状病毒肠炎的高倍镜显示上皮细胞内未见包涵体，固有层混有中性粒细胞浸润➡，注意上皮呈多层⇒

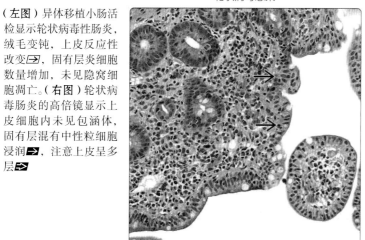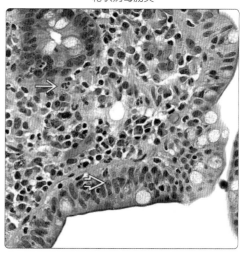

轮状病毒感染 轮状病毒肠炎

（左图）移植小肠活检显示固有层扩大，混合性炎细胞浸润，绒毛变钝，提示轮状病毒感染。隐窝结构存在，高倍镜下没有发现隐窝细胞凋亡，表面上皮杯状细胞减少。（右图）移植小肠活检显示轮状病毒肠炎表层上皮的反应性改变，固有层扩张，伴淋巴细胞、浆细胞和中性粒细胞混合浸润

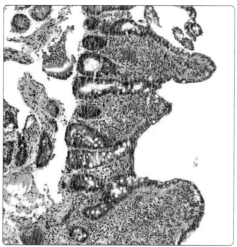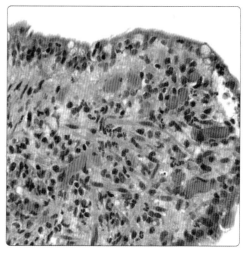

一、术语

缩略语

- 巨细胞病毒（cytomegalovirus，CMV）
- 单纯疱疹病毒（herpes simplex virus，HSV）

二、病因／发病机制

病原体

- 轮状病毒
  - 双链 RNA 病毒
  - 呼肠孤病毒科
- 巨细胞病毒
  - 疱疹病毒科 DNA 病毒
- HSV1 和 HSV2
  - 疱疹病毒科

三、临床问题

（一）流行病学

- 发病率
  - 轮状病毒
    - 移植后任何时间发病，数月或数年
    - 具有季节性
    - 与移植免疫抑制没有特定的已知关系
  - 巨细胞病毒
    - 通过预防和 PCR 监测降低发病率
    - 最常见的发病原因和死亡原因
    - 可在移植后任何时间发生
    - 急性细胞性排斥（ACR）发作后发生
    - 血清阳性供体移植给血清阴性受体的风险增加
  - 单纯疱疹病毒（HSV）
    - 小肠移植后最少见的感染病毒
    - 骨髓移植后更常见
    - 不太可能涉及同种异体移植
      □ 不能通过活检确诊
- 年龄
  - 轮状病毒
    - 常见在童年时期出现症状
      □ 也会发生在成年人身上
  - 巨细胞病毒
    - 在儿童患者中更常见

（二）表现

- 轮状病毒
  - 腹泻
    - 儿童腹泻最常见的病因，但具有自限性
    - 无全身症状
  - 感染可产生强大的免疫力，使儿童终生免疫
- 巨细胞病毒
  - 肠造口排出量、腹泻、发热
  - 全身感染表现为肝炎、肺炎、胰腺炎、脑炎和视网膜炎

    - 通常致命
  - 症状与 ACR 类似，因此必须排除 ACR
- 单纯疱疹病毒（HSV）
  - 皮疹
    - 皮肤水疱检查是一种简单的诊断方法
  - 口腔病变或食管炎伴有溃疡
  - 发热
  - 吞咽困难

（三）治疗

- 药物
  - 轮状病毒
    - 通常具有自限性，并采用保守治疗方式
  - 巨细胞病毒
    - 使用更昔洛韦
    - 减少免疫抑制
  - 单纯疱疹病毒（HSV）
    - 使用阿昔洛韦
    - 减少免疫抑制
  - ACR 可在病毒感染之后或之前发生
    - 针对排斥反应的过度治疗可能导致 CMV 或 HSV 的传播

（四）预后

- 轮状病毒感染症状自限性
- CMV 通常对治疗有反应
  - 病程可持续一段时间，尤其是伴发 ACR
- HSV 对抗病毒药物有反应
  - 全身感染可能致命

四、镜下特征

组织学特点

- 轮状病毒感染
  - 轻度至中度绒毛变钝
  - 固有层和表层上皮内炎细胞增多
    - 浆细胞、淋巴细胞、嗜酸性粒细胞和中性粒细胞浸润
  - 表层上皮反应性改变，上皮内中性粒细胞、杯状细胞丢失
  - 通常无隐窝细胞凋亡
    - 细胞凋亡提示合并排斥反应
  - 无病毒包涵体
- 巨细胞病毒感染
  - 早期感染引起固有层淋巴细胞和浆细胞增多
    - 可有较少的包涵体或转化细胞，容易忽视
  - 急性感染出现固有层中性粒细胞浸润
  - 表层上皮内中性粒细胞浸润，糜烂或溃疡
  - 固有层血管内皮细胞丰富，可见巨细胞病毒包涵体
    - 分为核内和细胞质内包涵体
    - 核内包涵体呈嗜酸性或嗜碱性，染色质周围环绕呈空晕
    - 粗颗粒状的细胞质包涵体呈嗜酸性（初期）到嗜

碱性（后期）

- ○ 可能存在罕见的隐窝细胞凋亡
  - – 不符合 ACR 标准
- ○ 结合 PCR 或免疫组化染色有助诊断
- ○ 罕见巨细胞病毒累及供体肠管
  - – 首次活检可发现包涵物
- 单纯疱疹病毒感染
  - ○ 引起黏膜溃疡
  - ○ 肉芽组织常伴有大量中性粒细胞浸润
  - ○ 包涵体见于表面上皮细胞
    - – 嗜酸性核内包涵体或核重塑的多核细胞

五、辅助检查

（一）免疫组织化学

- 免疫组化染色识别巨细胞病毒或单纯疱疹病毒感染和包涵体敏感

（二）聚合酶链反应 PCR

- 血液检查敏感，以确定活动性感染或潜伏期

（三）微生物

- 直接或间接免疫荧光抗原检测可能是较好的筛选方法
- ELISA 方法检测轮状病毒
- 可以使用病毒培养，但较复杂

六、鉴别诊断

（一）其他感染

- 组织学与其他感染重叠
  - ○ 细菌
  - ○ 真菌
  - ○ 其他病毒感染
- 病毒感染通常无渗出液，有助于排除细菌感染
- 存在典型巨细胞病毒或单纯疱疹病毒包涵体，可确定诊断
- 轮状病毒可类似腺病毒感染，但缺乏腺病毒上皮内包涵体

（二）急性细胞性排斥反应

- 所有的感染都可以类似 ACR
- 隐窝细胞凋亡不是病毒感染的特征
- 黏膜溃疡导致很难评估共存的排斥反应
  - ○ 隐窝细胞凋亡的存在具有帮助
- 即使 PCR 检测结果正常，移植物活检中巨细胞病毒包涵体有时会持续存在
  - ○ 可能会导致 ACR 诊断上的混淆
- 进行区分非常重要，因为 ACR 治疗与病毒感染直接相反
  - ○ 积极治疗 ACR 可导致病毒传播

七、诊断清单

（一）临床相关病理特征

- 移植后随时会发生病毒感染
- 病毒感染可在 ACR 发作之前、同时或紧随其后

- 隐窝细胞凋亡增加提示 ACR
- CMV 或 HSV 的 PCR 监测是患者脱离预防治疗后的关键
  - ○ 尤其是在排斥反应发作的时候
- 巨细胞病毒包涵体在移植物活检中可能长期存在
  - ○ 尽管治疗并减少免疫抑制
- 了解供体和受者巨细胞病毒（CMV）感染状态
  - ○ 尤其儿童

（二）病理学要点

- 巨细胞病毒和单纯疱疹病毒感染有典型的病毒包涵体
- 巨细胞病毒感染内皮细胞和基质细胞
- HSV 只感染上皮细胞
- 巨细胞病毒感染早期，只有罕见的转化细胞与畸形巨细胞，需要免疫组织化学染色检测
  - ○ 增大的内皮细胞在连续切片中可显示更多的包涵体
- 巨细胞病毒经常在溃疡黏膜上定植，阻止愈合
  - ○ 任何溃疡应检查巨细胞病毒
- 活组织检查很容易漏诊轮状病毒感染，除非粪便检测呈阳性
  - ○ 轮状病毒季节性检测有助于诊断

（孙　燕　王静文　译　刘懿禾　闫　骏　校）

参考文献

[1] Bonatti H et al: Use of cidofovir for cytomegalovirus disease refractory to ganciclovir in solid organ recipients. Surg Infect (Larchmt). 18(2):128-136, 2017

[2] Timpone JG et al: Resistant cytomegalovirus in intestinal and multivisceral transplant recipients. Transpl Infect Dis. 18(2):202-9, 2016

[3] Troxell ML et al: Practical applications in immunohistochemistry: evaluation of rejection and infection in organ transplantation. Arch Pathol Lab Med. ePub, 2016

[4] Florescu DF et al: Incidence, risk factors, and outcomes associated with cytomegalovirus disease in small bowel transplant recipients. Pediatr Transplant. 16(3):294-301, 2012

[5] Adeyi OA et al: Rotavirus infection in adult small intestine allografts: a clinicopathological study of a cohort of 23 patients. Am J Transplant. 10(12):2683-9, 2010

[6] Petrisli E et al: Early and late virological monitoring of cytomegalovirus, Epstein-Barr virus, and human herpes virus 6 infections in small bowel/multivisceral transplant recipients. Transplant Proc. 42(1):74-8, 2010

[7] Talmon GA: Histologic features of cytomegalovirus enteritis in small bowel allografts. Transplant Proc. 42(7):2671-5, 2010

[8] Eisengart LJ et al: Rotavirus infection in small bowel transplant: a histologic comparison with acute cellular rejection. Pediatr Dev Pathol. 12(2):85-8, 2009

[9] Stelzmueller I et al: Rotavirus enteritis in solid organ transplant recipients: an underestimated problem? Transpl Infect Dis. 9(4):281-5, 2007

[10] Pascher A et al: CMV, EBV, HHV6, and HHV7 infections after intestinal transplantation without specific antiviral prophylaxis. Transplant Proc. 36(2):381-2, 2004

[11] Ziring D et al: Infectious enteritis after intestinal transplantation: incidence, timing, and outcome. Transplant Proc. 36(2):379-80, 2004

[12] Kaufman SS et al: Calicivirus enteritis in an intestinal transplant recipient. Am J Transplant. 3(6):764-8, 2003

[13] Tzakis AG: Cytomegalovirus prophylaxis with ganciclovir and cytomegalovirus immune globulin in liver and intestinal transplantation. Transpl Infect Dis. 3 Suppl 2:35-9, 2001

[14] Bueno J et al: Cytomegalovirus infection after intestinal transplantation in children. Clin Infect Dis. 25(5):1078-83, 1997

单纯疱疹病毒感染

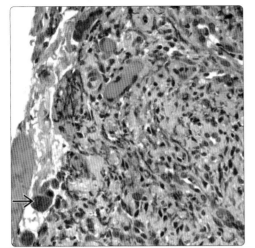

单纯疱疹病毒感染

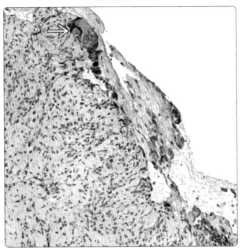

（左图）口腔黏膜活检显示溃疡和肉芽组织表面坏死，偶见多核细胞➡，提示疱疹病毒包涵体。（右图）HSV 1/2 免疫组化染色显示表层细胞➡和部分血清染色阳性，疱疹感染的常见症状

急性肠炎

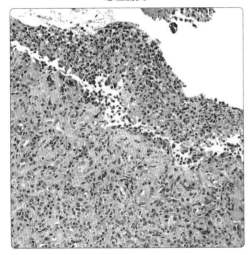

巨细胞病毒性肠

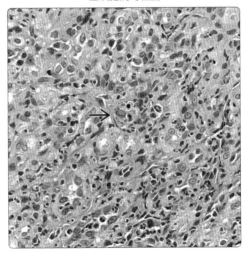

（左图）移植物活检显示广泛溃疡，肉芽组织和纤维蛋白脓性渗出物。上述病变促使寻找病毒包涵体，特别是巨细胞病毒。（右图）肉芽组织的高倍镜显示内皮细胞，细胞核和胞质颗粒状嗜酸性巨细胞病毒包涵体➡。不同阶段包涵体数量多少不同，注意混合性炎细胞浸润伴有多量中性粒细胞

巨细胞病毒性感染

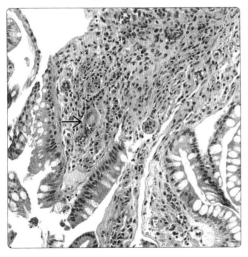

巨细胞病毒性肠炎

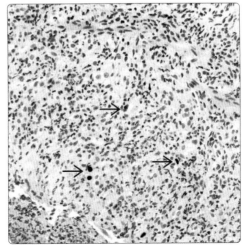

（左图）活检显示黏膜较好，无溃疡，但固有层炎细胞增多，见单个明显增大的巨细胞病毒核内包涵体➡。（右图）巨细胞病毒免疫组化染色在近期感染的病例中非常有用，因为它突出显示了许多在 HE 染色上无法识别的小的非转化细胞。这种染色可以检测病毒早期抗原

◀▪ EB 病毒感染 ▪▶

要点

一、病因 / 发病机制
- 移植后常见并发症

二、临床问题
- EB 病毒（EBV）影响小肠移植物，引起肠炎
- 监测 EBV 的 PCR 大大减少了这种并发症的发病率
- 通过减少免疫抑制进行治疗
- 移植后淋巴增生性疾病（PTLD）可能需要化疗，取决于疾病分型

三、大体特征
- 移植物切除术通常用于治疗 PTLD 肿块，不用于治疗 EBV 肠炎
- 肿块可导致黏膜溃烂并向全身延伸

四、镜下特征

- 可累及同种异体移植肠管和受者自身肠管
- 固有层细胞增多，主要为淋巴细胞和浆细胞
- 淋巴细胞增大且活跃，核仁明显类似于免疫母细胞
- 溃疡不常见，除非由 PTLD 引起
  - 常见肠穿孔，是导致移植肠切除的常见原因
- 大多数诊断需要检测 EBV 编码 RNA（EBER）

五、辅助检查
- EBER 染色对 EBV 疾病的诊断至关重要
- 肿瘤需要免疫组织化学染色
- EBV PCR 检测非常有助于关联性分析和随访

六、主要鉴别诊断
- 急性细胞性排斥反应
- 其他病毒感染

（左图） 十二指肠活检显示绒毛结构尚存，固有层淋巴细胞聚集，上皮和固有层炎症细胞未增加［EB 病毒潜伏期］。**（右图）** 十二指肠 EBV 原位杂交显示（EBER）（+）细胞核 ➡ 主要局限于固有层的淋巴滤泡中，与 EBV 的潜伏模式一致

EBV: 潜伏性感染

EBV: 潜伏模式

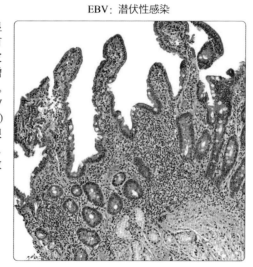

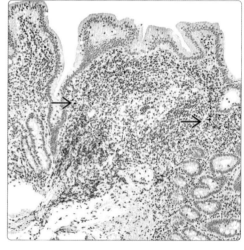

（左图） 扁桃体的切片显示正常结构消失，不同大小的活化淋巴细胞浸润，灶性坏死，符合移植后淋巴增生性疾病（PTLD）。**（右图）** 该病例的 EBER 染色显示存在很多大的活化淋巴细胞 ➡ 和小的淋巴细胞 ➡ 细胞核 EBER 染色（+），提示此为 PTLD 的多形性

多形性 PTLD

EBER 染色：多形性 PTLD

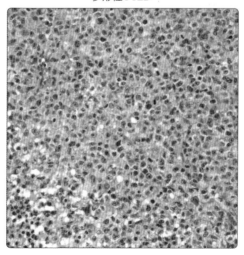
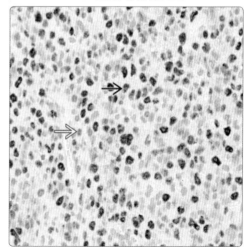

一、术语

缩略语

- EB 病毒（epstein–Barr virus，EBV）

二、病原学 / 发病机制

感染病原体

- EBV
  - 嗜 B 淋巴细胞的人类疱疹病毒 4 型，DNA 病毒
  - 移植术后常见并发症
  - 在儿童期发生的原发感染通常无症状
    - 年龄较大的儿童会出现传染性单核细胞增多症（IM）
  - 对儿童和成年人来说是次要的
  - 既能够复制，又可以潜伏在体内
  - 少数病例存在反复感染，或在高病毒负荷下的低水平感染
    - PCR 监测通常显示 EBV 复制处于平稳状态或是存在小幅波动，通常波动在 50 000~100 000
      - 通常不会达到百万

三、临床特点

（一）临床表现

- 大便次数增加或腹泻，伴发热
- 全身性症状通常表现为 IM
- EBV PCR 监测可以大幅降低感染的发生
- 免疫抑制剂水平直接影响 EBV 感染的发生率

（二）治疗

- 降低免疫抑制强度
  - 在严重感染或移植术后淋巴细胞增殖性疾病（PTLD）患者，如果有必要可以完全撤除免疫抑制剂
    - PTLD 还需要依据类型给予化疗
- 抗病毒治疗效果不肯定
- 抗 CD20 单克隆抗体，利妥昔单抗，可以用于严重感染，潜在感染和 PTLD 的治疗

（三）预后

- 原发感染通常对治疗有反应
- 降低免疫抑制强度和预防排斥反应发生治疗之间的平衡十分重要
- 很难预测高病毒负荷的病例是否会发生 PTLD
  - PTLD 呈多克隆增殖时，治疗效果较好
  - PTLD 呈单克隆增殖时，可能需要切除移植物
  - 一些播散性 PTLD 有中枢神经系统侵犯时通常致命

四、影像学特征

（一）放射学发现

- IM 患者有淋巴结增大、扁桃体增大和脾大
- PTLD 患者可见淋巴结增大或腹部巨块型占位病变

（二）内镜发现

- 感染早期可见黏膜红斑

- 偶有小肠溃疡
- 巨块型病变或大而深部溃疡，提示 PTLD

五、大体特征

切除的移植物

- 移植物切除通常适用于 PTLD 肿物，不适用于 EBV 肠炎
  - 肿物可导致黏膜溃烂并向全身延伸
  - 肿物大小不等从 1cm 到巨大坏死团块及肠穿孔
- 常规手术如造口闭合术中可偶然发现小的结节和肿块

六、镜下特征

组织学特征

- EBV 肠炎
  - 涉及同种异体移植肠管或受者自身肠管，形态学相似
  - 固有层细胞增多
    - 主要以淋巴细胞和浆细胞为主
      - 淋巴细胞增大，高度活化，核仁明显，类似于免疫母细胞
    - 可见到上皮内淋巴细胞增多
  - 淋巴聚集通常见于潜伏感染而不是急性感染
    - 通常提示免疫抑制程度降低
    - 可能常见于 EBV 携带者
  - 溃疡不常见，除非由 PTLD 引起
- PTLD
  - 由于不能展示病变全貌，移植物黏膜活检很难诊断
  - 移植小肠是 PTLD 好发部位
  - 还可累及其他器官或淋巴结
  - 可以是多形性或单形性 PTLD
  - 肠穿孔的常见原因
    - 可能导致同种异体移植物切除
    - 通常与单形性 PTLD 有关，包括移植后伯基特淋巴瘤
  - 高度怀疑时需要借助辅助技术协助诊断
- 移植后平滑肌（梭形细胞）瘤
  - 活检中很少见到梭形细胞增生，更常见于切除标本
  - EBV 原位杂交（EBER）显示平滑肌细胞的弥漫性核着色
  - 可能累及黏膜及溃疡，因此，可以进行活检
  - 梭形细胞席纹状排列，胞质苍和特征性的纺锤形细胞核
  - 显著的血管及血管周围分布
  - 可以多灶性，累及肝脏或肠系膜

七、辅助检查

（一）流式细胞术

- 在 PTLD 中，特别是在切除标本、淋巴结活检或扁桃体切除术中见到大量病变

（二）原位杂交

- EBER 表达在所有 EBV 染色病例，包括 PTLD 中，具有提示作用

移植小肠中 EBV 疾病特征

EB 病毒累及移植物的模式	EB 病毒水平	形态学特征	EBER 染色形式
潜伏性感染	PCR（-）	淋巴细胞聚集，无细胞增多，无活化淋巴细胞，无上皮损伤	主要在淋巴滤泡中散在细胞核阳性；通常 1～5 个 /HPF
EB 病毒慢性携带者	通常 PCR 50～500 000	类似于潜伏期；固有层细胞可增加	以淋巴样聚集为主，外周少，无聚集；5～15 个 /HPF
EB 病毒感染 / 肠炎	PCR 扩增，通常为 100 000s	固有层弥漫性病变；上皮内见淋巴细胞和绒毛改变；可见隐窝损伤；混有淋巴样细胞，包括少数活化的淋巴细胞	固有层内见广泛阳性的细胞，不同大小的阳性细胞提示非克隆性；通常 EBER（+）细胞＜15 个 /HPF
多形性 PTLD	PCR 通常升高	固有层扩张，伴大小不等的淋巴样细胞结节状聚集；可伴有结节或溃疡；浆细胞常见	通常 EBER（+）细胞 >15 个 /HP；不同大小细胞核染色明显，通常无单克隆
单形性 PTLD	移植早期 PCR 升高；移植后期降低或阴性	溃疡黏膜和浸润灶单一的大细胞（常为免疫细胞）弥漫性或结节性增生；通常为 B 细胞，很少为 T 细胞或浆细胞；常见的类型是弥漫性大 B 细胞淋巴瘤和伯基特淋巴瘤	克隆性大细胞或小细胞呈弥漫阳性；大量细胞阳性；浆细胞或 T 细胞淋巴瘤可能 EBV 呈阴性；小亚型 B 细胞 PTLD 中 EBV 为阴性

- ○ 在 PTLD 中，可作为克隆性标志物

（三）聚合酶链反应（PCR）

- EBV PCR 有助于疾病进展和随访相关分析
- 血液病毒含量过高提示感染期
  - ○ 可能与许多阳性 EBER 染色细胞核有关
    - 诊断 EBV 感染或单核细胞增多症
- PCR 病毒拷贝数减少可能与治疗相关
- EBV PCR 拷贝数在 100 000 范围内提示高复制状态
  - ○ 应密切关注 PTLD 的发展
- EBV PCR 与 PTLD 没有很好的相关性
  - ○ 在 PTLD 进展期，PCR 可能很低甚至不表达

八、鉴别诊断

（一）急性细胞性排斥反应

- 两者都存在包括淋巴母细胞在内的淋巴细胞增多
- 隐窝细胞凋亡是关键的鉴别点
  - ○ 大量凋亡意味着急性细胞性排斥反应
  - ○ EBV 只会引起罕见的细胞凋亡
- 两种疾病都有溃疡，PTLD 症状典型，而 EBV 感染症状不典型

（二）其他病毒感染

- 巨细胞病毒感染通常伴有中性粒细胞浸润
  - ○ 有巨细胞病毒包涵体或免疫组化染色阳性
  - ○ 通常活化的淋巴细胞不是巨细胞病毒的特征性表现

- 可能与轮状病毒感染固有层细胞增多相似
  - ○ 需要粪便培养鉴别
- 上皮细胞内包涵体通常与腺病毒感染相关

（孙　燕　王静文　译　刘懿禾　闫　骏　校）

参考文献

[1] Nassif S et al: Clinicopathologic features of post-transplant lymphoproliferative disorders arising after pediatric small bowel transplant. Pediatr Transplant. 17(8):765-73, 2013

[2] Perry AM et al: Early onset, EBV(-) PTLD in pediatric liver-small bowel transplantation recipients: a spectrum of plasma cell neoplasms with favorable prognosis. Blood. 121(8):1377-83, 2013

[3] Gulley ML et al: Using Epstein-Barr viral load assays to diagnose, monitor, and prevent posttransplant lymphoproliferative disorder. Clin Microbiol Rev. 23(2):350-66, 2010

[4] Lau AH et al: Chronic high Epstein-Barr viral load carriage in pediatric small bowel transplant recipients. Pediatr Transplant. 14(4):549-53, 2010

[5] Swerdlow SH et al: Post-transplant lymphoproliferative disorders. In: WHO Classification of Tumours of Haematopoietic and Lymphoid Tissues. Lyon: International Agency for Research on Cancer. 343-49, 2008

[6] Pascher A et al: CMV, EBV, HHV6, and HHV7 infections after intestinal transplantation without specific antiviral prophylaxis. Transplant Proc. 36(2):381-2, 2004

[7] Green M et al: Predictive negative value of persistent low Epstein-Barr virus viral load after intestinal transplantation in children. Transplantation. 70(4):593-6, 2000

[8] Finn L et al: Epstein-Barr virus infections in children after transplantation of the small intestine. Am J Surg Pathol. 22(3):299-309, 1998

[9] Lee ES et al: The association of Epstein-Barr virus with smooth-muscle tumors occurring after organ transplantation. N Engl J Med. 332(1):19-25, 1995

[10] Ho M et al: The frequency of Epstein-Barr virus infection and associated lymphoproliferative syndrome after transplantation and its manifestations in children. Transplantation. 45(4):719-27, 1988

EB 病毒感染

EB 病毒感染

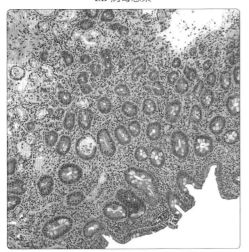 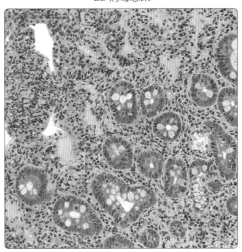

（左图）移植十二指肠活检显示固有层扩大，细胞增多，隐窝未见明显损伤。十二指肠炎的绒毛结构变钝。（右图）异体十二指肠移植活检高倍镜显示固有层淋巴细胞增多，隐窝内淋巴细胞增多。还可见模糊的淋巴聚集物，提示应进行 EBV PCR 检测和 EBER 染色

EB 病毒感染

EB 病毒感染胃炎

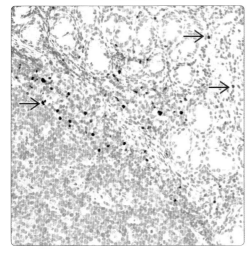 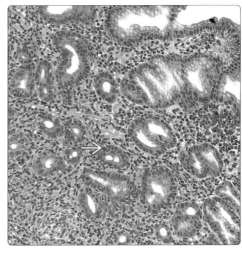

（左图）EBV 十二指肠炎的病例显示从淋巴细胞密集区向周围固有层 ➡ 大量的 EBER（+）淋巴细胞增多本例小肠移植患者的 EBV PCR 检测结果呈上升趋势。（右图）小肠移植患者的 EBV 胃炎，胃上皮内和固有层明显致密的淋巴细胞浸润 ➡

EB 病毒感染胃炎

EB 病毒感染胃炎：EBER 染色

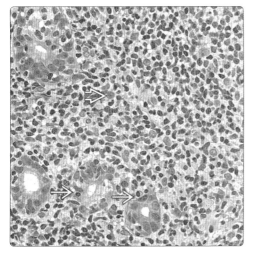 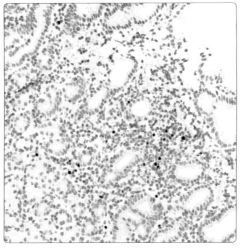

（左图）高倍镜显示，EBV 胃炎明显固有层密集的淋巴细胞浸润，显示较小、中等到较大的活化的淋巴细胞 ➡ 与上皮内炎细胞 ➡，没有溃疡和软组织肿块。（右图）本例 EBV 胃炎患者的胃活检显示固有层 EBER（+）淋巴细胞数量增加

（左图）小肠移植患者结肠黏膜活检显示黏膜下层增大的淋巴滤泡，局部扩展到固有层。虽然活检显示结节性病变，但内镜下未发现肿块，应进行 EBER 染色。（右图）结肠活检高倍镜显示黏膜下淋巴细胞聚集，隐窝结构未破坏，固有层嗜酸性粒细胞增多

EB 病毒感染：结肠

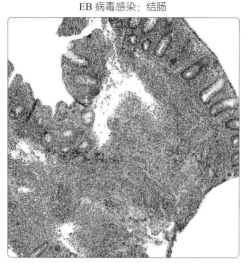

EB 病毒感染：结肠

（左图）结肠活检高倍镜显示固有层扩大伴有混合淋巴细胞浸润，包括较大的淋巴细胞，疑似 EBV 感染。注意损伤的隐窝➡和一些损伤的表面上皮，没有明确的溃疡。（右图）免疫组化染色显示聚集的淋巴细胞中 CD20 阳性的 B 细胞群和固有层少量的 B 细胞

EB 病毒感染：结肠

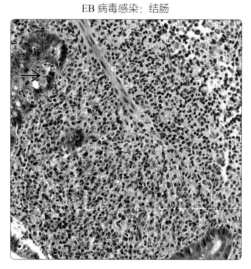

EB 病毒感染：CD20 染色

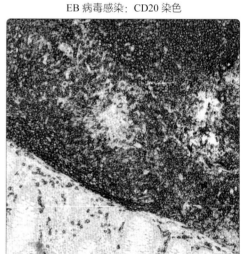

（左图）在淋巴细胞聚集处和浸润的固有层中 T 淋巴细胞标志物 CD3 大量表达，B 和 T 细胞混合区域中 T 细胞数量高提示 EBV 感染，而不是 PTLD。（右图）EBV 结肠炎结肠活检的 EBER 染色显示淋巴细胞聚集处和固有层中有许多细胞核阳性，呈弥漫性分布，没有形成滤泡，提示 PTLD

EB 病毒感染：CD3 染色

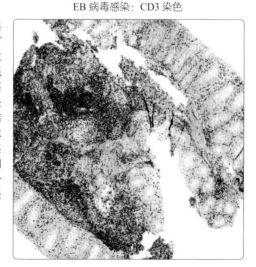

EB 病毒感染：EBER 染色

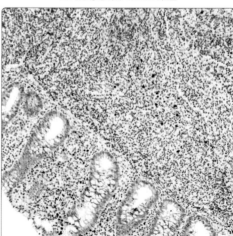

PTLD 累及移植物

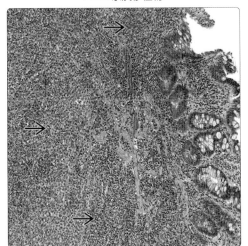

PTLD 的 EBER 染色

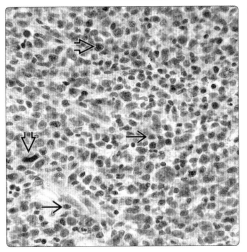

（左图）多形性 PTLD 的 HE 染色显示黏膜及黏膜下层淋巴样细胞弥漫性增生 ➡，无溃疡。缺乏生发中心，应立即进行 EBER 染色以鉴别 PTLD。（右图）多形性 PTLD 的 EBER 染色显示了大量不同亚型的淋巴细胞 EBV 染色（+）细胞核，从小 ➡ 到大 ➡ 的淋巴细胞，偶见 RS 样细胞

单形性 PTLD

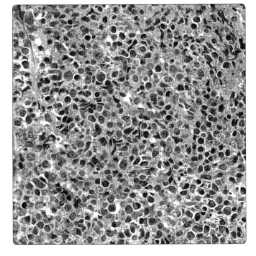

单形性 PTLD：EBER 染色

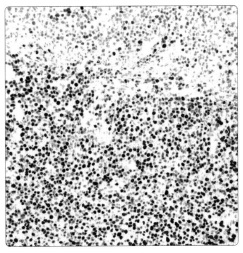

（左图）HE 染色显示与肿瘤细胞凋亡和核分裂相关的大的母细胞增殖，提示高增殖率，疑为淋巴瘤样增殖，提示为单形性 PTLD。（右图）本例为弥漫性大 B 细胞淋巴瘤型 PTLD，EBER 染色显示大细胞内均匀分布

平滑肌肿瘤

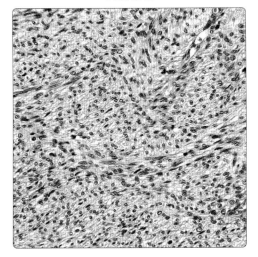

平滑肌肿瘤：EBER 染色

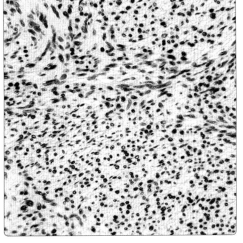

（左图）HE 染色显示梭形细胞增生，由卵圆形核的梭形细胞束组成，血管分布明显。这类似于平滑肌瘤，应进行 EBER 染色以确定移植后的平滑肌肿瘤。（右图）EBER 染色显示梭形细胞中核弥漫阳性，证实了移植后平滑肌（梭形细胞）肿瘤的诊断

第九篇
胰腺移植
Pancreas Transplantation

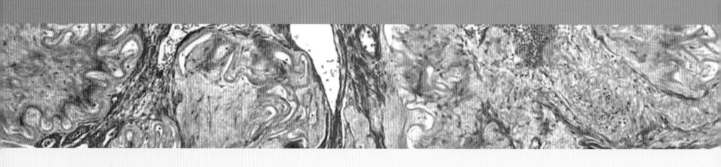

手术并发症　Surgical Complications

同种异体移植物排斥反应　Allograft Rejection

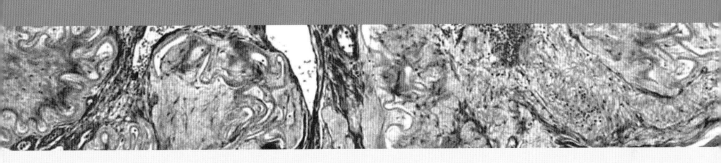

◀▪ 胰腺移植物疾病的病理学分类 ▪▶

一、术语

（一）病理分类

- 根据发病机制，分为同种免疫、药物相关和非同种免疫（包括手术并发症和复发性糖尿病）等几大类

（二）缩略语

- 急性排斥反应（Acut rejection，AR）
  - 急性 T 细胞介导的排斥反应
  - 急性抗体介导的排斥反应
- 慢性排斥反应（chronic rejection，CR）
  - 细胞介导的类型
  - 抗体介导的类型
- 胰岛细胞毒性（islet cell toxicity，ICT）
- 复发性自身免疫性糖尿病
- 胰岛淀粉样变性（islet amyloid，IA）

（三）定义

- 细胞介导的排斥反应
  - 靶抗原表达在内皮细胞和实质细胞（如腺泡和导管细胞）的表面
  - T 细胞对供体抗原的同种异体免疫反应，主要针对 HLA Ⅰ 和Ⅱ类抗原
- 抗体介导的排斥反应
  - 同种抗体造成，表达供体同种抗原（HLA Ⅰ 和Ⅱ类）细胞损伤，造成移植物功能障碍
    - 由预存抗体引起的超急性排斥反应
    - 由新生抗体引起的急性抗体介导的排斥反应
    - 辅助机制包括补体的激活
- C4d 沉积
  - 通过激活经典途径而产生的 C4 片段与内皮细胞和毛细血管基底膜结合
- 小叶 / 腺泡炎症
  - 活化的淋巴细胞和巨噬细胞浸润
  - 上皮细胞溶解或坏死
  - 腺泡结构破坏
- 导管炎
  - 活化的 T 淋巴细胞浸润
  - 导管周围和间质的炎症
- 静脉炎
  - 炎细胞浸润小静脉壁
- 腺泡间毛细血管炎
  - 中性粒细胞和（或）单个核细胞浸润
- 内皮炎 / 动脉炎
  - 内皮下单个核细胞浸润或透壁性炎症
- 胰岛炎
  - 单个核细胞浸润造成细胞损伤
    - 导致 B 细胞损伤的孤立性胰岛炎
    - 由 T 细胞或抗体介导排斥反应引起的胰岛炎
    - 由缺血或感染性胰腺炎引起的非免疫性炎症
- 胰腺移植的类型
  - 胰肾联合移植（SPK）

- 肾移植后胰腺移植（PAK）
- 单独胰腺移植（PTA）

二、异体免疫反应

（一）细胞介导的排斥反应

- 急性细胞性排斥反应（ACR）
  - 腺泡炎和小叶炎症
  - 间质、导管和静脉炎症
  - 动脉内皮炎或透壁性炎症
- 慢性排斥反应（CR）
  - 腺泡炎和小叶萎缩
  - 慢性间质炎症和纤维化
  - 移植动脉病（内膜炎症、纤维化）

（二）抗体介导的排斥反应

- 超急性排斥反应
  - 水肿，充血
    - 立刻出现
  - 实质融合性出血坏死
  - 纤维素样血管坏死和血栓形成
- 急性抗体介导的排斥反应
  - 腺泡和腺泡间毛细血管炎症
  - 单个核细胞和（或）中性粒细胞浸润
  - 腺泡间毛细血管 C4d（+）
- 慢性活动性抗体介导的排斥反应
  - 抗体介导的排斥反应的特征
  - C4d 阳性或阴性
  - 腺泡萎缩和间质纤维化

（三）不确定性

- 间质炎症活跃，但不符合轻度急性排斥反应的标准

三、药物毒性

胰岛细胞毒性

- 由环孢素、他克莫司引起
  - 剂量和时间依赖性
- 高血糖和低胰岛素水平
- ICT 组织学特征
  - 胰岛细胞肿胀和空泡化
  - 细胞凋亡的胞核和胞质特征
  - 正常胰腺小叶

四、非异体免疫性疾病

（一）急性缺血性胰腺炎

- 出血性或凝固性坏死

（二）急性感染性胰腺炎

- 表面有化脓性炎性渗出物或脂肪坏死侵入包膜

（三）病毒性感染

- 巨细胞病毒
- 腺病毒
- 单纯疱疹病毒

- 其他（罕见）病毒感染

（四）细菌感染

- 大肠埃希菌
- 假单胞菌属
- 肠球菌
- 由于手术并发症和外分泌引流引起

（五）真菌感染

- 主要是念珠菌属

（六）主要血管疾病

- 动脉血栓形成
- 静脉血栓形成

（七）手术并发症

- 膀胱引流
  - 反流性胰腺炎
  - 尿路感染
  - 脱水、慢性代谢性酸中毒
- 肠道引流
  - 十二指肠瘘
  - 吻合口出血
  - 感染 / 腹膜炎的原因
- 系统静脉回流
  - 外周高胰岛素血症
  - 动脉粥样硬化增加
- 门静脉引流
  - 胰岛素代谢的生理状态
    - 肝脏导致部分胰岛素失活

（八）反流性（无菌性）胰腺炎

- 肠梗阻
- 胰管梗阻

（九）复发性自身免疫性糖尿病

- 抗胰岛细胞抗体滴度升高
- T 细胞介导的自身免疫性胰腺炎伴 B 细胞缺失

（十）肿瘤

- 移植后淋巴组织增殖性疾病
  - EB 病毒相关和非 EB 病毒相关

（十一）胰岛淀粉样变性

- 间质性嗜酸性淀粉样蛋白主要聚集在胰岛
- 淀粉样蛋白沉积与高血糖成正比
- 最初相对完整保存的 A 细胞和 B 细胞群体
- 进行性 B 细胞功能障碍和失功
- 由于 B 细胞分泌 IA 多肽，通常伴有高胰岛素血症

五、胰岛细胞移植

（一）技术和位置的选择

- 主要是肝门静脉输入
- 其他潜在部位：肾脂肪囊、皮肤

（二）胰岛细胞的来源

- 活体或已故供体，单一或联合移植
- 自体移植

（三）优点

- 创伤小，并发症少
- 持续的胰岛素非依赖（＞ 5 年）
- 对微血管并发症（如视网膜病变）有益
- 改善了低血糖患者对胰岛素不敏感情况

（四）缺点

- 数量和移植物的不可预测性
- 毒性或自身免疫性胰岛细胞损伤
- 最佳免疫抑制的不确定性
- 胰岛素生成细胞随时间延长的不规则丢失

六、备注

说明

- 任何原因引起的胰腺功能障碍
  - 排斥反应、毒性、自身免疫机制
  - 通常无症状，有时有症状，尤其是感染
- 对胰酶、血糖水平、激素水平和抗体效价进行实验室检测是有帮助的
- 胰腺移植活检有助于识别潜在的疾病
- 肾移植活检可能显示 SPK 移植患者的排斥过程
  - 可以替代胰腺活检

（印志琪　译　蔡文娟　校）

参考文献

[1] Loupy A et al: The Banff 2015 Kidney meeting report: current challenges in rejection classification and prospects for adopting molecular pathology. Am J Transplant. 17(1):28-41, 2017

[2] Kumar R et al: Current principles and practice in autologous intraportal islet transplantation: a meta-analysis of the technical considerations. Clin Transplant. 30(4):344-56, 2016

[3] Troxell ML et al: Practical applications in immunohistochemistry: evaluation of rejection and infection in organ transplantation. Arch Pathol Lab Med. 140(9):910-25, 2016

[4] León Fradejas M et al: Islet amyloid in whole pancreas transplants for type 1 diabetes mellitus (DM): possible role of type 2 DM for graft failure. Am J Transplant. 15(9):2495-500, 2015

[5] de Kort H et al: Pancreas transplantation, antibodies and rejection: where do we stand? Curr Opin Organ Transplant. 18(3):337-44, 2013

[6] Mengel M et al: Banff 2011 Meeting report: new concepts in antibodymediated rejection. Am J Transplant. 12(3):563-70, 2012

[7] Papadimitriou JC et al: Distinctive morphological features of antibodymediated and T-cell-mediated acute rejection in pancreas allograft biopsies. Curr Opin Organ Transplant. 17(1):93-9, 2012

[8] Drachenberg CB et al: Guidelines for the diagnosis of antibody-mediated rejection in pancreas allografts-updated Banff grading schema. Am J Transplant. 11(9):1792-802, 2011

[9] Wee AC et al: Pancreas transplantation: surgical techniques. In Srinivas TR et al: Kidney and Pancreas Transplantation: A Practical Guide. New York City: Springer Science+Business Media. 249-58, 2011

[10] Sollinger HW et al: One thousand simultaneous pancreas-kidney transplants at a single center with 22-year follow-up. Ann Surg. 250(4):618-30, 2009

[11] Drachenberg CB et al: Banff schema for grading pancreas allograft rejection: working proposal by a multi-disciplinary international consensus panel. Am J Transplant. 8(6):1237-49, 2008

[12] Humar A et al: Technical failures after pancreas transplants: why grafts fail and the risk factors--a multivariate analysis. Transplantation. 78(8):1188-92, 2004

[13] Papadimitriou JC et al: Histological grading of chronic pancreas allograft rejection/graft sclerosis. Am J Transplant. 3(5):599-605, 2003

[14] Sutherland DE et al: Lessons learned from more than 1,000 pancreas transplants at a single institution. Ann Surg. 233(4):463-501, 2001

[15] Knight RJ et al: Risk factors for intra-abdominal infection after pancreas transplantation. Am J Surg. 179(2):99-102, 2000

◀▋▪ 胰腺移植评估的临床思路 ▪▐▶

一、术语

胰腺移植类型

- 同期胰肾联合移植（SPK）
  - 晚期糖尿病肾病
  - 尿毒症 / 终末期肾病
  - 占比 75%
- 肾移植后胰腺移植（PAK）
  - 终末期肾病功能性肾移植后胰腺移植（PTx）
  - 占比 18%
- 单纯胰腺移植（PTA）
  - 非尿毒症糖尿病患者
  - 其他终末期胰腺疾病
  - 占比 7%
    - 节段移植
    - 全胰移植
- 胰腺和肝脏移植
- 胰岛细胞移植

二、临床意义

（一）胰腺移植的适应证

- C 肽缺乏、胰岛素依赖型 1 型糖尿病
- 晚期或终末期肾病或糖尿病肾病
- 糖尿病严重系统并发症
- 外分泌和内分泌功能丧失
  - 慢性胰腺炎行全胰腺切除术
  - 囊性纤维化
  - 胰腺肿瘤行胰腺切除术
- 非传统型受体
  - 丙型肝炎病毒和 HIV 阳性
  - 肥胖
  - 2 型（C 肽阳性）糖尿病

（二）胰腺移植的获益

- 整体生活质量改善

- 代谢反应
  - 控制血糖，维持血糖动态平衡
  - 预防低血糖反应反复发作
  - 改善血脂状况
- 激素反应
  - 改善胰高血糖素反应
  - 改善儿茶酚胺反应
  - 作为胰多肽的来源
- 改善终末期糖尿病并发症
  - 肾病
  - 视网膜病变
  - 神经病变
  - 心血管并发症
  - 其他微血管和大血管并发症
  - 总存活率
- 胰腺外分泌和内分泌功能的替代
  - 慢性胰腺炎
  - 因良性肿瘤行胰腺切除术

（三）胰腺移植的挑战

- 外科并发症
  - 外分泌引流
  - 内分泌引流
- 慢性高血糖
  - 移植物失功
    - 急性或慢性排斥反应
    - 胰腺炎
    - 血栓形成
  - 胰岛素抵抗伴新发 2 型糖尿病
    - 体重增加
    - 共存肥胖
    - 糖尿病家族史
  - 免疫抑制剂的不良反应
    - 钙调神经磷酸酶抑制剂诱导的胰岛细胞毒性
    - 药物引起的血脂异常
  - 免疫介导的胰岛细胞损伤

（左图）显示胰腺移植术前准备，供体十二指肠段和供体髂动脉与肠系膜上动脉和脾动脉相连。（右图）轴位 CECT 显示术后常见的伴有轻度腺体水肿和胰周渗出的移植胰腺➡

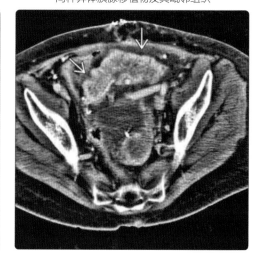

胰腺移植解剖

供体肠系膜上动脉　供体髂动脉
供体门静脉　供体脾动脉
供体十二指肠段
胰尾
胰头

同种异体胰腺移植物及其毗邻组织

　　－ 复发性 1 型糖尿病
　　－ 抗胰岛和抗谷氨酸脱羧酶抗体
- 高血压
　○ 免疫抑制效应
　○ 既有血管疾病
- 感染
　○ 局部感染：如细菌、真菌
　○ 全身感染：如病毒、细菌

三、预后

决定胰腺移植预后的因素

- 供体选择
　○ 供体年龄 ≤ 50 岁（有利）
　　－ 尸体供体：节段性或全胰腺
　　－ 活体供体：节段性
　○ 体重指数（BMI）≤ 30kg/m²
- 理想器官保存技术
　○ 保存介质
　○ 冷缺血时间
- 胰腺移植类型
　○ 同期胰肾联合移植（SPK）
　　－ 1 年移植物存活率：86%
　　－ 1 年患者存活率：95%
　　－ 移植物失功风险：2%
　○ 肾脏移植后胰腺移植（PAK）
　　－ 1 年移植物存活率：80%
　　－ 1 年患者存活率：97%
　　－ 移植物失功风险：8%
　○ 单纯胰腺移植（PTA）
　　－ 1 年移植物存活率：78%
　　－ 1 年患者存活率：99%
　　－ 移植物失功风险：10%
- 受体选择的相对禁忌证
　○ 严重心血管疾病
　　－ 需要适当的有创性和无创性检测
　○ 严重外周血管疾病
　○ 体重指数 > 35kg/m²
　○ 药物滥用
　○ 控制不佳的精神疾病
　○ 依从性差
　○ 存在恶性肿瘤
- 人类白细胞抗原匹配
　○ 在 SPK 中无显著相关性
　○ 在 PAK 和 PTA 中存在相关性
- 手术技术和并发症
- 诱导和免疫抑制方案
　○ 显著降低排斥反应率
- 腹腔感染的预防或早期识别
　○ 细菌 / 真菌
- 机会性感染的血清学监测和早期识别
　　病毒：BK 病毒、巨细胞病毒、EB 病毒和腺病毒等
　○ 细菌
　○ 真菌
- 胰腺功能障碍
　○ 同种异体移植排斥反应

　　－ 急性细胞介导的排斥反应
　　－ 急性抗体介导的排斥反应
　　－ 慢性同种异体排斥反应
　○ 复发性糖尿病或胰岛细胞病
　○ 药物引起的胰岛细胞病或胰腺疾病

四、评估

胰腺移植功能障碍

- 胰酶
　○ 血、尿淀粉酶
　○ 脂肪酶
　○ 葡萄糖、糖化血红蛋白、糖耐量试验
　○ C 肽水平、胰岛素
- 移植肾功能作为替代标志物
　○ 肌酐
　○ 蛋白尿
- 血清学
　○ 排斥反应的免疫监测
　　－ 供者特异性抗体
　○ 抗胰岛细胞抗体
　　－ 抗谷氨酸脱羧酶 65（GAD65）
　　－ 抗酪氨酸磷酸酶样蛋白 IA2
　　－ 细胞质胰岛细胞抗体
- 影像检查
　○ 胰周肿胀和积液
　○ 急性胰腺炎
　○ 导管梗阻
　○ 灌注缺损
　○ 脓肿或假性囊肿
　○ 吻合口漏
- 移植物失功
　○ 根据不同背景定义不同
　　－ C 肽缺乏（< 0.5ng）
　　－ 胰岛素依赖

五、胰腺移植活检的诊断价值

（一）1992 年

- Nakhleh
　○ 组织病理学表现有助于排斥反应的分类

（二）1995 年

- Nakhleh 等
　○ 移植十二指肠和胰腺活检方法

（三）1997 年

- Drachenberg 等
　○ 移植胰腺活检的评估
　○ 整理和修订了组织学分级标准
- Gill 等
　○ 血清学和尿液检验与胰腺移植活检诊断排斥反应的相关性

（四）2003 年

- Papadimitriou
　○ 胰腺移植慢性排斥反应的组织学分级

（五）2008 年

- Drachenberg 等
  - 同种异体胰腺移植排斥反应分级的 Banff 方案

（六）2011 年

- Drachenberg 等
  - 胰腺移植抗体介导的排斥反应诊断指南
  - 更新 Banff 分级方案

（七）2013—2015 年

- DeKort 等，Loupy/Drachenberg 等
  - 更新的胰腺移植抗体介导的排斥反应方案和分级

六、全面的组织学检查

移植胰腺活组织检查

- PTx 活检是诊断排斥反应的标准
- 标本采集和准备
  - 超声或 CT 下引导
  - 常用穿刺针规格为 18 号或 20 号
  - 并发症罕见（2%～3%）
  - 多层石蜡切片
    - HE 染色（3 张切片）和三色染色
    - 用于免疫组化的多张未染色切片
- 活检组织的形态学评估
  - 评估胰腺组织是否充足
  - 胰腺小叶结构和腺泡
  - 小叶间隔和血管
  - 胰岛数量和质量
  - 免疫组化
    - C4d 免疫荧光或免疫过氧化物酶染色
    - 高血糖患者的胰岛素和胰高血糖素
    - 浸润性炎症细胞的免疫表型
  - 利用公认的方案对排斥反应的分类和分级
  - 其他同种异体胰腺移植疾病的诊断
    - 胰岛疾病的电镜检查
- 对移植失败的胰腺切除标本的系统检查
- 肉眼观察：动脉、血管和静脉
  - 显微镜观察：对实质进行充分取样；4～10 个切片用于准确诊断

七、人胰岛移植

（一）胰岛细胞输注技术和位置

- 门静脉输注，肝内植入
- 肾包膜下置入
- 腹腔注射
- 未来策略：分泌胰岛素的干细胞替代人类胰岛移植

（二）胰岛细胞来源

- 同种异体移植
  - 无合适（胰腺移植）受体的尸体供者
    - 单个供体胰腺的胰岛
    - 多个供者的胰岛
  - 活体供者
- 自体移植
  - 全胰切除
    - 慢性胰腺疾病

- 胰腺肿瘤

（三）优点

- 更小的有创性操作
  - 减少患者的并发症
- 可以与肾脏和肝脏进行联合移植
- 节省大量费用
- 适用于患有脆性糖尿病和严重低血糖的患者

（四）缺点

- 从潜在的异体胰腺移植物中获取的胰岛的产量和质量相对较低
- 初始植入困难以及功能障碍
- 大多数患者（80%）需要外源胰岛素
- 肝内胰岛移植低血糖时胰高血糖素缺陷（分泌不足）
- 免疫抑制后胰岛细胞毒性
- 免疫介导的胰岛损伤
- 移植胰岛远期功能不良：20%～27% 的一年生存率
- 胰岛淀粉样沉积

（郑飞波　译　宋文利　王政禄　校）

参考文献

[1] Kandaswamy R et al: OPTN/SRTR 2016 annual data report: pancreas. Am J Transplant. 18 Suppl 1:114-171, 2018

[2] Loupy A et al: The Banff 2015 Kidney meeting report: current challenges in rejection classification and prospects for adopting molecular pathology. Am J Transplant. 17(1):28-41, 2017

[3] Lo DJ et al: Pancreas transplantation in unconventional recipients. Curr Opin Organ Transplant. 21(4):393-8, 2016

[4] Stratta RJ et al: Pancreas transplantation in C-peptide positive patients: does "type" of diabetes really matter? J Am Coll Surg. 220(4):716-27, 2015

[5] Mittal S et al: Pancreas transplantation: a treatment option for people with diabetes. Diabet Med. 31(5):512-21, 2014

[6] Rogers J et al: Pancreas transplantation with portal venous drainage with an emphasis on technical aspects. Clin Transplant. 28(1):16-26, 2014

[7] de Kort H et al: Pancreas transplantation, antibodies and rejection: where do we stand? Curr Opin Organ Transplant. 18(3):337-44, 2013

[8] Drachenberg CB et al: Guidelines for the diagnosis of antibody-mediated rejection in pancreas allografts-updated Banff grading schema. Am J Transplant. 11(9):1792-802, 2011

[9] Gruessner AC: 2011 update on pancreas transplantation: comprehensive trend analysis of 25,000 cases followed up over the course of twenty-four years at the International Pancreas Transplant Registry (IPTR). Rev Diabet Stud. 8(1):6-16, 2011

[10] Sollinger HW et al: One thousand simultaneous pancreas-kidney transplants at a single center with 22-year follow-up. Ann Surg. 250(4):618-30, 2009

[11] White SA et al: Pancreas transplantation. Lancet. 373(9677):1808-17, 2009

[12] Dean PG et al: Long-term benefits of pancreas transplantation. Curr Opin Organ Transplant. 13(1):85-90, 2008

[13] Drachenberg CB et al: Banff schema for grading pancreas allograft rejection: working proposal by a multi-disciplinary international consensus panel. Am J Transplant. 8(6):1237-49, 2008

[14] Andreoni KA et al: Kidney and pancreas transplantation in the United States, 1996-2005. Am J Transplant. 7(5 Pt 2):1359-75, 2007

[15] Cohen DJ et al: Kidney and pancreas transplantation in the United States, 1995-2004. Am J Transplant. 6(5 Pt 2):1153-69, 2006

[16] Gruessner AC et al: Pancreas transplant outcomes for United States (US) and non-US cases as reported to the United Network for Organ Sharing (UNOS) and the International Pancreas Transplant Registry (IPTR) as of June 2004. Clin Transplant. 19(4):433-55, 2005

[17] Larsen JL: Pancreas transplantation: indications and consequences. Endocr Rev. 25(6):919-46, 2004

[18] Papadimitriou JC et al: Histological grading of chronic pancreas allograft rejection/graft sclerosis. Am J Transplant. 3(5):599-605, 2003

[19] Hariharan S et al: Pancreas after kidney transplantation. J Am Soc Nephrol. 13(4):1109-18, 2002

[20] Sutherland DE et al: Lessons learned from more than 1,000 pancreas transplants at a single institution. Ann Surg. 233(4):463-501, 2001

[21] Alejandro R et al: Long-term function (6 years) of islet allografts in type 1 diabetes. Diabetes. 46(12):1983-9, 1997

术后移植胰腺水肿

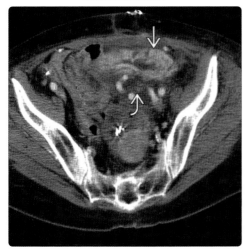

胰肾联合移植术后正常灌注

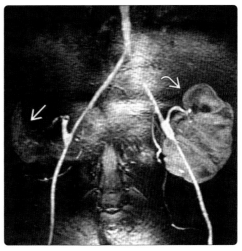

（左图）轴位 CECT 显示术后即刻胰腺移植物正常➡，移植物及邻近脂肪平面➡软组织轻度弥漫性肿胀。这些发现通常在移植后立即可见。（右图）肾胰联合移植的 MRA 冠状扫描➡显示，移植肾➡和移植胰腺显示正常灌注和实质强化

胰腺组织的正常结构

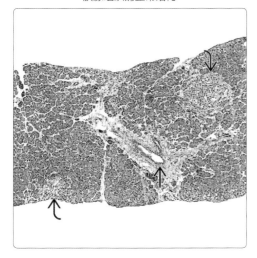

正常胰腺腺泡结构

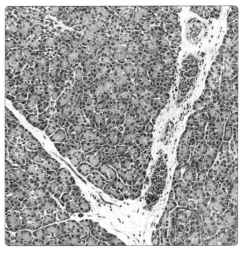

（左图）正常移植胰腺活检低倍放大图显示小叶结构，小叶间有稀疏的结缔组织间隔和散在分布的导管➡，小叶内散在分布胰岛➡。（右图）正常移植胰腺活检的高倍放大图显示腺泡结构被纤细的纤维间隔以及小动脉和毛细血管包绕

正常胰腺紧凑型胰岛

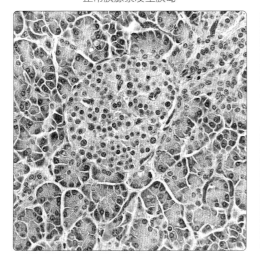

正常胰腺导管

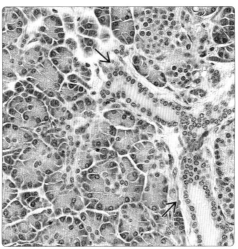

（左图）正常胰腺小叶的高放大倍图显示一个胰岛聚集物，胰岛内偶见包含有红细胞的毛细血管。（右图）高倍放大视图显示正常小叶周围的纤维间隔内胰腺导管➡

（左图）正常胰腺小叶与相邻的间隔内小动脉➡和小静脉➡排列在一起。（右图）移植胰腺活检，正常胰岛中的胰岛素免疫组化染色呈强阳性，偶有阴性细胞➡

纤维间隔中的正常血管

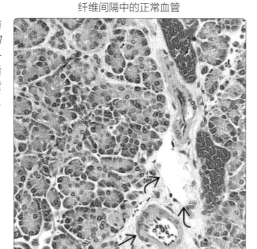

正常胰岛中的胰岛素（＋）细胞

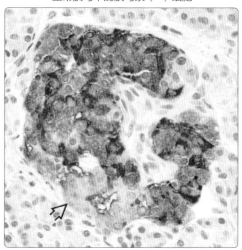

（左图）移植胰腺活检正常胰岛中少数细胞免疫组化染色显示胰高血糖素阳性➡，而其中大多数细胞为阴性。（右图）移植胰腺活检中一正常胰岛显示散在的生长抑素免疫组化染色阳性细胞➡

正常胰岛中的胰高血糖素（＋）细胞

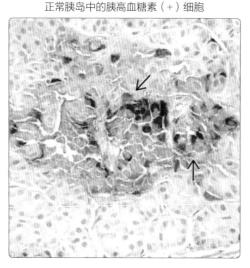

正常胰岛中的生长抑素（＋）细胞

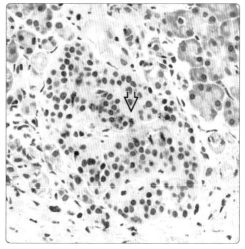

（左图）移植胰腺活检显示急性细胞性排斥反应累及腺泡，腺泡被活化的淋巴细胞和少数巨噬细胞浸润，并伴有局灶性破坏和腺泡细胞的丢失➡。（右图）移植胰腺活检急性细胞性排斥反应的 HE 染色显示，纤维间隔炎症和导管周围淋巴细胞为主的炎细胞浸润（导管炎）➡

急性细胞性排斥反应

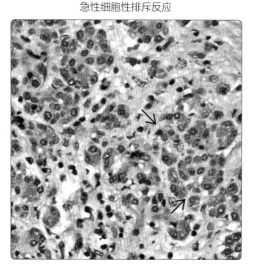

急性细胞性排斥反应的纤维间隔和导管炎症

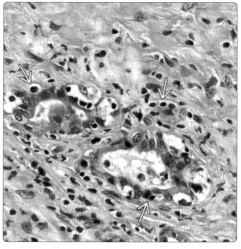

急性细胞性排斥反应伴有静脉炎和静脉周围炎

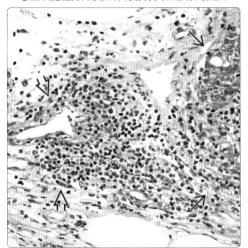

急性细胞性排斥反应伴小叶炎和神经周围炎症

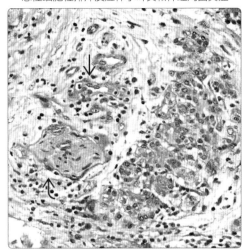

（左图）移植胰腺活检中急性细胞性排斥反应显示明显的小静脉炎和静脉周炎➭，右侧的胰腺小叶周围炎细胞浸润➭。（右图）移植胰腺活检中急性细胞性排斥反应显示小叶炎、纤维间隔炎以及小静脉➭和神经周围➭的淋巴细胞为主的炎性浸润

T 细胞介导的急性排斥反应

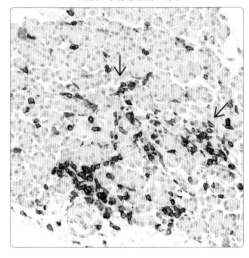

急性细胞性排斥中巨噬细胞积聚

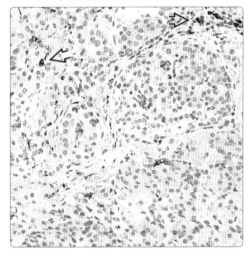

（左图）本例移植胰腺活检出现急性细胞性排斥反应中小叶炎性浸润和腺泡炎➭，免疫组化染色显示出较多 CD3（+）T 淋巴细胞浸润。（右图）免疫组化染色显示出移植胰腺活检中 CD68（+）的巨噬细胞浸润，并伴有急性细胞性排斥反应（纤维间隔和小叶的炎性浸润➭）

移植胰腺慢性排斥反应伴间隔纤维化

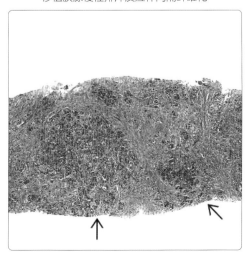

抗体介导的排斥反应毛细血管 C4d 沉积

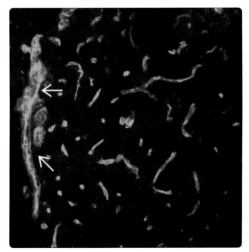

（左图）移植胰腺活检三色染色低倍放大图显示慢性排斥反应伴有纤维间隔的扩张和纤维化（蓝染的），其周围包裹着碎裂的小叶和腺泡➭。（右图）C4d 的免疫荧光检测证实了抗体介导的排斥反应，并显示了 C4d 在腺泡间毛细血管和小动脉的弥漫性线性沉积➭

◀▪▪ 胰腺移植历史 ▪▪▶

一、专业术语

（一）缩略语
- 胰腺移植（pancreas transplantation，PTx）

（二）同义表述
- 胰腺同种移植
- 胰腺同种异体移植
- 胰十二指肠同种异体移植
- 胰腺移植

（三）定义
- 血管化胰腺移植可有效治疗人类 1 型糖尿病
  - 建立长期正常血糖
  - 正常化 HbA1c
  - 预防代谢异常后果

二、年表和演化

时间线
- 第 4 个有文献记载的同种异体器官移植
  - 继肾、肝和心脏移植之后
- 1928—1929 年
  - Gayet 等，Houssay
    - 胰腺移植作为生理学实验维持血糖稳态及正常
- 1959—1962 年
  - Brooks 等、DeJode 等
    - 实验性胰腺移植治疗实验动物糖尿病
- 1966 年
  - Kelly 等
    - 全球首例胰腺移植，治疗糖尿病患者
      - 明尼阿波里斯市，明尼苏达大学
      - 主胰管结扎，尸体节段性供胰
      - 同期进行肾移植
      - 实现不依赖胰岛素维持血糖稳定 6 天
  - Lillehei 等
    - 全胰十二指肠移植
    - 经供体十二指打孔引流外分泌液
    - 改进了通过 Roux-en-Y 肠襻提供肠道引流
- 1969—1980 年
  - 胰腺移植早期及长期成功的障碍
    - 实验和临床技术
      - 手术技术并发症
    - 缺乏适当的器官获取和移植物保存技术
    - 免疫失败；缺乏理想的免疫抑制方案
    - 感染性并发症
    - 缺乏对同种异体移植物的组织病理学监测和诊断
  - 移植预后不良
- 1980 年
  - Sutherland
    - 国际胰腺移植登记中心
- 1985 年
  - Starzl
    - 重新引入肠道引流的全胰十二指肠移植
- 1985—1994 年

- Sutherland 等、Sollinger 等
  - 胰腺外分泌的膀胱或肠道引流
  - 免疫抑制剂和感染预防的改进
  - 同种异体移植排斥的组织病理学评估
- 1989 年
  - Bilous 等
    - 成功的胰腺移植与肾移植中较轻的糖尿病性肾小球病变相关
- 1998 年
  - Fioretto 等
    - 胰腺移植逆转糖尿病肾病的病变
    - 观察 5～10 年后的病理变化
- 2001 年
  - Gruessner 等
    - 经腹腔镜活体供胰远端切除术

三、治疗进展

胰腺移植的免疫抑制方案
- 1967—1973 年
  - Lillehei 等
    - 硫唑嘌呤、大剂量类固醇激素和抗淋巴细胞球蛋白
    - 并发症包括伤口愈合延迟、脓毒症以及类固醇激素所致的糖尿病
- 1978—1986 年
  - Sutherland 等、Sollinger 等
    - 环孢素在胰腺移植中的应用
    - 明尼苏达抗淋巴细胞球蛋白的免疫诱导
- 1981 年
  - Cosimi 等
    - 应用 OKT3（T 淋巴细胞抗体）治疗排斥反应
    - 后来用于胰腺移植
- 1986—1994 年
  - Sutherland 等
    - 使用了环孢素、硫唑嘌呤和泼尼松维持治疗
    - 1993 年抗胸腺细胞免疫球蛋白（ATGAM）用于免疫诱导
- 1989 年
  - Starzl 等
    - 在器官移植中引入他克莫司（FK506）
    - 认识到潜在的剂量相关的致糖尿病性
    - 类固醇样效应
    - 优良的排斥控制
- 1994—1998 年
  - 临床使用他克莫司联合霉酚酸酯作为维持免疫抑制方案
- 1999 年
  - 抗胸腺免疫球蛋白（兔抗胸腺免疫球蛋白）用于免疫诱导治疗

四、胰腺移植活检

时间线
- 1986 年

- ○ Steiniger 等
  - 大鼠胰腺移植排斥反应的组织学模式
- 1987 年
  - ○ Sutherland 等、Sibley 等
  - ○ 经皮胰腺活检诊断
    - 组织学和免疫组化研究
- 1990 年
  - ○ Bernardino 等
    - CT 引导下胰腺移植活检
- 1991 年
  - ○ Allen 等
    - 膀胱引流式胰腺移植经皮穿刺活检
- 1994 年
  - ○ Jones 等
    - 膀胱镜经十二指肠胰腺移植活检
- 1997 年
  - ○ Egidi 等
    - 细针穿刺活检用于肠道引流式胰腺移植监测
- 2001 年
  - ○ Stegall
    - 单纯胰腺移植的活检监测
- 2002 年
  - ○ Klassen 等
    - 经皮胰腺活检的安全性

五、人胰岛移植

（一）定义

- 从人胰腺获取的胰岛细胞移植于 1 型糖尿病患者，从而达到摆脱胰岛素血糖正常化

（二）时间线

- 1967 年
  - ○ Lacy 等
    - 成功分离胰岛
- 1972 年
  - ○ Ballinger 等
    - 胰岛移植部分纠正了大鼠糖尿病
- 1980 年
  - ○ Largiader 等
    - 同种异体移植使人类血糖正常化，摆脱胰岛素依赖
    - 需要来自年轻供者的 20 万个胰岛细胞
- 1980 年
  - ○ Najarian 等
    - 人类自体胰岛移植成功
    - 慢性胰腺炎的治疗
- 1990 年
  - ○ Scharp 等、Tzakis 等
    - 同种异体胰岛移植后胰岛素依赖解除，血糖水平接近正常
    - C 肽分泌对葡萄糖的应答
- 1992 年
  - ○ Warnock 等
    - 新鲜制备并冷冻保存的同种异体胰岛移植
    - 摆脱胰岛素依赖血糖正常化长达 1 年
- 1995 年

- ○ Wahoff 等
  - 48 例慢性胰腺炎胰腺切除术后患者进行自体胰岛移植
  - 移植的胰岛细胞数量（>30 万）预示了可长期摆脱胰岛素依赖
- 1997 年
  - ○ Alejandro 等
    - 同种异体移植的胰岛细胞可在 1 型糖尿病受者中维持长期功能
- 2000 年
  - ○ Shapiro 等
    - 利用 2 次或 2 次以上胰岛细胞输注成功进行高质量胰岛移植
    - 使用他克莫司和西罗莫司的无类固醇激素疗法
- 2005 年
  - ○ Shapiro 等
    - Edmonton 方案：西罗莫司、他克莫司和达克珠单抗的联合疗法
- 2007 年
  - ○ Shapiro 等
    - 确认慢性移植胰岛功能障碍
    - 免疫排斥、自身免疫复发，以及暴露于致糖尿病的药物
- 2017 年
  - ○ Smink 等
    - 预先血管化的皮下支架作为胰岛移植部位

（郑飞波　译　宋文利　王政禄　校）

参考文献

[1] Smink AM et al: The efficacy of a prevascularized, retrievable poly(D,L,-lactide-co-ε-caprolactone) subcutaneous scaffold as transplantation site for pancreatic islets. Transplantation. 101(4):e112-e119, 2017

[2] Pepper AR et al: Current status of clinical islet transplantation. World J Transplant. 3(4):48-53, 2013

[3] Sollinger HW et al: One thousand simultaneous pancreas-kidney transplants at a single center with 22-year follow-up. Ann Surg. 250(4):618-30, 2009

[4] White SA et al: Pancreas transplantation. Lancet. 373(9677):1808-17, 2009

[5] Andreoni KA et al: Kidney and pancreas transplantation in the United States, 1996-2005. Am J Transplant. 2007;7(5 Pt 2):1359-75. Erratum in: Am J Transplant. 7(9):2214, 2007

[6] Cohen DJ et al: Kidney and pancreas transplantation in the United States, 1995-2004. Am J Transplant. 6(5 Pt 2):1153-69, 2006

[7] Hariharan S et al: Pancreas after kidney transplantation. J Am Soc Nephrol. 13(4):1109-18, 2002

[8] Becker BN et al: Simultaneous pancreas-kidney and pancreas transplantation. J Am Soc Nephrol. 12(11):2517-27, 2001

[9] Sutherland DE et al: Lessons learned from more than 1,000 pancreas transplants at a single institution. Ann Surg. 233(4):463-501, 2001

[10] Robertson RP et al: Pancreas and islet transplantation for patients with diabetes. Diabetes Care. 23(1):112-6, 2000

[11] Fioretto P et al: Reversal of lesions of diabetic nephropathy after pancreas transplantation. N Engl J Med. 339(2):69-75, 1998

[12] Gores PF et al: Insulin independence in type I diabetes after transplantation of unpurified islets from single donor with 15-deoxyspergualin. Lancet. 341(8836):19-21, 1993

[13] Pyzdrowski KL et al: Preserved insulin secretion and insulin independence in recipients of islet autografts. N Engl J Med. 327(4):220-6, 1992

[14] Warnock GL et al: Long-term follow-up after transplantation of insulinproducing pancreatic islets into patients with type 1 (insulin-dependent) diabetes mellitus. Diabetologia. 35(1):89-95, 1992

[15] Sutherland DE: International human pancreas and islet transplant registry. Transplant Proc. 12(4 Suppl 2):229-36, 1980

[16] Lillehei RC et al: Pancreatico-duodenal allotransplantation: experimental and clinical experience. Ann Surg. 172(3):405-36, 1970

手术并发症
Surgical Complications

◀█▌ 胰腺手术及并发症 ▐█▶

一、专业术语

定义

- 整体胰腺移植
  - 同种异体胰腺移植重建
  - 供体髂动脉与供体肠系膜上动脉和脾动脉Y形移植
  - 右髂窝髂总动脉吻合
- 外分泌膀胱引流
  - 经胰管和十二指肠段与受体膀胱吻合引流胰腺分泌物
- 外分泌肠道引流
  - 利用十二指肠段经Roux-en-Y肠襻与受体空肠吻合引流胰腺分泌物
- 内分泌体静脉回流
  - 激素分泌进入右髂总静脉或右髂静脉
- 内分泌门静脉回流
  - 激素分泌进入门静脉
- 移植胰腺炎
  - 继发于实质结构溶解引起的缺血性损伤，细胞内容物渗漏引起炎症反应

二、历史

外科技术的发展史

- 1968年
  - Lillehei 等
    - 全胰十二指肠移植
    - 供体十二指肠肠道引流
- 1973年
  - Gliedman 等

- 节段性移植胰腺的胰管与受体输尿管的吻合术
- 1978年
  - Dubernard JM 等、Sutherland 等
    - 使用节段性胰腺移植的多种外科技术
    - 在狗和人身上进行实验
    - 术后并发症导致移植预后不良
- 1980年
  - Sutherland 等
    - 活体供体的节段性胰腺移植
- 1983—1985年
  - Sollinger 等、Cook
    - 犬胰腺膀胱造口术用于外分泌膀胱引流
    - 人胰腺膀胱造口术用于节段性及带脾胰腺移植
- 1987年
  - Ngheim 和 Corry
    - 膀胱引流的带十二指肠全胰移植
- 1992年
  - Rosenlof 等，Shokouh-Amiri 等
    - 胰腺内分泌门静脉引流的带十二指肠全胰移植
- 1998—2007年
- Sutherland、Sollinger
    - 主要是采用外分泌液肠道引流术式
    - 提高了胰腺移植膀胱引流到肠道引流的转换率
    - 改善了各种胰腺移植预后［同期胰肾联合移植（SPK）、肾移植后胰腺移植（PAK）、单纯胰腺移植（PTA）］
- 2013年
  - Rogers 等
    - 根据供体和受体的解剖学情况以及外科医生经验选择手术方式

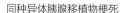

同种异体胰腺移植物梗死

多普勒超声显示同种异体胰腺移植物梗死

（左图）肉眼观察到的胰腺移植物梗死性病理标本。（右图）一例同种异体胰腺梗死患者的横向彩色多普勒检查发现，同种异体移植胰腺➡出现低回声增强的结构，其内几乎没有血流

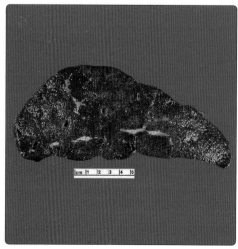

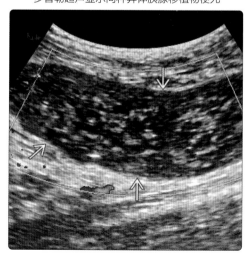

三、病因 / 发病机制

并发症

- 移植物血栓形成
  - 节段性移植物有更高的发生率
  - 取决于外科手术类型
  - 肾移植后胰腺移植的相对高凝状态
  - 与急性排斥反应相关
    - 细胞介导的血管排斥反应
    - 抗体介导的血管排斥反应
- 吻合口和十二指肠残端渗漏
  - 术后早期
    - 供体十二指肠缺血再灌注损伤
    - 伤口愈合受损
    - 术中技术并发症
  - 术后后期
    - 感染
    - 排斥
    - 缺血
- 术后出血
  - 手术并发症
- 门静脉血栓
- 移植物胰腺炎
  - 灌注不良或胰腺坏死
  - 胰管损伤或反流
  - 并发继发性感染
- 无菌性胰腺及胰周积液

四、临床意义

(一)流行病学

- 胰腺移植是糖尿病患者内分泌替代治疗的金标准
- 根据国际胰腺移植登记系统报告,已进行 > 30 000 例胰腺移植
- 外科手术并发症发生率(15%~30%)高于其他实体器官移植
- 因手术原因失败的胰腺移植 > 10%

(二)手术并发症的危险因素

- 供体因素(胰腺供者风险指数)
  - 年龄、肥胖 / 高体重指数
  - 死亡原因
- 受体因素
  - 年龄
  - 肥胖
  - 心脏病
- 胰腺移植类型
  - 同期胰肾联合移植
  - 单纯胰腺移植
  - 肾移植后胰腺移植
- 保存时间(冷缺血时间)延长
- 外科技术
  - 外分泌膀胱引流

- 外分泌肠道引流
- 植入部位
- 感染
  - 腹腔感染
  - 全身性感染
- 影像学检查对移植物功能障碍敏感,但缺乏鉴别病因的特异性
- 因手术失败的再入院和剖腹手术
  - 在胰肾联合移植中发生率更高
  - 在膀胱引流式病例中发生率更高

(三)表现

- 移植血管血栓形成
  - 早期移植物功能障碍 / 再开腹的常见原因
  - 移植物压痛
  - 尿淀粉酶水平降低或消失
  - 高血糖伴胰岛素需求增加
  - 膀胱引流术式出现深色血尿
  - 白细胞升高 / 血小板减少
- 吻合口和十二指肠残端漏
  - 腹痛
  - 腹胀
  - 发热
  - 腹膜炎征候
- 移植胰腺炎和胰周炎
  - 腹痛、腹胀和腹膜炎征候

(四)预防策略和治疗

- 适当的供体选择
- 风险因素较少的受体
- 在以下期间均需要精细的外科技术
  - 移植物获取
  - 准备(修整)
  - 植入
- 术后抗凝治疗
- 尽管存在技术困难,但胰腺移植的成功取决于同种异体移植排斥反应的预防
  - 理想的免疫抑制诱导和维持治疗
- 挽救性胰腺移植
  - 再吻合术
  - 取栓术
  - 胰腺移植(外植体)
  - 供受体十二指肠吻合术及下腔静脉回流
- 潜在感染的预防治疗
  - 腹腔脓肿引流

(五)预后

- 手术并发症是移植物失功的常见原因
  - 移植物血栓形成是移植物失功的最常见原因
  - 患者发病率高
    - < 10% 病死率
  - 感染的可能性增加
  - 胰肾联合移植中所有并发症的发生率更高
- 因手术失败的再入院和剖腹手术

○ 在膀胱引流式病例中发生率更高

五、影像表现

（一）移植血管血栓形成

● 双功能彩色多普勒超声
  ○ 梗死胰腺增大、低回声且不均匀
  ○ 血管血栓形成
    - 动脉或静脉血流图像缺失
    - 血管腔内回声物质存在
● 胰腺灌注显像
  ○ 使用 ^{99m}Tc-DPTA 或 ^{99m}Tc-MAG3
  ○ 移植物峰值流量延迟、强度和同质性改变
● CT 扫描
  ○ 定义动脉血管及通畅性
● 动脉造影
  ○ 很少用于诊断
  ○ 可以发现血管狭窄或闭塞
● 对比增强磁共振成像
  ○ 移植并发症无创性评估

（二）吻合口漏和腹腔感染

● CT 扫描
  ○ 鉴别吻合口和十二指肠残端漏
● 膀胱造影用于膀胱引流术式

（三）移植胰腺炎和液体积聚

● CT 扫描
● 超声检查

六、大体表现

（一）出血性梗死

● 广泛颜色变深
● 弥漫性肿胀
● 因坏死而变软质脆

（二）缺血性梗死

● 苍白且略有萎缩
● 血管血栓

（三）供体十二指肠完整

● 出血、质脆

七、显微镜下表现

组织学特征

● 轻度缺血性胰腺炎
  ○ 原因
    - 冷缺血时间延长
    - 缺血-再灌注损伤
  ○ 原发移植物功能延迟
    - 血清胰酶升高
    - 高血糖
  ○ 显微病理

    - 局灶腺泡细胞溶解
    - 偶见凋亡
    - 腺泡细胞扁平
    - 轻微炎症
    - 胰岛细胞肿胀/空泡化
● 移植胰腺梗死和缺血性胰腺炎
  ○ 缺血性/凝固性小叶坏死，片状/弥漫性
    - 程度取决于血管闭塞的程度
    - 局灶性间质出血
  ○ 间隔水肿和炎症
    - 主要是中性粒细胞
  ○ 间隔和胰周脂肪坏死
    - 存在泡沫状巨噬细胞
● 胰周炎
  ○ 活动性和慢性炎症
    - 包括淋巴细胞、组织细胞和浆细胞的多类型浸润
    - 混杂的中性粒细胞和嗜酸性粒细胞
    - 胰周、间隔和小叶周围分布
  ○ 局灶性脂肪坏死
  ○ 间隔成纤维细胞增生和胶原沉积
    - 小叶被纤维化分割
    - 相对保留小叶中心
    - 胰管和血管结构的破坏

八、鉴别诊断

（一）急性 T 细胞介导的排斥反应

● 腺泡和十二指肠炎
● 动静脉炎

（二）急性抗体介导的排斥反应

● 供体特异性抗体（DSA）阳性
● 腺泡间毛细血管炎
● 毛细血管 C4d 染色阳性

（三）急性感染性胰腺炎和脓肿

● 主要是中性粒细胞
● 坏死及脓性渗出区

九、鉴别诊断

（一）出血或缺血性梗死

● 移植血管血栓形成
● 影像学检查缺乏血流
● 腹痛或肿胀
● 淀粉酶、脂肪酶和血糖水平显著升高
● 胰腺炎或腹膜炎
● 胰腺移植活检或离体大体标本显示凝固性坏死和（或）实质出血

（二）缺血性胰腺炎：胰周炎伴脂肪坏死

● 相似的临床症状和影像学表现
● 显著的胰周炎症、脂肪坏死、灶性出血、小叶/腺泡组织和导管灶性受累

同种异体胰腺移植外分泌引流的并发症及优势

膀胱引流	肠道引流
并发症 • 反流性胰腺炎 • 膀胱瘘 • 吻合口出血 • 慢性代谢性酸中毒 • 脱水 **泌尿系统并发症** • 化学性膀胱炎 • 复发性血尿 • 膀胱结石 • 尿路感染 • 前列腺炎、尿道炎、尿道结构 **优势** • 截至 1995 年，胰腺移植 90% 以上是膀胱引流 • 在 PTA 和 PAK 中尿淀粉酶监测有价值 • 谨慎地管理各种渗漏	• 十二指肠瘘 • 吻合口出血 • 肠穿孔 • 肠梗阻 • 腹膜炎 • 尿路感染发生率低于膀胱引流 • 1997 年后，大部分胰腺移植是肠道引流 • 正常生理状态 • 机会性感染的发生率较低 • 低代谢并发症

PAK. 肾移植后胰腺移植；PTA. 单纯胰腺移植；PTx. 胰腺移植

体静脉与门静脉内分泌回流的比较

体静脉 / 髂静脉	门静脉
• 外科技术简单 • 外周高胰岛素血症 • 动脉粥样硬化率增加 • 外周胰岛素抵抗 • 血糖浓度正常	• 创建了胰岛素代谢的生理状态 • 50% 的胰岛素在肝脏中代谢 • 降低游离胆固醇水平 • 降低极低密度脂蛋白水平 • 血糖浓度正常

（郑飞波　译　宋文利　王政禄　校）

参考文献

[1] Ryu JH et al: Pancreas transplant with duodeno-duodenostomy and caval drainage using a diamond patch graft: a single-center experience. Ann Transplant. 22:24-34, 2017
[2] Laurence JM et al: Techniques of pancreas graft salvage/indications for allograft pancreatectomy. Curr Opin Organ Transplant. 21(4):405-11, 2016
[3] Liu Y et al: Value of magnetic resonance imaging in evaluating the pancreatic allograft transplant complications. Abdom Imaging. 40(7):2384-90, 2015
[4] Rogers J et al: Pancreas transplantation with portal venous drainage with an emphasis on technical aspects. Clin Transplant. 28(1):16-26, 2014
[5] Tiong HY et al: Selection and preparation of the pancreas transplant recipient. In Srinivas T et al: Kidney and Pancreas Transplantation: A Practical Guide. Totowa: Humana. 201-9, 2011
[6] Wee A et al: Pancreas transplantation: surgical techniques. In Srinivas T et al: Kidney and Pancreas Transplantation: A Practical Guide. Totowa: Humana. 249-58, 2011
[7] Han DJ et al: Pancreas transplantation. Gut Liver. 4(4):450-65, 2010
[8] Sollinger HW et al: One thousand simultaneous pancreas-kidney transplants at a single center with 22-year follow-up. Ann Surg. 250(4):618-30, 2009
[9] Drachenberg CB et al: Banff schema for grading pancreas allograft rejection: working proposal by a multi-disciplinary international consensus panel. Am J Transplant. 8(6):1237-49, 2008
[10] Federle MP et al: Radiology aspects. In Corry RJ et al: Pancreatic Transplantation. New York: Informa Healthcare USA Inc. 211-27, 2007
[11] Larsen JL: Pancreas transplantation: indications and consequences. Endocr Rev. 2004 Dec;25(6):919-46. Review. Erratum in: Endocr Rev. 26(5):661, 2005
[12] Humar A et al: Technical failures after pancreas transplants: why grafts fail and the risk factors--a multivariate analysis. Transplantation. 78(8):1188-92, 2004

[13] Larson TS et al: Pancreas-after-kidney transplantation: an increasingly attractive alternative to simultaneous pancreas-kidney transplantation. Transplantation. 77(6):838-43, 2004
[14] Orsenigo E et al: Urological complications after simultaneous renal and pancreatic transplantation. Eur J Surg. 168(11):609-13, 2002
[15] Becker BN et al: Simultaneous pancreas-kidney and pancreas transplantation. J Am Soc Nephrol. 12(11):2517-27, 2001
[16] Sutherland DE et al: Lessons learned from more than 1,000 pancreas transplants at a single institution. Ann Surg. 233(4):463-501, 2001
[17] Humar A et al: Decreased surgical risks of pancreas transplantation in the modern era. Ann Surg. 231(2):269-75, 2000
[18] Stratta RJ et al: A prospective comparison of systemic-bladder versus portalenteric drainage in vascularized pancreas transplantation. Surgery. 127(2):217-26, 2000
[19] Del Pizzo JJ et al: Urological complications of bladder-drained pancreatic allografts. Br J Urol. 81(4):543-7, 1998
[20] Sugitani A et al: Surgical complications in 123 consecutive pancreas transplant recipients: comparison of bladder and enteric drainage. Transplant Proc. 30(2):293-4, 1998
[21] Stratta RJ et al: Analysis of early readmissions after combined pancreaskidney transplantation. Am J Kidney Dis. 28(6):867-77, 1996
[22] Gaber AO et al: Results of pancreas transplantation with portal venous and enteric drainage. Ann Surg. 221(6):613-22; discussion 622-4, 1995
[23] Gruessner RW et al: Recipient risk factors have an impact on technical failure and patient and graft survival rates in bladder-drained pancreas transplants. Transplantation. 57(11):1598-606, 1994
[24] Marsh CL et al: Combined hepatic and pancreaticoduodenal procurement for transplantation. Surg Gynecol Obstet. 168(3):254-8, 1989
[25] Nghiem DD et al: Technique of simultaneous renal pancreatoduodenal transplantation with urinary drainage of pancreatic secretion. Am J Surg. 153(4):405-6, 1987

（左图）图示肠道引流式胰肾联合移植的外科解剖。供体髂动脉与供体肠系膜上动脉、脾动脉吻合（插图）。静脉回流至受体髂静脉。（右图）图为经供体十二指肠的胰液膀胱引流式胰腺移植。受体髂动脉与供体髂动脉吻合。静脉回流至髂静脉

胰肾联合移植联合胰肠引流

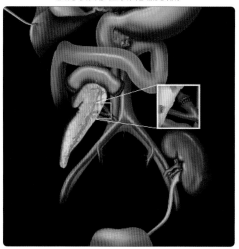

经供体十二指肠的胰腺膀胱引流式胰腺移植

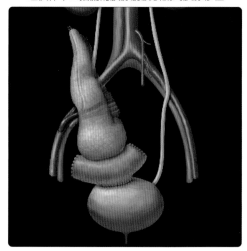

（左图）胰腺移植急性缺血性梗死的 HE 染色表现为动脉闭塞➡，呈弥漫嗜酸性，细胞核染色因细胞死亡而消失（图片由 B. Fyfe, MD 提供）。（右图）高倍镜显示移植胰腺梗死，动脉血栓形成（图片由 B. Fyfe, MD 提供）

移植胰腺急性缺血性梗死

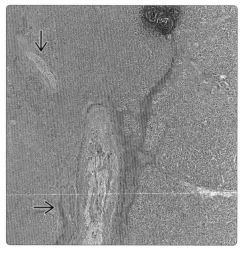

同种异体移植胰腺梗死合并动脉血栓形成

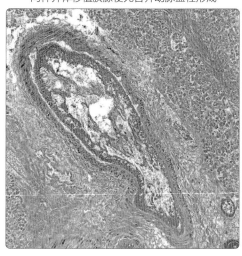

（左图）轴位 CECT 显示移植胰腺弥漫性肿胀➡和移植物周围积液➡，与移植后胰腺炎一致。（右图）移植术后胰周炎示保留的潜在的小叶腺泡➡，周围有部分出血性炎症和脂肪坏死

移植术后胰腺炎伴移植物周围积液的 CT 表现

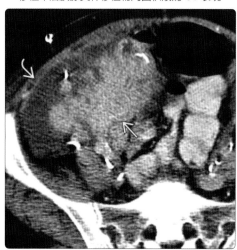

移植术后胰周炎

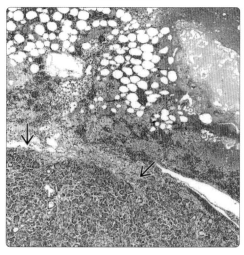

经典的胰肾联合移植伴少见假性囊肿的 CT 表现

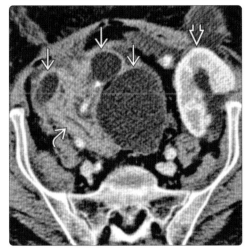

胰周移植物液体积聚的 CT 表现

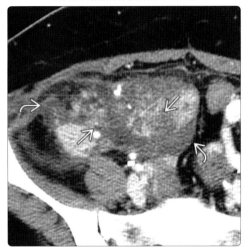

（左图）轴位 CECT 显示移植胰腺➔和移植肾➔位于髂窝。两者均显示正常实质强化，无梗死或排斥征象。移植胰腺附近有几个大小不等的假性囊肿➔。这些都已依照美国指南进行引流。（右图）轴位 CECT 显示低强化的移植胰腺弥漫性不均➔，移植物周围液体积聚➔

移植后重症胰周炎

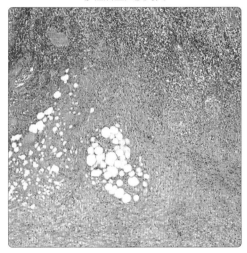

移植胰腺完全性缺血性梗死

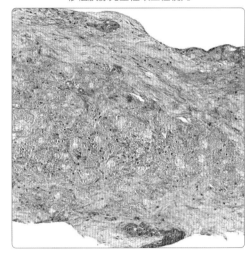

（左图）移植术后重症胰周炎的特征是水肿、严重炎症和局灶性脂肪坏死。（右图）移植胰腺活检的 HE 切片，表现为胰酶升高和高血糖的功能障碍。可见完全性缺血性梗死，包括凝固性、小叶腺泡坏死，细胞核丢失，胞质匀质化

缺血性和局灶性出血性胰腺梗死

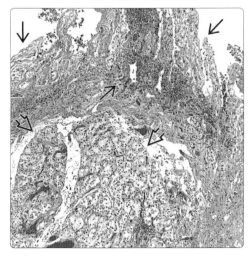

完全出血性移植胰腺梗死

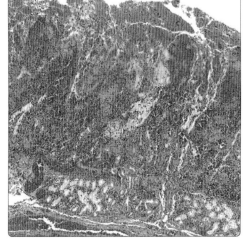

（左图）HE 显示供体十二指肠黏膜➔和出血的黏膜层下方十二指肠黏膜下有缺血性和局限性出血性梗死➔（图片由 B. Fyfe, MD 提供）。（右图）HE 显示供体十二指肠黏膜完全出血性梗死，有消化道出血的证据（图片由 B. Fyfe, MD 提供）

同种异体移植物排斥反应
Allograft Rejection

◀▶ 细胞介导的急性排斥反应 ◀▶

要点

一、病因 / 发病机制
- 同种异体反应性 T 细胞针对供体抗原

二、临床问题
- 急性移植物失功
- 血清淀粉酶升高
- 血清脂肪酶升高
- 治疗较高级别的急性细胞性排斥反应（ACR）除皮质类固醇外，通常还需要抗 T 细胞疗法

三、镜下表现
- 间隔内混合性单个核炎细胞浸润
  - 累及间隔内结构
    - 导管
    - 静脉

- 神经
- 腺泡炎症程度增加，常伴有腺泡细胞损伤 / 坏死
- 动脉内膜炎的存在表明 ACR 至少为 Ⅱ 级（中度）
- 透壁动脉炎 / 纤维素样坏死出现在 Ⅲ 级（重度）ACR
- 在单纯 ACR 中 C4d 为阴性
  - 如果与 AMR 混合，则为阳性

四、主要鉴别诊断
- 急性抗体介导的排斥反应
- 胰周炎
- 移植后淋巴组织增殖性疾病
- 巨细胞病毒相关性胰腺炎

导管炎

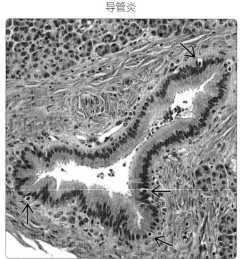

静脉炎

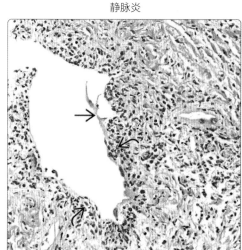

（左图）在 Ⅰ 级（轻度）急性细胞性排斥反应中，在导管上皮之间可见散在的淋巴细胞➡（导管炎）。（右图）显示单个核细胞引起的小叶间静脉周围套袖样改变，以及内皮细胞紊乱➡，内皮细胞下炎症➡（静脉炎）。根据 Banff 标准，活动性静脉炎和（或）导管炎症提示至少 Ⅰ 级（轻度）ACR

动脉内膜炎

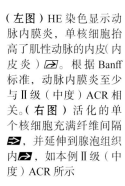

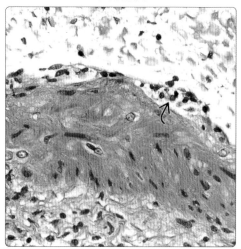

腺泡和间隔炎症

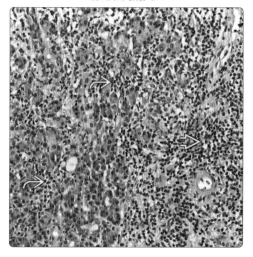

（左图）HE 染色显示动脉内膜炎，单核细胞抬高了肌性动脉的内皮（内皮炎）➡。根据 Banff 标准，动脉内膜炎至少与 Ⅱ 级（中度）ACR 相关。（右图）活化的单个核细胞充满纤维间隔➡，并延伸到腺泡组织内➡，如本例 Ⅱ 级（中度）ACR 所示

一、术语

（一）缩略语

- 急性细胞性排斥反应（acute cellular rejection，ACR）

（二）同义词

- 急性 T 细胞介导的排斥

（三）定义

- T 细胞介导的同种异体移植胰腺排斥反应
  - Ⅰ级：轻度
  - Ⅱ级：中度
  - Ⅲ级：重度

二、病因／发病机制

T 细胞介导的排斥

- 同种异体反应性 T 细胞针对抗体抗原
  - MHC（HLA）
  - 非 MHC
- 靶细胞包括如下类型
  - 腺泡上皮
  - 导管上皮
  - 静脉和动脉内皮

三、临床问题

（一）流行病学

- 发病率
  - 单独进行胰腺移植的发病率比同时进行胰肾移植的发病率高
  - 同时进行肾同种异体移植的患者的绝对发病率未知
    - 诊断通常基于是否存在移植肾排斥反应（替代胰腺）和实验室数据

（二）表现

- 通常无症状
- 腺泡细胞损伤的实验室证据
  - 血清淀粉酶增加
  - 血清脂肪酶增加
- 外分泌／内分泌功能异常
  - 尿淀粉酶减少
    - 移植物为膀胱引流
  - 高血糖
    - 严重排斥，晚期标志物
    - 由于胰岛受炎症影响
- 移植物压痛
  - 严重病例

（三）治疗

- 药物
  - 糖皮质激素冲击治疗
  - 抗 T 细胞药物
    - 抗胸腺细胞球蛋白

（四）预后

- Ⅰ级（轻度）较好
- Ⅱ级（中度）和Ⅲ级（严重）较差

四、镜下表现

组织学特征

- 间质
  - 水肿
  - 单个核细胞浸润
    - 活化／母细胞样淋巴细胞［主要是 CD4（＋）和 CD8（＋）T 细胞］，嗜酸性粒细胞（常见），巨噬细胞
    - 可出现嗜酸性粒细胞丰富的类型
    - 晚期排斥反应：浆细胞、B 细胞
  - 导管炎：导管上皮炎症
    - 小的小叶间导管和较大的间隔内分支
    - 可能表现为上皮细胞损伤，细胞质肿胀，细胞脱落，极性丧失，反应性细胞核
  - 静脉炎：间隔静脉内皮细胞炎症 ± 内皮损伤
  - 神经／神经周围浸润
    - 穿刺活检中很少见
- 腺泡组织
  - 腺泡炎：腺泡小叶性炎症伴基底膜浸润，与腺泡上皮关系密切
    - 细胞成分与间质浸润相似
    - 灶性：每小叶≤ 2 个灶
    - 多灶性：每小叶≥ 3 个灶
    - 弥漫性：广泛
  - 腺泡细胞损伤／坏死
    - 细胞质空泡化和肿胀
    - 细胞脱落
    - 灶性到多灶性到弥漫性／融合性
- 动脉
  - 动脉内膜炎：动脉内皮下单个核细胞浸润
    - 提示≥Ⅱ级（中度）ACR
    - 轻度：局灶性病变，横截面上累及小部分管腔
    - 中度至重度：多条血管受累，或横断面上大部分管腔受累
    - 也称为内皮炎、动脉内膜炎
  - 沿血管内皮细胞表面可见边集的单个核细胞
    - 通常与其他地方存在活动性动脉内膜炎有关
  - 内皮损伤／活化
    - 胞质肿胀
    - 反应性胞核增大
  - 透壁炎症
    - 提示Ⅲ级（严重）ACR
    - 严重病例可能有纤维素样坏死
- 胰岛
  - 可能含有单个核细胞浸润（胰岛炎）
    - 在较高级别的 ACR 中可见

五、辅助检查

（一）免疫组化染色

- 单纯 T 细胞介导的排斥反应中，腺泡间毛细血管（IAC）C4d（-）
  - C4d 阳性的细胞性排斥反应，可能提示合并有急性或慢性抗体介导的排斥反应（AMR）
- 用于评估炎症细胞成分的标志物
  - T 细胞标志物（CD3）
    - 有助于检测腺泡组织，导管上皮，血管内皮中的少量浸润
  - 巨噬细胞标志物（CD68，CD163）
    - 小叶内可能存在不同程度的巨噬细胞的浸润
- 抗胰岛素 / 抗胰高血糖素
  - 可用于识别炎细胞对胰岛的破坏

（二）免疫荧光

- IAC 中 C4d 阴性
- 无特异性免疫球蛋白或补体沉积
- 需要冰冻组织

（三）电镜检查

- 一般不做

六、鉴别诊断

（一）抗体介导的排斥反应

- IAC 有中性粒细胞和巨噬细胞为主的炎症
- IAC 中 C4d 染色阳性
- 少量的 T 细胞浸润
- 轻度的腺泡炎

（二）胰周炎

- 结缔组织内活跃的成纤维细胞反应
- 大量巨噬细胞

（三）移植后淋巴组织增殖性疾病

- 结节性或膨胀性浸润，随机分布
  - 非特异性攻击腺泡组织，腺泡细胞很少受累
- 非典型浆细胞样 B 细胞
- 无动脉内膜炎（除非伴有排斥反应）
- EB 病毒相关（EBER 阳性）

（四）巨细胞病毒性胰腺炎

- 具有特征性细胞病变的上皮或内皮细胞
  - 细胞增大
  - 核内和胞质内包涵体
- 通过巨细胞病毒免疫组化得以证实

七、鉴别诊断

（一）病理解读

- 应观察多切面切片以识别局灶性病变
  - 导管炎，动脉内膜炎
- 主要根据常规 HE 染色形态进行诊断 / 分级
  - T 细胞免疫组化染色（CD3）有助于检测局灶性或

- 轻度浸润
- 严重的腺泡炎症通常伴有明显的腺泡细胞损伤 / 坏死
- 出现符合 ACR 和 AMR 标准的活检，提示混合性排斥

（二）急性细胞性排斥反应的 Banff 分级

- 正常
  - 无炎症或间质炎症不活跃、单个核细胞性炎症不累及导管、静脉、动脉或腺泡
  - 无移植物硬化
  - 无腺泡、实质萎缩 / 损伤
- 可疑 ACR
  - 活跃的间隔炎症
    - 间质炎症表现为活化 / 母细胞淋巴细胞 ± 嗜酸性粒细胞
    - 可能在间质内看到反应性基质细胞
  - 总体特征不符合 I 级（轻度）ACR 标准
    - 不累及间隔结构（无静脉炎或导管炎症）
    - 无腺泡炎
- I 级：轻度 ACR
  - 活动性间隔炎症 [活化的母细胞样淋巴细胞和（或）嗜酸性粒细胞] 累及间隔结构（静脉炎、导管炎）
  - 局灶性腺泡炎
    - 每个小叶≤ 2 个炎症灶
  - 无腺泡细胞损伤或轻微的腺泡细胞损伤
- II 级：中度 ACR
  - 多灶性腺泡炎症和灶性腺泡细胞损伤 / 脱落
    - 每个小叶≥ 3 个炎性病灶
  - 无融合或弥漫性
  - 轻度动脉内膜炎（< 25% 管腔受损）
  - 需要与 AMR 鉴别
- III 级：严重 ACR
  - 弥漫性（广泛 / 大量）腺泡炎，多细胞 / 融合性腺泡细胞损伤和坏死 / 脱落
  - 中度至重度内动脉膜炎（> 25% 的管腔受损）和（或）透壁性动脉炎或纤维素样坏死
  - 需要与 AMR 的区别

（印志琪　译　宋文利　蔡文娟　校）

参考文献

[1] Loupy A et al: The Banff 2015 Kidney meeting report: current challenges in rejection classification and prospects for adopting molecular pathology. Am J Transplant. 17(1):28-41, 2016

[2] Haas M et al: Banff 2013 meeting report: inclusion of C4d-negative antibodymediated rejection and antibody-associated arterial lesions. Am J Transplant. 14(2):272-83, 2014

[3] Papadimitriou JC et al: Distinctive morphological features of antibodymediated and T-cell-mediated acute rejection in pancreas allograft biopsies. Curr Opin Organ Transplant. 17(1):93-9, 2012

[4] Drachenberg CB et al: Banff schema for grading pancreas allograft rejection: working proposal by a multi-disciplinary international consensus panel. Am J Transplant. 8(6):1237-49, 2008

[5] Drachenberg CB et al: The inflamed pancreas transplant: histological differential diagnosis. Semin Diagn Pathol. 21(4):255-9, 2004

[6] Sutherland DE et al: Lessons learned from more than 1,000 pancreas transplants at a single institution. Ann Surg. 233(4):463-501, 2001

[7] Papadimitriou JC et al: Histologic grading scheme for pancreas allograft rejection: application in the differential diagnosis from other pathologic entities. Transplant Proc. 30(2):267, 1998

间隔活动性炎症

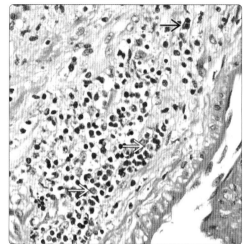

神经周围炎

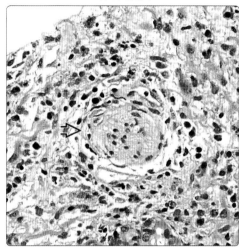

（左图）间隔内炎细胞浸润呈"活化"状态，淋巴细胞增大➡，母细胞增多，浆细胞散在，少见嗜酸性粒细胞➡。间隔活动性炎症至少表明不确定的 ACR。（右图）水肿、活动性炎症，间隔充满了淋巴细胞和嗜酸性粒细胞，环绕周围神经➡。在穿刺活检中少见

腺泡炎

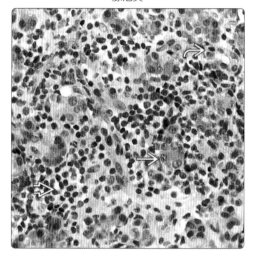

腺泡炎症与细胞损伤

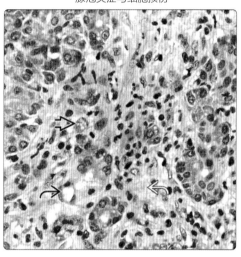

（左图）密集的单个核细胞炎症累及腺泡组织，伴有腺泡间隙扩张➡，与腺泡上皮紧密相邻➡，并且腺泡上皮细胞的反应性核增大➡。（右图）显示了腺泡组织的炎症并伴有腺泡上皮的损伤，包括细胞质的空泡化➡和肿胀➡。散在腺泡细胞脱落➡

富含嗜酸性粒细胞的腺泡炎

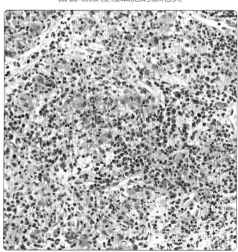

CD3（T细胞）免疫组织化学染色

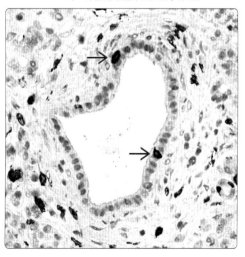

（左图）此例Ⅲ级（重度）ACR，HE 染色显示大量嗜酸性粒细胞的浸润。嗜酸性粒细胞常见于胰腺的急性细胞性排斥反应，在某些情况下可能占主导。（右图）CD3 免疫组织化学突出显示了一些 T 淋巴细胞➡与导管上皮相互作用（导管炎）。尽管 ACR 的诊断/分级主要应根据常规形态进行，但 CD3 染色可帮助识别少量炎细胞浸润

◀◦· 抗体介导的排斥反应 ·◦▶

要点

一、病因学 / 发病机制
- 供体特异性抗体（DSA）作用于内皮细胞上 HLA Ⅰ类和 Ⅱ类抗原
- 补体系统激活
- 微血管炎症伴内皮损伤 / 活化
- 缺血性组织损伤

二、临床问题
- 移植物功能障碍表现为
  ○ 血清淀粉酶升高
  ○ 血清脂肪酶升高
- 患者血清中检测到 DSA
- 严重的抗体介导的排斥反应（AMR）中可能会造成

- 移植物的丢失
- 慢性 AMR 中高血糖症

三、镜下表现
- 超急性 AMR 的出血和坏死
- 腺泡间水肿和炎症（中性粒细胞或混合性）
- 腺泡间毛细血管炎症（急性毛细血管炎）
- 小叶腺泡间毛细血管炎
  ○ 免疫组化和（或）免疫荧光染色 C4d 阳性

四、主要鉴别诊断
- 急性细胞性排斥反应
- 非排斥相关移植物血栓形成
- 感染

腺泡间炎症伴毛细血管炎

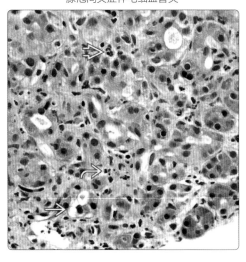

C4d 免疫组化染色阳性

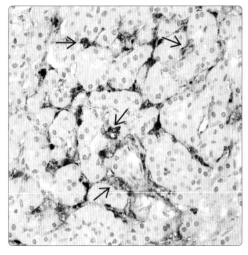

（左图）急性抗体介导的排斥反应（AMR）中，中性粒细胞在腺泡间毛细血管内➡和腺泡间➡。腺泡细胞保存完好，仅有局灶性细胞质空泡化➡（图片由 M. Troxell, MD 提供）。（右图）免疫组化染色显示，C4d 在腺泡间毛细血管➡呈强弥漫性着色。弥漫性着色是指活检组织中＞50% 的腺泡间毛细血管（IAC）着色，与急性 AMR 密切相关

C4d 免疫荧光染色阳性

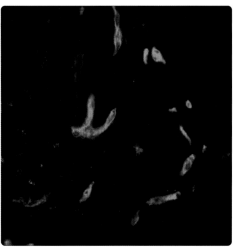

血管内血栓

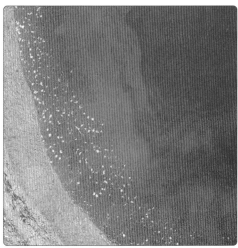

（左图）急性 AMR 的病例中，C4d 的免疫荧光染色显示腺泡间毛细血管弥漫性。颗粒状 / 线状的腺泡间毛细血管着色被认为是阳性的；较大血管（动脉和静脉）的着色是非特异性。（右图）血管血栓形成可能发生于超急性和急性 AMR，是移植失败的一个重要原因。AMR 的血栓形成应与非排斥反应性血栓形成进行区分

一、专业术语

（一）缩略语

- 抗体介导的排斥（antibody-mediated rejection，AMR）

（二）同义词

- 体液排斥

（三）定义

- 由针对供者抗原的抗体引起的移植物功能障碍和衰竭
  - 超急性 AMR
    - 由于预先形成的抗体引起，即刻发生的功能障碍
  - 急性 AMR
    - 由新生抗体引起的快速功能障碍
  - 慢性活动性 AMR
    - 新生抗体引起的移植物进行性功能障碍和移植物硬化

二、病因学／发病机制

供者特异性抗体

- 通常针对内皮上的 HLA Ⅰ类和Ⅱ类抗原
- 其他抗体
  - ABO 血型凝集素
  - MHC Ⅰ类相关 A 链
- 在内皮细胞表面抗原抗体结合
  - 补体级联反应的固定和激活
    - 经典补体途径
  - 微血管白细胞募集（腺泡间毛细血管炎）
  - 启动凝血反应
  - 血流受阻和缺血性组织损伤

三、临床问题

（一）流行病学

- 发病率
  - 未知

（二）表现

- 超急性排斥反应
  - 立即（≤ 1h）
  - 严重的移植物功能障碍
    - 凝血障碍
    - 血清淀粉酶和脂肪酶迅速升高
    - 尿淀粉酶降低
- 急性 AMR
  - 可能无症状
  - 血清淀粉酶和脂肪酶升高
  - 尿淀粉酶降低
  - 内分泌功能变化
- 慢性活动性 AMR
  - 进行性移植物功能障碍
  - 血糖失控（高血糖）
  - 血清淀粉酶和脂肪酶水平下降
    - 可能无法检测到

（三）实验室检查

- 检测受体血清中的供体特异性抗体（DSA）
- 血清淀粉酶和脂肪酶
- 血糖
- 尿淀粉酶

（四）治疗

- 血浆置换
- 增强免疫抑制
- 静脉输注免疫球蛋白
- 利妥昔单抗（抗 CD20 抗体）

（五）预后

- 移植物衰竭
  - 出现 DSA 和活检中 C4d 阳性与移植物存活率差相关
  - 严重的急性 AMR 可能导致移植物丢失
- 移植物功能下降伴移植物硬化

四、肉眼所见

一般特征

- 超急性排斥反应
  - 移植物迅速出血和坏死
  - 容易形成血栓
- 急性 AMR
  - 移植物肿胀
  - 可有出血区域
  - 可有血管血栓
- 慢性活动性 AMR
  - 移植物经常萎缩
  - 脂肪坏死
  - 纤维化

五、镜下表现

组织学特征

- 超急性排斥反应
  - 即刻发生（分钟）
    - 腺泡间水肿
    - 血管充血
    - 腺泡细胞损伤
  - 随后变化（小时）
    - 腺泡、胰岛和导管的融合性出血性坏死
    - 显著的粒细胞浸润
    - 纤维素样血管坏死
    - 血栓形成
- 急性 AMR
  - 腺泡和腺间炎症
    - 单核细胞和（或）中性粒细胞浸润
  - 腺泡间毛细血管炎症
    - 早期：中性粒细胞通常占主导
    - 后期：混合性或单核细胞浸润
  - 间质水肿
  - 间质出血

○ 腺泡细胞损伤，坏死
- （1级）：点状 – 轻度
- （2级）：多灶性 – 中度
- （3级）：弥漫性 – 重度
- 慢性活动性 AMR
  - 急性 AMR 的特征
  - 移植胰腺硬化症
    - 纤维间隔扩张
    - 腺泡间纤维组织增多
  - 萎缩：腺泡细胞上皮渐进性丢失

六、鉴别诊断

（一）急性 T 细胞介导的（细胞）排斥反应

- 间隔单个核细胞浸润增加
- 腺泡细胞炎症增加
- 间隔炎症
  - 导管炎症
  - 静脉炎
- 轻度腺泡间毛细血管炎
- 无 C4d 毛细血管沉积
- 出血性坏死和血栓形成罕见
- 可发生混合性排斥（抗体和细胞介导）

（二）移植物血栓

- 早期血管血栓形成：原发性移植物无功
  - 无毛细血管炎
    - 无明显的内皮炎或血管坏死
  - 无腺泡炎
  - 无 C4d 毛细血管沉积
- 晚期血管血栓形成
  - 可能与急性 T 细胞介导的排斥反应有关
  - 轻度腺泡间毛细血管炎
  - 无 C4d 毛细血管沉积

（三）感染

- 症状可能包括
  - 发热
  - 恶心
  - 呕吐
- 细菌培养或 PCR 阳性（血液、胰腺分泌物）
- 血清学阳性（病毒性胰腺炎）
- 免疫组织化学（如巨细胞病毒）

七、诊断清单

（一）临床相关病理特征

- 移植物功能障碍从即刻发生 / 严重（超急性）到随时间逐渐丧失功能（慢性活动性 AMR）

（二）病理学要点

- 腺泡和腺泡间隔炎症
  - 主要为中性粒细胞
- 腺泡间毛细血管炎
- 腺泡间毛细血管 C4d 染色阳性
- 出血性坏死

- 血栓形成

（三）急性 / 活动性抗体介导的排斥反应的 Banff 分级

- 诊断内容：组织损伤的组织学证据，腺泡间毛细血管 C4d 阳性，DSA 的血清学证据
  - 3 项中含 1 项：需要排除 AMR
  - 3 项中含 2 项：考虑急性 AMR
  - 全部：明确的急性 AMR
- 急性组织损伤的组织学证据
  - I 级（轻度急性 AMR）
    - 结构保留
    - 轻度腺泡间炎细胞浸润
    - 罕见的腺泡细胞损伤
  - II 级（中度急性 AMR）
    - 结构保留
    - 腺泡间炎细胞浸润
    - 腺泡间毛细血管扩张伴毛细血管炎
    - 动脉内膜炎
    - 腺泡细胞脱落
  - III 级（严重急性 AMR）
    - 结构紊乱
    - 间质性出血
    - 多灶性 / 融合性坏死
    - 透壁性 / 坏死性动脉炎
    - 血栓形成
- 腺泡间毛细血管 C4d 阳性
  - ≤ 1% 腺泡小叶 C4d 免疫组织染色阳性

（印志琪　译　宋文利　蔡文娟　校）

参考文献

[1] Loupy A et al: The Banff 2015 Kidney meeting report: current challenges in rejection classification and prospects for adopting molecular pathology. Am J Transplant. 17(1):28-41, 2016

[2] Becker LE et al: A single-center experience on the value of pancreas graft biopsies and HLA antibody monitoring after simultaneous pancreas-kidney transplantation. Transplant Proc. 47(8):2504-12, 2015

[3] de Kort H et al: Diagnosis of early pancreas graft failure via antibodymediated rejection: single-center experience with 256 pancreas transplantations. Am J Transplant. 14(4):936-42, 2014

[4] Haas M et al: Banff 2013 meeting report: inclusion of C4d-negative antibodymediated rejection and antibody-associated arterial lesions. Am J Transplant. 14(2):272-83, 2014

[5] de Kort H et al: Pancreas transplantation, antibodies and rejection: where do we stand? Curr Opin Organ Transplant. 18(3):337-44, 2013

[6] Papadimitriou JC et al: Distinctive morphological features of antibodymediated and T-cell-mediated acute rejection in pancreas allograft biopsies. Curr Opin Organ Transplant. 17(1):93-9, 2012

[7] Drachenberg CB et al: Guidelines for the diagnosis of antibody-mediated rejection in pancreas allografts-updated Banff grading schema. Am J Transplant. 11(9):1792-802, 2011

[8] de Kort H et al: Pancreas allograft biopsies with positive C4d staining and anti-donor antibodies related to worse outcome for patients. Am J Transplant. 10(7):1660-7, 2010

[9] Rangel EB et al: Antibody-mediated rejection (AMR) after pancreas and pancreas-kidney transplantation. Transpl Int. 23(6):602-10, 2010

[10] Drachenberg CB et al: Banff schema for grading pancreas allograft rejection: working proposal by a multi-disciplinary international consensus panel. Am J Transplant. 8(6):1237-49, 2008

[11] Torrealba JR et al: C4d-positive interacinar capillaries correlates with donorspecific antibody-mediated rejection in pancreas allografts. Transplantation. 86(12):1849-56, 2008

移植物坏死

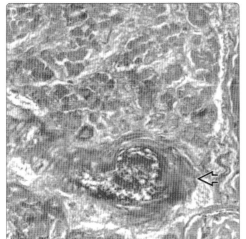

间质出血

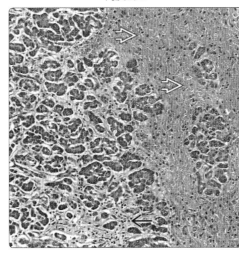

（左图）严重急性 AMR 表现为广泛的组织坏死。中央动脉显示纤维素样坏死和腔内血栓➡。（右图）急性 AMR 示间质出血➡伴腺泡上皮丢失。左侧腺泡间隙因水肿和轻度炎症➡而扩张

腺间毛细血管炎

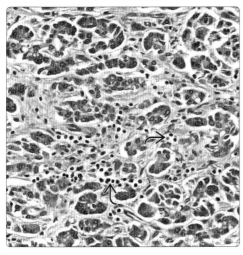

伴萎缩的腺间炎症

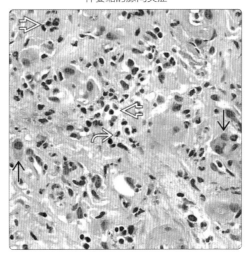

（左图）急性 AMR 腺泡间毛细血管内可见单个核细胞浸润（毛细血管炎）➡。炎细胞浸润包括中性粒细胞、淋巴细胞或这些炎性细胞的混合。（右图）显示毛细血管➡和腺泡间结缔组织内的单核细胞和中性粒细胞➡。此例慢性活动性 AMR 显示腺泡上皮明显丢失，仅有散在的腺泡细胞残留➡（图片由 M. Troxell, MD 提供）

C4d 免疫荧光弱阳性

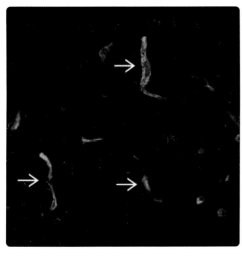

慢性活动性抗体介导的排斥反应中的 C4d 染色

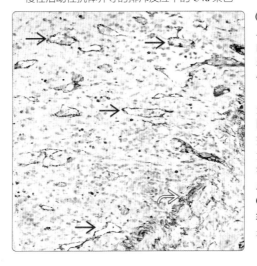

（左图）慢性活动性 AMR 免疫荧光显示散在的腺泡间毛细血管 C4d 弱阳性➡。慢性活动性 AMR 患者 C4d 可能由于腺泡间毛细血管丢失和相应的纤维化而假阴性。（右图）虽然腺泡实质呈萎缩性，但 C4d 免疫组织化学显示慢性活动性抗体介导的排斥患者间质多量毛细血管 C4d 阳性➡。结缔组织纤维染色（右下角➡）是非特异性的

慢性排斥反应 / 移植物硬化

要点

一、临床问题
- 血清酶通常保持正常
- 血糖失控（高血糖）
- 纤维化和萎缩的程度与移植物丢失的风险相关

二、镜下表现
- 间隔和小叶进行性纤维化
- 腺泡细胞等比例萎缩
- 移植物动脉病
- 胰岛细胞纤维化（晚期）

三、辅助检查
- 三色染色法评估纤维化程度
- C4d染色可检测活动性抗体介导的排斥反应

四、主要鉴别诊断
- 糖尿病复发
- 慢性胰腺炎

五、诊断清单
- 慢性细胞和抗体介导的排斥反应可能并存
- 移植性硬化分级
  - 轻度
  - 中度
  - 严重
  - 基于纤维化和腺泡细胞丢失的程度
- 慢性动脉病（类似肾脏和心脏同种异体移植）

慢性细胞排斥

中度移植物硬化

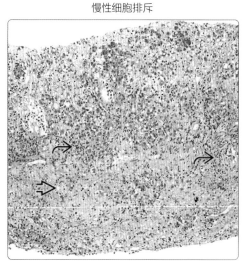

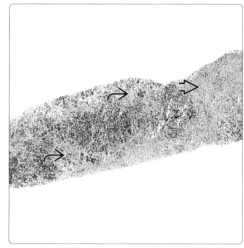

（左图）在慢性细胞性排斥反应中，腺泡上皮的丢失伴随纤维化的增加⊟。可见少量的淋巴细胞浸润⊿。（右图）三色染色显示间隔区扩张⊟，腺泡实质内纤维组织增多⊐，相当于中度（Ⅱ级）移植物硬化

严重移植物硬化

严重的慢性同种异体移植物动脉病

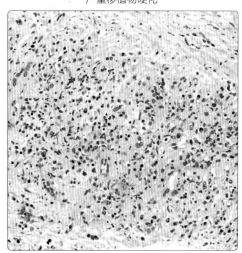
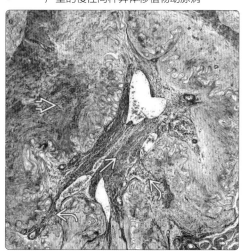

（左图）严重的移植物硬化伴明显的腺泡上皮丢失。单个核细胞炎症表明持续的细胞性排斥反应。（右图）严重的慢性移植物动脉病变表现为明显的纤维性内膜增生➡、内弹力层破坏⊿和机化血栓➡（图片由A. Farris，MD 提供）

一、专业术语

（一）同义词

● 慢性 T 细胞介导的排斥反应
● 慢性抗体介导的排斥反应

（二）定义

● 持续性 T 细胞和（或）抗体介导的排斥反应，导致移植物的慢性改变

二、病因 / 发病机制

（一）T 细胞介导的损伤

● 对 HLA 抗原的同种异体反应
● 涉及腺泡，导管和血管系统
● 巨噬细胞和嗜酸性粒细胞也参与其中

（二）抗体介导的损伤

● 供者特异性抗体（通常针对 HLA Ⅱ 类抗原）
● 涉及腺泡间毛细血管、较大的血管
● 抗原抗体结合激活补体
  ○ C4d 在腺泡间毛细血管沉积表明持续激活
● 抗体介导的内皮损伤和修复的往复

（三）激发纤维化

● 间隔内纤维组织扩张
● 腺泡周围和胰岛内胶原沉积
● 腺体成比例丢失

三、临床问题

（一）表现

● 血糖失控（高血糖症）
  ○ 由于胰腺分泌胰岛素的 B 细胞逐渐丢失
● 血清淀粉酶、脂肪酶通常保持在正常范围

（二）预后

● 纤维化和萎缩程度越高，移植物丢失的风险越高
● 慢性血管病变（移植物动脉病）也影响移植物存活

四、镜下表现

组织学特征

● 间隔
  ○ 纤维组织增生，间隔结构丧失
● 腺泡
  ○ 早期：小叶周边侵入性纤维化
  ○ 晚期：纤维化进展至小叶中心，胶原带分隔单个腺泡
  ○ 腺泡上皮成比例萎缩
  ○ 腺泡间毛细血管丢失
  ○ 不同程度单核细胞炎症
● 动脉
  ○ 移植物动脉病：纤维性内膜增生，管腔逐渐狭窄
  ○ 内膜中可见单个核细胞
  ○ 可能合并血栓形成
  ○ 内皮炎提示活动性排斥反应
● 胰岛

  ○ 进行性纤维化，细胞之间有胶原带（晚期特征）
  ○ 内分泌细胞丢失，对细胞类型无选择
  ○ 无明显炎症
● Banff 分级：慢性同种异体移植物硬化
  ○ Ⅰ级（轻度）
    – 纤维化占穿刺组织 < 30%
    – 纤维间隔扩张
    – 腺泡小叶轮廓不规则
  ○ Ⅱ级（中度）
    – 纤维化占穿刺组织的 30%～60%
    – 萎缩累及腺泡周围和中心
  ○ Ⅲ级（重度）
    – 纤维化占穿刺组织的 60% 以上
    – 仅保留孤立的腺泡细胞和胰岛

五、辅助检查

（一）免疫组织化学染色

● C4d 染色可能在活动性抗体介导排斥的腺泡间毛细血管呈阳性
● 胰高血糖素和胰岛素染色显示可识别的 A 细胞和 B 细胞

（二）三色组织化学染色

● 用于评估纤维化程度

六、鉴别诊断

（一）糖尿病复发

● 胰岛无明显纤维化；可能有胰腺炎
● B 细胞选择性丢失，保留 A 细胞

（二）慢性胰腺炎

● 与慢性细胞性排斥反应区别困难（特征重叠）
● 可能存在更多的混合性炎细胞，急性出现更多的中性粒细胞

七、诊断清单

病理学要点

● 慢性细胞和抗体介导的排斥反应可能并存
● 纤维化，萎缩发生在腺泡小叶的外围，随后累及小叶中央
● 根据纤维化和腺泡丢失的程度对移植物硬化（轻、重度）进行分级
● 类似于同种异体肾和心脏移植物的慢性动脉病，可能合并血栓形成

（印志琪　译　宋文利　蔡文娟　校）

参考文献

[1] Drachenberg CB et al: Banff schema for grading pancreas allograft rejection: working proposal by a multi-disciplinary international consensus panel. Am J Transplant. 8(6):1237-49, 2008

[2] Drachenberg CB et al: Spectrum of histopathological changes in pancreas allograft biopsies and relationship to graft loss. Transplant Proc. 39(7):2326-8, 2007

[3] Papadimitriou JC et al: Histological grading of chronic pancreas allograft rejection/graft sclerosis. Am J Transplant. 3(5):599-605, 2003

[4] Drachenberg CB et al: Chronic pancreas allograft rejection: morphologic evidence of progression in needle biopsies and proposal of a grading scheme. Transplant Proc. 31(1-2):614, 1999

同种异体移植物功能不全
Graft Dysfunction

◀▌ 复发性糖尿病 ▐▶

要点

一、术语
- 复发性自身免疫性胰岛炎
- 由自身抗体介导的同种异体胰腺移植中的孤立胰岛炎症和 B 细胞丢失导致高血糖

二、病因 / 发病机制
- 单纯细胞介导机制未见文献记载
- 针对谷氨酸脱羧酶（GAD65）、酪氨酸磷酸酶样分子（IA-2）和锌转运蛋白 8（ZnT8）的抗体

三、临床问题
- 50% ~ 70% 的 1 型糖尿病患者有 1 种或 1 种以上的胰岛细胞循环自身抗体
- 自身免疫病史 /1 型糖尿病史
- 血糖水平升高
- 胰岛素水平低或无

四、显微镜下
- 炎症性胰岛损伤
- B 细胞逐渐破坏和选择性丢失
- 主要由 CD4 和（或）细胞毒性 T 细胞浸润

五、辅助检查
- 胰岛素测不出或 B 细胞消失
- T 淋巴细胞亚群染色 CD3、CD8
- B 细胞内颗粒丢失

六、主要鉴别诊断
- 急性 / 活动性细胞介导的排斥反应
  - 间隔和腺泡炎症
- 胰管梗阻性胰腺炎
  - 间隔和小叶炎症和纤维化
- 感染

单个核细胞炎症

胰岛素免疫组化染色

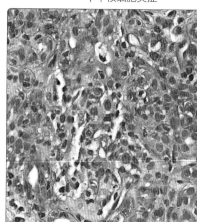
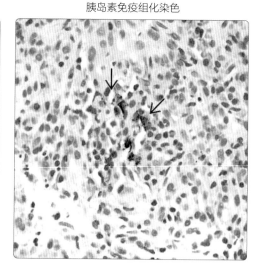

（左图）胰腺移植活检显示胰岛被单个核炎症细胞浸润，邻近腺泡轻度浸润，伴有高血糖和循环中的 IA-2 抗体。（右图）同一患者连续切片的同一胰岛偶见胰岛素免疫组化染色阳性细胞 ➡，提示胰岛素分泌细胞遭到严重破坏

富含 T 细胞的胰岛炎症

中度淋巴细胞性胰岛细胞炎症

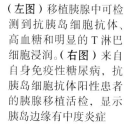
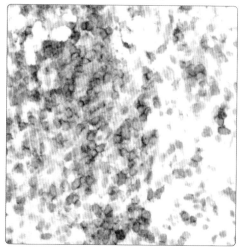
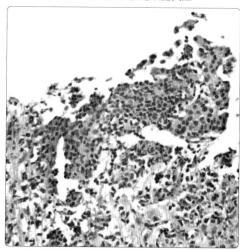

（左图）移植胰腺中可检测到抗胰岛细胞抗体、高血糖和明显的 T 淋巴细胞浸润。（右图）来自自身免疫性糖尿病，抗胰岛细胞抗体阳性患者的胰腺移植活检，显示胰岛边缘有中度炎症

一、专业术语

（一）缩略语

- 复发性糖尿病

（二）同义词

- 复发性自身免疫性胰岛炎
- 复发性自身免疫性糖尿病
- 复发性糖尿病性胰岛炎

（三）定义

- 全胰腺或异体胰岛移植所致的孤立性胰岛炎症
  - 主要由自身抗体介导
  - 不论何种免疫抑制都会导致选择性 B 细胞丢失和胰岛素依赖性高血糖

二、病因 / 发病机制

（一）动物模型

- 首先在自发性糖尿病的大鼠观察到自身免疫性胰岛炎
- 实验动物也观察到复发的自身免疫性胰岛细胞炎症
- 免疫耐受方法可防止复发

（二）自身免疫机制

- 主要由可检测到的循环中的胰岛细胞自身抗体介导，通常结合补体
  - 代表对胰岛自身抗原的主动或记忆性自身免疫反应
  - 自身抗体在高血糖发作之前出现
    - 免疫抑制剂可部分或完全阻断
  - 引起局限于胰岛的进行性淋巴细胞炎症
- T 细胞介导的机制
  - 检测到循环中的胰岛自身反应性 CD4（+）T 细胞
  - 组织中检测到自身抗原特异性 T 细胞
    - CD8（+）细胞毒性 T 细胞
    - 增多的 CD4（+）T 细胞
- 对 B 细胞的自身免疫破坏受限于主要组织相容性复合物，有以下特点
  - 在没有免疫抑制的 HLA 相合移植受者中常见
    - 双胞胎、兄弟姐妹、父母
  - 通过全剂量抗排斥治疗可部分或大部分预防
  - 在尸体供体或 HLA 不匹配的移植物中发生频率较低
    - 主要是补体结合抗体
- HLA Ⅰ类或Ⅱ类抗原的表达可能是炎症反应所必需的

（三）推测的自身抗体

- 胰岛细胞特异性自身抗体
  - 胰岛细胞胞质抗体（ICA）
    - 在患者胰腺移植前偶见阳性
    - 移植后可能升高
    - 对胰腺移植（PTx）后免疫抑制剂产生反应
  - 抗谷氨酸脱羧酶抗体（GAD65）
    - 经常移植前就有表达，移植后滴度升高
    - 可能在免疫抑制后持续表达
    - 有助于监测 rDM 及移植物预后
  - 抗酪氨酸磷酸酶样分子（IA-2）抗体
    - 移植后滴度上升

- 作为免疫反应的晚期标志物
- 标志着针对 B 细胞的体液反应的扩散
- 抗胰岛素抗体
- 作为 1 型糖尿病和 rDM 的特异性自身免疫抗体
- 移植前检测到自身抗体可预测移植物失功
  - 胰岛细胞移植
  - 全胰腺同种异体移植

三、临床问题

（一）流行病学

- 发病率
  - rDM 确切发病率未知
  - 50%～70% 的 1 型糖尿病患者有一种或多种循环中的胰岛细胞自身抗体
    - 存在于移植前血清中
    - 移植后滴度上升
  - 自体胰岛细胞移植后新生自身免疫型糖尿病罕见
- 危险因素
  - 自身免疫 /1 型糖尿病病史
  - 低免疫抑制或无免疫抑制

（二）表现

- 最早在移植后 6 周出现；可能需要数年时间
  - 急性高血糖
  - 慢性高血糖
- 实验室检测
  - 可检测到抗 ICA 或滴度上升
    - 放射性配体测定（35S 蛋氨酸）
    - 表明胰岛细胞自身免疫复发
    - 监测胰岛炎易感性的标志物
  - 血糖水平升高
  - 胰岛素水平低或测不出

（三）治疗

- 无特殊治疗
- 继续常规免疫抑制
  - 非特异性 T 细胞损耗

（四）预后

- 胰岛细胞炎症导致移植胰腺和移植胰岛失功，病程较快

（五）胰腺移植术后慢性高血糖的原因

- 间歇性高血糖
  - 急性排斥反应
    - 大剂量免疫抑制剂治疗病例
- 慢性高血糖
  - 移植物失功
    - 急性或慢性排斥反应
    - 胰腺炎
    - 胰腺缺血性损伤（例如血栓形成）
  - 胰岛素抵抗与新发 2 型糖尿病
    - 体重增加
    - 合并肥胖
    - 糖尿病遗传易感性
  - 免疫抑制诱导胰岛细胞毒性，导致新发 2 型糖尿病

○ 免疫介导的胰岛细胞损伤，导致 1 型糖尿病复发

四、显微镜下

组织学特征

● 胰腺胰岛损伤，早期活检
  ○ 进行性炎细胞浸润
    - 最小：每个胰岛＜ 10 个细胞
    - 轻至中度：每个胰岛 11～55 个细胞
    - 重度：每个胰岛＞ 55 个细胞
  ○ B 细胞逐渐破坏及选择性丢失
    - B 细胞脱颗粒和溶解
  ○ 以单个核细胞为主
    - 多数为细胞毒性 T 细胞
    - 少数为巨噬细胞
  ○ 胰岛血管丰富
● 胰腺胰岛损伤，晚期活检
  ○ B 细胞丢失后炎症消退
  ○ 胰岛内毛细血管不明显
  ○ 未见明显残留纤维化
  ○ 富含 A 细胞和多肽细胞的胰岛尚存
● 一般无胰腺外分泌组织受累
  ○ 细胞介导的排斥反应和（或）血管内皮炎极少共存
  ○ 可能需要阳性血清学检测以明确自身免疫性胰岛炎
● 血管系统正常

五、辅助试验

（一）免疫组化染色

● 胰岛素阳性 /B 细胞消失
● 胰岛中胰高血糖素正常着色模式
● T 淋巴细胞亚群
  ○ 主要为含有颗粒酶 B 的 CD3（＋）、CD8（＋）细胞
  ○ CD68（＋）巨噬细胞
● HLA Ⅰ类抗原定位
  ○ 胰岛细胞
  ○ 内皮细胞
  ○ 胰管细胞
● ICAS 不定位于胰岛

（二）电子显微镜

● B 细胞胞质退行性变
● 细胞内颗粒消失
● 巨噬细胞溶酶体中含有 B 细胞颗粒

六、鉴别诊断

（一）急性 / 活动性细胞性排斥反应

● 间隔和腺泡组织炎症
● 动脉内皮炎
● 局灶性、轻度或无胰岛炎
● 胰岛结构完整
● A 细胞和 D 细胞均存在

（二）胰管梗阻性胰腺炎

● 间隔和小叶炎症和纤维化

● 轻微或无胰岛炎

（三）主要涉及腺泡组织的感染

● 细菌
  ○ 弥漫性富含中性粒细胞炎症
  ○ 局灶性坏死或脓肿形成
● 病毒
  ○ 斑片状淋巴浆细胞浸润
  ○ 细胞核内病毒包涵体
  ○ 免疫组化证实特定病毒
● 真菌
  ○ 弥漫性、急性或肉芽肿性炎症
  ○ 局灶性坏死
  ○ 高碘酸 – 希夫染色（PAS）和银染色对真菌进行判定

（郑飞波 译 宋文利 王政禄 校）

参考文献

[1] Bellin MD et al: Development of autoimmune-mediated β cell failure after total pancreatectomy with autologous islet transplantation. Am J Transplant. 15(7):1991-4, 2015

[2] Pugliese A et al: Recurrence of autoimmunity in pancreas transplant patients: research update. Diabetes Manag (Lond). 1(2):229-238, 2011

[3] Ishida-Oku M et al: A case of recurrent type 1 diabetes mellitus with insulitis of transplanted pancreas in simultaneous pancreas-kidney transplantation from cardiac death donor. Diabetologia. 53(2):341-5, 2010

[4] Vendrame F et al: Recurrence of type 1 diabetes after simultaneous pancreas-kidney transplantation, despite immunosuppression, is associated with autoantibodies and pathogenic autoreactive CD4 T-cells. Diabetes. 59(4):947-57, 2010

[5] Velthuis JH et al: Accumulation of autoreactive effector T cells and allospecific regulatory T cells in the pancreas allograft of a type 1 diabetic recipient. Diabetologia. 52(3):494-503, 2009

[6] Laughlin E et al: Recurrence of autoreactive antigen-specific CD4+ T cells in autoimmune diabetes after pancreas transplantation. Clin Immunol. 128(1):23-30, 2008

[7] Xiang Z et al: CD4+ T cells are sufficient to elicit allograft rejection and major histocompatibility complex class I molecule is required to induce recurrent autoimmune diabetes after pancreas transplantation in mice. Transplantation. 85(8):1205-11, 2008

[8] Lohmann T et al: Islet cell-specific autoantibodies as potential markers for recurrence of autoimmune type 1 diabetes after simultaneous pancreaskidney transplantation. Transplant Proc. 34(6):2249-50, 2002

[9] Da Silva M et al: Combined analysis of autoantibodies against beta-cells for prediction of pancreas allograft failure. Transplant Proc. 32(8):2773, 2000

[10] Thivolet C et al: Serological markers of recurrent beta cell destruction in diabetic patients undergoing pancreatic transplantation. Transplantation. 69(1):99-103, 2000

[11] Jaeger C et al: Glutamic acid decarboxylase antibodies are more frequent than islet cell antibodies in islet transplanted IDDM patients and persist or occur despite immunosuppression. J Mol Med (Berl). 77(1):45-8, 1999

[12] Roep BO et al: Auto- and alloimmune reactivity to human islet allografts transplanted into type 1 diabetic patients. Diabetes. 48(3):484-90, 1999

[13] Esmatjes E et al: Recurrence of immunological markers for type 1 (insulindependent) diabetes mellitus in immunosuppressed patients after pancreas transplantation. Transplantation. 66(1):128-31, 1998

[14] Drachenberg CB et al: Histologic findings in islets of whole pancreas allografts: lack of evidence for recurrent cell-mediated diabetes mellitus. Transplantation. 62(12):1770-2, 1996

[15] Tydén G et al: Recurrence of autoimmune diabetes mellitus in recipients of cadaveric pancreatic grafts. N Engl J Med. 335(12):860-3, 1996

[16] Bonifacio E et al: Identification of protein tyrosine phosphatase-like IA2 (islet cell antigen 512) as the insulin-dependent diabetes-related 37/40K autoantigen and a target of islet-cell antibodies. J Immunol. 155(11):5419-26, 1995

[17] Sibley RK et al: Recurrent diabetes mellitus in the pancreas iso- and allograft. A light and electron microscopic and immunohistochemical analysis of four cases. Lab Invest. 53(2):132-44, 1985

复发性自身免疫性糖尿病的胰岛和胰岛周围炎症

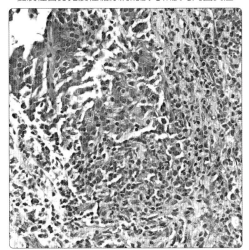

胰岛细胞内胰岛素阳性细胞部分消失

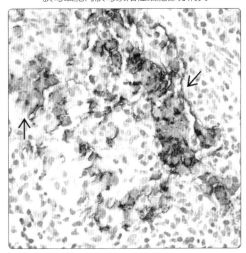

（左图）抗胰岛细胞抗体阳性、高血糖、胰酶中度升高的患者的胰腺移植活检显示显著的胰岛淋巴细胞浸润和胰岛周围炎症。（右图）胰岛细胞内有部分胰岛素免疫组化染色➡

复发性糖尿病胰岛程度不等的 T 细胞［CD3（+）］浸润

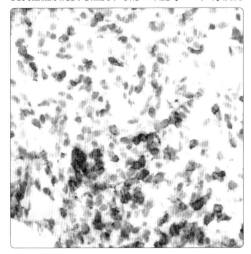

炎症引起的胰岛部分破坏

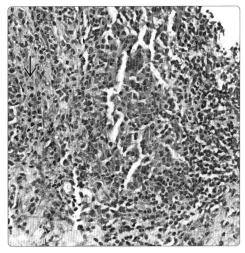

（左图）胰岛内含有大量浸润的炎细胞，包括 CD3 阳性的 T 淋巴细胞。（右图）胰岛内和胰岛周围有密集的淋巴细胞浸润，胰岛细胞部分破坏，累及邻近的间隔和腺泡组织➡

复发性自身免疫性糖尿病引起的慢性胰岛破坏

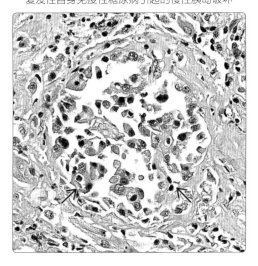

同种异体胰腺移植排斥反应中
胰岛内大量胰岛素阳性细胞

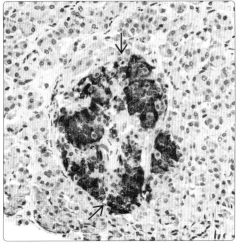

（左图）抗胰岛细胞抗体阳性患者胰腺移植失败的胰腺移植标本显示慢性纤维化和实质炎症，少量淋巴细胞➡，胰岛细胞消失。（右图）2 级细胞介导排斥反应的胰腺移植活检显示：胰岛素免疫组化染色显著阳性，淋巴细胞对胰岛的浸润较少➡

胰岛细胞毒性与胰岛淀粉样蛋白沉积

要点

一、病因 / 发病机制
- 他克莫司（FK506），环孢素
- 抑制 B 细胞胰岛素合成
- B 细胞胰岛素释放减少
- 药物诱导的外周胰岛素抵抗

二、临床问题
- 胰腺移植后高血糖的原因
- 胰腺移植需要高水平免疫抑制

三、显微镜下
- 胰岛细胞毒性
  - 无炎症的胰岛细胞肿胀和空泡化
  - 细胞核深染和碎裂
  - 腺泡、间隔和血管无改变
  - 形态学及功能改变和药物水平相关

- 血糖正常后细胞恢复
- 全胰腺和临床胰岛移植中胰岛淀粉样蛋白沉积
  - B 细胞功能障碍和选择性细胞凋亡消失
  - 刚果红染色（＋）证实

四、辅助检查
- 免疫组化检测显示胰岛内胰高血糖素染色正常，含胰岛素细胞消失
- 胰岛细胞毒性的电镜表现
  - 胞质内空泡化，胰岛素分泌颗粒程度不等的丢失
  - 核固缩凝聚
  - 局灶性胞质内脂质包涵体

五、主要鉴别诊断
- 缺血性胰岛细胞空泡化伴局灶性腺泡坏死
- 胰岛重叠感染或炎症反应

正常腺泡

胞质空泡化

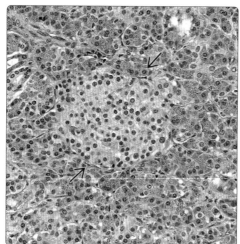
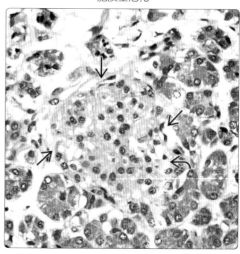

（左图）正常胰腺腺泡含有保存完好的胰岛细胞团➡，胞质苍白或嗜双色性，胞核呈泡状。（右图）高他克莫司水平（＞12ng）的胰腺移植活检中，胰岛细胞显示不同的胞质空泡化和局灶消失➡和罕见的核固缩➡。相邻的腺泡结构保留

淀粉样沉积

刚果红阳性淀粉样沉积

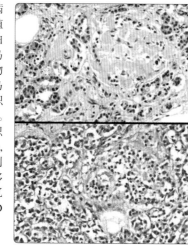
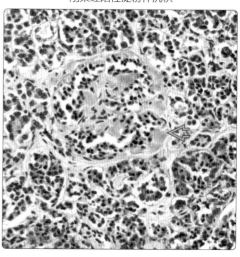

（左图）一例 2 型糖尿病患者同期胰肾联合移植后合并胰岛淀粉样蛋白沉积 HE 染色显示胰岛细胞广泛淀粉样沉积物替代（上图）和与胰岛细胞内散在的灶性沉积（下图），无炎症反应。周围的腺泡和间隔组织未受累（图片由 B. Fyfe, MD 提供）。（右图）刚果红染色➡胰肾联合移植的胰岛淀粉样蛋白沉积（图片由 B. Fyfe, MD 提供）

一、专业术语

（一）缩略语

- 胰岛细胞毒性（islet cell toxicity，ICT）

（二）定义

- 胰腺移植免疫抑制治疗后胰岛结构和功能异常，通常使用的环孢素或他克莫司导致高血糖

二、病因／发病机制

（一）潜在免疫抑制剂

- 他克莫司（FK506），环孢素
  - 剂量和时间依赖性，他克莫司 > 环孢素
- 霉酚酸酯
- 西罗莫司（雷帕霉素）
- 达利珠单抗（IL-2 受体拮抗药）
- 糖皮质激素
  - 对环孢素、他克莫司有增效作用

（二）致病机制

- 通过 B 细胞抑制胰岛素合成
  - DNA、RNA 和蛋白质合成减少
  - 药物与 FK 结合蛋白 -12 结合抑制钙调磷酸酶
  - 胰岛素基因转录减少
  - 抑制 B 细胞中的 NFAT2
- B 细胞胰岛素释放减少
  - 胰岛素原向胰岛素的转化缺陷
  - 通过电压依赖性钙通道干扰 Ca^{2+} 内流
- 药物诱导的外周胰岛素抵抗
  - 红细胞胰岛素特异性结合率改变
  - 胰岛素受体亲和力改变
  - 葡萄糖应转录因子的丢失
    - 如 PDX-11、MafA、Neurod、FoxO1

三、临床问题

（一）流行病学

- 发病率
  - ICT 确切的发病率未知
  - 其他实体器官移植中移植后糖尿病和胰岛素抵抗发生率为 7%～25%
    - 免疫抑制方案
    - 体重增加
    - 既往肥胖
    - 糖尿病的遗传易感性
  - 胰腺移植的高免疫原性
    - 需要比肾、肝或心脏移植更高的免疫抑制
- ICT 的危险因素
  - 老年供体
  - 供体胰腺胰岛细胞团较少
  - 既往存在糖耐量异常／糖尿病
  - 糖皮质激素用药

（二）表现

- 急性或慢性高血糖

- 自体肾或移植肾功能不全

（三）实验室检查

- 血清免疫抑制剂药物浓度升高
- 血糖水平升高，糖耐量异常
- C 肽水平变化不定
- 血清胰岛素水平低

（四）治疗

- 保证安全的环孢素或他克莫司的最小化用量
- 降低类固醇剂量或无类固醇方案
- 将环孢素／他克莫司改为西罗莫司

（五）预后

- 通常在早期可逆
  - 血糖水平正常化
  - 胰岛病理改变消退
- 恢复较慢，需要长期治疗

四、显微镜

（一）胰岛细胞毒性

- 胰岛细胞损伤毒性：轻、中、重度
  - 不同程度的肿胀和空泡化，胰岛中心胞质消失
  - 局灶性细胞 "脱落" 留下空隙
  - 细胞凋亡的核固缩和胞质改变
- 胰腺小叶、间质或血管无变化
- 胰岛形态学改变与功能变化和药物水平有关
- 药物水平降低和血糖正常后的细胞恢复

（二）胰岛淀粉样蛋白沉积

- 浓淡不一的仅限于胰岛细胞间质的不规则刚果红阳性沉积，无细胞成分
  - 初期 A 细胞和 B 细胞尚存
  - B 细胞功能障碍和选择性凋亡消失
  - 在高胰岛素血症期间增加胰岛淀粉样多肽（IAPP）的分泌
  - 淀粉样沉积与高血糖成正比
  - 在临床胰岛细胞移植中也出现
    - 肝素的使用与促进 IAPP 胰岛淀粉样蛋白纤维的形成有关

（郑飞波　译　宋文利　王政禄　校）

参考文献

[1] Triñanes J et al: Deciphering tacrolimus-induced toxicity in pancreatic β cells. Am J Transplant. 17(11):2829-2840, 2017

[2] León Fradejas M et al: Islet amyloid in whole pancreas transplants for type 1 diabetes mellitus (DM): possible role of type 2 DM for graft failure. Am J Transplant. 15(9):2495-500, 2015

[3] Potter KJ et al: Amyloid formation in human islets is enhanced by heparin and inhibited by heparinase. Am J Transplant. 15(6):1519-30, 2015

[4] Paty BW et al: Inhibitory effects of immunosuppressive drugs on insulin secretion from HIT-T15 cells and Wistar rat islets. Transplantation. 73(3):353-7, 2002

[5] Drachenberg CB et al: Islet cell damage associated with tacrolimus and cyclosporine: morphological features in pancreas allograft biopsies and clinical correlation. Transplantation. 68(3):396-402, 1999

[6] Neto AB et al: Metabolic and ultrastructural effects of cyclosporin A on pancreatic islets. Transpl Int. 12(3):208-12, 1999

[7] Fioretto P et al: Cyclosporine associated lesions in native kidneys of diabetic pancreas transplant recipients. Kidney Int. 48(2):489-95, 1995

感　染
Infections

◀▪ 腹腔内感染和机会性感染 ▪▶

一、病因/发病机制
- 伤口和腹腔内感染
  - 细菌感染
- 血行感染
- 术后尿路感染
- 机会性感染病
  - 细菌
  - 真菌（90%是白色念珠菌）
  - 病毒
    - 巨细胞病毒（CMV）
    - EB病毒（EBV）
    - 疱疹病毒
  - 寄生虫：粪类圆线虫、贾第鞭毛虫

二、临床特点
- 胰腺移植有较高的感染率，>46%
- 腹腔感染多在术后3个月内发生
- 应该选择合适的抗生素治疗

- 在保证不发生排斥反应的情况下，降低免疫抑制剂
- 预防为主
- 腹腔内真菌感染的发病率和病死率都增加

三、影像学表现
- 超声和CT
  - 可发现脓肿和积液

四、显微镜检查
- 急性化脓性胰腺周围炎
- 急性感染性胰腺炎
  - 主要是中性粒细胞浸润
- CMV感染
  - 嗜酸性核内包涵体
  - CMV免疫组织化学染色阳性
  - 供体十二指肠或胃肠道CMV感染
- 移植后淋巴组织增殖性疾病
  - 与急性细胞性排斥反应鉴别，检测EBV

巨细胞病毒感染

巨细胞病毒免疫组化染色

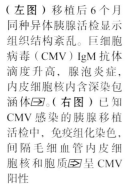
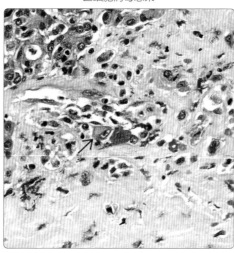
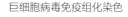

（左图）移植后6个月同种异体胰腺活检显示组织结构紊乱。巨细胞病毒（CMV）IgM抗体滴度升高，腺泡炎症，内皮细胞核内含深染包涵体⊟。（右图）已知CMV感染的胰腺移植活检中，免疫组化染色，间隔毛细血管内皮细胞核和胞质⊟呈CMV阳性

脓肿

移植后淋巴组织增生性疾病和免疫组织化学EBV（+）

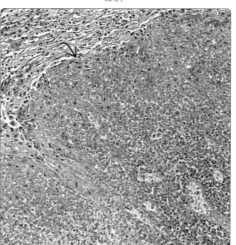
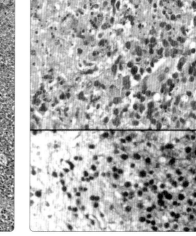

（左图）移植胰腺显示大片实质内脓肿，脓肿内有大量坏死物质和脓肿壁⊟周围局灶性出血。（右图）接受标准免疫抑制治疗的一名的胰腺移植53岁女性患者，移植物功能异常，广泛性移植后淋巴增生性疾病（上图HE染色），EBV（+）（底部，IHC）。胰腺切除术治愈，未行二次移植（图片由Cinthia Drachenberg，MD提供）

一、术语

定义

- 外科手术部位和腹腔内感染：主要是细菌和（或）真菌感染，涵盖腹腔的表浅部位和深部
- 手术后血行感染与腹腔内感染、尿路感染（UTI）或移植肾的肾盂肾炎相关
- 手术后尿路感染（UTI）包括上尿路和下尿路感染，以及伴随应用免疫抑制和泌尿系手术设备造成的感染
- 原发性机会性感染指由于免疫抑制导致体内病毒再激活或新发感染
- EB病毒（EBV）相关的移植后淋巴细胞增殖性疾病

二、病因学 / 发病机制

（一）伤口和腹腔内感染

- 细菌感染
  - 大肠埃希菌
  - 铜绿假单胞菌
  - 粪肠球菌
  - 凝固酶阴性的葡萄球菌
  - 抗生素耐药菌株
- 移植后好发时段：2～76天
- 易感人群
  - 糖尿病
  - 肥胖
- 腹腔内感染
  - 54%是细菌
  - 15%是真菌，主要是念珠菌属
  - 21%是细菌和真菌的混合感染

（二）血行感染

- 导管相关感染
  - 长期留置的静脉导管
  - 短期的中心静脉导管
- 细菌感染
  - 金黄色葡萄球菌
    - 凝固酶阴性葡萄球菌
  - 革兰阴性杆菌
  - 通常在移植术后1个月内发生
  - 肠道引流的胰腺移植的患者中发生率更高

（三）术后尿路感染

- 常见于胰肾联合移植受者
- 常见于膀胱引流的胰腺移植受者
- 细菌感染
  - 大肠埃希菌

（四）机会性感染

- 细菌
- 真菌感染中 > 90%是白色念珠菌
- 病毒
  - 巨细胞病毒（CMV）
    - 常见于供受者CMV抗体不匹配的情况（例如受者CMV阴性，供者CMV阳性）
  - EBV
  - 单纯疱疹病毒
  - 腺病毒

- BK病毒感染通常与肾移植相关

（五）潜在感染来源

- 医院获得性感染
- 社区获得性感染
- 机会性感染
  - 潜伏病毒再激活

（六）感染类型

- 外科并发症
- 吻合口漏
  - 供体十二指肠经由膀胱引流
  - 供体十二指肠经由肠道引流
- 急性细菌性胰腺炎
- 感染性积液

三、临床特点

（一）流行病学

- 胰腺移植中感染的发生率总体较高，> 46%
- 再次剖腹手术的常见原因
- 胰腺移植术后腹腔感染发生率为12%～27%
  - 通常发生在移植术后3个月内
  - 感染可以是局限性脓肿，有时是弥漫性腹膜炎
  - 细菌或真菌

（二）临床表现

- 全身症状
  - 发热
  - 伤口脓性分泌物
  - 伤口裂开
  - 脓毒症
- 腹部症状
  - 腹泻
  - 腹胀或肠梗阻
  - 急腹症
  - 腹膜炎症状
- 病毒感染
  - 单一或多系统症状
  - 病毒抗体滴度升高
  - 血清病毒PCR载量升高
  - 胰酶升高
  - 胃肠道出血

（三）实验室检查

- 白细胞计数升高
- 微生物学检测
  - 伤口或脓肿的培养
  - 血培养
  - 尿培养

（四）感染的危险因素

- 胰肾联合移植、肾移植后胰腺移植和单独胰腺移植危险因素相同
- 高龄供者
- 受者肥胖
- 糖尿病
- 伴有肾衰竭
- 冷缺血时间长

- 供者十二指肠污染
- 肠道引流时风险增加
- 移植物血栓形成／缺血

（五）感染的治疗与预防

- 适当的抗生素治疗
- 在安全限度内减少免疫抑制剂
- 预防
  - 术前预防
  - 术后预防
  - 抗细菌、抗真菌和抗病毒
- 多数情况需要切除胰腺移植物以确保患者存活

（六）预后

- 腹腔内真菌感染的发生率和病死率都很高
- 再移植时感染可以复发
- 多数导致移植失败或移植物丢失

四、影像学特征

（一）超声发现

- 脓肿或积液

（二）CT 发现

- 局限或播散性感染
- 脓肿
- 胰腺周围积液
- 积液或脓肿进行穿刺引流

五、肉眼特征

一般特征

- 急性感染性胰周炎
  - 部分或完全被脓性分泌物所覆盖
- 急性坏死性胰腺炎
  - 局灶性脓肿形成
- 出血性或缺血性梗死，并发感染

六、镜下特征

（一）急性化脓性胰周炎

  - 表面脓性渗出液 ± 细菌或真菌菌落
  - 包膜炎细胞浸润
  - 局灶性小叶周围和间隔炎
  - 主要由中性粒细胞组成

（二）急性感染性胰腺炎

- 局部或广泛的实质性炎症
  - 间隔和小叶炎症
  - 腺泡，导管和胰岛受累
- 主要是中性粒细胞浸润
  - 区域坏死和脓肿形成
  - 细菌或真菌菌落

（三）巨细胞病毒感染

- 急性胰腺炎提示组织侵犯
  - CMV 感染影响上皮，内皮和间质细胞
  - 细胞肿大，具有明显核内包涵体
  - 免疫组织化学染色 CMV 阳性
  - 轻度局灶性静脉内皮炎

  - 局灶性腺泡损伤
  - 继发性胰腺脓肿，梗死和移植物丢失
- 供体十二指肠或胃肠道 CMV 感染
  - 内皮、上皮细胞中可见 CMV 核内包涵体
  - 黏膜炎症和溃疡

（四）真菌性胰腺炎

- 常见手术伤口和腹腔
- 念珠菌病因素
  - 供体年龄较大
  - 肠道引流（21%）
- 与较高的发病率和死亡率有关
- 病理发现
  - 急性胰腺炎或坏死性胰腺炎
  - 含有中性粒细胞的急性炎症
  - 局灶性肉芽肿性炎症
  - 通常可见酵母菌和念珠菌菌丝，通过 PAS 和 GMS 染色鉴定

（五）慢性胰腺炎

- 慢性胰腺炎（CP）是由反复或持续性急性胰腺炎引起
  - 慢性导管炎症
  - 上皮增生 ± 化生改变
  - 导管周围纤维化
  - 导管受压或变形
  - 局灶性营养不良性钙化
  - 广泛小叶或腺泡萎缩
  - 间隔和小叶纤维化
  - 通常胰岛细胞肥大
  - 可以出现局灶性胰岛细胞破坏或萎缩
  - 通过免疫组化染色定位胰岛细胞

（六）移植后淋巴组织增殖性疾病

- 涉及 1%～3% 的 PTx 受者
  - 在移植后几周至几年内发生
  - 通常与 EBV 感染有关
  - 多数是 B 淋巴细胞起源，具有多形或单形性
  - 通常胰腺移植后随机区域发生

七、鉴别诊断

（一）移植后缺血性胰腺炎

- 血清淀粉酶和脂肪酶水平升高或降低
- 血糖升高取决于严重程度
- 腺泡组织凝固性坏死
  - 间隔中性粒细胞浸润
- 间质水肿、出血和脂肪坏死

（二）胰管阻塞

- 血清淀粉酶和脂肪酶水平升高
- 血糖水平正常
- CP 中的葡萄糖升高
- 胰腺管和局灶性炎症
  - 淋巴细胞，中性粒细胞
- 轻度腺泡水肿和炎症

（三）胰周炎或积液

- 全身症状，腹膜炎或感染引起的局部疼痛
- 血清淀粉酶和脂肪酶水平升高

排斥反应 / 胰腺炎的鉴别诊断

临　床	急性排斥反应	急性胰腺炎
血清淀粉酶 / 脂肪酶升高	(+)	(+)
分布	隔，腺泡	(+) 胰周隔，小叶周围
强度	变量	变量
炎症类型	单核细胞	中性粒细胞 / 与单核细胞混合
炎症细胞	活化 T 细胞亚群	中性粒细胞
	有时嗜酸性粒细胞丰富	核碎裂
	巨噬细胞	坏死
胰腺小叶	活化 T 细胞浸润	小叶和间隔中中性粒细胞浸润
导管炎	(+) 单核细胞	(+) 中性粒细胞
胰岛炎	(+) 在严重的情况下	(+) 在严重的情况下
静脉炎	(+)	(+)
动脉炎	(+) 内皮炎，血管炎	(-)
脂肪坏死	(-)	(+)

- 血糖水平正常
- 多形性炎症反应
  - 淋巴细胞、中性粒细胞和浆细胞
- 小叶周边；中隔
- 腺泡保留

（四）慢性排斥反应

- 血清淀粉酶和脂肪酶水平升高
- 血清葡萄糖水平升高
- 间隔、腺泡和血管炎症
  - 主要是淋巴细胞、浆细胞、巨噬细胞
- 腺泡萎缩、间隔纤维化、导管缺失和移植物动脉病

（五）细菌或真菌感染

- 感染引起的全身性或局部症状
- 腹膜炎，十二指肠穿孔
- 血清淀粉酶和脂肪酶水平升高
- 主要是中性粒细胞伴化脓和微小脓肿
- 肉芽肿性炎症 ± 中心区坏死
- 间隔和腺泡炎症

（六）巨细胞病毒性胰腺炎

- 血清淀粉酶和脂肪酶水平升高
- 斑块状，中隔或腺泡炎症

（七）移植后淋巴增生性疾病

- 最初无症状
- 血清淀粉酶和脂肪酶水平升高
- 多形性和单形性淋巴母细胞和浆细胞，偶尔会有嗜酸性粒细胞
- 低级至高级淋巴瘤

（八）复发性自身免疫性胰腺炎 / 糖尿病

- 胰岛素依赖性血清葡萄糖水平升高
- 血清淀粉酶和脂肪酶水平正常

- 胰岛细胞的血清自身抗体，如
  - GAD65
  - IA-2
  - ICA
  - ZnT8
- 淋巴细胞和巨噬细胞引起的选择性胰岛细胞炎症
- 后期炎症消退
- B 细胞缺失

八、诊断清单

临床及病理学特点

- 全身症状
- 伤口和腹内症状
- 急性化脓性胰腺炎
- 组织中的巨细胞病毒感染

（孙　燕　印志琪　译　宋文利　蔡文娟　校）

参考文献

[1] Schachtner T et al: Simultaneous pancreas/kidney transplant recipients are predisposed to tissue-invasive cytomegalovirus disease and concomitant infectious complications. Transpl Infect Dis. 19(5), 2017

[2] Shah AP et al: Incidence and outcomes of cytomegalovirus in pancreas transplantation with steroid-free immunosuppression. Clin Transplant. 29(12):1221-9, 2015

[3] Munivenkatappa RM et al: Pancreas. In Liapis H et al: Pathology of Solid Organ Transplantation. Heidelberg: Springer-Verlag Berlin Heidelberg. 371-92, 2011

[4] Drachenberg CB et al: The inflamed pancreas transplant: histological differential diagnosis. Semin Diagn Pathol. 21(4):255-9, 2004

[5] Klassen DK et al: CMV allograft pancreatitis: diagnosis, treatment, and histological features. Transplantation. 69(9):1968-71, 2000

[6] Knight RJ et al: Risk factors for intra-abdominal infection after pancreas transplantation. Am J Surg. 179(2):99-102, 2000

[7] Drachenberg CB et al: Epstein-Barr virus-related posttransplantation lymphoproliferative disorder involving pancreas allografts: histological differential diagnosis from acute allograft rejection. Hum Pathol. 29(6):569-77, 1998

[8] Smets YF et al: Infectious disease complications of simultaneous pancreas kidney transplantation. Nephrol Dial Transplant. 12(4):764-71, 1997

（左图）一名感染坏死患者的轴向造影增强CT显示，右髂窝处胰腺同种异体移植物内出现气体和液体➡️，形成一个通向皮肤的瘘管🔁。（右图）冠状CT重建显示有液体潴留，边缘信号增强➡️，提示右下象限处的移植胰腺周围出现脓肿🔁，与十二指肠连通🔁。也可以看到排斥反应导致的移植肾➡️异常

移植胰腺体感染和组织坏死

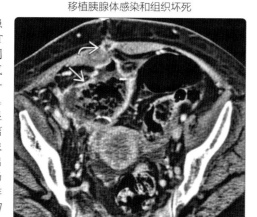

同种异体胰腺周围脓肿 CT 表现

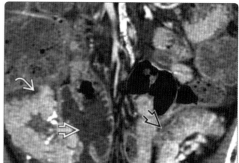

（左图）移植胰腺显示急性感染性胰腺炎，小叶和腺泡内有中性粒细胞浸润，导致严重破坏和上皮细胞损伤。（右图）移植胰腺组织显示急性坏死性胰腺炎伴纤维素性脓性渗出物。在胰腺周围区域和实质组织内可见上述表现并形成脓肿

急性感染性胰腺炎

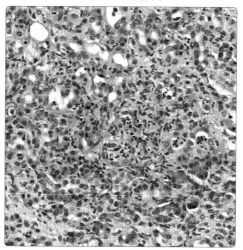

急性坏死性胰腺炎伴脓肿

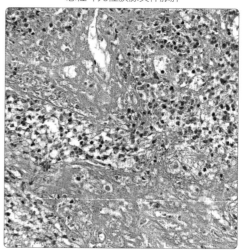

（左图）移植一年后，胰腺显示为慢性胰腺炎，伴有明显的导管纤维化和间隔炎症。（右图）移植胰腺组织显示慢性胰腺炎，间隔内炎细胞浸润，胰腺小叶有轻度至中度的萎缩。患者腹腔感染的病史，但没有明确的排斥反应的证据

慢性纤维化胰腺炎

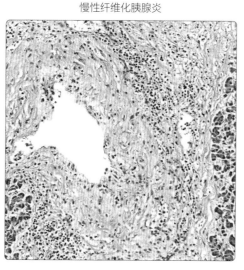

慢性纤维化胰腺炎

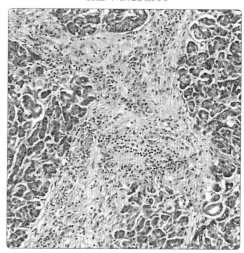

间质细胞核内巨细胞病毒包涵体

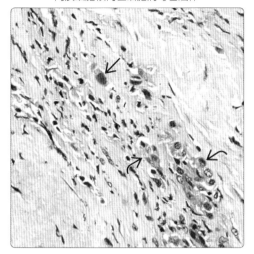

巨细胞病毒免疫组化染色

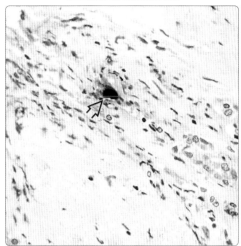

（左图）移植胰腺活检显示少量腺泡☑️，并伴有慢性纤维化、实质淋巴细胞浸润和间质细胞内散在的核内巨细胞病毒包涵体➡️。（右图）移植胰腺活检连续切片，免疫组化染色巨细胞病毒核内包涵体阳性➡️

胰腺梗死后纤维化伴 CMV 感染

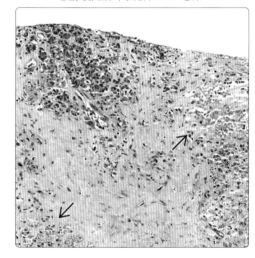

腺泡炎和巨细胞病毒

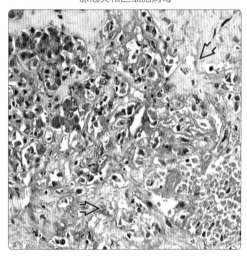

（左图）胰腺功能障碍伴 CMV 抗体滴度高的胰腺移植活检，低倍镜显示实质区域梗死➡️、纤维间隔形成和小叶炎症。（右图）该例活检的高倍镜下，梗死边缘➡️，显示腺泡炎提示有活动性巨细胞病毒感染

巨细胞病毒核内包涵体

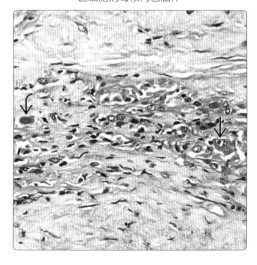

巨细胞病毒免疫组化染色

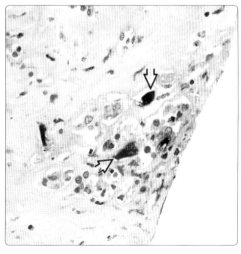

（左图）巨细胞病毒感染患者的移植胰腺活检显示：腺泡细胞➡️和间质细胞➡️内可见深染的巨细胞病毒核内包涵体。（右图）巨细胞病毒免疫组化染色显示，感染的腺泡细胞核和胞质呈阳性➡️,被炎性纤维组织包绕

第十篇
血管化复合物同种异体移植
Aascularized Composite Allotransplantation

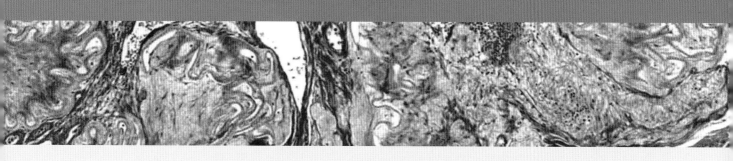

◀▪▶ 血管化复合物移植的历史 ◀▪▶

一、术语

（一）缩略语
- 血管化复合物同种异体移植（vascularized composite allotransplantation，VCA）
- 复合组织同种异体移植（composite tissue allotransplantation，CTA）

（二）定义
- 血管化复合性同种异体移植物
  - 移植物包括皮肤、肌肉、神经、肌腱和骨骼在内的外周组织作为功能单元（如手），以替代不可修复的缺损组织
    - 不同于器官移植，大部分 VCA 是
      - 可见的
      - 包含具有高免疫原性的皮肤
      - 需受神经支配以发挥功能
  - 移植技术和显微外科技术的进步推动了 VCA 领域的发展
- 2013 年，美国《器官获取和移植网络》（Organ Procurement and Transplantation Network）对 VCA 进行了相关规定
  - "血管化复合性同种异体移植物"是指身体的某些部位，包括
    - 血管化的组织，并且需经外科手术连接血管来恢复血液流动，以保证移植物功能恢复
      - 包含多种类型的组织
    - 以解剖/结构单元形式从人类供体中获得
    - 以解剖/结构单元形式移植至人类受者体内
    - 进行最少的操作（即，对移植物的处理操作不会改变其可用于重建、修复或替换的原始器官特性）
    - 同种用途（用行使相同功能的供体的器官替代或补充受体器官）
    - 未结合其他设备
    - 容易缺血
      - 只能临时保存且无法冻存容易引起排斥反应
      - 一般需要进行免疫抑制

二、年表与演化

时间线
- 公元 348 年
  - 历史上首次描绘 VCA
    - 画作描绘了圣徒科斯马斯和达米安移植了埃塞俄比亚的摩尔人肢体以代替坏疽肢体
- 1912 年
  - Alexis Carrell
    - 荣获诺贝尔生理学或医学奖，以表彰其在他在血管吻合以及血管和器官移植方面的成就
- 1915 年
  - Harold Gilles
    - 加入皇家医疗队并开始对面部整形手术感兴趣，其专注于美学，并通过手术使患者看起来和受伤前一样
- 1954 年

- Joseph E. Murray
  - 在同卵双胞胎中首次成功实现肾脏移植
  - 在美国完成
- 1960 年
  - Peter Medawar 和 Sir Frank Macfarlane Burnet
    - 因发现获得性免疫耐受而荣获诺贝尔生理学或医学奖
- 1964 年
  - 第一例手移植术在厄瓜多尔实施
    - 手术完成 3 周后移植物失去功能
- 1967 年
  - Erle E. Peacock
    - 首次报道了复合屈肌腱异体移植手术
- 1990 年
  - Joseph E. Murray 和 E. Donnall Thomas
    - 因将器官和细胞移植用于人类疾病治疗方面的发现而被授予诺贝尔生理或医学奖
- 1996 年
  - Gunther O. Hofmann
    - 完成首例血管蒂膝关节移植
    - 在德国完成
- 1998 年
  - Jean-Michel Dubernard
    - 使用环孢霉素后的首例手部移植手术；在法国里昂完成
    - 移植物于 2001 年失去功能
  - Marshal Strome
    - 首次完成血管化喉移植术
- 1999 年
  - Warren Breidenbach
    - 在肯塔基州路易斯维尔市完成了美国首例手移植手术
      - 目前为止手部功能维持最长的移植手术
- 2000 年
  - Wafa Fageeh
    - 在沙特阿拉伯首次完成来自活体供体的人类子宫移植
  - 马来西亚
    - 完成 28 日龄新生儿上肢移植
- 2003 年
  - 迈阿密大学
    - 报道了首例腹壁移植手术
- 2004 年
  - 加拿大多伦多儿童医院
    - 在 3 个月大的坐骨联胎双胞胎身上完成首例下肢移植
- 2005 年
  - Jean-Michel Dubernard
    - 首例面部移植术；在法国里昂完成
  - Weilie Hu
    - 首例阴茎移植；在中国广州完成
    - 2 周后因造成心理创伤而移除了移植物
- 2007 年

- 在西班牙举行的第九届 Banff 移植病理学会议上召开第一届 VCA 国际共识会议
  - 正式确认 Banff CTA 2007 分类为同种异体皮肤病理学分类标准
  - 目前已成为诊断 VCA 排斥的标准
- 2008 年
  - Maria Siemionow
    - 完成美国首例面部移植（俄亥俄州克利夫兰）
- 2011 年
  - Ömer Özkan 和 Munire Erman Akar
    - 报道首例子宫移植后成功妊娠的案例；在土耳其完成
  - Pedro Cavadas
    - 报道首例成人下肢移植；在西班牙巴伦西亚完成
- 2012 年
  - 加州大学戴维斯分校
    - 进行喉移植
  - 土耳其安卡拉
    - 首例四肢移植
- 2014 年
  - 南非
    - 首例长期阴茎移植
  - 墨西哥
    - 首例小儿双手移植
- 2015 年
  - 瑞典
    - 首次报道移植子宫新生儿出生的案例
  - 美国
    - 对一名八岁男孩完成双手移植手术
- 2016 年
  - 马萨诸塞州综合医院
    - 完成美国首例阴茎移植手术
  - Cleveland 医学中心
    - 完成美国首例死亡供体的子宫移植手术
  - 贝勒大学医学中心
    - 完成美国首例活体供体的子宫移植手术
- 当前
  - 全世界有超过 200 多名患者接受了 VCA
    - ＞ 75 例上肢移植
    - 6 例膝盖移植
    - 16 例喉移植
    - 17 例子宫移植
    - 3 例阴茎移植
    - ＞ 38 例腹壁移植
    - ＞ 30 例面部移植
  - 伴随着 VCA 手术频率的增加，报告的病例越来越少

三、临床问题

（一）并发症

- 排斥反应
  - 大多数患者至少会有 1 次排斥反应
  - 通常可通过免疫抑制调节逆转急性排斥反应
- 免疫抑制并发症
  - 感染
  - 移植后淋巴组织增生性疾病
  - 移植物抗宿主病（GVHD）

- 代谢性疾病
  - 大量使用类固醇
- 心理因素
  - 患者对移植物的认同感不足
- 死亡

（二）排斥反应

- 皮肤排斥的鉴别诊断
  - 感染
  - 药物毒性
  - 蚊虫叮咬
  - GVHD
  - 过敏性或刺激接触性皮炎
  - 嗜酸性蜂窝织炎
  - 其他原因
- 排斥反应分类
  - 遵照 Banff CTA 2007 标准同种异体皮肤移植技术进行分类
  - 含皮肤血管化同种异体移植物的病理评分

四、总结

- 在过去 20 年中 VCA 取得了重大进展
- 与其他器官移植一样，VCA 也面临着许多挑战，包括：
  - 慢性排斥问题
  - 这些移植物的特定自然史
- 在第一届国际 VCA 共识会议上，提出了将 Banff CTA 2007 标准作为皮肤异体移植病理学分类标准
  - 作为诊断 VCA 排斥反应的标准
  - 现已制订出皮肤 VCA 的组织评分法，补充到现有的 Banff 标准中
- VCA 属于实体器官移植
- 与其他移植不同的是，大多数 VCA 需要神经支配以发挥功能
- 作为器官移植的一部分，VCA 应该致力于确保 VCA 受者在目前和将来获得到最佳的治疗效果

（曹　磊　译　张玮晔　校）

参考文献

[1] Rosales I et al: Systematic pathological component scores for skin-containing vascularized composite allografts. Vascularized Composite Allotransplantation. epub, 2017

[2] Shores JT et al: Outcomes after hand and upper extremity transplantation. J Mater Sci Mater Med. 28(5):72, 2017

[3] Schneider M et al: Vascularized composite allotransplantation: a closer look at the banff working classification. Transpl Int. 29(6):663-71, 2016

[4] Shanmugarajah K et al: The effect of MHC antigen matching between donors and recipients on skin tolerance of vascularized composite allografts. Am J Transplant. 17(7):1729-1741, 2016

[5] Sicard A et al: An integrated view of immune monitoring in vascularized composite allotransplantation. Curr Opin Organ Transplant. 21(5):516-22, 2016

[6] Madariaga ML et al: Immunomodulatory strategies directed toward tolerance of vascularized composite allografts. Transplantation. 99(8):1590-7, 2015

[7] Lorenz RR et al: Total laryngeal transplant explanted: 14 years of lessons learned. Otolaryngol Head Neck Surg. 150(4):509-11, 2014

[8] Nasir S et al: Lessons learned from the first quadruple extremity transplantation in the world. Ann Plast Surg. 73(3):336-40, 2014

[9] Cendales L et al: Implementation of vascularized composite allografts in the United States: recommendations from the ASTS VCA Ad Hoc Committee and the Executive Committee. Am J Transplant. 11(1):13-7, 2011

[10] Cendales LC et al: The Banff 2007 working classification of skin-containing composite tissue allograft pathology. Am J Transplant. 8(7):1396-400, 2008

同种异体移植排斥反应
Allograft Rejection

◆┃▶ 急性 T 细胞介导和抗体介导的排斥反应 ◆┃▶

一、病因 / 发病机制
- 以 T 细胞为主的炎细胞浸润引起的免疫损伤

二、临床问题
- 临床经验不足
  - 脸部、上肢、气管、腹壁、子宫和阴茎
- 皮肤的临床观察对早期发现排斥反应很重要
  - 最初为粉红色变色 / 起疹
  - 斑疹性红斑发展为红色、鳞状、苔藓样浸润

三、镜检
- TCMR
  - 经常发生（> 80%VCA）
  - 炎症蔓延至真皮间质、表皮和附属器结构
  - 血管周围炎症细胞更密集，伴随排斥反应会有更多的血管浸润
  - 角质细胞凋亡并最终坏死

- 角化过度、颗粒层增厚和棘层增厚最终会导致病情呈现慢性状态
  - 根据 Banff 标准可分为 0、Ⅰ、Ⅱ、Ⅲ 或 Ⅳ 级
  - 血管炎可被视为原发性病变（与排斥反应有关）或继发于溃疡
- AMR
  - 罕有记录
  - 会有单独 C4d 阳性或供体特异性抗体阳性急性排斥

四、主要鉴别诊断
- 慢性排斥
- 感染
- 蚊虫叮咬
- 药物反应 / 毒性
- 过敏性或刺激性接触性皮炎

（左图）在Ⅰ级急性 T 细胞介导的排斥反应中（TCMR），会存在轻微的血管周围炎→，通常可通过真皮小血管周围的单个核细胞识别。（右图）在Ⅱ级急性 TCMR 中，至少会出现严重的血管周围炎→。若发现更多的轻度表皮或附属器炎症，则可认为是更严重的排斥反应

Ⅰ级急性 T 细胞介导的排斥反应

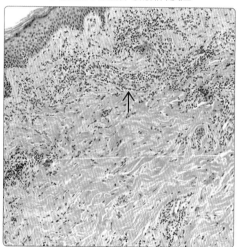

Ⅱ级急性 TCMR

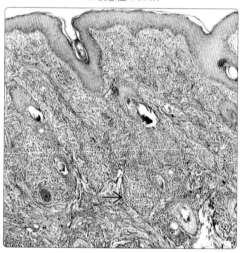

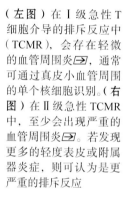

（左图）真皮 – 表皮交界处→的炎症会导致角质溶解和表皮脱离（即，形成大疱）。这一现象有表皮参与，至少可视为Ⅲ级 TCMR。（右图）非人灵长类动物接受移植手术后 140 天出现表皮坏死→，考虑为Ⅳ级 TCMR。在较低级别的 TCMR（如血管周围炎→）中也可以看到这一现象

Ⅲ级急性 TCMR

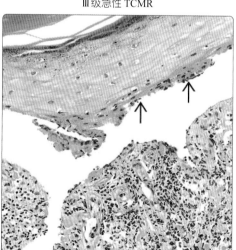

Ⅳ级急性 TCMR

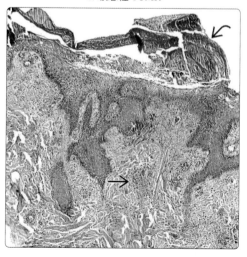

一、术语

定义

- 同种异体免疫损伤引起的血管化复合移植物（VCA）突然或短期损伤形态学改变
  - VCA 优于"复合组织同种异体移植"
    - 因"组织"是由 FDA 管理
- T 细胞介导的排斥反应（T-cell-mediated rejection，TCMR）
- 抗体介导的排斥反应（Antibody-mediated rejection，AMR）

二、病因/发病机制

（一）T 细胞介导的排斥反应

- 最常见的排斥类型（超过 80% 的手和面部 VCA 会出现）
- 细胞浸润主要由 T 细胞导致
  - CD4 与 CD8（+）的细胞比例为（1.5~3）：1
  - T 细胞形成血管周围袖套
    - 导致皮肤表皮和附属器角化不全
  - 源于受者的 T 细胞，与 I 类 HLA 表达有关
    - 10%~20% 的 T 细胞具有调节性 T 细胞表型〔FOXP3（+）〕
  - 表达 TIA1 的细胞毒性 T 细胞
  - 也可能存在以下细胞
    - CD20（+）B 细胞
    - 浆细胞
    - 嗜酸性粒细胞
    - 肥大细胞
    - 巨噬细胞/组织细胞谱系的 CD68（+）细胞
- 皮肤血管内皮细胞和表皮角质形成细胞中 HLA-DR 和黏附分子表达上调
  - 这些都不是排斥反应的特异性改变

（二）抗体介导的排斥反应

- 很少会检测到 C4d，AMR 在最初的时候饱受争议
- 尽管 AMR 十分罕见，但最近的研究结果清楚地显示了其可能性
  - 见于具有 C4d 沉积和供者特异性抗体（donorspecific antibodies，DSA）的患者面部 VCA
- 可能是晚期排斥反应的一种重要形式

三、临床问题

（一）临床表现

- 皮肤损伤
  - 粉红色变色/皮疹
  - 斑疹会发展成红色，鳞片状疹，浸润的苔藓样疹
    - I 级排斥反应的临床表现通常不明显
      - 较少出现斑疹
    - II 级排斥反应通常会出现斑疹
      - 有时会出现轻微鳞屑
  - 囊泡
  - 有或无肢体水肿
  - 甲癣（指甲脱落）
  - 脱皮
  - 溃疡和（或）坏死
- 临床受累应评估为
  - < 10%
  - 10%~50%
  - > 50% 的 VCA

（二）治疗方法

- 药物
  - 钙调神经磷酸酶抑制剂
  - 类固醇
  - 贝拉西普
  - 抗胸腺细胞球蛋白（Antithymocyte globulin，ATG），又称胸腺球蛋白
  - 外用他克莫司和氯倍他索正在研究中

（三）预后

- 早期轻度排斥反应通常可通过抗排斥疗法逆转
  - 尚没有获得大量数据，无法对预后的长期结果进行评价

四、大体特征

一般特征

- 对皮肤进行仔细地临床观察很重要
  - 红斑，水肿
  - 苔藓样或鳞状斑丘疹
  - 皮肤苍白
  - 溃疡，脱落
- 病理学显微镜检查可能会发现皮肤病变

五、镜下特征

组织学特征

- TCMR
  - 第九届 Banff 移植病理学会议（2007 年 6 月 26 日于西班牙拉科鲁尼亚召开）上制订了第一个完善的标准，称为 Banff CTA-07
  - 真皮和表皮淋巴细胞浸润程度与 Banff 分级系统密切相关
    - 随着排斥反应的增加，血管周围炎症变得更严重，浸润更多的血管
    - 炎症延伸到真皮间质、表皮和附属器结构
      - 在中度到明显的排斥反应发生时，会累及附属器结构
      - 表皮（非真皮）中的淋巴细胞发生外分泌作用
      - 在更严重的情况下，也可能涉及皮下组织
    - 角化细胞发生凋亡和坏死

▫ 严重排斥的标志
- 淋巴细胞性的炎细胞浸润
  - 炎症可能是多种细胞导致，包括中性粒细胞
  - 可见嗜酸性粒细胞
- 角化细胞的改变
  - 基底层角质细胞空泡化
  - 角化过度
    ▫ 角质层（表皮最浅层）的厚度增加
    ▫ 可变致密和角膜过度（无细胞核的角质层）
  - 角质化不良是一种异常的角质化现象，伴有萎缩、嗜酸性细胞和嗜碱性核残余
  - 颗粒层肥厚
    ▫ 颗粒层增生（一层带有粗嗜碱性细胞质颗粒，通常有1～5个细胞厚）
  - 棘层肥厚
    ▫ 棘层增生或肥大引起的表皮厚度增加（基底层正上方的嗜酸性层，有明显的细胞间连接）
  - 真皮－表皮交界处有锯齿形外观
  - 细胞凋亡和坏死
    ▫ 坏死性角质细胞可以作为胶体或包涵体存在于下表皮层内
  - 附属结构角质形成细胞也发生同样的变化
    ▫ 外分泌型汗腺明显受累
- 上皮细胞内水肿（术语"海绵样水肿"）
  - 海绵样水肿可存在于真皮和表皮
  - 可能导致囊泡形成
- 表皮脱屑且有浅层水泡形成
- 可看到苔藓样皮肤病变处的交界处有皮肤炎，但可能是非排斥反应导致
  - 苔藓样（表皮下）带状病变紧邻表皮基底层
- 动脉炎可以是原发性病变（与排斥反应有关），也有可能是继发于溃疡
  - 动脉内膜内单个核细胞（类似于肾脏中的 Banff Ⅱ型 TCMR）
  - 透壁炎症/坏死（类似于肾脏中的 Banff Ⅲ型 TCMR）
  - 有助于判断出排斥性血管炎的因素
    ▫ 没有创伤史
    ▫ 远离溃疡的血管也被累及
    ▫ 可有多个病灶，包括真皮内的不同大小和深度的血管被累及
- 微血管中的血栓与不良结果相关，有时但并非总是与 C4d 和 DSA 相关
- 肌肉等底层组织可能会发生炎症以及相关损伤，但病变不具有特异性，尚未得到彻底研究
- 含黏膜的同种异体移植物会发生与皮肤类似的变化，上述大部分经验来自含皮肤的同种异体移植物
● AMR
  ○ 特征目前尚不清楚

○ 有限的公开数据表明，皮肤微血管中的 C4d 沉积可评估 AMR
  - C4d 有时与微血栓形成和移植物失功有关
○ 与肾移植病理类似，某些病例可能有动脉炎并且可能缺乏 C4d

六、辅助检查

（一）免疫组织化学染色
● C4d 染色以评估 AMR 的可能性

（二）免疫荧光染色
● C4d 染色以评估 AMR 的可能性

（三）基因表达水平的检测
● 在诊断中的可能作用
● 研究表明，CCL7、IL18 和 IL1β 基因的表达水平可用来区分排斥反应和其他类型的炎症

七、鉴别诊断

（一）细胞介导 vs. 抗体介导的排斥反应
● 目前，大多数急性排斥反应主要是由细胞介导的，但也有可能是抗体介导的排斥反应
● 在其他器官中 C4d 用作 AMR 的标志物
  ○ 没有明确的沉积模型可用于诊断 AMR
● 抗供体 HLA 抗体阳性可考虑是抗体介导的排斥反应
  ○ 致敏史也可能有助于排斥类型的判断
    - 交叉配型检测的结果
    - 群体反应性抗体检测
    - 输血史
    - 移植史

（二）慢性排斥反应
● 包括排斥反应和非排斥反应在内的多重非特异性原因可引起纤维化
● 慢性排斥反应的组织学特征
  ○ 血管狭窄
    - 肌内膜增生
  ○ 皮肤附件的丢失
  ○ 皮肤和肌肉萎缩
  ○ 深层组织纤维化
  ○ 指甲的变化

（三）感染
● 经常需要细菌培养来确定感染类型
● 特异性染色有助于判断感染类型
● 真菌感染尤其棘手
  ○ 皮肤真菌感染可出现轻度皮肤血管周围炎症
  ○ PAS 染色有助于鉴定真菌类型
  ○ Sabouraud 培养基可用于培养真菌
● 病毒疹
  ○ 在组织学和临床中会出现 Banff Ⅰ级排斥反应

- 临床上会出现斑疹（麻疹样）病变
- 可有轻度血管周围淋巴细胞浸润，这些也存在于排斥反应中
  - 也可与Banff II型排斥反应的症状类似
    - 出现比I型排斥反应更致密的真皮血管周围浸润现象
- 在排斥反应中较少会出现因病毒感染引起的红细胞外渗现象

（四）移植后淋巴增生疾病 / 淋巴瘤

- 移植后淋巴增生性疾病（PTLD）患者的细胞在形态学检查中表现为典型的恶性肿瘤细胞形态
- 因为大多数PTLD是由EB病毒（EBV）驱动的B细胞增殖引起，所以淋巴细胞亚群标志物（如T细胞的CD3、B细胞的CD20）有助于对其进行区分
- EBV可以通过辅助方法进行检测
  - 对EBV的编码RNA（EBER）进行原位杂交检测
  - 对EBV的膜蛋白进行免疫组化染色
- 免疫球蛋白的基因重排可通过分子生物学方法（如PCR）进行检测
- 迄今为止，VCA方面的诊断经验尚不充足

（五）蚊虫叮咬

- 真皮质内大量嗜酸性粒细胞浸润
  - 在急性排斥反应诊断过程中，蚊虫叮咬及其他原因引起的嗜酸性皮炎是与排斥反应的主要鉴别要点

（六）药物反应 / 毒性

- 药物反应和病毒出疹通常不局限发生在移植的皮肤上
- 出现伴嗜酸性粒细胞增多和系统症状（DRESS）综合征
- 严重的药疹（如中毒性表皮坏死松解症）有时可导致表皮坏死，这一现象与IV型排异反应类似
- 在这些药疹中，真皮炎细胞浸润较浅表和稀疏

（七）苔藓样皮肤病

- 线状苔藓、扁平苔藓、多形性红斑、苔藓样红斑狼疮、苔藓样药疹以及移植物抗宿主病（GVHD）性苔藓样变
- 黑色素失禁可见于上述疾病中，而在VCA排斥中则不常见

（八）GVHD

- VCA患者中GVHD的诊断经验有限
- 因为许多VCA患者（特别是手部VCA患者）中存有骨髓细胞，所以GVHD可能发生在VCA患者中
  - 发病形式分为急性和慢性
- NIH共识文件已经阐述了慢性GVHD的特征
- 慢性GVHD包括
  - 扁平苔藓样皮肤病变
  - 硬化症
    - 无血管的胶原可替代真皮乳头层和网状层

- 角化过度
- 网纹扁平化
- 基底细胞层空泡化
- 淋巴细胞浸润
- 表皮细胞黑色素失禁
  - 形态学（局部硬皮病）
  - 筋膜炎

（九）过敏性或刺激接触性皮炎

- 可能是局部使用药物或化妆品导致
- 接触性皮炎可能仅限于VCA部位（如手或脸），因此很难分辨诊断
- 真皮炎细胞浸润和表皮海绵水肿 ± 囊泡形成

（十）皮肤假性淋巴瘤

- 皮肤假性淋巴瘤具有致密的真皮淋巴细胞浸润，偶尔含有嗜酸性粒细胞
- 含有T细胞和B细胞
- 病因常常不清楚

八、鉴别诊断

（一）临床相关病理特征

- 血管炎（内膜炎和透壁炎症）：排斥反应的重要特征，但尚未包括在VCA的Banff评价体系中
- 建议建立类似于肾移植的Banff评分方式以对单个指标进行评价
  - 表皮浸润、损伤、真皮浸润、血管炎症、C4d沉积、慢性血管病变
- 注意标本是否充足
  - 从受累皮肤的最红肿和（或）硬结明显可取材的区域进行≥1次穿刺活检（4mm）
  - 样品应包括附属器、真皮、皮下组织和血管

（二）前哨皮瓣

- 对于不方便进行活检的移植（如面部），可以使用前哨皮瓣进行诊断性活检
- 与临床移植物排斥反应具有良好的相关性

（曹 磊 译 王政禄 校）

参考文献

[1] Ng ZY et al: Graft vasculopathy in composite tissue allografts: literature review and clinicopathological study in a non-human primate model. In press, 2017

[2] Kanitakis J et al: Capillary thrombosis in the skin: a pathologic hallmark of severe/chronic rejection of human vascularized composite tissue allografts? Transplantation. 100(4):954-7, 2016

[3] Kueckelhaus M et al: Vascularized composite allotransplantation: current standards and novel approaches to prevent acute rejection and chronic allograft deterioration. Transpl Int. 29(6):655-62, 2016

[4] Rosales I et al:. Systematic pathological component scores for skincontaining vascularized composite allografts. Am J Transplant. 16 (suppl 3), 2016

[5] Schneider M et al: Vascularized composite allotransplantation: a closer look at the banff working classification. Transpl Int. 29(6):663-71, 2016

Banff 2007 含皮肤的血管化复合物同种异体移植病理学分类

等　级	病理学特征	注　释
0	无（或罕见）炎细胞浸润	相当于正常皮肤
I	轻度：轻度血管周围炎细胞浸润，未累及上层表皮	淋巴细胞浸润通常仅在上层真皮中
		未累及附属器结构
		无须治疗
II	中度：中度至重度血管周围炎症 ± 轻度表皮受累和（或）附属器（限于海绵状水肿和包涵体）	浸润范围广
	没有表皮角化不全或凋亡现象	多种类型炎细胞发生细胞浸润（例如包括中性粒细胞），并不局限于淋巴细胞
III	严重：出现密集的炎细胞浸润和上皮细胞凋亡、角化不良和（或）角蛋白溶解	炎症在血管和表皮附属器（特别是汗腺）周围形成结节
		交界面皮炎呈苔藓样
		交界面炎症 / 皮炎是 III 型排斥反应的重要特征，因为它可能与排斥反应的严重程度有关，但也有可能是非排斥反应造成的
IV	坏死性急性排斥反应：表皮或其他皮肤结构的明显坏死	炎症偶尔包含大量嗜酸性粒细胞，但这并未包含在此分类中

全世界对 VCA 的诊断经验十分有限。在建立诊断标准时需要添加其他特征，特别是血管的特征（动脉内膜炎、血栓、C4d）。并非所有在血管化复合同种异体移植物中发生的异常反应都是由于排斥造成的。需要通过特定鉴别诊断方法进行确认，包括感染（尤其是真菌）、药物毒性（如局部使用类固醇或其他药物）、移植后淋巴增生性疾病 / 淋巴瘤、昆虫叮咬、移植物抗宿主病、过敏或刺激接触性皮炎和嗜酸性蜂窝织炎［引自 Cen dales LC et al: The Banff 2007 working classif ication of skin-containing composite tissue allograft pathology. Am J Transplant. 8（7）: 1396-400, 2008.］

[6] Weissenbacher A et al: Donor-specific antibodies and antibody-mediated rejection in vascularized composite allotransplantation. Curr Opin Organ Transplant. 21(5):510-5, 2016

[7] Kueckelhaus M et al: Utility of sentinel flaps in assessing facial allograft rejection. Plast Reconstr Surg. 135(1):250-8, 2015

[8] Wolfram D et al: Differentiation between acute skin rejection in allotransplantation and T-cell mediated skin inflammation based on gene expression analysis. Biomed Res Int. 2015:259160, 2015

[9] Morelon E et al: Immunological issues in clinical composite tissue allotransplantation: where do we stand today? Transplantation. 93(9):855-9, 2012

[10] Cendales LC et al: The Banff 2007 working classification of skin-containing composite tissue allograft pathology. Am J Transplant. 8(7):1396-400, 2008

[11] Kanitakis J: The challenge of dermatopathological diagnosis of composite tissue allograft rejection: a review. J Cutan Pathol. 35(8):738-44, 2008

[12] Swearingen B et al: Science of composite tissue allotransplantation. Transplantation. 86(5):627-35, 2008

[13] Dubernard JM et al: Outcomes 18 months after the first human partial face transplantation. N Engl J Med. 357(24):2451-60, 2007

[14] Cendales LC et al: Composite tissue allotransplantation: classification of clinical acute skin rejection. Transplantation. 81(3):418-22, 2006

[15] Shulman HM et al: Histopathologic diagnosis of chronic graft-versus-host disease: National Institutes of Health Consensus Development Project on Criteria for Clinical Trials in Chronic Graft-versus-Host Disease: II. Pathology Working Group Report. Biol Blood Marrow Transplant. 12(1):31-47, 2006

[16] Kanitakis J et al: Pathological score for the evaluation of allograft rejection in human hand (composite tissue) allotransplantation. Eur J Dermatol. 15(4):235-8, 2005

[17] Kanitakis J et al: Clinicopathologic features of graft rejection of the first human hand allograft. Transplantation. 76(4):688-93, 2003

[18] Cendales LC et al: Hand transplantation. Hand Clin. 17(3):499-510, x, 2001

[19] Dubernard JM et al: Human hand allograft: report on first 6 months. Lancet. 353(9161):1315-20, 1999

Ⅱ级 TCMR

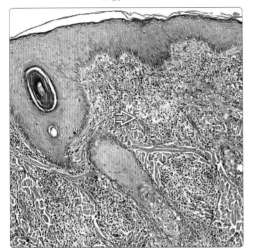

周围血管炎

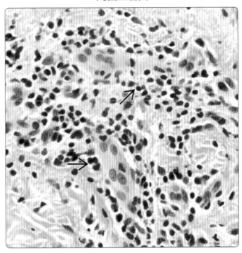

（左图）当出现密集的血管周围炎➡️时，提示其至少为Ⅱ级急性 TCMR。Ⅱ级 TCMR 可表现为海绵状水肿或包涵体，但仅轻度侵犯表皮。如果可以确定样本发生了附属器或表皮角化不良，或角蛋白溶解，则可考虑其为Ⅲ级 TCMR，虽然这一点没有在本图中很好地呈现出来。（右图）在Ⅰ级 TCMR 病例中，会出现早期的血管周围炎症➡️

脂膜炎

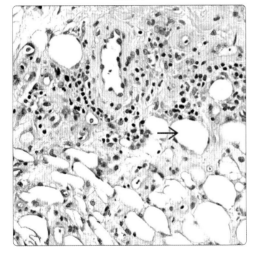

血管周围 T 细胞

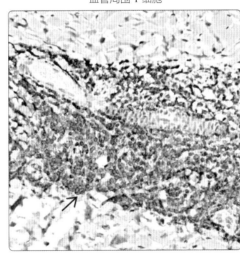

（左图）阴茎血管化复合同种异体移植物（VCA）在脂肪➡️和真皮的交界处呈现出局灶性单个核细胞（图片由 I. Rosales, MD 提供）。（右图）CD3 的免疫组化染色显示了血管周围存在的 T 细胞➡️。这种血管周围炎症密度被认为至少为Ⅱ级 TCMR

血管周围 T 细胞

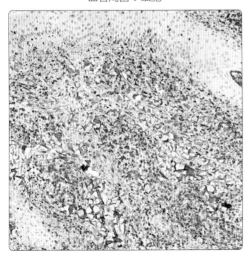

在血管周围浸润的巨噬细胞

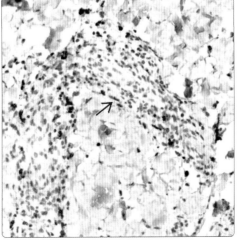

（左图）CD3 的免疫组化染色显示在血管周围存在有大量 T 细胞。（右图）免疫组化染色可以显示早期血管周围炎症。CD68 染色表明炎症细胞是由 CD3（＋）T 细胞和 CD68（＋）单核细胞 / 巨噬细胞构成的混合物➡️，这种情况下属于Ⅰ级急性细胞性排斥反应。这一病例的 CD3 免疫组化染色结果显示 T 细胞略多

Aascularized Composite Allotransplantation

（左图）表皮（如 ➡ 所示）局灶性单个核细胞浸润的猪 VCA 偶见细胞凋亡（如 ➡ 所示）和单个细胞坏死（如 ➡ 所示）。猪皮与人类皮肤非常相似，因此可用于进行相关研究（图片由 I. Rosales, MD 提供）。（右图）阴茎 VCA 显示灶性单个淋巴细胞侵入表皮（如 ➡ 所示），这是 I 级 TCMR（图片由 I. Rosales, MD 提供）

表皮炎细胞浸润和细胞凋亡

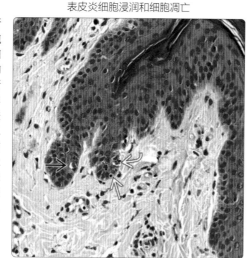

表皮浸润

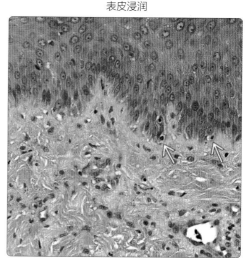

（左图）VCA 皮肤活检显示表皮（如 ➡ 所示）存在大量的单个核细胞浸润，其掩盖了表皮基底膜的正常界面（图片由 I. Rosales, MD 提供）。（右图）阴茎 VCA 活检显示汗腺管受到类似淋巴细胞的浸润，但比表皮细胞范围广（图片由 I. Rosales, MD 提供）

广泛的表皮浸润

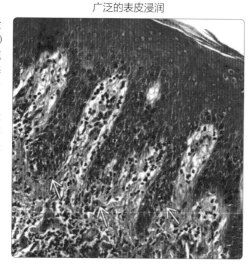

汗腺炎症

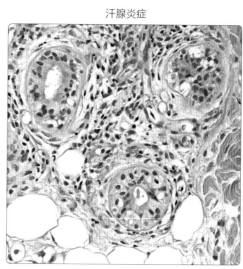

（左图）猪 VCA 样本显示出现了整个表皮炎症现象（见箭头 ➡），并有明显坏死（如 ➡ 所示）和微脓肿的形成（如 ➡ 所示）（图片由 I. Rosales, MD 提供）。（右图）➡ 所示表皮坏死。本病例的染色结果显示炎症细胞稀少，造成这种坏死的原因可能是由排斥反应以外的因素造成的（如血管损伤）

IV级表皮排斥反应

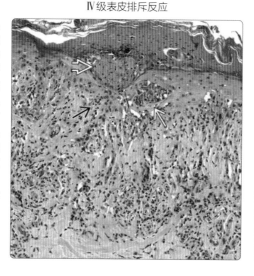

表皮坏死

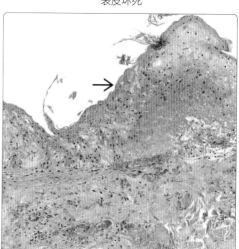

伴有动脉内膜炎的 TCMR

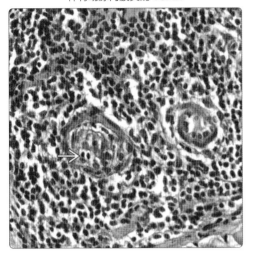

动脉内膜炎伴局灶性动脉坏死

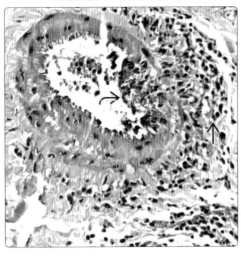

（左图）在高倍视野下可以看出密集血管周围炎症淋巴细胞出现"活化"现象。在该病例中，一些淋巴细胞也存在于大小介于小动脉和细动脉之间的血管中➡。（右图）在这个病例中，非人类灵长类动物的 TCMR 在移植物移植 63 天后，出现了动脉炎➡伴有血管周围炎症➡的现象。动脉炎有望在下次修订中加入到 Banff 评分标准

动脉内膜炎

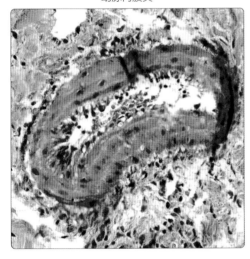

TCMR 中的动脉内膜炎

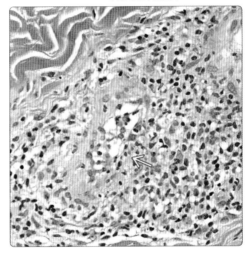

（左图）染色结果显示猪 VCA 样本中出现了皮下小动脉的动脉内膜炎。虽然在 VCA 的 Banff 评分标准中尚未包括动脉内膜炎，但其可能是 TCMR 的表现（图片由 I. Rosales, MD 提供）。（右图）人阴茎 VCA 活检结果显示此病例有动脉内膜炎，单个核细胞从小动脉内膜延伸至中膜➡。C4d 结果为阴性。排斥反应可使用胸腺球蛋白（图片由 I. Rosales, MD 提供）

纤维素样坏死

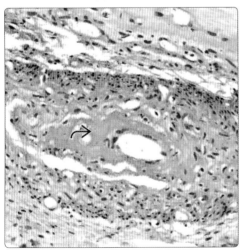

C4d 沉积于皮肤微血管中

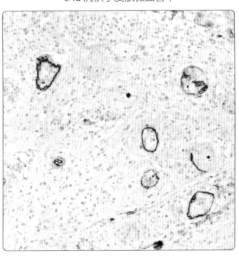

（左图）本病例中，TCMR 出现纤维素样坏死➡，同时也具有 TCMR 的其他特征。（右图）这是来自非人灵长类动物的 VCA 样本，在移植手术完成后大约 7 个月的时间内经历了彻底的排斥反应。该样本 C4d 大范围沉积的程度与一位经历面部 VCA 手术的患者类似（图片由 I. Rosales, MD 提供）

◀▌▌ 慢性排斥反应 ▐▌▶

要点

一、术语
- 在血管化复合同种异体移植物（VCA）中因发生同种异体免疫损伤，从而导致出现缓慢发展的晚期排斥反应。

二、病因/发病机制
- T 细胞介导
- 抗体介导：证据有限
- 同种异体移植物血管病变
- 血栓

三、临床问题
- 移植后会隐匿发展 5～10 年后出现症状
- 出现银屑病样斑块、紫癜、瘀青
- 硬皮病样改变，萎缩
- 指甲和头发脱落
- 色素沉着不足/过度
- 坏死性溃疡

- 有时存在供体特异性抗体
- 当前的治疗方式可能会不可避免晚期移植物失功

四、影像学特征
- 有助于显示动脉病变

五、显微镜下特征
- 表皮及附属器出现萎缩
- 皮肤纤维化
- 慢性同种异体移植物血管病变（CAV）；动脉内膜增生
- 骨头、关节和骨髓往往不会受到影响

六、辅助检测
- C4d 可能为阳性

七、主要鉴别诊断标准
- 供体疾病
- 由于技术问题引起的局部缺血
- 感染

八、诊断清单
- 活检时采集的样本深度可能不足以发现血管病变

慢性同种异体移植物血管病变

慢性同种异体移植物血管病变

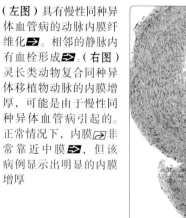
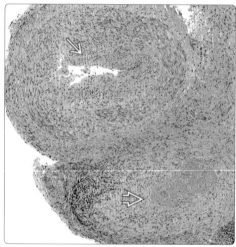
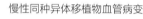
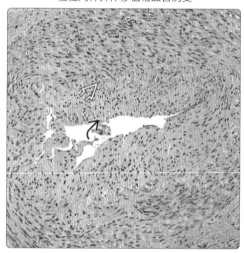

（左图）具有慢性同种异体血管病的动脉内膜纤维化➡。相邻的静脉内有血栓形成➡。（右图）灵长类动物复合同种异体移植物动脉的内膜增厚，可能是由于慢性同种异体血管病引起的。正常情况下，内膜➡非常靠近中膜➡，但该病例显示出明显的内膜增厚

肌肉萎缩

慢性排斥反应中神经的特征

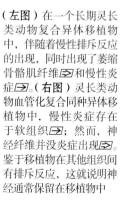
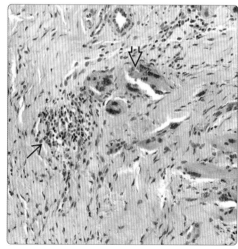
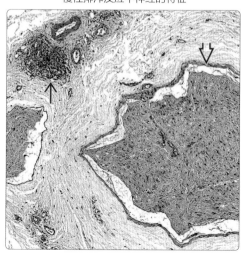

（左图）在一个长期灵长类动物复合异体移植物中，伴随着慢性排斥反应的出现，同时出现了萎缩骨骼肌纤维➡和慢性炎症➡。（右图）灵长类动物血管复合同种异体移植物中，慢性炎症存在于软组织➡；然而，神经纤维并没炎症出现➡。鉴于移植物在其他组织间有排斥反应，这就说明神经通常保留在移植物中

一、术语

定义

- 由于同种免疫损伤导致的血管化复合同种异体移植物（VCA）缓慢发展的晚期形态学变化
- 慢性同种异体移植血管病变（CAV）：由新生内膜增生引起的动脉管腔狭窄

二、病因／发病机制

（一）对供体抗原的同种免疫反应

- T细胞介导
- 抗体介导：证据有限

（二）继发性缺血

- 同种异体移植物血管病变
- 血栓形成

三、临床问题

（一）概况

- 移植后至 5～10 年
  - 潜在的，过去很少发生急性排斥反应
- 与免疫抑制降低有关
  - 因肿瘤导致减药或不依从
- 外观
  - 银屑病
  - 紫癜，瘀青
  - 硬皮样变化或萎缩
  - 指甲和头发脱落
  - 色素沉着不足／过度
  - 坏死性溃疡

（二）实验室检测

- 供体特异性抗体（DSA）

（三）治疗

- 药物
  - 经验有限
  - 如有可能需恢复或增强免疫抑制

（四）预后

- 数据有限，在目前的治疗方法下晚期移植物失功不可避免

四、影像学特征

（一）血管造影

- 高分辨率 CT 用于对血管狭窄和闭塞的诊断

（二）高分辨率彩色多普勒超声

- 彩色多普勒评估血流

五、显微镜观察

组织学特征

- 表皮
  - 萎缩（上皮脚消失）
- 附属器官
  - 毛囊、汗腺和皮脂腺的萎缩或纤维化
  - 指甲脱落

- 真皮
  - 纤维化，变薄
  - 三级淋巴器官，淋巴滤泡
- 血管
  - 移植物动脉内膜增生与狭窄（CAV）
    - 类似于实体器官同种异体移植
    - 动脉血栓形成
- 肌肉
  - 萎缩
    - 尤其发生在固有肌层
    - 可能由于失去神经支配而导致脂肪变性
- 骨
  - 骨小梁密度降低
- 关节
  - 经常幸免患病
- 骨髓
  - 往往不需要，被受者骨髓替代

六、辅助检测

（一）组织化学检测

- 三色染色用于检测纤维化病变

（二）免疫组织化学染色

- DSA 阳性的一些动物和人 VCA 的皮肤微血管中样中，C4d 呈阳性
- T 细胞和 B 细胞标志物可用于评估炎细胞浸润和血管病变

七、鉴别诊断

（一）供者血管疾病

- 动脉硬化典型的表现为纤维组织增生，内膜中很少或没有 T 细胞（根据实体器官移植的情况判断）

（二）因技术问题引起的局部缺血

- 手术并发症、创伤或其他过程引起的吻合口狭窄
- 影像学研究表明，血管局部局限性狭窄，与 CAV 不同，沿血管长轴方向狭窄程度均匀

（三）感染

- 因感染与慢性排斥反应的炎症变化类似，因此可能需要特殊的染色剂和细菌培养以排除感染

八、诊断清单

（一）临床相关病理特征

- 硬皮病
- 动脉是重要的检查对象
- 尚未纳入 Banff VCA 评价标准中

（二）病理学要点

- 钻取活检可能深度不够，不能显示慢性血管改变、肌肉萎缩和其他软组织改变

（曹　磊　译　王政禄　校）

参考文献

[1] Kanitakis J et al: Chronic rejection in human vascularized composite allotransplantation (hand and face recipients): an update. Transplantation. 100(10):2053-61, 2016

第十一篇
移植后肿瘤性疾病
Posttransplant Neoplastic Disorders

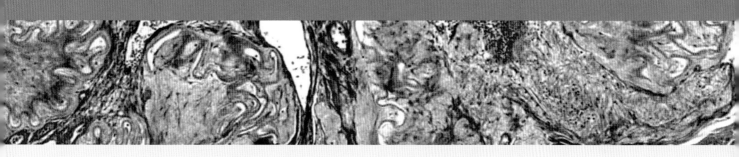

◆▸ 移植后淋巴组织增殖性疾病 ▪▸

要点

一、术语
- 移植后淋巴组织增殖性疾病（Posttransplant lympho-proliferative disorder，PTLD）
- 症状明显的淋巴瘤，常发生于实体器官移植或骨髓移植后免疫抑制的受者

二、临床问题
- 发生于 1% ～ 5% 实体器官移植受者
- 治疗
  - 免疫抑制剂减量、抗病毒药物（阿昔洛韦、更昔洛韦、α- 干扰素）、化疗和抗 –CD20（利妥昔单抗）
- 报道病死率为 40% ～ 60%

三、肉眼特征
- 肾脏肿大
- 皮、髓质交界处模糊，弥漫性瘀点伴有边界模糊的结节状病变

四、镜下特征
- 单个核细胞（活化的淋巴细胞）细胞核增大，核仁明显伴核分裂
- PTLD 的细胞可以是单形性的，多形性、坏死比较常见，常表现为匐行样

五、辅助检查
- 多数表达 CD20（85% ～ 90%）
- EB 病毒相关抗原免疫组化染色（如 LMP1 和 EBNA–2）
- EB 病毒编码 RNA 原位杂交检测通常在异形淋巴细胞中显示明显的染色

六、主要鉴别诊断
- 移植物排斥反应
  - CD3 阳性 T 细胞，粒细胞和巨噬细胞在排斥中更为常见

（左图）EB 病毒引起的单形性 B 细胞性移植后淋巴组织增殖性疾病（PTLD）的高倍视野图，显示细胞异形性，其中许多细胞增大，具有不规则的核轮廓，核仁明显，核分裂常见➁。（右图）EB 病毒编码 RNA（*EBER*）的原位杂交（ISH）显示淋巴样浸润中有许多细胞呈阳性➁，表明这是 EB 病毒引起的单形性 B 细胞性 PTLD，弥漫性大 B 细胞性淋巴瘤

核分裂活跃的 B 细胞性 PTLD

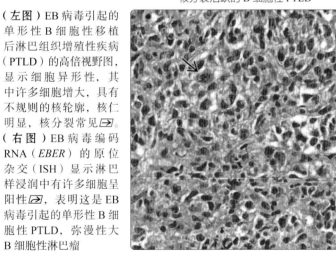

EB 病毒引起的 B 细胞性 PTLD 的原位杂交图

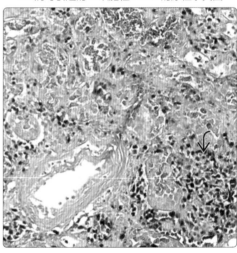

（左图）在中倍视野下，可以观察到 EB 病毒引起的单形性 B 细胞 PTLD– 弥漫性大 B 细胞淋巴瘤累及动脉壁➁，周围坏死伴有纤维素渗出➁ 的恶性淋巴样细胞浸润。（右图）霍奇金淋巴瘤型 PTLD 包含许多变异的 Reed–Sternberg（R–S）细胞➁（图片由 N.L. Harris, MD 提供）

PTLD：弥漫性大 B 细胞淋巴瘤型

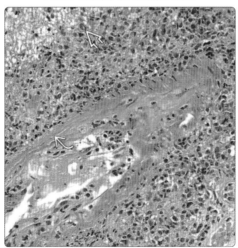

PTLD：霍奇金淋巴瘤型

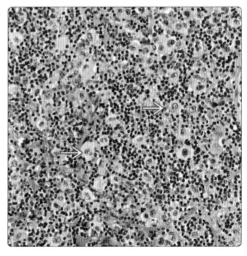

一、术语

（一）缩略语

● 移植后淋巴组织增殖性疾病（posttransplant lymphoproliferative disease，PTLD）

（二）同义词

● 移植后淋巴组织增生性异常

（三）定义

● 淋巴组织增生性过程可表现为症状明显的淋巴瘤，常发生在免疫功能低下的实体器官移植或异体骨髓移植受者

二、病因／发病机制

（一）免疫抑制

● PTLD 危险性随免疫抑制增加而增高
  ○ 外周血，干细胞，骨髓移植受者发生率＜1%
  ○ 肾移植受者发生率 1%
  ○ 心脏移植受者发生率 1%～2%
  ○ 心肺移植或小肠移植受者发生率≥5%

（二）EB 病毒

● 最重要的危险因素是移植时 EB 病毒血清学阴性
  ○ 70%PTLD 患者 EB 病毒阳性
  ○ 原发 EB 病毒感染使 PTLD 风险增加 10～76 倍

（三）B 细胞性 PTLD

● 多数 PTLD 属于 B 细胞类型
● 通常由 EB 病毒驱动
  ○ EB 病毒阴性患者通常有 TP53 突变
● 单形性 B 细胞性 PTLD 是单克隆转化的 B 淋巴细胞或浆细胞性增殖，符合弥漫性大 B 细胞淋巴瘤诊断标准（伯基特淋巴瘤或浆细胞肿瘤较少见）
● 可为多克隆性

（四）T 细胞和 NK 细胞性 PTLD

● T 细胞/NK 细胞 PTLD 占 PTLD 的 7%～15%（一项日本报道占比更大，为 2%～45%）
● 发生于移植远期（中位数 66 个月），通常为结外型
● 约 1/3 为 EB 病毒阳性
● 中位生存期 6 个月
● EB 病毒阳性病例生存期更长
● 类型
  ○ 外周 T 细胞淋巴瘤，非特异型
  ○ 肝脾 T 细胞淋巴瘤
  ○ T 细胞大颗粒性淋巴细胞白血病（EB 病毒阴性）

三、临床问题

（一）流行病学

● 发病率
  ○ 肾移植受者发生率约为 1%（1996—2000 年，25 127 例受者发生率为 1.4%）
    – 超过 30% 的 PTLD 患者影响移植肾
  ○ 肾脏在肾移植受者中（14%）比心脏移植受者（0.7%）更容易受累
    – 相反的，心脏（18%）比肾脏移植患者（7%）更容易受累
    – 提示移植物的免疫反应是致病因素
  ○ 67% 累及肾移植物的 PTLD 来源于供者
    – 供者源性 PTLD 在肝移植和肺移植受者中更为常见，通常累及移植物
  ○ PTLD 占成人移植后肿瘤的 15%（儿童中约为 51%）

（二）表现

● 乏力
● 体重减轻
● 嗜睡
● 发热
  ○ 不明原因发热
● 单核细胞增多症样
  ○ 发热和乏力
  ○ 咽炎或扁桃体炎
    – 有时在扁桃体切除标本时偶然发现，伴有或不伴有淋巴结病
● 腹部肿块
● 肝脏或胰腺功能不全
● 中枢神经系统疾病

（三）实验室检查

● PCR 定量检测 EB 病毒载量
  ○ 对单个患者进行连续分析比仅检测特定病毒载量更有用
  ○ 检测没有标准化，无法在不同中心进行比较
● 血清学检测无用

（四）自然史

● 局限在移植肾 PTLD（约 12%）的情况通常发生在术后较早时期（约 5 个月）
● EB 病毒阴性 PTLD，T 细胞和 NK 细胞性 PTLD 倾向于远期发病（发病时间中位分别为 4～5 年和 6.5 年）

（五）治疗

● 药物
  ○ 免疫抑制剂减量
  ○ 抗病毒药物（阿昔洛韦、更昔洛韦、α- 干扰素）
  ○ 化疗
    – 常规方案：CHOP（环磷酰胺、羟基霉素、长春新碱、泼尼松）
  ○ 抗 –CD20（利妥昔单抗）
    – 有助于完全缓解
● 放射治疗
  ○ 局部放疗可以联合化疗
● 移植肾切除
  ○ 可以撤除免疫抑制剂
● 细胞免疫治疗（研究中）
  ○ EB 病毒特异性细胞毒性 T 细胞

（六）预后

● 报道的总体 5 年生存率为 40%～70%
  ○ 儿童 5 年生存率为 87%

○ 近期研究提示预后好转
- 当减少免疫抑制时，非破坏性 PTLD 倾向于好转
- 多形性和少数单形性 PTLD 在减少免疫抑制时也会好转
- 在减少免疫抑制的情况下，急性和慢性排斥反应可能会发生，导致移植物丢失和死亡
- 预后不良相关因素
  ○ 多发病灶（非儿童患者）
  ○ 分期较晚
  ○ 诊断时年龄较大
  ○ 迟发型疾病
  ○ 较高的国际预后指数
  ○ 乳酸脱氢酶升高
  ○ 骨髓移植对比实体器官移植受者

四、影像学特征

一般特征

- 影像学检查可能表现为肿块

五、大体特征

一般特征

- 肾肿大
- 皮质、髓质连接处模糊，弥漫性瘀点
- 模糊性结节
- 局限性肿物

六、镜下特征

组织学特征

- 世界卫生组织分类（2017 年）
  ○ 4 个主要类型
    - 非破坏性 PTLD
    - 多形性 PTLD
    - 单形性 PTLD（T、B、NK 细胞）
    - 典型霍奇金淋巴瘤
    - 前两者特异性发生于移植受者
- 非破坏性 PTLD
  ○ 浆细胞增生和传染性单核细胞增多症样 PTLD
  ○ 受累的组织保留原有结构
  ○ 淋巴窦或扁桃体隐窝仍然存在
  ○ 滤泡通常呈反应性增多或增生
  ○ 浆细胞增生时，浆细胞明显伴有小淋巴细胞增多
  ○ 在传染性单核细胞增多症样病变中，副皮质区扩张伴有大量免疫母细胞并与 T 细胞和浆细胞混合
  ○ 病变可形成肿块
  ○ 与其他 PTLD 类型患者相比，该病的年龄要小（儿童或成人实体器官受者，之前没有 EB 病毒感染）
  ○ 淋巴结或扁桃体是常见累及部位
  ○ 通常 EB 病毒阳性
- 多形性 PTLD
  ○ 在淋巴结的结构中没有免疫母细胞、浆细胞和小到中等大小的淋巴样细胞
  ○ 可见到不同成熟时期的 B 细胞

○ 大的、异型细胞可能类似于 R-S 细胞［非典型免疫母细胞（可能是霍奇金样）］
○ 可出现坏死区域
○ 多形性与单形性的区别并不总是明确的
○ 发生率：20%～80%，与机构有关
○ 多形性类型是儿童中最常见的类型 & 常伴随原发性 EB 病毒感染
○ 多型性类型多见于累及肾脏的 PTLD
○ 通常 EB 病毒阳性
- 单形性 PTLD
  ○ 符合 1 种 B 细胞或 T/NK 细胞肿瘤免疫标准
  ○ B 细胞淋巴瘤，如滤泡性淋巴瘤或 MALT 淋巴瘤，不被认定为 PTLD
    - 尽管有些发生在移植后（如 MALT 淋巴瘤）
- 单形性 B 细胞 PTLD
  ○ 坏死，常被描述为匐行的
  ○ 单形性 B 细胞 PTLD 通常符合弥漫性大 B 细胞淋巴瘤的标准
  ○ 伯基特淋巴瘤或浆细胞淋巴瘤很少发生
  ○ 细胞通常聚集成片状、模糊的结节状
  ○ 核大、核仁明显、核分裂常见的单个核细胞（激活的淋巴细胞）
  ○ 细胞可具有类似母细胞的特征
  ○ 术语"单形性"并不意味着细胞单一性，因为细胞可能是奇异的，多核的，和 RS 样
  ○ 也可能是浆细胞或浆细胞样的特征
  ○ Burkitt 淋巴瘤具有单形中等大小的转化细胞，常伴有多个小核仁和分散的染色质，并可能存在 *MYC* 基因易位
    - 例如特征性的 t（8;14），但也包括 t（8;22）或 t（2;8）
- 单形性 T/NK 细胞 PTLD
  ○ 符合 T/NK 细胞淋巴瘤标准
  ○ 大多数出现淋巴结外
  ○ 最大的组为外周 T 细胞淋巴瘤，非特殊类型（NOS）类别
  ○ 外周 T 细胞淋巴瘤（NOS），具有形态学的多样性
    - 常伴有嗜酸性粒细胞增多、瘙痒或噬血综合征
  ○ 肝脾 T 细胞淋巴瘤（高达 20%）发生在慢性免疫抑制的背景下
    - 主要见于实体器官移植的长期免疫抑制，被认为是由宿主来源的迟发性 PTLD
    - 被认为是由细胞毒性 T 细胞（通常为 γ/δ）产生的
    - 中等大小的淋巴样细胞浸润骨髓、脾脏和肝脏
- 经典霍奇金淋巴瘤样 PTLD
  ○ 少见的 PTLD 类型
  ○ 在肾移植中比其他移植受者更常见
  ○ R-S 样细胞可在早期、多形性和一些单形性 PTLD 中发现，并导致诊断困难
  ○ 病例需符合经典霍奇金淋巴瘤诊断标准
  ○ 通常 CD15 和 CD30 阳性
  ○ CD15 阴性病例可以发生，但必须与霍奇金样病变鉴别

七、辅助检查

（一）免疫组化

- 多数源于 B 细胞，并表达 B 细胞标志物
  - CD20（85%～90%）
  - CD30 阳性表现在许多 B 细胞 PTLD 病例中（±间变性形态）
  - 少数 CD138 阳性
  - EB 病毒阳性病例通常具有生发中心后期/生发中心后表型［CD10（-），Bcl-6（+/-），IRF/MUM1（+）］
  - EBV 病毒阴性病例通常具有生发中心表型［CD10（+/-），Bcl-6（+），IRF/MUM1（-），CD138（-）］
  - EB 病毒阴性单形 PTLD 经常缺乏细胞周期蛋白依赖性激酶抑制酶的表达［CDKN2A（p16INK4A）］
  - 约 50% 的单形性 B 细胞 PTLD、单型免疫球蛋白常表达 γ 或 α 重链
  - 肿瘤中 EB 病毒复制［BZLF1（+）或 BMRF1（+）］和浆细胞分化［XBP1（+）］可预测不良预后（1 年生存率分别为 18% vs. 48%）
- 典型霍奇金淋巴瘤样 PTLD
  - 典型的 CD15、CD30 和 EB 病毒阳性
  - 可出现 CD15 阴性典型霍奇金淋巴瘤
    - 需要和其他霍奇金样病变鉴别
  - 当 CD15 出现时，通常呈现高尔基体表达
- T/NK 细胞 PTLD 存在 T 细胞和 NK 细胞抗原
  - CD4 或 CD8、CD30、ALK 和 α/β 或 γ/δ T 细胞
    - 肝脾 T 细胞淋巴瘤通常有 γ/δ 多样性
  - 约 1/3 EB 病毒阳性
- 免疫组化染色 EB 病毒相关抗原（如 LMP-1 和 EBNA-2）

（二）原位杂交

- 多数 EB 病毒阳性（约 85%）
  - EB 病毒编码 RNA 的原位杂交通常在非典型性淋巴细胞中有明显的染色
- κ-和 λ 轻链的原位杂交或许可证实轻链的限制性表达
  - 约 50% 为单形性 PTLD，在多形性 PTLD 中为局灶病变

（三）聚合酶链反应

- 基因重排研究可以证明免疫球蛋白基因的克隆性重排
  - 在单形性 B 细胞 PTLD 中更明显
  - 可发生于多形性 B 细胞 PTLD 中
    - 些报道称 75% 的多形 PTLD 的免疫球蛋白基因可变区域没有持续存在的突变
- 单形性 B 细胞 PTLD 存在癌基因异常，如 *RAS*、*TP53* 和 *MYC* 重排、*BCL6* 体细胞超突变和异常启动子甲基化
- 在 T 细胞起源的病例中，存在克隆性 T 细胞受体基因重排现象

（四）基因检测

- 克隆性细胞遗传异常常见，特别是在单形性 PTLD

（五）微阵列比较基因组杂交

- 出现增加、获得和丢失

八、鉴别诊断

（一）移植物排斥反应

- PTLD 可能与同种异体移植物排斥反应相混淆，因为有类似排斥反应的特征，如小管炎和动脉内膜炎
- 排斥反应典型的混合细胞浸润，包括粒细胞和巨噬细胞，而不是 PTLD 的单纯由单个核细胞构成
- 排斥反应主要是 CD3 阳性 T 淋巴细胞和 CD68 阳性巨噬细胞，PTLD 是 CD20 阳性 B 细胞
- 可同时发生排斥和 PTLD
- 浸润性坏死在排斥反应中罕见
- PTLD 中水肿不显著

（二）平滑肌肿瘤

- 梭形细胞瘤可在移植后出现，可能 EB 病毒阳性
- 组织学通常为明显的梭形
  - PTLD 中不典型
- 免疫组化研究通常显示平滑肌分化（肌动蛋白和结蛋白）

九、诊断清单

病理学要点

- 无淋巴/浆细胞增殖的少量 EB 病毒阳性细胞不能诊断 PTLD
- 除了 EB 病毒阳性边缘区淋巴瘤外，PTLD 不包括移植情况下出现的惰性小 B 细胞淋巴瘤

十、报告

重点报告内容

- 根据 2017 年世界卫生组织分类，PTLD 可分为
  - 非破坏性 PTLD（原"早期病变"）
    - 浆细胞样增生
    - 传染性单核细胞增多症样
    - 旺炽性生发中心增生
  - 多形性 PTLD
  - 单形性 PTLD
    - B 细胞肿瘤：弥漫性大 B 细胞淋巴瘤、伯基特淋巴瘤、浆细胞骨髓瘤、浆细胞瘤样病变，其他（如移植受者出现惰性小 B 细胞淋巴瘤）
    - T 细胞肿瘤：外周 T 细胞淋巴瘤，非特殊类型；肝脾 T 细胞淋巴瘤；其他
  - 典型霍奇金淋巴瘤样 PTLD

（孙　超　蔡文娟　译　郑　虹　校）

参考文献

[1] Swerdlow SH et al: Post-transplant lymphoproliferative disorders. In Swerdlow SH et al: WHO Classification. Tumours of Haematopoietic and Lymphoid Tissues. Revised 4th ed. Lyon: IARC, 2017

[2] Courville EL et al: EBV-negative monomorphic B-cell post-transplant lymphoproliferative disorders are pathologically distinct from EBV-positive cases and frequently contain TP53 mutations. Mod Pathol. 29(10):1200-11, 2016

[3] Durrbach A et al: Long-term outcomes in belatacept- versus cyclosprinetreated recipients of extended criteria donor kidneys: final results from BENEFIT-EXT, a phase III randomized study. Am J Transplant. 16(11):3192-3201, 2016

[4] Maksten EF et al: Post-transplant lymphoproliferative disorder following

移植后淋巴组织增生性疾病分类和特点

分　类	形　态	EB 病毒	免疫表型和遗传学
非破坏性 PTLD			
浆细胞增生	浆细胞和淋巴细胞	阳性	通常多克隆
传染性单核细胞增多症	混合型：淋巴细胞 ± 浆细胞、免疫母细胞	阳性	通常多克隆；可能有小的寡克隆 TCR
多滤泡增生	显著增生的生发中心	可变的	通常多克隆；可能有小的寡克隆 B 细胞
多形性 PTLD	混合：淋巴细胞 ± 浆细胞 ± 免疫母细胞（成熟的全谱）	多数阳性	单克隆 B 细胞；多克隆 T 细胞
单形性 PTLD			
B 细胞肿瘤			表达 B 细胞标记
弥漫性大 B 细胞淋巴瘤	大 B 细胞	可变的	克隆性
伯基特淋巴瘤	中等大小的 B 细胞，有多个核仁和分散均匀的染色质	可变的	克隆性的，可能有易位，如 t（8；14），但也有 t（8；22）或 t（2；8）
浆细胞骨髓瘤	弥漫浆细胞浸润，根据标准足以诊断骨髓瘤	可变的	克隆性
浆细胞瘤样病变	局部可见浆细胞浸润	通常阴性	单型的免疫球蛋白
T 细胞肿瘤			表达 T 细胞（和不常见的 NK 细胞）标记
外周 T 细胞淋巴瘤，非特殊类型	可能是多形性细胞或多形性细胞伴中等 – 大细胞和 R-S 细胞	少数阳性	典型的克隆性重排的 T 细胞受体基因
肝脾 T 细胞淋巴瘤	肝脏、脾脏和骨髓呈弥漫性受累，呈单形中等大小的细胞，核仁不明显	少数阳性	典型的 T 细胞受体基因克隆性重排（通常为 γ/δ 型），可能有 8 号染色体改变
典型霍奇金淋巴瘤样 PTLD	符合典型霍奇金淋巴瘤的诊断标准，典型的可能有 R-S 细胞	通常阳性	克隆性通常不能显示，如 IgH 重排

PTLD. 后淋巴组织增生性疾病（引自 Swerdlow SH et al: Post-transplant lymphoproliferative disorders. In Swerdlow SH et al: WHO Classification. Tumours of Haematopoietic and Lymphoid Tissues. Revised 4th ed. Lyon: IARC, 2017.）

kidney transplantation: a population-based cohort study. Transpl Int. 29(4):483-93, 2016

[5] Rosenberg AS et al: Hodgkin lymphoma post-transplant lymphoproliferative disorder: a comparative analysis of clinical characteristics, prognosis, and survival. Am J Hematol. 91(6):560-5, 2016

[6] Haynes SE et al: Post-transplant lymphoproliferative disease and other malignancies after pediatric cardiac transplantation: an evolving landscape. Curr Opin Organ Transplant. 20(5):562-9, 2015

[7] Morton M et al: Post-transplant lymphoproliferative disorder in adult renal transplant recipients: survival and prognosis. Leuk Lymphoma. 1-23, 2015

[8] Singavi AK et al: Post-transplant lymphoproliferative disorders. Cancer Treat Res. 165:305-27, 2015

[9] Gonzalez-Farre B et al: In vivo intratumoral Epstein-Barr virus replication is associated with XBP1 activation and early-onset post-transplant lymphoproliferative disorders with prognostic implications. Mod Pathol. 27(12):1599-611, 2014

[10] Al-Mansour Z et al: Post-transplant lymphoproliferative disease (PTLD): risk factors, diagnosis, and current treatment strategies. Curr Hematol Malig Rep. 8(3):173-83, 2013

[11] Bagg A et al: Immunosuppressive and immunomodulatory therapyassociated lymphoproliferative disorders. Semin Diagn Pathol. 30(2):102-12, 2013

[12] Wistinghausen B et al: Post-transplant lymphoproliferative disease in pediatric solid organ transplant recipients. Pediatr Hematol Oncol. 30(6):520-31, 2013

[13] Bollard CM et al: T-cell therapy in the treatment of post-transplant lymphoproliferative disease. Nat Rev Clin Oncol. 9(9):510-9, 2012

[14] Trappe R et al: Sequential treatment with rituximab followed by CHOP chemotherapy in adult B-cell post-transplant lymphoproliferative disorder (PTLD): the prospective international multicentre phase 2 PTLD-1 trial. Lancet Oncol. 13(2):196-206, 2012

[15] Dharnidharka VR et al: Improved survival with recent post-transplant lymphoproliferative disorder (PTLD) in children with kidney transplants. Am J Transplant. 11(4):751-8, 2011

[16] Ibrahim HA et al: Presence of monoclonal T-cell populations in B-cell posttransplant lymphoproliferative disorders. Mod Pathol. 24(2):232-40, 2011

[17] Olagne J et al: Post-transplant lymphoproliferative disorders: determination of donor/recipient origin in a large cohort of kidney recipients. Am J Transplant. 11(6):1260-9, 2011

[18] Picarsic J et al: Post-transplant Burkitt lymphoma is a more aggressive and distinct form of post-transplant lymphoproliferative disorder. Cancer. 117(19):4540-50, 2011

[19] Khedmat H et al: Characteristics and prognosis of post-transplant lymphoproliferative disorders within renal allograft: Report from the PTLD.Int. Survey. Ann Transplant. 15(3):80-6, 2010

[20] Parker A et al: Diagnosis of post-transplant lymphoproliferative disorder in solid organ transplant recipients - BCSH and BTS Guidelines. Br J Haematol. 149(5):675-92, 2010

[21] Swerdlow SH: T-cell and NK-cell posttransplantation lymphoproliferative disorders. Am J Clin Pathol. 127(6):887-95, 2007

浆细胞增生（非破坏性 PTLD）

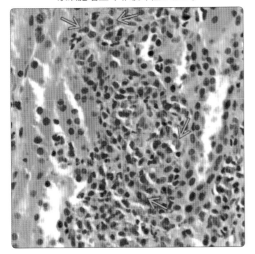

PTLD：免疫母细胞质细胞样型

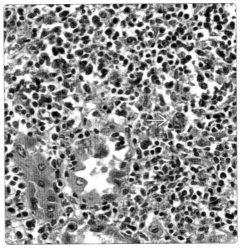

（左图）一名 3 岁女孩异体肾移植活检中显示血淋巴细胞中有大量浆细胞浸润➡️，其中 CD20（＋）、CD79α（＋）和 EBV ISH（＋），符合浆细胞增生疾病诊断。（右图）同种异体肾移植受者尸检高倍镜下视图显示 PTLD 累及肾小管间质中大的非典型细胞➡️。这被归类为免疫母细胞型 PTLD（图片由 J.A. Ferry, MD 提供）

PTLD：免疫母细胞型

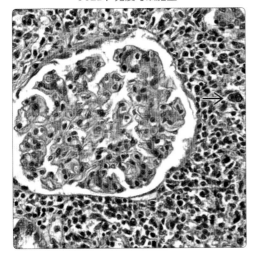

PTLD：扁桃体传染性单核细胞增多症型

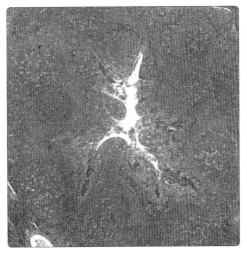

（左图）异体肾移植受者尸检高倍镜视图显示，免疫母细胞型 PTLD 有大的非典型细胞浸润➡️（图片由 J.A. Ferry, MD 提供）。（右图）儿童肾移植受者低倍镜视图显示扁桃体传染性单核细胞样 PTLD 感染，淋巴结整体结构保存，淋巴滤泡显示不清的套区（图片由 J.A. Ferry, MD 提供）

单核细胞型 PTLD

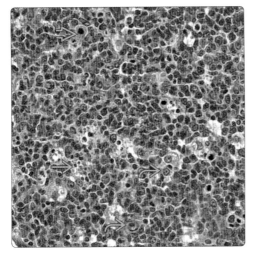

PTLD 中的免疫母细胞和单核细胞

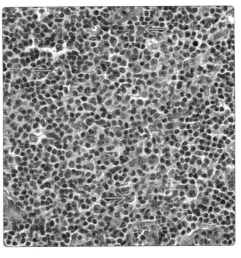

（左图）传染性单核细胞样 PTLD 累及扁桃体高倍镜显示淋巴滤泡中见大量反应性小淋巴细胞➡️、散在可染性巨噬细胞➡️、免疫母细胞和凋亡细胞➡️（图片由 J.A. Ferry, MD 提供）。（右图）高倍镜显示单核细胞样 PTLD 扁桃体滤泡间区大多数为小淋巴细胞和散在免疫母细胞➡️（图片由 J.A. Ferry, MD 提供）

结节性 PTLD

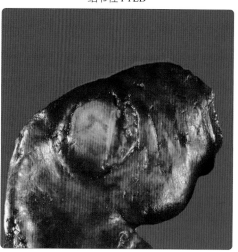

PTLD 伴坏死

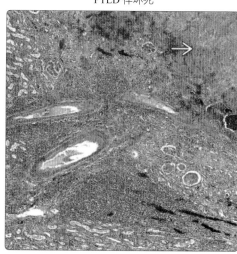

（左图）大体照片显示 PTLD 累及异体肾的结节状病变（图片由 P. Randhawa, MD 提供）。（右图）异体肾移植受者尸检的低倍镜显示 PTLD 坏死区 ➡（图片由 J.A. Ferry, MD 提供）

PTLD：弥漫性大 B 细胞淋巴瘤伴坏死

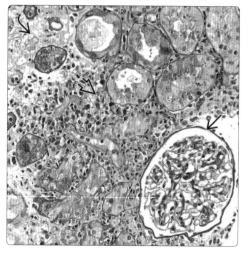

PTLD 中脂肪浸润

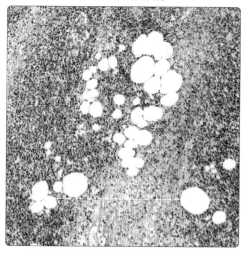

（左图）PAS 染色单形性 EB 病毒诱导的 B 细胞性 PTLD，弥漫大 B 细胞淋巴瘤类型，显示一个相对正常的肾小球周围 ➡ 见坏死组织 ➡ 伴密集浸润的淋巴细胞 ➡。（右图）PTLD 显示周围软组织有脂肪浸润（图片由 P. Randhawa, MD 提供）

PTLD 中的肾小管

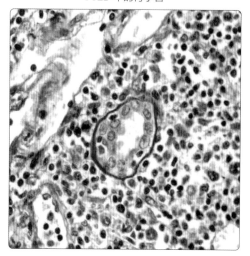

EB 病毒诱导的 PTLD

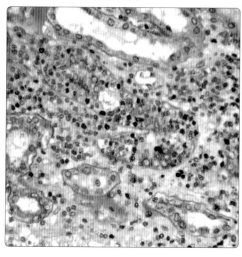

（左图）B 细胞 PTLD 可见灶性肾小管炎，如同细胞性排斥反应，在 PTLD 中也可见这种现象（图片由 P. Randhawa, MD 提供）。（右图）EBER RNA 染色显示肾小管炎症伴 EB 病毒感染细胞，表明这一类型 PTLD 是 EB 病毒诱导的过程（图片由 P. Randhawa, MD 提供）

PTLD：弥漫性大 B 淋巴细胞型

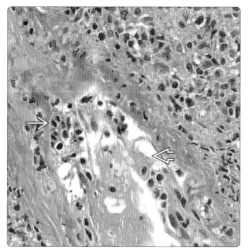

PTLD 累及血管与动脉内膜炎相似

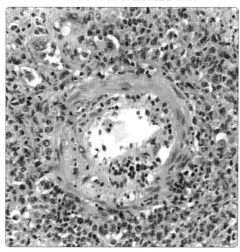

（左图）高倍镜显示单形性 EB 病毒诱导的 B 细胞 PTLD，弥漫性大 B 细胞淋巴瘤，恶性淋巴细胞➡累及动脉壁，伴有纤维蛋白渗出➡。（右图）苏木和伊红染色（HE）显示 B 细胞性 PTLD 累及血管，类似细胞性排斥反应中的动脉内膜炎在 B 细胞 PTLD 中也可以出现（图片由 P. Randhawa, MD 提供）

PTLD B 细胞 CD20（＋）

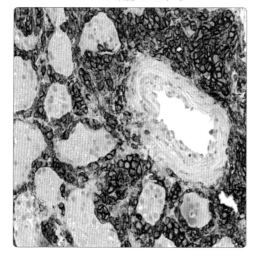

PTLD 中 Ki-67 表现为高增殖

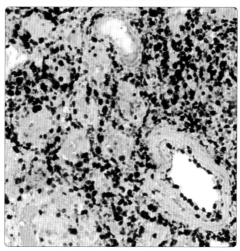

（左图）单形性 EB 病毒诱导的 PTLD，弥漫大 B 细胞淋巴瘤，CD20 免疫组化染色显示几乎所有浸润的异型淋巴细胞均为 CD20（＋）的 B 细胞。（右图）在 EBV 诱导单形性 B 细胞淋巴瘤—弥漫大 B 细胞淋巴瘤 Ki-67 免疫组化染色，大多数浸润异型淋巴细胞阳性，说明肿瘤具有高增殖指数

伯基特淋巴瘤，单形性

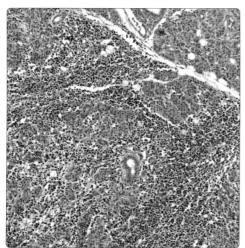

PTLD：伯基特淋巴瘤型

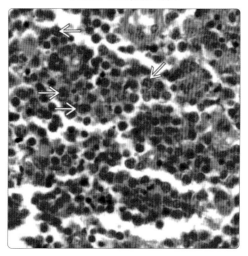

（左图）一位有肾移植病史的患者，下颌下腺低倍镜显示在单型性 PTLD—伯基特淋巴瘤中见弥漫淋巴细胞浸润（图片由 J.A.Ferry, MD 提供）。（右图）姬姆萨（Giemsa）染色显示伯基特淋巴瘤中许多细胞具有明显的核仁➡（图片由 J. A. Ferry, MD 提供）

（左图）高倍显示，T 细胞 PTLD 具有异型淋巴浸润，可见散在大小不同，细胞形状各异的多种形态细胞。（右图）高倍镜显示 T 细胞 PTLD 可见大的异型细胞➡，核分裂➡，及嗜酸性粒细胞➡

T 细胞多形性 PTLD

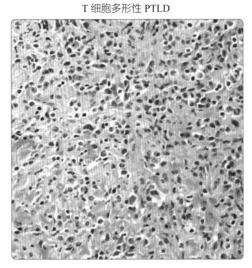

T 细胞 PTLD

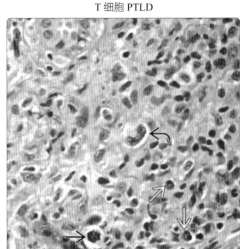

（左图）T 细胞 PTLD 免疫组化染色显示，浸润的大部分异型细胞，由多种形态的 CD3（+）T 细胞组成。（右图）肾移植受者，肝脾 T 细胞淋巴瘤，肝活检显示肝门和小叶周围小到中等大小淋巴细胞弥漫性浸润，类似肝炎（图片由 J.A. Ferry, MD 提供）

T 细胞 PTLD

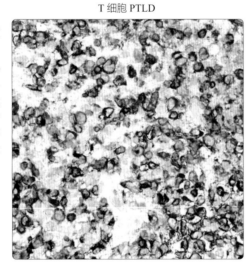

肝脾 T 细胞淋巴瘤

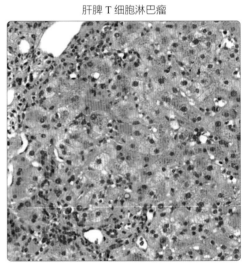

（左图）肾移植受者，肝脾 T 细胞淋巴瘤，肝门管区有许多小到中等大小，轻微异型的淋巴细胞浸润，细胞浸润小叶周围（图片由 J.A. Ferry, MD 提供）。（右图）在肾移植受者肝脾 T 细胞淋巴瘤中淋巴细胞主要是沿着肝小叶中的肝血窦➡浸润（图片由 J.A. Ferry, MD 提供）

肝脾 T 细胞淋巴瘤

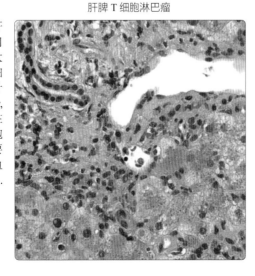

肝脾 T 细胞淋巴瘤

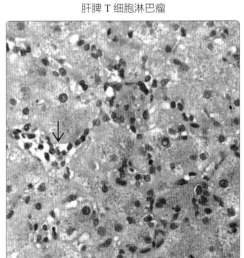

PTLD：霍奇金淋巴瘤型

R-S 变异细胞

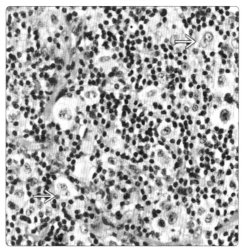

（左图）在低倍镜下，累及舌根的霍奇金淋巴瘤型 PTLD 可见成片的异型细胞（图片由 N.L. Harris, MD 提供）。（右图）在霍奇金淋巴瘤型 PTLD 中，遍布许多 R-S 变异细胞➡（图片由 N.L. Harris, MD 提供）

霍奇金淋巴瘤中 R-S 样细胞

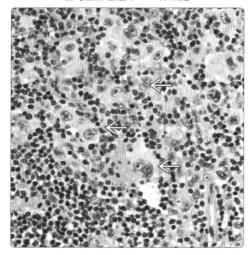

PTLD 累及神经

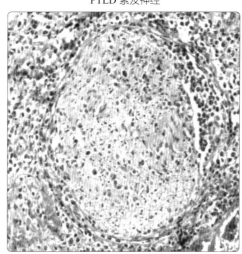

（左图）在霍奇金淋巴瘤型 PTLD 中有许多 R-S 变异细胞➡（图片由 N.L. Harris, MD 提供）。（右图）在中倍镜下可以观察到 B 细胞 PTLD 累及神经（图片由 P. Randhawa, MD 提供）

移植后梭形细胞肿瘤

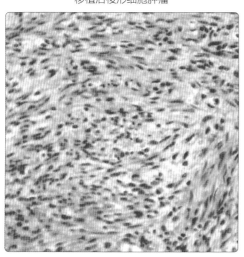

移植后梭形细胞肿瘤 EBER 原位杂交

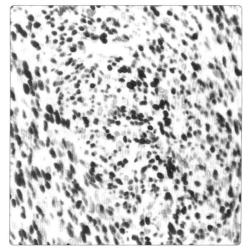

（左图）光镜显示移植后梭形细胞肿瘤。此病例中，免疫组化染色显示平滑肌分化（图片由 P. Randhawa, MD 提供）。（右图）原位杂交显示梭形细胞肿瘤中 EB 病毒感染的细胞。淋巴细胞标志物表明，这不是 PTLD，而是 EBV 引起的移植后梭形细胞肿瘤（图片由 P. Randhawa, MD 提供）

中国科学技术出版社·荣誉出品

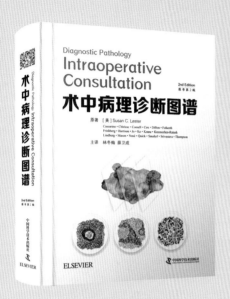

书　名　术中病理诊断图谱

原　著　[美] Susan C. Lester 等

主　译　林冬梅　薛卫成

定　价　298.00元（大16开，精装）

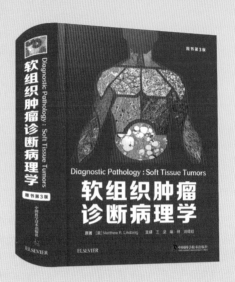

书　名　软组织肿瘤诊断病理学

原　著　[美] Matthew R. Lindberg

主　译　王　坚　喻　林　刘绮颖

定　价　498.00元（大16开，精装）

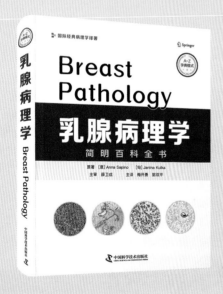

书　名　乳腺病理学

原　著　[意] Anna Sapino　[匈] Janina Kulka

主　译　梅开勇　郭双平

定　价　298.00元（大16开，精装）

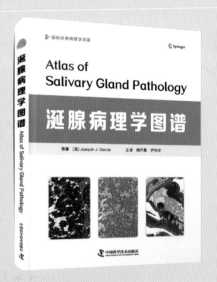

书　名　涎腺病理学图谱

原　著　[美] Joaquín J. García

主　译　梅开勇　尹为华

定　价　128.00元（大16开，精装）